日常診療のための検査値のみかた

編集

野村文夫 千葉大学教授　村上正巳 群馬大学教授
和田隆志 金沢大学教授　末岡榮三朗 佐賀大学教授

中外医学社

執筆者一覧 〈執筆順〉

末岡榮三朗	佐賀大学医学部臨床検査医学講座 教授
小島　研介	佐賀大学医学部内科学講座 血液・呼吸器・腫瘍内科 准教授
久保田　寧	佐賀大学医学部内科学講座 血液・呼吸器・腫瘍内科 講師
古市　賢吾	金沢大学附属病院血液浄化療法部 准教授
和田　隆志	金沢大学大学院医薬保健学総合研究科 血液情報統御学 教授
野村　文夫	千葉大学大学院医学研究院分子病態解析学 教授
石原　武	千葉大学大学院医学研究院総合医科学 特任教授
倉林　正彦	群馬大学大学院医学系研究科 臓器病態内科学 教授
村上　正巳	群馬大学大学院医学系研究科 臨床検査医学 教授
坂井　宣彦	金沢大学附属病院血液浄化療法部
岩田　恭宜	金沢大学附属病院感染症制御部
徳江　豊	群馬大学医学部附属病院感染制御部 診療教授
寺田　二郎	千葉大学大学院医学研究院呼吸器内科学
巽　浩一郎	千葉大学大学院医学研究院呼吸器内科学 教授
澤井　摂	千葉大学大学院医学研究院分子病態解析学
桑原　聡	千葉大学大学院医学研究院神経内科学 教授
中山　崇	千葉大学大学院医学研究院循環器内科学
小林　欣夫	千葉大学大学院医学研究院循環器内科学 教授
松下　一之	千葉大学大学院医学研究院分子病態解析学 准教授
石井伊都子	千葉大学医学部附属病院薬剤部 教授
下条　直樹	千葉大学大学院医学研究院小児病態学 教授
吉田　俊彦	千葉大学医学部附属病院検査部
清宮　正徳	千葉大学医学部附属病院検査部
澤部　祐司	千葉大学医学部附属病院検査部
別府美奈子	千葉大学大学院医学研究院分子病態解析学
重田　文子	千葉大学大学院医学研究院呼吸器内科学
多田　裕司	千葉大学大学院医学研究院呼吸器内科学 講師
新井　誠人	千葉大学大学院医学研究院消化器・腎臓内科学 講師
丸岡　大介	千葉大学大学院医学研究院消化器・腎臓内科学
高木　康	昭和大学医学部医学教育学講座 教授
北川　清樹	国立病院機構金沢医療センター 腎・高血圧・膠原病内科
須永　雅彦	千葉中央メディカルセンター消化器内科 部長／糖尿病内科
村脇　義和	鳥取大学医学部機能病態内科学 教授
福島　伯泰	国際医療福祉大学福岡保健医療学部 医学検査学科 教授
清水　美保	金沢大学保健管理センター
中村　昌人	千葉大学大学院医学研究院消化器・腎臓内科
横須賀　收	千葉大学大学院医学研究院消化器・腎臓内科 教授
遠山　直志	金沢大学附属病院腎臓内科
青木　智之	群馬大学大学院医学研究科臨床検査医学
荒木　修	群馬大学医学部附属病院検査部
木村　孝穂	群馬大学大学院医学研究科臨床検査医学 講師
北村　忠弘	群馬大学生体調節研究所 教授
奈良　誠人	群馬大学医学部附属病院感染制御部
三井田　孝	順天堂大学医学部臨床検査医学 教授
角野　博之	群馬大学医学部附属病院検査部 講師
小和瀬桂子	群馬大学大学院医学研究科総合医療学 講師
藍　真澄	東京医科歯科大学医学部附属病院 保険医療管理部 教授
正田　純一	筑波大学医学医療系消化器内科 教授
西村　基	千葉大学医学部附属病院検査部・遺伝子診療部
北島　信治	金沢大学附属病院救急部
福本　誠二	徳島大学藤井節郎記念医科学センター 特任教授
西山　充	高知大学医学部内分泌代謝・腎臓内科 准教授
岩崎　泰正	高知大学保健管理センター 所長・教授
中尾光資郎	群馬大学大学院医学系研究科産科婦人科学
峯岸　敬	群馬大学大学院医学系研究科産科婦人科学 教授
荻原　貴之	群馬大学大学院医学研究科臨床検査医学

石川	三衛	自治医科大学さいたま医療センター内分泌代謝科 教授	廣村	桂樹	群馬大学大学院医学系研究科生体統御内科学 准教授
常川	勝彦	群馬大学大学院医学研究科臨床検査医学	下山	康之	群馬大学大学院医学系研究科病態制御内科学
矢野	彰三	島根大学医学部臨床検査医学講座 准教授	関	香織	群馬大学大学院医学系研究科病態制御内科学
杉本	利嗣	島根大学医学部内科学講座内科学第一 教授	久田	剛志	群馬大学大学院医学系研究科病態制御内科学 講師
岡本	栄一	岡本医院 院長	熊田	卓	大垣市民病院消化器内科 副院長
中村	哲也	群馬大学医学部附属病院臨床試験部 教授	宮内	英聡	千葉大学大学院医学研究院先端応用外科学 講師
竹越	一博	筑波大学医学医療系臨床医学域スポーツ医学 教授	松原	久裕	千葉大学大学院医学研究院先端応用外科学 教授
井上	和子	群馬大学医学部附属病院産科婦人科	岡村	大樹	千葉大学大学院医学研究院臓器制御外科学
周東	孝浩	群馬大学大学院医学系研究科器官代謝制御学講座泌尿器科学	宮崎	勝	千葉大学大学院医学研究院臓器制御外科学 教授
伊藤	一人	群馬大学大学院医学系研究科器官代謝制御学講座泌尿器科学 准教授	生水真紀夫		千葉大学大学院医学研究院生殖医学講座 教授
進藤	岳郎	佐賀大学医学部内科学講座血液・呼吸器・腫瘍内科学	長嶋	健	千葉大学大学院医学研究院臓器制御外科学 准教授
安藤	寿彦	佐賀大学医学部内科学講座血液・呼吸器・腫瘍内科学 講師	岩澤俊一郎		千葉大学大学院医学研究院先端化学療法学
井関	徹	千葉大学医学部附属病院輸血・細胞療法部 部長・診療教授	滝口	裕一	千葉大学大学院医学研究院先端化学療法学 教授
山端	潤也	富山県立中央病院内科 医長	川村	幸治	千葉大学大学院医学研究院泌尿器科学 講師
久田	幸正	金沢赤十字病院第三内科 部長	今本	敬	千葉大学大学院医学研究院泌尿器科学 講師
大田	聡	富山市立富山市民病院腎臓内科 部長	市川	智彦	千葉大学大学院医学研究院泌尿器科学 教授
篠崎	康之	金沢大学医薬保健研究域医学系血液情報統御学	谷島	聡	東邦大学医療センター大森病院消化器センター外科
相良	明宏	金沢大学大学院医学系研究科恒常性制御学講座	島田	英昭	東邦大学医療センター大森病院消化器センター外科 教授
高枝知香子		公立松任石川中央病院腎高血圧内科 部長	吉本	敬一	黒部市民病院腎臓内科 部長
神田	達郎	千葉大学大学院医学研究院消化器・腎臓内科学 講師	奥村	利矢	砺波総合病院内科 医長
小川	孔幸	群馬大学大学院医学系研究科生体統御内科学	清水	和朗	市立敦賀病院腎臓内科 部長
永井	弥生	群馬大学医学部附属病院医療安全管理部 部長	内藤	毅郎	内藤内科クリニック 院長
半田	寛	群馬大学大学院医学系研究科生体統御内科学 講師	勝野	達郎	千葉大学環境健康フィールド科学センター 准教授
荒川	浩一	群馬大学大学院医学系研究科小児科学 教授	伊瀬	恵子	千葉大学医学部附属病院検査部
尾池	妙	群馬大学大学院医学系研究科産科婦人科学	岡﨑	瑠海	群馬大学医学部附属病院検査部
須藤	千秋	群馬大学医学部附属病院検査部	細谷	隆一	群馬大学医学部附属病院検査部
前野	敏孝	群馬大学大学院医学系研究科臓器病態内科学 講師	高橋	美紀	群馬大学医学部附属病院検査部
前﨑	繁文	埼玉医科大学感染症科・感染制御科 教授	内田	梓	群馬大学医学部附属病院検査部

東田　修二	東京医科歯科大学大学院医歯学総合研究科臨床検査医学分野　准教授	
有吉　範高	千葉大学医学部附属病院薬剤部　准教授	
齋藤加代子	東京女子医科大学附属遺伝子医療センター　所長・教授	
近藤　恵里	東京女子医科大学附属遺伝子医療センター	
北村　裕梨	東京女子医科大学附属遺伝子医療センター	
青木　亮子	東京女子医科大学附属遺伝子医療センター	
堀田　喜裕	浜松医科大学医学部眼科学講座　教授	
宇佐美真一	信州大学医学部附属病院耳鼻咽喉科　教授	
新井　正美	がん研有明病院遺伝子診療部　部長	
野村　幸男	がん研有明病院臨床研究支援室　副室長	
三橋善比古	東京医科大学病院皮膚科　教授	
山﨑　一郎	高知大学医学部附属病院泌尿器科　講師	
田村　賢司	高知大学医学部泌尿器科学教室	
執印　太郎	高知大学医学部泌尿器科学教室　教授
中山　智祥	日本大学医学部病態病理学系臨床検査医学分野　教授
渡邉　淳	日本医科大学付属病院遺伝診療科　准教授
相庭　武司	国立循環器病研究センター心臓血管内科　不整脈科　医長
清水　渉	日本医科大学内科学（循環器内科学）　主任教授
長尾　雅悦	国立病院機構北海道医療センター　統括診療部長
黒澤　健司	神奈川県立こども医療センター遺伝科　部長
羽田　明	千葉大学大学院医学研究院公衆衛生学　教授
後藤　雄一	国立精神・神経医療研究センター神経研究所　部長
髙田　史男	北里大学大学院医療系研究科臨床遺伝医学　教授
大山　正之	千葉大学医学部附属病院検査部
村田　正太	千葉大学医学部附属病院検査部

序

　臨床検査の重要性は健診・検診においてはもちろんのこと，日常診療，そして専門診療においてもますます高まっている．さらに近年はすべての診療科において遺伝子関連検査が診療に活用される場面も増えつつある．

　医学研究の進歩と共に新たな検査も登場し，検査項目が多数・多岐にわたるので，個々の検査に関する知識に加えて，検査の選び方，組み立て方に関する理解も必要となる．一方，臨床検査値の変動要因は疾患や病態に限らず，検査前後の様々な変動要因があることにも注意する必要がある．

　本書はこのような背景を考慮して企画された．

　臨床検査に関連する成書・事典は本書の母体である『検査値のみかた』(中外医学社)を含めすでに多数出版されているが，本書は以下の4つの特色を備えている．

1. 総論では約20の領域における検査の選び方・進め方を解説
2. 遺伝子関連検査の基本的な考え方と分野ごとの進め方を20の分野でわかりやすく解説
3. 個々の検査項目の記述では基準範囲，臨床的意義に加えてピットフォールについても十分に記載
4. 検体の取り扱い方・検体保存が検査値に与える影響について独立した項を設けて紹介

　ご多忙の中，ご執筆いただいた皆様方に心より感謝申し上げる．
　本書を診療の場において広く活用していただければ幸いである．

　　　2015年　春

　　　　　　　　　　　編者　　千葉大学教授　野村文夫
　　　　　　　　　　　　　　　群馬大学教授　村上正巳
　　　　　　　　　　　　　　　金沢大学教授　和田隆志
　　　　　　　　　　　　　　　佐賀大学教授　末岡榮三朗

目　次

1　総論——検査の選び方・進め方

1　血液一般検査 … 2
　　a）貧血 …………………………………………………… 末岡榮三朗　2
　　b）白血球増多・減少 ……………………… 小島研介，末岡榮三朗　7
　　c）凝固・線溶異常（凝固異常症の鑑別，
　　　　凝固亢進型と線溶亢進型の評価と意義）…………… 久保田 寧　13
2　尿・腎機能 … 19
　　a）尿所見 ……………………………………… 古市賢吾，和田隆志　19
　　b）腎機能検査 …………………………………………… 和田隆志　25
3　肝機能検査 ………………………………………………… 野村文夫　29
4　膵疾患関連検査 …………………………………………… 石原　武　36
5　脂質異常症 ………………………………………………… 倉林正彦　41
6　糖尿病 ……………………………………………………… 村上正巳　45
7　甲状腺疾患 ………………………………………………… 村上正巳　49
8　膠原病 ………………………………………… 坂井宣彦，和田隆志　53
9　炎症マーカー ………………………………… 岩田恭宜，和田隆志　57
10　感染症のスクリーニング検査 …………………………… 徳江　豊　61
11　呼吸器疾患関連検査 ………………………… 寺田二郎，巽 浩一郎　66
12　神経疾患関連検査 …………………………… 澤井　摂，桑原　聡　73
13　循環器疾患関連検査 ………………………… 中山　崇，小林欣夫　78
14　腫瘍マーカー概論 …………………………… 松下一之，野村文夫　84
15　TDM（治療薬物モニタリング）………………………… 石井伊都子　89
16　こどもの臨床検査値：判読上の留意点 ………………… 下条直樹　98

2　生化学検査

Ⓐ 酵　素

1　アスパラギン酸アミノトランスフェラーゼ（AST），
　　アラニンアミノトランスフェラーゼ（ALT）………………… 野村文夫　104
2　アルカリホスファターゼ（ALP）とそのアイソザイム …… 吉田俊彦，野村文夫　106
3　乳酸脱水素酵素（LD，LDH）とそのアイソザイム ………… 清宮正徳，野村文夫　108
4　γ-グルタミルトランスフェラーゼ（γ-GT）………………………… 野村文夫　110
5　コリンエステラーゼ（ChE）……………………………… 澤部祐司，野村文夫　112
6　血中・尿中アミラーゼ，アミラーゼアイソザイム ………………… 石原　武　114

❸ 蛋　白

- 7　膵リパーゼ ……………………………………………… 石原　武　117
- 8　クレアチンキナーゼ(CK)とそのアイソザイム ………… 別府美奈子, 野村文夫　119
- 9　アンジオテンシン変換酵素(ACE) ……………… 重田文子, 多田裕司, 巽　浩一郎　121
- 10　ペプシノゲン(PG) ………………………………… 新井誠人, 丸岡大介　123

❸ 蛋　白

- 11　総蛋白とその分画，アルブミン，免疫電気泳動 ……………………… 高木　康　125
- 12　栄養評価蛋白〔トランスサイレチン(プレアルブミン)，
    レチノール結合蛋白〕 ………………………………………………… 高木　康　128
- 13　免疫グロブリン(IgG, IgM, IgA, IgD) ………………… 北川清樹, 和田隆志　130
- 14　IgE, アレルゲン特異的 IgE ………………………… 北川清樹, 和田隆志　132
- 15　シスタチン C ……………………………………… 北川清樹, 和田隆志　134
- 16　ハプトグロビン ………………………………………………… 末岡榮三朗　136
- 17　銅, セルロプラスミン ………………………………………… 須永雅彦　138
- 18　心筋ミオシン軽鎖(心室筋ミオシン軽鎖Ⅰ) ………… 中山　崇, 小林欣夫　140
- 19　心筋トロポニン T, 心筋トロポニン I ……………… 中山　崇, 小林欣夫　142
- 20　ミオグロビン ……………………………………… 中山　崇, 小林欣夫　145
- 21　脳性ナトリウム利尿ペプチド(BNP), 脳性ナトリウム利尿ペプチド
    前駆体 N 末端フラグメント(NT-proBNP) ………… 中山　崇, 小林欣夫　147
- 22　心臓由来脂肪酸結合蛋白(H-FABP) ………………… 中山　崇, 小林欣夫　149
- 23　Ⅳ型コラーゲン ………………………………………………… 村脇義和　151
- 24　ヒアルロン酸 ……………………………………………………… 村脇義和　153
- 25　シアル糖鎖抗原(KL-6) ……………………… 重田文子, 多田裕司, 巽　浩一郎　155
- 26　M 蛋白と免疫グロブリン遊離 κ/λ 比(FLC) ……………………… 福島伯泰　157

❸ 非蛋白窒素化合物

- 27　尿素窒素(UN) ……………………………………………………… 清水美保　159
- 28　クレアチニン(Cr) …………………………………………………… 清水美保　161
- 29　尿酸(UA) …………………………………………………………… 清水美保　164
- 30　アンモニア窒素(NH_3) ………………………………… 中村昌人, 横須賀　收　167

❸ 補体・その他

- 31　血清補体価(CH50), C3, C4 …………………… 遠山直志, 古市賢吾, 和田隆志　169
- 32　免疫複合体 ………………………………… 遠山直志, 古市賢吾, 和田隆志　171

❸ 糖代謝・有機酸

- 33　血糖, CGMS …………………………………………… 青木智之, 村上正巳　173
- 34　HbA1c …………………………………………………………… 村上正巳　177
- 35　グリコアルブミン(GA) ……………………………… 荒木　修, 村上正巳　179
- 36　1,5-アンヒドログルシトール(1,5-AG) ……………… 荒木　修, 村上正巳　181
- 37　インスリン(IRI), C-ペプチド(CPR) ……………… 木村孝穂, 村上正巳　184
- 38　グルカゴン ……………………………………………………… 北村忠弘　187
- 39　血中・尿中ケトン体 ………………………………… 奈良誠人, 村上正巳　189
- 40　乳酸, 乳酸/ピルビン酸比 ………………………… 奈良誠人, 村上正巳　191

F 脂質・色素関連物質

- 41 総コレステロール（TC），LDL-コレステロール（LDL-C） ………… 三井田 孝　193
- 42 small dense LDL コレステロール ………………………… 角野博之，村上正巳　196
- 43 HDL-コレステロール ………………………………………………… 三井田 孝　198
- 44 リポ蛋白とその分画 ……………………………………… 小和瀬桂子，倉林正彦　200
- 45 リポ蛋白(a)〔Lp(a)〕 ……………………………………………………… 藍 真澄　204
- 46 リポ蛋白リパーゼ（LPL） ………………………………………………… 藍 真澄　206
- 47 lecithin-cholesterol acyltransferase（LCAT） ………………………… 藍 真澄　208
- 48 アポ蛋白とその分画 ……………………………………………………… 藍 真澄　210
- 49 トリグリセリド（TG） ……………………………………… 小和瀬桂子，倉林正彦　213
- 50 遊離脂肪酸（FFA または NEFA） ……………………… 小和瀬桂子，倉林正彦　215
- 51 胆汁酸とその分画 ………………………………………………………… 正田純一　218
- 52 ビリルビン ………………………………………………………………… 野村文夫　220

G ビタミン

- 53 ビタミン B_{12}，葉酸 …………………………………………………… 福島伯泰　223
- 54 ビタミン B_1・B_2・B_6・C，ニコチン酸 ……………………………… 福島伯泰　226
- 55 25(OH)ビタミン D〔25(OH)D〕，活性型ビタミン D〔$1\alpha,25(OH)_2$D〕
  …………………………………………………………………………… 西村 基　228

H 電解質・金属

- 56 カリウム（K），ナトリウム（Na），塩素（Cl） ………………… 北島信治，和田隆志　231
- 57 カルシウム（Ca），リン ………………………………………………… 福本誠二　235
- 58 マグネシウム（Mg） …………………………………………………… 福本誠二　238
- 59 亜鉛 ……………………………………………………… 角野博之，村上正巳　240
- 60 鉄 ………………………………………………………………………… 末岡榮三朗　242
- 61 TIBC，UIBC，トランスフェリン ……………………………………… 末岡榮三朗　244
- 62 フェリチン ……………………………………………………………… 末岡榮三朗　246
- 63 浸透圧 …………………………………………………… 角野博之，村上正巳　248

I 血液ガス

- 64 血液ガス分析 ……………………………………… 遠山直志，古市賢吾，和田隆志　250

J 色素排泄試験

- 65 ICG 試験 ………………………………………………………………… 野村文夫　253

3 内分泌学的検査

A 下垂体

- 1 成長ホルモン（GH），ソマトメジン（インスリン様成長因子，IGF-Ⅰ），IGF 結合蛋白（IGFBP）-3 …………………………………… 木村孝穂，村上正巳　256
- 2 副腎皮質刺激ホルモン（ACTH） ……………………………… 西山 充，岩崎泰正　261
- 3 黄体形成ホルモン（LH），卵胞刺激ホルモン（FSH） …… 中尾光資郎，峯岸 敬　263
- 4 プロラクチン（PRL） ……………………………………… 木村孝穂，村上正巳　267

B 甲状腺・副甲状腺・骨代謝マーカー

- 5 甲状腺刺激ホルモン(TSH) ······ 荻原貴之, 村上正巳 269
- 6 バソプレシン ······ 石川三衛 271

B 甲状腺・副甲状腺・骨代謝マーカー

- 7 甲状腺ホルモン(T_3, T_4, FT_3, FT_4) ······ 荻原貴之, 村上正巳 273
- 8 TSH 受容体抗体 ······ 常川勝彦, 村上正巳 275
- 9 抗サイログロブリン抗体, 抗マイクロゾーム抗体, 抗甲状腺ペルオキシダーゼ抗体 ······ 奈良誠人, 村上正巳 278
- 10 サイログロブリン ······ 常川勝彦, 村上正巳 280
- 11 副甲状腺ホルモン(PTH) ······ 矢野彰三, 杉本利嗣 282
- 12 PTH 関連蛋白(PTHrP) ······ 矢野彰三, 杉本利嗣 284
- 13 骨形成マーカー(OC, BAP, P1NP) ······ 矢野彰三, 杉本利嗣 286
- 14 骨吸収マーカー(DPD, NTX, CTX, TRACP-5b) ······ 矢野彰三, 杉本利嗣 288
- 15 カルシトニン ······ 荒木 修, 村上正巳 291

C 副腎皮質・髄質

- 16 血漿レニン活性・濃度, アルドステロン ······ 岡本栄一, 中村哲也 294
- 17 コルチゾール ······ 西山 充, 岩崎泰正 296
- 18 尿中コルチゾール, 17-KS, 17-KGS ······ 西山 充, 岩崎泰正 298
- 19 血中・尿中カテコールアミン ······ 竹越一博 300
- 20 尿中メタネフリン2分画(血中遊離メタネフリン2分画測定法も含めて) ······ 竹越一博 304

D 性腺・胎盤

- 21 エストラジオール(E2), エストリオール(E3) ······ 井上和子, 峯岸 敬 308
- 22 プロゲステロン(P4) ······ 井上和子, 峯岸 敬 310
- 23 テストステロン ······ 周東孝浩, 伊藤一人 311
- 24 hCG, hCG サブユニット ······ 井上和子, 峯岸 敬 313

4 血液学検査

A 血 液

- 1 ヘモグロビン(血色素)濃度(Hb), ヘマトクリット(Ht), 赤血球数(RBC), 赤血球指数 ······ 進藤岳郎 316
- 2 網赤血球数 ······ 進藤岳郎 319
- 3 血小板数 ······ 進藤岳郎 321
- 4 白血球数, 白血球百分率 ······ 安藤寿彦 323
- 5 骨髄像 ······ 安藤寿彦 327
- 6 赤血球形態 ······ 安藤寿彦 329
- 7 白血球形態 ······ 安藤寿彦 332
- 8 血液細胞特殊染色 ······ 安藤寿彦 335

B 凝固・線溶・その他

- 9 出血時間, 毛細血管抵抗試験 ······ 福島伯泰 338

10	血小板機能試験 ······ 福島伯泰	340
11	活性化部分トロンボプラスチン時間（APTT） ······ 福島伯泰	343
12	プロトロンビン時間（PT） ······ 福島伯泰	346
13	プロトロンビンフラグメント1＋2（F1＋2） ······ 福島伯泰	348
14	トロンボテスト（TT），ヘパプラスチンテスト（HPT） ······ 福島伯泰	350
15	フィブリノゲン ······ 福島伯泰	352
16	可溶性フィブリン/可溶性フィブリンモノマー複合体（SF/SFMC） ······ 福島伯泰	354
17	トロンボモジュリン（TM） ······ 福島伯泰	356
18	組織プラスミノゲンアクチベーター（t-PA），プラスミノゲンアクチベーターインヒビター1（PAI-1），t-PA/PAI-1複合体 ······ 福島伯泰	358
19	アンチトロンビン（AT），トロンビン・アンチトロンビン複合体（TAT） ······ 福島伯泰	360
20	プロテインC（PC），プロテインS（PS） ······ 福島伯泰	362
21	FDP（フィブリン・フィブリノゲン分解産物），Dダイマー ······ 福島伯泰	364
22	血小板第4因子（PF4），β-トロンボグロブリン（β-TG） ······ 福島伯泰	366
23	凝固因子定量 ······ 福島伯泰	368
24	プラスミノゲン，α_2プラスミンインヒビター（α_2PI），プラスミン・α_2プラスミンインヒビター複合体（PIC） ······ 福島伯泰	371

ⓒ 輸血関連検査

25	血液型 ······ 井関　徹	373
26	不規則抗体検査と交差適合試験 ······ 井関　徹	376
27	HLA検査 ······ 井関　徹	378

5 免疫学的検査・炎症マーカー

Ⓐ 自己抗体・細胞免疫・血液型

1	抗核抗体（ANA） ······ 山端潤也	382
2	リウマチ関連自己抗体（リウマトイド因子，MMP-3，抗CCP抗体，抗ガラクトース欠損IgG抗体） ······ 山端潤也	384
3	抗DNA抗体 ······ 山端潤也	387
4	抗カルジオリピン抗体/抗β_2-グリコプロテインI抗体，ループスアンチコアグラント ······ 久田幸正	389
5	抗RNP抗体，抗Sm抗体 ······ 久田幸正	392
6	抗SS-A/Ro抗体，抗SS-B/La抗体，抗Scl-70（トポイソメラーゼI）抗体 ······ 久田幸正	395
7	血小板抗体 ······ 大田　聡	398
8	抗赤血球抗体（クームス試験） ······ 大田　聡	400
9	抗好中球細胞質抗体（ANCA） ······ 大田　聡	403

- 10 抗ミトコンドリア抗体（AMA） ……………………………………… 篠崎康之　406
- 11 抗アセチルコリン受容体抗体（抗 AChR 抗体） ……………………… 篠崎康之　408
- 12 抗 GAD 抗体，抗 IA-2 抗体 …………………………………………… 篠崎康之　410
- 13 T 細胞・B 細胞サブセット …………………………………… 相良明宏，古市賢吾　412
- 14 リンパ球幼若化試験 …………………………………………… 相良明宏，古市賢吾　414
- 15 IgG・FcR 陽性 T 細胞百分率 ………………………………………… 高枝知香子　416
- 16 B 細胞表面免疫グロブリン …………………………………………… 高枝知香子　419

❸ ウイルス関連検査

- 17 A 型肝炎ウイルス関連検査 …………………………………… 神田達郎，横須賀 收　421
- 18 B 型肝炎ウイルス関連検査 …………………………………… 神田達郎，横須賀 收　423
- 19 C 型肝炎ウイルス関連検査 …………………………………… 神田達郎，横須賀 收　426
- 20 E 型肝炎ウイルス関連検査 …………………………………… 神田達郎，横須賀 收　428
- 21 ATL ウイルス（HTLV-1）抗体 ……………………………………………… 小川孔幸　430
- 22 HIV 関連検査 …………………………………………………………………… 小川孔幸　433
- 23 単純ヘルペスウイルス関連検査 ……………………………………………… 永井弥生　437
- 24 水痘・帯状疱疹ウイルス抗原・抗体 ………………………………………… 永井弥生　439
- 25 EB ウイルス関連検査 ………………………………………………………… 半田 寛　441
- 26 サイトメガロウイルス（CMV）関連検査 …………………………………… 半田 寛　444
- 27 ロタウイルス抗原，ロタウイルス抗体 ……………………………………… 荒川浩一　447
- 28 ノロウイルス抗原，ノロウイルス抗体 ……………………………………… 徳江 豊　449
- 29 HPV 遺伝子型検査：ハイリスク HPV グルーピング検査，
     HPV タイピング検査 ……………………………………… 尾池 妙，峯岸 敬　451
- 30 インフルエンザウイルス ……………………………………………………… 荒川浩一　453
- 31 麻疹・風疹 ……………………………………………………… 須藤千秋，村上正巳　455
- 32 ムンプス ………………………………………………………… 須藤千秋，村上正巳　458

❹ 非ウイルス関連検査

- 33 クラミドフィラ・ニューモニエ抗体 ………………………………………… 前野敏孝　460
- 34 カンジダ抗原 …………………………………………………………………… 前﨑繁文　462
- 35 アスペルギルス抗原 …………………………………………………………… 前﨑繁文　464
- 36 エンドトキシン，β-D-グルカン ……………………………………………… 前﨑繁文　466
- 37 梅毒血清反応 …………………………………………………………………… 永井弥生　468
- 38 マイコプラズマ・ニューモニエ抗体 ………………………………………… 前野敏孝　470
- 39 抗ストレプトリジン O 抗体（ASO），
     抗ストレプトキナーゼ抗体（ASK） ………………………………… 廣村桂樹　472
- 40 百日咳抗体 ……………………………………………………………………… 前野敏孝　474
- 41 ヘリコバクター・ピロリ抗体，便中抗原，呼気テスト …………………… 下山康之　476
- 42 レジオネラ尿中抗原 …………………………………………… 関 香織，久田剛志　478
- 43 尿中肺炎球菌莢膜抗原 ………………………………………… 関 香織，久田剛志　480
- 44 ツベルクリン反応，クオンティフェロン® TB ゴールドおよび
     T-スポット®.TB ……………………………………………… 木村孝穂，村上正巳　482
- 45 マラリア検査 …………………………………………………… 荻原貴之，村上正巳　484

D 炎症関連マーカー

- 46 寒冷凝集反応 ······ 末岡榮三朗 486
- 47 C反応性蛋白 ······ 末岡榮三朗 488
- 48 可溶性インターロイキン-2受容体(sIL-2R) ······ 末岡榮三朗 489
- 49 赤血球沈降速度(ESR) ······ 末岡榮三朗 490
- 50 プロカルシトニン(PCT) ······ 末岡榮三朗 492
- 51 サイトカイン(IL-6, IL-2, IL-4, IL-8, IL-12, TNF, IL-1, VEGFなど)
  ······ 末岡榮三朗 494
- 52 エリスロポエチン(EPO) ······ 末岡榮三朗 496

6 腫瘍マーカー

- 1 α-フェトプロテイン(AFP), AFP L3分画(フコシル化AFP分画)
  ······ 熊田 卓 500
- 2 CEA(carcinoembryonic antigen) ······ 宮内英聡, 松原久裕 502
- 3 CA19-9 ······ 岡村大樹, 宮崎 勝 504
- 4 CA125 ······ 生水真紀夫 506
- 5 BCA225 ······ 長嶋 健 508
- 6 SCC抗原 ······ 岩澤俊一郎, 滝口裕一 510
- 7 cytokeratin 19 fragment ······ 岩澤俊一郎, 滝口裕一 512
- 8 pro GRP ······ 岩澤俊一郎, 滝口裕一 514
- 9 前立腺特異抗原 ······ 川村幸治, 今本 敬, 市川智彦 516
- 10 NSE ······ 岩澤俊一郎, 滝口裕一 518
- 11 PIVKA-Ⅱ ······ 熊田 卓 520
- 12 p53抗体 ······ 谷島 聡, 島田英昭 522
- 13 エラスターゼ1 ······ 石原 武 524

7 尿・便・穿刺液検査

- 1 尿比重, 尿浸透圧 ······ 吉本敬一 528
- 2 尿蛋白 ······ 吉本敬一 531
- 3 微量アルブミン尿 ······ 吉本敬一 534
- 4 尿中および血中Bence Jones蛋白(BJP) ······ 奥村利矢 536
- 5 尿糖 ······ 奥村利矢 538
- 6 尿ケトン体 ······ 奥村利矢 540
- 7 尿ウロビリノーゲン, 尿ビリルビン ······ 清水和朗, 和田隆志 542
- 8 尿潜血 ······ 清水和朗, 和田隆志 544
- 9 尿中ポルフィリン体 ······ 清水和朗, 和田隆志 546

10 尿中・血中 β_2-ミクログロブリン(β_2-MG)および
　　尿中 α_1-ミクログロブリン(α_1-MG) ………………………………… 内藤毅郎　548
11 尿中 NAG（N-アセチル-β-D-グルコサミニダーゼ） ………………… 内藤毅郎　550
12 便潜血（便中ヒトヘモグロビン） …………………………………………… 勝野達郎　551
13 寄生虫（虫卵・原虫） ………………………………………………………… 伊瀬恵子　553
14 髄液検査 ………………………………………………………………………… 澤井　摂　556
15 胸水・腹水 ……………………………………………………………………… 須永雅彦　559

8　腎機能検査

1 クレアチニンクリアランス（内因性，簡易法） …………………………… 内藤毅郎　562

9　膵外分泌機能検査

1 PFD テスト …………………………………………………………………… 石原　武　566
2 セクレチン試験 ………………………………………………………………… 石原　武　569

10　細菌検査

1 グラム染色 …………………………………………………………… 岡崎瑠海，村上正巳　574
2 髄液培養検査 ………………………………………………………… 細谷隆一，村上正巳　577
3 一般細菌・抗酸菌の喀痰検査（塗抹，培養） ……………………… 細谷隆一，村上正巳　580
4 血液培養検査 ………………………………………………………… 高橋美紀，村上正巳　583
5 尿培養検査 …………………………………………………………… 内田　梓，村上正巳　585
6 便培養検査 …………………………………………………………… 内田　梓，村上正巳　587
7 薬剤感受性検査 ……………………………………………………… 高橋美紀，村上正巳　591
8 ベロ毒素産生性大腸菌同定 ………………………………………… 岡崎瑠海，村上正巳　594
9 CD トキシン ………………………………………………………… 岡崎瑠海，村上正巳　597
10 MALDI-TOF MS による細菌・真菌の迅速同定 ………………………… 野村文夫　599

11　遺伝子関連検査

1 診療目的の遺伝学的検査のミニマムエッセンシャル …………………… 野村文夫　602
2 造血器腫瘍関連染色体・遺伝子検査 ……………………………………… 東田修二　609
3 固形腫瘍関連体細胞遺伝子検査 …………………………………… 松下一之，野村文夫　613
4 生殖細胞系列 PGx ……………………………………………………………… 有吉範高　620
5 神経疾患 ……………………………………………………………… 澤井　摂，野村文夫　625

6	筋疾患 …… 斎藤加代子, 近藤恵里, 北村裕梨, 青木亮子	634
7	眼科疾患 …… 堀田喜裕	643
8	耳鼻科疾患 …… 宇佐美真一	650
9	家族性腫瘍 …… 新井正美, 野村幸男	657
10	皮膚科疾患 …… 三橋善比古	668
11	腎・泌尿器関連疾患 …… 山﨑一郎, 田村賢司, 執印太郎	673
12	肝疾患 …… 野村文夫	678
13	内分泌・代謝疾患 …… 中山智祥	686
14	結合織疾患 …… 渡邉 淳	697
15	循環器疾患 …… 相庭武司, 清水 渉	703
16	先天代謝異常 …… 長尾雅悦	710
17	染色体異常症 …… 黒澤健司	714
18	多因子疾患 …… 羽田 明	718
19	ミトコンドリア遺伝関連 …… 後藤雄一	722
20	DTC(direct-to-consumers)遺伝子検査ビジネスの現状と課題 …… 高田史男	726

付録

検体の取り扱い方・保存方法が検査値に及ぼす影響
…… 澤部祐司, 清宮正徳, 伊瀬恵子, 大山正之, 村田正太, 野村文夫　734

和文索引	745
欧文索引	753

1
総論
検査の選び方・進め方

1 血液一般検査

a 貧血

血液疾患の診断の最も基本となる検査が，血球算定検査 complete blood count（CBC）であるが，血球数の異常のパターンによって原因となる疾患群や診断までの迅速性の要求度が異なってくる．この項では，一般外来を想定して血球算定検査を評価する上での注意点を概説し，次に貧血患者に出会った時にどのように診断を進めていくかを以下の手順にしたがって記述する．
1) 血球算定検査の読み方
2) 貧血の種類と診断の進め方
3) 各種貧血の特徴と必要な検査

血球算定検査の読み方

血球算定検査は最も迅速に結果が得られる検査の1つであるが，結果をどのように評価するかによって，診断にいたるスピードも変わってくる．まず，血球算定検査の項目別の評価のポイントを次に挙げる．

- **白血球 white blood cell（WBC）**：白血球数の異常を認めた場合には，白血球分画の結果をもとに原因検索を進めていく（白血球数増多・減少の項を参照）．
- **赤血球 red blood cell（RBC）**：赤血球の減少を貧血と総称するが，貧血の診断のためにはヘモグロビン値の低下の程度から貧血の重症度を評価し，次に平均赤血球容積（MCV）の値によって貧血の原因検索を進めていく．
- **血小板 platelet count（PLT）**：血小板数の減少の場合は網状血小板の値により，産生の低下か破壊の亢進かの評価を行い原因検索を進めていく．

本稿では貧血の診断と原因検索を中心に詳説し，特殊な病態としての赤血球増多症について簡単に触れる．

貧血の診断

貧血とは赤血球数あるいはヘモグロビン値の低下した状態をさすが，臨床現場においてはヘモグロビン値の低下と減少の程度が重要となる．ヘモグロビン値が 7.0 g/dL を切る場合には一般的に輸血の対象となるために診断を急ぐ必要がある．貧血の原因検索のために最も重要な項目が，MCV の値である．以下 MCV の値を考慮した貧血の診断のためのフローチャートをもとに貧血の診断の進め方について述べる（図 1-1）．まず MCV の値により，大球性貧血と小球性貧血と分類された場合には，それぞれの原因となる疾患は限られてくるので，以下の手順に沿って原因検索を進めていく．正球性貧血については様々な疾患群が含まれるので，赤血球の形状（球状赤血球，鎌状赤血球など），網状赤血球による赤血球産生能の評価，破壊の亢進を示す，AST，LD，間接ビリルビンの増加などを含めた評価を行い，診断を進めていく．

▶ **大球性貧血**：MCV＞100（図 1-2）

ビタミン B₁₂ 欠乏性貧血

大球性貧血を認めた場合には，ビタミン

B_{12}欠乏性巨赤芽球性貧血，葉酸欠乏性貧血，骨髄異形成症候群を考慮する．巨赤芽球性貧血の場合には，骨髄における無効造血を伴うことが多く，他の検査値の異常として，①汎血球減少あるいは貧血を伴う他の血球減少，②乳酸脱水素酵素（LD）増加（貧血の程度によっては1,000 U/Lを超えることも稀ではない），③好中球の過分葉などを認めることも診断の参考になる．このような異常を認めた場合には，次にビタミンB_{12}，葉酸の測定を行う．ビタミンB_{12}低下を認めた場合には，胃全摘手術後数年を経過した病歴の有無を確認し，胃切除後巨赤芽球性貧血と診断し，ビタミンB_{12}の補充（静脈内投与もしくは筋肉内投与）を行う．

胃切除歴のない場合には抗胃抗体と呼ばれる抗内因子抗体および抗胃壁細胞抗体を測定し，陽性である場合は悪性貧血と診断する．特に抗内因子抗体の特異性が高いが，陽性率は70％にとどまるため，抗内因子抗体が陰性であっても悪性貧血を否定することにはならない．治療法については，胃切除後巨赤芽球性貧血と同様ビタミンB_{12}の投与を行う．ビタミンB_{12}は，胃壁細胞から産生される内因子と結合し，回腸末端の内因子受容体に結合することで吸収が促進されるが，内因子の産生低下（胃切除後）および破壊の亢進（自己抗体）により，内因子の絶対量の不足が生じて貧血を呈するようになる．

巨赤芽球性貧血の経過中に，末梢血に赤芽球や骨髄球などの幼弱球が現れる場合があるが，貧血の回復とともに消失する．骨髄芽球の出現やビタミンB_{12}の回復後も幼弱球の出現が続く場合には，他の血液疾患や悪性腫瘍の骨髄転移などを疑い，骨髄穿刺などの精査が必要となる．

葉酸欠乏性貧血

原因は主に摂取不足（低栄養，アルコール多飲など），需要の増加（妊娠または授乳による），吸収障害（熱帯性スプルーや吸収不良症

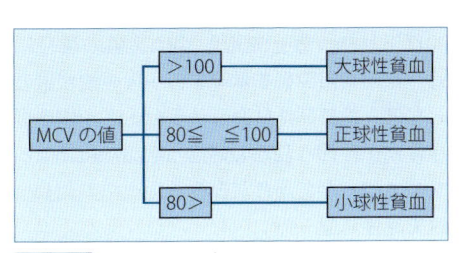

図1-1 貧血のタイプの評価

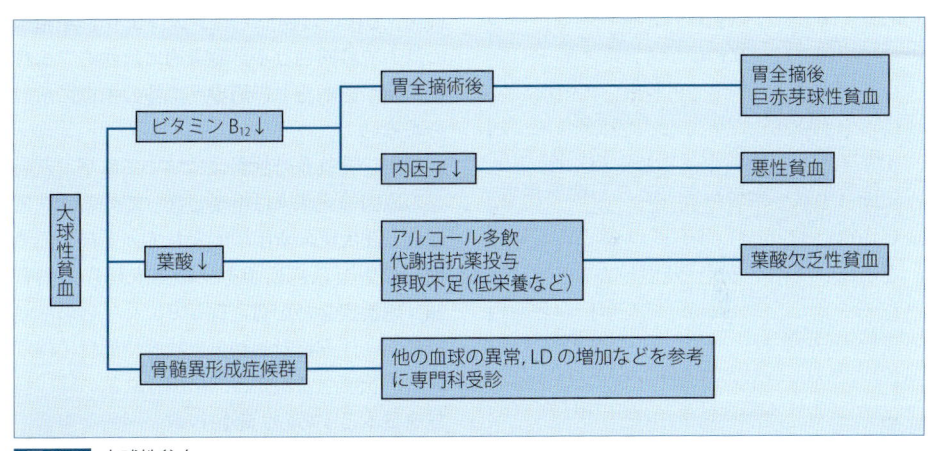

図1-2 大球性貧血

候群など）による．メソトレキサートなどの葉酸代謝拮抗薬は，血中濃度が正常の場合でもMCVが100以上で舌炎や胃腸障害を伴う際は葉酸欠乏性貧血を疑う．

骨髄異形成症候群 myelodysplastic syndrome（MDS）

MDSにおいても大球性貧血を認める場合が多く，他の血球の減少を伴う場合は積極的にこの疾患を疑い専門科へのコンサルトを進める．ただMDSの場合のMCVは120 fLを超えることは少ない．

※溶血性貧血

溶血性貧血は基本的には正球性貧血に分類されるが，溶血と溶血を補うための造血が盛んな場合にはMCV軽度高値を示す場合が多い．これは，網状赤血球の増加に伴い，網状赤血球の容積が大きいことよりMCVが上昇することによる．網状赤血球が著増しており，かつAST, LD, 間接ビリルビンの上昇，ハプトグロビンの低下など溶血の所見があり，巨赤芽球性貧血の原因が認められない場合には溶血性貧血を考慮する．

クリニカル・クエスチョン

a. ビタミン B_{12} 欠乏性巨赤芽球性貧血の診断の確定に骨髄穿刺の実施は必須か？

　基本的には必要ないが，ビタミン B_{12} 補充後も貧血の改善がない場合や末梢血に幼弱球の出現が続く場合には考慮する．

b. 悪性貧血の診断のために，抗内因子抗体と抗胃壁細胞抗体のどちらの有用性が高いか？

　抗内因子抗体の特異性は高く，陽性であれば悪性貧血の可能性は極めて高い．感度は約70％程度であるが，抗胃壁細胞抗体は他の疾患でも陽性となる場合があり，悪性貧血が疑われる場合はまず，抗内因子抗体を測定する．

c. 巨赤芽球性貧血を認めた時には，上部消化管内視鏡は必須か？

　必須ではないが，悪性貧血では萎縮性胃炎の頻度は高く胃癌の合併も考慮すべきであり，上部消化管の施行が望ましい．

▶ **小球性貧血：MCV＜80**（図1-3）

小球性貧血の代表は鉄欠乏性貧血であり，小球性貧血の診断では，まず鉄欠乏状態が存在するかを確認する．最も信頼性の高い検査は血清フェリチン値であり，体内の貯蔵鉄を反映し，フェリチン値が低値の場合は鉄欠乏性貧血と考えて間違いはない．そのほか血清鉄，総鉄結合能 total iron binding capacity（TIBC），不飽和鉄結合能 unsaturated iron binding capacity（UIBC）などを参考に診断する．

フェリチンが正常もしくは高値の場合には，鉄の利用障害を示唆する．代表的疾患としては，鉄芽球性貧血，サラセミア，慢性炎症性疾患に伴う貧血 anemia of chronic disorders（ACD）などが考えられる．

鉄欠乏性貧血

貧血の原因の中で最も頻度が高い疾患であり，診断は血清フェリチン値の減少，血清鉄低値，UIBC高値，トランスフェリン飽和率の低下で診断される．臨床的には血清フェリチン値が診断および治療反応性の指標に用いられる．

鉄欠乏性貧血の診断は容易であるが，鉄欠乏の原因検索が次に重要となってくる．失血に伴う鉄欠乏の原因検索として，上部下部消化管検査，子宮筋腫を含む婦人科疾患の有無，尿検査などを適宜行っていく．そのほか成長期に伴う相対的鉄欠乏状態や偏食に伴う鉄欠乏状態も考慮する．治療は鉄剤の経口投与を基本とするが，経口摂取が困難な場合には静脈内投与も行う．静脈内投与の場合には

1. 血液一般検査

小球性貧血

- 血清フェリチン↓
  - 血清鉄↓
  - トランスフェリン↑
  - 総鉄結合能(TIBC)↑
  - 不飽和鉄結合能(UIBC)↑
  - トランスフェリン飽和度(Fe/TIBC×100)↓
  → 鉄欠乏性貧血

- 血清フェリチン→ or ↑（鉄の利用障害）
  - 血清鉄→ or ↑
  - トランスフェリン↓
  - 総鉄結合能(TIBC)↓
  - 不飽和鉄結合能(UIBC)↓
  - トランスフェリン飽和度(Fe/TIBC×100)↑
  - 環状鉄芽球↑（骨髄）→ 鉄芽球性貧血
  - 溶血所見 HbA2↑ HbF↑ → サラセミア
  - 慢性疾患（感染症, 悪性腫瘍）Hepcidin↑ → 慢性炎症性疾患に伴う貧血

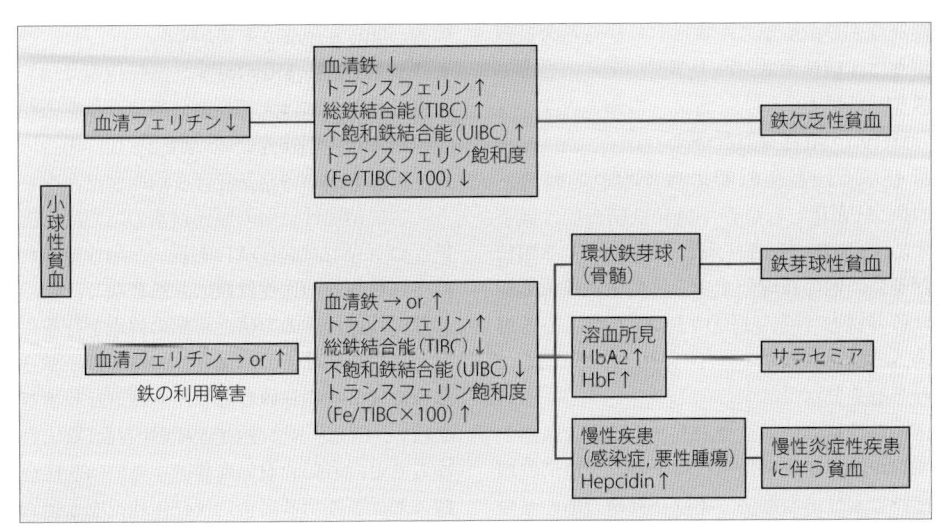

図1-3 小球性貧血

正球性貧血

- 網状赤血球↑（産生亢進）
  - 溶血あり（AST↑, LD↑, I-Bil↑, ハプトグロビン↓）
    - 直接抗グロブリンテスト陽性(DAT) → 自己免疫性溶血性貧血(AIHA)
    - CD55, CD59 陰性赤血球 → 発作性夜間血色素尿症(PNH)
    - 赤血球酵素活性 → G6PD欠乏症 / PK欠乏症
    - 赤血球形態 → 遺伝性球状赤血球症 / 遺伝性楕円赤血球症 / 異常ヘモグロビン症 / 微小血管障害性貧血（破砕赤血球）

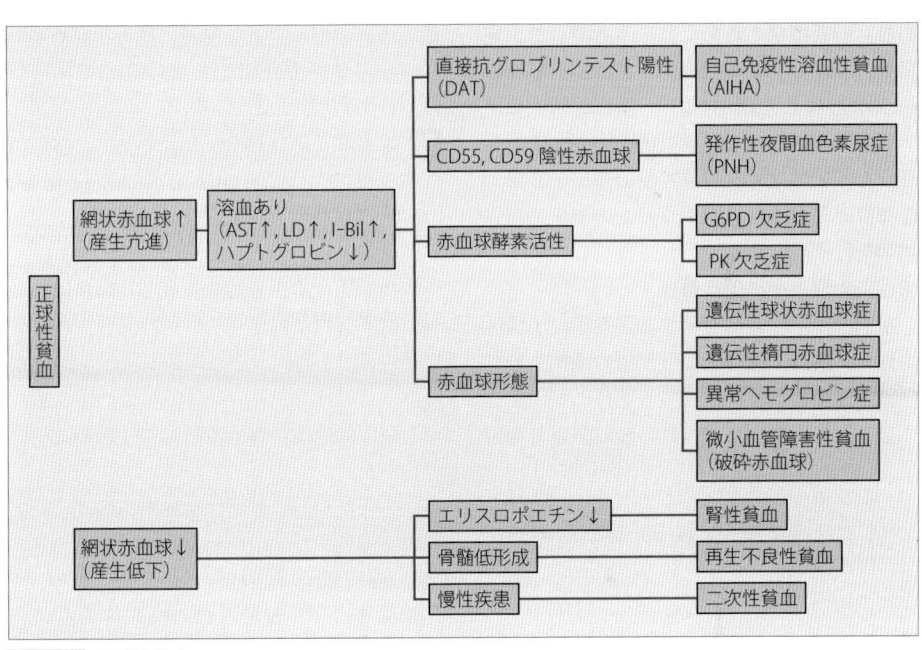

- 網状赤血球↓（産生低下）
  - エリスロポエチン↓ → 腎性貧血
  - 骨髄低形成 → 再生不良性貧血
  - 慢性疾患 → 二次性貧血

図1-4 正球性貧血

血清フェリチンをモニターしながら鉄の過剰投与に注意をする．

鉄芽球性貧血

MCVが80 fL未満でありながら，血清鉄正常もしくは高値の時には本疾患を疑う．TIBCは変化しないが不飽和鉄結合能は低下する．骨髄検査を行って，鉄染色による環状鉄芽球の増加を確認する．骨髄塗抹標本で環状鉄芽球が全赤芽球の15％以上を占める場合，本症と診断する．

サラセミア

小球性貧血に加えて家族歴，溶血性貧血の所見を認めた場合に本疾患を疑う．血清鉄増加，フェリチン増加，不飽和鉄結合能の減少を認め，溶血所見として，AST, LD, 間接ビリルビンの上昇，ハプトグロビンの低下を認める．診断確定のためには，ヘモグロビン定量を行うが，βサラセミア・メジャーではヘモグロビンFの増加，βサラセミア・マイナーではヘモグロビンA_2の増加を確認し，βサラセミアではβグロブリンの遺伝子変異，αサラセミアではαグロブリンの遺伝子変異検索を行う[1]．

慢性炎症性疾患に伴う貧血

初期は正球性貧血を呈するが次第に小球性に傾く．最近，慢性炎症性疾患の機序として肝臓で産生される，鉄の吸収を負に制御するヘプシジンの増加に伴う鉄の吸収阻害と利用障害の関与が示唆されている[2]．

▶正球性貧血：MCV 80≦ ≦100（図1-4）

正球性貧血には大球性貧血や様々な原因が含まれるが，網状赤血球の増加を伴う場合には赤血球の破壊の亢進を伴う溶血性貧血を疑う．次に溶血性貧血の原因検索のために直接抗グロブリン試験（DAT）を行い，陽性であれば自己免疫性溶血性貧血の診断となり，他の自己免疫性疾患の合併の有無の検索を行う．コカコーラ尿などの溶血発作の可能性がある場合には，赤血球フローサイトメトリー検査を行い，CD55およびCD59陰性赤血球（いわゆるPNH血球）の有無を確認する[3]．PNH血球の増加を認める場合には発作性夜間血色素尿症と診断される．各種遺伝性赤血球あるいはヘモグロビン異常症の場合には，家族歴の他赤血球の形態異常を参考に精査を進めていく．

📖 文 献

1) Cohen AR, et al. Thalassemia. Hematology Am Soc Hematol Educ Program. 2004; 14-34.
2) Andrews NC. Anemia of inflammation: the cytokine-hepcidin link. J Clin Invest. 2004; 113: 1251-3.
3) Miyata T, et al. Abnormalities of PIG-A transcripts in granulocytes from patients with paroxysmal nocturnal hemoglobinuria. N Engl J Med. 1994; 330: 249-55.

〈末岡榮三朗〉

b 白血球増多・減少

白血球検査に関しては，
1) 白血球数の異常
2) 白血球の形態異常
3) 白血球の分画の変化
4) 生理的には出現しない血球の出現の有無

について検討する必要がある．また，白血球数については個人差が多く，定常状態における個々人の基準白血球数からの増減をもって，病的な白血球増加，あるいは減少と判定すべきであるが，初診時においてはその判断は困難である．したがって発熱や呼吸器症状や腹部症状の存在により感染症を疑う場合などは，白血球数が基準範囲に入っていても，基準値の上限に近い場合には白血球分画検査まで実施することが望ましい．本稿では白血球成分の生理的な変動と機能を概説し，次に白血球検査の概要と留意点について記述する．

また，白血球の検査を行う意義としては，
1) 血液疾患の診断と経過の評価
2) 感染症における全身反応の評価と原因の推定
3) 発熱などの全身反応を伴う炎症性疾患の原因の評価と免疫系の関与
4) 肝疾患や自己免疫疾患における病状や病態の把握の参考

として重要であるが，基本的に健康状態を把握するためのルーチン検査として普及しており，情報量は多い．図 1-5 に白血球検査を行う際の，評価の進め方のフローチャートを示す．

生理的変動

▶年齢による変化

成人の白血球数の基準値は，おおむね 4,000～9,000/μL である．新生児期では非常に高値を示すが，乳幼児期から学童期にかけ，成長とともに成人の白血球数に近づく（表 1-1）．一方，成人期以降，加齢に伴う白血球数の明らかな変化はない．

▶その他

妊娠や喫煙では増加傾向を示し，運動やストレスによっても一過性の増加を示すことがある．日内変動としては朝低く，夕方高くなる傾向がある．

白血球の種類と臨床上の意義

- 白血球は顆粒球（好中球・好酸球・好塩基球）と単核球（リンパ球・単球）に分類される．そのうち，最も多いものは好中球で 40～60％を占め，次がリンパ球で 26～40％を占める．好酸球，好塩基球，単球の比率はそれぞれ 2～4％，0～2％，3～10％程度である．白血球数の異常を認めた際，どの分画に増加・減少がみられるかをまず確認する．臨床的意義を考える際，その増加・減少は比率ではなく，絶対数で評価する方が適切な場合が多い．

- 好中球数が 500～1,000/μL 以下になると易感染性が出現する．100/μL 以下では，重篤な感染症を合併しやすい．

- リンパ球の基準範囲はおおむね 1,500～3,000/μL である．免疫不全が疑われる際には，T 細胞，B 細胞比率を調べるとともに，必要に応じて HIV 検査，免疫グロブリンの定量を行う．

- 白血球数の増減が軽微の場合，それが病的かどうかは，赤血球，血小板数の変化，白血球分画の異常の有無，発熱などの臨床症状，血清・生化学的検査の結果などから，

白血球数

```
白血球数
├─ 異常あり
└─ 異常なし
    └─ 全身反応を伴う可能性のある局所症状
       （発熱，胸痛および腹痛，外傷，局所感染症など）
```

↓

白血球分類検査（白血球百分率）

↓ 異常あり

白血球分類（目視検査）

- 特徴的な形態異常（ペルゲル核異常，過分葉など）
- 幼弱球，芽球
- 白血球以外の血球成分の異常

↓

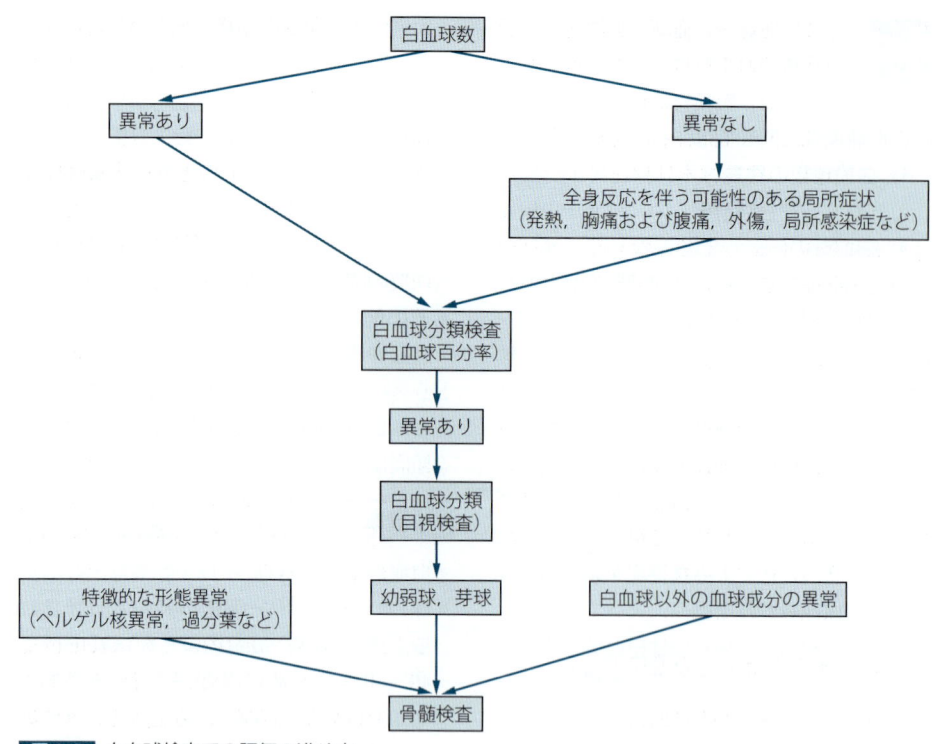

骨髄検査

図1-5 白血球検査での評価の進め方

表1-1 年齢による好中球数とリンパ球数の変化

	白血球数の平均 (/μl)	白血球数の範囲 (/μl)	好中球の割合 (%)	リンパ球の割合 (%)
新生児	18,000	9,000〜30,000	60	30
1ヵ月	11,000	5,000〜19,000	35	58
1歳	11,000	6,000〜17,000	30	62
4歳	9,000	5,500〜14,000	42	50
6歳	8,000	5,000〜14,000	50	40
10歳	7,800	4,500〜11,000	55	38
20歳	7,500	4,000〜10,000	60	34

総合的に判断する．
- 感染症や薬剤による白血球数異常では，感染症治療や薬剤中止後に経過観察を行い，正常に復したことを確認する．

検体の採取方法，保存条件

通常，抗凝固剤としてEDTAを加えた全血（通常は静脈血）を検体とする．EDTAはカルシウムイオンとキレート結合して血液の凝固を阻止し，血球の性状を安定させる．しかし，

時間とともに白血球や赤血球の形態変化が起こり，白血球数や血小板数も徐々に低下することから，末梢血一般検査は可及的速やかに（できれば2〜3時間以内に）測定する．Giemsa染色用の塗抹標本は採血後1時間以内に作製することが望ましい．採血後の検体は室温に静置する．4℃で保管すると血球の形態変化を遅延させることができるが，血小板の凝集を起こしやすい．

白血球数の測定法

白血球数は自動血球計数装置で測定されることが多い．検体処理速度が速く省力化できる反面，異型リンパ球，白血病芽球，赤芽球などが低比率で出現している場合に検出されにくい．必要に応じて塗抹標本を鏡顕し，目視による白血球分類を行う．

異常値をきたす時の臨床的鑑別

- 白血球増多・減少がある時は，まず白血球分画の絶対数を確認する．白血球数×分画（％）/100で計算し，どの白血球分画に数的異常が認められるかを判断する．好中球は，正常な状態では末梢血中に分葉核球（2〜3葉が多い）が多く認められ，桿状核球は数％認められるのみである．しかし感染症などの場合，免疫応答による好中球増加がみられるが，その初期の段階では桿状核球が増加し，時に幼若な後骨髄球や骨髄球が末梢血に出現することがある．このような幼弱な顆粒球の増加を「核の左方移動」と呼ぶ．好中球を早急に動員しなければならない病態の時に認められる．
- 白血球数の増減の程度とともに，他の血球の異常を伴うかどうかも併せて，鑑別診断を進める．白血球の形態の異常が診断の参考になることがある．
- 白血球の高度の増加では，白血病や骨髄増殖性疾患，重症感染症，類白血病反応などを念頭におく．貧血や血小板減少を伴う場合には，急性白血病を念頭において鑑別を進める．重症感染症例では，発熱などの臨床症状とともにCRPの上昇や中毒性顆粒を持つ好中球の出現，核の左方移動を認めるが，血小板減少の合併例では播種性血管内凝固症候群の合併を考える．血小板の増加をきたし，好酸球や好塩基球の増加，幼弱な好中球系細胞の増加(特に骨髄球)を伴う場合は，慢性骨髄性白血病の可能性を考える．青年期で発熱，咽頭痛，頸部リンパ節腫脹を伴う異型リンパ球の増加は，伝染性単核球症で典型的に認められる．伝染性単核球症では，ペニシリン系の薬剤使用で発疹の出現をみる．
- 類白血病反応(leukemoid reaction)とは，leukem(白血病)-oid(のような)reaction(反応)を指す．重症感染症にみられ，典型的には白血球数が50,000/μLを超える．好中球系の幼弱細胞の出現をみるが，急性白血病で典型的にみられる白血病裂孔は認められず，各成熟段階の顆粒球系細胞を認める．慢性骨髄性白血病と異なり，好中球アルカリホスファターゼ活性(NAPスコア)の低下は認めない．
- 高度の白血球減少例では，抗癌剤，放射線治療既往とともに，薬剤服用歴を確認する．すべての薬剤で無顆粒球症をきたしうるが，特に抗甲状腺薬や抗生物質(ペニシリン系，セフェム系)，抗痙攣薬，抗うつ薬などでの報告がある．血液疾患(再生不良性貧血，骨髄異形成症候群，急性白血病，巨赤芽球性貧血など)の有無の検索も行う．高齢者の感染症(特に肺炎)で，白血球減少がある場合，予後不良と考えられる．
- 白血球増加症例でのスクリーニング検査項目を表1-2に提示する．異常を示す分画に

表 1-2 白血球増加のスクリーニング検査（病態に応じて取捨選択のこと）

- 血液一般
  CBC, 白血球分類, 網状赤血球, 好中球アルカリホスファターゼ活性（NAP スコア）
- 生化学検査
  総蛋白, アルブミン, AST, ALT, LDH, Na, K, Cl, Ca, BUN, クレアチニン, ハプトグロビン, ビタミン B_{12}, 血糖, 尿酸
- 血清学的検査
  CRP, 赤沈, 腫瘍マーカー, 自己抗体, 蛋白分画, 免疫グロブリン定量（IgG, IgA, IgM, IgD, IgE）
  ウイルス抗体価（HTLV-I, 抗 EB ウイルス抗体, 抗サイトメガロ抗体, IgM-HAV 抗体）
  CMV アンチゲネミア, エンドトキシン定量, β-D-グルカン, クオンティフェロン, ACTH, G-CSF 濃度
- 止血・凝固検査
  PT, APTT, FDP, D-ダイマー, ヘパプラスチン・テスト, 出血時間
- 遺伝子検査
  結核菌 PCR, EB ウイルス DNA
- 細菌検査
  一般細菌, 真菌, 結核菌
- 検尿
  検尿一般, 17-OHCS
- 画像検査
  胸部 X 線, 腹部超音波, (PET-)CT 検査, 上部・下部内視鏡検査

応じて，適宜検査項目を取捨選択する．

- 特殊な病態における好中球の形態異常
  - 好中球過分葉（5 分葉以上）は，巨赤芽球性貧血，骨髄異形成症候群でみられる．
  - Pelger（様）核異常は，顆粒球の核が 1～2 分葉にとどまるものを指し，先天的疾患として Pelger 核異常（常染色体優性遺伝），後天的には骨髄異形成症候群でみられる（Pelger 様核異常，もしくは偽性 Pelger 異常）．
  - 巨大好中球は，巨赤芽球性貧血，骨髄異形成症候群などで観察される．
  - 中毒性顆粒や細胞質の空胞形成は，重症感染症でみられる．
  - Döhle 小体（細胞質に見られる封入体で，好塩基性に染まる不明瞭な斑点で，May-Hegglin 異常（常染色体優性遺伝を示す先天性疾患で，巨大血小板の出現と血小板減少を認める），敗血症などの重篤細菌感染症や火傷，化学療法などで観察される．
  - 異型リンパ球の出現は，伝染性単核球症，サイトメガロウイルス感染症，ウイルス肝炎などでみられる．

各種白血球の増減をきたす代表的疾患

詳細については白血球各論で記述するが，ここでは異常値をきたす代表的疾患についてまとめておく．

▶好中球増加（好中球数 7,000/μL 以上）

- 感染症一般
- 炎症性疾患：外傷・火傷，手術，急性心筋梗塞，痛風，喫煙
- 自己免疫疾患：結節性多発動脈炎，肉芽腫性多発血管炎，成人 Still 病，リウマチ性多発筋痛症
- 悪性腫瘍：特に G-CSF 産生腫瘍，癌の骨髄転移（胃癌，大腸癌など）
- 血液疾患：骨髄増殖性疾患（慢性骨髄性白血病，骨髄線維症，真性多血症）
- その他：急性出血・溶血，Cushing 症候群，薬剤性（ステロイド，G-CSF 投与），中毒

1. 血液一般検査

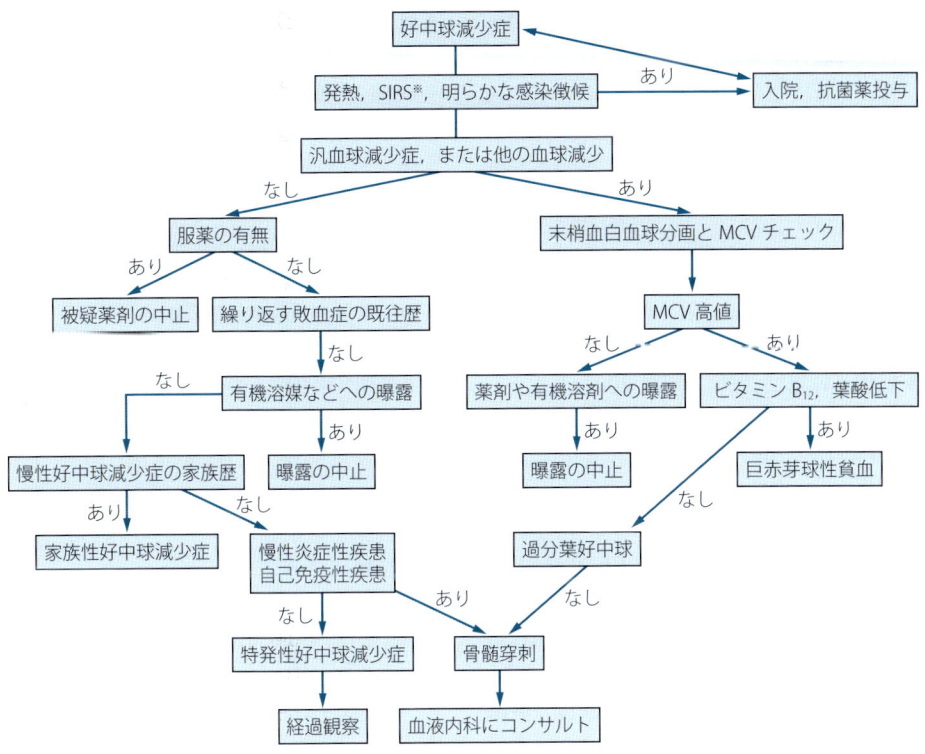

```
好中球減少症
  ↓
発熱，SIRS*，明らかな感染徴候 ──あり──→ 入院，抗菌薬投与
  ↓
汎血球減少症，または他の血球減少
  ├──なし──→ 服薬の有無
  │           ├──あり──→ 被疑薬剤の中止
  │           └──なし──→ 繰り返す敗血症の既往歴
  │                         ├──なし──→ 有機溶媒などへの曝露
  │                         │           ├──なし──→ 慢性好中球減少症の家族歴
  │                         │           │           ├──あり──→ 家族性好中球減少症
  │                         │           │           └──なし──→ 慢性炎症性疾患・自己免疫性疾患
  │                         │           │                         ├──なし──→ 特発性好中球減少症 → 経過観察
  │                         │           │                         └──あり──→ 骨髄穿刺
  │                         │           └──あり──→ 曝露の中止
  │                         └──あり──→ 
  └──あり──→ 末梢血白血球分画と MCV チェック
              ↓
              MCV 高値
              ├──なし──→ 薬剤や有機溶剤への曝露
              │           ├──あり──→ 曝露の中止
              │           └──なし──→ 過分葉好中球
              │                         ├──あり──→ 
              │                         └──なし──→ 骨髄穿刺 → 血液内科にコンサルト
              └──あり──→ ビタミン B₁₂，葉酸低下
                          └──あり──→ 巨赤芽球性貧血
```

*SIRS; systemic inflammatory response syndrome

図 1-6 好中球減少症診断のためのチャート
(Bagby Jr GC. Leukopenia and leukocytosis. In: Goldman L. Cecil Medicine. 23rd ed. Philadelphia: Saunders Elsevier; 2008. p.1252-64. より一部改変)[3]

(鉛，水銀，ジギタリスなど)，妊娠

▶ **好中球減少(好中球数 1,000/μL 以下)**
(図 1-6)
- 感染症：重症感染症(敗血症)，腸チフス，ブルセラ症，ウイルス感染症(麻疹，風疹，インフルエンザ)，粟粒結核，真菌感染症や原虫感染症の一部
- 薬剤性：抗甲状腺薬，抗痙攣薬，解熱鎮痛薬，抗生物質，抗腫瘍剤など
- 自己免疫性疾患：Felty 症候群，自己免疫性好中球減少症
- 血液疾患：再生不良性貧血，発作性夜間血色素尿症，急性白血病，巨赤芽球性貧血(ビタミン B₁₂ 欠乏)
- 慢性好中球減少症：周期性好中球減少症，慢性本態性好中球減少症，自己免疫性好中球減少症
- 脾腫：肝硬変，Felty 症候群
- その他：放射線照射，癌の骨髄転移

▶ **好酸球増加(好酸球数 500/μL 以上)**
- アレルギー疾患：気管支喘息，蕁麻疹，アトピー性皮膚炎，アレルギー性気管支肺アスペルギルス症，薬剤アレルギー
- 寄生虫症
- 皮膚疾患：天疱瘡，多形滲出性紅斑，湿疹，乾癬など

- 自己免疫疾患：結節性多発動脈炎，好酸球性肉芽腫性多発血管炎（Churg-Strauss 症候群．気管支喘息もしくはアレルギー性鼻炎が先行する），サルコイドーシス
- 血液疾患：慢性骨髄性白血病，慢性好酸球性白血病，Hodgikin 病
- その他：好酸球増加症候群（好酸球 1,500/μL 以上が 6 ヵ月以上続き，臓器障害あり），好酸球性肺炎，猩紅熱，Addison 病，放射線照射，悪性腫瘍（転移や壊死を伴う場合）

▶ 好塩基球増加（好塩基球数 200/μL 以上）
- アレルギー性疾患：蕁麻疹
- 慢性炎症：潰瘍性大腸炎，慢性副鼻腔炎
- 血液疾患：慢性骨髄性白血病
- 内分泌疾患：粘液水腫

▶ 単球増加（単球数 800/μL 以上）の時
- 感染症：結核，感染性心内膜炎など
- 血液疾患：慢性骨髄単球性白血病，急性単球性白血病
- その他：骨髄造血抑制からの回復期，妊娠

▶ リンパ球増加（3,000/μL 以上）の時
- 感染症：伝染性単核球症，サイトメガロウイルス感染症，ウイルス肝炎，百日咳，結核

- 血液疾患：リンパ性白血病，成人 T 細胞性白血病，マクログロブリン血症，悪性リンパ腫の白血化
- 内分泌疾患：甲状腺機能亢進症，Addison 病

▶ リンパ球減少（1,500/μL 以下）の時
- 原発性免疫不全症：重症複合型免疫不全症など
- 後天性免疫不全症候群（AIDS）
- 薬剤性：ステロイド
- その他：末期癌，栄養不良，うっ血性心不全，Cushing 症候群，粟粒結核，全身性エリテマトーデス，Hodgkin 病，サルコイドーシス

文献

1) 平瀬主税, 他. 白血球増加症. 診断と治療. 2011; 99: 1132-6.
2) 小林正夫. 白血球減少症（好中球減少症，リンパ球減少症を中心に）. Modern Physician. 2007; 27: 499-502.
3) Bagby Jr GC. Leukopenia and leukocytosis. In: Goldman L. Cecil Medicine. 23rd ed. Philadelphia: Saunders Elsevier; 2008. p.1252-64.

〈小島研介，末岡榮三朗〉

C 凝固・線溶異常（凝固異常症の鑑別，凝固亢進型と線溶亢進型の評価と意義）

凝固・線溶反応は，凝固と抗凝固作用および線溶と抗線溶作用のバランスの上に成り立っている．そのバランスが破綻すると，出血性疾患あるいは血栓症を発症する．凝固・線溶系検査は，出血および血栓性疾患の病因や病態の把握，治療効果の判定のために必須の検査である．

血液凝固異常症は，血液凝固反応系に関与する凝固因子の異常により発症する症候群である．凝固因子の単独あるいは複合的な量的・質的異常に基づき凝固因子活性が低下するために出血傾向をきたす．血液凝固異常症の原因は先天性（遺伝性）と後天性（症候性）の2つに分類され，先天性疾患のほとんどは特定の凝固因子の遺伝子変異が病因となる（表1-3）[1]．後天性凝固異常症は，様々な要因から出血症状をきたす疾患である（表1-4）．発症機序は多彩だが，元来血液中には存在せず後天的に出現する抗体（インヒビター）によるものと，それ以外の原因により起こるものに分類される．抗体が関与するものとして，先天性凝固因子欠乏症で補充療法や輸血を行った際に発生する凝固因子に対する同種抗体 alloantibody と，様々な基礎疾患に続発したり健常人に突然発症する自己抗体 autoantibody があげられる．一方，抗体が関与しないものとしては，後天性 von Willebrand 症候群 acquired von Willebrand syndrome（AVWS）の一部，播種性血管内凝固症候群 disseminated intravascular coagulation（DIC）などがある．

人間の血液は，2つの方法で凝固することが知られており，1つは，組織因子 tissue factor（TF）による凝固で外因系凝固活性化機序と称される．もう1つは異物（陰性荷電）による凝固で内因系凝固活性化機序といい，例えば，採血された血液が試験管（異物）に入ると

表1-3 先天性血液凝固因子欠乏症・異常症

血液凝固異常症疾患名	原因遺伝子（遺伝子座）	全長（約）	エクソン（数）	遺伝形式	臨床症状	PT	APTT
フィブリノゲン欠乏症	F1（FGA, FGB, FGG）	50 kb	6, 8, 10	常染色体劣性	出血症状	延長	延長
フィブリノゲン異常症	（4q28-32）			常染色体優性	一部血栓傾向		
プロトロンビン欠乏症・異常症	F2（11p11-12）	20.3 kb	14	常染色体劣性	出血症状	延長	延長
第V因子欠乏症・異常症	F5（1q23-24）	80 kb	25	常染色体劣性	出血症状	延長	延長
第VII因子欠乏症・異常症	F7（13q34）	12.8 kb	9	常染色体劣性	出血症状	延長	正常
血友病A（第VIII因子欠乏症・異常症）	F8（Xq28）	186 kb	26	X染色体劣性	出血症状	正常	延長
血友病B（第IX因子欠乏症・異常症）	F9（Xq27.1-27.2）	33.5 kb	8	X染色体劣性	出血症状	正常	延長
第X因子欠乏症・異常症	F10（13q34）	26.7 kb	8	常染色体劣性	出血症状	延長	延長
第XI因子欠乏症・異常症	F11（4q35）	23 kb	15	常染色体劣性	出血症状	正常	延長
第XII因子欠乏症・異常症	F12（5q33-qter）	12 kb	14	常染色体劣性	出血傾向は示さず	正常	延長
第XIII因子欠乏症・異常症	F13A1（6p25-p26）	180 kb	15	常染色体劣性	出血症状	正常	正常
	F13B（1q31-q32.1）	28 kb	12				

（篠澤圭子，他．日内会誌．2009；98：49-57より）[1]

表1-4 後天性凝固異常症

インヒビター陽性血友病 A，B
後天性第Ⅴ因子インヒビター
後天性血友病
後天性 von Willebrand 症候群
播種性血管内凝固症候群（DIC）
Kasabach–Merritt 症候群
ビタミン K 欠乏性出血症

血液は凝固を始めることを指す．これらの2種類の凝固を臨床検査室の試験管レベルで再現する検査が，プロトロンビン時間 prothrombin time（PT；TF による凝固）および活性化部分トロンボプラスチン時間 activated partial thromboplastin time（APTT；異物による凝固）である．

内因系凝固活性化は，凝固第Ⅻ，Ⅺ，Ⅸ，Ⅷ，Ⅹ，Ⅴ，Ⅱ（プロトロンビン），Ⅰ（フィブリノゲン）因子が関与し，外因系凝固活性化には，凝固第Ⅶ，Ⅴ，Ⅱ，Ⅰ因子が関与している．凝固系のカスケードは凝固反応を段階的に増幅して強力な止血を得るために存在している．簡易型の凝固カスケードを示す（図1-7）．ただし，人間体内での凝固カスケードは少し異なる．外因系機序において，臨床検査室 in vitro では凝固第Ⅶ因子は第Ⅴ因子を活性化するが，ヒト体内 in vivo では凝固第Ⅶ因子は第Ⅸ因子を活性化する．

🏥 PT が延長する病態

PT は凝固第Ⅶ，Ⅹ，Ⅴ，Ⅱ，Ⅰ因子の活性が低下する場合に延長する．

▶ビタミン K 依存性蛋白

ビタミン K 依存性凝固因子として，凝固第Ⅶ，Ⅸ，Ⅹ，Ⅱ因子が知られる．プロテイン C，プロテイン S もビタミン K 依存性蛋白である．したがってビタミン K が欠乏すると PT および APTT の系に属する凝固第Ⅶ，Ⅹ，Ⅱ因子の活性低下を生じ，PT および APTT

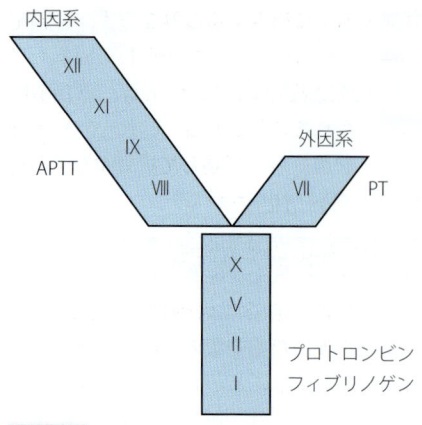

図1-7 検査室における凝固系カスケード

が延長する．

▶ワルファリン

ビタミン K 拮抗薬のワルファリンを内服するとビタミン K 依存性凝固因子（第Ⅶ，Ⅸ，Ⅹ，Ⅱ因子）活性が低下する．半減期が短い順にビタミン K 依存性凝固因子が低下するため，まず第Ⅶ因子活性が低下する．したがって PT が延長し，さらにワルファリンが効いてくると，Ⅸ，Ⅹ，Ⅱ因子活性が順次低下して APTT も延長する．ワルファリンの量が適量かどうかみるのに APTT ではなく PT（PT-INR）が用いられるが，これは半減期の短い第Ⅶ因子を反映する PT-INR の方がワルファリン内服に伴うビタミン K 欠乏状態をより鋭敏に反映するためである．

▶ビタミン K 欠乏症

ワルファリン内服によらないビタミン K 欠乏症でも APTT より PT が鋭敏である．そのため，ビタミン K 欠乏症のスクリーニングは APTT ではなく PT で行う．PT の延長でビタミン K 欠乏症が疑われた場合には，次に PIVKA-Ⅱ（protein induced vitamin K absence-Ⅱ）を測定して陽性であることを確認する．ただし，PIVKA-Ⅱ はビタミン K 欠

乏状態で血中に出現するのみならず，肝細胞癌の腫瘍マーカーとしても知られている．ビタミン K 欠乏症の診断には，しばしば治療的診断がなされることがある．ビタミン K を補充することにより，延長していた PT が半日程度で速やかに補正される．

APTT が延長する病態

APTT が延長する代表的疾患，病態を示す．出血性疾患だけでなく，血栓性疾患でも APTT は延長することがあり，注意が必要である．

▶血友病，von Willebrand 病，ビタミン K 欠乏症

血友病 A は第Ⅷ因子，血友病 B は第Ⅸ因子の先天性欠損症であり，APTT が延長する．von Willebrand 病は，von Willebrand 因子（vWF）が先天性に欠損する．vWF は血小板粘着に必要な因子だが，第Ⅷ因子のキャリア蛋白でもある．von Willebrand 病では第Ⅷ因子を産生できるものの，安定して存在できないため，第Ⅷ因子活性が低下して APTT が延長する．ビタミン K 欠乏症では，まず PT が延長するが引き続いて APTT が延長する．

▶ループスアンチコアグラント

APTT は血栓性素因でも延長することがある．抗リン脂質抗体症候群では，ループスアンチコアグラント（LA）または抗カルジオリピン抗体が陽性となり，そのなかで LA 陽性例では APTT の延長がみられることがある．しかしながら，LA 検査では検体処理法，検査方法などによって LA 陽性率は大きく変動する．そのため今後は LA 検査の標準化が望まれる．また，LA 陽性例でも APTT が延長するのは一部の症例であり，抗リン脂質抗体症候群を疑う場合には，APTT が正常であっても必ず LA 検査を行う．

クロスミキシング試験

PT や APTT の延長をみた時，欠乏 deficiency であるのか阻害 inhibitor であるのかを判別する方法がクロスミキシング試験である．患者血漿と正常血漿を様々な比で混合し，凝固時間を測定する．APTT 延長の原因を特定する上でのスクリーニングとなる重要な検査である．

- inhibitor pattern（上向きに凸となる混合曲線）では，患者血漿に正常血漿を加えても，凝固時間は是正されない．また，正常血漿に患者血漿を加えると，凝固時間が延長する（図 1-8）．代表的な例として，凝固第Ⅷ因子インヒビター，ループスアンチコアグラントがある．
- deficiency pattern（下向きに凸となる混合曲線）では，患者血漿に正常血漿を加えると，凝固時間の延長が是正される．また，正常血漿に患者血漿を加えても凝固時間は延長しない（図 1-8）．肝不全や先天性血友病，ビタミン K 欠乏症などでこのパターンとなる．

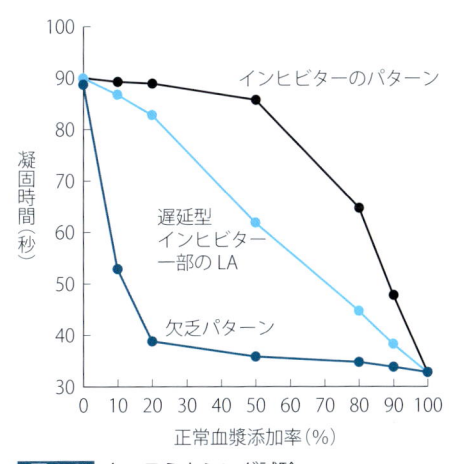

図 1-8 クロスミキシング試験

(注意点)

- 第Ⅷ因子インヒビターのスクリーニング時には，血漿の混合後に2時間37℃でincubationする必要がある．これは混合直後のみでは，ihibitor patternとならず誤診を招く懸念もあるためである．
- 高力価の第Ⅷ因子インヒビターが存在する場合，一段法で測定した第Ⅸ因子や他の内因系凝固因子活性も低下することがある[2]．これは抗第Ⅷ因子インヒビターが基質中の第Ⅷ因子活性を阻害するためである．複合凝固因子インヒビターとの鑑別が困難な場合は，凝固因子抗原を測定する方法やELISA法などで特異的凝固因子結合抗体を検出する方法もある．LAが陽性でもAPTTは延長し，また，第Ⅷ因子などの内因系凝固因子活性も見かけ上，低下するために，鑑別が困難なことがある．これはLAが凝固因子測定で使用されるリン脂質の作用を阻害するためである．LA陽性の場合には，検体を十分希釈する，血小板やリン脂質中和試験を行う，第Ⅷ因子抗原を測定する，などで鑑別できる．

表1-5 DICの基礎疾患

1. 感染症
    - 敗血症
    - その他の重症感染症
2. 造血器悪性腫瘍
    - 急性前骨髄球性白血病(APL)
    - その他の急性白血病
    - 非Hodgkinリンパ腫
3. 固形癌：特に転移を伴った進行癌
4. 外傷，熱傷，熱中症，横紋筋融解など
5. 手術後
6. 血管関連疾患
    - 胸部・腹部大動脈瘤
    - 巨大血管腫
    - 血管関連腫瘍
    - 膠原病(特に血管炎合併例)
7. 産科合併症
    - 常位胎盤早期剥離
    - 羊水塞栓
    - 子癇
    - その他の合併症
8. 急性膵炎
9. 劇症肝炎
10. ショック
11. 溶血
12. 蚊咬傷
13. 低体温

播種性血管内凝固症候群

▶概念

播種性血管内凝固 disseminated intravascular coagulation(DIC)は，敗血症，急性白血病，固形癌などの基礎疾患存在下に全身性の著明な凝固活性化をきたし，細小血管内に微小血栓が多発する病態である．凝固活性化とともに線溶活性化がみられるが，その程度は基礎疾患による(表1-5)．進行すると血小板や凝固因子が低下し，消費性凝固障害をきたす[3]．

▶発症機序

敗血症においては，リポポリサッカライド(LPS)や腫瘍壊死因子(TNF)，IL-1などの炎症性サイトカインの作用により，単球/マクロファージや血管内皮から大量の組織因子 tissue factor(TF)が産生され，著しい凝固活性化を生じる．また，血管内皮上に存在する抗凝固性蛋白であるトロンボモジュリン thrombomodulin(TM)の発現が抑制されるため，凝固活性化に拍車がかかることになる．さらに，血管内皮から産生される線溶阻止因子であるプラスミノゲンアクチベーターインヒビター plasminogen activator inhibitor(PAI)が過剰に産生されるため，生じた血栓は溶解されにくい[4]．一方，急性白血病や固形癌などの悪性腫瘍においては，腫瘍細胞中のTFにより外因系凝固が活性化されることがDIC発症の原因と考えられている．血管内皮や炎

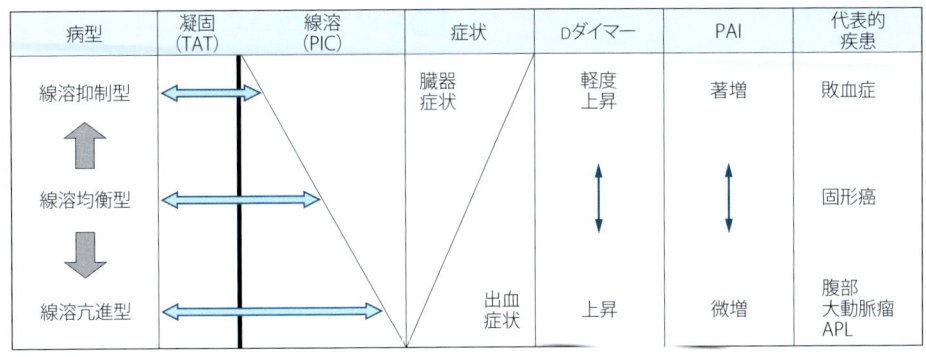

病型	凝固 (TAT)	線溶 (PIC)	症状	Dダイマー	PAI	代表的 疾患
線溶抑制型	←→	︱	臓器 症状	軽度 上昇	著増	敗血症
線溶均衡型	←→	←→		↕	↕	固形癌
線溶亢進型	←→	←――→	出血 症状	上昇	微増	腹部 大動脈瘤 APL

図 1-9 DIC の病型分類

TAT: トロンビン-アンチトロンビン複合体, PIC: プラスミン-α_2プラスミンインヒビター複合体, DD: Dダイマー, PAI: プラスミノゲンアクチベーターインヒビター, APL: 急性前骨髄球性白血病
(林 朋恵, 他. 播種性血管内凝固症候群の病態・診断. In: 日本血栓学会, 編. わかりやすい血栓と止血の臨床. 東京: 南江堂; 2011. p.190-4 より)[5]

症の関与がほとんどない点において,より直接的な凝固活性化の病態となっている.

DIC の病型分類

著しい凝固活性化は DIC の主病態であるが,そのほかの病態は基礎疾患により大きく異なる[5].線溶活性化の程度により DIC を分類することは,その治療方針を考える上で有用である(図 1-9).

▶線溶抑制型 DIC

凝固活性化が高度だが線溶活性化が軽度のDIC,すなわち「線溶抑制型 DIC」は,敗血症に合併した例に多い.線溶抑制因子 PAI が増加し線溶が強度に抑制された状態となり,形成された微小血栓が溶解されにくく,循環障害による臓器障害が高度になりやすい.その反面,出血症状は比較的軽度のことが多い.検査所見としては,凝固活性化マーカーのトロンビン-アンチトロンビン複合体 thrombin-antithrombin complex(TAT)は上昇するが,線溶活性化マーカーであるプラスミン-α_2プラスミンインヒビター複合体 plasmin-α_2 plasmin inhibitor(PIC)は軽度上昇にとどまる.また,微小血栓の溶解を反映するフィブリン/フィブリノゲン分解産物 fibrin/fibrinogen degradation products(FDP)や D ダイマーも軽度上昇にとどまるのが特徴である.治療としては,早期に血栓形成を抑制するための抗凝固療法を行うことが重要である.

▶線溶均衡型 DIC,線溶亢進型 DIC

一方で,凝固活性化を凌駕するほどの著しい線溶活性化を伴う DIC においては,PAI の増加はなく,止血血栓が溶解されやすいことから,高度の出血症状を呈することはあるが,臓器障害はほとんどみられない.検査所見としては,TAT,PIC ともに著明に増加し,FDP や D ダイマーも上昇する.フィブリノゲン分解も進行するため,FDP/DD 比は上昇しやすい.治療方針としては,出血対策が重要で,抗凝固療法に抗線溶療法を慎重に加えることが奏効する場合がある.

凝固活性化と線溶活性化が均衡し,上記の2病型の中間の病態を示すものは,固形癌に合併した DIC に代表される(線溶均衡型 DIC).癌の進行期を除いては,出血や臓器障害がみられにくく,十分な抗凝固療法が治療

の基本である．

▶特殊型 DIC（線溶異常亢進）

　基礎疾患による凝固活性化に伴う線溶活性化に，一次線溶活性化が加算される場合がある．例として，アネキシンⅡが細胞表面に高発現している急性前骨髄球性白血病 acute promyelocytic leukemia（APL）や，ある特殊な悪性腫瘍では，フィブリン非存在下でもアネキシンⅡの作用によりフィブリン同様の補酵素的役割を担い，プラスミン生成が誘導される．このタイプではDICを発症すると，アネキシンⅡ介在性一次線溶亢進にDICによる二次線溶亢進が加わり，見かけ上，線溶亢進型DICの検査所見となる（TATと比較してPIC上昇が著明）．

文 献

1) 篠澤圭子, 他. Ⅲ. 先天性疾患の診断と治療. 2. 凝固因子欠乏症の疫学, 遺伝子解析. 日内会誌. 2009; 98: 49-57.
2) 久保田 寧, 他. 免疫抑制療法で抗体は消失するも重篤な日和見感染症を併発した高力価後天性第Ⅷ因子インヒビター陽性症例. 臨床血液. 2004; 45: 1023-7.
3) 朝倉英策. 播種性血管内凝固症候群（DIC）. In: 朝倉英策, 編. 臨床に直結する血栓止血学. 東京: 中外医学社; 2013. p.168-78.
4) Levi M, Ten Cate H. Disseminated intravascular coagulation. N Engl J Med. 1999; 341: 586-92.
5) 林 朋恵, 他. 播種性血管内凝固症候群の病態・診断. In: 日本血栓止血学会, 編. わかりやすい血栓と止血の臨床. 東京: 南江堂; 2011. p.190-4.

〈久保田　寧〉

1. 総論―検査の選び方・進め方

2 尿・腎機能

a 尿所見

　尿検査は，血液検査と同様生体内の様々な変化を示す貴重なサンプルである．特に，患者にほとんど苦痛を与えることなく検体収集できることが特徴である．検査項目は多岐にわたるが，
1) 腎障害発見のためのスクリーニング検査
2) 障害部位，鑑別を行うための検査
3) 重症度を評価するための検査
に分けて考えると理解しやすい．

　本項では，自覚症状なく健診などで発見された場合，高度蛋白尿を認めた場合（ネフローゼ症候群など），および血尿を主体とした場合について検査の立て方とみかたを示す（表 1-6）．

表 1-6 尿検査の選び方・進め方

1) **腎障害発見のためのスクリーニング検査**
   試験紙法（pH，蛋白，潜血，糖，ケトン体，など）
   比重
   尿蛋白定量
   血清クレアチニン，シスタチン C，eGFR

2) **障害部位，鑑別を行うための検査**
   尿沈渣
   免疫電気泳動
   NAG，β_2MG
   腹部エコー，CT，MRI
   腎血流スキャン

3) **重症度を評価するための検査**
   L-FABP
   24 時間 CCR
   イヌリンクリアランス

🧪 自覚症状なく健診などで発見された場合

▶スクリーニング検査

　健康診断などで，自覚症状なく検尿異常を認めた場合には，腎臓専門医へ紹介すべきか否かの判定を行うための検査を進める．日本腎臓学会の CKD 診療ガイドライン 2012 に示されている評価法に沿った評価が望まれる．つまり，問診，身体所見に加えて，早朝尿・随時尿における再検査を行う（図 1-10）．

　検診時に蛋白尿陽性であったものの，その後の検査で陰性となる一過性蛋白尿は，過度な運動，発熱などにより引き起こされる可能性があるが，基本的に予後良好である．また，一時的な蛋白尿を繰り返す間欠性蛋白尿は大部分が予後良好であるが，軽度の糸球体腎炎を伴っていることがあり，定期的な経過観察が必要である．繰り返しの検査によっても蛋白尿が認められる持続的蛋白尿の場合は，腎疾患を伴うことが推測され，精査が必要である．まずは蛋白尿の定量や腎機能評価が必要である．CKD 診療ガイドライン 2012 によれば，0.50 g/gCr 以上または（2＋）以上の蛋白尿，eGFR 50 mL/分/1.73 m^2 未満，蛋白尿と血尿がともに（1＋）以上，などが専門医への紹介の目安となる．

　また，原疾患として糖尿病が存在する場合には，糖尿病性腎症の可能性がある．5 年以上の罹病期間や網膜症の存在，腎機能に比して腫大，あるいは萎縮が目立たない腎形態な

図1-10 蛋白尿および血尿＋蛋白尿の評価法

健診：蛋白尿 → (-)または(±) → 翌年の健診へ
蛋白尿(1+)以上 → かかりつけ医：問診・身体所見・早朝尿・随時尿による再検査・尿沈渣
→ 血液検査 尿蛋白定量・蓄尿検査
→ 0.50 g/gCr以上または(2+)以上の蛋白尿、eGFR 50 mL/分/1.73m² 未満、蛋白尿と血尿がともに(1+)以上
→ 腎臓専門医：内科的検索・腎生検
経過観察の注意点：尿蛋白≧0.50 g/日への増加・GFRの低下
かかりつけ医の検査で異常なし → 翌年の健診へ

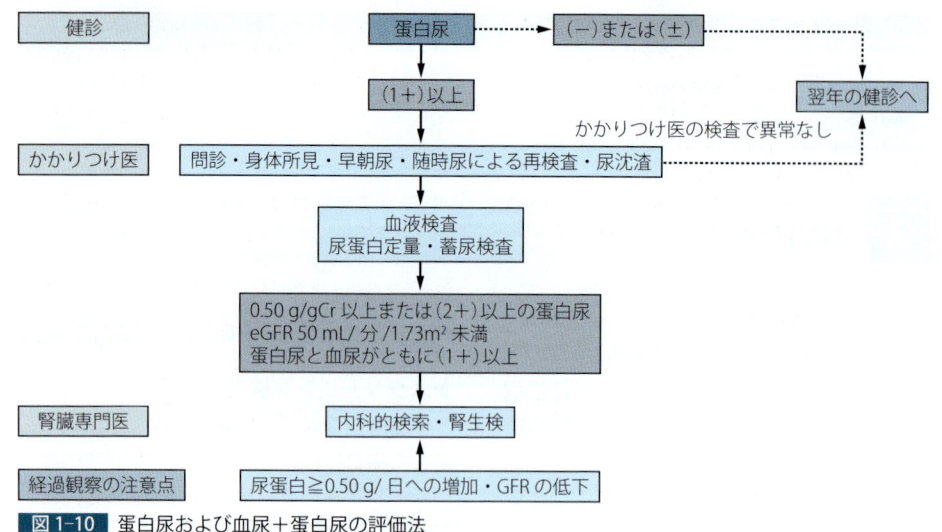

（日本腎臓学会，編．CKD 診療ガイド 2012．東京：東京医学社；2012. p.26 より）[1]

どが参考となる．また，高血圧を背景とした症例では，腎硬化症の可能性がある．萎縮した腎臓や全身および眼底の動脈硬化所見が参考となる．そのほか，検尿異常を伴いやすい膠原病や血液疾患などの存在にも注意が必要である．

▶診断・鑑別を行うための検査

蛋白尿を認める場合，その漏出する蛋白により，障害部位あるいは原疾患が推測される．

糸球体基底膜を透過しうる小分子蛋白の多くは，生理的状態においては尿細管で再吸収される．しかし，多発性骨髄腫，溶血や横紋筋融解を伴う種々の病態において，Bence Jones蛋白，ヘモグロビンやミオグロビンといった小分子蛋白が多量に糸球体を透過するため，尿細管での再吸収を超え蛋白尿を認める．一方，糸球体基底膜の障害や透過性亢進を主体とした病態では，アルブミンが主体となる．糸球体腎炎においても，基底膜の障害が少ない微小変化型ネフローゼ症候群の場合は，アルブミン主体の漏出がみられるが，膜性腎症などの基底膜障害を伴う病態では，アルブミンに加えて分子量の大きな免疫グロブリンの漏出も認める（トランスフェリンとIgGのクリアランス比による selectivity index が参考になる）．また，糖尿病性腎症や腎硬化症においては，微量アルブミン尿は早期マーカーとして重要である．

間質障害を主体とする病態においては，近位尿細管での再吸収障害を反映した β_2-ミクログロブリン（MG）や障害された尿細管から漏出する N-アセチル-β-D-グルコサミダーゼ（NAG）の高値を認める．間質障害単独の場合は高度の蛋白尿を認めることはまれである．

血尿の部位診断に関しては，沈渣上の赤血球の形態が診断の助けになる．糸球体由来の血尿の場合は，変形赤血球を認めることが多い．また，糸球体において半月体形成を認めるような病態においては，赤血球円柱を認めることもある．一方，下部尿路由来の赤血球の場合は凝集した赤血球を認めることがある．

表1-7 成人ネフローゼ症候群の診断基準（平成22年度厚生労働省難治性疾患対策進行性腎障害に関する調査研究班）

1. 蛋白尿：3.5 g/日以上が持続する
   （随時尿において尿蛋白/尿クレアチニン比が 3.5 g/gCr 以上の場合もこれに準ずる）
2. 低アルブミン血症：血清アルブミン値 3.0 g/dL 以下．血清総蛋白量 6.0 g/dL 以下も参考になる
3. 浮腫
4. 脂質異常症（高 LDL コレステロール血症）

注1) 上記の尿蛋白量，低アルブミン血症（低蛋白血症）の両所見を認めることが本症候群の診断の必須条件である．
2) 浮腫は本症候群の必須条件でないが，重要な所見である．
3) 脂質異常症は本症候群の必須条件でない．
4) 卵円形脂肪体は本症候群の診断の参考となる．

表1-8 ネフローゼ症候群の治療効果判定基準（平成22年度厚生労働省難治性疾患対策進行性腎障害に関する調査研究班）

治療効果の判定は治療開始後 1ヵ月，6ヵ月の尿蛋白量定量で行う．
- 完全寛解：尿蛋白＜0.3 g/日
- 不完全寛解Ⅰ型：0.3 g/日≦尿蛋白＜1.0 g/日
- 不完全寛解Ⅱ型：1.0 g/日≦尿蛋白＜3.5 g/日
- 無効：尿蛋白≧3.5 g/日

注1) ネフローゼ症候群の診断・治療効果判定は24時間蓄尿により判断すべきであるが，蓄尿ができない場合には，随時尿の尿蛋白/尿クレアチニン比(g/gCr)を使用してもよい．
2) 6ヵ月の時点で完全寛解，不完全寛解Ⅰ型の判定には，原則として臨床症状および血清蛋白の改善を含める．
3) 再発は完全寛解から，尿蛋白 1 g/日（1 g/gCr）以上，または（2＋）以上の尿蛋白が 2～3 回持続する場合とする．
4) 欧米においては，部分寛解（partial remission）として尿蛋白の 50% 以上の減少と定義することもあるが，日本の判定基準には含めない．

▶重症度診断

蛋白尿の程度は，重要な腎予後規定因子である．試験紙法は簡便な方法であるが，蛋白尿の程度を判定する際に注意すべき点がある．1つは，随時尿で判定することが多く，尿の濃縮あるいは希釈の程度により変動する点である．また，試験紙法は各メーカーにより判定基準が異なり注意が必要である．蛋白尿定量の基本は蓄尿であるが，簡便な方法として尿蛋白/尿クレアチニン比(g/gCr)も頻用されている．平成22年に厚生労働省調査研究班から出されたネフローゼ症候群の診断基準においても，随時尿において尿蛋白/尿クレアチニン比が 3.5 g/gCr 以上の場合もこれに準ずる，との記載になっている（表1-7）．また，ネフローゼ症候群の治療判定基準や再発の定義も表1-8のごとく，1日蓄尿と同様，g/gCr も使用可能である．

高度蛋白尿を認めた場合（ネフローゼ症候群など）

▶スクリーニング検査

尿蛋白および血清蛋白の程度と，血清蛋白のプロファイリングを行う必要がある．また，ネフローゼ症候群の診断には，身体所見による浮腫の有無や尿沈査所見（脂肪円柱や卵円形脂肪体，重屈折性脂肪体）に加えて，血清脂質のデータが参考になる．特に，体重増加が顕著であり，浮腫が著明で起座呼吸がみられるような場合には，早急に後述の重症度の判定を行い，緊急処置の必要の有無を判断する必要がある．

▶診断・鑑別を行うための検査

病歴聴取の際には，以下のような点に注意すべきである．
- 浮腫の発現スピードは鑑別の上で重要である．
- 膜性腎症は発症が比較的緩徐なことが多いが，微小変化型ネフローゼ症候群の場合は，急激に浮腫の出現・進行がみられることが多い．
- 先行感染の有無やそれからの期間によって

も鑑別に有用な情報が得られる．
- IgA腎症などは，感染後数日以内に発症する．
- 微小変化型ネフローゼ症候群ではアレルギー疾患を背景にもつことがある．

　体重の変動は単純かつ客観的な指標である．短期間(数日あるいは数週)の体重増加の主要な因子は水貯留と考えてよく，体重の増加分は過剰な水である．発症からの体重の推移は病状の進行を評価する客観的な指標である．同時に，治療期間中の体重の推移は治療反応性をみる上で必須である．

　尿沈渣でみられる脂肪円柱や卵円形脂肪体，重屈折性脂肪体の有無は診断の助けにもなる．また血圧低下を認めるような場合には，急性尿細管壊死を起こしていないか(急性腎不全)という目でも確認が必要である．

　血液検査では，ネフローゼ症候群の原因にかかわらず，様々な電解質異常を認めることがあり，注意を要する．血清アルブミン値が低値の場合には測定される血清カルシウム値は低値を示す．したがって補正カルシウム値を算出して判断する必要がある．

補正カルシウム値(mg/dL)
　＝測定カルシウム値(mg/dL)
　＋(4－血清アルブミン(g/dL))

　低ナトリウム血症もしばしばみられる電解質異常である．希釈により血清Na値は低下するが，体液量は増加しており，体内の総ナトリウムが不足しているわけではない．したがってナトリウム制限と水制限を行うことが原則である．さらに，有効循環血漿量が低下している場合は，二次性の高アルドステロン血症をきたし，低カリウム血症を認めることがある．

　一方，鑑別診断のための検査は多岐にわたる．血清学的にはASO(antistreptolysin O)や免疫グロブリン，抗核抗体，補体検査は重要な検査である．また，糸球体病変を引き起こす可能性のある原疾患の存在が疑われる場合は，それら原疾患鑑別のための検査も必要である．

　画像検査も，診断上および鑑別診断を進める上で重要である．胸部X線写真は，胸水の有無，心胸郭比を確認する上で必須である．少量の胸水を疑う場合はデクビタス撮影も必要である．腹部エコーも腹水の有無の評価に加えて，腎の形態を確認する上で必要な検査である．原疾患を考える上で，あるいは腎生検を施行する上でも必要な検査である．中心静脈の評価や腎静脈血栓症の評価も同時に行うべきである．脱水の評価に加えて，浮腫の原因として心原性の要素がないか評価する上で心エコー検査も必要である．その際，心嚢水の有無も確認すべきである．

　種々の血清学的評価および画像評価を行った上で，組織学的確定診断や組織障害の程度を明らかにするために腎生検を行う．

▶重症度判定

　緊急処置の必要性に関しては，原因検索と平行して速やかに判断する必要がある．具体的には，体重の著明な増加，全身性浮腫anasarca，呼吸頻拍，起座呼吸，湿性ラ音などの所見がみられる場合である．大量胸水，肺水腫の可能性があり，早急に胸部X線，血液ガス分析を行い緊急処置の必要性を判断する．

　同様に，膠質浸透圧の低下による血管内脱水も緊急の処置が必要となる場合である．ネフローゼ症候群の場合，個体としては浮腫を認め水過剰状態になっていることが多い．しかし，膠質浸透圧低下により血管内は脱水になっていることがある．血圧低下，頻脈，起立時のふらつきなどを認める際は血管内脱水に注意が必要である．実際，血圧低下および頻脈に意識障害を伴うようなショックの場合

2. 尿・腎機能

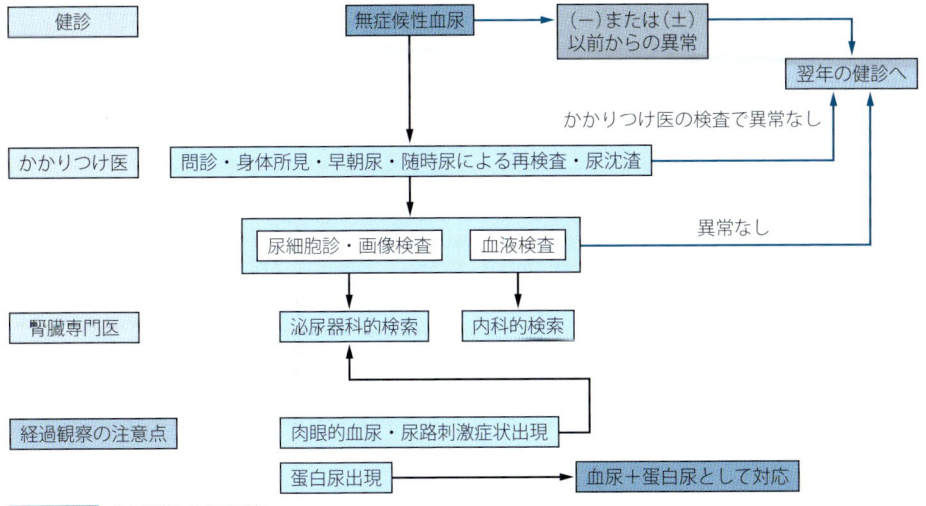

図 1-11 血尿単独の評価法

(日本腎臓学会, 編. CKD 診療ガイド 2012. 東京: 東京医学社; 2012. p.27 より)[1]

はアルブミン製剤を使う必要がある．しかし，ショック状態のような最重症の場合以外は，アルブミン投与を行っても投与したアルブミン量の大部分は1～2日で尿中に排泄されてしまうため，アルブミン投与はできるだけ避けるべきである．

血尿を主体とした場合

▶スクリーニング検査

肉眼的血尿の場合は，その確認が必要である．尿に多量の赤血球が混在している場合は，尿は混濁する．一方，ヘモグロビン尿やミオグロビン尿は，同様の暗赤色の尿であるが混濁していない．また，肉眼的血尿の場合は，尿を遠心すると沈殿する赤血球と上清に分離する．上清は混濁を認めない．一方，ヘモグロビン尿やミオグロビン尿は，遠心をしても性状は変わらない．

また，試験紙法では，ヘモグロビン尿やミオグロビン尿でも潜血反応が陽性となるので，注意が必要である．一方，ビタミンCなどの還元作用のある物質が尿中に混在する場合は，試験紙法で偽陰性となる場合があるので注意が必要である．

血尿を認める場合には，先述のごとく尿沈渣にて糸球体由来か下部尿路由来かを鑑別する必要がある．下部尿路由来の場合は，悪性腫瘍の鑑別が必要である．簡便なスクリーニング検査としては，尿細胞診がある．IgA腎症など血尿を主体する病態においても，必要に応じて悪性腫瘍のスクリーニング検査を考慮すべきである（図1-11）．

▶診断のための検査

血尿の原因としては，糸球体性および下部尿路由来の2つに分けて考えるのがよい．糸球体性の血尿としては，IgA腎症，半月体形成性糸球体腎炎などの一次性糸球体疾患，ANCA関連血管炎，抗GBM腎炎，ループス腎炎などの二次性糸球体腎炎，およびAlport症候群など遺伝性糸球体疾患などがある．一方，下部尿路の原因としては，尿路感染症，尿路結石，悪性腫瘍および血管奇形，腎梗塞，

ナットクラッカー現象などの血管病変があげられる．

糸球体疾患の診断には，IgA/C3やANCA，抗GBM抗体，SLE診断のための補体や抗核抗体などの検査が必要である．また，最終的には腎生検による組織学的診断が必要となる．

下部尿路由来の血尿の診断は，主に画像診断となる．腹部エコー，CT，MRI，ガリウムスキャン，PET検査などを組み合わせての診断となる．悪性腫瘍の場合は，最終的には生検による組織診断が必要となる．

文 献

1) 日本腎臓学会, 編. CKD診療ガイド2012. 東京: 東京医学社; 2012.

〈古市賢吾，和田隆志〉

b 腎機能検査

末期腎不全による透析患者は国内外で増加の一途をたどり，本邦でも約31万人に上っている．さらに，これらの病態は心血管病変の予後関連因子となることが示されてきた．このなかで腎機能検査は，この腎臓病の早期発見と診療において重要な意味を持つ．腎機能検査は多岐にわたるが，
1) 腎臓病のスクリーニング検査
2) 正確な評価に向けた実測の腎機能検査
3) 病態を評価するための検査
に分けて考えると理解しやすい．

腎臓病のスクリーニング検査

▶血清クレアチニン (Cr) 値

血清Cr値は腎機能の代表的な測定項目であり，スクリーニング検査として用いられる．クレアチニンは筋肉収縮のエネルギー源であるクレアチンリン酸の構成成分，クレアチンから産生される最終の代謝産物である．したがって，Crは筋肉量と関連するため，筋肉量の少ない方や高齢者ではCr産生が少なく，血清Cr値のみでは腎機能低下を見逃しやすい[1]．

低値となる病態：
- 筋肉量の減少
- 高齢者，女性，四肢欠損，筋疾患，長期臥床例

高値となる病態：
- 肉類摂取後（肉類に含まれるクレアチンが吸収されるため）
- 尿細管分泌を抑制する薬剤使用（シメチジンなど）

さらに，臨床的な病態を考える上で，尿素窒素 urea nitrogen (UN)/Cr比はよく用いられる．健常人では，その比は10であるが，上昇している場合は消化管出血などの腎外性要因を，低下している場合は腎機能低下など腎性を考える必要がある（表1-9）．

表1-9 UN/Cr比と臨床像

UN/Cr比	意味
>10	消化管出血，高蛋白食など
≒10	基準値
<10	腎性，妊娠，肝不全，低蛋白血症

▶糸球体濾過量（値）(GFR) と推算 GFR (eGFR)

腎臓は糸球体からの濾過，尿細管での分泌や再吸収を介して，水，電解質，代謝産物や薬物など様々な成分を調節し，生体の恒常性（ホメオスターシス）の維持や生体環境の適応を司っている．そして，水，種々の成分が最終的に尿中へ排泄される．この糸球体の濾過機能を示す臨床的な指標が糸球体濾過量（値）(GFR) である．臨床で簡便に腎機能を評価する場合，血清Cr値を基にしたeGFRが用いられている．18歳以上では表1-10に示すGFR推算式を用いてGFRを推定する．なお，この推算式は簡易法であり，75%の症例が実測GFR±30%の範囲に入る程度の正確さと考えられる[1]．注意点として，この推算式は体表面積が1.73 m^{2}の標準的な体型(170 cm, 63 kg)に補正した場合のGFR(mL/分/1.73 m^2)が算出されることである．したがって，体型が小さい症例では過大評価となる．特に薬物投与の際に過剰投与になる恐れがあるため，標準的な体型(1.73 m^2)と大きく異なるときは体表面積補正をしない値に変換する[1]．

体表面積を補正しない eGFR (mL/分)
= eGFR(mL/分/1.73 m^2) × 体表面積/1.73

体表面積 (m^2)
= (体重 kg)$^{0.425}$ × (身長 cm)$^{0.725}$ × 0.007184

表 1-10 推算 GFR(eGFR)の算出

血清クレアチニンの推算式(eGFRcreat)が一般的であるが，るいそうまたは下肢切断者などの筋肉量の極端に少ない場合には血清シスタチン C(eGFRcys)の推算式がより適切である．

＜男性＞
eGFRcreat(mL/分/1.73 m²) = $194 \times Cr^{-1.094} \times 年齢^{-0.287}$
eGFRcys(mL/分/1.73 m²) = $(104 \times Cys-C^{-1.019} \times 0.996^{年齢}) - 8$

＜女性＞
eGFRcreat(mL/分/1.73 m²) = $194 \times Cr^{-1.094} \times 年齢^{-0.287} \times 0.739$
eGFRcys(mL/分/1.73 m²) = $(104 \times Cys-C^{-1.019} \times 0.996^{年齢} \times 0.929) - 8$

▶シスタチン C

現在，保険適応となっているシスタチン C は腎機能低下が疑われた場合に，3 ヵ月に 1 回の測定が可能である．122 個のアミノ酸からなる分子量 13 kDa の非糖鎖蛋白質である．18 歳以上では，国際的な標準物質(ERM-DA471/IFCC)に基づく測定値により，表 1-10 に示される推算式で GFR が推定可能である[1]．この推算式の正確度は血清 Cr 値による推算式と同程度である．

シスタチン C による推算式が有利な場合

- 筋肉量が少ない症例：るいそう，四肢切断，長期臥床など
- 筋肉量が多い症例：アスリートなど

一方，シスタチン C 値は妊娠，甲状腺機能異常，HIV 感染と連動して変動が生じるため注意が必要である．

正確な評価に向けた実測の腎機能検査

▶クレアチニンクリアランス(Ccr)

糸球体濾過量(値)を臨床的に算出する場合，糸球体でほぼ 100％濾過され，その後，尿細管では分泌も再吸収もされない物質の血中濃度と排泄を調べれば可能である．クレアチニンを指標とした場合をクレアチニンクリアランス(Ccr)と呼び，24 時間内因性 Ccr から腎機能を推定することが可能である．

$$Ccr(mL/分) = \frac{Ucr(mg/dL) \times V(mL/日)}{Scr(mg/dL) \times 1,440(分/日)}$$

Ucr：尿 Cr 濃度，V：1 日尿量，
Scr：血清 Cr 濃度

ただし，24 時間法による Ccr では不完全な蓄尿による誤差が生じることがある．この蓄尿の状態は Cr の 1 日排泄量が一定であることから，その値を求めて推測する．さらに，Cr は尿細管で分泌されるために Ccr は実測した GFR より約 30％高いといわれている．したがって，GFR(mL/分) = $0.715 \times Ccr(mL/分)$ とされている[1]．

▶イヌリンクリアランス

正確に GFR を算出する際，糸球体からすべて濾過され，尿細管から分泌も再吸収もされない物質が理想である．現在，臨床的にはイヌリンがこの条件を満たすため，腎移植ドナーなど正確な腎機能の評価が必要な場合はイヌリンクリアランスを求める．

イヌリンクリアランス測定：
GFR(mL/分/1.73 m²) =
〔$Ui(mg/dL) \times V(mL/分)/Pi(mg/dL)$〕
$\times$〔1.73/体表面積(m²)〕
Pi：血漿中のイヌリン濃度
Ui：尿中のイヌリン濃度

表1-11 CKD 重症度分類

原疾患	蛋白尿区分		A1	A2	A3
糖尿病	尿アルブミン定量 (mg/日)		正常	微量アルブミン尿	顕性アルブミン尿
	尿アルブミン/Cr 比 (mg/gCr)		30 未満	30〜299	300 以上
高血圧 腎炎 多発性嚢胞腎 腎移植 不明 その他	尿蛋白定量 (g/日)		正常	軽度蛋白尿	高度蛋白尿
	尿蛋白/Cr 比 (g/gCr)		0.15 未満	0.15〜0.49	0.50 以上
GFR 区分 (mL/分/1.73 m²)	G1	正常または高値	≧90		
	G2	正常または軽度低下	60〜89		
	G3a	軽度〜中等度低下	45〜59		
	G3b	中等度〜高度低下	30〜44		
	G4	高度低下	15〜29		
	G5	末期腎不全(ESKD)	<15		

重症度は原疾患・GFR 区分・蛋白尿区分を合わせたステージにより評価する．CKD の重症度は死亡，末期腎不全，心血管死亡発症のリスクを ■ のステージを基準に ■，■，■ の順にステージが上昇するほどリスクは上昇する．
(日本腎臓学会，編．CKD 診療ガイド 2012．東京：東京医学社；2012)[1]

病態を評価するための検査

▶慢性腎臓病(CKD)と腎機能検査

腎臓病の予後改善に向けて，早期診断，早期治療のために新しく慢性腎臓病 chronic kidney disease(CKD)という概念が出てきた．CKD とは，2002 年に「腎臓の障害，もしくは糸球体濾過量(値)(GFR)が 60 mL/分/1.73 m²未満の腎機能低下が 3 ヵ月以上持続するもの」と定義された．また，腎機能低下，蛋白尿は心血管疾患の発症，予後，死亡率と関連することが示されている．そのため，この GFR と蛋白尿(アルブミン尿)を用いて，CKD 重症度分類が示されている(表1-11)[1]．CKD は原因(C)，腎機能(G)，蛋白尿(アルブミン尿；A)に基づいた CGA 分類により評価されることになった．さらに，臨床的に予後を表すこの重症度分類は，その程度により色分けがなされ，リスクの上昇がわかるようになった．

▶急性腎障害(AKI)

現在，急性腎不全 acute renal failure(ARF)から急性腎障害 acute kidney injury(AKI)へと概念が変遷している[2]．もともと，定義，診断基準が曖昧であった ARF から，血清 Cr 値と尿量で診断する AKI へと臨床的に移行してきた．2012 年には KDIGO により，下記 1)〜3)のいずれか 1 つを満たすことで AKI と診断をする(日本語訳．http://www.kdigo.org/pdf/2013KDIGO_AKI_ES_Japanese.pdf)．

1) 48 時間以内に血清クレアチニン値が 0.3 mg/dL 以上上昇する．
2) 血清クレアチニン値がそれ以前 7 日以内にわかっていたか予想される基礎値より 1.5 倍以上の増加がある．
3) 尿量が 6 時間にわたって 0.5 mL/kg/時間未満に減少する．

この背景として，軽微な血清 Cr 値上昇に

表 1-12 急性腎不全の鑑別診断指標

	腎前性	腎性
尿浸透圧(mOsm/kgH$_2$O)	>500	<350
尿Na濃度(mEq/L)	<20	>40
尿中/血漿中尿素窒素比	>8	<3
BUN/Cr	>20:1	10-15:1
尿/血漿浸透圧比	>1.5	<1.1
Na排泄分画(FENa)(%)	<1	>2
腎不全指数(RFI)	<1	>2

FENa=(尿Na×血清Cr/血清Na×尿Cr)×100
RFI(Renal failure index)=尿Na÷(尿Cr/血清Cr)

伴う不良な生命予後，他の臓器障害との連関など腎障害の臨床的意義が明らかになってきたことが重要である．ここでも軽微な腎機能の変動が臨床的に重要な意味を持つ．しかしながら，血清Cr値は急激な腎機能低下の際には1～2日遅れて上昇するため正確性の判断が必要であり，Crを用いたeGFRの解釈にも注意を要する．種々の検査により，この病因が腎前性，腎性か鑑別を行う(表1-12)[2]．

▶尿細管機能検査

平成23年からヒト尿中L型脂肪酸結合蛋白(L-FABP)が尿細管機能障害を伴う腎疾患の診断の補助として保険適応となった．従来の腎尿細管，特に近位尿細管障害を表す代表的なβ_2-ミクログロブリン，α_1-ミクログロブリン，N-アセチル-β-D-グルコサミニダーゼ(NAG)と合わせて尿細管障害の病態を評価する．

文献

1) 日本腎臓学会, 編. CKD診療ガイド2012. 東京: 東京医学社; 2012.
2) 和田隆志. 疾患概念の変化. 日内会誌. 2014; 103: 1049-54.

〈和田隆志〉

1. 総論—検査の選び方・進め方

3 肝機能検査

　肝疾患の検体検査項目は多岐にわたるが，目的別に，
1) 肝疾患を拾い上げるためのスクリーニング検査
2) 病因を探り，鑑別するための検査
3) 疾患の重症度・進行度をみる検査

に分けて考えると理解しやすい（表 1-13）．

　また，肝機能検査値（注）や肝炎ウイルスマーカーのみかたについては，2つの異なる状況，すなわち，自覚症状のある急性肝障害として受診した場合と，健診や人間ドックなどで初めて検査値異常を指摘された場合に分けると考えやすい[1]．

急性肝障害の場合

▶急性肝障害の鑑別の 1st step

　鑑別の 1st step として，検査に入る前の病歴の聴取が大切である．ウイルス性肝炎では家族歴，海外渡航の有無，性生活のパートナーがウイルスキャリアかどうかの情報，最近の生肉の摂取の有無などについて尋ねる．急性の肝機能検査値異常をみた場合は，常に薬物性肝障害[2]を疑って，現在服用中の内服薬について他院での処方も含めて詳細に聞き出す．漢方薬や健康食品の情報も聞いておくことが必要である．
　アルコール性肝障害においても，何らかの事情で通常の飲酒量を超える過度飲酒が続いた場合に急性増悪の形で発症する場合があるが，正確な飲酒量を申告しないケースが多い．

　また，自己免疫性肝炎[3]が急性肝炎様に発症する場合もあり，特に女性の急性肝障害で原因がはっきりしない場合には自己免疫性肝炎を疑って，IgG，抗核抗体，抗平滑筋抗体（保険未収載）などの測定を行うべきである．

▶急性ウイルス肝炎のウイルスマーカー

　現時点で確認されている肝炎ウイルスと急性肝炎の際の診断に役立つマーカーを表 1-14 に示した．感染経路が経口で急性肝炎を起こしても慢性化しないのが A，E，非経口感染し慢性化しうるのが B，C，D である．臨床的にウイルス性の急性肝炎が疑われたのに，上記急性肝炎ウイルスマーカーが陰性の場合には肝炎ウイルス以外のウイルスとして EB ウイルス（IgM-VCA 抗体など），サイトメガロウイルス（IgM-CMV 抗体）のチェックも必要となる．

　そのほか，麻疹，水痘など多くのウイルス感染症に伴い一過性のトランスアミナーゼ異常は起こり得る．各種検査法が進歩した現在でも，原因不明の急性肝障害は少なからず存在する．

▶急性肝障害のその他の要因

　急性循環障害，うっ血肝などで急激なトランスアミナーゼの上昇がみられるが，原因が取り除かれると回復は早い．また，総胆管結石の排石に伴う胆道内圧の一過性の上昇によるトランスアミナーゼの推移が急性肝炎様の経過をとる場合もある．
　また，特に幼児期〜若年者の急性肝障害や

注）厳密に肝機能検査を定義すると蛋白合成の指標であるアルブミン，薬物代謝能を反映する薬物負荷試験などに限られる．トランスアミナーゼなどの逸脱酵素は細胞障害の結果放出されるものであり，厳密には肝機能の検査とは呼べないが，本稿では慣用的に肝機能検査として記載する．

表 1-13 目的別にみた肝疾患の検体検査

1) 肝疾患の拾い上げのための検査

① 肝細胞障害（逸脱酵素）のスクリーニング
　ウイルス肝炎（急性，慢性），アルコール性肝障害，非アルコール性脂肪性肝疾患，薬物性肝障害，自己免疫性肝炎，うっ血肝など
　・AST(GOT)，ALT(GPT)および両者の比(AST/ALT)
② 胆汁うっ滞のスクリーニング
　肝内胆汁うっ滞，閉塞性黄疸
　・ALP
　・γ-GT
　・総ビリルビン，抱合型ビリルビンの割合
③ 過剰飲酒のスクリーニング
　・γ-GT
　・CDT（糖鎖欠損トランスフェリン）
④ 体質性黄疸（主として Gilbert 症候群）のスクリーニング
　・総ビリルビン，抱合型ビリルビンの割合
⑤ トランスアミナーゼの上昇がない肝炎ウイルスキャリアのスクリーニング
　・HBs 抗原
　・HCV 抗体

2) 病因の検索のための検査

① 肝炎ウイルスマーカー
　急性肝炎の場合（表 1-14 参照）
　慢性肝障害の場合
　・HBs 抗原，HBe 抗原，HBe 抗体，HBV-DNA 定量
　・HCV 抗体，HCV-RNA
② 抗核抗体，抗平滑筋抗体
　自己免疫性肝炎
③ 抗ミトコンドリア抗体，抗 M2 抗体
　原発性胆汁性肝硬変
④ セルロプラスミン，尿中銅
　Wilson 病
⑤ フェリチン，トランスフェリン鉄飽和度
　ヘモクロマトーシス

3) 重症度・進展度評価のための検査

① プロトロンビン時間
　急性肝障害の重症度
② 線維化マーカー(IV型コラーゲン，ヒアルロン酸，血小板)
　（主として C 型）慢性肝障害の進展度
③ Child-Pugh 分類に含まれる項目（表 1-15）
　肝硬変の重症度

表 1-14 急性ウイルス性肝炎の特徴とその診断マーカー

型	抗体	症状および感染経路
A 型	IgM-HA 抗体	発熱，感冒様症状，生もの摂取
B 型	HBs 抗原，IgM-HBc 抗体	性行為によるパートナーからの感染など
C 型	HCV 抗体（初期は陰性），HCV-RNA	医療従事者の針刺し事故など
D 型	IgM-HDV 抗体	HBV 感染者のみ，わが国では稀
E 型	IgA(IgM)-HEV 抗体，HEV-RNA（より確実）	人獣共通感染症の側面あり

溶血を伴う急性肝不全では Wilson 病の可能性を考え，血清銅，尿中銅，血清セルロプラスミンなどをチェックし，その可能性が高い場合は，肝組織中の銅含量の測定を行い，*ATP7B* 遺伝子解析により確定する（2012 年 4 月に保険収載された）．Wilson 病は常染色体劣性遺伝病であり，*ATP7B* 遺伝子解析はその解析結果が本人だけでなく，血縁者，特に患者の同胞に影響するので，検査に際してはその点に留意した遺伝カウンセリングが必要である[4]．

▶急性肝障害の重症度判定

　急性肝炎の経過中の重症化，劇症化の有無については，意識レベルの変化，肝萎縮，腹水の出現など臨床所見に加え，肝臓で合成される蛋白質のうち生物学的半減期が短い凝固因子の量が反映されるプロトロンビン時間が重要である．わが国の急性肝不全の診断基準[5]では高度の肝機能障害の指標としてプロトロンビン時間 40% 以下ないしは INR 値 2.0

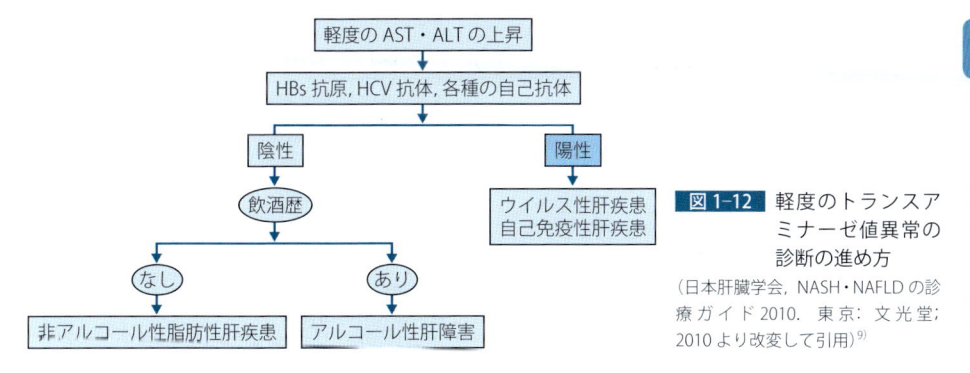

図1-12 軽度のトランスアミナーゼ値異常の診断の進め方

(日本肝臓学会, NASH・NAFLDの診療ガイド 2010. 東京: 文光堂; 2010 より改変して引用)[9]

以上とされているが, 急性肝不全をINR値で評価・比較する際には試薬間差があることに注意するべきである.

健診・人間ドックなどで異常を指摘された場合

▶トランスアミナーゼ異常高値の場合
(図1-12)

AST, ALTは肝機能検査として有名であるが, その他の臓器・細胞にも豊富に含まれ, 筋疾患, 血液疾患など肝臓以外の疾患でも異常値をとることを忘れてはならない. 以下トランスアミナーゼ異常がみられる代表的な肝疾患ごとに述べる.

慢性ウイルス肝炎

まず慢性肝炎(B型とC型)をチェックすることが大切であり, HBs抗原とHCV抗体を測定する. HBs抗原が陽性の場合はHBe抗原・抗体, HBV-DNAを測定してHBVの肝内増殖の程度を判断した上で, ALTの値, 年齢などを考慮して抗ウイルス療法を検討する[6]. その際平成24年に保険収載されたHBVゲノタイプ(EIA法)も参考にする. またB型慢性肝炎の核酸アナログ薬治療において, 同薬の中止によりdrug-freeをめざす際の指標としてHBV-DNAが陰性であることに加えて, HBs抗原量やHBVコア関連抗原量が用いられる. HBs抗原が陰性であっても, HBs抗体 and/or HBc抗体が陽性の場合はHBVが潜在している可能性があり, 免疫抑制剤, 抗癌剤の投与などに際しては, 再活性化による重症肝炎の発症に注意するべきである(図1-13)[6].

HCV抗体が陽性の場合はその抗体価からウイルス保有者か感染既往をある程度区別できるが, 抗体価が低~中力価の場合はHCV-RNA検査を行って確認しなければならない. HCVコア抗原検査がHCV-RNA検査の前段階で利用される場合もある. 以前のHCV-RNA検査は定性, 定量を分けて実施していたが, 平成20年以降は高感度で定量レンジの広いリアルタイムPCR法が保険収載され一度に測定できるようになった.

HCV-RNAが陽性でトランスアミナーゼの異常(ALT≧31)がみられるか, または血小板の低下(15万以下)などから肝障害が進行していると考えられる症例を中心に抗ウイルス療法を考慮すべきであり, HCV-RNA定量, HCVの遺伝子型の検査が必要である. セロタイプ(グルーピング)をまず行い, 必要に応じてゲノタイプ(保険未収載)を調べる. ゲノタイプ1型・高ウイルス量症例治療の原則(初回治療)[7]を図1-14に示した. トランスアミナーゼの異常を伴わない肝炎ウイルスキャ

32 | 1. 総論―検査の選び方・進め方

```
                    スクリーニング（全例）
                          HBs抗原
                    ／            ＼
            HBe抗原（＋）          HBs抗原（－）
                                  HBc抗体, HBs抗体
         HBe抗原, HBe抗体,      ／              ＼
         HBV-DNA定量      HBc抗体（＋）        HBc抗体（－）
                        and/or HBs抗体（＋）   and HBs抗体（－）
                                                  ↓
                        HBV-DNA定量            通常の対応
                       ／        ＼
          2.1 log copies/mL以上   2.1 log copies/mL未満
                                      ↓
                                  モニタリング
                                  HBV-DNA定量 1回/月
                                  （AST/ALT 1回/月）
                                  治療終了後少なくとも12ヵ月まで継続
                                 ／              ＼
                     2.1 log copies/mL以上   2.1 log copies/mL未満
                            ↓
                     核酸アナログ投与
```

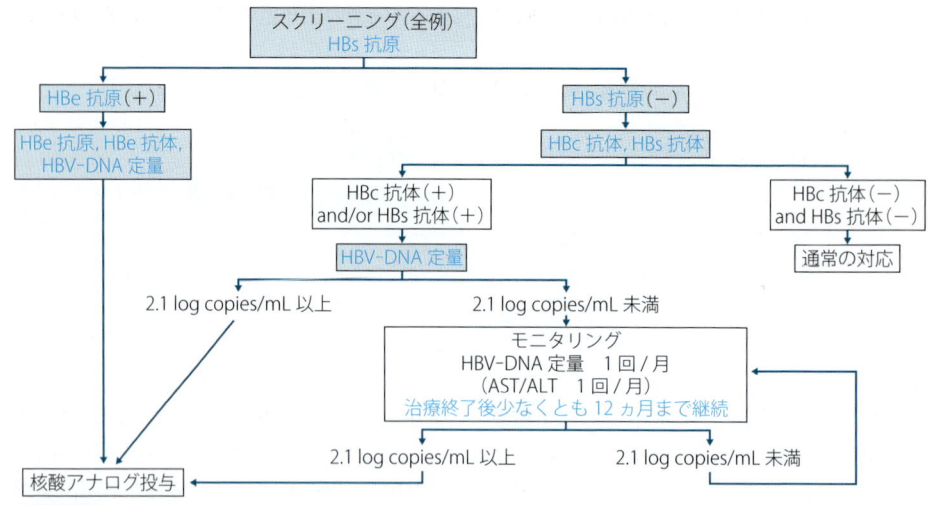

図1-13 免疫抑制・化学療法により発症するB型肝炎対策ガイドライン
〔日本肝臓学会肝炎診療ガイドライン作成委員会, 編. B型肝炎治療ガイドライン（第1, 2版）. 2013より〕[6]

C型慢性肝炎ゲノタイプ1b型・高ウイルス量症例　治療の原則

〈初回治療〉

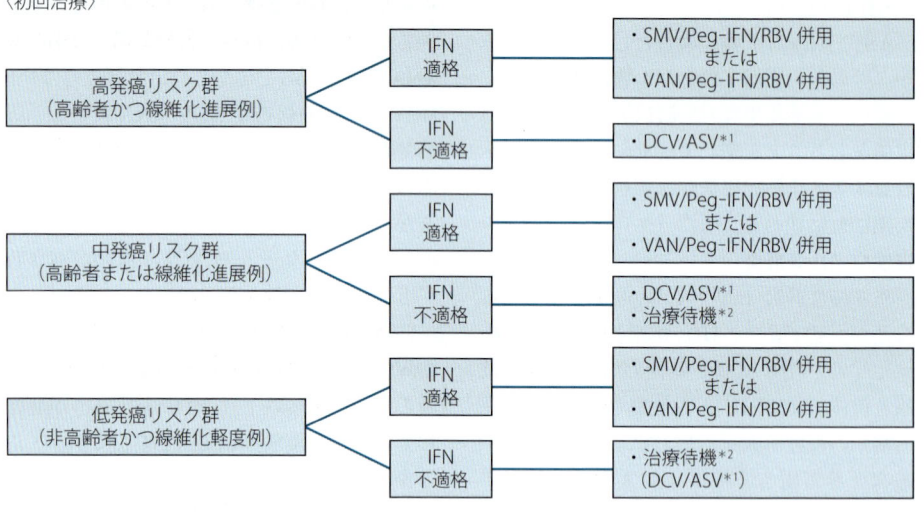

リスク群	IFN適格性	治療
高発癌リスク群（高齢者かつ線維化進展例）	IFN適格	・SMV/Peg-IFN/RBV併用 または ・VAN/Peg-IFN/RBV併用
	IFN不適格	・DCV/ASV[*1]
中発癌リスク群（高齢者または線維化進展例）	IFN適格	・SMV/Peg-IFN/RBV併用 または ・VAN/Peg-IFN/RBV併用
	IFN不適格	・DCV/ASV[*1] ・治療待機[*2]
低発癌リスク群（非高齢者かつ線維化軽度例）	IFN適格	・SMV/Peg-IFN/RBV併用 または ・VAN/Peg-IFN/RBV併用
	IFN不適格	・治療待機[*2] （DCV/ASV[*1]）

[*1] 極力, Y93/L31変異を測定し, 変異があれば, 治療待機を考慮する. すなわち, 治療待機の場合の発癌リスクならびに変異例に対してDCV/ASV治療を行う場合の著効率と多剤耐性獲得のリスクを十分に勘案して方針を決定する.
[*2] ALT値異常例では肝庇護療法またはPeg-IFN（IFN）少量長期を行う.

図1-14 C型慢性肝炎ゲノタイプ1型・高ウイルス量・治療フローチャート（初回治療）
SMV：シメプレビル, VAN：バニプレビル, DCV：ダグラタスビル, ASV：アスナプレビル
〔日本肝臓学会肝炎診療ガイドライン作成委員会, 編. C型肝炎治療ガイドライン（第3-2版）. 2014〕[7]

3. 肝機能検査

リア（B型，C型）を健診で拾い上げ，肝臓専門医がその対応の判断をすることは極めて重要であり，健診項目にHBs抗原とHCV抗体を含めることが必須である．

アルコール性肝障害

アルコール性肝障害については飲酒歴を正確に聞き出すことが大切である．過剰の飲酒とは，1日平均純エタノール60g以上の飲酒をいうが，女性やアルデヒド脱水素酵素（ALDH2）活性欠損者ではこの量以下の飲酒量であっても肝障害を引き起こす場合がある．アルコール性肝障害の場合はAST＞ALTのトランスアミナーゼの異常とγ-GTの高値が特徴的であり，断酒後のトランスアミナーゼやγ-GTの改善の確認がその診断に役立つ[8]．

習慣飲酒によるγ-GTの上昇はよく知られているが，過度の飲酒があっても上昇しないノンリスポンダーが10〜20%程度存在する．この場合は糖鎖欠損トランスフェリン（CDT）の測定が有用である．

このほか，特に中年女性の場合は自己免疫性肝炎を考慮してIgG，抗核抗体・抗平滑筋抗体をチェックする．

非アルコール性脂肪性肝疾患（NAFLD）

肥満傾向があり，超音波検査などの画像検査で脂肪沈着が疑われる場合は，非アルコール性脂肪性肝疾患 non-alcoholic fatty liver disease（NAFLD）を考える．NAFLDは単純性脂肪肝 simple steatosis（SS）と，進行性で肝硬変まで至る可能性もある非アルコール性脂肪肝炎 non-alcoholic steatohepatitis（NASH）に分けられる．SSとNASHの鑑別に血清中のヒアルロン酸，高感度CRP，酸化ストレスマーカー，サイトケラチン18断片などが参考となるが，いまだ決定的なものはなく，正確な鑑別には肝生検が必要である[9]．

AST/ALT比の重要性

AST，ALTは同時に検査されることが多いので，両者の比が重要である．AST＞ALTはアルコール性肝障害，進行した肝硬変・肝細胞癌，溶血性疾患などでみられるのに対し，軽度・中程度の慢性肝炎，NAFLDではAST＜ALTとなることが多い．

▶胆道系酵素（ALP, γ-GT）の上昇が主体の場合

まず行うべきは腹部超音波検査であり，それにより肝内外の胆管拡張の有無をチェックし，拡張がみられる場合は閉塞性機転の病因を追求する．拡張がみられない場合は肝内胆汁うっ滞であり，薬物性肝障害，原発性胆汁性肝硬変 primary biliary cirrhosis（PBC）などを考える．PBCのスクリーニング診断には抗ミトコンドリア抗体・抗M2抗体のチェックが必須である．アルカリホスファターゼには肝型以外に骨型，小腸型，胎盤型などがあり，肝障害以外の要因でも上昇する．骨成長期には骨型の上昇を反映して，血清総アルカリホスファターゼ活性は基準範囲を大きく超えるのが普通である．

▶ビリルビンの異常高値の場合

健診などにおいて高ビリルビン血症を指摘される場合の原因として最も多いのは非抱合型優位のGilbert症候群である．

高ビリルビン血症の鑑別ではその異常がグルクロン酸抱合の前か後，すなわち高ビリルビン血症が抱合型優位か非抱合型優位かをまず判断する．その後の鑑別の手順については図1-15に示した．

■C型慢性肝障害の進展度診断

わが国の原発性肝細胞癌の約85%がB型ないしC型の肝炎ウイルスに起因しているが，NASHによるものの割合が少しずつ増えている．

C型慢性肝炎の進展度は線維化の程度で表現されるが，肝細胞癌の発生率はその線維化

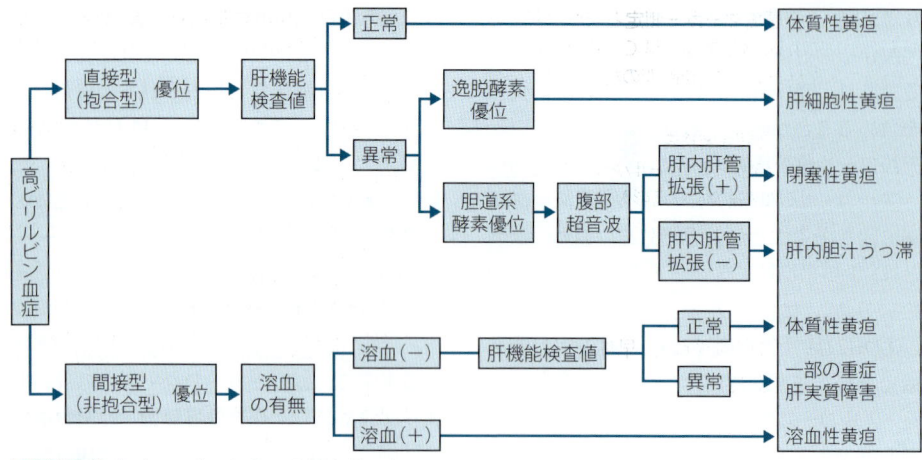

図1-15 高ビリルビン血症の診断の進め方

表1-15 肝硬変の重症度分類（Child-Pugh分類）

	スコア		
	1	2	3
血清総ビリルビン(mg/dL)	≦2	2〜3	>3
血清アルブミン*(g/dL)	≧3.5	2.8〜3.5	<2.8
プロトロンビン時間(秒延長)	1〜4	4〜6	≧6
腹水	なし	軽度	中高度
脳症	なし	1〜2度	3度以上

各スコアを合計：grade A　5〜6，grade B　7〜9，grade C　≧10
*アルブミン測定に際して，従来のBCG法からBCP改良法に切替えることにより，値が約0.3g/dL低下する．

の程度に応じて高まり，軽度の線維化(F1)では年率0.5%であるのに対し，肝硬変(F4)では年率7〜8%と高率である．したがってC型慢性肝炎の診療に際しては，現在の肝臓の線維化の程度を推測しながら抗ウイルス療法によるウイルス除去や肝細胞癌の早期診断に努めなければならない．肝硬変診断のゴールドスタンダードは肝生検であるが，非侵襲的に線維化の程度を推測することも必要である．この目的で最も広く利用されているのは血小板数である．血小板数が10万以下の場合は肝硬変の可能性が高くなるが，このほかの臨床検査値(AST/ALT比，コリンエステラーゼ活性，プロトロンビン時間，IgG値，ヒアルロン酸，Ⅳ型コラーゲンなどの線維化マーカーなど)，腹部超音波検査所見，フィブロスキャンなどによる肝硬度測定などから総合的に判断するべきである．

また肝硬変症の重症度診断にはChild-Pugh分類(表1-15)が広く利用されている．

肝細胞癌の早期発見

B型肝炎ウイルス性肝硬変，C型肝炎ウイルス性肝硬変は肝細胞癌の超高危険群であり，発癌率はB型では年率約3%，C型では約8%である．これらの超高危険群に対しては表1-16に示したように血清腫瘍マーカー測定と画像診断との組み合わせによる肝細胞

表1-16 血清腫瘍マーカー測定と画像診断との組み合わせによる，B型あるいはC型肝硬変患者の肝細胞癌スクリーニング（非硬変の場合は適宜検査間隔を広げる）

1) 3〜4ヵ月ごとの超音波検査
2) 3〜4ヵ月ごとのAFP/PIVKA-II/AFP-L3の測定
3) 6〜12ヵ月ごとの造影CT/造影MRI検査（上記1)の観察条件，2)の検査値などから検査間隔を判断する）

癌のスクリーニングを行い，早期発見に努めることが重要である[10]．

文献

1) 野村文夫. 肝機能検査・肝炎ウイルスマーカー. In: 日本臨床検査医学会, 編. 臨床検査のガイドラインJSLM2012. 東京: 宇宙堂八木書店; 2012. p.31-6.
2) 滝川 一, 他. DDW-J 2004ワークショップ薬物性肝障害診断基準の提案. 肝臓. 2005; 46: 85-90.
3) 厚生労働省「難治性の肝・胆道疾患に関する調査研究」班. 自己免疫性肝炎(AIH)の診療ガイド. 東京: 文光堂; 2011.
4) 日本医学会.「医療における遺伝学的検査・診断に関するガイドライン」2011. http://www.congre.co.jp/gene/pdf3/guideline110218.pdf
5) 持田 智, 他. 我が国における「急性肝不全」の概念, 診断基準の確立: 厚生労働省科学研究費補助金(難治性疾患克服研究事業)「難治性の肝・胆道疾患に関する調査研究」班, ワーキンググループ-1, 研究報告. 肝臓. 2011; 52: 393-8.
6) 日本肝臓学会肝炎診療ガイドライン作成委員会, 編. B型肝炎治療ガイドライン(第1, 2版); 2013.
7) 日本肝臓学会肝炎診療ガイドライン作成委員会, 編. C型肝炎治療ガイドライン(第3-2版); 2014.
8) アルコール医学生物学研究会. アルコール性肝障害診断基準2011年版.
9) 日本肝臓学会. NASH・NAFLDの診療ガイド2010. 東京: 文光堂; 2010.
10) 日本肝臓学会. 慢性肝炎と肝硬変の診療ガイド2011. 東京: 文光堂; 2011.

〈野村文夫〉

4 膵疾患関連検査

膵臓と膵疾患

　膵臓は胃の背面にあり網嚢後壁の一部を構成する後腹膜臓器である．膵前面は胃のほかに十二指腸球部，肝，横行結腸などがあり，膵後面は下大静脈，腹部大動脈を挟んで脊椎骨が位置する．解剖学的にも膵臓は腹部の深部臓器ということができる．

　組織学的に膵臓は腺組織であり，肝臓に似た小葉構造をとる．膵総重量の80％以上は膵液を分泌する外分泌部が占め，2％程度が膵ホルモンを産生する内分泌部であり，その他は間質組織からなる．膵外分泌部は腺構造を呈する膵腺房細胞とその導管である膵管系細胞（膵管上皮細胞，介在部導管細胞，腺房中心細胞）から構成される．膵内分泌部は径50～500 μm 大の細胞集団（Langerhans 島）を形成し，グルカゴンを分泌する A 細胞，インスリンを分泌する B 細胞，ソマトスタチンを分泌する D 細胞および膵ポリペプチドを分泌する PP 細胞が同定されている．

　膵臓疾患はこれらのいずれかの部位から発生もしくは占拠しつつ，周囲の構造物，臓器に波及，進展していく．代表的な疾患としては膵炎（急性膵炎，慢性膵炎，自己免疫性膵炎など），膵癌があるが，それ以外にも膵管内乳頭粘液性腫瘍（IPMN），嚢胞性膵腫瘍（MCN，SCN, solid pseudopapillary tumor），神経内分泌腫瘍（P-NET）など多彩な疾患群がある．

　膵臓疾患に由来する症候は，前述した膵臓の解剖学的位置関係に大きく依拠している．深部臓器であることから自他覚所見が出にくく，症状が出現しても周辺諸臓器，構造物にマスクされるため，特徴的な臨床徴候が乏しいのが実情である．

膵酵素

　膵組織内に病変があると，膵腺房細胞の障害により膵酵素の血中への逸脱を引き起こす．血中膵酵素値，尿中膵酵素値は膵疾患を診断する上で重要な手がかりとなる．

　膵酵素としてはアミラーゼ，膵型アミラーゼ，リパーゼ，エラスターゼ1，トリプシン，ホスホリパーゼ A_2 などが臨床応用されている．血中膵酵素の測定は酵素活性による方法と免疫学的方法がある．血液中で活性型酵素として存在するアミラーゼ，膵型アミラーゼ，リパーゼは酵素活性による測定法が簡便，迅速に施行できるため普及している．免疫学的方法による測定は時間がかかることから，迅速な診断には不向きとされてきたが，エラスターゼ1測定に使用されるラテックス凝集法などは比較的迅速，簡便に測定することが可能となっている．

　膵炎診断においては従来，アミラーゼが最も頻用されてきたが，膵特異性は高くなく，また異常高値の持続期間が短いため急性膵炎でも数日間で正常域に復してしまうという欠点があった．このため膵特異性の高い膵型アミラーゼを測定するか，膵特異性の高い他の膵酵素（リパーゼ，トリプシンなど）を併用することが膵疾患の診断確定には有用である．また尿中アミラーゼの方が血中アミラーゼより異常高値の持続期間が長いことが知られている．

　現行の急性膵炎臨床ガイドライン2010[1]で

は，急性膵炎の診断に対して血中リパーゼの測定を推奨度Aとしている．リパーゼはアミラーゼより膵特異性が高く，膵炎発作後の異常高値の持続時間も長い特徴がある．リパーゼはアミラーゼ同様，活性型で膵より分泌される．

膵酵素のうち膵炎による異常高値が最も長く持続するのはエラスターゼ1である．これはエラスターゼ1の代謝が主に肝臓で行われるためである．エラスターゼ1は結合組織のエラスチンを加水分解する酵素で，膵からは不活性型のプロエラスターゼとして分泌され，消化管内でトリプシンにより活性化される．エラスターゼ1は膵特異性も高いが，膵癌においても随伴性膵炎を反映し高値例が多い．このため後述する膵癌の腫瘍マーカーとしても用いられている．

トリプシンは蛋白分解酵素であり，膵以外の臓器には存在しないため膵特異性が高い．膵腺房細胞でトリプシノーゲンとして合成され，膵液中に分泌された後，消化管内でエンテロキナーゼにより活性化される．血液中ではトリプシノーゲンとして存在し，活性型のトリプシンはα_1-アンチトリプシンやα_2-マクログロブリンなどと速やかに結合し活性を失活するため，酵素活性法では測定困難であり，免疫学的方法により測定される．膵腺房細胞が障害されると血中に逸脱し高値となる．膵外分泌機能が低下した場合には血中トリプシン値は低下することが多く，他の膵酵素よりも膵外分泌機能障害を反映する特徴がある．

ホスホリパーゼA_2はリン脂質を分解する消化酵素で，膵からは不活性型のプロホスホリパーゼA_2として分泌され，消化管内でトリプシンにより活性化される．ホスホリパーゼA_2も膵特異性は高く，膵腺房細胞が障害されると血中に逸脱し高値を示す．急性膵炎後の血中ホスホリパーゼA_2値は膵炎重症度と相関するといわれている．

腫瘍マーカー

腫瘍マーカーは，生体内に腫瘍組織が増殖することにより体液中に産生もしくは誘導される物質であり，その検出，定量が，腫瘍の診断，臨床経過の判定などに有用とされるものである．1960年代に胎児性蛋白（CEA, AFPなど）が発見され，1980年代に入り，モノクローナル抗体作成手法の確立とともに一連の糖鎖抗原（CA19-9, Dupan-2など）が腫瘍マーカーとして導入された．上記とは別個に，異所性産生ホルモンや物理化学的性状の異なる酵素（アイソザイム）なども癌細胞より産生される場合，その動態から腫瘍マーカーとして取り扱われている．さらに近年では，分子生物学的手法を用いて癌関連遺伝子や，その遺伝子産物の異常をもとにした研究も活発に行われている．

複数個の腫瘍マーカーを用いる際，構造の類似した腫瘍マーカーでは，感度，特異度において同様の傾向を示すことが多いため，異なる構造の腫瘍マーカーを組み合わせる方が合理的である．しかしながら腫瘍マーカーのみで早期癌を診断すること，癌の局在を診断することは通常困難である．また，多数の腫瘍マーカーを組み合わせた場合には，偽陽性の頻度が増すことになり，医療経済の面からも非効率的である．これは，腫瘍マーカーが癌細胞にのみ特異的なものではなく，健常者や良性疾患患者にもわずかながら存在する成分であることによる．癌細胞数が少なく，周囲の組織障害の程度も軽い早期癌では，一般に腫瘍マーカーが高値となる頻度は少ない．

▶胎児性抗原

胎性期に主に発現する蛋白で，その後成長とともに発現量が著減するが，腫瘍化により

再度発現量が増加してくる産生物である．CEA（癌胎児性抗原）は胎児の消化管粘膜と共通の抗原性を持つ，分子量約20万の糖蛋白である．消化管癌をはじめとする多くの腺癌で高値を示す．正常組織でも上皮（食道，胃，大腸，膵，胆管，胆囊，皮膚，気管支，肺胞，甲状腺，尿管）に広く分布することが知られている．通常，これらの組織において発生した腫瘍性変化により血液中のCEA値は上昇する．特に進行した癌において，血管侵襲や肝転移が認められる場合には血中CEA値は著増する．良性疾患（肝炎，肝硬変，膵炎，閉塞性黄疸，肺結核，慢性呼吸器疾患，炎症性腸疾患，糖尿病，腎不全など）でも高値を示すことがある．10 ng/mL以上であれば悪性疾患の存在が強く示唆される．CEAの膵癌での陽性率は約60％であると報告されている．進行した状態で陽性値をとることがほとんどであり，早期診断には適さない．また，良性疾患での偽陽性が比較的多い（約20％）．後述する糖鎖抗原（CA19-9など）と組み合わせて用いられることが多い．CEA高値を呈する癌では，数値の推移が病勢を反映することより，予後経過観察の指標として有効と考えられている．

▶腫瘍関連抗原

正常細胞には存在しないか，もしくは微量でしか認められない成分で，腫瘍化により特異的に発現し診断に有用とされるものである．膵領域では，特に癌化による糖鎖抗原の異常を指標とする腫瘍マーカー（CA19-9，DU-PAN-2，SPan-1，SLX，NCC-ST-439など）が有用である．

糖鎖抗原は構造により1型糖鎖，2型糖鎖，母核糖鎖，コア蛋白に分類されている[2]．このうち1型糖鎖，2型糖鎖は，基本骨格としてgalactose（Gal）とN-acetylglucosamine（GlcNAc）に，fucose（Fuc），sialyl acid（NeuAc）などが付加した構造をしており，GalとGlcNAcとの結合状態により1型（1Galβ_3→3GlcNAcβ_1），2型（1Galβ_3→4GlcNAcβ_1）に分類される．1型糖鎖にはCA19-9，DU-PAN-2，SPan-1などが含まれる．共通する特徴として消化器癌での陽性率が高く，抗原決定基の類似性から互いに相関する傾向がある．2型糖鎖にはSLX，NCC-ST-439などが分類される．1型糖鎖とは異なり，消化器癌の他，肺癌，卵巣癌などでも高率に陽性となり，また1型糖鎖との相関も低く，併用により診断率の向上が期待される．

CA19-9は正常組織でも膵管，胆管，胆囊，気管支，唾液腺，胃，大腸，前立腺の上皮細胞には微量ながら分布している．日本人に平均10％存在するLewis a陰性者では，CA19-9合成に必要なfucosyltransferaseを欠くためCA19-9は陰性となる．膵癌では約80％の症例で高値を示す．膵癌の進行に伴って癌組織からのCA19-9産生量が増す．しかしながら，小膵癌では血中濃度に反映されるほどのCA19-9産生はないことより早期診断には有効ではない．閉塞性黄疸がある場合，腫瘍が小さくとも著明な高値を示すことが多い．この場合，減黄処置によりCA19-9値は低下し，減黄後のCA19-9値が腫瘍そのものの病勢を反映しているものと考えられる．良性疾患では，膵炎，胆管炎，閉塞性黄疸，肝炎，卵巣囊腫，子宮筋腫，気管支拡張症で高値を示すことがあり，CA19-9値も100 U/mL以下が多いとされている．CA19-9値が1 U/mL以下ではLewis a陰性を考える必要がある．

DU-PAN-2の抗原決定基は1型糖鎖のsialyl-Lewis^{c}と報告されている．この糖鎖はCA19-9の前駆物質であり，Lewis a陰性であっても産生されることより，Lewis a陰性が疑われる症例ではDU-PAN-2抗原の測定は特に有用である．ヒト正常組織では消化

管，膵管，胆管，気管の上皮細胞に微量ながら存在している．膵癌では70％前後で高値を示す．早期癌での陽性率は低いが，膵癌の病勢にともない増減することが知られており，治療効果，再発の指標として有用である．DU-PAN-2は急性肝炎，慢性活動性肝炎，肝硬変（非代償期）での偽陽性率が高く（50～70％前後），胆石症でも20％前後で高値を示す．これに対し急性膵炎，慢性膵炎では，一般に正常範囲内であることが多い．これら良性疾患の多くはDU-PAN-2値として400 U/mL以下であることより，400 U/mLを超えた場合，悪性疾患を併存する可能性が高いと考えられる．

SPan-1もLewis式血液型の影響は受けにくいとされる．正常組織では膵管上皮と膵腺房細胞，胆管上皮，腎尿細管上皮，気管上皮にわずかに認められる．膵癌では80％前後で高値を示す．癌の進展に伴いSPan-1値も増加し，病勢，予後の指標に有用である．CA19-9同様，早期診断での限界はある．良性疾患に対しては，慢性肝炎で30％前後，肝硬変で40％前後と偽陽性が認められるがその多くは100 U/mL以下である．閉塞性黄疸時には高値をとることが知られている．急性膵炎，慢性膵炎での陽性率は10％台と低く，膵癌に対し特異性が高い．

SLXの抗原決定基は2型糖鎖抗原に分類され，1型糖鎖抗原であるCA19-9，DU-PAN-2，SPan-1とは交差反応せず相関しないことが知られている．ヒト生体では，胎児期の消化管上皮と肺に存在するが，出生後は気管支腺細胞，腎尿細管上皮，顆粒球に分布している．膵癌での陽性率は50～60％とCA19-9に比べて低いが，胆膵の良性疾患での陽性率は低く，特に慢性膵炎での陽性率は5％前後であり膵癌に対して特異性に優れている．癌では病勢を反映し，治療効果判定，経過観察に

有用とされるが，早期診断には向かない．他に肺癌（特に腺癌），卵巣癌，肺の慢性疾患，特にびまん性細気管支炎，気管支拡張症，特発性間質性肺炎などでも高値を呈する．

NCC-ST-439の抗原決定基はシアル酸残基を有するムチン型糖蛋白で，2型糖鎖に分類される．膵癌での陽性率は50～60％台とCA19-9に比べ低いが，良性疾患での偽陽性率は低く（10％台）特異性が高い．また，膵胆道系の癌に随伴する黄疸の影響を受けにくく，癌の趨勢を反映するとされている．若年女性，特に妊婦で高値となる傾向がある．

臨床徴候，画像所見などから膵管癌を疑った場合，CA19-9，DU-PAN-2，SPan-1など1型糖鎖に分類され，正常でも膵管上皮細胞に微量に存在する成分を指標とする腫瘍マーカーの陽性率が高く（約80％）有用である．CA19-9が1 U/mL以下の場合，Lewis a陰性が考えられ，この場合ルイス式血液型に左右されないDU-PAN-2，SPan-1などを検査する必要がある．1型糖鎖，特にCA19-9では膵炎でも高値をとることがあり，特異性に問題がある．これに対して2型糖鎖に分類されるSLX，NCC-ST-439は，膵癌での陽性率（50～60％）は1型糖鎖に比べ低いが，正常膵管上皮細胞にはほとんど検出されないため，膵炎などの良性病変で高値をとることが少なく特異性が高いとされる．胎児性抗原であるCEAは，膵癌における陽性率が約60％，良性疾患での陽性率が約20％と，1型糖鎖抗原と比べて膵癌での陽性率は劣るが，糖鎖抗原とは交差反応がないので組み合わせにより診断能の向上が見込まれる．

膵管癌以外の膵腫瘍でも，腫瘍に伴う膵液うっ滞や胆管閉塞等があると1型糖鎖抗原は高値となる．膵腺房細胞由来の癌ではCEA，膵内分泌細胞（Langerhans島）由来の腫瘍ではペプチドホルモン（血中インスリン，ガス

トリン，グルカゴン，VIP）がマーカーとして用いられている．

腫瘍マーカーに対する保険請求は医療費抑制の観点から種々の制約があり，悪性腫瘍診断時における規定，悪性腫瘍の治療管理中の規定がそれぞれ別個に設けられている．なお，個々の事項については適宜改訂されており，最新の医科診療報酬点数表を参照されたい．

膵外分泌機能検査

膵外分泌障害は慢性膵炎の診断に有力な徴候であり，現行の慢性膵炎臨床診断基準においても診断項目の1つに挙げられている．膵外分泌機能の精度の高い検査法として確立されたパンクレオザイミン-セクレチン試験やセクレチン試験などの有管法の検査は，試薬の製造中止により実施困難となり，現状ではPFDテスト（BT-PABA試験）のみが施行可能な状況である．

現行の慢性膵炎診断基準2009[3]では，"PFDテスト（BT-PABA試験）で明らかな低下を複数回認める場合を膵外分泌障害と診断する"と定義されている．PFDテスト（BT-PABA試験）における尿中PABA排泄率の低下とは，6時間排泄率70％以下をいう．

膵内分泌機能検査

膵疾患によりLangerhans島が障害されると，膵ホルモン産生が低下し膵内分泌機能障害が惹起される．慢性膵炎や膵癌でみられるが，慢性膵炎では膵組織の荒廃が進行した非代償期にみられることが多い．通常，インスリン分泌能をもって膵内分泌機能の評価を行うため，糖尿病の判定と同様に，血糖値測定，血中インスリン値測定，75 g OGTT，HbA1cなどで判定される．

IgG4

自己免疫性膵炎はしばしば閉塞性黄疸で発症し，時に膵腫瘤を形成する特有の膵炎である．組織学的にリンパ球と形質細胞の高度な浸潤，線維化を特徴とし，ステロイドに劇的に反応することを治療上の特徴とする．原因は不明であるが，高γグロブリン血症，高IgG血症，高IgG4血症や自己抗体の存在，ステロイド反応性などより，その病態に自己免疫機序の関与が考えられてきた．血清IgG4の上昇とIgG4陽性形質細胞の著しい浸潤を伴う膵外病変（硬化性胆管炎，硬化性唾液腺炎，後腹膜線維症，腹腔・肺門リンパ腺腫大，慢性甲状腺炎，間質性腎炎など）をみることがあり，今日ではIgG4関連疾患（IgG4-related disease）の膵病変と考えられている．

高IgG血症（1,800 mg/dL以上），高IgG4血症（135 mg/dL以上）が一つの基準である．IgG4は膵癌との鑑別において，感度，特異度ともに最も優れた血清マーカーである．しかしながら，膵癌や胆管癌の一部でも高値を示す例がある．また，自己免疫性膵炎に合併する膵癌例もあることが報告されている．血中の自己抗体では時に抗核抗体，リウマチ因子などが陽性になることがある[4]．

文献

1) 急性膵炎診療ガイドライン2010改訂出版委員会，編，急性膵炎診療ガイドライン2010．第3版．東京：金原出版；2009.
2) 神奈木玲児．糖鎖抗原と腫瘍マーカー．臨床医. 1999; 24: 2302-6.
3) 厚生労働省難治性膵疾患に関する調査研究班，日本膵臓学会，日本消化器病学会．慢性膵炎臨床診断基準2009．膵臓．2009; 24: 645-6.
4) 日本膵臓学会．自己免疫性膵炎診療ガイドライン2013．膵臓．2013; 28: 715-84.

〈石原　武〉

1. 総論―検査の選び方・進め方

5 脂質異常症

　脂質異常症は，動脈硬化の主要な原因であり，その管理によって，虚血性心疾患や脳卒中，末梢動脈疾患の発症リスクと再発リスクを低下させることができるため，スクリーニング検査と診断は重要である．脂質異常症の検体検査は目的別に，
1) スクリーニング検査
2) 病因検索のための検査
3) 病態解析のための特殊検査
に分けられる．

スクリーニング検査

　まず，脂質異常症の診断基準(空腹時採血)を用いて脂質異常の有無を明らかにすることから始める(表1-17)[1]．
- LDLコレステロール値は直接測定法を用いるかFriedewaldの式で計算する．

　　LDL-C＝TC－HDL-C－TG/5
　　(TG値が400 mg/dL未満の場合)

　直接法による測定はキット間のバラつきが大きく，標準化が望まれる[2]．
- TG値が400 mg/dL以上の場合は，直接測定法を行う．
- TCの測定はnon HDL-コレステロール(＝TC－HDL-C)を計算する上で重要であることから，保険診療で認められる脂質3項目としては，総コレステロール(TC)，トリグリセリド(TG)，HDL-Cの3項目がよい．non HDL-Cはメタボリックシンドロームの脂質管理において重要である．non-HDL Cにはレムナントやsmall dense LDLなどいわゆるトリグリセリド-richリポ蛋白が含まれ，目標値としてはLDL-C値＋30(mg/dL)を目安にするのがよい[3]．
- LDLコレステロール/HDLコレステロール比は脂質管理に有用な指標である．
- 極度の高HDL-C血症(＞100 mg/dL)，低HDL-C血症(＜20 mg/dL)では原発性を疑う．また，高度の高トリグリセリド血症でも著明な低HDL-C血症を呈することがある．多くの低HDL-C血症は，肥満，糖尿病，喫煙，運動不足などによる(詳細はHDL-Cの項目を参照のこと)．

病因検索のための検査

　脂質異常症の原因検索のためには，患者血清のポリアクリルアミドゲルディスク電気泳動により，どのリポ蛋白分画(VLDL, mid-band, LDL, HDL)が異常であるかを明らかにし，WHO分類にて型分類(Ⅰ～Ⅴ型)をすることが望ましい．しかし，実際の臨床においては血清脂質から脂質異常症のタイプを推定する場合が多い(表1-18)．

表1-17 脂質異常症の診断基準

高LDL血症	LDLコレステロール	≧140 mg/dL
低HDL血症	HDLコレステロール	＜40 mg/dL
高トリグリセリド血症	トリグリセリド	≧150 mg/dL

(日本動脈硬化学会，編．動脈硬化性疾患予防のための脂質異常症治療ガイド．2012年版．東京：協和企画；2012より)[1]

表1-18 血清脂質による脂質異常症の分類

タイプ分類	リポ蛋白電気泳動のパターンの変化	血清脂質の変化	原発性	二次性
I型	カイロミクロンのみの増加	TG↑↑↑，TC→	先天性LPL欠損症 先天性アポリポ蛋白質CII欠損症	SLE，多発性骨髄腫 マクログロブリン血症 糖尿病性ケトアシドーシス
IIa型	LDLのみの増加	TC↑↑↑，TG→	家族性高コレステロール血症 家族性複合型高脂血症	甲状腺機能低下症，ネフローゼ症候群，閉塞性黄疸，糖尿病，原発性胆汁性肝硬変(PBC)，Cushing症候群，更年期障害
IIb型	LDLとVLDLの増加	TC↑↑，TG↑↑		甲状腺機能亢進症，ネフローゼ肝障害，閉塞性黄疸，ポルフィリン血症，γグロブリン血症，多発性骨髄腫
III型	レムナントとIDLの増加	TC↑↑，TG↑↑	アポリポ蛋白質E欠損症 アポリポ蛋白質E変異体	甲状腺機能亢進症，SLE コントロール不良の糖尿病
IV型	VLDLの増加	TG↑↑↑，TC→〜↑	家族性高トリグリセリド血症	アルコール過剰摂取，糖質過剰摂取，糖尿病，甲状腺機能亢進症，ネフローゼ，尿毒症，経口避妊薬使用，妊娠，アルコール性膵炎，グリコーゲン蓄積症，SLE
V型	カイロミクロンとVLDLの増加	TG↑↑，TC↑		コントロール不良糖尿病，甲状腺機能亢進症，アルコール過剰摂取，IV型患者の経口避妊薬使用，IV型患者の妊娠，膵炎，グリコーゲン蓄積症，SLE，γグロブリン異常症

また，リポ蛋白表面に存在するアポリポ蛋白(A-I，A-II，B，C-II，C-III，E)を測定することによって，原因あるいは鑑別診断，また動脈硬化のリスク評価を行うことができる．

▶原発性脂質異常症

家族性高コレステロール血症(FH)，家族性複合型高脂血症(FCHL)，家族性III型高脂血症，家族性LPL欠損症が重要である．

家族性高コレステロール血症(FH)

FHは常染色体性優性遺伝を示し，著明な高コレステロール血症，腱黄色腫，早発性冠動脈硬化症を3主徴とする．ホモ接合体FHは約100万人に1人と稀であるが，ヘテロ接合体FHは約500人に1人と頻度が高い．FHはLDLレセプターの遺伝子異常によって起こり，ホモ接合体では総コレステロール値は500 mg/dL以上である．無治療であれば若年期に心筋梗塞を起こす例が多い．ヘテロFH患者である男性の場合，30歳代で心筋梗塞を発症することが多いが，女性の場合は，閉経前に心筋梗塞を発症することは少ない．FHヘテロ接合体診断基準を表1-19に示す．

- 続発性高脂血症を除外した上で診断する．
- 2項目が当てはまる場合，FHと診断する．FH疑いの際には遺伝子検査による診断を行うことが望ましい．
- 皮膚結節性黄色腫に眼瞼黄色腫は含まれない．
- アキレス腱肥厚は軟線撮影により9 mm以上で診断する．
- LDL-Cが250 mg/dL以上の場合，FHを強

表 1-19 成人(15歳以上)FHヘテロ接合体診断基準[1]

1. 高LDL血症(未治療のLDL-C 180 mg/dL以上)
2. 腱黄色腫(手背,肘,膝などの腱黄色腫あるいはアキレス腱肥厚)あるいは皮膚結節性黄色腫
3. FHあるいは早発性冠動脈疾患の家族歴(2親等以内の家族歴)

(日本動脈硬化学会,編.動脈硬化性疾患予防のための脂質異常症治療ガイド.2012年版.東京:協和企画;2012より)[1]

く疑う.
- すでに薬物治療中の場合,治療のきっかけとなった脂質値を参考にする.
- 早発性冠動脈疾患は男性55歳未満,女性65歳未満と定義する.
- FHと診断した場合,家族についても調べることが望ましい.

家族性複合型高脂血症(FCHL)[4,5]

FCHLはⅡb型を呈することが多いが,Ⅱa,Ⅳ型の表現型もとり得る.単一の遺伝子異常ではなく,過栄養や内臓脂肪蓄積などの後天的な要因に対して高脂血症が誘発されやすい何らかの多遺伝子性の基盤が存在するものと考えられている.

家族性Ⅲ型高脂血症[6]

アポ蛋白E2/2遺伝子型(稀にアポ蛋白Eの欠損)を基盤として発症し,血清コレステロール値,血清トリグリセリド値がともに高値を示す.血漿リポ蛋白の電気泳動ではレムナント(IDL)の増加を示すことが特徴である.黄色腫(ことに手掌線状黄色腫),血清中のアポ蛋白Eの濃度の増加(アポ蛋白E/総コレステロール比が0.05以上).VLDLコレステロール/血清トリグリセリド比が0.25以上,LDLコレステロールの減少などの特徴もある.

家族性LPL欠損症

リポ蛋白リパーゼ(LPL)は,脂肪組織や筋肉などの毛細血管内皮細胞表面にヘパラン硫酸を介して結合し,カイロミクロンやVLDLといったトリグリセリドに富んでいるリポ蛋白中のトリグリセリドをアポC-Ⅱを必須因子として分解する酵素である.LPL欠損症は常染色体劣性遺伝をし,ホモ接合体(Ⅰ型)は100万人に1人であるが,ヘテロ接合体は500人に1人と患者は多い.ヘテロ接合体では必ずしも高トリグリセリド血症を伴うわけではなく,肥満,糖尿病,過食,アルコールなどの要因が加わることによって高トリグリセリド血症が誘発される.

トリグリセリドが異常高値を示すのはⅠ,Ⅳ,Ⅴ型である.著明な高トリグリセリド血症の場合,血清リポ蛋白リパーゼの測定が必要である.空腹時にヘパリン静注後血漿でLPL活性の欠損を確認する.血清アポリポ蛋白C-Ⅱの定量を行い,C-Ⅱ欠損症か否か鑑別する.なお,糖尿病やメタボリックシンドロームでは,二次性のLPL低下を示すことに留意する必要がある.

▶続発性脂質異常症

最もよくみられる続発性脂質異常症は,糖尿病,甲状腺機能低下症,腎障害(ネフローゼ),肝胆道系疾患に続発するものである.下垂体・副腎系の内分泌疾患や膠原病に続発することもあるので注意する.高コレステロール血症,高トリグリセリド血症,および,高コレステロール血症と高トリグリセリド血症を合併する場合の主な続発性高脂血症を示す.

高コレステロール血症

WHO分類のⅡa型に相当する.甲状腺機能低下症,ネフローゼ症候群,閉塞性黄疸,糖尿病,原発性胆汁性肝硬変(PBC),Cushing症候群が含まれる.閉経後の女性にみられる高コレステロール血症の多くはⅡa型である.これらを診断する上で,原発性高HDL-C血症を除外する必要がある.

高トリグリセリド血症

WHO 分類の I 型もしくは IV 型に相当する．ともに乳び血清となるが，一晩 4℃ で静置すると，VLDL は白濁したままであるのに対して，カイロミクロンは上層に浮上してクリーム層を形成し，下層は透明になるので，I 型と IV 型は鑑別が可能である．飲酒，肥満，アルコール過剰摂取，糖尿病，尿毒症，SLE，Cushing 症候群，薬剤（糖質コルチコイド，エストロゲン）などが含まれる．

高コレステロール血症と高トリグリセリド血症を合併

高コレステロール血症と高トリグリセリド血症を呈する場合，二次性では，甲状腺機能亢進症，ネフローゼ，肝障害，閉塞性黄疸，ポルフィリン血症，γグロブリン血症，多発性骨髄腫などが含まれる．

WHO 分類は IIb 型，III 型，あるいは V 型で，それらの鑑別には，リポ蛋白電気泳動が有用である．IIb 型では，VLDL と LDL は明確に分離できるが，III 型は β とプレ β 位にブロード β バンドがみられる．また，ポリアクリルアミドゲル電気泳動法では，VLDL と LDL の間にミドバンドが形成される．V 型ではカイロミクロンが認められる．

病態解析のための特殊検査

▶リパーゼ活性

高 HDL-C 血症の鑑別診断として，家族性 LPL 欠損症と LPL 機能異常症を鑑別する．早朝空腹時にヘパリンを体重 1 kg あたり 30 単位静注し 15 分後に採取し，4℃ で遠心分離後，上清の血漿にて測定する．

▶コレステロールエステル輸送蛋白（CETP）量

原発性高 HDL-C 血症の鑑別診断のため，有用である．わが国では，CETP 欠損症が多い．蛋白量の低下とともに HDL_2/HDL_3 比が増加する．

▶LDL 受容体活性

FH の診断にリンパ球を用いた LDL 受容体活性の測定が有用である．

文 献

1) 日本動脈硬化学会，編．動脈硬化性疾患予防のための脂質異常症治療ガイド．2012 年版．東京：協和企画；2012．
2) Nakamura M, et al. Ten-year evaluation of homogeneous low-density lipoprotein cholesterol methods developed by Japanese manufacturers. Application of the Centers for Disease Control and Prevention/Cholesterol Reference Method Laboratory Network lipid standardization protocol. J Atheroscler Thromb. 2010; 17: 1275-81.
3) Shimano H, et al. Proposed guidelines for hypertriglyceridemia in Japan with non-HDL cholesterol as the second target. J Atheroscler Thromb. 2008; 15: 116-21.
4) 厚生省特定疾患原発性高脂血症調査研究班（班長 垂井清一郎）．昭和 58 年～62 年報告書．
5) 馬渕 宏，小泉順二．家族調査により確定診断した家族性複合型高脂血症の血清脂質と冠動脈硬化症．厚生省特定疾患原発性高脂血症調査研究班，平成 9 年度研究報告書．1998．p.24-8．
6) 山村 卓．III 型リポ蛋白血症（アポ蛋白 E の異常に伴う高脂血症）．In: 井村裕夫，尾形悦郎，高久史麿，他編．高脂血症・低脂血症（最新内科学大系第 9 巻代謝疾患 4）．東京：中山書店；1995．p.82-98．

〈倉林正彦〉

1. 総論—検査の選び方・進め方

6 糖尿病

　糖尿病はインスリン作用不足による慢性の高血糖状態を主徴とする代謝症候群である[1]．糖尿病の診断は，血糖値，ヘモグロビン(Hb) A1c値ならびに臨床症状からなされるが，糖尿病の病型により経過や治療が異なるために病型診断を行う必要がある．慢性に持続する高血糖は，網膜や腎の細小血管障害や末梢神経障害を引き起こし，動脈硬化症による大血管障害を進展させるため，良好な血糖コントロールとともに，合併症の評価と治療も重要である[2]．

糖尿病の分類

　糖尿病は，成因と病態の両面から分類される．

　表1-20に糖尿病の成因による分類を示す．1型糖尿病は，インスリンを合成・分泌する膵Langerhans島β細胞の破壊がインスリン作用不足の主要な原因である．自己免疫性(A)の機序によるものには，急性型と緩徐進行1型が含まれ，特発性(B)には劇症1型が含まれる．2型糖尿病は，インスリン分泌低下やインスリン抵抗性をきたす素因を含む複数の遺伝因子に，過食，運動不足，肥満，ストレスなどの環境因子および加齢が加わり発症するもので，糖尿病全体の9割以上を占める．このほか，遺伝因子として遺伝子異常が同定されたもの，膵外分泌疾患，内分泌疾患や肝疾患などの他の疾患に伴うもの，薬剤や化学物質によるものや感染症に伴うものなどがある．また，妊娠に伴う妊娠糖尿病がある．図1-16に成因(発症機序)と病態(病期)の概念を示す．1型糖尿病は，インスリンの絶対

表1-20 糖尿病の成因分類

Ⅰ．1型：膵β細胞の破壊，通常は絶対的インスリン欠乏に至る
　A．自己免疫性
　B．特発性
Ⅱ．2型：インスリン分泌低下を主体とするものと，インスリン抵抗性が主体で，それにインスリンの相対的不足を伴うものなどがある
Ⅲ．その他の特定の機序，疾患によるもの
　A．遺伝因子として遺伝子異常が同定されたもの
　　①膵β細胞機能に関わる遺伝子異常
　　②インスリン作用の伝達機構に関わる遺伝子異常
　B．他の疾患，条件に伴うもの
　　①膵外分泌疾患
　　②内分泌疾患
　　③肝疾患
　　④薬剤や化学物質によるもの
　　⑤感染症
　　⑥免疫機序によるまれな病態
　　⑦その他の遺伝的症候群で糖尿病を伴うことの多いもの
Ⅳ．妊娠糖尿病

(清野　裕，他．糖尿病．2012; 55: 485-504)[3]

的欠乏により生命維持のためインスリン治療が不可欠なインスリン依存状態にいたりやすいが，緩徐進行1型糖尿病のようにインスリン非依存状態から数年かけてゆっくりとインスリン依存状態になる場合もある．また，2型糖尿病であっても，感染などにより救命のためにインスリン治療が必要なインスリン依存状態になることもある．

糖尿病の診断のための検査

　糖尿病の診断は，高血糖が慢性に持続していることを証明することによって行う．血糖

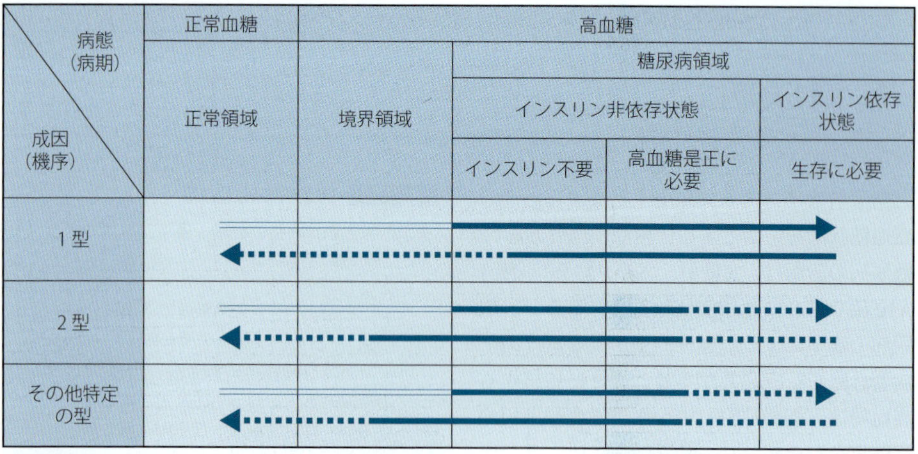

病態 (病期) 成因 (機序)	正常血糖	高血糖			
	正常領域	境界領域	糖尿病領域		
			インスリン非依存状態		インスリン依存 状態
			インスリン不要	高血糖是正に 必要	生存に必要
1型	←-------------	←-------------	━━━━━━━━━━━━━━━━━━━━━━→		
2型	←-------------	←━━━━━━━━━	━━━━━━━━━━━━━━	━━━	-------→
その他特定 の型	←-------------	←━━━━━━━━━	━━━━━━━━━━━━━━	━━━	-------→

図 1-16 糖尿病の成因(発症機序)と病態(病期)の概念

右向きの矢印は糖代謝異常の悪化(糖尿病の発症を含む)を表す．矢印の線のうち，━━━ ---の部分は，「糖尿病」と呼ぶ状態を示す．左向きの矢印は糖代謝異常の改善を示す．矢印の線のうち，破線部分は頻度の少ない事象を示す．例えば2型糖尿病でも，感染時にケトアシドーシスに至り，救命のために一次的にインスリン治療を必要とする場合もある．また，糖尿病がいったん発症した場合は，糖代謝が改善しても糖尿病とみなして取り扱うという観点から，左向きの矢印は黒く塗りつぶした線で表した．その場合，糖代謝が完全に正常化するに至ることは多くないので，破線で表した．

(清野 裕，他．糖尿病．2012; 55: 485-504)[3]

表 1-21 空腹時血糖値および 75 g OGTT による判定区分と判定基準

	血糖測定時間			判定区分
	空腹時		負荷後 2 時間	
グルコース濃度(静脈血漿)	126 mg/dL 以上	または	200 mg/dL 以上	糖尿病型
	糖尿病型にも正常型にも属さないもの			境界型
	110 mg/dL 未満	および	140 mg/dL 未満	正常型

(清野 裕，他．糖尿病．2012; 55: 485-504)[3]

値とHbA1cに糖尿病型の基準が定められている．空腹時血糖値および75g経口糖負荷試験(75g OGTT)による判定区分と判定基準を表 1-21 に，糖尿病の臨床診断のフローチャートを図 1-17 に示す．血糖値とHbA1cを同時測定し，ともに糖尿病型であることが確認されれば，初回検査のみで糖尿病と診断される．別の日に行った検査で糖尿病型が再確認できれば糖尿病と診断できるが，初回検査と再検査の少なくとも一方で必ず血糖値の基準を満たしていることが必要である．血糖値のみが糖尿病型を示し，かつ糖尿病の典型的な症状(口渇，多飲，多尿，体重減少)か確実な糖尿病網膜症のいずれかが認められれば，初回検査だけでも糖尿病と診断できる．

従来，わが国のHbA1cはJDS(Japan Diabetes Society)値に用いられていたが，国際標準化に伴い2014年4月にNGSP(National Glycohemoglobin Standardization Program)値に移行した．

妊娠糖尿病 gestational diabetes mellitus (GDM)は，妊娠中に初めて発見または発症した糖尿病にいたっていない糖代謝異常であり，その診断基準を表 1-22 に示す．

6. 糖尿病 | 47

糖尿病型；血糖値（空腹時≧126 mg/dL, OGTT2時間≧200 mg/dL, 随時≧200 mg/dL のいずれか）
HbA1c（NGSP）≧6.5%

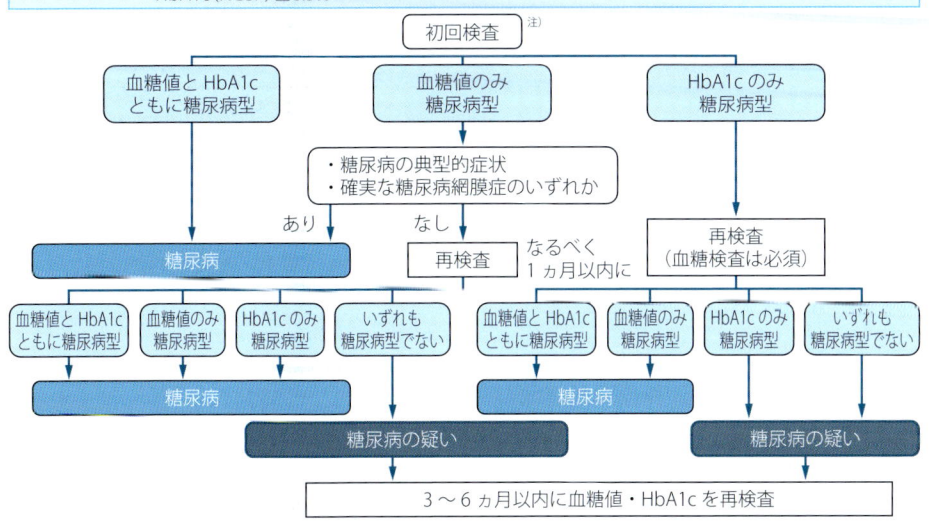

```
                          初回検査 注)
        ┌─────────────────┼─────────────────┐
  血糖値とHbA1c         血糖値のみ          HbA1cのみ
  ともに糖尿病型         糖尿病型            糖尿病型
        │                 │                 │
        │          ・糖尿病の典型的症状        │
        │          ・確実な糖尿病網膜症のいずれか │
        │            あり     なし             │
        │             │       │         なるべく │
        │             │      再検査     1ヵ月以内に│
        │             │                         │
        │             │                       再検査
        │             │                   （血糖検査は必須）
        │             │                         │
       糖尿病        糖尿病                      │
```

初回検査・再検査の結果の組み合わせ：
- 血糖値とHbA1cともに糖尿病型 → 糖尿病
- 血糖値のみ糖尿病型 → 糖尿病
- HbA1cのみ糖尿病型 / いずれも糖尿病型でない → 糖尿病の疑い
- 3〜6ヵ月以内に血糖値・HbA1cを再検査

注) 糖尿病が疑われる場合は，血糖値と同時にHbA1cを測定する．同日に血糖値とHbA1cが糖尿病型を示した場合には，初回検査だけで糖尿病と診断する．

図1-17 糖尿病の臨床診断のフローチャート
（日本糖尿病学会，編．糖尿病治療ガイド2014-2015．東京：文光堂；2014）[1]

表1-22 妊娠糖尿病（GDM）の診断基準

妊娠糖尿病（GDM）は，妊娠中に初めて発見または発症した糖尿病に至っていない糖代謝異常であり，75gOGTTにおいて次の基準の1点以上を満たした場合に診断する．

血糖測定時間	グルコース濃度（静脈血漿）
空腹時	92 mg/dL 以上
負荷後1時間	180 mg/dL 以上
負荷後2時間	153 mg/dL 以上

ただし臨床診断において糖尿病と診断されるものは除外する．
（清野 裕，他．糖尿病．2012; 55: 485-504）[3]

表1-23 血糖コントロール目標

目標	血糖正常化を目指す際の目標	合併症予防のための目標	治療強化が困難な際の目標
HbA1c(%)（NGSP）	6.0 未満	7.0 未満	8.0 未満

合併症予防ためのHbA1cの目標値7%未満に対応する血糖値としては，空腹時血糖値130 mg/dL未満，食後2時間血糖値180 mg/dL未満をおおよその目安とする．
（日本糖尿病学会，編．糖尿病治療ガイド2014-2015．東京：文光堂；2014）[1]

糖尿病の病型分類のための検査

1型糖尿病のうち自己免疫性のものではGAD（glutamic acid decarboxylase）抗体，IAA（insulin autoantibody），ICA（islet cell antibody），IA-2（insulinoma-associated antigen-2）抗体などの自己抗体が陽性となることが多い．空腹時血中Cペプチド値0.5 ng/mL以下，24時間尿中Cペプチド排泄量20 μg/日以下であればインスリン依存状態と考えられる．また，病態の把握には，インスリン分泌指数（insulinogenic index）：75 g OGTTにおける Δ血中インスリン値（μU/mL）（30分値−0分値）/Δ血糖値（30分値−0分値）（mg/

表 1-24　糖尿病合併症の検査

合併症	検査
急性合併症	血糖，HbA1c，電解質，血漿浸透圧，血中ケトン体，乳酸，血算，CRP，動脈血ガス分析，アニオンギャップ，尿ケトン体，尿糖
網膜症	視力検査，眼底検査，細隙灯検査，光干渉計検査，蛍光眼底検査，視野検査
腎症	尿中アルブミン排泄量，尿蛋白定量，クレアチニン，尿素窒素，Ccr，eGFR，シスタチン C
神経障害	アキレス腱反射，振動覚検査，触覚検査，末梢神経伝道検査，心電図 R-R 勧角変動，起立時血圧変動
冠動脈疾患	心電図，心エコー，MDCT，タリウム心筋シンチグラフィー，冠動脈造影
脳血管障害	頸動脈聴診，頸動脈エコー，頭部 MRI・MRA，頭部 CT，脳血流シンチグラフィー
末梢動脈疾患(PAD)	ABI，PWV，下肢動脈エコー，MRA，下肢動脈造影，皮膚灌流圧
足胃瘍・壊疽	PAD の検査，神経障害の検査，感染部細菌検査

dL)やインスリン抵抗性の指標であるHOMA-R：空腹時インスリン値(μU/mL)×空腹時血糖値(mg/dL)/405 も参考になる．

血糖コントロールのための検査

血糖コントロールの指標では，患者の過去1～2ヵ月間の平均血糖値を反映するHbA1c値が広く用いられている．HbA1cによる血糖コントロール目標を表 1-23 に示す．しかしながら，HbA1cでは血糖値の日内変動など細かな変化は把握できず，血糖値以外の因子もその値に影響する．血糖値は，HbA1cを補完する重要な指標である．来院時の血糖値に加えて，自己血糖測定(SMBG)や持続血糖モニタリング(CGM)による血糖値も参考となる．また，過去約 2 週間の平均血糖値を反映するグリコアルブミン，尿糖の排泄量と相関して低下する 1,5-アンヒドログルシトール(1,5-AG)などの測定値を参考にする．

合併症の診断のための検査

糖尿病の合併症には，急性合併症と慢性合併症がある．表 1-24 に合併症に関連する検査を示す．低血糖，高血糖やケトアシドーシスなどの急性合併症の検査としては，血糖値に加えて，血清電解質，血漿浸透圧，血中ケトン体，乳酸，炎症関連検査〔血算，C 反応性蛋白(CRP)など〕，動脈血ガス分析，尿ケトン体などがある．慢性合併症の検査としては，三大合併症である網膜症，腎症，末梢神経症に加えて大血管障害である動脈硬化性疾患(冠動脈疾患，脳血管障害，末梢動脈疾患)，および足潰瘍・壊疽などの診断のための検査がある[4]．

文献

1) 日本糖尿病学会, 編. 糖尿病治療ガイド 2014-2015. 東京: 文光堂; 2014.
2) 日本糖尿病学会, 編. 科学的根拠に基づく糖尿病診療ガイドライン 2013. 東京: 南江堂; 2013.
3) 清野 裕, 他. 糖尿病の分類と診断基準に関する委員会報告(国際標準化対応版). 糖尿病. 2012; 55: 485-504.
4) 日本臨床検査医学会. 臨床検査のガイドライン JSLM2012. 東京: 宇宙堂八木書店; 2012.

〈村上正巳〉

1. 総論―検査の選び方・進め方

7 甲状腺疾患

　甲状腺疾患は，良性の慢性疾患，なかでも自己免疫疾患が多いという特徴がある．甲状腺疾患は，甲状腺機能検査所見からは甲状腺中毒症(甲状腺機能亢進症)と甲状腺機能低下症に分けられ，甲状腺腫の様子からはびまん性の腫大，結節性の腫大，有痛性の腫大に分けられる．甲状腺疾患患者は様々な症状を呈し，その初発症状から耳鼻咽喉科，眼科，精神神経科や循環器科など，いろいろな診療科を受診することがある．甲状腺疾患診療のポイントは，まず甲状腺疾患の存在を疑うことであり，検査を適切に選択して実施すれば一般に診断は困難ではない[1]．

甲状腺疾患を疑う所見

▶甲状腺腫と臨床症状

　甲状腺疾患の存在は，甲状腺の腫大により気づかれることが多い．甲状腺腫には，甲状腺全体が腫大するびまん性甲状腺腫と部分的に腫大する結節性甲状腺腫に分けられる．びまん性甲状腺腫をきたす代表的な疾患としては，Basedow病，橋本病や単純性甲状腺腫がある．結節性甲状腺腫は，良性のものと悪性のものに分けられる．良性の結節性甲状腺腫には，甲状腺腺腫，腺腫様甲状腺腫，甲状腺嚢胞などがあり，悪性の結節性甲状腺腫には，乳頭癌，濾胞癌，髄様癌，未分化癌や悪性リンパ腫がある．自発痛や圧痛などの痛みを伴う有痛性甲状腺腫は，亜急性甲状腺炎に特徴的であるが，橋本病の急性増悪，急性化膿性甲状腺炎，甲状腺嚢胞の急激な増大や未分化癌などにおいても痛みがみられることがある．

表 1-25 甲状腺機能低下症と甲状腺機能亢進症の症状

	甲状腺機能低下症	甲状腺機能亢進症
主な自覚症状	寒がり	暑がり，動悸
精神神経系	無気力，易疲労感，嗜眠	神経過敏，不眠
皮膚，毛髪	乾燥，発汗減少，毛髪脱落	湿潤，発汗増加
循環器系	徐脈，心電図低電位	頻脈，心房細動
消化器系	便秘	食欲亢進，軟便，下痢
体重	体重増加	体重減少
四肢	浮腫，アキレス腱反射弛緩相遅延	手指振戦

　典型的な甲状腺機能低下症と甲状腺機能亢進症では，表1-25に示すような症状や所見がみられる．これらのなかで，寒がりは甲状腺機能低下症，暑がりは甲状腺機能亢進症に比較的特徴的な症状であり，高頻度にみられる．特に甲状腺機能低下症の症状は不定愁訴と判断されて見逃されていることがあり，これらの症状から甲状腺機能異常の可能性を疑って検査を行うことが大切である．このほか甲状腺疾患の症状の特徴の1つとして，Basedow病における眼症状があげられる．

▶甲状腺疾患でみられる臨床検査所見

　健康診断，人間ドックや日常の診療において，検査所見の異常をきっかけとして甲状腺疾患の存在に気づかれることがしばしば経験される．

　甲状腺ホルモンが脂質代謝，骨代謝や各種酵素の動態などに関与するため，甲状腺機能の変化は臨床化学検査の測定値に影響を与える(表1-26)．Basedow病などの甲状腺機能亢進症では，総コレステロールの低値や骨型

表 1-26 甲状腺機能異常でみられる検査値の異常

検査項目	甲状腺機能低下症	甲状腺機能亢進症
コレステロール	上昇	低下
クレアチニン	上昇	低下
シスタチンC	低下	上昇
CK	上昇	低下
AST, ALT, LDH	上昇	上昇(ときに)
ALP(骨型)	不変	上昇

アルカリホスファターゼ(ALP)の高値を示すことが多い．一方，甲状腺機能低下症では総コレステロールの高値やクレアチンキナーゼ(CK)の高値がみられることが多い．甲状腺機能低下症ではアスパラギン酸アミノトランスフェラーゼ(AST)，アラニンアミノトランスフェラーゼ(ALT)や乳酸膜水素酵素(LDH)の上昇がみられ，甲状腺機能亢進症でも肝機能障害のためにこれらの上昇がみられることがある．また，甲状腺機能亢進症では腎でのクリアランス亢進のために血清クレアチニンが低下し，甲状腺機能低下症において軽度の上昇がみられる．一方，シスタチンCは，甲状腺ホルモンによる産生の亢進から，甲状腺機能亢進症で上昇し，甲状腺機能低下症で低下する．また，橋本病ではγグロブリンの増加によるチモール混濁試験(TTT)や硫酸亜鉛混濁試験(ZTT)などの膠質反応の上昇がみられることがある．炎症反応では，亜急性甲状腺炎の急性期に血沈とC反応性蛋白(CRP)の高値がみられる．

心電図検査では，甲状腺機能亢進症で頻脈や心房細動，甲状腺機能低下症で徐脈や低電位などがみられる．また，近年動脈硬化の評価を目的として行われている頸動脈超音波検査において，甲状腺腫，特に結節性甲状腺腫が発見されることも多い．

甲状腺疾患診断の手順

甲状腺疾患を疑った際には，図1-18 に示

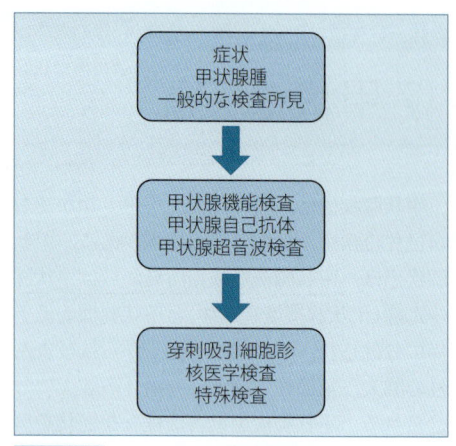

図 1-18 甲状腺疾患診断の流れ

すような手順で検査が行われる．臨床症状，甲状腺腫の所見，一般的な検査所見から，甲状腺疾患の存在を疑い，甲状腺ホルモンなどの甲状腺機能検査，甲状腺自己抗体検査ならびに甲状腺超音波検査を実施し，必要に応じて穿刺吸引細胞診，放射性ヨードなどを用いた核医学検査や遺伝子検査を含む特殊検査が行われる．

甲状腺機能異常をきたす代表的な疾患

甲状腺ホルモンの合成と分泌は，下垂体から分泌される甲状腺刺激ホルモン(TSH)により調節されており，視床下部-下垂体-甲状腺系にはネガティブフィードバック機構が存在する．すなわち，一般にTSHの上昇は原発性甲状腺機能低下症を，TSHの低下は原発性甲状腺機能亢進症を示すと考えられる．血中の甲状腺ホルモンの大部分は，甲状腺ホルモン結合蛋白(thyroid hormone binding protein：TBP)と結合している．健常人ではサイロキシン(T_4)の約0.03％がFT_4，トリヨードサイロニン(T_3)の約0.3％がFT_3として存在し，生理作用を発揮する．一般にTBPの変化の影響を受けないFT_4，FT_3が測定される．TSHと

7. 甲状腺疾患

	FT₃, FT₄ 低値	FT₃, FT₄ 基準範囲	FT₃, FT₄ 高値
TSH 高値	甲状腺機能低下症	潜在性甲状腺機能低下 TSH 不応症	甲状腺ホルモン不応症 TSH 産生下垂体腺腫
TSH 基準範囲	非甲状腺疾患 中枢性甲状腺機能低下症	正常 （橋本病の可能性あり）	甲状腺ホルモン不応症 TSH 産生下垂体腺腫
TSH 低値	非甲状腺疾患 中枢性甲状腺機能低下症	潜在性甲状腺機能亢進	甲状腺機能亢進症 破壊性甲状腺炎

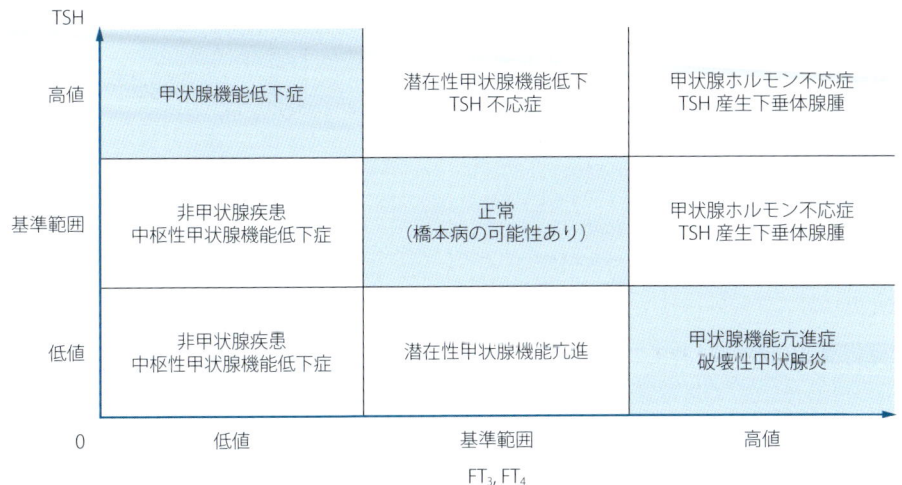

図 1-19 甲状腺機能検査と甲状腺疾患

FT_4, FT_3の測定値の間には図 1-19 のような関係があり，網掛けの部分が典型例である．潜在的甲状腺機能亢進状態では TSH のみ低下，潜在的甲状腺機能低下状態では TSH のみ高値を示す．この他特殊な病態として，中枢性甲状腺機能低下症，TSH 不応症，甲状腺ホルモン不応症などがあり，これらの診断には専門医への紹介が必要となる．また，抗甲状腺ホルモン抗体，抗 TSH 抗体や HAMA (human anti-mouse antibody) などが存在すると，測定法により TSH, FT_4, FT_3の測定値に影響を及ぼすことがあるので注意が必要である．

多くの場合，FT_4とFT_3の増減は一致する．甲状腺ホルモン代謝酵素である甲状腺ホルモン脱ヨード酵素により T_4から T_3に変換されるが，この代謝状態の変化により非甲状腺疾患でFT_4に比較してFT_3が低値を示す low T_3症候群やFT_4に比較してFT_3が高値を示す T_3 toxicosis などがみられることがある．

甲状腺機能低下症

甲状腺機能低下症の原因として原発性と中枢性（視床下部性，下垂体性）があるが，ほとんどは原発性甲状腺機能低下症である．原発性甲状腺機能低下症は，橋本病，阻害型 TSH 受容体抗体，薬物治療，手術，放射性ヨード治療，ヨードの欠乏や過剰，遺伝子異常を含めた先天性の原因などにより甲状腺ホルモンの分泌が低下するものである．また，無痛性甲状腺炎や亜急性甲状腺炎において甲状腺中毒症の後に一過性に甲状腺機能低下症となることが少なくない．多くの場合，甲状腺機能を反映する TSH, FT_4, FT_3の測定に加え，甲状腺機能低下症の代表的な原因である橋本病診断の一助として，サイログロブリン抗体 (TgAb)，甲状腺ペルオキシダーゼ抗体 (TPOAb) や TSH レセプター抗体 (TRAb) の検査も実施される（表 1-27）．

甲状腺中毒症の診断

甲状腺中毒症は甲状腺ホルモンであるFT_4, FT_3の血中濃度が上昇している病態であり，Basedow 病，機能性甲状腺結節や妊娠甲状腺中毒症などにより甲状腺ホルモンの合成と分泌が亢進する甲状腺機能亢進症と，無痛性甲

表 1-27 甲状腺自己抗体と考えられる疾患

自己抗原	自己抗体	考えられる疾患
TSH 受容体	TRAb（TBII）	Basedow 病
		甲状腺機能低下症
	TSAb	Basedow 病
	TSBAb	甲状腺機能低下症
サイログロブリン	サイロイドテスト	橋本病
	TgAb	甲状腺機能低下症
甲状腺ペルオキシダーゼ	マイクロゾームテスト	無痛性甲状腺炎
	TPOAb	Basedow 病

表 1-28 Basedow 病と無痛性甲状腺炎

	Basedow 病	無痛性甲状腺炎
年齢	若年～高齢	若年～高齢
男女差	1：3～5	1：5～7
中毒症状の持続期間	1ヵ月～年余	1～3ヵ月
中毒症の程度	様々	軽いものが多い
甲状腺腫		
大きさ	様々	比較的小さいものが多い
血管雑音	あることがある	ない
超音波所見	血流増加	血流低下
Basedow 病眼症	様々	原則としてない
TSH 受容体抗体	弱陽性～強陽性	陰性～ときに弱陽性
尿中ヨウ素	減少	増加
放射性ヨード摂取率	高値	著しく低下
経過	亢進症が持続	自然に軽快
	抗甲状腺薬，^{131}I，手術治療	低下症を経てもとに戻る

状腺炎や亜急性甲状腺炎により甲状腺の破壊によって甲状腺ホルモンが一時的に血中に漏出する破壊性甲状腺炎がある．Basedow 病と無痛性甲状腺炎の鑑別が臨床的に問題となることがあり，TRAb や甲状腺刺激抗体（TSAb）等の TSH 受容体抗体，尿中総ヨウ素量，甲状腺超音波検査による血流量測定，^{123}I 甲状腺摂取率などを参考にして診断する[2]（表 1-28）．

甲状腺癌の診断

甲状腺癌の診断においては，甲状腺超音波検査と穿刺吸引細胞診が行われる．穿刺吸引細胞診により乳頭癌の診断は容易であるが，濾胞癌の診断は困難である．サイログロブリンは，甲状腺癌の確定診断には有用ではないが，術後再発や遠隔転移の有無の診断に有用である．髄様癌の診断には，胎児性抗原（CEA）とカルシトニンの測定が有用である[3]．

文献

1) 村上正巳．甲状腺疾患診療の実際と自己抗体検査．In：村上正巳，編．甲状腺疾患と自己抗体検査．東京：診断と治療社；2010．p.57-70．
2) 日本甲状腺学会，編．バセドウ病治療ガイドライン 2011．東京：南江堂；2011．
3) 村上正巳．甲状腺癌．検査と技術．2006；34：812-8．

〈村上正巳〉

1. 総論—検査の選び方・進め方

8 膠原病

　近年，膠原病および膠原病類縁疾患では，生物学的製剤を中心とした治療薬とその治療効果が飛躍的に進歩している．そしてこれらの治療法の進歩に伴い，早期診断法や疾患活動性あるいは治療効果を反映するバイオマーカーの重要性が注目されている．なかでも，膠原病および膠原病類縁疾患では免疫異常をその発症基盤としており，血液検査，特に血清学的検査は重要である．このうち各種自己抗体は種々の膠原病やその類縁疾患の診断や病型分類に有用であることが明らかとなっている．本稿では膠原病診療，ことに診断・治療の進歩が著しい関節リウマチ，皮膚筋炎および全身性強皮症において有用性の高い自己抗体を中心に概説する．

関節リウマチ

　関節リウマチ rheumatoid arthritis(RA)は，関節滑膜の炎症性増殖による破壊性関節炎を特徴とする慢性炎症性疾患である．臨床的には，慢性の関節痛とともに関節変形による機能障害を生じるのみならず，全身性の炎症が持続する結果，諸臓器の機能障害を生じる疾患である．近年，RA 発症早期からの治療介入が完全寛解導入あるいは関節破壊進展防止に有効であることも明らかとなり[1]，RA の早期診断や早期治療，ならびに正確かつ簡便な治療効果判定や予後予測が重要となってきている．RA 診療に利用される血清学的検査として，リウマトイド因子 rheumatoid factor(RF)が最も一般的に測定されてきた．RF は 1987 年にアメリカリウマチ学会 American College of Rheumatology(ACR)が提唱した診断基準において採用された唯一の血清学的マーカーであるが，感度は比較的高いものの特異度が十分ではない．近年，抗環状シトルリン化ペプチド抗体 anti-cyclic citrullinated peptide antibody(抗 CCP 抗体)が優れた感度と特異度を有する RA の血清学的マーカーとして注目されている．RA 関連自己抗体の陽性頻度を表 1-29 に示す[2]．

▶リウマトイド因子(RF)

　RF は IgG の Fc 部分に対する自己抗体であり，赤血球凝集反応(RAHA)やラテックス凝集法(RA 試験)で検出される．RF の定量法としては，ラテックス凝集を免疫比濁法で測定する RF 定量法がある．なお，これらの検査は検出に凝集法を用いているため，主として IgM クラスの RF を検出する(IgM-RF)．RF 定量法のカットオフ値は 2011 年より 15 IU/mL(健常人での陽性率が 5％ となる値)となっている．RF 定量は，ACR/欧州リウマチ学会(EULAR)の新分類基準(2010 年)において，抗 CCP 抗体とともに血清学的因子として

表 1-29 関節リウマチ関連自己抗体の陽性頻度

疾患	RF	抗 CCP 抗体	CARF
関節リウマチ(RA)	75.9％	78.5％	78.5％
発症 1.5 年未満	52.4％	61.9％	57.1％
発症 1.5 年以上	84.5％	84.5％	86.2％
RA を除く膠原病*	21.3％	4.1％	24.6％
変形性関節症	8.2％	2.0％	8.2％
慢性炎症性疾患**	24.6％	2.1％	34.5％
健常人	4.1％	0.0％	4.7％

RF：リウマトイド因子，CCP：環状シトルリン化ペプチド，CARF：抗ガラクトース欠損 IgG 抗体
*全身性エリテマトーデス，Sjögren 症候群，全身性強皮症，多発性筋炎/皮膚筋炎，混合性結合組織病
**慢性ウイルス性肝炎，消化器系癌，婦人科系癌

含まれている．RF は RA の 70〜80％で検出されるものの，早期 RA では陽性率が 50％程度に低下する．また疾患特異性は低く，健常人でも数％程度で陽性を示し，RA 以外の膠原病や慢性肝疾患，慢性感染症などでも陽性となることが知られている．さらに前述の IgM-RF に加えて，IgG 型 RF（IgG-RF）を測定する方法も開発されている．IgG-RF の RA における陽性率は 20〜30％と低いが，高度の関節炎に加えて血管炎や間質性肺炎などの関節外症状と相関することがいわれている．一方 RA 患者においては，健常人 IgG に比べて糖鎖末端のガラクトース欠損を高頻度に認めることが明らかとなり，この糖鎖異常が RA の病態に関与することが示唆されている．このガラクトース欠損 IgG を抗原として，これに結合する抗体（抗ガラクトース欠損 IgG 抗体）の測定法も開発されている．この抗体は従来の IgM-RF よりも RA に対する感度が高く，早期 RA や IgM-RF 陰性患者での陽性率も高い．しかし RA 以外の疾患においても従来法に比べると陽性率が高く，補助的マーカーとして用いられることが多い．

▶ 抗 CCP 抗体

近年，RA 患者血清中にシトルリン化蛋白を認識する自己抗体が発見され，RA の診断的有用性や病因との関連で注目されている．かつて RA の自己抗体として，核周囲因子や抗ケラチン抗体，そして抗フィラグリン抗体が報告されていたが，1998 年に真の対応抗原がシトルリン化フィラグリンであることが判明した．測定感度を上げるために，シトルリン化フィラグリン上のエピトープペプチドを人工的に環状化した分子 cyclic citrullinated peptide（CCP）を抗原として作成されたキットが第 1 世代の抗 CCP 抗体である．さらに近年は，シトルリンを含む環状ペプチドのランダムライブラリーから作成された第 2 世代の

抗 CCP 抗体が広く用いられるようになり，RA での高い特異度を保持しつつ感度が改善されている．抗 CCP 抗体の感度は RF と同等の 60〜80％であるが，早期 RA でも 60％程度が陽性となる．一方，特異度に関しては 90〜95％と高く，他の膠原病（全身性エリテマトーデスや Sjögren 症候群），C 型肝炎などでの陽性は認められているものの比較的稀とされている[3]．さらに抗 CCP 抗体は，RA の発症ならびに予後や治療効果予測因子としても有用であることが示されており[4〜6]，RA の診療において極めて重要な自己抗体となっている．

多発性筋炎・皮膚筋炎

多発性筋炎 polymyositis（PM）は，骨格筋を主体とした炎症性病変を基本病態とする疾患である．四肢近位筋群を中心とした対称性筋力低下に加えて，クレアチンキナーゼやアルドラーゼといった血中筋原性酵素増加を特徴とする．また，これら筋炎症状に加えてヘリオトロープ疹や Gottron 徴候など皮膚病変を伴う場合は，皮膚筋炎 dermatomyositis（DM）と診断される．これまで PM および DM においては，他の膠原病に比べて自己抗体の臨床的意義が低いとされてきた．しかし近年，PM/DM に特異性の高い自己抗体が同定され，その臨床的特徴が明らかになってきた．以下にこれら筋炎特異自己抗体につき概説する．

▶ 抗アミノアシル tRNA 合成酵素抗体

アミノアシル tRNA 合成酵素（ARS）は，アミノ酸を tRNA の 3′ 末端に結合させる酵素であり，20 種類のアミノ酸に対応して 20 種類の ARS が存在する．このうちヒスチジル tRNA 合成酵素を対応抗原とする抗 Jo-1 抗体は，PM/DM の約 20〜30％で陽性であるが，特異性は高く，PM/DM の診断に有用である．抗 Jo-1 抗体以外の抗 ARS 抗体として，

抗 PL-7 抗体，抗 PL-12 抗体，抗 EJ 抗体，抗 KS 抗体などが知られているが，いずれも抗 Jo-1 抗体に比し頻度は低い．2014 年 1 月，これら 5 種の抗体を一括して検出可能な体外診断薬が保険収載された．抗 ARS 抗体陽性例では臨床症状が比較的共通しており，抗 ARS 抗体症候群と呼ばれている．その主要な症状として，①筋炎，②間質性肺炎，③発熱，④関節炎，⑤Raynaud 現象，⑥機械工の手があげられる[7]．なお，抗 ARS 抗体は免疫蛍光抗体法では細胞質抗体として認識される．

▶抗 Mi-2 抗体

抗 Mi-2 抗体はヒストン脱アセチル化酵素である Mi-2b を主要な抗原とする自己抗体で，免疫蛍光抗体法では抗核抗体として検出される．抗 Mi-2 抗体は，DM に特異性が高く，PM ではほとんど認められない．抗 Mi-2 抗体陽性患者では，定型的 DM の臨床像を呈することが特徴的で，悪性腫瘍や間質性肺炎は低率である．

▶抗 MDA-5 抗体

MDA-5（melanoma differentiation-associated gene 5）は RNA ウイルスの細胞内センサーである細胞質内蛋白であり，抗 MDA-5 抗体は抗細胞質抗体である．定型的 DM の皮疹を有するが筋症状を欠く clinically amyopathic DM（CADM）において，抗 MDA-5 抗体が特異的な自己抗体であることが明らかになった[8]．CADM は臨床的に予後不良の急速進行性間質性肺炎を合併する頻度が高いことが知られているが，抗 MDA-5 抗体陽性例では 70％に急速進行性間質性肺炎を合併する

ことが報告されている．

▶その他

成人の悪性腫瘍合併 DM と相関の強い抗 TIF-1γ（transcriptional intermediary factor-1γ）抗体や，治療抵抗性で筋組織像において壊死像を特徴とする抗 SRP（signal recognition particle）抗体などが知られている．

全身性強皮症

全身性強皮症 systemic sclerosis（SSc）は，皮膚および諸臓器の線維化に加えて血管障害による末梢循環障害と免疫学的異常を特徴とする自己免疫性疾患である．臨床症状により皮膚硬化が肘あるいは膝より遠位にとどまる限局型 SSc と，肘あるいは膝より中枢側に及ぶびまん型 SSc に分類される．SSc では抗核抗体の陽性頻度が 95％以上と高く，様々な核抗原に対する自己抗体が検出され，SSc の診断や病型分類に有用である（表 1-30）[9]．SSc でみられる代表的自己抗体につき，以下に概説する．

▶抗トポイソメラーゼ I 抗体

抗トポイソメラーゼ I 抗体（抗 Topo I 抗体）は抗 Scl-70 抗体とも呼ばれ，SSc に特異的に出現する自己抗体である．Scl は scleroderma の略であり，当初対応抗原の分子量が 70 kDa であるとされたため，抗 Scl-70 抗体と名づけられた．その後，この対応抗原が細胞核内に存在する DNA トポイソメラーゼ I であること，およびこの分子量が実際は 100 kDa であることが判明した．なお，免疫蛍光抗体法では斑紋型（speckled pattern）の抗核抗体陽性となる．抗 Topo I 抗体は SSc の 30～40％で検

表 1-30 全身性強皮症（SSc）における自己抗体と関連病型・臓器障害

自己抗体	陽性頻度	病型	関連臓器障害
抗トポイソメラーゼ I 抗体	30～40％	びまん性 SSc	間質性肺疾患
抗セントロメア抗体	20～30％	限局性 SSc	臓器病変軽度
抗 RNA ポリメラーゼ III 抗体	5～10％	びまん性 SSc	腎クリーゼ

（桑名正隆．内科．2013; 112: 61-6 を改変）[9]

出され，疾患特異性が高い[10]．本抗体陽性SScでは特にびまん型SScが多く，進行性肺線維症など内臓病変を合併する頻度が高い．

▶抗セントロメア抗体

抗セントロメア抗体は抗Topo I 抗体と並んで臨床現場で広く用いられている．抗セントロメア抗体は，免疫蛍光抗体法で散在斑紋型(discrete speckled pattern)を呈する抗核抗体として検出される．その対応抗原はセントロメア関連抗原であるCENP(centromere protein)ファミリーのうちのCENP-Bである．SScにおいては，20〜30％において抗セントロメア抗体が検出されるが，特に限局型SScと関連が深い[11]．本抗体が健常人および膠原病以外の疾患で検出されることは稀であるが，原発性胆汁性肝硬変や原発性Sjögren症候群で陽性になることがある．なお，抗セントロメア抗体が抗Topo I 抗体と同時に陽性になることは稀である．

▶抗RNAポリメラーゼIII抗体

本抗体は，2010年に保険収載されたSScの新規自己抗体である．SScにおける陽性頻度は5〜10％程度と低いが，びまん型SScに特異性が高い．興味深いことに，抗RNAポリメラーゼIII抗体陽性例では腎クリーゼを発症するリスクが高いことが報告され，その病態との関連が注目されている[12]．なお腎クリーゼとは，強皮症腎と呼ばれる重篤なSScの合併症の1つであり，悪性高血圧と急速な腎機能障害を特徴とする．

おわりに

新規自己抗体の発見，および臨床応用により，膠原病診療は格段に進歩した．生物学的製剤を主とした治療法が，今後ますます発展することが予想され，さらなる膠原病の早期診断，病型分類，さらには疾患活動性の正確な評価が要求される．各種自己抗体の意義を理解し，実地診療に生かすことが一層重要となることが考えられる．

文献

1) Quinn MA, et al. Very early treatment with infliximab in addition to methotrexate in early, poor-prognosis rheumatoid arthritis reduces magnetic resonance imaging evidence of synovitis and damage, with sustained benefit after infliximab withdrawal: results from a twelve-month randomized, double-blind, placebo-controlled trial. Arthritis Rheum. 2005; 52: 27-35.
2) 林 伸英, 他. 抗CCP抗体と関節リウマチ. 臨床病理. 2010; 58: 466-479.
3) Avouac J, et al. Diagnostic and predictive value of anti-cyclic citrullinated protein antibodies in rheumatoid arthritis: a systematic literature review. Ann Rheum Dis. 2006; 65: 845-51.
4) Rantapaa-Dahlqvist S, et al. Antibodies against cyclic citrullinated peptide and IgA rheumatoid factor predict the development of rheumatoid arthritis. Arthritis Rheum. 2003; 48: 2741-9.
5) Nielen MM, et al. Specific autoantibodies precede the symptoms of rheumatoid arthritis: a study of serial measurements in blood donors. Arthritis Rheum. 2004; 50: 380-6.
6) 中島 衝. 関節リウマチ診断の血清マーカー. 臨牀と研究. 2010; 87: 226-9.
7) Connors GR, Christopher-Stine L, Oddis CV, et al. Interstitial lung disease associated with the idiopathic inflammatory myopathies: what progress has been made in the past 35 years? Chest. 2010; 138: 1464-74.
8) Sato S, et al. Autoantibodies to a 140-kd polypeptide, CADM-140, in Japanese patients with clinically amyopathic dermatomyositis. Arthritis Rheum. 2005; 52: 1571-6.
9) 桑名正隆. 全身性強皮症. 内科. 2013; 112: 61-6.
10) Reveille JD, et al. Evidence-based guidelines for the use of immunologic tests: anticentromere, Scl-70, and nucleolar antibodies. Arthritis Rheum. 2003; 49: 399-412.
11) 沢田哲治. 膠原病の臨床検査の最近の話題. 日内会誌. 2013; 102: 3154-9.
12) Shanmugam VK, et al. Renal disease in scleroderma: an update on evaluation, risk stratification, pathogenesis and management. Curr Opin Rheumatol. 2012; 24: 669-76.

〈坂井宣彦，和田隆志〉

1. 総論―検査の選び方・進め方

9 炎症マーカー

　炎症局所あるいは全身での免疫反応により，種々の細胞から炎症関連分子が産生，分泌される．それらの分子が，炎症の有無や疾患重症度を反映する臨床検査として頻用されている．しかしながら，多くの炎症マーカーは，疾患特異的に変化するものではなく，基礎にある病態により修飾を受ける．そのため，疾患の確定診断のために用いられることよりも，疾患活動性のモニターや治療反応性の評価のために測定されることが多い[1]．本稿では，炎症マーカーが臨床検査として用いられている，感染症，心血管疾患，自己免疫性疾患について，その意義を概説する．

感染症における炎症マーカーの意義

　感染症の診断および治療効果判定において，C反応蛋白 C-reactive protein（CRP）は最も頻用されている項目の1つである．しかしながら，CRPは，感染後上昇するまでにある程度時間がかかること，軽微な感染でも上昇し，その重症度と相関はしないこと，また感染以外の種々の炎症性疾患で上昇することなどにより，さらに感染症の病態を特異的かつ鋭敏に反映するマーカーが必要とされていた．近年，細菌感染症において，プロカルシトニン（PCT）がCRPよりも，感度，特異度が優れていることが明らかとなった．PCTは通常，甲状腺C細胞より産生され，健常人では血清濃度0.05 ng/mL未満である．一方，細菌感染の状態では白血球をはじめ全身の組織でPCTが産生され，血中に分泌される．感染後4～12時間以内に上昇するため，CRPやサイトカインよりも早期に感染症の診断が可能

となることが示唆されている．しかしながら，その濃度と，敗血症の発症率の相関，あるいは生命予後への影響などに関しては，いまだ明らかではなく，今後の検討が必要である．また，抗生物質などの治療による反応がCRPより早いことが報告されており，抗生物質の中止を考慮する指標としても有用であることが示唆されている．PCT値を指標に抗生物質治療を行う clinical trial が2013年6月に終了しているが（SISPCT study；Clinical Trials ID: NCT00832039），いまだ結果は公表されておらず，今後の発表が期待される．CRPほど多様な炎症性疾患での上昇はないとされているが，外傷，真菌感染症，川崎病などでの上昇が報告されているため，注意が必要である．

　また，2014年1月に血漿/全血中プレセプシン（soluble CD14-subtype）が，敗血症の診断目的の検査項目として保険収載された．CD14は単球系の白血球に発現し，LPS，LPS binding protein と結合することにより，細胞の活性化シグナル伝達を担う膜蛋白である[2]．このCD14-LPS-LPS binding protein 複合体がshedding を受ける際に産生されるのがsoluble CD14-subtype であると考えられている（図1-20）．これまでの報告では敗血症や局所感染症など感染症では特異的に上昇し，非感染性の全身性炎症反応症候群（SIRS）ではカットオフ値（500 pg/mL）を超えないことが報告されている．一方で，その値は年齢や腎機能の影響を受けるとの報告もある．PCTに比較して，プレセプシンと感染症に関する報告はいまだ少なく，感染症診療におい

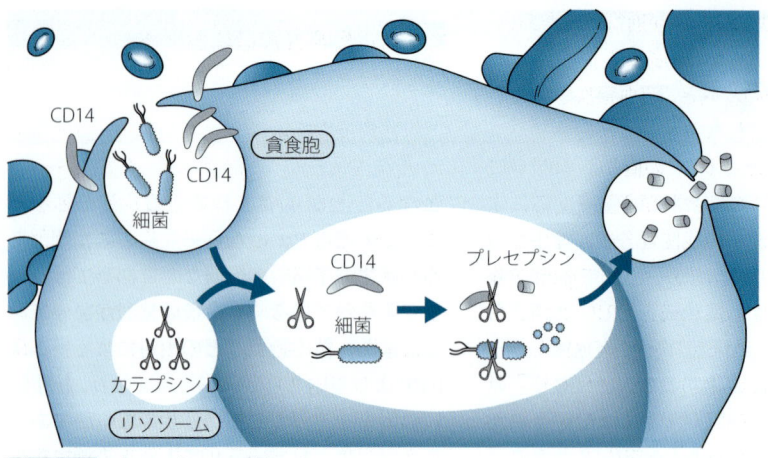

図 1-20 プレセプシンの動態

(パスファースト Presepsin．http://www.medicine.co.jp/catalog/ctg_list/pdf/73_temp.pdf より)[2]

ての位置づけ，特に PCT や CRP との差異，またパネル化での有用性など，今後の検討が必要であると考えられる．

心血管疾患における炎症マーカーの意義

Russell Ross により「動脈硬化は炎症性疾患である」という概念が提唱されて以降，動脈硬化，特に粥状硬化の発症・進展における炎症関連分子の意義が数多く報告されている．血管内皮細胞障害を起点とし，LDL コレステロールの沈着と炎症細胞の浸潤により病変が進展する．その過程において，種々のサイトカイン・ケモカイン，そのほか炎症関連分子が産生，分泌されることが明らかとなっている．それらの分子のうち CRP，ことに高感度 high-sensitivity (hs) CRP が心血管疾患と関連しており，バイオマーカーとして用いられている．動脈硬化巣より分泌されるインターロイキン interleukin (IL)-6 をはじめとするサイトカインが，肝臓での CRP の産生を促すと考えられており，硬化巣の障害・進展を反映しうる可能性が示されている．健常男性の虚血性心疾患と脳血管疾患の発症率と hsCRP 濃度に相関があったとする報告や，女性においても hsCRP の上昇と心血管疾患の発症に相関がみられたとも報告されている．一方，CRP は LDL と結合し，硬化巣に沈着することによって，マクロファージの活性化など，直接的に炎症の促進に関与することが示唆されている．これらのことより「動脈硬化性疾患予防ガイドライン 2012」では CRP と炎症関連マーカーが，脂質異常症以外の危険因子・マーカーの 1 つとしてあげられている[3]．さらに，CRP を治療標的として積極的に介入するという試みもなされている．これまでの報告では，スタチンにより，LDL コレステロールの低下とともに CRP の低下が得られ，心血管疾患の発症率低下に寄与することが示されている．また，2014 年 1 月現在，動脈硬化に対する臨床試験として，抗 IL-1β 抗体である canakinumab を用いた CANTOS 試験 (Clinical Trials ID：NCT01327846)，メトトレキサートを用いた CIRT 試験 (Clinical

Trials ID：NCT01594333)が進行中である．

しかしながら，CRP 濃度に影響を与える CRP 関連遺伝子の変異と，心血管疾患の発症率には相関がみられないとする報告もあり，動脈硬化巣における CRP の直接的な関与に関しては今後さらなる検討が必要である．

さらに最近，保健収載されてはいないものの，新たなバイオマーカーとして pentraxin (PTX)3 が注目されている．CRP，PTX3 とも pentraxin super family に属し，CRP は short pentraxin，PTX3 は long pentraxin に分類される．CRP は主に，動脈硬化巣より分泌された IL-6 の作用により肝臓より産生されるのに対して，PTX3 は硬化巣に存在する内皮細胞，平滑筋細胞，炎症細胞などから分泌される．そのため PTX3 は，CRP より鋭敏に動脈硬化巣局所の病変，特に冠動脈プラークの不安定化を反映するとされている．また，PTX3 の値が，心筋梗塞発症後 3 ヵ月の生命予後と相関するとも報告されている．一方，高安動脈炎においても，PTX3 値は疾患活動性のマーカーとなりうることが明らかとなっている．

自己免疫性疾患における炎症マーカーの意義

自己免疫性疾患において炎症マーカー，特に赤沈や CRP，血清アミロイド A Serum amyloid A(SAA)は，原疾患の疾患活動性のマーカーとしてのみならず，治療による免疫抑制状態時の感染症のスクリーニング検査としても有用である．本章では，炎症マーカーが疾患活動性の指標として頻用されている疾患を中心に概説する．

関節リウマチ(RA)の疾患活動性に伴い，炎症反応は上昇する．RA を早期診断するため，2010 年に米国リウマチ学会と欧州リウマチ学会が改定した，RA の新分類基準にも，炎症反応が診断項目の 1 つとしてあげられている．また疾患活動性の指標となる disease activity score(DAS)においても，CRP あるいは赤沈を用いた計算式により，活動性が評価される．一方，SAA は疾患活動性とも相関するが，続発性アミロイドーシスの発症に重要な意義を持つ．SAA は種々の炎症性サイトカインの刺激により，肝細胞，血管内皮細胞，

表 1-31 膠原病とその類縁疾患

	自己抗体が陰性であるもの	自己抗体が陽性となるもの
炎症反応が陽性となるもの	高安動脈炎 側頭動脈炎 結節性多発動脈炎 成人発症 Still 病 リウマチ性多発筋痛症 RS3PE Behçet 病 血清反応陰性脊椎関節症 再発性多発軟骨炎	ANCA 関連血管炎 (GPA，MPA，CSS) RA
炎症反応が陽性になりにくいもの	変形性関節症 線維筋痛症	SLE SSc PM/DM MCTD Sjögren 症候群

(森信暁雄．膠原病と類縁疾患．In：臨床検査のガイドライン JSLM2012．日本臨床検査医学会；2012．p.387-90 より)[4]

単球などの細胞より産生される 12.5 kD の蛋白である．この蛋白が切断を受け AA 蛋白となり，組織に沈着し AA アミロイドーシスを発症すると考えられている．原疾患を治療することで SAA は低下しうるが，その目標値などについては明らかではない．SAA を 10 mg/dL 未満に維持した例は 10 年生存率が 90％であったとする報告がある．血清マトリックスメタロプロテアーゼ（MMP）-3 値は増殖滑膜の量を反映し，関節破壊の進行と相関する．MMP-3 も RA に特異的なマーカーではないことに注意を要する．

リウマチ性多発筋痛症は肩，上腕，大腿など近位部の筋肉に圧痛，疼痛を認めることを特徴とし，時に側頭動脈炎を合併する疾患である．CRP，赤沈などの炎症マーカーは，疾患活動性を反映するが，そのほかリウマトイド因子，自己抗体などは原則的に認められない．このほか表 1-31 に示すような高安動脈炎や結節性多発動脈炎，Behçet 病などは，いずれも自己抗体が陰性であり，臨床所見や画像，病理所見などと炎症マーカーにより疾患活動性が評価される[4]．

まとめ

各種疾患における炎症マーカーの意義を概説した．炎症マーカーは種々の疾患により変動するため，スクリーニングなどで異常値をみたときには，基礎にある病態の把握が重要になってくると考えられる．また，疾患によっては，経時的な病勢変化や，治療反応性の評価として使用されている．現在，新規のバイオマーカー探索が種々の疾患で行われているが，今後さらに感度，特異度が高い炎症マーカーの臨床応用が待たれる．

文献

1) 岡本明子, 他. 19 章 炎症マーカー検査. 内科. 2013; 111: 1324-42.
2) パスファースト Presepsin. http://www.medience.co.jp/catalog/ctg_list/pdf/73_temp.pdf
3) 動脈硬化性疾患の脂質異常症以外の危険因子. 動脈硬化性疾患予防ガイドライン 2012 年版. p.45-9.
4) 森信暁雄. 膠原病と類縁疾患. In: 臨床検査のガイドライン JSLM2012. 日本臨床検査医学会; 2012. p.387-90.

〈岩田恭宜，和田隆志〉

10 感染症のスクリーニング検査

感染症

感染症は，患者の年齢，基礎疾患，感染臓器・解剖，感染の発生場所により原因微生物は様々である．感染症検査は，原因微生物により検査法が大きく異なる上，原因微生物特異的な検査も少なくない．したがって，問診や身体診察，画像診断などから，感染部位や患者背景を把握し，原因微生物を推定した上で検査項目を選択し実施することが肝要である．感染症を疑った場合には迅速検査がしばしば実施されるが，病原体特異的検査において迅速検査として有用なのは主に抗原検査となる．抗体検査は主にその感染症の免疫の有無やペア血清上昇による感染症治癒後の病原体診断に用いられる[1]．

スクリーニング検査

本来，すべての感染において万能なスクリーニング検査はあり得ない．感染症の存在を疑うにあたり，発熱やCRPなどの炎症反応の指標のみに依存しすぎないことが重要である．発熱の原因は感染症以外にも多くあり，悪性腫瘍，膠原病，薬剤アレルギーなどとの鑑別が必要となる．逆に発熱を認めない感染症も多いため，発熱やCRP上昇の有無にかかわらず鑑別診断に感染症を含める必要があるか判断することが肝要となる．感染症を疑った場合に行うべき検査として，その重症度のため可能な限りの早期抗菌薬投与が必要な敗血症に対応するために，胸部X線検査，検尿検査とともに血液培養を2セット採取することが推奨されている．経験的治療として推定菌を含む広域スペクトルの抗菌薬を投与し，抗菌薬投与前に施行された血液培養検査とその感受性検査の結果に基づき，最適な抗菌薬に変更する必要がある．

近年，プロカルシトニン（PCT）が細菌感染症特異マーカーとして注目されているが，敗血症における感度，特異度としてはCRPを凌駕するものでない[2]．敗血症が疑われる症例においてはPCTが高値であることをもって抗菌薬を投与する方法は比較的安全と推察されるが，PCTが低値であることをもって抗菌薬を投与しないとするのはリスクが高まる可能性がある．状況に応じて使用すれば，感染症の重症度のマーカーとして，あるいは抗菌薬治療の指標として用いることも可能であるが，万能ではないので，PCTはあくまでも参考所見にとどめるべきである．逆に，細菌感染ではない重症病態の際は，むしろPCTの低さが感染症除外に役立つ可能性がある．

患者に対する感染症のスクリーニング検査として，入院時もしくは観血的処置（手術を含む）前に梅毒，HBV，HCV，HIV検査が施行されていることが多い．この場合に大切なのは，単に医療従事者の感染対策のために施行されるのではなく，検査結果の如何にかかわらず同じ医療が提供されることを担保し，診療拒否にならないことである．積極的な検査の推進は，患者のメリットのためであり，決して医療従事者側のみのメリットであってはならない．ちなみに米国では，術前検査としてこれらの感染症を検査することはなく，「すべての患者の血液，体液は潜在的に感染力を有するものである」という考えから，手

表 1-32 感染症検査の種類

	主な検査対象	注意点
塗抹検査	グラム染色：細菌，真菌 抗酸菌染色：抗酸菌 直接検鏡：原虫 墨汁染色：クリプトコックス ギムザ染色：マラリア，ニューモシスチス	一般に培養検査より低感度 特殊染色が必要な病原体あり 正確な菌種同定は不可
培養検査	細菌 真菌 ウイルス	時間を要する 培養困難な病原体がある 常在菌，定着菌との鑑別が必要
抗原検査	局所検体：細菌（A群レンサ球菌，クロストリジウム） ウイルス（インフルエンザ，アデノ，ロタ，ノロ，RS） 尿検体：肺炎球菌，レジオネラ 血液検体：ウイルス：CMV アンチゲネミア 真菌（アスペルギルス，クリプトコックス，カンジダ，βグルカン）	発症早期は低感度 感染後しばらく陽性が遷延するため治療効果判定には利用困難
抗体検査	各種ウイルス 培養困難な細菌：マイコプラズマ，クラミジア，百日咳，梅毒 原虫：トキソプラズマ，赤痢アメーバ	ウインドウ期間の存在 診断基準が様々
遺伝子検査	抗酸菌，HBV，HCV，HIV，淋菌，クラミジア レジオネラ，マイコプラズマ，HPV	生菌と死菌の鑑別不可
免疫学的検査	インターフェロンγ遊離試験：結核菌	免疫低下患者では測定不能

（馬場尚志．感染症検査．In：日本臨床検査医学会ガイドライン作成委員会，編．臨床検査のガイドライン JSLM2012．東京：宇宙堂八木書店；2012．p.27-30 より，一部改変して引用）[1]

術時には術者は二枚手袋を着用し，日常診療における針刺し事故を予防するガイドラインを定めている．これはコスト的にも，すべての観血的治療を行う患者にこれらの検査を行うよりも，針刺し事故を起こした場合にのみ検査することの方が有意であるという考えに基づいている．

一方，医療従事者は麻疹・風疹・水痘・ムンプスの4種ウイルス抗体価が陽性であることをあらかじめ確認しておく必要がある．既往歴だけでは不確実であり，予防接種歴があっても減衰している可能性がある．そのために新たに病院に勤務する職員（患者と接する可能性のある者）に対して，感染症のスクリーニング検査としてウイルス抗体価の検査が施行されている．基本的には各種ワクチンを2回接種することが推奨されており，2回接種済みの職員は，抗体検査で確認する必要はない．ワクチン接種を受けることができず免疫が不十分である職員は，罹患患者と接触した場合には発症の危険があるため，特別な対応をとる必要がある[3]．

感染症検査の種類（表 1-32）

▶塗抹検査

感染症の治療において，原因菌を明らかにするための診断検査が必要なことは明らかである．

グラム染色による喀痰塗抹検査は，手技が簡便で迅速性に富み，その情報は検体の品質評価だけではなく原因菌の推定が可能であるので，肺炎などの感染症の初期治療における抗菌薬選択の重要な指標となりうるとされるが，実施者の経験によって手技や結果の解釈

10. 感染症のスクリーニング検査 | 63

表 1-33 抗原検査

検査方法	原理	特徴
酵素免疫法（EIA）	ウイルス抗原と特異抗体を反応させ，酵素反応により検出．特異抗体に直接酵素を標識して検出する直接法と二次抗体に酵素標識する間接法がある．	高感度
蛍光抗体法（FA）	ウイルス抗原と特異抗体を反応させ，蛍光色素により検出．特異抗体に直接蛍光物質を標識して検出する直接法と二次抗体に蛍光物質を標識する間接法がある．	特異性が高い
遺伝子増幅法（PCR）	熱変性１本鎖 DNA に目的のプライマーを結合させ，DNA ポリメラーゼにより DNA 合成反応を行い，これを繰り返すことにより目的とする DNA 配列を指数関数的に増幅．	高感度・特異性が高い
サザンブロットハイブリダイゼーション	制限酵素で消化した検体 DNA をアガロース電気泳動で分画，変性させた１本鎖 DNA をメンブランに転写後，標識プローブとハイブリダイゼーションさせ，目的遺伝子を検出．	DNA の量的・質的変化の異常を解析
液相（核酸）ハイブリダイゼーション	液相中で検体を溶菌処理し，遊離した rRNA と標識プローブをハイブリダイゼーションさせ，形成した２本鎖ハイブリッドを分離，目的遺伝子を検出．	病原体の rRNA を標的とし，直接菌体を検出
in situ ハイブリダイゼーション	スライドグラス上で，細胞や染色体の DNA，あるいは rRNA と標識プローブをハイブリダイゼーションさせ，顕微鏡下で検出．	ウイルス感染細胞の確認・目的遺伝子の局在性を証明

（SRL 検査項目レファレンス．http://www.srl.info/srlinfo/kensa_ref_CD/ を一部改変）[6]

が異なる場合がある[4]．

▶培養検査

　喀痰培養の陽性率は様々であり，培養検査の手順の質（喀痰採取，輸送，迅速な処理，検査所見の解釈力など）により大きく影響される．このような検査を実施する本来の目的は，培養検査によって得られる感受性結果によって個々の患者に対する抗菌薬治療を変更する必要があることである．すでに投与されている抗菌薬スペクトルをさらに広域または狭域に変更することである．患者にとって最も有用な治療の変更は，通常の経験的治療でカバーできない真菌，結核などの特殊な病原微生物や耐性菌に対する治療薬の拡大や変更である．不適切な抗菌薬治療を行うと死亡率や臨床的効果に対して負のリスクが増加することが知られている．狭域なスペクトルの抗菌薬変更が可能になれば，薬剤の副作用およ び耐性菌出現のリスクを抑制する可能性がある[5]．

▶抗原検査（表 1-33）

　細菌やインフルエンザに対する迅速抗原検査は短時間で結果が得られ，初期治療選択に有用である．また，アデノウイルスやノロウイルスなどの迅速抗原検査も，適切な感染対策を実施する上で有用である．しかし，いずれの検査においても偽陽性，偽陰性の可能性は考慮して対応することが肝要である．遺伝子学的手法により病原体そのものを検出する検査もある．結核菌など発育の遅い菌や培養困難な細菌，ウイルスなどが対象となる．培養検査が比較的多くの病原体を同時に検出できるのに対し，遺伝子検査は対象となる病原体のみしか検出できず，高価でもあり，臨床症状や患者背景などから病原体の推定を行い，検査の必要性を十分に検討した上で実施

表1-34 抗体検査

検査方法	原理	特徴
補体結合反応（CF）	抗原抗体複合体と結合した補体を感作血球の不溶血を指標として間接的に証明．	●群特異性が高い ●比較的早期に抗体消失 ●感染スクリーニング用
赤血球凝集抑制反応（HI）	赤血球凝集能をもつウイルスの場合，その凝集を抑制する抗体を証明．	●型特異性が高い ●早期に抗体が上昇，持続する
蛍光抗体法（FA）	感染細胞中のウイルスと抗体との反応を蛍光標識抗体で証明．	●抗体分画が可能
中和反応（NT）	活性ウイルスを抗体により中和させ，感染防御抗体を証明．	●型特異性が高い
酵素免疫法（EIA）	固相化したウイルス抗原と抗体を反応させ，酵素標識抗体との反応により証明．	●抗体分画が可能 ●定量的データ ●他法に比して高感度
受身赤血球凝集反応（PHA）	固相化赤血球にウイルスを吸着させ，これに抗体を反応させ，凝集の有無により証明．	●高感度
受身（粒子）凝集反応（PA）	固相化ゼラチン粒子にウイルスを吸着させ，これに抗体を反応させ，凝集の有無により証明．	●PHAに比し非特異的凝集が少ない
ウエスタンブロット法（WB）	転写膜に分画された抗原蛋白のバンドと特異的に反応する抗体を検出．	●特異性が高い ●確認試験

(SRL 検査項目レファレンス．http://www.srl.info/srlinfo/kensa_ref_CD/を一部改変)[6]

する必要がある．

▶抗体検査

抗体検査の方法とその特徴について（表1-34）に示す．急性期の診断には感染初期から上昇するIgMを検査する一方，感染防御能の評価にはIgGやHI法，NT法など長期間持続する指標を用いるなど，目的により検査すべき方法が異なる．急性期と回復期に採取したペア血清を用いて，4倍以上の有意な抗体価の上昇により急性感染の診断が可能となるが，回復期まで診断ができないことから疫学的な意義はあるものの臨床的な有用性に欠ける．

⚠ 検体採取時の注意点

患者検体からの病原体の検出は感染症診断において重要である．微生物検査に供する検体の採取法と保存法は検査結果に大きな影響を及ぼすので正しい方法で採取し，検査に適した良質なものを検査しなければならない．抗菌薬投与前に採取すること，乾燥を避け，適切な環境で保存すること，患者の協力を得て良質な検体を採取することなどが大切である．呼吸器感染症患者において，喀痰検体を用いる場合は上気道や口腔内常在菌による検体汚染の危険性が問題となる[5]．喀痰の品質管理法として，肉眼的評価（Miller & Jones 分類）と顕微鏡的評価（Geckler 分類）を応用して微生物検査に適した検体かどうか判断する．

⚠ 結果解釈における注意点

いかなる検査法もその感度，特異度に留意する必要があり，感染症検査単独で判断するのではなく，他の臨床所見と総合して結果を解釈することが肝要である．培養検査では原因菌として治療すべきがの判断が必要であり，定着菌や汚染菌との鑑別に塗抹検査や抗原検査も利用する．抗体検査ではウインドウ

ピリオドの存在など発症直後に偽陰性となる可能性に注意が必要である．また，抗体検査の場合，キットによるカットオフ値の違いや，感染防御能の評価を目的とした場合に異なる判断基準が適応されることなどにも注意が必要である．

文 献

1) 馬場尚志．感染症検査．In：日本臨床検査医学会ガイドライン作成委員会，編．臨床検査のガイドラインJSLM2012．東京：宇宙堂八木書店；2012．p.27-30．
2) Tang BM, et al. Accuracy of procalcitonin for sepsis diagnosis in critically ill patients: systematic review and meta-analysis. Lancet Infect Dis. 2007; 7: 210-7.
3) ワクチン接種プログラム作成委員会．麻疹，風疹，流行性耳下腺炎，水痘ワクチン．日本環境感染学会院内感染対策としてのワクチンガイドライン．日本環境感染学会誌．2009；24：S4-8．
4) Infectious Diseases Society of America/American Thoracic Society. Consensus guidelines on the management of community-acquired pneumonia in adult. Clin Infect Dis. 2007; 44 Suppl 2: 27-72.
5) 德江 豊．喀痰検査はどこまで有用か？ 日内会誌．2011；100：3510-5．
6) SRL 検査項目レファレンス．http://www.srl.info/srlinfo/kensa_ref_CD/

〈德江　豊〉

11 呼吸器疾患関連検査

　呼吸器疾患は，肺炎，肺結核症，肺癌，間質性肺疾患，慢性閉塞性肺疾患 chronic obstructive pulmonary disease（COPD），気管支喘息，肺血栓塞栓症，肺高血圧症，睡眠時無呼吸症候群など非常に幅広い領域の疾患が含まれ，その診断および治療効果判定には各種画像検査，生理学的検査と並んで多くの検体検査が用いられるため，診療にあたってはそれぞれの検査の特性を十分に理解しておく必要がある．実臨床で使用される呼吸器疾患関連検体検査は，種類も多く項目も多岐にわたるため疾患の病態・領域ごとにその特性を分類しておくと理解しやすい．下記に代表的病態・疾患別の主な検体検査について示す（表1-35）．

🖉 呼吸不全が疑われる場合

▶呼吸不全の鑑別の1st step

　鑑別の初めに，病歴聴取と身体所見が大切である．いつから発症したのか（急性 or 慢性），咳や痰などの症状，息切れの程度，基礎疾患，喫煙歴，粉塵曝露歴，服薬歴，海外渡

表1-35 呼吸器疾患関連検体検査の概要

1. 呼吸不全/低酸素血症
   動脈血液ガス分析
2. 呼吸器感染症（細菌性肺炎，肺結核症，ウイルス肺炎）
   ①炎症マーカー（白血球数，C反応性蛋白，血沈，プロカルシトニンなど）
   ②喀痰培養検査（一般細菌，抗酸菌，結核菌PCR検査）
   ③結核の感染診断（クオンティフェロン，ELISPOT）
   ④尿中抗原を用いた重症肺炎原因検索（レジオネラ，肺炎球菌）
   ⑤免疫低下に伴う肺炎の原因検索（β-D グルカン，アスペルギルス抗原，ニューモシスチスPCR検査など）
3. びまん性肺疾患/間質性肺炎
   ①線維化マーカー（KL-6，SP-D，SP-A）
   ②原因疾患検索（抗核抗体，リウマトイド因子，ACE，MPO-ANCA，PR3-ANCA，その他各種自己抗体など）
   ③気管支肺胞洗浄液による鑑別（CD4/8比，細胞分画など）
4. 肺循環障害（肺高血圧症，肺血栓塞栓症）
   ①右心負荷・心筋障害の評価（BNP，NT-proBNP，トロポニンI，トロポニンT）
   ②凝固線溶系マーカー（Dダイマー，APTT，PT）
   ③肺高血圧症原因検索（抗核抗体，抗リン脂質抗体，HIV抗体，プロテインC，プロテインSなど）
5. その他
   Ⅰ）閉塞性肺疾患（COPD，気管支喘息）
   ①アレルギー素因検索（特異的IgE抗体，総IgE，好酸球）
   ②併存症の検索（HbA1c，LDL，全身炎症の評価（IL-6，TNF-α），増悪時の評価（CRP，BNPなど）
   Ⅱ）肺悪性腫瘍
   腫瘍マーカー（CEA，シフラ，ProGRPなど）
   遺伝子変異検索（EGFR，ALK，UGT1A1）
   Ⅲ）睡眠呼吸障害（主に閉塞型睡眠時無呼吸症候群）
   併存症の検索（HbA1c，LDLコレステロール，IL-6，TNF-α，IRI，レプチンなど）

（略語については，各項目を参照）

11. 呼吸器疾患関連検査

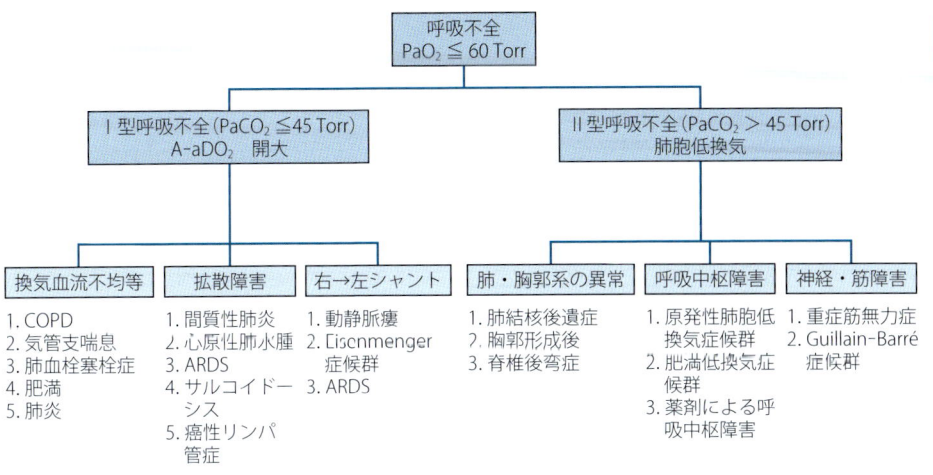

```
                    呼吸不全
                   PaO₂ ≦ 60 Torr
           ┌─────────────┴─────────────┐
   I型呼吸不全(PaCO₂≦45 Torr)      II型呼吸不全(PaCO₂ > 45 Torr)
      A-aDO₂ 開大                    肺胞低換気
   ┌──────┬──────┬──────┐      ┌──────┬──────┬──────┐
 換気血流  拡散障害  右→左シャント  肺・胸郭系の異常  呼吸中枢障害  神経・筋障害
 不均等
```

換気血流不均等	拡散障害	右→左シャント	肺・胸郭系の異常	呼吸中枢障害	神経・筋障害
1. COPD	1. 間質性肺炎	1. 動静脈瘻	1. 肺結核後遺症	1. 原発性肺胞低換気症候群	1. 重症筋無力症
2. 気管支喘息	2. 心原性肺水腫	2. Eisenmenger 症候群	2. 胸郭形成後	2. 肥満低換気症候群	2. Guillain-Barré 症候群
3. 肺血栓塞栓症	3. ARDS	3. ARDS	3. 脊椎後弯症	3. 薬剤による呼吸中枢障害	
4. 肥満	4. サルコイドーシス				
5. 肺炎	5. 癌性リンパ管症				

図 1-21 呼吸不全の診断のアプローチ
(日本呼吸器学会肺生理専門委員会, 編. 臨床呼吸機能検査. 第7版. 東京: メディカルレビュー社; 2008. p.254-68 を改変)[1]

航歴などについて尋ねる．また呼吸回数，聴診所見，経皮酸素分圧モニター，動脈血液ガスにて呼吸不全を確認し呼吸器疾患が疑われる場合は，必要に応じて胸部画像検査，呼吸機能検査，一般血液検査を行う．以上の結果と次頁以降に述べる検体検査を用いて，呼吸器感染症，急性呼吸窮迫症候群 acute respiratory distress syndrome（ARDS），びまん性肺障害/間質性肺炎，肺循環障害，肺悪性腫瘍，COPD，気管支喘息など呼吸不全の原因となる疾患の鑑別を行う．

▶動脈血液ガス分析（図 1-21）

呼吸不全とは，「呼吸機能障害のため動脈血液ガスが異常値を示し，そのために正常に機能を営めない状態であり，室内空気呼吸時の動脈中の酸素分圧（PaO_2）が 60 Torr 以下となる呼吸器系の機能障害，またはそれに相当する状態」と定義される[1]．なお二酸化炭素分圧（$PaCO_2$）が 45 Torr 以下は I 型呼吸不全（A-aDO₂開大），45 Torr 以上になった状態を II 型呼吸不全（肺胞低換気）と分類される．

▶急性呼吸不全と慢性呼吸不全

臨床経過が数時間～1ヵ月未満で呼吸不全に至る場合を急性呼吸不全，呼吸不全の状態が1ヵ月以上続いた場合を慢性呼吸不全と定義される．

呼吸器感染症が疑われる場合

発熱，咳，痰，呼吸困難，胸痛などの症状を呈し，身体所見と胸部画像所見から呼吸器感染症の可能性が考えられる場合は，検体検査が診断および疾患鑑別に有用である．なお，成人肺炎診療に関しては，日本呼吸器学会から「成人市中肺炎診療ガイドライン」[2]「成人院内肺炎診療ガイドライン」「医療介護関連肺炎診療ガイドライン」の3つが策定されているので，参考にされたい．

呼吸器感染症の診療の流れとしては，まず発症様式の確認（年齢，基礎疾患，感染防御能障害の程度，院内発症や医療介護を受けているかなどの耐性菌リスク）が大切である．胸部画像検査，培養検査，検体検査（白血球数，

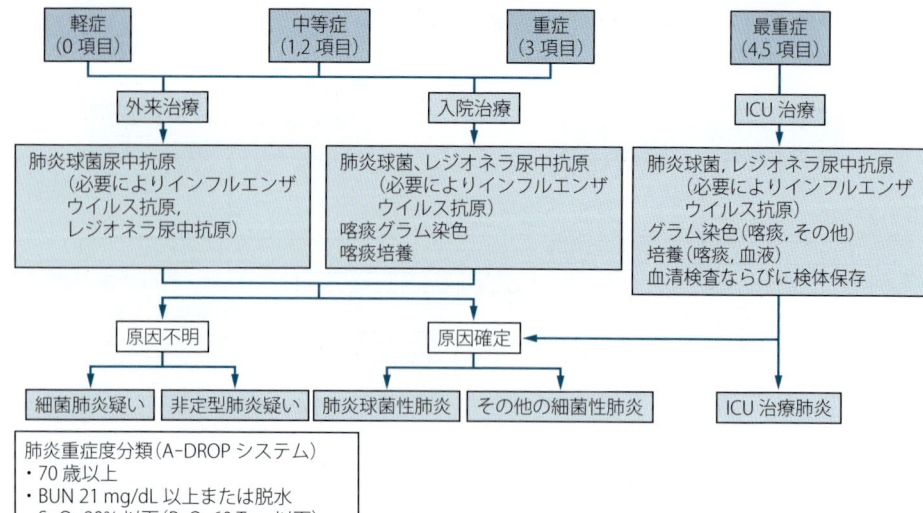

```
                軽症                中等症              重症                    最重症
              (0項目)             (1,2項目)          (3項目)                 (4,5項目)

              外来治療                    入院治療                          ICU治療

         肺炎球菌尿中抗原          肺炎球菌,レジオネラ尿中抗原         肺炎球菌,レジオネラ尿中抗原
         (必要によりインフルエンザ    (必要によりインフルエンザ          (必要によりインフルエンザ
          ウイルス抗原,             ウイルス抗原)                    ウイルス抗原)
          レジオネラ尿中抗原)        喀痰グラム染色                   グラム染色(喀痰,その他)
                                喀痰培養                        培養(喀痰,血液)
                                                              血清検査ならびに検体保存

              原因不明                    原因確定

         細菌肺炎疑い  非定型肺炎疑い   肺炎球菌性肺炎  その他の細菌性肺炎      ICU治療肺炎
```

肺炎重症度分類(A-DROPシステム)
- 70歳以上
- BUN 21 mg/dL 以上または脱水
- SpO_2 90% 以下(PaO_2 60 Torr 以下)
- 意識障害あり
- 収縮期血圧 90 mmHg 以下
0→外来治療, 1-2→外来または入院治療
3→入院治療, 4-5→ICU入院

図1-22 成人市中肺炎治療に向けた診断のアプローチ
(日本呼吸器学会呼吸器感染症に関するガイドライン作成委員会, 編. 成人市中肺炎診療ガイドライン.
東京: 日本呼吸器学会; 2007. p.4-8 より改変)[2]

C反応性蛋白,血沈などの血液炎症マーカーや尿中抗原,近年ではプロカルシトニンなどを合わせて診断する.免疫低下症例(HIV感染症,HTLV-1感染症,血液疾患など)に対しては,日和見感染としての肺炎を鑑別する(β-Dグルカン,アスペルギルス抗原,サイトメガロウイルス抗原血症,喀痰または気管支洗浄液におけるニューモシスチスPCR).また,いずれの呼吸器感染症も肺結核症合併の可能性を考慮し,必要に応じて抗酸菌塗抹培養検査,interferon-gamma release assay(クオンティフェロンやELISPOT)を行うことが大切である.

現在の感染症診療における原因病原体特定検査には,感度特異度の制限から偽陽性・偽陰性の問題が存在しているが,近年は免疫クロマト法やmultiplex PCR・LAMP法などを用いた遺伝子診断法が次々に開発され今後の進歩が期待されている.

▶成人肺炎(細菌性肺炎,非定型肺炎,ウイルス性肺炎)の鑑別

肺炎が疑われる場合は,ただちに重症度判定と原因菌特定に努め,早期治療介入することが大切である(図1-22参照;成人市中肺炎の場合).特にレジオネラ,肺炎球菌は重症化するリスクが高いため,尿中抗原の確認が勧められる.細菌性肺炎と非定型肺炎の鑑別(マイコプラズマやクラミドフィラ抗体),培養検査を用いた原因菌の特定,必要に応じて鼻咽頭ぬぐい液インフルエンザウイルス抗原などを確認する.

11. 呼吸器疾患関連検査 | 67

```
                    呼吸不全
                  PaO₂ ≦ 60 Torr
        ┌──────────────────┴──────────────────┐
  I型呼吸不全(PaCO₂≦45 Torr)        II型呼吸不全(PaCO₂＞45 Torr)
      A-aDO₂ 開大                        肺胞低換気
```

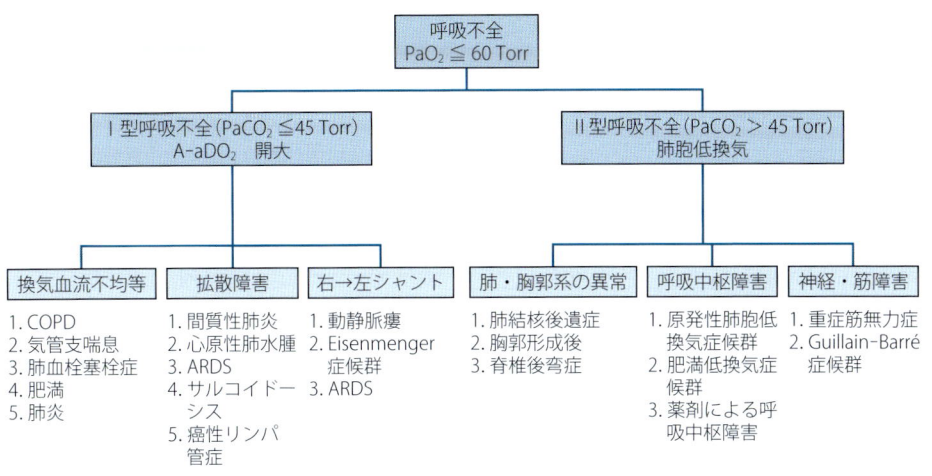

換気血流不均等	拡散障害	右→左シャント	肺・胸郭系の異常	呼吸中枢障害	神経・筋障害
1. COPD 2. 気管支喘息 3. 肺血栓塞栓症 4. 肥満 5. 肺炎	1. 間質性肺炎 2. 心原性肺水腫 3. ARDS 4. サルコイドーシス 5. 癌性リンパ管症	1. 動静脈瘻 2. Eisenmenger症候群 3. ARDS	1. 肺結核後遺症 2. 胸郭形成後 3. 脊椎後弯症	1. 原発性肺胞低換気症候群 2. 肥満低換気症候群 3. 薬剤による呼吸中枢障害	1. 重症筋無力症 2. Guillain-Barré症候群

図 1-21 呼吸不全の診断のアプローチ
(日本呼吸器学会肺生理専門委員会, 編. 臨床呼吸機能検査. 第7版. 東京: メディカルレビュー社; 2008. p.254-68を改変)[1]

航歴などについて尋ねる．また呼吸回数，聴診所見，経皮酸素分圧モニター，動脈血液ガスにて呼吸不全を確認し呼吸器疾患が疑われる場合は，必要に応じて胸部画像検査，呼吸機能検査，一般血液検査を行う．以上の結果と次頁以降に述べる検体検査を用いて，呼吸器感染症，急性呼吸窮迫症候群 acute respiratory distress syndrome（ARDS），びまん性肺障害/間質性肺炎，肺循環障害，肺悪性腫瘍，COPD，気管支喘息など呼吸不全の原因となる疾患の鑑別を行う．

▶動脈血液ガス分析(図 1-21)

呼吸不全とは，「呼吸機能障害のため動脈血液ガスが異常値を示し，そのために正常に機能を営めない状態であり，室内空気呼吸時の動脈中の酸素分圧(PaO_2)が 60 Torr 以下となる呼吸器系の機能障害，またはそれに相当する状態」と定義される[1]．なお二酸化炭素分圧($PaCO_2$)が 45 Torr 以下はI型呼吸不全（A-aDO₂開大），45 Torr 以上になった状態をII型呼吸不全（肺胞低換気）と分類される．

▶急性呼吸不全と慢性呼吸不全

臨床経過が数時間〜1ヵ月未満で呼吸不全に至る場合を急性呼吸不全，呼吸不全の状態が1ヵ月以上続いた場合を慢性呼吸不全と定義される．

呼吸器感染症が疑われる場合

発熱，咳，痰，呼吸困難，胸痛などの症状を呈し，身体所見と胸部画像所見から呼吸器感染症の可能性が考えられる場合は，検体検査が診断および疾患鑑別に有用である．なお，成人肺炎診療に関しては，日本呼吸器学会から「成人市中肺炎診療ガイドライン」[2]「成人院内肺炎診療ガイドライン」「医療介護関連肺炎診療ガイドライン」の3つが策定されているので，参考にされたい．

呼吸器感染症の診療の流れとしては，まず発症様式の確認（年齢，基礎疾患，感染防御能障害の程度，院内発症や医療介護を受けているかなどの耐性菌リスク）が大切である．胸部画像検査，培養検査，検体検査(白血球数，

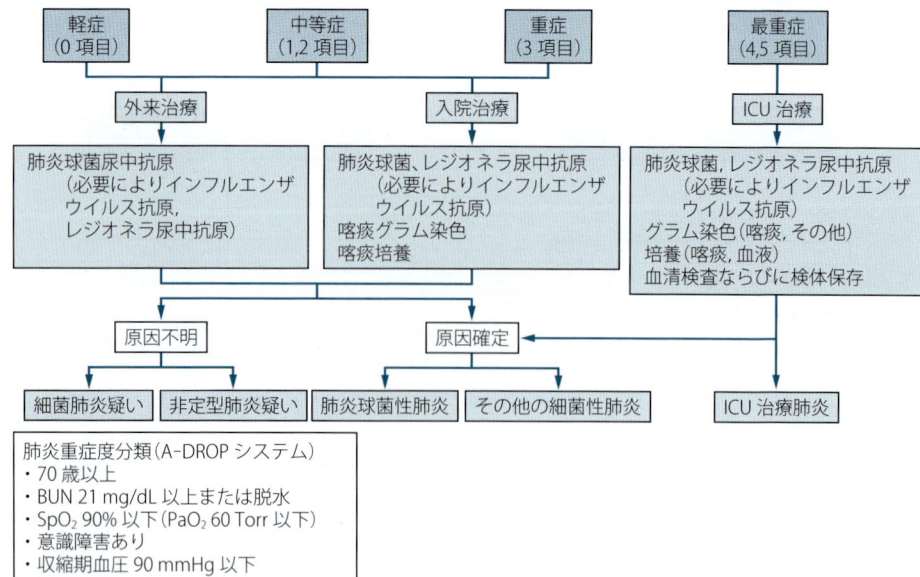

```
軽症          中等症         重症          最重症
(0項目)       (1,2項目)      (3項目)       (4,5項目)

     外来治療            入院治療         ICU治療

肺炎球菌尿中抗原      肺炎球菌,レジオネラ尿中抗原    肺炎球菌,レジオネラ尿中抗原
 (必要によりインフルエンザ   (必要によりインフルエンザ      (必要によりインフルエンザ
  ウイルス抗原,         ウイルス抗原)              ウイルス抗原)
  レジオネラ尿中抗原)    喀痰グラム染色            グラム染色(喀痰,その他)
                     喀痰培養                 培養(喀痰,血液)
                                           血清検査ならびに検体保存

    原因不明              原因確定

細菌肺炎疑い  非定型肺炎疑い   肺炎球菌性肺炎  その他の細菌性肺炎    ICU治療肺炎

肺炎重症度分類(A-DROPシステム)
・70歳以上
・BUN 21 mg/dL以上または脱水
・SpO$_2$ 90%以下(PaO$_2$ 60 Torr以下)
・意識障害あり
・収縮期血圧 90 mmHg以下
0→外来治療,1-2→外来または入院治療
3→入院治療,4-5→ICU入院
```

図 1-22 成人市中肺炎治療に向けた診断のアプローチ
(日本呼吸器学会呼吸器感染症に関するガイドライン作成委員会,編.成人市中肺炎診療ガイドライン.東京: 日本呼吸器学会; 2007. p.4-8 より改変)[2]

C反応性蛋白,血沈などの血液炎症マーカーや尿中抗原,近年ではプロカルシトニンなどを合わせて診断する.免疫低下症例(HIV感染症,HTLV-1感染症,血液疾患など)に対しては,日和見感染としての肺炎を鑑別する(β-D グルカン,アスペルギルス抗原,サイトメガロウイルス抗原血症,喀痰または気管支洗浄液におけるニューモシスチス PCR).またいずれの呼吸器感染症も肺結核症合併の可能性を考慮し,必要に応じて抗酸菌塗抹培養検査,interferon-gamma release assay(クオンティフェロンやELISPOT)を行うことが大切である.

現在の感染症診療における原因病原体特定検査には,感度特異度の制限から偽陽性・偽陰性の問題が存在しているが,近年は免疫クロマト法やmultiplex PCR・LAMP法などを用いた遺伝子診断法が次々に開発され今後の進歩が期待されている.

▶成人肺炎(細菌性肺炎,非定型肺炎,ウイルス性肺炎)の鑑別

肺炎が疑われる場合は,ただちに重症度判定と原因菌特定に努め,早期治療介入することが大切である(図1-22参照;成人市中肺炎の場合).特にレジオネラ,肺炎球菌は重症化するリスクが高いため,尿中抗原の確認が勧められる.細菌性肺炎と非定型肺炎の鑑別(マイコプラズマやクラミドフィラ抗体),培養検査を用いた原因菌の特定,必要に応じて鼻咽頭ぬぐい液インフルエンザウイルス抗原などを確認する.

11. 呼吸器疾患関連検査

```
〈詳細な問診,身体所見,胸部X線,呼吸機能検査,血液検査〉
            ↓
        びまん性肺疾患 ──→ 原因の明らかなびまん性肺疾患疑い(感染症,塵肺,
            ↓                     薬剤性肺障害,サルコイドーシス,膠原病,他)
        IIPsの疑い                        non-IIPs
            ↓
         (HRCT)
    ┌────────┼────────────┐
 典型的IPF像  専門医施設での   典型的IPF像とはいえない
  ・肺底部    診断が望ましい   ↓
  ・胸膜直下優位            〔気管支鏡検査(BAL/TBLB)〕──→
  ・蜂巣肺                         ↓
                              臨床診断 IIPs          non-IIPs
 以下の4項目中3項目を満たす
  ・50歳以上               〔外科的肺生検(VATS/OLB)〕──→
  ・緩徐な発症                    ↓
  ・3ヵ月以上の経過         IPF, NSIP, AIP, OP, RB-ILD,……
  ・両側は肺野の捻髪音
        ↓
    臨床診断 IPF
```

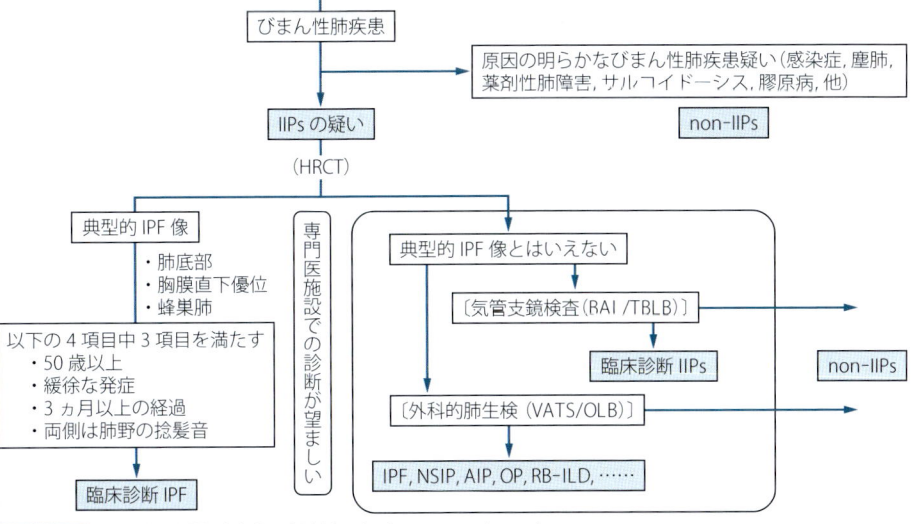

図 1-23 特発性間質性肺炎(IIPs)診断のためのフローチャート
AIP:急性間質性肺炎,NSIP:非特異性間質性肺炎,OP:器質化肺炎,RB-ILD:細気管支炎を伴う間質性肺疾患
(日本呼吸器学会びまん性肺疾患診断・治療ガイドライン作成委員会,編.特発性間質性肺炎-診断と治療の手引き.第2版.
東京:南江堂;2011.p.7-14 を改変)[3]

びまん性肺疾患/間質性肺炎が疑われる場合

まずはじめに問診と身体所見をとり,胸部X線写真,呼吸機能検査,血液検査にて「びまん性肺疾患」である可能性を確認する.その上で,さらなる詳細な問診や身体所見(環境曝露,鳥との接触歴,職歴,膠原病を示唆する症状・身体所見の有無,服薬歴,感染症状など),胸部CT画像,追加血液検査を行い,サルコイドーシス,膠原病,感染症,塵肺,薬剤性肺障害などによる続発性びまん性肺疾患を鑑別する.以上のアプローチによって原因が特定できなければ,特発性間質性肺炎 idiopathic interstitial pneumonias(IIPs)を疑う(図1-23)[3].IIPsの中では,本邦において頻度が高く予後不良な疾患である特発性肺線維症 idiopathic pulmonary fibrosis(IPF)をきちんと診断することが重要である.なお,びまん性肺疾患は,ARDS,IPF急性増悪,筋炎の軽微な皮膚筋炎,分子標的薬に伴う薬剤性肺障害など,進行が急速で致死的な疾患を含んでいることを常に念頭におく必要がある.

▶びまん性肺疾患を疑う際に行う検査

間質性肺炎マーカー(KL-6, SP-D, SP-A)などの肺胞上皮由来のバイオマーカーは,高い陽性率を示すので,本疾患を疑うきっかけや病態のモニタリングとして有用である.ただしいずれも疾患特異性はないため,びまん性肺疾患の確定診断やIIPsのパターン分類には有用ではない.

▶原因の明らかなびまん性肺障害を除外するための検査

血清学的に関節リウマチ(リウマトイド因子),血管炎(MPO-ANCA, PR3-ANCA),

急性肺血栓塞栓症の診断手順

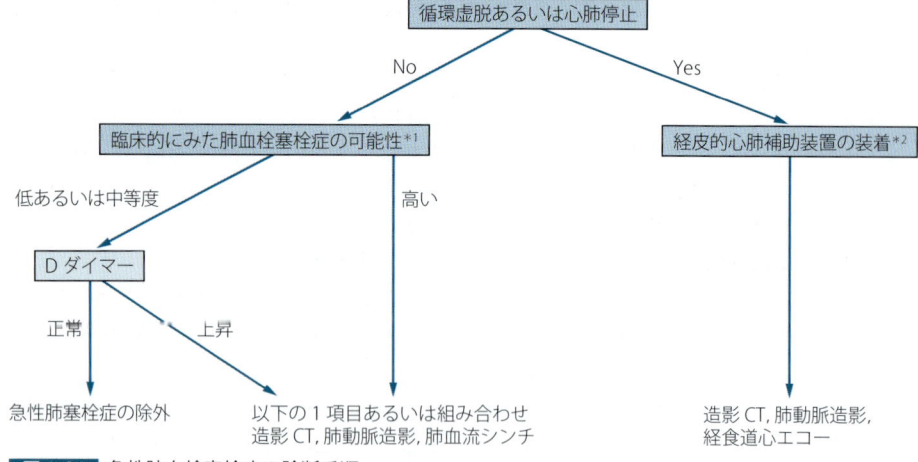

```
循環虚脱あるいは心肺停止
 ├─ No → 臨床的にみた肺血栓塞栓症の可能性*1
 │         ├─ 低あるいは中等度 → Dダイマー
 │         │                      ├─ 正常 → 急性肺塞栓症の除外
 │         │                      └─ 上昇 → 以下の1項目あるいは組み合わせ
 │         │                                 造影CT, 肺動脈造影, 肺血流シンチ
 │         └─ 高い → 以下の1項目あるいは組み合わせ
 │                    造影CT, 肺動脈造影, 肺血流シンチ
 └─ Yes → 経皮的心肺補助装置の装着*2
           造影CT, 肺動脈造影, 経食道心エコー
```

図1-24 急性肺血栓塞栓症の診断手順

肺塞栓を疑った時点でヘパリンを投与する．深部静脈血栓も同時に検索する．
*1 スクリーニング検査として胸部X線，心電図，動脈血ガス分析，経胸壁心エコー，血液生化学検査を行う．
*2 経皮的心肺補助装置が利用できない場合には心臓マッサージ，昇圧薬により循環管理を行う．
(安藤太三．他：肺血栓塞栓症および深部静脈血栓症の診断，治療，予防に関するガイドライン(2009年改訂)．循環器病の診断と治療に関するガイドライン(2008年合同研究班報告)．東京：日本循環器病学会；2009．p.12-40 を改変)[4]

その他の膠原病(抗核抗体，各種特異抗体)，サルコイドーシス(ACE)，感染症(β-Dグルカン，サイトメガロウイルス抗原)，原発性肺癌(CEA，シフラ)などを鑑別する．また診断補助として気管支肺胞洗浄(BAL)による細胞分画やCD4/8比などの評価は，細胞診・培養による肺胞出血，悪性腫瘍，肺胞蛋白症，感染症の否定とともに疾患の鑑別に有用である．近年はBAL液を用いて種々のサイトカイン，接着因子，オキシダント，蛋白発現の検討が可能となっており，今後のデータ集積と解析が待たれる．

肺循環障害(肺血栓塞栓症，肺高血圧症)が疑われる場合

肺血栓塞栓症は，主に下肢あるいは骨盤内の静脈などで形成された深部静脈血栓が遊離して，肺血管を閉塞することによって生じ，急性および慢性の肺循環障害による病態を呈する[4]．一方，肺高血圧症とは様々な原因により肺動脈圧上昇を認める病態の総称であり，肺動脈性肺高血圧症が代表的疾患であるが，急性or慢性肺血栓塞栓症に伴うもの，心疾患，呼吸器疾患に伴う肺性心(肺高血圧)を呈するものも含まれる．診断は，心電図，胸部画像検査，心エコー，右心カテーテルが中心であるが，原因検索や病態評価の点においては検体検査も重要である．

▶肺血栓塞栓症

肺血栓塞栓症(特に急性)は，突然の呼吸困難と胸痛を呈する致死性疾患であるため，迅速な診断と治療マネージメントは極めて重要である．循環動態，肺血栓塞栓症の可能性を評価した上で，補助診断検査として線溶系マーカーのDダイマーが除外診断に利用されている(図1-24)．また，重症度の判定に右心機能不全の指標としてBNPもしくはNT-proBNP，心筋障害の指標としてトロポニンT

もしくはトロポニン I が有用である．また診断確定後には，血栓性素因のスクリーニングとして抗リン脂質抗体，ループスアンチコアグラント，抗カルジオリピン抗体，プロテイン C，プロテイン S，アンチトロンビン等の測定を行い原因を検索する．そのほか，ヘパリンやワルファリン等の抗凝固療法の至適投与量評価のために APTT，PT を測定する．

▶肺高血圧症

基本的な血清学的検査，血液生化学的検査は，肺高血圧症に特異的な所見はなく診断意義に乏しい．しかし肺動脈性肺高血圧症の原因疾患（膠原病，HIV，肺血栓塞栓症，肝疾患など；各項目を参照）を検索するのに検体検査は非常に有用である．また右心不全の病態および治療効果のマーカーとして BNP もしくは NT-proBNP，重症度判定に尿酸値が用いられている．

その他

▶閉塞性肺障害（気管支喘息，COPD）

気管支喘息の中でもアトピー型喘息では，特定アレルゲンに曝露されることで気道炎症や喘息発作が誘発されることがあり，血液中の特異的 IgE 抗体，総 IgE を確認することが有用である[5]．また，喀痰や末梢血中の好酸球数の増加，ECP 高値，クレオラ体の証明，呼気中 NO 濃度なども診断の目安となる．喫煙は C 反応蛋白値（CRP），IL-6 値，白血球を増加させる[6]．また，COPD 患者では低酸素血症にもかかわらず貧血を認める例が多い．近年注目される COPD 併存症の検索として，高血圧，糖尿病〔血糖，HbA1c（NGSP）〕や脂質異常症（LDL，TG，HDL），心疾患，消化器疾患，骨粗鬆症などの存在も念頭におく必要がある．全身性炎症性疾患として COPD を捉えることが重要であり，血液中の IL-6，TNF-α，フィブリノゲン，RARC/CCL-18，CC-16，TIMP-1，NT-proBNP，歯周病関連抗体，アディポネクチン値などがバイオマーカーとなる可能性がある．気管支喘息，COPD ともに感染や吸入曝露などにより増悪する際には，炎症所見（白血球数，CRP）や右心不全の合併（BNP もしくは NT-proBNP）を評価する．

▶原発性肺癌

肺悪性腫瘍に関連する検体検査としては，これまでは補助診断としての腫瘍マーカー（CEA，シフラ，ProGRP など）が主なものであったが，近年はバイオマーカーの開発，臨床応用が急速に進歩した．気管支鏡ないし手術検体を用いた遺伝子変異（*EGFR*，*ALK*）に基づいた分子標的治療，ゲノム多様性（*UGT1A1*）評価による副作用対策がすでに確立されており，日々発展する個別化医療実践に向けたバイオマーカーの特性を十分に理解する必要がある．

▶睡眠呼吸障害

本邦における睡眠呼吸障害の中で最も頻度が高い閉塞性睡眠時無呼吸症候群は，70～80％に肥満の合併を認め，多数の併存疾患（高血圧，耐糖能異常，脂質代謝異常，心不全，虚血性心疾患；詳細は各項目参照）を合併することが知られており，全身疾患としての評価が大切である[7]．近年は，本疾患における病態の分子基盤が徐々に解明されつつあり，内臓脂肪蓄積，レプチン抵抗性（レプチン），インスリン抵抗性（IRI，HOMA-R 指数）に伴うメタボリックシンドローム合併，また繰り返す低酸素，頻回の覚醒，炎症（IL-6，TNF-α），酸化ストレス，血小板凝集（PAI-1），交感神経活性（尿中ノルアドレナリン），血管内皮障害に伴う動脈硬化・心血管系合併など，特に重篤になりうる併存症検索に関する検体検査の有用性が報告されており，その役割はますます大きくなっている．

文 献

1) 日本呼吸器学会肺生理専門委員会, 編. 臨床呼吸機能検査. 第7版. 東京: メディカルレビュー社; 2008. p.254-68.
2) 日本呼吸器学会呼吸器感染症に関するガイドライン作成委員会, 編. 成人市中肺炎診療ガイドライン. 東京: 日本呼吸器学会; 2007. p.4-8.
3) 日本呼吸器学会びまん性肺疾患診断・治療ガイドライン作成委員会, 編. 特発性間質性肺炎-診断と治療の手引き. 第2版. 東京: 南江堂; 2011. p.7-14.
4) 安藤太三. 他: 肺血栓塞栓症および深部静脈血栓症の診断, 治療, 予防に関するガイドライン(2009年改訂). 循環器病の診断と治療に関するガイドライン(2008年合同研究班報告). 東京: 日本循環器学会; 2009. p.12-40.
5) 日本アレルギー学会喘息予防・管理ガイドライン2012作成委員会, 編. 喘息予防・管理ガイドライン2012. 東京: 協和企画; 2012. p.58-9.
6) 日本呼吸器学会COPDガイドライン第4版作成委員会, 編. COPD(慢性閉塞性肺疾患)診断と治療のためのガイドライン. 第4版. 東京: メディカルレビュー社; 2013. p.54-5.
7) 百村伸一, 他: 循環器領域における睡眠呼吸障害の診断・治療に関するガイドライン. 循環器病の診断と治療に関するガイドライン(2008-2009年合同研究班報告). 東京: 日本循環器学会; 2010. p.972-1001.

〈寺田二郎, 巽　浩一郎〉

1. 総論—検査の選び方・進め方

12 神経疾患関連検査

免疫性神経疾患における自己抗体検査

神経疾患において自己抗体との関連がある疾患は，免疫性神経疾患や傍腫瘍症候群など数多くみられる（表1-36）．自己抗体が疾患の発症に一次的に関与しているといわれ，臨床検査において自己抗体検査が保険収載されているものに，Guillain-Barré症候群における抗ガングリオシド抗体（IgG抗GM1抗体，IgG抗GQ1b抗体），重症筋無力症における抗アセチルコリンレセプター抗体，抗筋特異的チロシンキナーゼmuscle-specific tyrosine kinase（MuSK）抗体，視神経脊髄炎nuromyelitis optica（NMO）における抗aquaporin 4（AQP4）抗体がある．重症筋無力症については各論の抗アセチルコリンレセプター抗体を参照いただき，本稿では，抗ガングリオシド抗体と抗AQP4抗体検査を中心に，診断過程

表1-36 自己抗体と関連のある神経疾患

自己抗体	疾患名	保険収載
抗ガングリオシド抗体	Guillain-Barré症候群，Fisher症候群	○
抗myelin-associated glycoprotein（MAG）抗体	抗MAG抗体関連ニューロパチー	×
抗aquaporin 4（AQP4）抗体	視神経脊髄炎 Neuromyelitis optica（NMO）	○
抗acetylcholine receptor（AChR）抗体	重症筋無力症	○
抗muscle-specific tyrosine kinase（MuSK）抗体	重症筋無力症	○
抗Yo抗体	傍腫瘍性小脳変性症	×
抗Hu抗体	傍腫瘍性小脳変性症，辺縁系脳炎，脳脊髄炎，脳幹脳炎，感覚性ニューロパチー，自律神経障害	×
抗Tr抗体	傍腫瘍性小脳変性症	×
抗Ma2抗体	傍腫瘍性辺縁系脳炎，脳幹脳炎	×
抗N-methyl-D-aspartate receptor（NMDAR：NR1/NR2ヘテロマー）抗体	傍腫瘍性辺縁系脳炎	×
抗Ri抗体	オプソクローヌス・ミオクローヌス症候群，傍腫瘍性小脳変性症，脳幹脳炎	×
抗amphiphysin抗体	stiff-person症候群，傍腫瘍性脳脊髄炎，辺縁系脳炎，脊髄炎	×
抗CV2/CRMP5抗体	傍腫瘍性脳脊髄炎，小脳変性症，舞踏運動，視神経炎，末梢神経障害	×
抗voltage-gated calcium channel（VGCC）抗体	Lambert-Eaton症候群	×
抗voltage-gated potassium channel（VGKC）-complex抗体（LGI-1）	辺縁系脳炎	×
抗voltage-gated potassium channel（VGKC）-complex抗体（LGI-1）	Isaacs症候群，Morvan症候群	×
抗グルタミン酸受容体抗体	Rasmussen脳炎，小児の慢性進行性持続性部分てんかん，オプソクローヌス・ミオクローヌス症候群	○

表 1-37 Guillain-Barré 症候群のサブタイプ

サブタイプ	先行感染因子	抗体表的分子
軸索型 acute motor axonal neuropathy(AMAN)	*Campylobacter jejuni* など	ガングリオシド(GM1, GM1b, GD1a, GalNAc-GD1a)
脱髄型 acute inflammatory demyelinating polyneuropathy(AIDP)	サイトメガロウイルス, EBウイルスなど	不明
Fisher 症候群	*Campylobacter jejuni* など	ガングリオシド(GQ1b)

における役割を述べる.

▶Guillain-Barré 症候群(GBS): 抗ガングリオシド抗体

GBS は急性の四肢運動麻痺を主徴とする疾患である. 先行感染因子(*Campylobacter jejuni*, サイトメガロウイルスなど)と末梢神経構成成分の分子相同性によって自己抗体が交差反応することにより発症するとされる. 単相性の経過で症状が改善していくという臨床経過が特徴的である[1].

GBS は末梢神経の髄鞘が障害される脱髄型 acute inflammatory demyelinating polyneuropathy(AIDP)と軸索が障害される軸索型 acute motor axonal neuropathy(AMAN)に大別される(表 1-37). 電気生理学的・病理学的所見をもとに分類されてきたが, 実際の臨床の場では神経伝導検査(電気生理学的)所見により分類される. また, GBS の亜型として, 急性の外眼筋麻痺・運動失調・腱反射消失の 3 徴候を示す, Fisher 症候群が存在する.

AMAN の発症に強く相関すると報告されているのは, ガングリオシド抗原の中で GM1, GM1b, GD1a, GalNAc-GD1a に対する IgG 型の抗体であり, そのうち GM1 は AMAN 全体の 64% で陽性となる.

急性発症の四肢筋力低下の症状を呈する患者は, 診察で腱反射低下などから末梢神経障害が疑われた場合, 神経伝導検査を行い, その障害が軸索型なのか脱髄型なのかを判別する. 軸索障害を示すニューロパチーには, AMAN 以外に, 薬剤性や代謝性(ビタミン B_1 欠乏など), 自己免疫性(血管炎など)などがあげられるが, AMAN では感覚神経は正常で, 運動神経にのみ軸索障害がみられることが特徴である. 神経伝導検査の結果から AMAN が疑われる場合, 抗ガングリオシド抗体検査は診断の確定に有用である.

Fisher 症候群では急性発症の外眼筋麻痺と運動失調の症状から, 脳梗塞や小脳炎などが鑑別になる場合がある. Fisher 症候群では GQ1b に対する IgG 型の抗体が 90% 以上で陽性となることから, 診断的な意義が大きい.

▶視神経脊髄炎(NMO): 抗 aquaporin 4 抗体

1894 年, Devic らは視神経と脊髄を障害する急性炎症性疾患を報告し, Devic 病と呼んできたが, その後, 多発性硬化症に類似した再発性経過をとることが明らかとなり, 視神経脊髄炎 neuromyelitis optica(NMO)と呼ばれた. 2004 年に Lennon らは, NMO 患者血清中に疾患特異的な自己抗体 NMO-IgG を発見し, 2005 年に, アストロサイトの足突起に発現する AQP4 を対応抗原とすることが明らかになった[2].

多発性硬化症は中枢神経の髄鞘を標的とした自己免疫性疾患で, 中枢神経のあらゆる場所に病変が出現し, 再発と寛解を繰り返すことが特徴的である. 日本では従来, 多発性硬化症を病変の出現部位で通常型と視神経脊髄型に分類してきた. 視神経脊髄型は視神経と脊髄に病変が限られるタイプで, 日本におけ

る頻度は多発性硬化症の約25％を占め，日本を含むアジア諸国で多いとされている．この視神経脊髄型患者の多くに血清抗AQP4抗体が存在することがわかり，多発性硬化症から分離された．

疾患特異的な自己抗体発見後，2006年にWingerchukらはNMOの診断基準を改訂した[3]．この改訂を受けた検討で，NMOの特徴として，①多発性硬化症と比較して女性の割合が多い，②平均発症年齢が43歳前後と比較的高齢，③再発する例や視神経障害が高度で失明に至る例が多い，④髄液検査ではオリゴクローナルバンドの出現頻度が低いなど，多発性硬化症との臨床像の違いが明らかになった．

治療面でも，多発性硬化症とNMOでは効果が異なり，特に，多発性硬化症の再発予防に用いられる免疫調整薬インターフェロンβは，NMOでは有用性がはっきりせず，無効または増悪したとの報告があり，使用は慎重にする必要がある．治療の選択においても，多発性硬化症とNMOの分類は必須であり，抗AQP4抗体の情報は重要である．また，近年，NMOの診断基準には合致していなくても，本抗体が陽性であれば病態が共通と考え，NMO spectrum disordersが提唱されており[4]，抗AQP4抗体の測定意義はますます大きくなっている．

抗AQP4抗体の測定は，HEK-293細胞にAQP4遺伝子を導入して細胞表面にAQP4を強制発現させ，患者血清中IgGの反応を免疫蛍光法で検出するcell-based assay法が一般的に行われるが，ELISA法も開発されている．

認知症関連検査

▶治療可能な認知症 treatable dementia

高齢化が進み，認知症患者数は飛躍的に増加してきている．認知症を発症する疾患は数多くあるが，3大認知症として知られるAlzheimer病，Lewy小体型認知症，脳血管性認知症が全体の80％以上を占める．それ以外の認知症を発症する疾患に，早期に治療を行えば回復が期待できる「治療可能な認知症 treatable dementia」がある．初期治療を誤れば，不可逆的な段階に移行し，重大な後遺症を残す可能性があるため，適切に診断することが極めて重要である．厳密には認知症ではなく，意識障害により認知症様の症状を示すものが含まれることが多い．

treatable dementiaの代表的疾患に，正常圧水頭症がある．本疾患は，髄液圧は正常範囲だが脳室の拡大を認め，認知症，歩行障害，排尿障害の症状を呈する．高齢者に発症する原因不明の特発性正常圧水頭症の頻度が多いが，髄膜炎，くも膜下出血，頭部外傷に続発して発症する二次性正常圧水頭症もある．診断は，症候，頭部画像検査に加えて，髄液を排除して症状の改善を評価するタップテストにより行われる．本疾患は，外科的に髄液シャント術を行うことで，症状の改善が得られる．

認知症の診断は，病歴，症候，頭部画像検査により行われることが多いが，treatable dementiaの中には，検体検査の有用性が特に高い疾患が数多く含まれる（表1-38）．本稿では，このうち，甲状腺機能低下症，ビタミンB$_1$，B$_{12}$，葉酸欠乏症について解説する．

甲状腺機能低下症

甲状腺機能低下症では，易疲労感，寒がり，皮膚乾燥，体重増加，抑うつ，不安，記銘力障害などがみられる．甲状腺の機能は，視床下部と下垂体によってコントロールされており，これらの障害でも甲状腺機能低下症は起こりえるが，甲状腺自身を原因とする原発性甲状腺機能低下症，特に慢性甲状腺炎によるものが多い．原発性甲状腺機能低下症では，

表1-38 検体検査が有用なtreatable dementia

疾患名	検査項目
肝性脳症	アンモニア,肝機能検査
低血糖症	血糖,HbA1c
電解質異常症 (低Na,高Ca血症)	電解質検査
甲状腺機能低下症, 橋本脳症	TSH,fT3,fT4,抗TPO 抗体,抗Tg抗体
Wernicke脳症	ビタミンB_1
ビタミンB_{12}, 葉酸欠乏症	ビタミンB_{12},葉酸,貧血 検査
CNSループス	抗核抗体,抗ds-DNA抗 体,抗Sm抗体,抗リン 脂質抗体
神経梅毒	梅毒血清検査
進行性多巣性白質脳症	JCウイルスPCR検査
HIV脳症	HIV抗体,CD4陽性リン パ球
一酸化炭素中毒	COHb
薬物中毒	薬物血中濃度

甲状腺刺激ホルモンthyroid-stimulating hormone(TSH)が上昇し,fT4(free thyroxine)が低下する.

ビタミンB_1,B_{12},葉酸欠乏症

ビタミンB_1(チアミン)はグルコース代謝に関わる重要な補酵素である.ビタミンB_1欠乏はアルコール多飲により引き起こされることが多いが,胃切除などの消化管手術の後や,低栄養,ビタミンB_1を含まない高カロリー輸液などで起こることもある.ビタミンB_1欠乏による中枢神経障害はWernicke脳症といわれ,意識障害,眼球運動障害,運動失調を主症状とする.Wernicke脳症では,3つの症状はすべてが認められるとは限らないため診断が困難な場合があるが,未治療では昏睡,死に至るおそれがあるため,本疾患を疑ったら,血中ビタミンB_1値の結果を待たずに,すぐに治療を開始することが重要である.また,Wernicke脳症に続発するKorsakoff症候群では,見当識障害,健忘,作話,病識欠如の4大徴候がみられる.

ビタミンB_{12}は胃で内因子と結合し,下部小腸で吸収されるため,胃切除後や,胃の内因子分泌不全,抗内因子抗体・抗胃壁細胞抗体が陽性の場合,また,炎症性腸疾患などの小腸の吸収障害で,ビタミンB_{12}欠乏が起こる.欠乏により,視神経萎縮,末梢神経障害,脊髄障害(亜急性連合性脊髄変性症),認知症を呈する.葉酸欠乏はアルコール多飲で起こることが多いが,欠乏により,末梢神経障害と認知症を呈する.血液検査で,ビタミンB_{12}・葉酸欠乏症は,造血機能に異常をきたし,巨赤芽急性貧血を起こすことが特徴的である.

▶Alzheimer病の生化学バイオマーカー

認知症の中で多くを占めるのがAlzheimer病である.本疾患では,早期より治療薬を開始できれば,高いQOLを維持できる可能性があることが知られ,早期の診断が重要である.これまでの診断は,病歴,症候,画像検査により行われてきたが,髄液マーカーの臨床的な有用性が認められるようになった.

Alzheimer病の病理学的特徴に,細胞外で形成される老人斑と,神経細胞内に形成される神経原線維変化がある.老人斑を構成している蛋白質はアミロイドβであり,神経原線維変化を構成するのはタウ蛋白質である.Alzheimer病では髄液中のアミロイドβやタウ蛋白質が診断マーカーとされる.

アミロイドβ

髄液中の主要なアミロイドβは40アミノ酸からなるアミロイドβ40と,42アミノ酸からなるアミロイドβ42である.Alzheimer病ではアミロイドβ42が不溶性のアミロイドとして脳に沈着するため,アミロイドβ42が髄液中で低下すると考えられている.

タウ蛋白質,リン酸化タウ蛋白質

髄液中のタウ蛋白質は,脳内の神経変性を

反映する指標として知られる．髄液中のタウ蛋白質は，加齢とともに軽度の上昇を示すが，Alzheimer 病では対照に比べて約 3 倍に上昇する．ただし，Creutzfeldt-Jakob 病や髄膜炎などの神経組織破壊の起こる神経疾患でも著明な上昇がみられ，また，Alzheimer 病と鑑別を要する大脳皮質基底核変性症や前頭側頭型認知症でも上昇がみられる[5]．

タウ蛋白質はリン酸化修飾を受けることで不溶性の凝集体を形成するが，Alzheimer 病の脳内では，このリン酸化タウ蛋白質が蓄積している．このことから髄液リン酸化タウ蛋白質は，Alzheimer 病に特異的なマーカーとして研究が進み，Alzheimer 病では上昇するが，Creutzfeldt-Jakob 病や髄膜炎などでは上昇がみられないことが明らかにされた．

軽度認知機能障害 mild cognitive impairment から Alzheimer 病へ進行するかどうかの予後判定の検討で，アミロイド β42 と髄液タウ蛋白質の組み合わせが，感度 95％，特異度 83％ で Alzheimer 病の発症を予測できた．また，リン酸化タウ蛋白質を加えると，感度 95％，特異度 97％ であった[6]．

本邦では現在，タウ蛋白質とリン酸化タウ蛋白質の測定が保険収載されている．

文献

1) Kuwabara S, et al. Axonal Guillain-Barré syndrome: concepts and controversies. Lancet Neurol. 2013; 12: 1180-8.
2) Lennon VA, et al. IgG marker of optic-spinal multiple sclerosis binds to the aquaporin-4 water channel. J Exp Med. 2005; 202: 473-7.
3) Wingerchuk DM, et al. Revised diagnostic criteria for neuromyelitis optica. Neurology. 2006; 66: 1485-9.
4) Wingerchuk DM, et al. The spectrum of neuromyelitis optica. Lancet Neurol. 2007; 6: 805-15.
5) Shoji M, et al. Cerebrospinal fluid tau in dementia disorders: a large scale multicenter study by a Japanese study group. Neurobiol Aging. 2002; 23: 363-70.
6) Hansson O, et al. Association between CSF biomarkers and incipient Alzheimer's disease in patients with mild cognitive impairment: a follow-up study. Lancet Neurol. 2006; 5: 228-334.

〈澤井　摂，桑原　聡〉

13 循環器疾患関連検査

循環器疾患の検査としては，診断・治療の過程においては画像検査・生理学的検査の占める割合が大きいが，検体検査も非常に重要な位置を占めている．画像検査や生理学的検査だけでは診断が困難な場合，あるいは疾患の治療状況や重症度をモニターする際には検体検査が非常に有用である．検体検査の項目は多岐にわたるが，目的別に，
1) 循環器疾患の診断・鑑別のための検査
2) 疾患の重症度・進展度をモニターするための検査

に分けて考える（表 1-39）．

虚血性心疾患の場合

▶心筋壊死・障害マーカー，AST(GOT)，WBC，LDH，CRP など

心筋梗塞および不安定狭心症を含む急性冠症候群，労作性狭心症，安静時狭心症または冠攣縮性狭心症のいずれにおいても問診での胸部症状の聴取が重要である．その上で心電図あるいは心エコー，負荷心電図，心筋シンチグラフィ，冠動脈 CT，ホルター心電図，冠動脈造影などの検査を行い，診断を確定する．

虚血性心疾患を疑わせるような胸痛発作が出現し，診察時にも症状が持続している場合には，心電図で虚血性の変化を認めれば虚血性心疾患の診断は比較的容易である．一方，受診時あるいは診察時に胸部症状が消失している症例では，心電図上の虚血性変化が認められない場合も少なくない．また急性心筋梗塞においても ST 上昇を呈するのは約半数の症例に限られ，明確な心電図変化を呈さない症例が 10% 程度存在するとされる．この場合でも検体検査によって心筋壊死・障害マーカーの異常高値が確認されれば，心筋梗塞/急性冠症候群の可能性が高いと判断することができる．

心筋壊死・障害マーカーとしては CPK，CK-MB，ミオグロビン，心筋トロポニン T，心筋トロポニン I，心筋ミオシン軽鎖 I，ヒト脂肪酸結合蛋白（H-FABP）などがある．表 1-40 にあるように心筋梗塞発症後の血中濃度の上昇の仕方，感度，特異度がそれぞれ異なっているため，胸痛発症からの時間経過やその他の検査所見を考慮に入れながら適切な心筋障害マーカーを選択し検査する必要がある．

2007 年に発表された心筋梗塞に関する Universal Definition では，急性心筋梗塞と診断する要件として，心筋虚血に伴う自覚症状または心電図変化・壁運動異常などの異常所見および cardiac biomarker の一過性上昇が挙げられており，cardiac biomarker としては心筋トロポニンが推奨されている[1]．しかし急性心筋梗塞発症直後においては心筋トロポニン値がまだ上昇していない可能性がある．この場合は心筋トロポニンよりもより早期に異常を検出できる可能性のある H-FABP やミオグロビンも検査し，早期診断から早期治療につなげるのが望ましい．

急性心筋梗塞の際には AST(GOT)，WBC，LDH，CRP も高値を呈するが，これらは特異度が低いため，急性心筋梗塞の疑いがある場合は上述の心筋壊死・障害マーカーを検査項目に含めるべきである．

表 1-39 目的別にみた循環器疾患の検体検査

1）循環器疾患の診断・鑑別・病因の検索のための検査
　①心筋傷害のスクリーニング
　　急性心筋梗塞，心筋炎，心外傷など
　　・CK, CK-MB
　　・心筋トロポニン T，心筋トロポニン I，心筋ミオシン軽鎖 I
　　・ミオグロビン
　　・心臓由来脂肪酸結合蛋白（H-FABP）
　②心不全の診断，（BNP および NT-proBNP のみ）スクリーニング
　　・BNP
　　・NT-proBNP
　　・hANP
　③心機能低下の原因精査
　　（1）免疫・結合組織疾患および内分泌・代謝性疾患
　　サルコイドーシス
　　・ACE，リゾチーム
　　アミロイドーシス
　　・血清アミロイド A 蛋白，尿中 Bence Jones 蛋白，血清 M 蛋白
　　ヘモクロマトーシス
　　・フェリチン，トランスフェリン鉄飽和度
　　Fabry 病
　　・αガラクトシダーゼ活性
　　Cushing 症候群
　　・コルチゾール，ACTH
　　副腎不全
　　・コルチゾール，ACTH，電解質，血糖
　　甲状腺機能低下症
　　・TSH, free T$_3$, free T$_4$
　　（2）栄養障害
　　脚気心
　　・ビタミン B$_1$
　　（3）感染症
　　心筋炎
　　・コクサッキーウイルス，パルボウイルス B19，アデノウイルス，エコーウイルス，インフルエンザウイルス，HIV，ヘルペスウイルスなど
　　・細菌（ジフテリア，ボレリアなど），リケッチア，クラミジア，マイコプラズマなど
　　心膜炎（心外膜炎）
　　・結核菌，肺炎球菌，連鎖球菌など
　　・コクサッキーウイルス，アデノウイルス，サイトメガロウイルス，ヘルペスウイルスなど
　　感染性心内膜炎
　　・血液培養（連鎖球菌，ブドウ球菌など）

2）重症度・進展度をモニターするための検査
　①心筋壊死・障害マーカー
　　・急性心筋梗塞の心筋壊死の程度
　②BNP, NT-proBNP
　　・慢性心不全の病状評価・モニター
　③CRP
　　・大動脈炎症候群・血管炎症候群の活動性のモニター

表 1-40 急性心筋梗塞時の心筋壊死・障害マーカー

マーカー	検体	迅速測定キット	特異度	発症後血中濃度が上昇し始めるまで	発症後血中濃度が最大値を呈するまで	発症後から血中濃度が正常化するまで
心筋トロポニンT, I	血清	あり	高い	2〜6時間	12〜24時間	7〜14日
H-FABP	血清	あり	やや高い	1〜2時間	5〜12時間	1〜2日
ミオグロビン	血清, 尿	あり	低い	1〜2時間	6〜12時間	1〜3日
ミオシン軽鎖I	血清	なし	高い	3〜6時間	2〜5日	5〜10日
CPK	血清	なし	低い	3〜8時間	12〜24時間	3〜5日
CK-MB	血清	なし	やや高い	3〜6時間	12〜18時間	3〜5日

注:表中では標準的な症例での数値・特異度を示しており,すべての症例に当てはまるというわけではない.症例によってはこの限りではない.また測定系の違いにより値が変わる可能性がある.

心筋壊死・障害マーカーの上昇を伴わない労作性狭心症や冠攣縮性狭心症の症例においては検体検査での診断は困難であり,診断確定のためには画像診断や負荷検査,冠動脈造影などを行う必要がある.

心筋壊死・障害マーカーは急性心筋梗塞発症後に血中濃度が上昇し,最高値に達した後低下する.従来 CPK および CK-MB の最高値が心筋梗塞サイズの推測に利用されてきたが,近年急性心筋梗塞発症後の心筋トロポニンの最高値あるいは発症 72 時間後の値も心筋梗塞による心筋壊死量を反映すると報告されている[2,3].なお,心筋梗塞発症後これらのマーカーが最高値に達する前に再灌流療法を受け梗塞冠動脈の再灌流に成功した場合,最高値に到達する時間はより早く,また最高値はより高くなるとされる.

心筋炎・心筋症の場合

▶心筋壊死・障害マーカー,炎症反応など

心筋炎では炎症による心筋組織の障害や破壊を伴うため,心筋壊死・障害マーカーが異常値を示すことがある.急性心筋炎では心筋障害の進行が速やかであり,心筋トロポニンや H-FABP,心筋ミオシン軽鎖I,CPK,CK-MB などの心筋壊死・障害マーカーや CRP が一過性の高値を示す.

急性心筋炎の多くはウイルスや菌の感染が原因であると考えられている.ウイルス性の心筋炎の場合にはペア血清でウイルス抗体価の上昇を確認し起炎ウイルスを同定する方法もあるが,陽性率は低いとされる.心筋生検で採取した組織から PCR 法などでウイルスゲノムを検出する方法もあるが,検査結果の解釈や費用などの点で問題があり一般的に行われている検査ではない.

急性心筋炎の診断は問診および血液検査だけでは困難であり,心筋炎を疑って心電図や心エコー,心筋シンチグラフィ,心臓 MRI などを行い,なお心筋炎の疑いがある場合は虚血性心疾患を除外した上で心筋生検を行い心筋の変性・壊死や炎症細胞の浸潤などの所見を認めれば確定診断となる.

劇症型心筋炎で心筋トロポニン高値が速やかに低下する場合は,障害された心筋の早期の回復を示唆するとの報告がある[4].

慢性心筋炎の場合は炎症に伴う心筋障害の進展が緩徐であり,心筋組織での単核球浸潤・間質の線維化・脂肪化などが確認できれば診断を確定できるが,病理所見以外には慢性心筋炎に特徴的な所見は乏しい.慢性心筋炎の診断においては CK-MB や心筋トロポニ

ンなどの心筋障害マーカーの有用性は確立していない．

心筋炎を伴わない心筋症の診断においては心筋障害マーカーの有用性は確立しておらず，専ら自覚症状，心電図，心エコーやCT，MRIなどの画像診断，心臓カテーテル検査，心筋生検などによって診断が下される．免疫・結合組織疾患および内分泌・代謝性疾患に関連する心筋症の場合は，表1-39に挙げた検体検査も診断に有用である．

肥大型心筋症あるいは拡張型心筋症で心筋トロポニンが異常高値を示す例があることが知られている．拡張型心筋症において心筋トロポニンが高値を示す群では正常値を示す群よりもエコー上の左室駆出率の改善に乏しく生存率も低かったと報告されている[5]．肥大型心筋症では高感度心筋トロポニン値の上昇が心血管イベントのリスクと相関するとする報告[6]と，心筋重量を反映するとの報告[7]があり，数値の解釈についてはまだ議論されているところである．

心不全の場合

▶BNP，NT-proBNP，hANPなど

心筋梗塞・弁膜症あるいは心筋症などの原因を問わず，心室筋に負荷がかかると脳性ナトリウム利尿ペプチド(BNP)および脳性ナトリウム利尿ペプチド前駆体N末端フラグメント(NT-proBNP)の産生が亢進し血中濃度が高値となる．よって，BNPおよびNT-proBNPは心不全の原因診断に用いることはないが，心不全の状態の把握に際して有用性が高い．ヒト心房性ナトリウム利尿ペプチド(hANP)は主に心房筋から分泌されるペプチドで，心房筋が伸展されると分泌産生が亢進し，BNPやNT-proBNPと同様に心不全の状態では高値を呈する．BNPと同様にhANPも腎クリアランスおよび分解酵素による分解の影響を受けるため，腎機能低下例では血中濃度が高値を呈することがある．心室筋から分泌されるBNPの方がhANPよりも左室拡張末期圧の上昇をよく反映し，心不全の診断に際してはBNPの方がより有用と考えられている．このため，心不全の有無についてスクリーニングを行う際にはBNPあるいはNT-proBNPが用いられる．

また，BNPやNT-proBNPの平常値には比較的大きな個人差があるが，その値の変動は心不全の状態の変化を比較的よく反映していると考えられている．よって，例えば慢性心不全患者を外来で管理する場合には，心不全の状態をモニタリングする方法としてBNPあるいはNT-proBNPの測定が有用とされている．

心不全症例で心筋トロポニン値が上昇する症例があることが知られている．心不全の急性増悪期の心筋トロポニン陽性が死亡率の上昇と関連するとの報告がある[8]．

不整脈の場合

▶電解質，遺伝子，PT-INR，治療薬剤モニタリングなど

不整脈の診断は心電図検査によるが，その治療方針を立てる際には検体検査の情報が重要である．血清の電解質異常，特に低K血症や低Mg血症，あるいは高K血症が存在すると致死的なものも含め不整脈出現の危険性が高くなるので，電解質異常が存在する場合にはその補正が必要となる．

不整脈の中には遺伝子変異が原因となるものがある．これら遺伝性不整脈疾患では心筋のイオンチャンネル蛋白や膜蛋白などをコードする遺伝子に変異があり，チャンネル機能が異常となり不整脈をきたすと考えられている．先天性QT延長症候群では複数の原因遺伝子が報告されており，変異を起こした原因

遺伝子の違いにより治療薬の有効性や不整脈の発症予後に違いがあることがわかってきている．Brugada症候群でも原因遺伝子が複数存在することが報告されている．

心房細動や心内血栓症，弁膜症手術後などでワルファリンによる抗凝固療法を行っている場合，その投与量の調整に使用する指標としてはプロトロンビン時間国際標準比（PT-INR）が世界的に広く用いられている．また国内ではトロンボテストも使用されている．

不整脈の治療に使用される薬剤の中には，副作用の早期発見のため投与開始後に定期的な血液検査を行うことが推奨されているものがある．アミオダロン塩酸塩では，投与前および投与開始後1ヵ月，その後投与中3ヵ月おきに胸部X線や肺機能検査・眼科検査の他に検体検査として血液学的検査，肝酵素を含めた血液生化学検査，甲状腺機能検査，尿検査などを行うことが推奨されている．

また不整脈治療薬の多くが治療薬物モニタリング（TDM）の対象となっている．例えばジゴキシンは血中濃度の有効域と中毒域が比較的近く，高濃度になると中毒症状を起こしやすいため，過量投与になっていないかどうかを血中濃度でモニターすることができる．算定要件を満たした場合に特定薬剤治療管理料としてTDMを診療報酬で算定できる薬剤としては，2014年4月現在，ジゴキシン，アミオダロン，メキシレチン，リドカイン，プロカインアミド，ジソピラミド，キニジン，アプリンジン，フレカイニド，ピルジカイニド塩酸塩，プロパフェノン，シベンゾリンコハク酸塩，ピルメノール，ソタロール塩酸塩，ベプリジル塩酸塩がある．

血管炎症候群の場合

▶CRP，ESR，免疫学的検査など

血管炎症候群は大動脈炎症候群（高安動脈炎）や側頭動脈炎といった大型血管炎，結節性多発動脈炎や川崎病，Buerger病などの中型血管炎，免疫複合体性血管炎や抗好中球細胞質抗体（ANCA）関連血管炎などの小型血管炎を含んだ幅広い概念である[9,10]．

診断に際してはまず血管炎を疑うことが重要である．

大型血管炎や中型血管炎では血管造影あるいは造影CT/MRIを行い，血管の閉塞・狭窄あるいは拡張・瘤などの血管病変を確認する．また大動脈炎症候群（高安動脈炎）以外の血管炎では生検による病理所見も診断および鑑別に際して有用である．大型血管炎や中型血管炎では，診断に際していずれの血液検査所見も特異性に乏しいと考えられているが，いずれの血管炎においても血管炎の活動性の把握にはCRPや赤沈，白血球数などの炎症反応項目が有用である．血管炎に伴う合併症を発見する際には身体所見や画像診断などとともに血液・尿の検体検査も有用であり，例えば心筋梗塞の場合は心筋障害・壊死マーカーを，肝機能障害では肝酵素やビリルビン，凝固系などを，腎機能障害では尿素窒素・クレアチニン・尿蛋白・尿沈査などを検査する．

小型血管炎の場合は，血液検査は身体所見や病理所見とともに診断に際して重要な位置を占めており，疾患によっては診断基準で検査項目が特定されているものもある．ANCA関連血管炎においては，Wegener肉芽腫症ではcytoplasmic-ANCA（C-ANCA）またはproteinase-3 ANCA（PR3-ANCA）が陽性であること，顕微鏡的多発血管炎（MPA）ではmyeloperoxidase ANCA（MPO-ANCA）が陽性であることが主要検査所見の1つとされている．血管炎を伴う関節リウマチである悪性関節リウマチでは，血清低補体価または血中免疫複合体陽性とリウマトイド因子高値が判定基準に含まれている．

血管炎の治療にはステロイド剤が広く使用されている．疾患および重症度にもよるが，寛解導入後のステロイド減量の際に炎症の再燃がないかどうかを判断する際に，あるいはステロイド治療抵抗性の有無の判断に際してCRPや赤沈などの炎症反応のモニターが有用である．

高血圧の場合

▶腎機能，電解質，ホルモン系，尿検査，脂質異常，糖代謝異常など

高血圧には本態性高血圧と二次性高血圧の2つの病型がある．二次性高血圧の場合はその原因疾患を診断することが重要であり，またいずれの病型においても高血圧に伴う臓器合併症の有無および動脈硬化性疾患の危険因子を確認する必要がある．

診療に際してはまず詳細に病歴・家族歴や身体所見を確認し，その上で各種生理検査や画像検査に加えて血液検査・尿検査などの検体検査も行う．検体検査としては血清クレアチニン，シスタチンC，尿酸，電解質，血算や尿検査などが腎性高血圧の鑑別および高血圧合併症としての腎機能障害の確認に有用であり，それらに加えてレニン，アルドステロン，コルチゾール，カテコールアミン3分画，ACTHなどのホルモン検査も内分泌性疾患に伴う二次性高血圧の鑑別に有用である．

高血圧は動脈硬化の危険因子の1つであり，同じく動脈硬化の危険因子である脂質異常・糖代謝異常の有無を確認することも治療方針決定およびリスク評価の点で重要である．

📖 文 献

1) Thygesen K, et al. Universal definition of myocardial infarction. J Am Coll Cardiol. 2007; 50: 2173-95.
2) Licka M, et al. Troponin T concentrations 72 hours after myocardial infarction as a serological estimate of infarct size. Heart. 2002; 87: 520-4.
3) Chia S, et al. Utility of cardiac biomarkers in predicting infarct size, left ventricular function, and clinical outcome after primary percutaneous coronary intervention for ST-segment elevation myocardial infarction. JACC Cardiovasc Interv. 2008; 1: 415-23.
4) Chen YS, et al. Experience and result of extracorporeal membrane oxygenation in treating fulminant myocarditis with shock: what mechanical support should be considered first? J Heart Lung Transplant. 2005; 24: 81-7.
5) Sato Y, et al. Persistently increased serum concentrations of cardiac troponin T in patients with idiopathic dilated cardiomyopathy are predictive of adverse outcomes. Circulation. 2001; 103: 369-74.
6) Kubo T, et al. Significance of high-sensitivity cardiac troponin T in hypertrophic cardiomyopathy. J Am Coll Cardiol. 2013; 62: 1252-9.
7) Cramer G, et al. Relation of highly sensitive cardiac troponin T in hypertrophic cardiomyopathy to left ventricular mass and cardiovascular risk. Am J Cardiol. 2014; 113: 1240-5.
8) Peacock WF 4th, et al. Cardiac troponin and outcome in acute heart failure. N Engl J Med. 2008; 358: 2117-26.
9) Jennette JC, et al. Nomenclature of systemic vasculitides. Proposal of an international consensus conference. Arthritis Rheum. 1994; 37: 187-92.
10) Ozaki S. ANCA-associated vasculitis: diagnostic and therapeutic strategy. Allergol Int. 2007; 56: 87-96.

〈中山　崇，小林欣夫〉

14 腫瘍マーカー概論

　現代医学において臨床検査は，医療者が外来，入院患者の病気の状態を客観的に把握し診療する上で必須の情報を提供している．近年，本邦における少子高齢化の進行と健康意識の高まりから，将来の需要を見越して「血液一滴で病気を診断する」ニーズはますますその重要性を増している．なかでも癌診断に有用な「優れた腫瘍マーカー」には，医学的に健康な人と病気（癌）である人を「数値化して客観的かつ明確に区別できる」指標であることが要求される．現在，臨床上保険診療で使用されている腫瘍マーカーは，PSA以外では早期癌の検出には必ずしも有用とはいえない．しかし検査前確率の高い患者群，すなわち再発リスクの高い癌患者の術後経過観察，ピロリ菌やB型肝炎ウイルス（HBV），C型肝炎ウイルス（HCV），ヒトパピローマウイルス（HPV）感染者，画像所見等で腫瘤性病変が疑われる場合の良悪性の鑑別，さらには家族性（遺伝性）腫瘍が疑われる場合など，他の臨床情報と併せて活用することにより腫瘍マーカーの有用性は高まる．近年の本邦における超高齢化社会の到来により癌患者は急増しており，国民の2人に1人は癌を発症し，癌死亡者数は年間30万人以上となり癌の早期発見，早期治療は社会的にも重要な課題である．癌による死亡者の多くは，初診時に進行癌であることから癌の早期発見が切望されている．実際尿や膵液，乳頭分泌物を用いた特定の癌の早期診断の試みも行われている．

　種々の臨床上重要な腫瘍マーカーについて本書の各論で詳述されるので，本稿では腫瘍マーカーの定義，成分別および臓器別（乳腺・婦人科領域，消化器領域，泌尿器領域，呼吸器領域）に腫瘍マーカーの果たす役割や昨今の状況，新しい腫瘍マーカーの探索手段や状況などについて概説する．

個別化医療に役立つバイオマーカーの現況

▶腫瘍マーカーとは（定義）

　「その検出によって腫瘍の存在が推定可能であり，感度や特異度に関して臨床的な有用性が確認されている物質」[1]，「癌細胞が産生し，採取が容易な体液中に出現し，癌と正常ないし良性疾患とでは産生量が著しく異なる物質」[2]と定義されている．すなわち臨床的には腫瘍マーカーは癌細胞が作る物質あるいは癌細胞に反応して体内で産生される物質であり，癌存在，癌の種類，癌の大きさなどを反映し，癌の診断，治療効果判定，再発の診断などに有用であり，血液，尿，便などの生体サンプルを用いて測定可能であることが必要である．

▶臨床的有用性

　腫瘍マーカーの臨床的有用性としては，癌の補助診断，再発や治療のモニタリング，癌の特性診断などがあげられる．評価法では特に腫瘍マーカーを用いる際には検査前確率を常に念頭におくことが肝要である（表1-41）．臨床検査医学の分野ではこれらの指標として「病気の人を病気と診断」する「感度（鋭敏度）」と「健康な人を健康と診断」する「特異度」が用いられる（表1-41）．腫瘍マーカーは有病率（検査前確率）を高くすることにより，その有用性が高まる．その理由は感度90％，特

14. 腫瘍マーカー概論

表1-41 鋭敏度（感度），特異度と有病率による陽性的中率の違い

一般診療所	有病率：1%			
	CEA陽性	CEA陰性	合計	
大腸癌あり	9	1	10	→ 感度90%
大腸癌なし	198	792	990	特異度80%
合計	207	793	1000	

陽性的中率(PPV) = 9/207×100 = 4.3%

癌専門病院	有病率：10%			
	CEA陽性	CEA陰性	合計	
大腸癌あり	90	10	100	→ 感度90%
大腸癌なし	180	720	900	特異度80%
合計	270	730	1000	

陽性的中率(PPV) = 90/270×100 = 33.3%

異度80%の陽性的中率(PPV)は有病率（検査前確率）によって大きく異なるからである．例えば有病率1%ではPPVは4.3%，有病率10%では33.3%である．すなわち検査陽性の中で癌である割合（陽性的中率）は検査前確率（例えば有病率など）で大きく異なる．すなわち限られた医療資源の中で腫瘍マーカーの有用性を高めるためには，検査前確率を上げること，疾患特異性の高い腫瘍マーカーを見出すことが求められる．検査前確率を高める工夫としては，有病率以外にも術後の経過観察（癌の進行度を考慮），内視鏡，放射線を含めた各種の画像所見，ヘリコバクター・ピロリ菌（胃癌と関連），HPV（子宮頸癌），HBV，HCV（肝癌）などの感染症の有無，癌の家族歴（遺伝性乳癌卵巣癌や家族性大腸癌など）の聴取を行い，総合的に判断することが肝要である．

腫瘍マーカーの種類

▶ **成分よる分類**（表1-42）
- **癌胎児性抗原 carcinoembryonic antigen (CEA)**：胎生期に存在しその後小児期や成人で発現が低下するが癌細胞で再び産生される物質．
- **癌関連抗原**：正常細胞の生理的な制御から逸脱し，癌細胞の代謝性の変化により産生される物質．
- **ホルモン**：癌（腫瘍）細胞が産生するホルモン．同所性と異所性がある．
- **アイソザイム**：癌化により正常細胞と異なるアイソザイムが出現する．
- **癌関連遺伝子**：発癌に関連した遺伝子の発現変化，欠損，変異などの異常．

▶ **臓器別による分類**
表1-42を参照．

▶ **年代による分類**（図1-25）

1848年にBence Jones蛋白質が報告され，その後80年を経た1930年代には腫瘍の産生する各種ホルモンが測定可能になった．さらにα-フェトプロテインα-fetoprotein(AFP)やCEAなどの胎児性蛋白質や癌関連抗原が報告された．CA19-9，PIVKA-Ⅱ，NSE，DuPAN-2，PSAなどの糖鎖癌抗原は比較的特定の臓器に発現した腫瘍マーカーである．しかし近年の分子生物学的な研究から，多くの癌に共通して活性化されたシグナル伝達系や遺伝子変化が明らかとなっている．例えば

表1-42 腫瘍マーカーの分類と種類

A. 成分よる分類
1) 癌胎児性抗原：胎児期に存在し，癌細胞によって産生
   AFP, AFPL3, CEA, SCC, PSA, gamma-seminoprotein
2) 糖鎖抗原
   CA19-9, DUPAN-2, CA125, SLX
3) ホルモン
   ACTH, FSH, PRL, ADH
4) 酵素アイソザイム
   ALP, γ-GT, NSE
5) 細胞骨格サイトケラチン
   CYFRA, TPA
   癌関連遺伝子の発現
   c-myc, ras, erb-B, fos, p53
7) 自己抗体
   抗p53抗体

B. 臓器別による分類
1) 神経腫瘍
   NSE
2) 乳腺
   CA15-3, CEA
3) 婦人科領域
   卵巣腫瘍：CA125, IAP, TPA, hCGb-CF
   子宮癌：SCC, CA125, TPA, IAP
4) 消化器領域，
   食道癌：SCC, CEA, TPA, CA19-9
   胃癌：CA19-9, CEA, TPA
   肝癌：AFP, PIVKA-II
   胆嚢癌・胆管癌：CA19-9, DuPan-2, SLX, CEA, elastase1
   胃癌：CA19-9, CEA, TPA
   膵癌：CA19-9, DuPan-2, SLX, CEA, elastase1
   大腸癌：CA19-9, CEA
5) 泌尿器領域
   前立腺癌：PSA, gamma-seminoprotein, PAP
   膀胱癌：BFP (basic fetoprotein), TPA（組織ポリペプチド抗原），IAP
   精巣腫瘍：AFP, BFP (basic fetoprotein)
6) 呼吸器領域
   肺癌（扁平上皮癌）：SCC, CYFRA21-1
   肺癌（腺癌）：SLX, CEA, CA19-9
   肺癌（小細胞癌）：NSE, ProGRP

（文部科学省新学術領域研究「がん研究分野の特性等を踏まえた支援活動」．化学療法基盤支援活動ホームページ．https://scads.jfcr.or.jp/db/table.html より）

細胞増殖シグナルである *Ras/BRAF/MEK/ERK* の経路，DNA損傷修復に重要な *p53* 遺伝子などである．近年の癌細胞の特性を調べた研究から，これらの癌細胞増殖に重要な変化を指標とした（いわゆるコンパニオンバイオマーカー）いわゆる分子標的薬の進歩が著しい．これらもポストゲノム時代の個別化医療に必須の新しい腫瘍マーカーといえる．

新しい腫瘍マーカーとしての分子標的薬と標的分子

癌の個別化医療に役立つバイオマーカーが次々に報告されている．

最新の研究により得られた知見を適切に臨床検査に応用し，癌の診断や個別化医療をめざした実際の診療に役立てることがポストゲノム時代の臨床検査に従事する関係者に求められている．特に患者の癌細胞（体細胞）遺伝子変異と，次世代（子孫）に影響を及ぼし得る生殖細胞の遺伝子変異を区別して考えることが肝要である．さらに遺伝子の情報量が増大する要因はエピジェネティック機構，選択的スプライシシング，糖鎖付加をはじめとする翻訳後修飾などの複雑な機構があり，その多くは疾患との関連が未解明である．これらの要因と疾患との関連を明らかにし，個別化医療を考慮することも課題である．ポストゲノムの時代では臓器別の腫瘍マーカーではなく，癌細胞の持つ特性に基づく具体的な腫瘍マーカーが臨床に応用されるようになるであろう．近年では流血中の癌細胞（上皮細胞）であるCTC (circulating tumor cell) を直接検出する試みも報告されている[3,4]．

癌治療における標的分子の探索とマーカー候補の条件

抗体医薬が実用化している．あらかじめ腫瘍の性状を調べて標的分子が高発現している

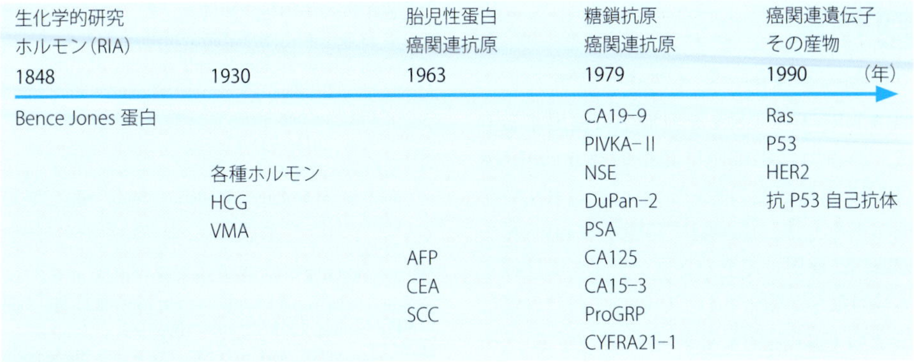

生化学的研究		胎児性蛋白	糖鎖抗原	癌関連遺伝子
ホルモン(RIA)		癌関連抗原	癌関連抗原	その産物
1848	1930	1963	1979	1990　　　　(年)
Bence Jones 蛋白			CA19-9	Ras
			PIVKA-II	P53
	各種ホルモン		NSE	HER2
	HCG		DuPan-2	抗 P53 自己抗体
	VMA		PSA	
		AFP	CA125	
		CEA	CA15-3	
		SCC	ProGRP	
			CYFRA21-1	

図 1-25 主な腫瘍マーカー発展の歴史

かどうかを調べ(いわゆるコンパニオン診断),適応を判断する.
- 癌における陽性率(感度)が高いこと
- 非癌患者での陽性率(疑陽性率)が低いこと
- 実用化が可能なこと

などが癌治療における標的分子の探索とマーカー候補の条件となる.これらの条件を踏まえて臨床的上有用な「遺伝子,蛋白質・ペプチド,エピジェネティクス,スプライシング,自己抗体」などの生体物質による「癌の個別化医療に役立つバイオマーカー」の探索も精力的に行われている.次世代シークエンサーの登場でヒトの全ゲノムを解読して個別化医療に役立てる動きが現実のものとなりつつある.「癌の早期診断に役立つターゲット」としての血液中のマーカーは,

1) 蛋白質(あるいはその断片化ペプチド)
2) 癌患者で産生される抗体
3) RNA や DNA などの核酸

の3つが重要である.

蛋白質(その断片化ペプチド)と疾患の関連を調べる分野は「疾患プロテオミクス」として急速に研究が進んでいる.「プロテオーム」はある生物に発現している蛋白質の総体を意味するが,個々の蛋白質の性質だけでなく,蛋白質の高次構造,蛋白質間相互作用や蛋白質の酸化,糖鎖の付加や翻訳後修飾などを含めた広範な情報をさす.アルブミンやグロブリンなどの主要な蛋白質 22 種類で血液(血清)中の 99% の蛋白質を占めており[5],診断に利用できる微量な蛋白質(ペプチド)との存在量の比は 10 の 10 乗(数百億)から 11 乗(数千億)にも及ぶ[6].つまりこれら微量の蛋白質(ペプチド)を再現性よく,かつ定量的に同定することは現在の質量分析技術をもってしても容易ではなく種々の工夫が必要となる.さらに一部の蛋白質は血液中の蛋白質分解酵素によって分解されるため,超微量な蛋白質(ペプチド)になるほど,その数と種類が指数関数的に増加する.

血液中の RNA や DNA 等の核酸が癌の診断マーカーとなるのではないかと,その価値が注目されている[7,8].例えば血液中に浮遊する癌細胞由来の mRNA や microRNA を検出することにより,癌の再発や患者の転帰(予後)を予測することが可能かもしれないという報告がある[9].また血液中や糞便中の細胞由来の DNA の大腸癌特異的な *APC*(adenomatous polyposis coli)遺伝子の変異から大腸癌を診断する方法も報告されている[10].

まとめ

早期癌を検出しようとする試みとしてCEA mRNA や DNA を血液中に検出する方法，あるいは癌細胞に特徴的な microRNA（18-22 塩基程度の短い non-coding RNA）を検出する方法，癌細胞に発現する mRNA を網羅的に解析してそのプロファイルを比較する検討などが報告されている．さらには遺伝子上の CpG 配列に認められるメチル化や DNA に結合するヒストン蛋白質のアセチル化（DNA そのものの変異ではなく，DNA 周囲環境のエピジェネティックな変化）を癌検出の指標にしようとする方法（例えば，Lynch 症候群における *MLH1* 遺伝子のプロモーター領域のメチル化の検出など）も臨床で行われている．特に卵巣癌，膵癌，胆嚢・胆管癌，などの画像診断による早期発見が困難な深部臓器の早期癌の発見に有効な腫瘍マーカーの発見と確立が望まれている．

文 献

1) 腫瘍マーカー. In: 猪狩 淳, 他編. 標準臨床検査医学 第3版. 東京: 医学書院; 2006. p.181-4.
2) 腫瘍マーカー. In: 金井正光, 監. 臨床検査法提要 第33版. 東京: 金原出版; 2010. p.552-4.
3) Chen CL, et al. Single-cell analysis of circulating tumor cells identifies cumulative expression patterns of EMT-related genes in metastatic prostate cancer. Prostate. 2013; 73: 813-26.
4) Adebayo Awe J, et al. Three-dimensional telomeric analysis of isolated circulating tumor cells (CTCs) defines CTC subpopulations. Transl Oncol. 2013; 6: 51-65.
5) Tirumalai RS, et al. Characterization of the low molecular weight human serum proteome. Mol Cell Proteomics. 2003; 2(10): 1096-103.
6) Anderson NL, Anderson NG. The human plasma proteome history, character, and diagnostic prospects. Mol Cell Proteomics. 2002; 1: 845-67.
7) Diehl F, Schmidt K, Choti MA, et al. Circulating mutant DNA to assess tumor dynamics. Nat Med. 2008; 14: 985-90.
8) Fleischhacker M, Schmidt B. Cell-free DNA resuscitated for tumor testing. Nat Med. 2008; 14: 914-5.
9) Guadagni F, et al. Detection of blood-borne cells in colorectal cancer patients by nested reverse transcription-polymerase chain reaction for carcinoembryonic antigen messenger RNA: longitudinal analyses and demonstration of its potential importance as an adjunct to multiple serum markers. Cancer Res. 2001; 61: 2523-32.
10) Diehl F, et al. Detection and quantification of mutations in the plasma of patients with colorectal tumors. Proc Natl Acad Sci U S A. 2005; 102: 16368-73.

〈松下一之，野村文夫〉

1. 総論―検査の選び方・進め方

15 TDM（治療薬物モニタリング）

治療薬物モニタリング therapeutic drug monitoring（TDM）とは個々の患者に適した投与設計を行い，適正な薬物療法を行うためのモニタリングをいう（図1-26）．患者の血中薬物濃度を測定し，薬物動態学的な解析をもとに最適な薬用量，投与法を設定する手法が代表的である．TDM の有用性としては，薬物体内動態の把握，医薬品の適正量の投与，薬物相互作用の有無，中毒・副作用の早期発見・防止，服薬状況の把握などがあげられる．なお，治療有効域の狭い薬剤や中毒域と有効域が接近し，投与方法・投与量の管理の難しい薬剤の血中濃度測定については特定薬剤治療管理料が算定される（表1-43）[1-3]．このような薬剤に関しては，測定法が確立し，投与量をコンピュータソフトウエアにて算出する方法も確立している．しかし，患者の病態や状態，遺伝的背景，併用薬との組み合わせを考慮し投与計画を立てる必要がある．

TDM の基礎知識および考え方

▶TDM と PK/PD

ファーマコキネティクス pharmacokinetics（PK）のことを体内動態ともいい，薬物の吸収，分布，代謝，排泄（ADME）を包括した表現である．「生体が薬物に対して何をするか（What the body does to the drug?）」という簡明な説明もされる．ファーマコダイナミクス pharmacodynamics（PD）とは，薬動力学ともいう．薬物の作用の観点「薬物が生体に対して何をするか（What the drug does to the body?）」から，薬物動態と対比させて用いられる．

薬物の PK と PD を関連させて解析することにより，薬物の作用をより理論的・合理的に解釈・説明する方法論を総括的に PK/PD と呼ぶ．PK/PD は，狭義には，個体内の血中濃度の時間変化（PK）と薬理作用の時間変化（PD）をモデル解析により関連付けて解析するものを指す．より広義には，薬物投与による長期的な曝露（Exposure）と臨床反応（Response）の関係（E-R）も含めて PK/PD と呼ぶこともある[1]．細菌感染症の領域では，PD の指標である起炎菌の薬物感受性（MIC）と薬物動態パラメータを組み合わせ，AUC/MIC 比，C_{max}/MIC 比，%T＞MIC（あるいは T＞MIC％）などの指標を PK/PD パラメータ（PK/PD index）と呼んで用いている[2]．なお，薬物動態学に関する基本的な知識を表1-44 にまとめた．

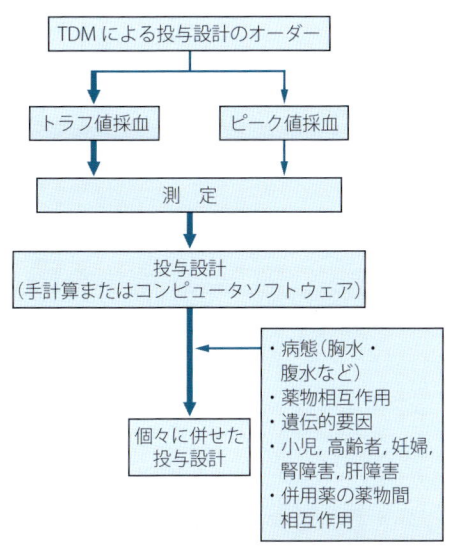

図1-26 TDM を用いた投与設計の流れ

表 1-43 診療報酬で特定薬剤管理料の請求が認められている薬剤（平成 24 年 4 月）

薬物群	指定薬物	治療血中薬物濃度範囲（単位無記入は μg/mL）	検体	検査方法	採血時刻
ジギタリス製剤	ジゴキシン	0.8–2.0 ng/mL	血清または血漿	EIA	投与後 6h～次回投与直前 (Trough 相)
	ジギトキシン	15–25 ng/mL			
抗てんかん剤	フェノバルビタール	10–35	血清または血漿	EIA	次回投与直前 (Trough 濃度)
	ニトラゼパム	0.03–0.18	血清	HPLC	次回投与直前 (Trough 濃度)
	プリミドン	5.0–12.0	血清または血漿	EIA	次回投与直前 (Trough 濃度)
	ジアゼパム	600–1000 ng/mL	血清または血漿	HPLC	次回投与直前 (Trough 濃度)
	フェニトイン	10〜20(非結合形濃度: 1〜2)（推奨グレード A）	血清または血漿	EIA	経口：投与開始もしくは用量変更 5 日以降に測定静注：次回投与直前 (Trough 濃度)
	カルバマゼピン	4–12 であるが, 8 を超えると, 副作用の発現頻度が高まる	血清または血漿	EIA	次回投与直前 (Trough 濃度)
	ゾニサミド	10–30	血清または血漿	HPLC	次回投与直前 (Trough 濃度)
	エトスクシミド	40–100	血清または血漿	EIA	次回投与直前 (Trough 濃度)
	アセタゾラミド		血清	HPLC	
	バルプロ酸ナトリウム	45–120	血清または血漿	EIA	次回投与直前 (Trough 濃度)
	クロナゼパム	0.02–0.07 とされるが, 0.04–0.27 で中毒	血清または血漿	HPLC	次回投与直前 (Trough 濃度)
	クロバザム	0.1–0.4 (活性代謝物の濃度は 8 倍高値)	血清	HPLC	次回投与直前 (Trough 濃度)
テオフィリン製剤	テオフィリン	10–20	血清または血漿	EIA	徐放性製剤では投与後 4h および裸錠では投与後 2h (Peak 濃度)，不可等予後 30 min, 点滴開始後 4–6h および 12–18h 次回投与直前 (Trough 濃度) 静注：不可等予後 30 min, 点滴開始後 4–6h および 12–18h
不整脈用剤	アミノフィリン	(テオフィリンとして測定する)			
	プロカインアミド	4–10 N-アセチル体併合時 5–30	血清または血漿	EIA	次回投与直前 (Trough 濃度)
	N-アセチルプロカインアミド	6–20	血清または血漿	EIA	次回投与直前 (Trough 濃度)
	アプリンジン	0.25–2	血清または血漿	HPLC	経口：次回投与直前 (Trough 濃度) 投与後 2–4 g (Peak 時)
	ジソピラミド	2–5	血清または血漿	EIA	次回投与後 2h
	リドカイン	1.5–5	血清	EIA	点滴静注：6–12h
	塩酸ピルジカイニド	0.2–0.9	血清または血漿	HPLC	経口：投与後 1–2h
	プロパフェノン	0.05–1.0（代謝物 M4/3 は 0.05–1.5）	血清	HPLC	静注：随時
	メキシレチン	0.5–2.0	血清	HPLC	
	フレカイニド	200–1000 ng/mL	血清または血漿	HPLC	次回投与直前 (Trough 濃度)

15. TDM（治療薬物モニタリング）

薬物群	指定薬物	治療血中薬物濃度範囲 （単位無記入は µg/mL）	検体	検査方法	採血時刻
	キニジン	2-5	血清または血漿	KIMS	次回投与直前（Trough濃度）
	ピルメノール	0.7-2.0 または 0.5-1.5	血漿	HPLC	随時
	アミオダロン	1.0-2.5	血清または血漿	HPLC	次回投与直前（Trough濃度）
	コハク酸シベンゾリン	トラフ濃度として 70-250 ng/mL	血清または血漿	HPLC	朝投与直前 3h（Peak濃度）
	シベンゾリン				投与度 3h（Peak濃度）
アミノ配糖体系抗生物質	ゲンタマイシン	280-330 ng/mL Peak濃度 15-25 Trough濃度 <1（1日1回投与） Trough濃度 <2（1日分割投与）	血清（凍結保存）	EIA	筋注後 15-60 min 点滴静注終了後（Peak濃度） 次回投与直前（Trough濃度）
	アミカシン	Peak濃度 56-64 Trough濃度 <1.0（1日1回投与） Trough濃度 <10（1日分割投与）	血清（凍結保存）	KIMS	次回投与直後 1h（Peak濃度） 次回投与直前（Trough濃度）
	ストレプトマイシン トブラマイシン	Peak濃度 20.0-30.0 Peak濃度 15-25 Trough濃度 <1（1日1回投与） Trough濃度 <2（1日分割投与）	血清（凍結保存）	EIA	静注終了後 1h（Peak濃度） 次回投与直前（Trough濃度）
	アルベカシン	C_{max} 9-20 Trough濃度 <2	血清（凍結保存） 血清	ラテックス凝集比濁法	点滴静注終了後（Peak濃度） 次回投与直前（Trough濃度）
グリコペプチド系抗生物質	テイコプラニン バンコマイシン	Trough濃度 10-30 Trough濃度 10-20 MRSA感染症治療としてTrough濃度 >10	血清 血清	ラテックス凝集比濁法 EIA	点滴静注終了後 1-2h（Peak濃度） 次回投与直前（Trough濃度） 次回投与直前（Trough濃度）
トリアゾール系抗真菌剤	ボリコナゾール	Trough濃度 ≧1-2	血清	HPLC	次回投与直前（Trough濃度）
免疫抑制剤	エベロリムス シクロスポリン タクロリムス ミコフェノール酸	全血 100-400 ng/mL 全血 5-20 ng/mL	血液（凍結保存） 血液（凍結保存）	RIA2抗体法 ELISA	次回投与直前（Trough濃度） 次回投与直前（Trough濃度）
サリチル酸系製剤	サリチル酸	150-300	血清	酵素法	服用後 2.5±2h後（Trough濃度）
抗悪性腫瘍剤	イマチニブ メトトレキサート	>10*-8 M	血漿 血清または血漿	LC/MS/MS FPIA	大量投与療法の場合投与後 24, 48, 72h
ハロペリドール製剤	ハロペリドール	8-17 ng/mL	血清	金コロイド凝集法	随時（ただし、採血時刻を一定とする）
ブロムペリドール製剤	ブロムペリドール	4-15 ng/mL	血清	金コロイド凝集法	随時（ただし、採血時刻を一定とする）
リチウム製剤	リチウム（炭酸）	0.4-1.4 mEq/L	血清	原子吸光分析法	最終投与後 12h または早朝投与前（Trough濃度）

*治療血中薬物濃度範囲は、文献1〜4より記載した参考値である。明確なデータのないものは空欄とした。

表 1-44 薬物動態の基本知識(用語解説)[1-5]

定常状態(steady state)	投与量と排泄量が等しくなり,血中濃度の蓄積がなくなった状態.定常状態への到達時間は半減期に依存し,定常状態における血中濃度への到達率は,投与開始からの経過時間に規定される.
C_{max} と C_{peak}	点滴終了直後の最も高い血中濃度を最高血中濃度(maximum concentration: C_{max})と呼ぶ.採血による血中濃度のばらつきを小さくし,より臨床効果を反映する濃度を得るために,組織への分布が完了し血液-組織間濃度が平衡状態となった時点の濃度であるピーク濃度(peak concentration: C_{peak})での評価を推奨する.
分布容積(volume of distribution: V_d)	薬物の体内における拡がりの大きさを表す指標である.薬物が血中濃度と同じ濃度で均一に組織に分布すると仮定した場合,1回投与量が血中濃度上昇幅を与えるのに必要な体液の容量を表す.
負荷投与	初期において1回投与量増量や1日投与回数を増やすことにより,早期に目標とする血中濃度に到達させるための投与設計である.負荷投与量(ローディングドーズ)は目標濃度と分布容積の大きさによって決定され,排泄能力(クリアランス)に影響されない.
クリアランス(clearance: CL)	薬物の代謝・排泄能の指標であり,薬物を含んだ血液(体液)を,単位時間当たりに除去する容量として表した値である.維持投与量の規定因子となる. 代謝・排泄量(mg/h)=平均血中薬物濃度(mg/L)×クリアランス(L/h) 腎排泄型の薬物クリアランスはクレアチニンクリアランス(creatinine clearance: Ccr)や糸球体濾過率(glomerular filtration rate: GFR)との相関性が高い.
消失半減期(half life: $t_{1/2}$)	血中薬物濃度が半減するのに要する時間である.分布容積とクリアランスによって規定される指標である. $t_{1/2}$(h)=0.693×分布容積(L)÷クリアランス(L/h)
蛋白結合(protein binding)率	血清蛋白と結合している薬物の比率である.遊離型薬物濃度がPK-PDの指標となるが,TDMでは一般的に総薬物濃度(蛋白結合型薬物濃度と遊離型薬物濃度の総和)で評価される.
母集団薬物動態(population pharmacokinetics: PPK)	被験者あるいは患者集団の薬物動態を平均値と分散のような分布の特性値として,解析する方法である.母集団パラメータには,集団の平均値と固定効果および変動効果がある.固定効果は,年齢,性別,体重,腎機能のような種々の要因が薬物動態の変動要因となる場合に,クリアランスや分布容積などのPKパラメータに及ぼすそれらの要因の影響の程度をモデル化して表したものである.集団の平均値は,その集団の最も代表的な固定効果を持つ被験者のPKパラメータ値として表すことが多い.薬物動態の母集団値を求めるには,一例毎のPKパラメータを解析した後に,集団の平均値や分散を求める手法(二段階法)もあるが,通常「PPK解析」は,変動効果(個体間変動と個体内変動など)や固定効果を同時に解析する混合効果モデル(mixed effect model)を用いた解析を指すことが多い.
母集団パラメータ	母集団薬物動態解析により得られるパラメータで,平均値と固定効果および変動効果からなる.固定効果とは,クリアランスなどのパラメータに及ぼす年齢,体重,腎機能のように影響を説明できる個別的な因子のこと,変動効果とは,固定効果で説明できない未知の要因(個体間変動)や測定誤差のようなランダムな変動(個体内変動)のこと.
ベイジアン法(ベイズ推定)	TDM,薬物動態の領域では,PPK解析でよく用いられるパラメータの推定方法で,事前確率分布(母集団パラメータ)に加えて,観察値(個体の濃度値)が得られた時,その観察値に基づく事後確率分布を推定の確信度とし,その個体の最も確からしいパラメータを推定する方法をベイズ推定と呼び,その値をベイズ推定値という.

15. TDM(治療薬物モニタリング) | 93

表 1-45 TDM の有用性と該当薬物

有用性	該当薬物
作用・効果を直接評価しにくい薬物	抗てんかん薬*
治療血中薬物濃度範囲が狭い薬物	フェニトイン,ジゴキシン,ハロペリドールなど
体内動態の個人差が大きい薬物	フェニトイン,ジゴキシン,テオフィリン
体内動態に非線形が認められる薬物	フェニトイン,サリチル酸塩,アセトアミノフェン,テオフィリン(特に小児),バルプロ酸**,フェノバルビタール***

抗てんかん薬*: 発作頻度が薬物治療の目安となる.
バルプロ酸**: 血中濃度が高い場合,血漿中アルブミンなどの蛋白質との結合に飽和を生じるため非線形を示す.
フェノバルビタール***: 通常線形で表されるが,他剤の併用によって非線形を示す.

▶TDM の有用性

TDM を行う場合の条件として,以下の点が必須である.
1) 血中薬物濃度と効果の関係が明らかになっていること
2) 有効血中濃度と中毒発現濃度が明らかであること
3) 再現性のある測定方法をもっていること

TDM を行う有用性を表 1-45 にまとめた.

▶非線形回帰解析(non-linear regression analysis)

フェニトインは投与量のわずかな変化によって,血中濃度が大きく変化する(図 1-27).このような非線形を示す薬物は,サリチル酸塩,ジソピラミド,アセトアミノフェン,小児におけるテオフィリンなどがある.また,バルプロ酸のように血中濃度が高い場合に血漿中アルブミンなどの蛋白質との結合に飽和を生じ非線形を示すものもある[4].

現在は血中濃度データの解析などで,X(例えば投与後時間)と Y(例えば血中濃度)との関係を線形式に変換することなく非線形式のまま解析する方法がある.非線形最小二乗法を用いたソフトウェアには Phoenix® WinNonlin, MULTI などがある.

⚠ 検体を取り扱うときの注意

1) 原則 TDM は定常状態で行う[6,7].

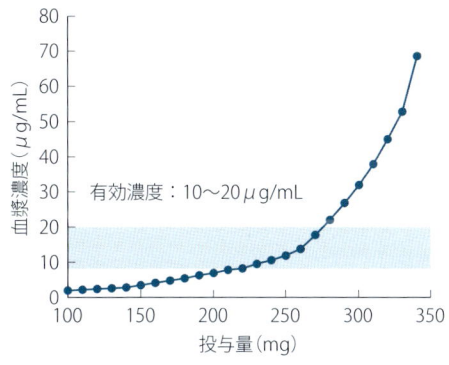

図 1-27 フェニトインの投与量と血中濃度の関係

フェニトインの経口投与では消化管よりほぼ 100% が吸収される.血漿蛋白結合率は約 90% と高く,分布容積は約 0.7 L/kg である.主として CYP2C9 および一部の CYP2C19 によって活性を持たない主代謝物 5-(p-hydroxyphenyl)-5-phenylhydantoin (HPPH) に肝臓で代謝される.この代謝は治療濃度域において飽和することによりクリアランスが減少し,定常状態到達時間も延長するため,投与量の増減は慎重に行った上で TDM を行う必要がある.フェニトインの投与計画には,Michaelis-Menten 式による 1 日最大代謝量 V_{max} とミカエリス定数 K_m が用いられる.

2) 採血は決められた時間に行う.

一般の生化学検査値に比べて,血中薬物濃度は分単位で刻々と推移する(図 1-28).患者に負担をかけずにより正確な血中薬物濃度を測定するためには,決められた時間で決められた採血管に採血しなくてはならないことをよく理解しておかなくてはならない.

1. 総論—検査の選び方・進め方

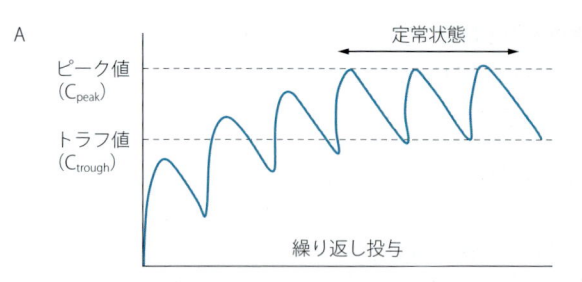

図A：繰り返し投与を行い、$t_{1/2}$の5倍の時間を経過したらほぼ定常状態

$$1-e^{-ke \cdot t} = 1-\left(\frac{1}{2}\right)^5 = 0.96875 ≒ 1（ほぼ100％定常状態）$$

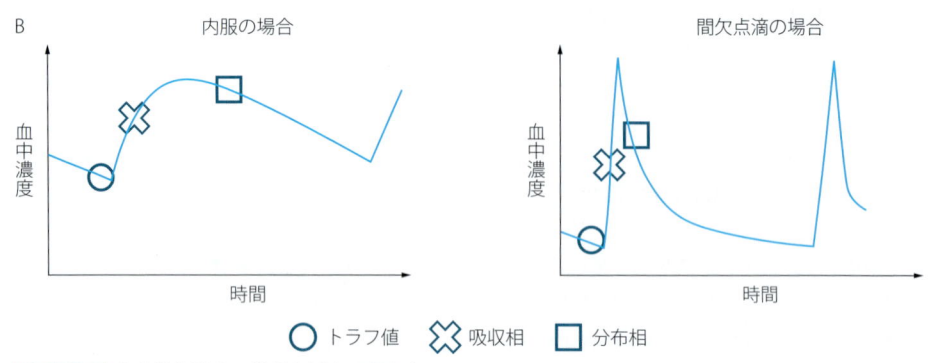

図 1-28 血中薬物濃度の推移と採血の考え方
A：繰り返し投与した場合の血中薬物濃度の推移，B：トラフ値，吸収相，分布相の関係

▶採血管の選択

血液中の薬物濃度を解析する場合には，主に血清中あるいは血漿中薬物濃度を用いる．また，シクロスポリンやタクロリムスのように，血液を溶血させてから血中濃度を測定する薬物では全血中濃度を用いる．採血管を間違えると，測定そのものができなくなるため，十分留意することが重要である．

▶トラフ値採血

抗てんかん薬や循環器薬のように繰り返し長期間服用する薬物の採血は定常状態に達してからが原則であり，トラフ値（trough level）で採血してTDMを行う．ただし，定常状態まで待てない場合，定常状態到達前の採血ポイントの濃度から定常状態の濃度を計算して予測する必要がある（図1-28A）．

さらに，薬物は投与されると初めに吸収され血流に入り，体内の各部位に分布し，構造が変化（代謝）し排泄されるため，繰り返し投与の場合は，前に投与された薬物の代謝・排泄が同時に起きているだけでなく，吸収と排泄の速度が異なること（2-コンパートメントモデル）も考慮しなくてはならない．図1-28Bに示すように投与後の吸収相や分布相で採血してしまうと，正確なTDMを行うことが不可能となる．トラフ採血は投与前30分以内を理想とする．

▶ピーク値採血

アミノグリコシド系抗菌薬などは，採血による血中濃度のばらつきを小さくし，より臨

床効果を反映する濃度を得るために，組織への分布が完了し血液-組織間濃度が平衡状態となった時点の濃度である C_{peak} での評価を推奨する．ゲンタマイシンを20～30分で注入する場合，注入開始から1時間の濃度を臨床的ピーク濃度とする．また，バンコマイシンを1時間で注入する場合，注入終了後1～2時間の濃度を臨床的ピーク濃度とする．

血中薬物濃度の測定方法

血中薬物濃度の測定は，主に免疫学的測定法〔エンザイムイムノアッセイ（HEIA，EMIT），蛍光イムノアッセイ（FPIA），化学・生物発光イムノアッセイ（CLIA），ラテックス凝集比濁法（KIMS，PETINIA）など〕と分離分析法（HPLC法，GC法など）がある．リチウムについては吸光測定法等やフレーム分析法が確立されている．測定方法は臨床上，結果が迅速に得られる方法でありかつ採血患者の負担軽減を考慮し，少量試料で測定可能であることが望ましい．また，近年ではLC-MS/MSを用いて，微量サンプルを測定する方法が取り入れられている．

なお，血中薬物濃度測定に，代謝物，併用薬物，類似構造物質，生体内成分，抗凝固薬などの測定妨害物質が存在し，測定薬物によって種類も異なる．よく知られているものに，ジゴキシン測定におけるジゴキシン様免疫反応物質（DLIS）の影響がある[8]．

薬物消失速度の算出法

▶静脈注射後の血中薬物濃度（図1-29）

血中の薬物消失速度が計算できれば，一定時間後の血中薬物濃度が予想できる．臨床上は簡便さから多くの場合に1-コンパーメントモデルに近似が行われている．

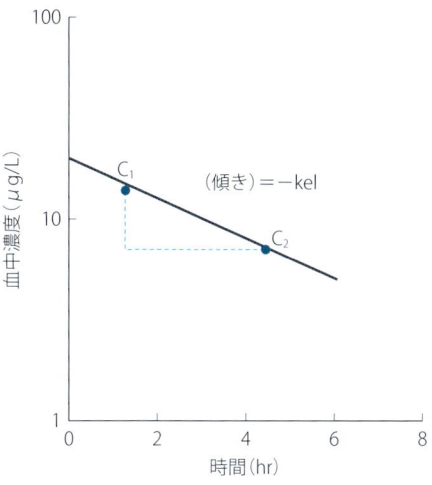

図1-29 1次消失のグラフ

- 消失速度定数：kel

$$kel = -\frac{\ln C_1 - \ln C_2}{T_1 - T_2}$$

- 消失半減期：$t_{1/2}$

$$t_{1/2} = \frac{\ln 2}{kel} \quad \ln 2 = \log_e 2 ≒ 0.693$$

$C = C_0 \cdot e^{-kel \cdot t}$ → 数時間後（前）の薬物血中濃度が計算できる

- 分布容積：V_d

$$V_d = \frac{X_0}{C_0}$$

V_d：薬物が分布する容積
X_0：体内に投与された薬物量
C_0：初期血中濃度

- クリアランス：CL

$CL = Kel \cdot V_d$

CL（クリアランス）：薬物を血液中から除去する能力．通常L/時などで表す

▶経口投与後の血中薬物濃度

経口薬は吸収率を考量する必要がある上，同じ薬物であって錠剤，カプセル剤，散在，液剤など剤形によって剤形からの溶出速度が

Carbamazepine (1)
Pharmacogenomic Information

Drug Link in Drugs@FDA	Therapeutic Area	HUGO Symbol	Referenced Subgroup	Label Sections with Pharmacogenomic Information
Carbamazepine[1]	Neurology	HLA-B	HLA-B*1502 allele carriers	Boxed Warning Warnings and Precautions

図1-30 FDAに掲載されている遺伝子多型の情報の一例(Table of Pharmacogenomic Biomarkers in Drug Labeling)

(Jeliiffe RW, et al. Ther Drug Monit. 2012;34: 368-77)[5]

表1-46 小児,高齢者,妊婦,肝臓・腎臓・心臓に障害がある患者に対するTDMの基本的な注意点

小児	臓器の未発達などの理由から,年齢に応じて投与量を調整する.
高齢者	分布容積の変化あるいは腎機能の低下などにより,主として腎排泄の薬物に関しての投与量の調整が必要となる.
妊婦	心拍出量,血漿量の増加,代謝能の低下,腎血流量の増加,血漿中アルブミン濃度の減少などにより体内動態が変化する.特に,非蛋白結合型薬物濃度が変化する.
肝障害	代謝酵素量や酵素活性の低下,肝血流量の減少,血漿アルブミン濃度の低下により,主に肝臓で代謝される薬物が体内に蓄積されやすくなる.
腎機能	尿中に未変化体として排泄される割合が多いアミノ配糖体抗生剤やリチウムは腎障害があると排泄が遅延して体内に薬物が蓄積されやすくなる.クレアチニンクリアランス(Ccr)は,腎機能の指標の1つで,血清クレアチニン濃度から推定することができる.腎排泄型薬物の場合,Ccrと薬物クリアランスとの間に相関関係のあることが多い.主な単位はmL/分.近年では,血清シスタチンC(Cys-C)値が必要とされるケースも見出されている.
心疾患	心拍出量が低下するため,血流量が低下する.結果的に,肝クリアランスの低下,糸球体濾過速度の低下が起こり,薬物投与量の調整が必要となる.また,分布容積も変化する.

異なり,吸収速度が異なることがあるので注意する.

$$C_p = \frac{k_a \cdot f \cdot D}{V_d \cdot (K_a - Kel)} (e^{-kel \cdot t} - e^{-ka \cdot t})$$

K_a: 吸収に関する1次速度定数
f: 吸収率 D: 投与量
V_d: 分布容積 Kel: 消失速度定数
t: 時間経過

▶点滴投与後の血中薬物濃度

薬剤を点滴静注する場合は,薬物が一定速度で注入されることになるので,吸収を0次速度で行われると考える.

$$C_p^{SS} = \frac{k_0}{(V_d \cdot kel)} = \frac{k_0}{CL_{tot}}$$

C_p^{SS}: 定常状態での濃度
k_0: 注入速度(量/時間)
V_d: 分布容積
kel: 消失速度定数
CL_{tot}: 総クリアランス

TDMに影響を与える因子

▶遺伝的要因

薬の作用はPK/PDの両面から評価する必要があり,PKに影響を及ぼす薬物代謝酵素・薬物輸送担体の一塩基多型(SNP)とPDに影響を及ぼす薬物作用部位の遺伝子多型の研究が進んできた.多型によっては,薬物の吸収,代謝,排泄,感受性など薬効発現に関

する様々な要因に対し影響を及ぼす．例えば，フェニトインは薬物代謝酵素の一種であるCYP2C9やCYP2C19による代謝を受け，これらの酵素には遺伝的な*CYP2C9*3*を代表とする多型が存在する．このような変異体では血中濃度が上昇するため，TDMが必要となる．現在知られている遺伝子多型は米国食品局（FDA）のホームページにその情報がまとめられている（図1-30）[9]．

▶状態により投与量を考慮するケース

小児，高齢者，妊婦，肝臓・腎臓・心臓に障害がある患者に対するTDMの基本的な注意点を表1-46にまとめた[10-12]．この他，血液透析（HD），持続的血液濾過透析（continuous hemo-dia-filtration：CHDF）など，最新の注意を払わなくてはならない．

▶相互作用

薬物の体内動態や薬理効果発現が他の薬物などにより影響を受けることがある．薬物-薬物，薬物-食品，薬物-嗜好品，薬物-健康食品など様々なケースが考えられる．薬物の体内動態（吸収，分布，代謝，排泄など）が影響を受ける相互作用を薬物動態学的相互作用，薬理効果発現が影響を受ける相互作用を薬力学的相互作用という．

薬物相互作用は，多くの薬物がCYPによる代謝を受けるため，代謝過程の相互作用の中ではCYPを介したものがほとんどである．

文献

1) 堀岡正義．調剤学総論 改訂11版．東京：南山堂；2012.
2) 日本化学療法学会抗菌薬TDMガイドライン作成委員会，日本TDM学会TDMガイドライン策定委員会―抗菌薬領域―．抗菌薬TDMガイドライン Executive summary．2012.
3) 日本TDM学会TDMガイドライン策定委員会．抗てんかん薬のTDMガイドライン（案）Draft version 1.2．2012.
4) 佐々木忠徳，喜古康博．症例から学ぶTDM実践アプローチ．東京：南山堂；2012.
5) Jelliffe RW. Some comments and suggestions concerning population pharmacokinetic modeling, especially of digoxin, and its relation to clinical therapy. Ther Drug Monit. 2012; 34: 368-77.
6) Ueda K, et al. Monitoring trough concentration of voriconazole is important to ensure successful antifungal therapy and to avoid hepatic damage in patients with hematological disorders. Int J Hematol. 2009; 89: 592-9.
7) Trifilio S, et al. Breakthrough fungal infections after allogeneic hematopoietic stem cell transplantation in patients on prophylactic voriconazole. Bone Marrow Transplant. 2007; 40: 451-6.
8) Bjerner J, et al. Immunometric assay interference: incidence and prevention. Clin Chem. 2002; 48: 613-21.
9) FDA. Table of pharmacogenomic biomarkers in drug labelling. http://www.fda.gov/drugs/sciencereserch/researchareas/pharmacogenetics/ucm083378.htm
10) Roustit M, et al. Pharmacokinetics and therapeutic drug monitoring of antiretrovirals in pregnant women. Br J Clin Pharmacol. 2008; 66: 179-95.
11) Egberts KM, et al. Therapeutic drug monitoring in child and adolescent psychiatry. Pharmacopsychiatry. 2011; 44: 249-53.
12) Salih MR, et al. Practices associated with serum antiepileptic drug level monitoring at a pediatric neurology clinic: a Malaysian experience. J Pharm Pract. 2013; 26: 192-7.

〈石井伊都子〉

16 こどもの臨床検査値：判読上の留意点

わが国の小児臨床検査基準値

　臨床検査値は技術的および生理的な要因により変化変動する．生理的な要因の1つである年齢はある種の検査値に与える影響が大きく，小児科領域の臨床検査の基準値は成人とは異なるものが少なくない．基準値は各年齢の小児からの検体採取により得られるものであるが，小児では倫理的問題および体格からの採血量の限度などの点から必ずしも容易ではなく，信頼性の高い基準値策定は長く行われてこなかった．しかし，1988年にエス・アール・エル社（SRL）の記念事業としての「小児データブック」の出版発表を契機に，産官学共同プロジェクトとして小児の臨床検査基準値策定に向けての動きが始まった．この調査研究の遂行のために，厚生省（当時），日本公衆衛生協会，日本臨床病理学会，日本小児科学会，日本医師会，日本保育園医協議会，未熟児新生児学会，日本小児科医会，日本小児保健学会，SRLなどの協力のもと，1989年に小児基準値研究班が組織された．この研究班では，全国200弱の研究協力施設から得られた1万6,000人の新生児を含む小児の検体をもとに，延べ11万5,000件弱の検査を行い，1996年に104項目について年齢別の日本人小児の臨床検査基準値を発表した[1]．その後，いくつかの検査項目で測定法が新しくなったため，それに伴った基準値の設定が望まれていたが，同様の方法で新たな基準値を作成することは不可能であった．そこで2008年に，国立成育医療センター臨床検査部はSRLによる院内ラボにて開設以来測定してきた検体から12項目以上の測定値がある6万6,000検体を選んで，27の生化学・血液検査項目について自己組織化マップ法による「潜在基準値抽出法」を2回応用して基準値としてよいと考えられる測定値を選択した．測定法が変更されている多くの検査項目では，「潜在基準値抽出法」で作った値の方が「日本人小児の臨床検査基準値」より臨床的には適正であると考えられている[2]．

小児での基準値が成人と比較して大きく異なる検査

　小児においては成人と基準範囲が異なる検査が多数あるが，検査センターなどから戻ってくる報告書には，基本的に成人の基準値が書かれていることが多い．小児科での経験が少ない研修医などは児の検査値をみた時に異常値と間違えたり，逆に異常値を見逃す可能性がある．以下に検査項目ごとに注意すべきいくつかの点をあげた．

▶血液学的検査

　赤血球数は出生時には高値で生後2〜3ヵ月後に最低となりその後徐々に上昇していく（表1-47）．新生児期を除いて赤血球数やHb，Htは成人より低いので，貧血の診断にあたっては年齢別の基準値をみる必要がある．ただし，小児期，特に思春期女子には潜在的な貧血が多いのでMCV，MCHCに注意すべきである．白血球数は，生後1〜2週までは好中球優位，乳児からリンパ球優位，学童以降再び好中球優位になる．正常下限は年齢によりあまり変わらず4,000/μLであるが，正常上限は小学生までは10,000/μLを超えているの

16. こどもの臨床検査値：判読上の留意点

表 1-47 年齢別の赤血球値基準値

		ヘモグロビン (g/dL)		ヘマトクリット (%)		赤血球数 (10/L)		MCV (fl)		MCH (pg)		MCHC (%)	
		平均	−2SD	平均	−2SD	平均	−2SD	平均	−2SD	平均	−2SD	平均	−2SD
出生時(臍帯血)		16.5	13.5	51	42	4.7	3.9	108	98	34	31	33	30
3日目まで		18.5	14.5	56	45	5.3	4.0	108	95	34	31	33	29
1週まで		18.5	13.5	54	42	5.1	3.9	107	88	34	28	33	28
2週まで		16.5	12.5	51	39	4.9	3.6	105	86	34	28	33	28
1ヵ月まで		14.0	10.0	43	31	4.2	3.0	104	85	34	28	33	29
2ヵ月まで		11.5	9.0	35	28	3.8	2.7	96	77	30	26	33	29
6ヵ月まで		11.5	9.5	35	29	3.8	3.1	91	74	30	25	33	29
2歳まで		12.0	10.5	36	33	4.5	3.7	78	70	27	23	33	30
6歳まで		12.5	11.5	37	34	4.6	3.9	81	75	27	24	34	31
12歳まで		13.5	11.5	40	35	4.6	4.0	86	77	29	25	34	31
18歳まで	男性	14.0	12.0	41	36	4.6	4.1	90	78	30	26	34	31
	女性	14.5	13.0	43	37	4.9	4.5	88	78	30	25	34	31
49歳まで	男性	14.0	12.0	41	36	4.6	4.0	90	80	30	26	34	31
	女性	15.5	13.5	47	41	5.2	4.5	90	80	30	26	34	31

中学生		ヘモグロビン (g/dL)	ヘマトクリット (%)	赤血球数 (10/L)	MCV (fl)	MCH (pg)	MCHC (%)
男子	1年生	13.5±0.9	38.6±2.8	448.0±32.0	86.1±3.3	30.1±1.7	35.0±1.4
	2年生	13.7±1.1	39.8±3.0	463.0±34.0	85.9±3.8	29.6±1.9	34.5±1.2
	3年生	14.2±1.1	41.5±2.6	477.0±29.0	86.9±4.5	29.7±2.0	34.1±1.0
女子	1年生	12.9±0.8	37.3±2.1	427.0±26.0	87.3±3.1	30.0±2.7	34.3±2.8
	2年生	12.8±1.1	37.5±3.0	428.0±31.0	87.7±4.7	30.0±2.3	34.1±1.3
	3年生	13.4±0.9	39.4±2.4	422.0±26.0	89.2±3.5	30.3±1.5	34.0±0.9

(横山 雄. 小児診療. 1996; 59: 2-5 より)[3]

で感染症の評価には注意する必要がある．しかし，感染症の初期でCRPの上昇がなくても白血球増多がしばしばみられるので分画を参考にする．血小板数も小児と成人では大きく異なり，幼児ではしばしば $50 \times 10^4/\mu L$ 以上である．

▶生化学検査

小児では，ALT は成人に比して基準値が高値であり，上記の成育医療センターからの基準値では1歳児の正常上限は57 IU/L とされている[4]．LDH も新生児期から小児は高値であり，思春期あたりから成人と同様の基準値になる．ALPは小児では主に骨の活性を反映しており，新生児期から思春期までは成人の3〜4倍の値をとる．骨代謝に関連する血中無機リンも成人に比べて高いので注意が必要である．クレアチニンは筋肉量に比例するため，小児，特に乳児においては成人に比べて低く成人レベルになるのは思春期以後である．アミラーゼは新生児期には成人の数分の1であり小学生以降に成人値に近づく．

▶免疫学的検査

血清免疫グロブリン値は年齢により大きく異なるので注意が必要である．IgGは胎盤を通過して母から児に輸送されるため出生時には1,000 mg/dLを超えているが，生後3〜6ヵ月に最低値をとる(表1-48)．

またIgGのサブクラス抗体は免疫不全症の

表 1-48　年齢別血清免疫グロブリン値

年齢	IgG(mg/dL) 平均値	IgG(mg/dL) 標準偏差	IgA(mg/dL) 平均値	IgA(mg/dL) 標準偏差	IgM(mg/dL) 平均値	IgM(mg/dL) 標準偏差
臍帯血	1,200	310.1	0	0	4.7	3.7
8〜30日	694	347.6	6.7	17.1	27.1	13.1
31〜60日	572	147.5	5.3	9.6	32.4	28.9
2〜3ヵ月	390	133.2	7.7	7.1	36.6	18.4
4〜6ヵ月	470	180.3	23.3	18.7	47.2	12.5
7〜9ヵ月	748	297.3	39.4	24.8	66.4	33.5
10〜12ヵ月	792	376.5	56.0	21.7	83.8	37.2
1〜2歳	811	96.2	83.1	60.6	81.2	47.2
3〜5歳	940	184.1	185.5	61.4	83.3	21.3
6〜8歳	1,071	165.4	186.7	71.0	80.2	20.8
9〜11歳	1,079	263.1	245.8	91.2	82.6	20.9
12〜15歳	1,129	256.3	273.1	93.7	87.7	30.4
成人	1,120	230.3	250.0	75.2	95.0	22.2

(藤原弘久. 日児誌. 1996; 73: 564-76 を改変)[5]

表 1-49　年齢別 IgG サブクラス値

年齢	IgG_1 正常範囲(mg/dL)	IgG_1 平均値	IgG_2 正常範囲(mg/dL)	IgG_2 平均値	IgG_3 正常範囲(mg/dL)	IgG_3 平均値	IgG_4 正常範囲(mg/dL)	IgG_4 平均値
臍帯血	528.4〜1457.6	877.6	173.5〜756.7	362.3	19.4〜131.2	50.4	3.9〜140.9	23.5
0〜2ヵ月	281.7〜 804.3	476.2	111.3〜373.3	203.8	6.9〜92.1	25.2	2.2〜41.2	9.6
2〜4ヵ月	159.1〜 483.4	277.3	34.5〜291.8	100.3	6.3〜83.8	23.1	0.3〜22.0	2.4
4〜7ヵ月	136.9〜 497.8	261.1	42.3〜159.6	82.1	8.3〜107.5	29.8	0.3〜10.0	1.8
7〜12ヵ月	234.0〜 830.6	440.8	50.8〜224.0	106.7	18.7〜95.4	42.2	0.3〜16.5	2.2
1〜2歳	291.8〜 820.7	489.4	62.2〜275.1	130.8	15.4〜106.8	40.5	0.2〜76.2	4.0
2〜4歳	390.2〜 955.2	610.5	58.5〜292.1	130.8	11.4〜98.8	33.6	1.2〜76.7	9.6
4〜6歳	390.5〜1289.8	709.7	106.4〜381.9	201.6	12.8〜92.5	34.3	2.7〜66.3	13.3
6〜8歳	476.2〜1233.5	778.7	110.4〜412.5	202.8	9.3〜146.8	39.3	2.3〜83.3	12.1
8〜10歳	401.8〜1305.4	724.2	147.7〜459.9	260.7	10.9〜134.1	38.2	2.4〜89.5	14.8
10〜12歳	496.2〜1099.5	738.6	190.3〜501.7	308.9	11.4〜142.4	40.3	2.6〜104.0	16.3
12〜14歳	438.3〜1284.3	750.3	190.7〜587.1	334.6	13.6〜106.4	38.0	3.0〜122.4	19.0
14〜16歳	411.1〜1138.6	684.1	181.5〜700.0	256.4	13.1〜120.2	39.7	1.6〜143.2	15.3

(Hayashibara H, et al. Acta Pediatr Jpn. 1993; 35: 113-7 を一部改変)[6]

検査などにしばしば検討されるが, 個人差, 年齢差が非常に大きい (表 1-49).

　血清 IgG 値が正常範囲であってもサブクラス欠損症がありうるので, 免疫不全症を疑う時にはサブクラス測定は必要である. IgE 抗体も年齢による違いが大きい. わが国の検査会社の基準値は成人で 170 IU/mL となっているが, 一般的にはアトピー素因がない個体では 100 IU/mL 以下と考えられている (表 1-50).

　しかし, 総 IgE 値 100 IU/mL 以下であっても, スギ特異的 IgE 抗体陽性でスギ花粉症を

表 1-50 年齢別総 IgE 値

年齢	RIST（IU/mL）
6 ヵ月未満	<5 以下
1 歳未満	<10 以下
1 歳以上～3 歳未満	<20 以下
3 歳以上～5 歳未満	<40 以下
5 歳以上	<100 以下
成人	<170 以下

（小林茂俊．小児内科．2005；37：289 より）[7]

発症している患者も少なくないので，アレルギー検査には総 IgE 値のみの測定は不十分である．特異的 IgE 値の測定法は複数あるが，同時多項目検査（MAST33®など）での値と単項目（ImmunoCap®など）での値は，直接比較できないことに注意すべきである．最近アトピー性皮膚炎の病勢マーカーとして保険収載された TARC（thymus and activation-regulated chemokine）も乳児期と 2 歳以上で基準値が大きく異なる．

　代表的自己抗体である抗核抗体は成人での基準値が 40 倍であるが，健康小児でも 20％に抗核抗体は 40 倍を示すことから[8]，小児では少なくとも 80 倍以上を陽性と考える．専門家の一部では 160 倍以上を陽性とすべきとする意見もある．また自己免疫疾患では診断に有用な疾患標識抗体が存在するが，成人と小児では同一の疾患名であってもタイプが異なることから注目すべき自己抗体が異なる[9]．

▶**内分泌学的検査**

　成長に関するホルモンは小児においては年齢によって基準値が大きく異なることは容易に想像される．IGF-I（ソマトメジン C）は，成長ホルモン分泌不全性低身長症の補助診断として用いられるが，乳幼児期は低く徐々に上昇して思春期にピークに達し，思春期後半から低下して成人レベルに徐々に移行する．

まとめ

　小児の特徴は発達と成長にある．したがって発達や成長に関連する物質の値は成人のそれと異なることがあることを忘れないようにしたい．上記では触れられなかったが，病原体に対する抗体価や腫瘍の特異マーカーも小児と成人では異なる．

文献

1) 小児基準値研究班（企画運営委員長 河合 忠）．日本人小児の臨床検査基準値．日本公衆衛生協会；1996．
2) 田中敏章，他．潜在基準値抽出法による小児臨床検査基準範囲の設定．日児誌．2008；112：1117-32．
3) 横山 雄．赤血球，形態検査．小児診療．1996；59：2-5．
4) 奥山虎之．小児臨床検査基準値．小児科学レクチャー．2013；3：532．
5) 藤原弘久．小児における免疫グロブリンの動態に関する研究．胎児期並びに小児における免疫グロブリンの産生について．日児誌．1996；73：564-76．
6) Hayashibara H, et al. Normal levels of IgG subclass in childhood determined by a sensitive ELISA. Acta Pediatr Jpn. 1993；35：113-7．
7) 小林茂俊．IgE および特異 IgE 抗体．小児内科．2005；37：289．
8) Allen RC1, Dewez P, Stuart L, et al. Antinuclear antibodies using HEp-2 cells in normal children and in children with common infections. J Paediatr Child Health. 1991；27：39-42．
9) 藤本 学．皮膚筋炎の新しい自己抗体とその臨床的意義．医学のあゆみ．2012；243：889-94．

〈下条直樹〉

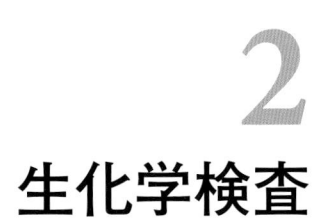

2

生化学検査

1 アスパラギン酸アミノトランスフェラーゼ(AST)，アラニンアミノトランスフェラーゼ(ALT)

基準範囲

- 肝疾患診療における ALT の病態識別値[1]
  男性：ALT≧31 U/L
  女性：ALT≧20 U/L
- 一般集団の基準個体で求めた基準範囲[2]

  AST　　　　　　ALT
  13～30 U/L　　　男性：10～42 U/L
  　　　　　　　　女性：7～23 U/L

生理的変動

ALT では若干の性差があり，男性が高い傾向にある．日内変動や食事による影響はない．激しい運動の後に一過性に上昇することがある．

検査の概要・臨床的意義

AST と ALT を併せてトランスアミナーゼと総称される．以前は AST は GOT，ALT は GPT と呼ばれていた．組織中の AST 濃度が最も高いのは肝臓であり，次いで心臓，骨格筋，腎，脳，膵，肺，白血球，赤血球の順である．ALT 濃度も肝臓で最も高く，肝特異性は ALT の方が AST よりも高い．肝胆道疾患のスクリーニングや経過観察の目的で用いられることが多いが，心疾患，筋疾患，溶血性疾患においても上昇する．AST は肝細胞では細胞質(sAST)とミトコンドリア(mAST)に存在する．健常人血中では大部分が sAST であり，通常は mAST が上昇するのは重度の肝障害の場合である．

異常値を生じるメカニズム

代表的な逸脱酵素であり，細胞破壊や細胞膜の透過性の亢進の結果，血中に遊出する．AST，ALT の血中レベルは，細胞障害の程度，細胞膜の透過性，さらには放出された酵素の生体内での異化速度により規定される．AST の肝細胞中の活性は ALT よりも高いが，異化速度が ALT よりも速いので，急性肝障害の病初期は AST＞ALT であっても，経過とともに AST＜ALT となる．ショック肝や胆石の排石に伴う肝障害の場合は，原因の除去とともに急速に回復するのが特徴である．

異常値を示す疾患・病態
（上昇レベルの数値は目安）

▶高度上昇（500 U 以上）
- 急性肝炎（ウイルス性，薬物性）
- 慢性ウイルス性肝炎の急性増悪
- 虚血性（ショック肝）
- 胆石の排石に伴う一過性肝障害

▶軽度～中等度上昇（50～300 U）の場合
- 軽度の急性肝障害（ウイルス性，薬物性）
- 慢性ウイルス性肝炎
- 肝硬変
- アルコール性肝障害
- 非アルコール性脂肪性肝疾患
- 自己免疫性肝炎
- 肝内胆汁うっ滞
- 閉塞性黄疸
- 心筋梗塞
- 筋疾患

- 溶血性疾患　　など

　AST, ALT は同時に測定されることが多いのでその比に留意することが重要である．脂肪肝を含むアルコール性肝障害では AST＞ALT（厳密には AST/ALT＞0.87[3]）となるのに対して，非アルコール性脂肪性肝疾患では AST＜ALT（厳密には AST/ALT＜0.87）となる．慢性ウイルス性肝炎では初期は AST＜ALT となる場合が多いが，線維化の進行に伴い AST＞ALT となる傾向がある．

検査のピットフォール

　AST, ALT の基準範囲を通常の手順で求めると上記のようになるが，肝疾患診療においては ALT≧31 を異常値とするのが一般的であり[4]，C 型慢性肝炎のインターフェロン療法が著効の場合や，非アルコール性脂肪肝で体重コントロールが良好の場合など，経過と共に ALT が 10 台となることも少なくない．トランスアミナーゼは個体差が比較的大きな検査項目であり，集団で用いた基準範囲をそのまま個人にはあてはめられない[5]．

　トランスアミナーゼは多くの臓器に存在する逸脱酵素なので，トランスアミナーゼ異常高値イコール肝障害ではなく，心疾患，筋疾患，血液疾患など多くの疾患で異常高値をとる．肝由来のトランスアミナーゼの軽度の上昇は肝・胆道系疾患だけでなく，多くの全身性疾患に際してみられる．一方，C 型慢性肝障害では AST, ALT が基準範囲内であっても進行した肝障害であることも少なくないので，経過観察が重要である．腎不全患者では血中の酵素レベルに比して測定値が低値となるので注意を要する．

文　献

1) Prati D, et al. Updated definitions of healthy ranges for serum alanine aminotransferase levels. Ann Int Med. 2002; 137: 1-9.
2) 日本臨床検査標準協議会．日本における主要な臨床検査項目の共用基準範囲案―解説と利用の手引き―．http://www.jccls.org/techreport/public_comment_201405.pdf
3) 小谷一夫，他．日本臨床化学会(JSCC)常用基準法に基づいた aspartate aminotransferase(AST)/alanine aminotransferase(ALT)比の再設定―Karmen 法から JSCC 常用基準法への変更に伴う肝疾患評価基準の変化．日消誌．1994; 91: 154-61.
4) Okanoue T, et al. Guidelines for the antiviral therapy of hepatitis C virus carriers with normal serum aminotransferase based on platelet counts. Hepatol Res. 2008; 38: 27-36.
5) 熊田　卓，他．AST, ALT, AST/ALT．肝胆膵．2010; 60: 521-30.

〈野村文夫〉

2 アルカリホスファターゼ(ALP)とそのアイソザイム

基準範囲

- 106〜322 U/L[1]
- アイソザイム[2]
  ALP1(高分子肝型 ALP)：検出されない
  ALP2(肝型 ALP)：35.8〜74.0%
  ALP3(骨型 ALP)：25.1〜59.9%
  ALP4(胎盤型 ALP)：検出されない
  ALP5(小腸型 ALP)：0.0〜16.1%
  ALP6(免疫グロブリン結合型 ALP)：
  検出されない

生理的変動

　血液型がBあるいはO型で分泌型の場合，他の血液型に比べ，出現するアイソザイム構成が異なり，通常の肝型(ALP2)，骨型(ALP3)に加え，小腸型(ALP5)を含む．そのため基準範囲も異なり，20%程度高値となる．この現象は，食事，特に高脂肪食による影響が大きい[3]．またこのことが，個人の生理的変動幅が小さいにもかかわらず，基準範囲全体が広くなっている要因である．年齢による変動が認められ，骨形成がさかんな小児期は成人に比べ高値となる．ただ，学童期に若干低下して，思春期に再度上昇する二峰性を示す．通常成人の3倍程度といわれている．成人の場合，加齢とともに肝型が若干上昇する傾向がみられる．性差も若干認められ，男性が高値を示す．女性は45歳で層別化すると，加齢による高値化が明瞭である．そのほかに妊娠による胎盤型(ALP4)の出現で上昇し，分娩時まで継続し，後期には基準範囲の2,3倍程度に達する．

検査の概要・臨床的意義

　活性中心に亜鉛を有し，リン酸モノエステルを加水分解する酵素で，至適pHがアルカリ側にある酵素群の総称．物質やエネルギーの輸送，無機リンの供給，骨の石灰化などに関係する．

　わが国における，総活性の測定法は各アイソザイムをほぼ均等に測定できるように配慮された日本臨床化学会(JSCC)標準化対応法(4-ニトロフェニルリン酸基質，2-エチルアミノエタノール緩衝液：EAE法)が主流で，平成24年度日本臨床衛生検査技師会精度管理調査によると99.6%の施設が採用している．しかし，国際的にはALP5の反応性を低くした国際臨床化学会(IFCC)標準化対応法(4-ニトロフェニルリン酸基質，2-アミノ-2-メチル-1-プロパノール緩衝液：AMP法)が多くの施設で採用されている．そのほかジエタノールアミン(DEA)やN-メチル-D-グルカン(MEG)を緩衝液として用いる方法が存在する．これらの緩衝液の相違によって個々のアイソザイムの反応性が異なり，相対活性値が変動して，分析法間での乖離が発生する．一方で，この反応性の差を利用した自動分析法によるアイソザイム分析も実用化されている[4]．しかしながらアイソザイム分析はセルロースアセテート膜(CA膜)，アガロースゲルやポリアクリルアミドゲル(PAG)を用いた電気泳動法が主流である．

　総活性測定はスクリーニング検査として広く実施されており，最初に肝・胆道系疾患の有無を，次に骨代謝の亢進状態を判断するの

に使用される．そのほかに妊娠や悪性腫瘍による上昇が認められる．

関連項目もしくは他の検査との関係から病態を推測する．LAP，γ-GTを含めた胆道系酵素測定により3者ともに上昇している場合（アイソザイム分析ではALP2の上昇）は肝・胆道系疾患の可能性を，LAPとALPが上昇すれば（ALP4の上昇），胎盤性による異常（妊娠も含む）を，ALPのみの上昇であれば，骨疾患（ALP3の上昇），小腸由来（ALP5の上昇），小児一過性高ALP血症（ALP1，2間の上昇），ALP結合性免疫グロブリン（ALP6の上昇）などを考える．いずれの病態もアイソザイム分析が非常に有効な手段となる．

異常値を生じるメカニズム

血清ALPの上昇は細胞での合成亢進または産生細胞の増加を反映していると考えられており，アイソザイムごとにその組織での合成が亢進する．アイソザイムごとの詳細を示す．
- ALP1：胆道の閉塞により胆汁成分が逆流することによる．
- ALP2：肝での合成が亢進する．
- ALP3：骨の新生に伴い上昇する．
- ALP4：妊娠10週以後に胎盤で産生され，後期に胎盤から母体血中に流入する．
- ALP5：脂肪吸収に伴い，小腸粘膜から胸管リンパ管を経て大循環系に入る．特に血液型がB，O型の人は食後に上昇する．肝硬変や腎不全では，その代謝の遅延によって上昇する．
- ALP6：免疫グロブリンと結合したものであり，巨大分子として血中に停滞する．

異常値を示す疾患・病態

▶**低値を示す病態**：遺伝性低ALP血症
▶**高値を示す病態**：急性・慢性肝疾患，胆道・膵疾患に伴う胆汁うっ滞，骨疾患，転移性骨腫瘍など

高度上昇（基準範囲上限の3倍以上）は，腫瘍の骨転移などを含む骨形成性疾患，肝外・肝内胆管閉塞，小児一過性高ALP血症でみられる．特に一過性の場合は成人の基準範囲上限の30倍にも及ぶ高値を示すことがあるが，通常1〜2ヵ月後には正常化する．その他は軽度（2倍以内）〜中等度（3倍以内）の上昇をきたすことが多い．詳細な病態はアイソザイム分析が有効となる．また，先述のように各個人の変動幅は集団の基準範囲より小さいため，測定値が基準範囲内でも継続的に上昇している場合は何らかの異常を疑う必要がある．

検査のピットフォール

各種薬剤の酵素誘導による上昇や，SH製剤等による阻害も存在する．

原則として血清を使用するが，血漿を使用する場合，EDTA血漿等のキレート剤は活性中心にあるZn^{2+}や活性化因子であるMg^{2+}を分子中から取り除き，活性低下をきたす．

そのほか，試薬を開封状態で使用し続けると，炭酸ガス吸収によるpH変動で活性値に変化を及ぼす．

アイソザイム分析においても活性染色に使用される基質によって反応性が異なるため，総活性値と各アイソザイムの分画％を掛けてアイソザイムの活性値を求めることは適当でないとされている．

文献

1) 日本臨床検査標準協議会．日本における主要な臨床検査項目の共用範囲基準—解説と利用の手引き—．http://www.jccls.org/techreport/public_comment_201405.pdf
2) 清宮正徳，他．ALPアイソザイム．In：中原一彦，監．パーフェクトガイド検査値事典．東京：総合医学社；2011．p.33.
3) 松下 誠．アルカリ性ホスファターゼ（ALP）．In：浦山 修，他編．臨床化学検査学．東京：医歯薬出版；2003．p.230-6.
4) 山崎浩和，他．血清アルカリホスファターゼアイソザイム活性自動測定法の実用化とその臨床的有用性の評価．JJCLA．2003；28：9-14.

〈吉田俊彦，野村文夫〉

2. 生化学検査　A. 酵素

3 乳酸脱水素酵素(LD, LDH)とそのアイソザイム

基準範囲(総活性)

- 124～222 U/L(性差はない)[1]
- 基準範囲(アイソザイム)
  LDH1: 20～31(%)
  LDH2: 28.8～37(%)
  LDH3: 21.5～27.6(%)
  LDH4: 6.3～12.4(%)
  LDH5: 5.4～13.2(%)

生理的変動

新生児～乳児期に高く(成人の2倍程度)、加齢とともに徐々に低下し、思春期(15歳位)以降は成人レベルとなる。アイソザイムは乳児期ではLDH1は新生児期にやや低く、その後漸増して数ヵ月で成人と同程度となる。他のLDHアイソザイムは乳児期～成人に至るまで変動は小さい[2]。ただし、出生直後はLDH5が高い。

検査の概要・臨床的意義

LDHはグルコースよりピルビン酸を経て乳酸に至る嫌気的解糖系の最終段階に位置する酵素であり、全身のほぼすべての細胞に存在する。したがって全身の多くの組織の障害により血液中に逸脱し血清中LDH活性の異常高値をきたす。疾患特異性は高くないが、LDHの総活性およびアイソザイム比の変化は病勢を如実に表していることが多い。

血液中のLDHはH型(心筋型)およびM型(骨格筋型)の2種類のサブユニットから構成される四量体として存在し、組み合わせによりLDH1(H4)、LDH2(H3M1)、LDH3(H2M2)、LDH4(H1M3)、LDH5(M4)の5種類のアイソザイムがある。アイソザイムによりピルビン酸および乳酸に対する反応性が異なり、LDH1・2型は主に好気的解糖(乳酸→ピルビン酸→TCAサイクル)、4・5型は主に嫌気的解糖(ピルビン酸→乳酸)や糖新生に関与すると考えられている。アイソザイムの分画比率が組織によって異なることから、LDHの総活性が異常高値の時にアイソザイム分析を行うことにより、障害組織の推定がある程度可能となる。またアイソザイムによって半減期が異なり、M型サブユニットが多いアイソザイムほど血中の失活が早い(血中半減期は1,2型で3日、5型で10時間程度)。したがって半減期が短いLDH4・5の上昇は急性の疾患の存在を示唆する。また免疫グロブリンの結合、腫瘍からの産生、遺伝子の変異などにより、電気泳動における分離異常や異常分画が出現することがある。

異常値を生じるメカニズム

各種組織中の細胞の障害により、細胞中に高濃度に含まれているLDHが血清中に逸脱する。

異常値を示す疾患・病態

全身のほとんどの細胞に含まれており、特に肝臓、心臓、腎臓、筋肉、赤血球、白血球、血小板、腫瘍細胞などに多い。したがってこれらの組織の炎症や腫瘍を疑う時のスクリーニング検査に有用である。

障害組織の推定には、疾患特異性の高い他の検査項目、例えばBNP(心疾患)、ミオグロ

ビン(筋肉), ALT(肝疾患), 血算・白血球分画(血球異常)等との組み合わせが有用である.

また LDH アイソザイムの分析も障害組織の推定に有用であり, LDH1・2 が高値を示す病態・疾患ではこれらのアイソザイムを多く含む心臓・腎臓・赤血球などの障害(心筋梗塞, 溶血性貧血など)が, LDH2・3 優位では膵臓・小腸・白血球・筋肉(慢性)などの障害(白血病, リンパ腫, 筋ジストロフィーなど)が, そして LDH5 優位では肝臓, 筋肉などの障害(肝炎, 肝癌, 急性の筋肉崩壊など)が示唆される.

⚠ 検査のピットフォール

溶血により上昇する(特に LDH1〜3). 血液採取後, 血清分離を行わずに長時間放置すると赤血球中から LDH が逸脱して高値となる. 血清は冷蔵で不安定(特に LDH5)であり, 検査まで時間がかかる場合は室温(3 日程度)または−80℃に保存する. −20℃での安定性は高くない. LDH アイソザイムを評価する際は, 溶血や全血での長期保存により LDH1〜3 が赤血球から流出し, 血清の冷蔵保存は LDH4・5 をより失活させ, しかも LDH4・5 は生体内の半減期が短いことから, LDH1〜3 が過大評価されやすいことに注意が必要となる. また免疫グロブリン結合型 LDH では血漿中の寿命が長くなったことで総活性が上昇する場合がある. この場合 LDH 上昇の臨床的意義は少ない.

📖 文 献

1) 日本臨床検査標準協議会. 日本における主要な臨床検査項目の共用範囲基準—解説と利用の手引き—. http://www.jccls.org/techreport/public_comment_201405.pdf
2) 小児基準値研究班, 編. 日本人小児の臨床検査基準値. 日本公衆衛生協会; 1996.

〈清宮正徳, 野村文夫〉

4 γ-グルタミルトランスフェラーゼ（γ-GT）

基準範囲[1]

- 成人男性：13～64 U/L
- 成人女性：9～34 U/L（45歳未満）
  10～53 U/L（45歳以上）

生理的変動

新生児期は成人よりも高値をとり，学童期以降は成長とともに成人レベルとなる．

同一個体では食事の影響は受けず，日内変動もない．

検査の概要・臨床的意義・異常値を生じるメカニズム

γ-GTはγ-グルタミル基を持つペプチド（グルタチオンなど）からグルタミル基を他のペプチドやアミノ酸に移す酵素である．肝，腎，膵，脾，脳，腸など多くの臓器の細胞膜に存在しているが，血中に存在している酵素蛋白は主に肝由来と考えられる．

血清γ-GTの異常高値が診断のきっかけとなる病態として，最も有名なのはアルコールの過剰摂取による上昇である．その機序として飲酒によるミクロソーム機能の亢進による酵素誘導，肝細胞膜障害による遊離の増加などが考えられている．禁酒によりγ-GTが低下することはアルコール性肝障害診断基準における重要な一項目であり[2]，完全に禁酒すると2～3週後には前値の50%程度に改善する．

また，γ-GTはアルカリホスファターゼ（ALP），ロイシンアミノペプチダーゼ（LAP）とともに胆道系酵素と呼ばれ，肝内・肝外の胆汁うっ滞により上昇する．これら3酵素の中で胆汁うっ滞の検出率はγ-GTが最も高いとされている[3]．ただし，遺伝性肝内胆汁うっ滞の中にはγ-GTが上昇しないタイプもある．胆汁うっ滞におけるγ-GTの上昇は胆汁の排泄障害に伴う血中への流入と胆管上皮細胞における産生の増加による．中年女性が健診におけるγ-GTの異常高値をきっかけに原発性胆汁性肝硬変と診断されるケースも少なくない．

多数の健診受診者を対象とした検討において，γ-GTは飲酒習慣がなくても肥満度の上昇に伴い上昇していくことが知られているが[4]，非アルコール性脂肪性肝疾患（NAFLD）において，γ-GTは軽度上昇することが多く，体重減少に伴う組織学的改善に伴い減少することが確認されている．また，C型慢性肝炎におけるペグインターフェロン・リバビリン併用療法において，血清γ-GT高値は著効率を下げる因子の1つにあげられている[5]．

近年，血清γ-GTの軽度上昇がアルコール消費量とは独立に将来の脳血管障害，虚血性心疾患などの発症リスクを高めることが示され[6]，γ-GTの測定意義の新たな側面として注目されている．

異常値を示す疾患・病態

▶異常高値

γ-GT高値が直接診断のきっかけになる場合

1) 胆汁うっ滞

- 閉塞性黄疸（胆管結石，胆管癌，膵頭部癌，乳頭部癌など）
- 肝内胆汁うっ滞（原発性胆汁性肝硬変，薬

剤性肝障害，胆汁うっ滞型のウイルス肝炎など）
2）習慣飲酒，アルコール性肝障害

γ-GT高値がみられるが，直接診断にはつながりにくい場合
- 急性肝炎，慢性肝炎，肝硬変，NAFLD
- 原発性肝癌，転移性肝癌など

長期の薬剤服用による場合
- フェニトイン，フェノバルビタールなどの抗けいれん薬
- ステロイドホルモンなど

▶**異常低値**

γ-GT欠損症（常染色体劣性遺伝，きわめて稀）

⚠ 検査のピットフォール

習慣飲酒やアルコール性肝障害のマーカーとしてγ-GTを用いる場合に注意すべき点として，1）1回の飲酒では影響を受けないこと，2）肝障害の重症度や積算飲酒量とγ-GTレベルは直接相関しないこと，3）過剰飲酒しても上昇しない，いわゆるnon-responderが10～20％存在すること，があげられる．

また，常習飲酒家は飲酒量を過少申告することは古今東西変わりないことに留意する．

一方，非アルコール性の脂肪肝でも軽度上昇を示す場合が多く，職場健診などでγ-GT高値＝アルコールといった短絡的指導が行われてしまう場合もあるので注意すべきである．

📖 文 献

1) 日本臨床検査標準協議会．日本における主要な臨床検査項目の共用基準範囲案―解説と利用の手引き―．http://www.jccls.org/techreport/public_comment_201405.pdf
2) アルコール医学生物学研究会．アルコール性肝障害診断基準2011年版．
3) Lum G, et al. Serum gamma-glutamyl transpeptidase activity as an indicator of disease of liver, pancreas or bone. Clin Chem. 1972; 18: 358-62.
4) Nomura F, et al. Liver function in morbid obesity-Study in 534 moderately obese subjects among 4613 male company employees. Int J Obesity. 1986; 10: 349-54.
5) Kurosaki M, et al. Pretreatment prediction of response to peginterferon plus ribavirin therapy in genotype 1 chronic hepatitis C using data mining analysis. J Gastroenterol. 2011; 46: 401-9.
6) Ruttmann E, et al. Gamma glutamyltransferase as a risk factor for cardiovascular mortality. An epidemiologic investigation in a cohort of 163,944 Austrian adults. Circulation. 2005; 112: 2130-7.

〈野村文夫〉

5 コリンエステラーゼ(ChE)

基準範囲[1]

- 男性：240〜486 U/L
- 女性：201〜421 U/L

生理的変動[2]

新生児では成人の2/3程度，乳幼児期は成人の約1.3倍となり，その後漸減して成人値に達する．男性では年齢による影響は大きくないが，高齢になると減少傾向を示す．女性は男性よりも15〜20％程度低値であるが，閉経とともに上昇する．また，性周期による増減を認め，月経前期から月経期にかけてと妊娠中には10〜20％低値となる．

日内変動，運動，食事による影響は受けない．しかし，他の蛋白や酵素と同様に体位による影響を認め，座位で高値となる．

基準値の個人差は大きいが，同一個人での変動は少ない．BMIと正の相関を認める．

検査の概要・臨床的意義

コリンエステラーゼ cholinesterase (ChE) は各種のコリンエステルをコリンと有機酸とに加水分解する酵素で，アセチルコリンを特異的に分解するアセチルChE（AChEまたはtrue ChE）と，種々のコリンエステルを非特異的に分解する非特異的ChE（pseudo ChE）とがある．AChEは神経組織，赤血球，骨格筋中に多く存在し，神経刺激伝達に関与する．血清中に存在し，臨床検査として測定されるのは後者である．

pseudo ChEは肝臓で合成されて血中に放出されることから，慢性肝疾患の診断，蛋白や脂質代謝異常などの病態把握を目的として測定される．肝疾患における肝合成能の指標としては，プロトロンビン時間，アルブミン，総コレステロールなどと同様の意義があり，肝障害時にはアルブミン値と高い相関性を示す．進行した慢性肝炎や肝硬変では低値を示し，慢性肝疾患の長期経過観察，特に肝硬変への進展をモニターするための検査として有用性が高い．

一方，単純性脂肪肝では高率に上昇を認め，診断上有用である[3]．異常高値の場合は血清蛋白，特にアルブミン値との乖離がみられるかを確認する．アルブミンが低値にもかかわらずChE濃度が高値の場合は，ネフローゼ症候群など蛋白漏出の可能性を考える．

農薬，殺虫剤，サリンなどに含まれる有機リンは，ChEの酵素活性部位に不可逆的に作用して失活させ，その活性が著明に低下するため，中毒の診断の有力な指標となる．

遺伝的にChEが低値，または高値を示すことがあるが，特に症状はなく治療の必要もない．ただし，筋弛緩薬サクシニルコリンへの感受性が異常となるため，麻酔時における安全管理のための術前検査として重要である．

異常値を生じるメカニズム

血清中のChEは，そのほとんどが肝細胞によって合成されるため，その活性値は肝実質細胞の機能，特に蛋白合成能を反映する．また，低栄養状態，悪液質，重症消耗性疾患においても，合成に必要なアミノ酸プールの欠乏により低値となる．

一方，甲状腺の機能亢進や肥満・高栄養状

態では，蛋白合成や脂質代謝の亢進を反映して血中ChEは高値となる．ネフローゼ症候群ではアルブミンなどの低分子蛋白が尿中に排泄されるため，肝での蛋白合成が亢進するが，ChEは分子量が大きく尿中にはほとんど漏出しないために高値となる．

異常値を示す疾患・病態

▶異常高値を示す場合
脂肪肝，糖尿病，肥満，ネフローゼ症候群，甲状腺機能亢進症，本態性家族性高ChE血症

▶異常低値を示す場合
肝硬変，重症肝炎，肝癌，栄養障害，悪性腫瘍，重症消耗性疾患

▶極低値を示す場合
有機リン中毒，遺伝性欠損症

検査のピットフォール

測定方法や使用する基質によって測定値が大きく異なるので注意が必要である．ただし，本邦においては96%以上の施設でJSCC標準化対応法[4]（p-ヒドロキシベンゾイルコリンを基質とする紫外部測定法，またはそれにトレーサブルな方法）が使用されている．

むしろ，各施設において設定されている基準範囲の違いが大きい[5]．

血清サンプルへの殺虫剤や消毒剤の混入によって偽低値を示す．フッ素などのハロゲン金属により活性が阻害されるため，NaF入りの採血管は使用できない．

生物学的半減期が長いため，急性の変化をリアルタイムには反映しない．急性肝障害における肝細胞機能の評価には，プロトロンビン時間などが有用である．

文献

1) 日本臨床検査標準協議会 基準範囲共用化委員会, 編. 日本における主要な臨床検査項目の共用基準範囲案―解説と利用の手引き―. http://www.jccls.org/techreport/public_comment_201405.pdf
2) 市原清志, 他. エビデンスに基づく検査診断実践マニュアル. 日本教育研究センター; 2011.
3) Nomura F, et al. Serum cholinesterase activity in patients with fatty liver. J Clin Gastroenterol. 1986; 8: 599-602.
4) 日本臨床化学会酵素専門委員会. ヒト血清中酵素活性の勧告法―コリンエステラーゼ―. 臨床化学. 2003; 32: 162-79.
5) 日本臨床衛生検査技師会. 平成25年度日臨技臨床検査精度管理調査報告書; 2014.

〈澤部祐司，野村文夫〉

2. 生化学検査　A. 酵素

6 血中・尿中アミラーゼ, アミラーゼアイソザイム

基準範囲（測定施設により若干の差異あり）

- 血中アミラーゼ：60～200 IU/L（酵素法）
- 尿中アミラーゼ：160～960 IU/L（酵素法）
- 血中アミラーゼアイソザイム：唾液腺型（S型）35～79％, 膵型（P型）21～65％（セルロースアセテート膜電気泳動法）
- 尿中アミラーゼアイソザイム：唾液腺型（S型）12～59％, 膵型（P型）41～88％（セルロースアセテート膜電気泳動法）

生理的変動

新生児では血中アミラーゼは非常に低値であるが, 発育とともに上昇し, 5～10歳前後で成人値に達する[1]. 健常者では性差はほとんど認められず, 日内変動はわずかであり, 食事・運動の影響も受けにくい. 肥満者よりも痩身者の方が血中アミラーゼ値は高く, 減量によっても上昇することが知られている[1].

検査の概要・臨床的意義

アミラーゼ（α-amylase）は消化酵素であり, 食事中の澱粉, グリコーゲン, ポリサッカライドなどの多糖類のα1,4-グリコシド結合を加水分解する作用がある. アミラーゼにより澱粉は, マルトース, グルコース, デキストリンなどに分解される. 生化学的にはα-アミラーゼ, β-アミラーゼ, γ-アミラーゼ（グルコアミラーゼ）に分類されるが, ヒトを含む動物類はα-アミラーゼであり, β-アミラーゼは主として植物, 細菌類, γ-アミラーゼ（グルコアミラーゼ）は主として細菌類より抽出されたものである[2].

アミラーゼは唾液, 膵液中に含まれており, 唾液腺, 膵臓が主要産生臓器であるが, 肝臓, 腎臓, 肺, 心筋, 横紋筋, 小腸, 乳腺, 甲状腺, 卵管にもアミラーゼ活性は存在することが知られている. 唾液腺, 膵臓では, それぞれの腺房細胞内で活性型として合成, 貯蔵され, 唾液腺アミラーゼ（S型）, 膵アミラーゼ（P型）として唾液腺導管, 膵管内に分泌される.

ヒトの膵アミラーゼ（P型）は分子量54,000～55,000で糖鎖を持たない. 一方, 唾液腺アミラーゼ（S型）は糖鎖を持たないものが分子量56,000, 糖鎖を保有するものが分子量62,000である[3]. 膵アミラーゼ（P型）と唾液腺アミラーゼ（S型）は同一の基質特異性を持ち, 同じ反応を触媒する異なる蛋白構造体でありアイソザイムの関係にある.

血液中のアミラーゼは唾液腺および膵臓由来の逸脱酵素であり, 正常でも一定量が血中に逸脱し, 尿中に排泄されている. 膵炎, 唾液腺炎等による腺房細胞障害, 膵管・導管内圧上昇による膵液・唾液のうっ滞などが生じると, 多量のアミラーゼが血中に逸脱する. 血中アミラーゼの約1/3が尿中に排出される. 尿中アミラーゼは血中アミラーゼに由来する.

血中アミラーゼは活性が安定しており, 測定法も普及しているが, 主要産生臓器として膵臓と唾液腺があるため, 高値の場合, どちらの臓器に由来するか判別することが重要である. 膵アミラーゼ（P型）と唾液腺アミラーゼ（S型）は分子量が異なっており, 電気泳動

の差異から区分することが可能で，アミラーゼアイソザイムとして臨床応用されている．

異常値を生じるメカニズム

各種膵疾患，唾液腺疾患に伴いアミラーゼは血液中に逸脱し高値を示す．しかしながら血中アミラーゼ値そのものの膵，唾液腺に対する臓器特異性は低く，消化管疾患，肝疾患，婦人科疾患，腎疾患をはじめ様々な病態で高アミラーゼ血症が出現する．

膵アミラーゼ（P 型）値は膵から血液中への膵酵素の逸脱量を反映し，膵障害のマーカーとして用いられる．膵の炎症，膵液うっ滞に伴い高値となる．唾液腺アミラーゼ（S 型）高値は唾液腺疾患，アミラーゼ産生腫瘍，膵以外の病態での高アミラーゼ血症でみられることが多い．

膵アミラーゼ（P 型）は尿細管でほとんど再吸収されず，分子量が小さいことから唾液腺アミラーゼ（S 型）に比べて尿中排泄率も高い．このため膵由来の高アミラーゼ血症では尿中アミラーゼ値が高値となりやすい．

異常値を示す疾患・病態

▶高アミラーゼ血症

P 型アミラーゼ高値

急性膵炎，慢性膵炎の急性増悪期，膵外傷，膵癌，膵嚢胞，胆管炎，胆管癌，十二指腸乳頭部腫瘍，消化管穿孔，腹膜炎，ERCP 後などで高値となる．

急性膵炎での血中アミラーゼ値は，発症 6 時間前後で上昇し始め，12～72 時間でピークに達し，以後低下することが多い．血中アミラーゼ高値が遷延した場合，膵炎再燃とともに膵仮性嚢胞の合併などを疑う必要がある．尿中アミラーゼ値は膵炎発症後 7 日間前後高値をとることが多い．

血中アミラーゼ値そのものは急性膵炎の重症度を反映しない．

慢性膵炎では急性増悪期に上昇し，発作寛解期には正常域内に復するが，非代償期の慢性膵炎では低値となることが多い．

現行の慢性膵炎臨床診断基準 2009 では，慢性膵炎の診断項目として血中または尿中膵酵素値の異常を挙げており，

- 血中膵酵素（膵アミラーゼ，リパーゼ，エラスターゼ 1 など膵特異性の高いもの）が連続して複数回にわたり正常範囲を超えて上昇あるいは正常下限未満に低下
- 尿中膵酵素が連続して複数回にわたり正常範囲を超えて上昇

上記のいずれかが認められると定めている[4]．

膵癌では膵液うっ滞や随伴性の膵炎を反映し高値になることがある．

膵疾患以外では，胆管炎，胆管癌，十二指腸乳頭部腫瘍などにより胆管周囲の炎症が膵実質に波及した場合，高値を示す．その他，消化管穿孔では膵液の消化管外への漏出，再吸収により高値となる．

薬剤としては十二指腸乳頭 Oddi 筋を収縮させる副交感神経刺激薬，モルヒネ，コデインや膵液分泌を促進させるセクレチン，パンクレオザイミン，炎症性腸疾患治療薬のサラゾスルファピリジン（SASP），その他薬剤性膵炎の成因となりうる利尿剤，鎮痛剤，抗癌剤，副腎皮質ホルモン，バルプロ酸，経口血糖降下剤（アカルボース，ビルダグリプチン）などで高値となる．

S 型アミラーゼ高値

唾液腺炎（急性期），唾石，アミラーゼ産生腫瘍（肺癌，卵巣癌，卵管癌，悪性中皮腫，骨髄腫など），熱傷，外傷，ショック，手術，大動脈瘤破裂，腸閉塞，虫垂炎，子宮外妊娠，妊娠，卵巣腫瘍，骨盤内感染症，糖尿病性ケトアシドーシス，肝疾患（急性肝炎，慢性肝炎，肝硬変），薬剤性，神経性食思不振症など

で高値となる．

尿中アミラーゼ低値

腎不全，マクロアミラーゼ血症で低値となる．

腎不全の場合，S型アミラーゼ，P型アミラーゼともに増加することが多い．

マクロアミラーゼ血症は，血中アミラーゼが主に免疫グロブリン（IgA，IgG）と複合体を形成することにより腎臓からの排泄が低下し，結果として高アミラーゼ血症を呈する病態である．アミラーゼアイソザイム分析の際，電気泳動法で唾液腺型（S型）～膵型（P型）に及ぶ活性帯が出現し，典型例では両者の分離が不明瞭になることが特徴とされる．

▶低アミラーゼ血症

膵外分泌機能が高度に低下した慢性膵炎非代償期，広範な膵切除術後，進行膵癌，唾液腺摘出後，放射線照射後（唾液腺領域），唾液腺炎（慢性期），Sjögren症候群などで基準値以下となる．

⚠ 検査のピットフォール

ヘパリン以外の抗凝固剤はアミラーゼの酵素活性を低下させる作用がある．

急性膵炎でも発症後5日前後経過すると，血中アミラーゼ値は正常域に復していることがある．

高脂血症による急性膵炎では血中アミラーゼ値は上昇しないことがある．

尿中アミラーゼ値は尿量の影響を受け，尿濃縮時には高値となる．

📄 関連する項目

▶ACCR（アミラーゼクレアチニンクリアランス比 amylase creatinine clearance ratio）

急性膵炎では腎でのアミラーゼクリアランスがクレアチニンクリアランスよりも増加することが知られていた[5]が，同時に採取した血清と尿で，それぞれアミラーゼとクレアチニンを測定し，アミラーゼクリアランスとクレアチニンクリアランスの比（ACCR）を算定すると，健常者ではこの比は1～4％であるのに対して，膵炎では増加することが報告された[6]．

腎不全，熱傷，糖尿病性ケトアシドーシスでもACCRは高値となることが後に判明したが，それでもACCRは，血清および随時尿のアミラーゼとクレアチニンを測定するだけで算出できることより，高アミラーゼ血症の成因鑑別に有用な指標として用いられている．

ACCR（%）
$$= \frac{尿中アミラーゼ(IU/L) \times 血中クレアチニン(mg/dL)}{血中アミラーゼ(IU/L) \times 尿中クレアチニン(mg/dL)} \times 100$$

基準値（健常者）：1～4％
急性膵炎：6～12％
マクログロブリン血症：1％以下

📖 文献

1) 早川哲夫，他．広範囲血液・尿化学検査，免疫学的検査 アミラーゼ．日本臨牀．1989；47：209-13．
2) 内藤聖二．アミラーゼ研究の歴史．胆と膵．1986；7：117-20．
3) 小川道雄，他．Amylase, amylase isozyme. In：神前五郎，他編．膵酵素の基礎と臨床．東京：医学図書出版；1983. p.49-58.
4) 厚生労働省難治性膵疾患に関する研究班，日本膵臓学会，日本消化器学会．慢性膵炎臨床診断基準2009．膵臓．2009；24：645-6．
5) Levitt MD, et al. The renal clearance of amylase in renal insufficiency, acute pancreatitis, and macroamylasemia. Ann Intern Med. 1969；71：919-25.
6) Dreiling DA, et al. The amylase-creatinine clearance ratio: diagnostic parameter or physiologic phenomenon? Am J Gastroenterol. 1974；61：290-6.

〈石原　武〉

2. 生化学検査　A. 酵素

7 膵リパーゼ

基準範囲

- 11〜53 U/L：酵素法（測定法による若干の差異あり）

生理的変動

健常者では年齢差，性差はほとんど認められない．日内変動はわずかであり，食事の影響は受けにくい．測定法により溶血，抗凝固剤，乳糜血清，黄疸などが測定値に影響を与えるとされている．

検査の概要・臨床的意義

リパーゼは脂肪の消化に関わる酵素であり，食事として摂取された中性脂肪 triglyceride の脂肪酸と glycerol とのエステル結合を加水分解する働きがある．リパーゼによる中性脂肪の加水分解には，胆汁酸塩による脂肪のミセル化とともに，コリパーゼ colipase が脂肪とリパーゼとの間に介在し cofactor として作用することが重要である[1]．

ヒトでは咽頭，胃腸，胆嚢粘膜にもリパーゼは存在するが，血液中のリパーゼの大部分は膵臓由来であり，膵臓の腺房細胞内で活性型として合成，貯蔵され，膵液中に分泌される．膵リパーゼはアミノ酸449基よりなる分子量49,558 Da の糖蛋白質であり[1]，膵実質の障害，膵液うっ滞などにより血中に逸脱する．血清中のリパーゼの膵特異性はアミラーゼよりも高く，膵疾患の存在診断に有用性が高い[2]．

異常値を生じるメカニズム

各種膵疾患に伴い血液中に逸脱し高値を示す．血中リパーゼ値は膵から血液中への膵酵素の逸脱量を反映し，膵障害のマーカーとして用いられる．膵の炎症，膵液のうっ滞に伴い高値となる．

異常値を示す疾患・病態

▶異常高値を示す場合

急性膵炎，慢性膵炎の急性増悪期，膵外傷，膵癌，膵嚢胞，胆管炎，胆管癌，十二指腸乳頭部腫瘍，消化管穿孔，腸閉塞，腎不全などで高値となる．

血中リパーゼ値は血中アミラーゼ値に比べ膵に特異的である．急性膵炎での血中リパーゼ値の上昇は，アミラーゼ値と同様かそれより長く持続すると報告されている．血中アミラーゼ値同様，リパーゼ値そのものは急性膵炎の重症度を反映しない．

慢性膵炎では急性増悪期に上昇し，発作寛解期には正常域内に復するが，非代償期の慢性膵炎では低値となることが多い．また，アルコール性慢性膵炎では血中アミラーゼ値に比して血中リパーゼ値の上昇の度合いが大きいとされている[3]．

現行の慢性膵炎臨床診断基準2009では，慢性膵炎の診断項目として血中または尿中膵酵素値の異常を挙げており，血中膵酵素（膵アミラーゼ，リパーゼ，エラスターゼ1など膵特異性の高いもの）が連続して複数回にわたり正常範囲を超えて上昇あるいは正常下限未満に低下と定めている[4]．

膵癌では膵液うっ滞や随伴性の膵炎を反映し高値となる．

膵疾患以外では，胆管炎，胆管癌，十二指腸乳頭部腫瘍などにより胆管周囲の炎症が膵実質に波及した場合，高値を示す．その他，消化管穿孔，腸閉塞，腎不全での高値例も報告されている．

▶異常低値を示すもの

膵外分泌機能が高度に低下した慢性膵炎非代償期，広範な膵切除術後で基準値以下となる．

⚠ 検査のピットフォール

リパーゼはアミラーゼと異なり尿中には排泄されないため，尿検体での測定は意義が乏しい．

📖 文 献

1) Lowe ME. Pancreatic triglyceride lipase and colipase: insights into dietary fat digestion. Gastroenterology. 1994; 107: 1524-36.
2) 菅野健太郎．広範囲血液・尿化学検査，免疫学的検査 膵リパーゼ．日本臨牀．1989; 47: 298-302.
3) Gumaste VV, et al. Lipase/amylase ratio. A new index that distinguishes acute episodes of alcoholic from nonalcoholic acute pancreatitis. Gastroenterology. 1991; 101: 1361-6.
4) 厚生労働省難治性膵疾患に関する調査研究班，日本膵臓学会，日本消化器病学会．慢性膵炎臨床診断基準2009．膵臓．2009; 24: 645-6.

〈石原　武〉

2. 生化学検査　A. 酵素

8 クレアチンキナーゼ(CK)とそのアイソザイム

基準範囲[1]

- 男性：59〜248 U/L
- 女性：41〜153 U/L

生理的変動

運動によりCK値は上昇し，数日間はその影響が残る．男性は女性よりも高い傾向があり，骨格筋量に関係する．年齢別には生後3ヵ月〜1歳は成人の2倍の高値で，経時的に低下して17〜18歳で成人値になる[2]．

検査の概要・臨床的意義

CKはクレアチンリン酸とADPからクレアチンとATPを生成する反応を触媒する酵素である．M(muscle)とB(brain)の2種類のサブユニットからなる二量体で，分子量はおよそ82000 Daである．細胞可溶性分画に存在するCKには3つのアイソザイム(MM，MB，BB)があり，またミトコンドリア内膜にはミトコンドリアCKが存在する．BBは主として脳に，MMは骨格筋に多く，MBは心筋に存在する．そのため，これらの臓器の障害により血中に逸脱し高活性になる．臨床的には筋に特異性が高く，骨格筋，心筋の障害をきたしている疾患が疑われる場合に測定される．

異常値を生じるメカニズム

各組織の細胞の障害により，細胞中に含まれているCKが血中に逸脱し，高活性になる．

異常値を示す疾患・病態

▶血清CK活性が異常値を示す疾患・病態

高度上昇(2000 U/L 以上)
- (心筋由来)急性心筋梗塞，心筋炎
- (骨格筋由来)筋ジストロフィー，炎症性筋疾患(多発性筋炎，ウイルス性筋炎など)，悪性高熱症，横紋筋融解症

中等度上昇(500〜2000 U/L)
- (心筋由来)急性心筋梗塞，心筋炎，開胸術後
- (骨格筋由来)筋ジストロフィー，先天性ミオパチー，代謝性筋疾患，炎症性筋疾患(多発性筋炎，皮膚筋炎など)，悪性高熱症，横紋筋融解症，甲状腺機能低下症，マクロCK

軽度上昇(200〜500 U/L)
- (心筋由来)急性心筋梗塞，心筋炎，開胸術後
- (骨格筋由来)筋ジストロフィーおよびその保因者，先天性ミオパチー，代謝性筋疾患，炎症性筋疾患，悪性高熱症，横紋筋融解症，甲状腺機能低下症，マクロCK，新生児，Reye症候群，筋肉内注射，神経疾患の一部(運動ニューロン疾患など)
- (その他)頭部外傷・悪性腫瘍

低下
- 長期臥床，高齢者，妊娠，甲状腺機能亢進症，CK欠損症

▶CK総活性

CK総活性の上昇がみられた場合，骨格筋もしくは心筋の障害を考える．CK/ASTの比は両者の鑑別に有用であることが報告されている[3]．骨格筋由来の場合，CK/AST比は20以上であることが多く，心筋由来の場合，10未満を示すことが多い．ただしASTは肝臓に

も豊富な酵素のため，肝細胞障害を伴った骨格筋障害ではASTが肝臓分だけ上昇し，CK/AST比が見かけ上低くなり，心筋由来の範疇に入ってしまうので注意が必要である．

心筋由来のCK上昇では，急性心筋梗塞が代表的な疾患であるが，その場合，迅速検査として心電図をとり，CK-MB，心筋構成蛋白(トロポニン，心臓型脂肪酸結合蛋白，ミオシン軽鎖)を測定し，心エコーを行う．

骨格筋由来のCK上昇の場合，追加検査としてAST, LDH, ミオグロビンの測定も検討する．さらに筋疾患が疑われる場合は，筋CT，筋MRI，針筋電図，筋生検，遺伝学的検査などにより鑑別診断を行っていく．

また球脊髄性筋萎縮症や筋萎縮性側索硬化症などの神経疾患でも軽度から中等度のCK上昇がみられることがある．

▶CKアイソザイム

CK-MBの測定は心筋障害(急性心筋梗塞，心筋炎など)の診断に用いられる．心筋梗塞では，CK総活性およびCK-MBは発作後，3～5時間で上昇し始め，12～24時間で極値に達し，3～5日で基準範囲に戻る[4]．CK-BBはblood-brain barrierの破綻を伴う中枢神経疾患(脳血管障害・頭部外傷)や悪性腫瘍で上昇することがある．

⚠ 検査のピットフォール

上述の運動・性差・年齢差の生理的な変動に加え，下記の要因に注意が必要である．

▶筋肉内注射

筋肉内注射は筋肉の損傷を伴い，CKが血中に逸脱・遊出して活性が上昇することがある．上昇の程度は投与薬剤により差がある．

▶検体採取・測定

クレアチンリン酸を基質としてATP量の変化によりCK活性を測定する場合，同様にATPを産生させるような酵素の共存は見かけ上活性が上昇する．この代表がアデニル酸キナーゼ(AK)であり，溶血検体では赤血球由来AKがCK活性測定に誤差を生じさせることがある．また，CKは熱や光に不安定なため室温放置や凍結融解は誤差の原因となる．CK-MBの測定では，CK-M抗体を用いて，CK-M活性を阻害し，残存するCK-B活性を測定してアイソザイム分析を行う方法(免疫阻害法)が用いられている．しかし，この方法ではCK-M抗体で阻害されないCK-BB，ミトコンドリアCK，マクロCKが残存するため，これらが増加する病態ではCK-MBが偽高値となる．これを改善するため，ミトコンドリアCKも阻害する免疫阻害法や蛋白定量法が用いられることもある．

CKはSH酵素であり，酸化されると活性が低下するため，保存中に不活性化が進行する．SH保護剤を添加することで安定化し活性化され，また失活した血清CKも，十分なSH保護剤を添加すれば活性が回復する．そのため通常，測定試薬にはSH保護剤が添加されている．

▶マクロCK

免疫グロブリンと結合したCKはマクロCKと称されるが，生体内での半減期が長く，CK値軽度上昇の原因となる．

📖 文 献

1) 日本臨床検査標準協議会．日本における主要な臨床検査項目の共用基準範囲案―解説と利用の手引き―．http://www.jccls.org/techreport/public_comment_201405.pdf
2) 高木 康．CKの異常と病態．臨床検査．2013; 57: 1491-4.
3) 石川仁子．骨格筋由来の鑑別にCK/AST比は有効か．Medical Technology. 2002; 30: 1021.
4) Apple FS. Acute myocardial infarction and coronary reperfusion. Serum cardiac markers for the 1990s. Am J Clin Pathol. 1992; 97: 217-26.

〈別府美奈子，野村文夫〉

2. 生化学検査　A. 酵素

9 アンジオテンシン変換酵素（ACE）

基準範囲

- 血清 ACE 活性：8.3〜21.4 IU/l（笠原法）

血清にて酵素活性を測定する．基準値は測定法や検査施設で差を認める．

生理的変動

食事摂取や採血時の体位による影響，日内変動は認めない．また性差・人種差もないと考えられている．加齢・低酸素血症やアシドーシス状況下・ステロイドや ACE 阻害薬投与により酵素活性は低下する．

検査の概要・臨床的意義

アンジオテンシン変換酵素 angiotensin-converting enzyme（ACE）は分子量約 15 万のカルボキシペプチダーゼの一種であり，レニン・アンジオテンシン・アルドステロン系の主要な膜酵素である．不活性なアンジオテンシン I を強力な血管収縮作用を持つアンジオテンシン II に変換することで，血圧・血中ナトリウム/カリウム・体内水分の調節において重要な働きをしている．また血管拡張作用を持つブラジキニンを不活性化させるキナーゼ II と同一酵素であることも知られている．

ACE は主に肺の毛細血管内皮細胞膜に結合しているが，腎・小腸・脈絡叢・心臓・脳・内分泌組織などにも存在している．また単球・マクロファージ系細胞にも含まれている．

サルコイドーシスの類上皮細胞肉芽腫には ACE が多量に存在しており，血清 ACE 活性値は活性のある肉芽腫病変の総容量を反映している．血清 ACE 活性値の高値はサルコイドーシスの診断基準項目の 1 つであるとともに，活性値の変動から病勢をある程度推測することができる．また治療により低下することから，サルコイドーシスの診断だけでなく，活動性の把握・治療効果判定においても有用である．感度と特異度はそれぞれ 40〜90％，90〜95％と報告者により差がみられているが，症例の選び方による影響が大きい．縦隔・肺門リンパ節腫脹のみを示すサルコイドーシスでは正常範囲内であることもあり，肺野病変や胸郭外病変を有する症例は高値を示すことが多い．血清 ACE 活性値に Ga シンチグラフィーを加えると肺野型のサルコイドーシスに関しては感度 100％，ともに陰性ならば活動性のあるサルコイドーシスは否定できる[1-3]．近年，ACE 遺伝子多型のタイプにより血清 ACE 活性値が異なることが報告され，活動性の高いサルコイドーシスも血清 ACE 活性値が正常範囲内に留まる症例があることがわかってきた[4]．

また ACE は網膜色素上皮細胞でも合成され，局所で網膜血流を妨げる働きがある．糖尿病患者の 32％に血清 ACE 活性値上昇を認め，特に網膜症合併例では健常群に比べて有意に高値を示すとされている．血清 ACE 活性値が早期の微小血管障害を反映し，糖尿病性網膜症の進展を予知するマーカーとして有用であるとも報告されている．

血清 ACE 活性値が低下する疾患もあるが，上昇する場合に比べて臨床的な診断意義は低いと考えられる．

異常値を生じるメカニズム

健常者の血清 ACE 活性値は血管内皮細胞から逸脱した酵素活性によるものが大きい．血清 ACE 活性値が上昇する場合は，単球・マクロファージ系細胞の病的な増殖が関わっていることが多く，サルコイドーシスをはじめとした肉芽腫形成性疾患では上昇することが多い．また ACE の生合成亢進や代謝低下から上昇する疾患もある．血清 ACE 活性値の低下には血管内皮障害が関与しているといわれている．また ACE 阻害薬やステロイドは血清 ACE 活性値を低下させる．

異常値を示す疾患・病態

▶異常高値（疾患における上昇の頻度）

Gaucher 病(100%)，甲状腺機能亢進症(80%)，ベリリウム肺(75%)，サルコイドーシス(57%)，珪肺(42%)，らい病(34%)，肝硬変(30%)，原発性胆汁性肝硬変(27%)，糖尿病(25%)，ヒストプラズマ症(16%)，アスベスト肺(11%)，肺結核(4%)，Hodgkin リンパ腫(3%)，非結核性抗酸菌症，慢性肝炎(活動期)，腎不全，Lennert リンパ腫，変形性関節症，リンパ脈管筋腫症

▶異常低値

深部静脈血栓症，癌治療における化学療法/放射線療法，骨髄/臓器移植，甲状腺機能低下症，Crohn 病，白血病，多発性骨髄腫，肺癌，慢性閉塞性肺疾患，嚢胞性線維症，ACE 阻害薬，ステロイド内服時

検査のピットフォール

ACE 阻害薬やステロイドの投与により血清 ACE 活性値は低下するため，測定の際には内服薬の確認が必要である．血清 ACE 活性値が低値でも活動性のあるサルコイドーシスを必ずしも否定できない．ACE 遺伝子多型により正常範囲内に留まることがあるため，結果を解釈する上で正常範囲内での増減にも注目する必要がある．また急性活動性の場合には肉芽腫病変が少ないために正常範囲を示すことが多い．いうまでもなく背景に血清 ACE 活性値低下をきたす疾患が隠れていないかの検索も必要である[5]．

文献

1) Beneteau-Burnat B, et al. Angiotensin-converting enzyme: clinical applications and laboratory investigations on serum and other viological fluids. Crit Rev Clin Lab Sci. 1991; 28: 337-56.
2) 三浦佳代, 他. サルコイドーシスの生化学的マーカー. 日本臨牀. 2002; 60: 1741-6.
3) Adriana A, et al. Sarcoidosis. Semin Ophthalmol. 2005; 20: 177-82.
4) 古家 乾, 他. 日本人における ACE 遺伝子多型と血清 ACE 活性. 医学のあゆみ. 1994; 168: 1099-100.
5) Selroos OB. Biochemical markers in sarcoidosis. Crit Rev Clin Lab Sci. 1986; 24: 185-216.

〈重田文子，多田裕司，巽 浩一郎〉

2. 生化学検査　A. 酵素

10 ペプシノゲン（PG）

基準範囲

- ペプシノゲン（PG）Ⅰ：≧70 ng/mL
- ペプシノゲン（PG）Ⅱ：≧3 ng/mL
- ペプシノゲン（PG）Ⅰ/Ⅱ比：≧3

生理的変動

季節，食事，採血時間，喫煙などの影響はほとんど受けない．

検査の概要・臨床的意義

ペプシノゲン（PG）は胃の主細胞から産生される蛋白分解酵素であるペプシンの不活性前駆体であり，ほとんどは胃内に分泌され，約1%が血液中に漏出する．PGⅠとPGⅡに分類され，急性胃炎や潰瘍などによる炎症で細胞外へ逸脱して高値を示すが，主として胃粘膜の萎縮の程度を判断する目的で検査を行う．

萎縮性胃炎は胃癌，特に分化型胃癌の前癌状態とされており[1]，また疫学調査においてPGは萎縮性胃炎との関連から胃癌のリスクの指標となることも示されていることから[2]，胃癌のスクリーニング検査として専ら施行される．多くは市町村などで行う対策型検診や人間ドックなどの任意型検診で行われている．

異常値を生じるメカニズム

PGⅠは主に胃酸を分泌する胃底腺領域から分泌され，PGⅡは胃粘膜全域（胃底腺・噴門線・幽門腺）と十二指腸腺領域から分泌される[3]．胃粘膜に炎症が生じると，当初は炎症が前庭部有意であることから，PGⅡがPGⅠよりも増加してⅠ/Ⅱ比は低下する．長期の炎症によって胃粘膜が萎縮すると，PGⅠが低下してPGⅡが相対的に増加することによって，PGⅠ/Ⅱ比はさらに低下する．つまり，PGⅠ，PGⅡ，Ⅰ/Ⅱ比のそれぞれの値をみることで胃粘膜の状態が推定でき，PGⅠとPGⅠ/Ⅱ比を指標としたPG法が提唱されている[4]．胃癌患者群と健常者群のPG値を測定して検討した結果，PGⅠ 70 ng/mL以下かつPGⅠ/Ⅱ比3以下の組み合わせが最も適切であることが明らかとなり〔PG法（＋）〕，胃癌スクリーニングにおけるPG法の基準値とされている．

Uemuraらは *H. pylori*（Hp）感染診断を行った患者を対象として内視鏡による経過観察を行い，Hp感染者からは0.4〜0.5%/年の頻度で胃癌が発生したが，Hp未感染者からは胃癌は認められなかったとしており，その要因として背景胃粘膜の組織学的検討から，腸上皮化生や胃体部胃炎を伴う高度胃粘膜萎縮が高リスクであると報告している[5]．

ABC（D）検診とは，Hp感染の有無（血清HpIgG抗体）とPG法を組み合わせることによって，胃癌のリスクをA〜Dの4群に分類する検診法である．血清HpIgG抗体（抗体法）（−）/PG法（−）をA群，抗体法（＋）/PG法（−）をB群，抗体法（＋）/PG法（＋）をC群，抗体法（−）/PG法（＋）をD群とすると，A群は，胃癌のリスクが極めて低いとされ，自覚症状がある人もしくは過去5年以内に精密画像検査を受けていない人以外は，精密検査の必要がないといえる．一方，Hpが胃に存在

するが萎縮のないB群の年間の胃癌発生頻度は，1,000人に1人であるが，Hpが陽性で萎縮のあるC群は500人に1人，萎縮が高度でHpが極めて減少もしくは排除された血清Hp抗体陰性のD群では，80人に1人と高率となる[6]．B，C，D群に対しては胃X線検査，内視鏡検査などの追加検査を行う必要がある．そして，胃粘膜の萎縮が指摘された場合は，定期的な内視鏡検査を行うことが望ましい．

異常値を示す疾患・病態

▶PG I

低値
　萎縮性胃炎，悪性貧血，切除胃

高値
　十二指腸潰瘍，腎不全，胃潰瘍，活動性胃炎（萎縮がないもしくはごく軽度）

▶PG II

低値
　萎縮性胃炎，切除胃

高値
　十二指腸潰瘍，胃潰瘍，活動性胃炎（萎縮がないもしくはごく軽度）

▶PG I / II比

低値
　萎縮性胃炎

検査のピットフォール

PG値はHp除菌治療により大きく変動し，血清Hp抗体検査も長期間の経過で陰性化するため，ABC(D)検診においては，原則として除菌既往例を除く必要がある．また，PG法単独だとB群の拾い上げを行うことができず，これらの癌の見落としにつながるため注意が必要である．

Hp感染がみられない症例はもちろん，感染例においても，胃粘膜の萎縮は急速に進行するものではないため，PG検査を毎年行う意義については，疑問の残るところである．

文献

1) Correa P. A human model of gastric carcinogenesis. Cancer Res. 1988; 48: 3554-60.
2) Kabuto M, et al. Correlation between atrophic gastritis prevalence and gastric cancer mortality among middle-aged men in 5 areas in Japan. J Epidemiol. 1993; 3: 35-9.
3) Samloff IM, et al. Relationships among serum pepsinogen I, serum pepsinogen II, and gastric mucosal histology. A study in relatives of patients with pernicious anemia. Gastroenterology. 1982; 83: 204-9.
4) Miki K, et al. The significance of low serum pepsinogen levels to detect stomach cancer associated with extensive chronic gastritis in Japanese subjects. Jpn J Cancer Res. 1989; 80: 111-4.
5) Uemura N, et al. *Helicobacter pylori* infection and the development of gastric cancer. N Engl J Med. 2001; 345: 784-9.
6) 認定NPO法人日本胃がん予知・診断・治療研究機構ホームページ．http://www.gastro-health-now.org/

〈新井誠人，丸岡大介〉

2. 生化学検査　B. 蛋白

11 総蛋白とその分画, アルブミン, 免疫電気泳動

基準範囲

- 総蛋白（Biuret法）: 6.5〜8.5 g/dL
- アルブミン（BCG法）: 4.0〜5.0 g/dL
- 蛋白分画
  （セルロースアセテート膜電気泳動法）
  アルブミン: 60〜70%
  $α_1$-グロブリン: 2〜3%
  $α_2$-グロブリン: 5〜10%
  $β$-グロブリン: 7〜11%
  $γ$-グロブリン: 10〜20%

生理的変動

▶総蛋白, アルブミン
- 採血時の体位: 臥位＜座位（5〜10%）.
- 日内変動: 夕方＞早朝（5〜15%）.
- 年齢: 小児＜成人（新生児・乳児では低値で, 思春期に成人値となる. 60歳以上では5〜10%低値である）
- 妊娠: 低下（循環血漿量が増加するため）
- 季節: 冬＞夏（5〜10%）

▶蛋白分画
- 食事, 日内変動: なし
- 激しい運動: アルブミンが低下し, $γ$-グロブリン分画が上昇する傾向がある.
- 年齢: $γ$-グロブリンは新生児期には成人値に近いが急激に減少して2〜4ヵ月で最低値（成人の1/2〜1/3）になった後に漸増して, 思春期に成人値となる. 老年期にはやや増加傾向となる.
- 季節: 春・秋にはアルブミンが増加し, 夏には $γ$-グロブリン分画が上昇する.
- 個体間差: $γ$-グロブリン分画は個体間差が大きい.

検査の概要・臨床的意義

　血清中には約100種類の蛋白が存在して, 膠質浸透圧の維持, 微量物質の血中運搬（キャリア蛋白）, 酵素・ホルモン活性, 血液凝固・線溶活性, 抗体活性などの種々の機能を果たしている. 血清総蛋白測定はこれら血中蛋白の総合的な変動を確認するためである. 血清蛋白の約65%はアルブミン, 約25%は $γ$-グロブリンであり, 総蛋白濃度の変動は主にこれら両者の合成と異化のバランスを反映するため, 個別に測定する. また, アルブミンは肝疾患, 腎疾患の診断基準として用いられており, 病態把握のためにも測定する.

異常値を生じるメカニズム

▶総蛋白・アルブミン
- アルブミンは肝臓で合成されるため, 特に慢性肝疾患（肝硬変や肝細胞癌）で低値となる.
- 蛋白が体外に漏出する疾患（ネフローゼ症候群, 蛋白漏出性胃腸炎など）では低値となる.
- 免疫グロブリンが単クローン性に増加する疾患（骨髄腫, マクログロブリン血症）や多クローン性に増加する疾患（自己免疫性疾患, 慢性炎症）では高値となる.
- 蛋白・アルブミン合成に必要な材料が不足する飢餓や栄養失調症では低値となる.

▶蛋白分画
　蛋白の5分画は, 主に5つの病態で特徴的な変動となる（図2-1）.

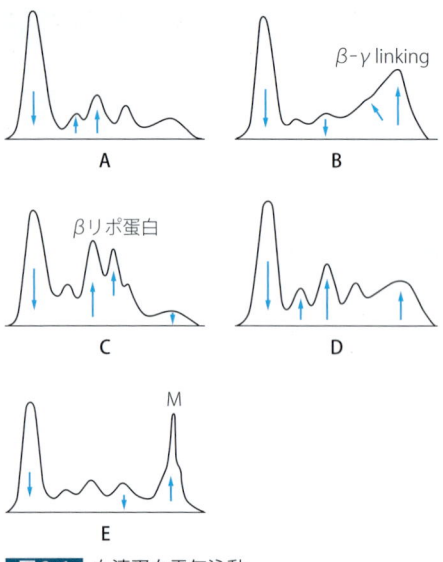

図 2-1 血清蛋白電気泳動
A: 急性炎症型, B: 慢性肝疾患型, C: ネフローゼ型, D: 慢性炎症型, E: 骨髄腫型.

1) **急性炎症型**: 急性期蛋白(α_1-アンチトリプシン, ハプトグロビン, CRP, フィブリノゲンなど)が増加するため, α_1-グロブリン分画とβ-グロブリン分画が増加する. IgMの増加が認められることもある.
2) **慢性炎症型**: 急性炎症型のパターンに加え, 炎症の遷延化で, γ-グロブリンが多クローン性(γ-グロブリン分画が幅広く)に増加する.
3) **ネフローゼ症候群**: アルブミンや低分子蛋白が漏出して低下し, 高分子のリポ蛋白, α_2-マクログロブリンは上昇するため, α_2-とβ-グロブリン分画が増加する.
4) **M 蛋白血症型**: 骨髄腫, マクログロブリン血症では単クローン性に免疫グロブリンが増加して, $\beta \sim \gamma$-グロブリン分画にスパイク状の波形(Mピーク)が形成される.
5) **肝硬変型**: 肝硬変や肝細胞癌ではIgAや IgMの多クローン性増加により$\beta \sim \gamma$グロブリン分画が増加し, βとγ-グロブリンが融合した波形($\beta-\gamma$ bridgeもしくは$\beta-\gamma$ linking)を形成する.

異常値を示す疾患・病態

▶総蛋白, アルブミン
高値
血液濃縮(特に脱水症), 多クローン性高γ-グロブリン血症(膠原病, 慢性炎症性疾患, 慢性肝疾患, 悪性腫瘍, 本態性高γ-グロブリン血症), 単クローン性高γ-グロブリン血症(骨髄腫, 原発性マクログロブリン血症)

低値
血液希釈, 蛋白摂取・吸収不全(栄養不良, 悪液質, 吸収不良症候群), アルブミン合成障害(肝硬変, 慢性肝炎), アルブミン漏出(ネフローゼ症候群, 蛋白漏出性胃腸症, 火傷), 蛋白異化亢進(甲状腺機能亢進症, 慢性消耗性疾患, 急性感染症), 体内分布異常(浮腫, 胸水, 腹水), γ-グロブリン低下(免疫不全症)

▶蛋白分画
1) **急性炎症型**: 急性感染症, 外傷, 急性心筋梗塞
2) **慢性炎症型**: 慢性感染症, 悪性腫瘍, 膠原病
3) **ネフローゼ型**: ネフローゼ症候群
4) **M 蛋白血症型**: (多発性)骨髄腫, マクログロブリン血症
5) **肝硬変型**: 肝硬変, 慢性肝炎, 肝細胞癌

検査のピットフォール

▶総蛋白, アルブミン
総蛋白
- 血漿は血清と比較してフィブリノゲン分だけ高値である.
- 高脂血症での乳び血清では偽高値となる測定系がある(1試薬系)

アルブミン

- BCG（bromocresol green）法はアルブミンのみならずグロブリンとも反応するため，アルブミンに特異性の高いBCP（bromocresol purple），さらに改良したBCP改良法が広く用いられるようになった．2013年度の日本医師会調査では，それぞれ40.0，3.0，52.9％の比率であり，ここ数年毎年BCP改良法が増加している．
- BCP改良法はBCG法と比較して0.4 g/dL程度の低値である．

▶蛋白分画

- 検体が古くなると蛋白の各分画が明瞭に分離しないことがある．
- アルブミンが二峰性になることがある．1つは遺伝性であり，もう1つは生体内で種々の物質（抗菌薬やビリルビン，脂肪酸など）とアルブミンが結合して易動度が変化する．

文 献

1) 河合　忠．血清総蛋白．In: 河合　忠，編．基準値と異常値の間―その測定と対策―．改訂6版，東京: 中外医学社; 2006. p.431-3.
2) 河合　忠．血清蛋白分画．In: 河合　忠，編．基準値と異常値の間―その測定と対策―．改訂6版，東京: 中外医学社; 2006. p.434-6.

〈高木　康〉

12 栄養評価蛋白〔トランスサイレチン(プレアルブミン)，レチノール結合蛋白〕

基準範囲

- トランスサイレチン
  男性：23〜42 mg/dL
  女性：22〜34 mg/dL
- レチノール結合蛋白
  男性：3.6〜7.2 mg/dL
  女性：2.2〜5.3 mg/dL

生理的変動

- 年齢：乳児，小児では成人と比較して低値(10〜20％)
- 性差：男性は女性と比較して高値(10〜20％)
- 妊娠：低値(TTR)
- 個体間差：個体間差が大きいため，正確な評価には評価前の測定値と比較する．

検査の概要・臨床的意義

トランスサイレチン(TTR)(プレアルブミン；電気泳動法でアルブミンより陽極側に泳動される)は，甲状腺ホルモンとレチノールの輸送に関与している．レチノール結合蛋白(RBP)はレチノールと結合し，さらにTTRと結合して標的細胞以外のレチノールの解離を防ぐ機能を持っている．

TTRとRBPは血中の半減期はTTRが1.5〜2.0日，RBPが約0.5日と短いため，直近および現在の栄養状態の評価のために検査される．特に，中心静脈栄養から経口栄養への変更の際の栄養指標として測定されている．肝で合成されるため，肝機能障害で低下し，低分子蛋白で腎から排泄されるため，腎機能障害で上昇する．

異常値を生じるメカニズム

- 肝細胞で合成されるため，慢性肝細胞障害(肝硬変，肝細胞癌など)では低値となる．
- 低栄養状態では原料不足のため，肝での合成能が低下して低値となる．
- 低分子で糸球体から排泄され，近位尿細管で再吸収されるため，腎機能不全では糸球体濾過値が低下すると高値となる(RBP)．
- ネフローゼ症候群では，尿中へ漏出するが肝臓での合成も亢進するため，血中濃度は高値となる(TTR)．
- 甲状腺機能亢進症では組織の代謝亢進のために高値となる(TTR)．
- 変異型TTRでは神経細胞に沈着しやすく，重症例では低値となる(TTR)．この際には遺伝子解析を行う．

異常値を示す疾患・病態

▶高値
腎機能障害(腎不全，腎障害)，甲状腺機能亢進症(TTR)，脂質異常症(RBP)

▶低値
慢性肝障害(肝硬変，慢性肝炎，肝細胞癌)，低栄養(手術後，栄養摂取不足，吸収不良症候群)，ATTR型アミロイドーシス(家族性アミロイドポリニューロパチー)，炎症性疾患，ビタミンA欠乏(RBP)

⚠ 検査のピットフォール

- 肝での合成には亜鉛が必要であるため，亜鉛欠乏状態では低値となる（RBP）．
- TTRとRBPは負の急性期蛋白（炎症や組織の変性では低下する）であるため，評価にはCRPを測定して，急性期蛋白の変動を把握する必要がある．

文献

1) 高木 康．栄養アセスメント蛋白．臨床病理．2004; 52: 301-6.

〈高木　康〉

13 免疫グロブリン(IgG, IgM, IgA, IgD)

基準範囲

- IgG：870～1,700 mg/dL
- IgA：110～410 mg/dL
- IgM：男性：33～190 mg/dL
  女性：46～260 mg/dL
- IgD：2～12 mg/dL

生理的変動

免疫グロブリン immunoglobulin(Ig)は，主に形質細胞，一部はB細胞によって産生される．血中半減期はIgGが約21日，IgAが約6日，IgMが6～10日，IgDが約3日である[1]．

IgGは胎盤通過性があるため，出生時のIgG濃度は成人と同じ程度である．その後は母体由来のIgGが低下し，生後3～4ヵ月で最低となる．抗体産生系の発達に伴ってIgG濃度は徐々に増加し10歳頃に成人レベルとなる．

出生時のIgA濃度は10 mg/dL以下である．成長に伴って徐々に増加し15～18歳で成人レベルとなる．一方，IgMは出生時より産生が行われており，6～8歳で成人レベルに達する．

検査の概要・臨床的意義

Igは，生体の液性免疫に重要な糖蛋白質である．その基本構造は一対の heavy chain(H鎖)と一対の light chain(L鎖)から構成される．これらの4本のポリペプチド鎖はS-S結合でつながっている．IgはH鎖のC末端側のアミノ酸配列の違いによって，IgG，IgA，IgM，IgD，IgEの5つのサブクラスに分類される．L鎖もC末端側のアミノ酸配列が2種類あり，κ鎖，λ鎖と呼ばれている．H鎖およびL鎖は，ともにN末端から110～120番までのアミノ酸配列が分子ごとに異なっており，この領域は可変領域と呼ばれる．一方，C末端側のアミノ酸配列はH鎖およびL鎖の各サブクラスで共通の配列を持っており定常領域と呼ばれる．

Igは，可変領域のアミノ酸配列の相違によって異なる構造の抗原に反応する．1個体が10^8以上の特異性が異なる抗体を産生しており，結果としてほぼすべての外来抗原に対応できると考えられている．抗体の生理機能は，次の3つの機構により発揮される．1)免疫相当細胞上にある抗体に対する受容体に結合する，2)免疫相当細胞上の機能分子に結合してその活性を制御する，3)補体系を活性化する[1]．

IgGは成人の血清中Igの約80％を占めており，免疫の二次反応時に産生される主たる抗体である．血管外にも滲出し，胎盤を通過して母体から胎児にも移行する．ヒトIgGには，H鎖の定常領域の構造の相違によって，抗原性や機能の異なるIgG1，IgG2，IgG3，IgG4の4つのサブクラスがある．

IgAは粘膜免疫の主役を担っており，唾液，涙液，乳汁中の主な抗体である．また，消化器，呼吸器，泌尿器などの分泌液中の防御抗体としても重要である．IgAには，H鎖の定常領域の構造の相違によって，IgA$_1$，IgA$_2$の2つのサブクラスがある．

IgMは主として初回免疫時，または抗原刺激の早期に産生される抗体である．IgMはIg

の基本構造が5つ結合して存在する．10本のH鎖が隣り合って存在するため，効率よく補体の第1成分が結合し，補体活性化の能率が高い．

異常値を生じるメカニズム

Igは，B細胞系の腫瘍や自己免疫疾患，慢性感染症などで上昇する．B細胞系の腫瘍では単クローン性な増加を，自己免疫疾患や慢性感染症では多クローン性な増加を呈する．このためIgの増加を認めた際には，免疫電気泳動にて増加しているIgのクローナリティを評価する．

異常値を示す疾患・病態

▶基準値以上

- **単クローン性の増加**：多発性骨髄腫(IgG，IgA，IgD)，原発性マクログロブリン血症(IgM)，MGUS(monoclonal gammopathy of undetermined significance)，原発性アミロイドーシスなど
- **多クローン性の増加**：慢性感染症(肝炎，結核，HIVなど)，自己免疫疾患(Sjögren症候群，関節リウマチ，慢性甲状腺炎など)，悪性リンパ腫など

▶基準値以下

- **先天性**：原発性免疫不全症候群，選択的IgA欠損症など
- **後天性**：悪性腫瘍，ネフローゼ症候群，蛋白漏出性胃腸症，化学療法後，免疫抑制療法後など

検査のピットフォール

従来，Sjögren症候群，Castleman病，悪性リンパ腫，自己免疫性膵炎，硬化性胆管炎，後腹膜線維症，炎症性偽腫瘍，間質性腎炎などと診断されてきた症例の中に，血清IgG4高値とIgG4陽性形質細胞の組織浸潤または腫瘤形成を特徴とする疾患群が存在することが明らかとなった．このIgG4関連疾患の診断に際しては血清IgG4値>135 mg/dLが必須条件となっている[2]．上記疾患の診断あるいは鑑別に際してはIgGのサブクラス測定も重要である．

文献

1) 成内秀雄，他．免疫グロブリン・補体系の検査．In：奥村伸生，他編．臨床検査法提要．改訂第33版．東京：金原出版；2010．p.721-9．
2) Umehara H, et al. A novel clinical entity, IgG4-related disease(IgG4RD)：general concept and details. Mod Rheumatol. 2012；22：1-14.

〈北川清樹，和田隆志〉

14 IgE，アレルゲン特異的IgE

基準範囲

- IgE：〜450 ng/mL
- アレルゲン特異的IgE：クラス0

生理的変動

IgEは主に形質細胞にて産生され，その血中半減期は2〜3日である．胎盤通過性がないため，乳児期は成人の10分の1程度と低値である．4〜10歳までに成人レベルに達する[1]．

検査の概要・臨床的意義

IgEはI型アレルギー（即時型・アナフィラキシー型）に関与する抗体である．血中に存在する免疫グロブリンとしては最も低濃度で，健常人では免疫グロブリンの約0.002%を占めるにすぎない．ある種のアレルギー疾患や寄生虫感染では5〜20倍濃度が高くなる．

IgEのFc部分は肥満細胞や好塩基球に発現する高親和性Fc受容体に結合する．特定の抗原（アレルゲン）とIgEの結合により肥満細胞の活性化と脱顆粒が起き，ヒスタミンやロイコトリエンといったメディエーターが放出される．これらにより血管透過性の亢進，平滑筋の収縮といったアレルギー反応の初期病態が誘導される．また同細胞から産生される炎症性サイトカインは，アレルギーによる慢性炎症に関与する[2]．

アレルゲンを見出すためのアレルギー検査には，患者の生体反応を利用した方法（生体反応試験）と採血による試験管内検査がある．生体反応試験には皮膚反応試験，眼反応試験，鼻粘膜反応試験，抗原吸入試験などが，試験管内検査には血清総IgE測定，アレルゲン特異的IgE抗体測定，ヒスタミン遊離試験などがある[2]．

アレルゲン特異的IgE抗体は，ペーパーデスクを固相としてアレルゲンを吸着させるRAST（radioallergosorbent test）を改良した方法で測定される．各検査キットで測定値のクラス設定が行われており，結果はスコア化して報告される．陽性であれば感作されていることを示すが，原因アレルゲンとして単純に確定できない．患者の症状やアレルギー反応が出る状況などを吟味して総合的に判断する．クラスが高いほど対応抗原への感作が強いと考えられるが，クラスと臨床的重症度は必ずしも一致しない．

異常値を生じるメカニズム

血清総IgE濃度は，アレルギー性疾患のうち，アトピー性皮膚炎，アトピー型気管支喘息，アレルギー性気管支肺アスペルギルス症で高値をとることが多い．これらの疾患では，Th2細胞への選択的分化誘導を介して形質細胞からのIgE産生が亢進していると考えられる．一方，スギ花粉症などではIgEがアレルギー局所で産生されるため，血清総IgE濃度は基準範囲となることが多い．アレルゲン特異的IgEは，アレルゲンへの感作成立により形質細胞から産生が亢進すると考えられる．

異常値を示す疾患・病態

▶IgE

基準値以上

アレルギー疾患(アトピー性皮膚炎,アトピー型気管支喘息など),寄生虫疾患,アレルギー性気管支肺アスペルギルス症,高IgE症候群,腫瘍性疾患(IgE型骨髄腫,リンパ腫),木村氏病,ネフローゼ症候群(微小変化型ネフローゼ症候群の一部)など

基準値以下

IgE骨髄腫以外の骨髄腫,家族性IgE欠損症(反復性鼻腔肺感染症)など

▶アレルゲン特異的IgE

基準値以上

アレルギー疾患(アトピー型気管支喘息,アトピー性皮膚炎,アレルギー性鼻炎,アレルギー性結膜炎,蕁麻疹,食物アレルギーなど)

検査のピットフォール

一般的に,皮膚プリックテストや皮内反応の方がアレルゲン特異的IgEよりも感度が高い.またIgEはアレルギー局所で産生されているため,血清でアレルゲン特異的IgEが陽性を示さなくても鼻汁や涙液,喀痰で測定するとアレルゲン特異的IgEが陽性を示すことがある.このため血清アレルゲン特異的IgEが陽性とならなくても,患者の症状やアレルギー反応が出る状況などを考慮の上,生体反応試験などを追加してアレルゲンの診断を行う.

文献

1) 岡山吉道,他.免疫グロブリンE,アレルゲン特異的IgE.内科.2013;111:1344-5.
2) 新妻知行.アレルギーに関する検査.In:奥村伸生,他編.臨床検査法提要.改訂第33版.東京:金原出版;2010.p.802-13.

〈北川清樹,和田隆志〉

2. 生化学検査　B. 蛋白

15 シスタチンC

基準範囲

- シスタチンC：0.5〜1.0 mg/L

生理的変動

シスタチンC（Cys-C）は，全身の有核細胞から分泌される小分子蛋白で，その値は男女差や年齢差，筋肉量による差が少ないとされている．

検査の概要・臨床的意義

Cys-Cは糸球体から濾過され，近位尿細管上皮細胞に発現するメガリンを介して99％以上が再吸収された後に分解され，血中には再循環しない．Cys-Cの分子量は約13 kDaでありクレアチニン（Cr）よりも約100倍大きいため，腎障害の初期から血中濃度が上昇する．血清Cr値はCcrが50 mL/分以下になって上昇し始めるのに対して，Cys-C値はCcrが70 mL/分以下になると上昇することが報告されている[1]．2005年に血清（血漿）Cys-C測定が腎機能マーカーとして保険適応となっている．さらにCys-Cを用いた糸球体濾過量（GFR）推算式が策定されている[2,3]．

男性　eGFR（mL/分/1.73 m^2）
　　＝（104×Cys-C$^{-1.019}$×0.996^{年齢}）−8
女性　eGFR（mL/分/1.73 m^2）
　　＝（104×Cys-C$^{-1.019}$×0.996^{年齢}×0.929）−8

この血清Cys-Cに基づくGFR推算式の正確度は，血清Crに基づく推算式と同程度と報告されている．一方，血清Crは四肢欠損や筋肉量の減少している症例（筋肉疾患，長期臥床など）では低値となるため，血清Crの推算式ではeGFRが高く評価される．このような症例に腎排泄の抗癌薬や抗菌薬を投与する場合は，過量投与にならないように注意が必要である．血清Cys-C値は筋肉量や食事，運動の影響を受けにくいため，血清Cr値によるGFR推算式では評価が困難な症例に有用と考えられる．

異常値を生じるメカニズム

Cys-Cは，ほかの血漿蛋白と複合体を形成することなく，糸球体から濾過される．さらに近位尿細管で99％以上が再吸収された後に分解され，血中には再循環しない．このためGFRの低下に伴って血中濃度が上昇する．

GFR以外で血中Cys-C濃度に影響を与える因子として，妊娠，甲状腺機能障害，感染症（HIV感染症）などがあげられる．また薬剤の影響など十分にわかっていない点もある[2,4]．

異常値を示す疾患・病態

▶基準値以上
　腎機能障害，甲状腺機能亢進症，悪性腫瘍
▶基準値以下
　甲状腺機能低下症，HIV感染

検査のピットフォール

GFR測定のゴールドスタンダードはイヌリンクリアランスである．血清Cys-Cに基づくGFR推算式の正確度は血清Crに基づく推算式と同程度で，75％の症例が実測GFR±30％の範囲に入る程度である．腎排泄の抗癌

薬の投与時など，より正確な腎機能評価を要する場合にはイヌリンクリアランスやクレアチニンクリアランスの測定を行うことが望ましい．また血清 Cr 値による eGFR と血清 Cys-C 値による eGFR の平均値を用いると推算 GFR がより正確になることが報告されている[2,3]．

さらに Cys-C の注意点としては，Cys-C は腎外での代謝・排泄が推測されており，末期腎不全であっても 5〜6 mg/L で頭打ちになることがあげられる．推算式中の「−8 mL/分/1.73 m^2」は腎外での代謝・排泄を想定した定数である．血清 Cys-C 値が 7 mg/L 以上では eGFR がマイナス値に算出される場合もあり，この場合は eGFR<5 mL/分/1.73 m^2 と評価する[2]．

文献

1) Shimizu-Tokiwa A, et al. Serum cystatin C is a more sensitive marker of glomerular function than serum creatinine. Nephron. 2006; 92: 224-6.
2) 日本腎臓学会, 編. 腎機能の評価法: 成人. In: CKD 診療ガイド 2012. 東京: 東京医学社; 2012. p.18-21.
3) Horio M, et al. GFR estimation using standardized serum cystatin C in Japan. Am J Kidney Dis. 2013; 61: 197-203.
4) 坂口悠介. シスタチン C. In: 深川雅史, 編. 透析患者の検査値の読み方. 改訂第 3 版. 東京: 日本メディカルセンター; 2013. p.93-4.

〈北川清樹，和田隆志〉

2. 生化学検査　B. 蛋白

16 ハプトグロビン

基準範囲

- 1-1 型：83〜209 mg/dL
- 2-1 型：66〜218 mg/dL
- 2-2 型：25〜176 mg/dL

検査の概要・臨床的意義

ハプトグロビンは主に肝で産生される血漿蛋白質で，ヘモグロビンと特異的に結合してハプトグロビン・ヘモグロビン複合体を形成する特性を有する[1]．ハプトグロビンは，溶血によって血液中にヘモグロビンが遊離されると，迅速かつ強固に結合して細網内皮系細胞に存在する受容体に結合して取り込まれたのち分解される．血中半減期は約3.5〜5日とされる．通常，ハプトグロビンが血液中に十分ある場合や生理的な溶血の場合は，遊離ヘモグロビンは血液中のハプトグロビンと結合して速やかに処理されるため，血液中には遊離ヘモグロビンは検出されない．ところが，溶血性疾患や熱傷，あるいは異型輸血などに伴う高度の溶血が起こるとヘモグロビンが大量に放出され，血液中のハプトグロビンはヘモグロビンと複合体を形成し，マクロファージ細胞表面上に存在するCD163を介して細胞内に取り込まれ，分解され消失する．処理しきれない過剰の遊離ヘモグロビンは，容易に腎臓の糸球体を通過し尿細管上皮細胞に取り込まれてヘムとグロビンに分解される．分解されたヘムは尿細管上皮細胞に対して毒性を示し，尿細管障害を引き起こすと考えられている[2]．

血中ハプトグロビン測定の意義として，種々の溶血性貧血や重度の熱傷および不適合輸血の場合などでは有意な減少をきたし，一方で急性炎症や悪性腫瘍などでは炎症反応性蛋白としての性質を示し増加する．またハプトグロビンの表現型は，1-1，2-1，2-2に分類され日本では1-1型が3〜9%，2-1型が30〜40%，2-2型が50〜60%といわれている．型ごとで基準値が異なるので結果の判定には注意を要する．ハプトグロビンの表現型はヘモグロビンとの結合能，(Hp1-1＞Hp2-1＞Hp2-2)や単球表面上のCD163受容体との親和性の違い(Hp2-2＞Hp2-1＞Hp1-1)から感染症や動脈硬化関連疾患に対する感受性との相関も注目されている[3]．例えば，Hp1-1は肝疾患との正の相関が報告されており，Hp2-1とHp2-2についてはHbA1cとの正の相関が報告されている．

異常値を示すメカニズム

ハプトグロビンは主にインターロイキン-6によって肝細胞において産生が制御されるため，インターロイキン-6の増加する各種炎症性疾患，悪性腫瘍では高値を示す[4]．一方，溶血性貧血では消費の亢進のため，肝疾患においては産生の低下のために減少する．

異常値を示す疾患・病態

▶異常低値を示す場合

- **消費の亢進**：溶血性疾患，無効造血
- **産生の低下**：先天性無ハプトグロビン血症，肝実質障害，薬物投与

溶血性貧血の診断のためにはハプトグロビンの低下（多くは感度以下の減少を示す）の信

頼性は高い．また，頻度は低い（日本人では1/4000程度と考えられている[5]）が先天性無ハプトグロビン血症では，複数回輸血後のアナフィラキシーの発症が認められるため，ハプトグロビンの著明な減少の同定の臨床的意義は大きい．

▶異常高値を示す疾患

CRP同様，急性炎症性蛋白として増加する．特にインターロイキン-6の産生亢進をきたす病態においては肝細胞からの産生が亢進する．

悪性腫瘍（多発性骨髄腫，Hodgkinリンパ腫など），月経期，急性白血病，薬物投与，感染症，急性および慢性感染症，ネフローゼ症候群，亜急性甲状腺炎など

⚠ 検査のピットフォール

溶血の診断のためのハプトグロビンの低下の信頼度は高いが，各種炎症性疾患を背景とする場合においては，溶血の程度によっては低下の程度が少ないこともあり臨床背景に注意する必要がある．また，骨髄異形成症候群や悪性貧血における無効造血の場合にもハプトグロビンの低下をきたすため，確定診断のためには末梢血液像，骨髄像検査，ビタミンB_{12}および抗グロブリンテストなどの検査の併用を必要とする場合も多い．一方で重度の肝機能障害の場合には，ハプトグロビンの産生が低下するために間接グロブリンの上昇を伴う際にも，溶血の診断については貧血の存在や網状赤血球の増加など，総合的に判断する必要があり注意を要する．

📖 文 献

1) Hwang PK, et al. Interaction between hemoglobin subunits in the hemoglobin-haptoglobin complex. J Biol Chem. 1980; 255: 3038-41.
2) Sadrzadeh SM, et al. Hemoglobin: a biologic Fenton reagent. J Biol Chem. 1984; 259: 14354-6.
3) Awadallah SM, et al. Haptoglobin polymorphism in relation to antioxidative enzymes activity in type 2 diabetes mellitus. Diabetes Metab Syndr. 2013; 7: 26-31.
4) Oliviero S, et al. The human haptoglobin gene promoter: interleukin-6-responsive elements interact with a DNA-binding protein induced by interleukin-6. EMBO J. 1989; 8: 1145-51.
5) Shimada E, et al. Detection of Hpdel among Thais, a deleted allele of the haptoglobin gene that causes congenital haptoglobin deficiency. Transfusion. 2007; 47: 2315-21.

〈末岡榮三朗〉

17 銅，セルロプラスミン

基準範囲

- 血中銅：70〜130 ug/dL
- 尿中銅：≦40 ug/日
- 血清セルロプラスミン：20〜45 mg/dL

生理的変動

血清銅，およびセルロプラスミンは，新生児期に低値で，その後急速に上昇する．銅は生後3週間，セルロプラスミンは生後6〜12ヵ月頃，ほぼ成人と同様の値を示す．日内変動も認められ，銅は午前中に比較的高く，午後〜夕方にかけて低下傾向となる．セルロプラスミンも同様である．

検体採取

▶血中銅

検体採取は早朝・安静時が望ましい．溶血の影響は小さい．

▶尿中銅

24時間蓄尿して，1日あたりの尿中銅排泄量を測定することが望ましい．随時尿であれば，尿中クレアチニンとの比を測定する．

▶血清セルロプラスミン

検体採取は早朝・安静時が望ましい．溶血の影響はない．血清・血漿どちらでも測定できる．凍結保存可能であるが，凍結融解を2回以上繰り返すと活性が低下する．

測定法

▶血中銅

銅発色試薬を用いる光電比色法(Landers-Zak法)を用いることが多い．使用する測定器具・蒸留水はすべて脱金属が必要である．発色試薬はバソクプロインを用いる．血清に還元剤(アスコルビン酸)を含む希塩酸を加えて加熱し，TCAで除蛋白すると，銅イオンが還元($Cu^{2+} \rightarrow Cu^{1+}$)される．これにバソクプロインを結合させて生成したキレート化合物の黄橙色を480 nmで比色測定する．

▶血清セルロプラスミン

- **免疫法**：抗セルロプラスミン抗体を用いて，セルロプラスミン蛋白を定量する．
- **オキシダーゼ活性**：セルロプラスミンの持つオキシダーゼ活性により，その基質であるp-フェニレンジアミンを酸化し，紫青色の呈色反応を利用する．ホロセルロプラスミンのみ測定する．

検査の概要

▶銅(表2-1)

成人の体内銅含有量は平均100〜150 mgで，必須微量元素である．筋肉・骨に多く存在し，体内銅の1/2量を有している．経口摂取された銅は，胃・小腸上部で吸収され，アルブミンやヒスチジンと結合して門脈を通り肝類洞に至る．銅輸送蛋白hCTR1により肝細胞に取り込まれる．銅濃度が最も高いのは肝臓である．過剰な銅は，肝細胞のエンドソームにある銅輸送体ATP7Bによりエンドソームに取り込まれ，その後ライソゾームを介して胆汁中に排泄される．一部の銅は，NPC1依存性に小胞輸送でゴルジ装置に輸送され，セルロプラスミンと結合し，成熟したホロセルロプラスミンとなり，血中に分泌される．

表 2-1 血清銅が異常を示す病態

低下	増加
①先天代謝異常 　Wilson病, Menkes病, 　先天性無セルロプラスミン血症 ②銅摂取量不足 　Kwashiorkor, 中心静脈栄養・経腸栄養での銅補給不足 ③栄養障害 ④新生児銅欠乏症	①胆道疾患 　肝内胆汁うっ滞, 胆道閉鎖症 ②貧血 　鉄欠乏性貧血, 再生不良性貧血 ③感染症 ④悪性腫瘍 ⑤膠原病 　関節リウマチ, SLE ⑥心筋梗塞 ⑦妊娠

表 2-2 セルロプラスミンが異常を示す病態

低下	増加
①先天代謝異常 　Wilson病, Menkes病, 　先天性無セルロプラスミン血症 ②銅摂取量不足 　Kwashiorkor, 中心静脈栄養・経腸栄養での銅補給不足 ③銅吸収障害 　慢性下痢症, Celiac病 ④肝臓の合成低下 　急性肝炎, 肝硬変 ⑤過剰喪失 　ネフローゼ症候群, 蛋白漏出性胃腸症 ⑥栄養障害	①感染症 ②悪性腫瘍 　白血病, 悪性リンパ腫, 骨髄腫など ③貧血 　鉄欠乏性貧血, 再生不良性貧血 ④胆道疾患 　肝内胆汁うっ滞, 胆道閉鎖症 ⑤内分泌疾患 　副腎不全, Addison病 ⑥膠原病 　関節リウマチ, SLE ⑦薬剤使用 　エストロゲン, フェニトイン ⑧妊娠

血中銅の95％はセルロプラスミンと, 5％はアルブミンと結合している. 血清銅とセルロプラスミンは強い相関を示す. 生理機能としては, 電子伝達系(cytochrome Cの配合族), フリーラジカル処理(superoxide dismutaseの配合族), メラニン産生, 結合組織の架橋や鉄代謝などで重要な働きをしている. そのため銅の吸収にあたるATP7Aの遺伝子異常により発症するMenkes病では, 銅欠乏により重篤な神経障害や結合組織の欠乏が生じ, 早期に死亡する. 一方で, ATP7Bの遺伝子異常により発症するWilson病では, 肝細胞から毛細胆管への銅の排泄が障害され, 体内に銅が蓄積することにより肝, 脳, 腎など種々の臓器の機能障害が生じる.

▶セルロプラスミン(表2-2)

肝臓で, まず部分蛋白のアポセルロプラスミンが合成され, 銅と結合してホロセルロプラスミンとなって血中に分泌される. 1分子に銅6個を結合する分子量150,000の蛋白で, α_2グロブリン分画に存在する. 半減期は約4日である. オキシダーゼ活性があり, 2価鉄(Fe^{2+})を3価鉄(Fe^{3+})に酸化する作用を持つ. また急性期蛋白として, 炎症・膠原病・悪性腫瘍などで高値を示す. 抗酸化作用があることから, 酸化ストレスの指標にもなる. さらに肝臓から諸臓器への銅の運搬の役割もある.

文献

1) 青山継稔. セルロプラスミン. 小児科診療. 1990; 53: 314-8.
2) 原田 大. 銅代謝とウィルソン病. 細胞. 2014; 46: 15-7.

〈須永雅彦〉

2. 生化学検査　B. 蛋白

18 心筋ミオシン軽鎖（心室筋ミオシン軽鎖I）

基準範囲

- ≦2.5 ng/mL

検査の概要・臨床的意義

心筋ミオシン軽鎖は心筋の筋原線維に含まれる蛋白で、IおよびIIのサブユニットからなる。心筋ミオシン軽鎖Iは分子量約27,000と比較的小型の蛋白である。

ミオシン軽鎖は心筋・骨格筋の両方に存在するが、心筋ミオシン軽鎖は骨格筋のミオシン軽鎖と分子構造が異なるため、その違いを検出することが可能であり、心筋ミオシン軽鎖は心筋特異性が高いとされる。

健常人においては心筋ミオシン軽鎖Iの血中濃度は低く、心筋細胞の障害により筋原線維から分離し血中に流出すると比較的鋭敏にその上昇をとらえることができる。急性心筋梗塞の場合、心筋トロポニンTと同様に発症後3〜6時間で上昇が始まり、発症後数日から10日程度異常値が続く。またピーク値を迎えるのは発症後2〜5日で、心筋トロポニンがピーク値に達するよりも遅いとされる。心筋梗塞を数日前に発症した症例では、CPKやCK-MB、H-FABP、ミオグロビンを測定しても血中濃度がすでに正常化してしまい異常値をとらえられない可能性があるが、心筋ミオシン軽鎖Iは発症後数日を経過しても高値を呈するので、血液検査で心筋ミオシン軽鎖Iの異常高値をとらえることで心筋細胞の壊死・障害が起きたことを確認することが可能である。心筋ミオシン軽鎖Iのピーク値は急性期の再灌流療法による影響を受けにくく、心筋梗塞後の左室機能の変化を反映すると報告されており[1]、梗塞範囲の推測にも有用と考えられる。また、急性冠症候群における心筋ミオシン軽鎖Iの血中濃度上昇は死亡・心筋梗塞発症の予測因子であると報告されている[2]。重症心不全でも心筋ミオシン軽鎖Iの血中濃度が上昇する症例があることが知られており、心筋ミオシン軽鎖Iの異常高値が死亡率の増加と関連しているとの報告もある[3]。

異常値を生じるメカニズム

急性心筋梗塞などで心筋細胞が障害された時に筋原線維から分離し、血中に流出する。重症心不全症例でも心筋ミオシン軽鎖Iの血中濃度が高値となることがある。心不全で左室内充満圧の上昇を伴った症例では心筋の酸素需要や冠循環が変化し、冠動脈疾患の有無にかかわらず心筋の虚血が引き起こされていることがあり、それによって心筋障害をきたしている可能性が考えられている[3,4]。心筋ミオシン軽鎖は腎でクリアランスされるため、腎機能低下例では心筋梗塞を起こしていなくても異常高値を呈することがある[5]。

異常値を示す疾患・病態

▶異常高値を示す場合

心筋梗塞、心筋炎、重症心不全、筋ジストロフィー、筋炎、腎不全など

検査のピットフォール

検査試薬（モノクローナル抗体）によっては骨格筋のミオシン軽鎖との交差反応が10〜

30％程度あるとされ，必ずしも心筋特異性が高いとは限らない．このため筋ジストロフィーや筋炎などの骨格筋障害を有する症例では，心筋障害の徴候がなくとも心筋ミオシン軽鎖Ⅰの測定値が高値を呈する場合があり，測定には注意を要する[6]．

文 献

1) Isobe M, et al. Quantitative relationship between left ventricular function and serum cardiac myosin light chain I levels after coronary reperfusion in patients with acute myocardial infarction. Circulation. 1987; 76: 1251-61.
2) Hillis GS, et al. The relative utility of cardiac troponin I, creatine kinase-MBmass, and myosin light chain-1 in the long-term risk stratification of patients with chest pain. Clin Cardiol. 2003; 26: 147-52.
3) Hansen MS, et al. Relation of circulationg cardiac myosin light chain 1 isoform in stable severe congestive heart failure to survival and treatment with flosequinan. Am J Cardiol. 2002; 90: 969-73.
4) De Marco T, et al. Abnormal coronary hemodynamics and myocardial energetics in patients with chronic heart failure caused by ischemic heart disease and dilated cardiomyopathy. Am Heart J. 1988; 115: 809-15.
5) 中居恵子, 他. 腎不全における血中の心筋myosin軽鎖Ⅰ濃度上昇の機序について. 臨床病理. 1992; 40: 529-34.
6) 宮崎修一, 他. ヒト心室筋ミオシン軽鎖Ⅰ血清濃度測定ELISAキットの開発. 医学と薬学. 2004; 52: 443-9.

〈中山 崇, 小林欣夫〉

19 心筋トロポニンT，心筋トロポニンI

基準範囲

- 心筋トロポニンT：≦0.014 ng/mL
  （急性心筋梗塞のカットオフ値としては 0.10 ng/mL）
- 心筋トロポニンI：≦0.10 ng/mL

生理的変動

健常人においては血中濃度は非常に低く，大きな変動はない．

検査の概要・臨床的意義

筋収縮の調節を担う蛋白複合体であるトロポニンは，トロポニンC，トロポニンI，トロポニンTの3つのサブユニットからなり，骨格筋と心筋に分布している．このうちトロポニンTとトロポニンIは組織特異性が高く，心筋トロポニンTと心筋トロポニンIはいずれも心筋内に存在し，骨格筋にはほとんど存在しない．この特徴を利用し，ともに心筋梗塞などの心筋障害を検出するためのバイオマーカーとして利用されている．

急性心筋梗塞の場合，発症から3～6時間程度で上昇が始まり，ピークを迎えた後さらに1～2週間にわたり異常値が持続する．よって胸痛発症後早期での心筋梗塞診断に有用であるだけでなく，心筋梗塞発症後数日が経過しCPK値が正常化した症例においても心筋トロポニンTまたはIが陽性であれば血清学的に心筋梗塞の診断を下すことも可能である．心筋トロポニンTは約6～8％が可溶型として細胞質に存在し，筋原線維由来の心筋トロポニンTよりも早期に血中に流出するため，二峰性の増加を示す．一方，心筋トロポニンIはそのほとんどが筋原線維に含まれているため一峰性の増加を示し，心筋トロポニンTのような二峰性の増加はみられない．

健常人においてはこれらの血中濃度は非常に低いため，心筋細胞が障害されてこれらが血中に流出すれば血中濃度の上昇を比較的鋭敏にとらえることが可能である．そのため微小の心筋障害を伴うような急性冠症候群 acute coronary syndrome（ACS）の検出にも有用と考えられている[1,2]．

一方，経皮的冠動脈形成術（PCI）後に心筋トロポニンTや心筋トロポニンIの値が上昇する症例があることが知られている．PCI後の心筋トロポニン値の上昇はPCIに伴う心筋のダメージを反映していると考えられている．最近発表された心筋梗塞に関するUniversal Definitionでは，PCI前の心筋トロポニンが正常値であった症例において，PCI後に心筋トロポニンが正常上限の5倍以上に上昇した場合，PCIに伴う周術期の心筋梗塞発症と定義される[3]．PCIに伴うCK-MB値の上昇がPCI後の予後悪化と関連することは以前から知られており，またPCIに伴う心筋梗塞発症がPCI後の心イベントの予測因子であることが示唆されている．しかし，CK-MBや心筋トロポニンを含めどの心筋障害マーカーの上昇がPCI後の有害事象発生を最もよく予測しうるかについては統一した見解は得られていない．

心不全症例で心筋トロポニンが高値を示すことがある．冠動脈病変を有さない拡張型心筋症をフォローした研究では，心筋トロポニ

ンが持続高値を示す群では正常値を示す群よりもエコー上の左室駆出率の改善に乏しく生存率も低かったと報告されている[4]．また心不全の急性増悪期の心筋トロポニン陽性が死亡率の上昇と関連するとの報告もある[5]．

腎機能低下例では，他の検査所見で心筋梗塞や急性冠症候群を認めない場合でも高値を示すことがあり，心筋トロポニンTは心筋トロポニンIよりもその頻度が高い．末期腎不全症例では心筋トロポニンTの異常高値が生命予後の悪化を示唆すると報告されている[6]．

心筋トロポニンTに関しては迅速検査キットが販売されており，定性検査ではあるが全血を用いて15分で判定可能であり，急性心筋梗塞のスクリーニングに際して有用である．

心筋梗塞発症2〜4時間以内では心筋トロポニンの血中への流出が十分ではなく血液検査で陰性を呈することがある．近年心筋トロポニンの高感度測定系が利用可能になり，従来の測定系では偽陰性を呈することも少なくなかった心筋梗塞発症3時間以内においても，高感度心筋トロポニン測定を用いることで高い診断精度を示すことが可能となった[7]．

異常値を生じるメカニズム

急性心筋梗塞や心筋炎などで心筋細胞が障害・破壊されると，筋原線維に存在する心筋トロポニンI，心筋トロポニンTが血中に流出し，異常値を示す．

心不全症例で心筋トロポニンが高値を示す機序については諸説がありいまだに議論されるところであるが，心筋の酸素需要と供給のミスマッチや微小循環障害に起因する心筋虚血に伴う心筋障害，心筋の急激な伸展による心筋細胞の障害，酸化ストレスの関与，などが考えられている[4,5]．

腎機能低下例では，他の検査所見で心筋梗塞や急性冠症候群を認めない場合でも高値を示すことがある．心筋トロポニンは腎排泄であるため，腎臓でのクリアランス低下が心筋トロポニンの異常高値に関与している面もあると考えられるが，末期腎不全症例では急性冠症候群の症状を伴わない場合でも心筋トロポニンTの異常高値が生命予後の悪化を示唆するとの報告もあり[6]，腎機能低下例での心筋トロポニン高値がなんらかの心筋障害を反映している可能性も否定できない．

異常値を示す疾患・病態

▶異常高値を示す場合

急性心筋梗塞，不安定狭心症，心筋炎，心筋外傷，心不全，慢性腎不全など

検査のピットフォール

心筋トロポニンT，心筋トロポニンIの血中濃度は障害された心筋細胞の量や時間経過によっても変化する．梗塞範囲が大きい場合は，発症後2時間程度でも異常値をとらえられる場合がある．一方心筋細胞の壊死範囲が微小であった場合は，発症後数時間以内には異常値をとらえられないことがある．

また腎機能低下例，特に末期腎不全症例では，そのほかの検査で明らかな心筋梗塞や急性冠症候群の所見がなくとも異常値を示すことがあり，その値の解釈には注意を要する．

文献

1) Jaffe AS, et al. Biomarkers in acute cardiac disease. J Am Coll Cardiol. 2006; 48: 1-11.
2) Hillis GS, et al. The relative utility of cardiac troponin I, creatine kinase-MBmass, and myosin light chain-1 in the long-term risk stratification of patients with chest pain. Clin Cardiol. 2003; 26: 147-52.
3) Thygesen K, et al. ESC/SCCF/SHS/WHF Expert Consensus Document. Third Universal Definition of Myocardial Infarction. Circulation. 2012; 126: 2020-35.
4) Sato Y, et al. Persistently increased serum concentrations of cardiac troponin T in patients with idiopathic

dilated cardiomyopathy are predictive of adverse outcomes. Circulation. 2001; 103: 369-74.
5) Peacock WF 4th, et al. Cardiac troponin and outcome in acute heart failure. N Engl J Med. 2008; 358: 2117-26.
6) Needham DM, et al. Troponin I and T levels in renal failure patients without acute coronary syndrome: a systematic review of the literature. Can J Cardiol. 2004; 12: 1212-8.
7) Reichlin T, et al. Early diagnosis of myocardial infarction with sensitive cardiac troponin assays. N Engl J Med. 2009; 361: 858-67.

〈中山　崇, 小林欣夫〉

2. 生化学検査　B. 蛋白

20 ミオグロビン

基準範囲

- 血清：≦60 ng/mL または ≦100 ng/mL
（統一の基準値はなく検査機関によって異なる．また血清での基準値は男性より女性でやや低めに設定されていることがある）
- 尿中：≦10 ng/mL

生理的変動

激しい運動の後に一過性に高値を示すことがある．

検査の概要・臨床的意義

ミオグロビンはヘム蛋白の1つで，約153基のアミノ酸から構成される．ほぼすべての哺乳類の骨格筋細胞と心筋細胞の細胞質内に分布し，細胞内の酸素および NO 濃度を変化させることでミトコンドリアの機能を調整している[1]．

心筋障害が起きた際に最も早い段階から血中濃度が上昇する心筋逸脱蛋白の1つで，急性心筋梗塞発症後約1〜2時間で血中ミオグロビン濃度が上昇し始め，発症後6〜12時間程度でピークに達し，その後減少して1〜3日程度で正常化するとされる．

心筋梗塞で急性期の再灌流に成功した症例では，再灌流不成功症例よりも血中ミオグロビン濃度のピークが早まるとされる[2,3]．

血中のミオグロビンは腎から速やかに排泄されるため，部分尿を採取して尿中のミオグロビン濃度を測定し筋細胞破壊の有無を判断することも可能である．

胸痛発症直後においては CK-MB 分画や心筋トロポニンよりも感度が高い．陰性予測値も高く，心筋梗塞が疑われる胸痛が発症してから数時間以上経過した時点においても血中ミオグロビン濃度が正常範囲であった場合には，心筋梗塞以外の疾患の可能性も積極的に考慮する必要がある．

一方，ミオグロビンは心筋だけでなく骨格筋にも分布しているため，心筋梗塞だけでなく骨格筋の損傷などでも血中ミオグロビン濃度が上昇するなど心筋特異性は低い．そのため，心筋梗塞発症後ごく早期のスクリーニング診断には有用であるが，心筋障害であることを示すにはミオグロビン以外の検査法と組み合わせて診断する必要がある．

臨床的に心筋梗塞と診断されない狭心症症例においても胸痛発作後に血中ミオグロビンが高値を示すことがある．機序としては，狭心症発作時の心筋虚血による心筋細胞の障害が考えられている．

国内では血中ミオグロビンの迅速検査キットが販売されており，定性検査ではあるが血清または血漿を用いて10分で判定可能であり，急性心筋梗塞のスクリーニングに使用することができる．

異常値を生じるメカニズム

筋細胞の破壊に伴い，筋細胞の細胞質内に存在していたミオグロビンが血中に流出する．血中のミオグロビンは速やかに尿中に排泄されるため，尿中のミオグロビン濃度も上昇する．

腎機能低下例では血中ミオグロビンの尿中排泄が遅延し，血中濃度が高値を示すことが

ある．

異常値を示す疾患・病態

▶異常高値を示す場合

急性心筋梗塞，心筋炎，心臓外傷，筋炎，筋ジストロフィー，横紋筋融解症，悪性高熱，筋外傷，運動後，筋注後，出産，甲状腺機能低下症，腎不全など

▶異常低値を示す場合

長期臥床に伴う廃用性筋萎縮

検査のピットフォール

腎機能低下例ではミオグロビンの尿中への排泄が低下し血中濃度が高値を示すことがある．

また激しい運動後や筋注後にも高値を呈することがあるため，鑑別のためには病歴の聴取が重要となる．

文献

1) Kamga C, et al. Myoglobin and mitochondria: a relationship bound by oxygen and nitric oxide. Nitric Oxide. 2012; 26: 251-8.
2) Jaffe AS, et al. Biomarkers in acute cardiac disease. J Am Coll Cardiol. 2006; 48: 1-11.
3) Zabel M, et al. Analysis of creatine kinase, CK-MB, myoglobin, and troponin T time-activity curves for early assessment of coronary artery reperfusion after intravenous thrombolysis. Circulation. 1993; 87: 1542-50.

〈中山　崇，小林欣夫〉

21 脳性ナトリウム利尿ペプチド(BNP), 脳性ナトリウム利尿ペプチド前駆体 N 末端フラグメント(NT-proBNP)

基準範囲

- BNP：≦18.4 pg/mL（正常値）
- NT-proBNP：≦125 pg/mL（ただし統一された基準値はない）

生理的変動

健常人における血中濃度は非常に低い．高齢者，女性では健常例でも高値を示すことがある[1]．

検査の概要・臨床的意義

脳性ナトリウム利尿ペプチド brain natriuretic peptide(BNP)は心筋が伸展された際に主に心室筋から分泌されるペプチドで，32 基のアミノ酸配列からなる．当初ブタの脳で発見されたため脳性の名前がついたが，ヒトにおいてはその大半が心室筋で合成されることがわかっている．

N 末端 proBNP(NT-proBNP)は 76 基のアミノ酸からなるペプチドで，BNP 同様心室筋から分泌される．心室筋に負荷がかかると BNP 前駆体(proBNP)が合成されるが，proBNP が分割されて BNP が生成し血中に流出する際に N 末端側も NT-proBNP として血中に流出する．BNP は心房性利尿ペプチド(ANP)のように血管抵抗を低下させナトリウム利尿を促進させるという生理活性を有するが，NT-proBNP は生理活性を有さない[2]．

BNP，NT-proBNP の平常値には比較的大きな個人差がある．そのため，BNP または NT-proBNP が異常高値であってもそれだけでは心不全の確定診断にはならない．自覚症状や身体所見，胸部 X 線撮影，血液検査などで心不全が疑われる症例において，BNP 100 pg/mL 以上または NT-proBNP 300 pg/mL ないし 400 pg/mL 以上であれば心不全を想定して心エコーなどの検査を進めるべきと考えられる[3〜6]．

一方，BNP 値が正常であった場合には心不全である可能性は非常に低い．よって，息切れや浮腫などで心不全が疑われる症例で BNP 値を測定し，その値が正常であった場合は，心不全以外の原因による可能性が高いと考えられる．

BNP の平常値には個人差があるが，慢性心不全症例を外来管理する際には BNP 値の変動をモニターすることが病状評価や治療効果の評価に有用であると考えられている．

異常値を生じるメカニズム

うっ血性心不全や不整脈，心筋梗塞などで心室筋に負荷がかかると BNP と NT-proBNP の産生が亢進し高値を呈する．NT-proBNP は分解酵素による分解をほとんど受けず，また BNP は分解酵素 endopeptidase により分解される分もあるが，いずれも腎臓でのクリアランスの影響を受けるため，腎機能が低下した症例では腎機能正常例と比べて BNP や NT-proBNP が高値を示しやすいとされる[7]．

腎機能低下例でBNPやNT-proBNPが高値を示す機序としては，腎臓でのクリアランス低下のほかに，腎不全症例で合併することの多い虚血性心疾患による心機能低下，腎不全に由来する心臓への慢性的な圧負荷・容量負荷によって引き起こされる左室拡張や左室肥大の影響が考えられている[8]．

腎機能低下例では心不全を有さなくともBNPやNT-proBNPが高値を示すことがある[7]．

僧帽弁狭窄症の患者や肥満者では，病態に比してBNPの値が低くなりやすいとされる．

異常値を示す疾患・病態

▶異常高値を示す場合

心不全，不整脈，腎不全，急性心筋梗塞，心臓弁膜症，高血圧，甲状腺機能亢進症，敗血症，肺高血圧症など

▶異常低値を示す場合

臨床的意義は乏しいと思われる．

検査のピットフォール

BNPは血漿で測定する必要がある．また体内での血中半減期は約20分とNT-proBNPの約2時間よりも短いが，採血後の検体においてもBNPはNT-proBNPよりも分解されやすく，血漿分離前の時間や温度の影響を受けやすいとされている．保存する場合は採血後できるだけ速やかに分離し凍結する必要がある．また溶血検体では血球中の分解酵素によりBNPが分解され低値を示す可能性がある．

NT-proBNPはBNPに比べると溶血の影響を受けにくいと考えられ，血清と血漿のどちらでも測定が可能である[2]．

文献

1) Raymond I, et al. The influence of age, sex and other variables on the plasma level of N-terminal pro brain natriuretic peptide in a large sample of the general population. Heart. 2003; 89: 745-51.
2) 藤原規弘. 心不全診療におけるNT-proBNP測定の有用性. 医療と検査機器・試薬. 2009; 32: 744-8.
3) Jaffe AS, et al. Biomarkers in acute cardiac disease. J Am Coll Cardiol. 2006; 48: 1-11.
4) Maisel AS, et al. Bedside B-Type natriuretic peptide in the emergency diagnosis of heart failure with reduced or preserved ejection fraction. Results from the Breathing Not Properly Multinational Study. J Am Coll Cardiol. 2003; 41: 2010-27.
5) Vanderheyden M, et al. Head to head comparison of N-terminal pro-B-type natriuretic peptide and B-type natriuretic peptide in patients with/without left ventricular systolic dysfunction. Clin Biochem. 2006; 39: 640-5.
6) Mueller T, et al. Diagnostic accuracy of B type natriuretic peptide and amino terminal proBNP in the emergency diagnosis of heart failure. Heart. 2005; 91: 606-12.
7) van Kimmenade RR, et al. Renal clearance of B-type natriuretic peptide and amino terminal pro-B-type natriuretic peptide a mechanistic study in hypertensive subjects. J Am Coll Cardiol. 2009; 53: 884-90.
8) Waldum B, et al. Prognostic utility of B-type natriuretic peptides in patients with heart failure and renal dysfunction. Clin Kidney J. 2013; 6: 55-62.

〈中山　崇，小林欣夫〉

22 心臓由来脂肪酸結合蛋白(H-FABP)

基準範囲

- ≦6.2 ng/mL(心筋梗塞のカットオフ値)または≦5.0 ng/mL

検査の概要・臨床的意義

心臓由来脂肪酸結合蛋白 heart-type fatty acid binding protein(H-FABP)は分子量約15,000の可溶性蛋白で,その大半が心筋細胞の細胞質内に存在し,通常は脂肪酸の細胞内輸送に関与している.心筋梗塞や急性冠症候群などで心筋細胞が障害されると細胞質内のH-FABPは速やかに血中に流出する.筋原線維由来の心筋トロポニンTや心筋トロポニンI,心筋ミオシン軽鎖I,CK-MBは筋原線維が分解することで血中に流出するが,細胞質由来であるH-FABPは細胞膜が障害された時点から血中への流出が始まるので,筋原線維由来のマーカーよりも心筋梗塞発症後のより早い段階から血中濃度が上昇する.急性心筋梗塞の場合発症後1～2時間で血中H-FABP濃度の上昇が始まり,5～12時間程度で最高値に至るとされる[1～3].感度はCK-MBよりも高い.陰性予測値も高いとされ,心筋梗塞を疑わせる胸痛が発症してから数時間以上経過した時点においても血中H-FABP濃度が正常範囲であった場合には,心筋梗塞以外の疾患の可能性も積極的に考慮する必要がある.

H-FABPはミオグロビンよりも心筋特異性が高いが,H-FABPは心筋細胞内の10～20%程度の量が骨格筋細胞にも存在しているため,骨格筋障害を有する症例では心筋障害がなくとも異常高値を示すことがある[2].よって,H-FABPが異常高値を示した場合はその他の検査所見も考慮したうえで診断をすることが肝要である.

H-FABPは腎から排泄されるため,腎機能低下例では血中濃度が高値を示すことがある.急性心筋梗塞における尿中H-FABP濃度の上昇も報告されているが[1],検体検査としては血清または血漿で測定するのが一般的である.

国内においてはH-FABPの迅速検査キットが販売されていて,定性検査ではあるが全血を用いて15分で判定可能であり,心筋梗塞発症早期のスクリーニングに際して利便性が高い.

異常値を生じるメカニズム

急性心筋梗塞や不安定狭心症などで心筋細胞が障害されると,細胞質内に存在しているH-FABPが血中に速やかに流出する.不整脈や肺塞栓,左室リモデリングを伴う大動脈弁狭窄症や大動脈弁閉鎖不全症でも心筋細胞の障害が引き起こされてH-FABPが異常値を呈することがある[4,5].一方,H-FABPは一部が骨格筋にも存在するため,筋炎や横紋筋融解症などで骨格筋が障害されると心筋障害を伴わなくとも血中濃度が高値を呈することがある.

H-FABPは腎でクリアランスされるため,腎機能低下例では尿中への排泄が遅延し血中濃度が高値を示すことがある.

異常値を示す疾患・病態

▶異常高値を示す場合

急性心筋梗塞，不安定狭心症，心筋炎，心不全，不整脈，左室リモデリングを伴う大動脈弁疾患，大動脈解離，急性肺塞栓，筋炎，横紋筋融解症，腎不全など[4,5]

検査のピットフォール

H-FABPは一部が骨格筋細胞内にも存在しているため，骨格筋障害を有する症例では心筋障害がなくとも異常高値を示すことがあり，その検査値の解釈に注意を要する．

心筋梗塞症例でも再灌流が成功し持続的な心筋壊死がない状態になれば，発症後1～2日を経過すると血中H-FABP濃度が低下し正常化することがある．発症後24時間以上経過した症例ではH-FABPの感度が低下するので，この場合はより感度の高い心筋トロポニンや心筋ミオシン軽鎖Iの方が心筋壊死の検出力に優れている．

文献

1) Tanaka T, et al. Serum and urinary human heart fatty acid-binding protein in acute myocardial infarction. Clin Biochem. 1991; 24: 195-201.
2) Okamoto F, et al. Human heart-type cytoplasmic fatty acid-binding protein (H-FABP) for the diagnosis of acute myocardial infarction. Clinical evaluation of H-FABP in comparison with myoglobin and creatine kinase isoenzyme MB. Clin Chem Lab Med. 2000; 38: 231-8.
3) Ruzgar O, et al. The use of human heart-type fatty acid-binding protein as an early diagnostic biochemical marker of myocardial necrosis in patients with acute coronary syndrome, and its comparison with troponin-T and creatine kinase-myocardial band. Heart Vessels. 2006; 21: 309-14.
4) Dellas C, et al. Elevated heart-type fatty acid-binding protein levels on admission predict an adverse outcome in normotensive patients with acute pulmonary embolism. J Am Coll Cardiol. 2010; 55: 2150-7.
5) Iida M, et al. Predictive value of heart-type fatty acid-binding protein for left ventricular remodelling and clinical outcome of hypertensive patients with mild-to-moderate aortic valve diseases. J Hum Hypertens. 2007; 21: 551-7.

〈中山　崇，小林欣夫〉

2. 生化学検査　B. 蛋白

23 IV型コラーゲン

基準範囲

- 成人　IV型コラーゲン 7S：＜6.0 ng/mL
- 成人　IV型コラーゲン：＜140 ng/mL

IV型コラーゲンの測定には，7Sドメイン四量体である7Sコラーゲンに対するポリクローナル抗体を用いたRIA法とペプシン可溶化IV型コラーゲンに対するモノクローナル抗体を用いたIV型コラーゲン-ラッテクス凝集比濁法が臨床応用されている．

生理的変動

食事の影響を受けない．
男性女性による差は認めない．
IV型コラーゲン7Sでは加齢による変動を認めないが，IV型コラーゲンでは80歳以上の高齢者では高い傾向がある[1]．

検査の概要・臨床的意義

基底膜の主要な成分であるIV型コラーゲン分子は，N末端7S領域(7Sドメイン)，中心部三重螺旋領域(THドメイン)，C末端非コラーゲン領域(NC1ドメイン)からなり，細胞外に分泌後もNおよびC末端ドメインは切断されることなく，互いに結合して格子状構造を形成している．すなわち，4分子の7Sドメインが互いにSS結合し，同時に2分子のNC1ドメインが結合している(図2-2)．IV型コラーゲンは基底膜の主要成分であり，基底膜コラーゲンともよばれ，生体内に広く存在している．正常肝の小葉内には基底膜は存在しないが，線維肝ではIV型コラーゲンの増加とともに，Disse腔に基底膜様構造物が形成される．また，進行した線維肝では線維性隔

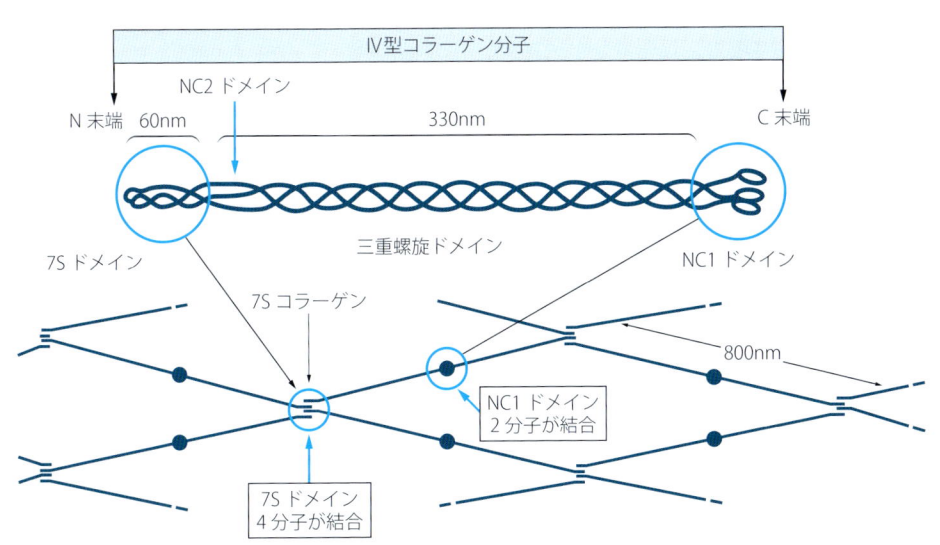

図2-2 IV型コラーゲン分子と格子構造

表 2-3 保険診療での線維化マーカーの対象疾患

検査	対象疾患
Ⅳ型コラーゲン	肝線維症（特に肝硬変，慢性肝炎），肺線維症，糖尿病性腎症，膜性糸球体腎炎，膜性腎症
Ⅳ型コラーゲン 7S	肝線維症（特に肝硬変，慢性肝炎），肝細胞癌，肺線維症，糖尿病性腎症，膜性糸球体腎炎，膜性腎症，糖尿病性血管障害，膠原病，慢性骨髄増殖性疾患

壁にもⅣ型コラーゲンが蓄積する．血中Ⅳ型コラーゲンは，蓄積したⅣ型コラーゲンの蛋白代謝回転に伴って放出された断片を測定しているので，肝線維量と密接に関連して上昇し，組織学的活動性 grading よりも，肝線維化の程度 staging の把握に有用である[3〜5]．肝硬変診断時の至適カットオフ値は，Ⅳ型コラーゲン 7S では 9 ng/mL で感度 83%，特異度 89%，Ⅳ型コラーゲンでは 160 ng/mL で，感度 80%，特異度 80% である．

異常値を生じるメカニズム

慢性肝疾患をはじめ，Ⅳ型コラーゲンが蓄積する多くの慢性炎症疾患では，Ⅳ型コラーゲンの産生とともに分解系も亢進しており，Ⅳ型コラーゲン断片が血中に遊出される．セファクリル S400HR ゲルクロマトでⅣ型コラーゲン 7S 法とⅣ型コラーゲン法での血中認識物質を検討すると，Ⅳ型コラーゲン 7S 法では 7S コラーゲンおよびこれより高分子と低分子の断片を認識し三峰性のピークを，Ⅳ型コラーゲン法は分子量 160 kDa 前後の所で一峰性のピークを示した[3]．

異常値を示す疾患・病態

血清Ⅳ型コラーゲンは，慢性肝疾患での肝線維化マーカーとして利用されているが，理論的にはⅣ型コラーゲンが存在する臓器での各種病態で壊死炎症に伴うリモデリングにより変動することが予想される．具体的にすべての疾患をあげるのは難しいが，大まかに把握する目的で，これらマーカーが保険診療で認められている疾患を表 2-3 に示した．実際，肝硬化症や肺線維症でも血清Ⅳ型コラーゲンは増加する．ただ，組織中でのⅣ型コラーゲンの変動は，肝臓のように血流が豊富な臓器で血清に反映されやすい．

検査のピットフォール

予想外の値が得られた場合は再検するとともに，これら代謝産物のクリアランスの障害がないか，腎不全などをチェックする．なお，進行した肝細胞癌で時に血清Ⅳ型コラーゲンが著明な高値を示すことがあるので，予想外の高値の場合には US, CT などの画像検査を考慮する．慢性肝炎や肝硬変でトランスアミナーゼが正常化している時期では予想に反してⅣ型コラーゲン値は正常範囲内にあることがある．

文献

1) 江藤奈緒, 他. 加齢に伴う線維化マーカーの変動に関する検討. 日老医誌. 2002; 39: 176-80.
2) 村脇義和, 他. 肝線維化マーカーの読み方. 臨牀と研究. 2003; 80: 235-40.
3) Murawaki Y, et al. Comparison of serum 7S fragment of type Ⅳ collagen and serum central triple-helix of type Ⅳ collagen for assessment of liver fibrosis in patients with chronic viral liver disease. J Hepatol. 1996; 24: 148-54.
4) Murawaki Y, et al. Diagnostic value of serum markers of connective tissue turnover for predicting histological staging and grading in patients with chronic hepatitis C. J Gastroenterol. 2001; 36: 399-406.
5) Murawaki Y, et al. Diagnostic value of serum type Ⅳ collagen test in comparison with platelet count for predicting the fibrotic stage in patients with chronic hepatitis C. J Gastroenterol Hepatol. 2001; 16: 777-81.

〈村脇義和〉

2. 生化学検査　B. 蛋白

24 ヒアルロン酸

基準範囲

- 成人：≦50 ng/mL

生理的変動

男性，女性で差を認めないが，80歳前後の高齢者では100 ng/mL前後の値を示すことが多い[1]．血中のヒアルロン酸は運動後や食事後に上昇する．この場合の上昇機序としては，運動に伴う末梢組織から血中へのリンパ液の流入増加が，食事に伴う腸管蠕動運動亢進による腸管リンパ液の血中への流入増加があげられる．特に腹腔リンパ液には，他のリンパ液に比べて10〜100倍のヒアルロン酸が含まれており，食事摂取後の上昇はある程度強い[2,3]．

検査の概要・臨床的意義[1〜3]

ヒアルロン酸は，グルクロン酸とN-アセチルグルコサミンの二糖体が繰り返された酸性ムコ多糖体であり，生体内の結合織に広く分布し，組織の安定性・弾力性に関与するとともに，水分の調節を行っている．生体内結合織の代謝に伴って生じたヒアルロン酸は，リンパを介して1日10〜100 mgが血中に運ばれ，低分子の一部は腎で排泄されるが，大部分は肝類洞内皮細胞でレセプターを介して細胞内で急速に処理される（図2-3）．血中でのヒアルロン酸の分子量に関しては30万Da前後とされている．

血清ヒアルロン酸は，肝線維化マーカーとしてとともに，肝硬変で著明に上昇することより慢性肝炎と肝硬変の鑑別に利用されている[4]．肝硬変と慢性肝炎の区別でのカットオフ値としては，200 ng/mLが広く利用されており，これ以上の値の場合は肝硬変が確実である．最近の報告では血清ヒアルロン酸が非アルコール性脂肪性肝疾患のうち，肝線維化進行例（F3以上）と非進行例（F2以下）との鑑別に有用で，その至適カットオフ値は42 ng/

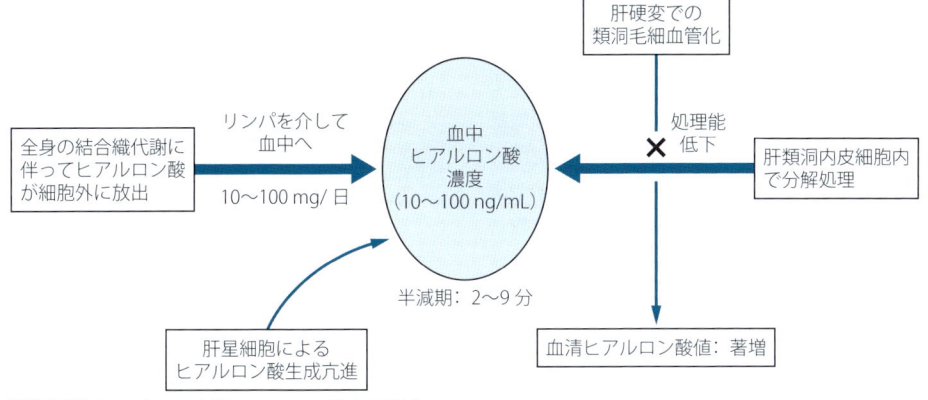

図2-3 肝硬変での血清ヒアルロン酸上昇機序

表 2-4 血清ヒアルロン酸が上昇する病態

軽度〜中等度上昇 （200 ng/mL 以下）	高度上昇 （200 ng/mL 以上）
生理的 　高齢者 　食事・運動後	生理的 　胃癌手術後
疾　患 　慢性肝炎，急性肝炎，変形性関節症，乾癬性関節炎，全身性硬化症，甲状腺機能低下症，骨髄線維症，腎不全，悪性リンパ腫，乳癌，肺癌，肉腫，各種の悪性腫瘍	疾　患 　肝硬変，劇症肝炎・急性肝不全，肝静脈閉塞症（骨髄移植後），移植肝拒絶，関節リウマチ，線維筋痛，強皮症，皮膚筋炎，全身性血管炎，Werner 症候群，敗血症，悪性中皮腫，Wilms 腫瘍，神経芽細胞腫，細網肉腫，広範囲熱傷

（村脇義和，他．肝胆膵．2010; 60: 559-67 より）[3]

mL とされている[5]．

異常値を生じるメカニズム[1,2]

血清ヒアルロン酸の肝硬変での上昇機序としては，一部には肝星細胞でのヒアルロン酸産生増加，肝内肝外シャントによる類洞灌流血液量の減少，門脈圧亢進による Disse 腔リンパ液の増加（リンパ液にはヒアルロン酸が豊富に含まれている）に伴う血中へのリンパ液流入増加が関与しているが，より重要な因子は肝線維化の進行とともに Disse 腔に基底膜様構造が形成され，これにより類洞内皮細胞が血管内皮細胞に形質転換し（類洞毛細血管化），ヒアルロン酸レセプターが消失し処理能が減少するためである．一方，関節の疾患，特に関節リウマチで血清ヒアルロン酸の上昇を認めるが，この機序としては関節の滑膜細胞でのヒアルロン酸合成亢進と共に軟骨の破壊に伴うヒアルロン酸の放出があげられる[1]．

異常値を示す疾患・病態

血清ヒアルロン酸は保険診療では慢性肝炎から肝硬変への移行を診断するために利用されている．ただ，肝疾患以外の多くの病態で血清ヒアルロン酸は上昇する．表 2-4 にヒアルロン酸が中等度上昇する疾患と高度上昇に上昇する疾患に大別して記載した[4]．なお，ヒアルロン酸の保険適応は，慢性肝炎の患者に対して，慢性肝炎の経過観察および肝生検の適応の確認を行う場合となっている．

検査のピットフォール

予想外の値が得られた場合は再検するとともに，他の病態を合併していないか，例えば表 2-4 を参照に，検討することが大切である．胃癌手術などで腹腔内リンパ節郭清を受けた患者では，肝線維化が軽度にもかかわらず高値を示すことがある．エンドトキシン血症を伴う敗血症などでは，エンドトキシンにより肝類洞内皮細胞が傷害され，著明に上昇する．

文　献

1) Laurent TC, et al. Serum hyaluronan as a disease marker. Ann Med. 1996; 28: 241-53.
2) 村脇義和, 他. 肝線維化マーカーの読み方. 臨牀と研究. 2003; 80: 235-40.
3) 村脇義和, 他. 線維化マーカー. 肝胆膵. 2010; 60: 559-67.
4) Murawaki Y, et al. Clinical significance of serum hyaluronan in patients with chronic viral liver disease. J Gastroenterol Hepatol. 1996; 11: 459-65.
5) Kaneda H, et al. Hyaluronic acid levels can predict severe fibrosis and platelet counts can predict cirrhosis in patients with nonalcoholic fatty liver disease. J Gastroenterol Hepatol. 2006; 21: 1459-65.

〈村脇義和〉

25 シアル糖鎖抗原（KL-6）

基準範囲

- 血清KL-6：＜500 U/mL（EIA）

生理的変動

自己免疫性疾患患者では非特異的反応を示すことがある．性差はないが，小児ではやや低めを示す傾向がある．

検査の概要・臨床的意義

KL-6は1985年広島大学の河野らにより発見された分子量100万以上の高分子量糖蛋白である．膜貫通型ムチンのMUC1に分類され，抗原決定基としてシアル化糖鎖抗原を有している．正常肺組織ではⅡ型肺胞上皮細胞・呼吸細気管支上皮細胞などに発現しており，間質性肺疾患では増生したⅡ型肺胞上皮細胞に強い発現が認められる．また，乳管・膵管の上皮細胞や肺癌・膵癌・乳癌など多くの癌細胞にも発現している[1]．

河野らの肺癌細胞の研究課程で，血清KL-6は健常者よりも間質性肺炎患者において有意に高値であることが発見された．特発性間質性肺炎・膠原病関連間質性肺炎・過敏性肺臓炎などの間質性肺疾患群と健常群，間質性肺疾患群と細菌性肺炎・気管支拡張症などの非間質性肺疾患対照群の間でROC解析を行い，健常群との間では感度78％，特異度100％，正診率91％，非間質性肺疾患対照群との間では感度78％，特異度91％，正診率86％となった500 U/mLがカットオフ値に設定された[2]．

従来，間質性肺炎の診断に使われてきたLDH・CRP・赤沈や，サーファクタント蛋白ファミリーであるSP-A・SP-Dとの比較で，KL-6は感度・特異度・正診率全てにおいて優れている[2,3]．しかし間質性肺疾患の診断において特発性肺線維症を特定するにはSP-Aが最も優れているとの報告がある[4]．したがって両者を併用して測定するのがよい．

臨床現場における有用性としては，1）間質性肺疾患の診断において特異性が高いことから他の疾患との鑑別に優れている，2）間質性肺炎の活動期には値が上昇するため病勢把握に有用である，3）臨床症状の改善・増悪に伴って値が鋭敏に増減するため，治療効果判定や予後予測に活用できる，などがあげられる[2]．

判断に苦慮することの多い間質性肺炎の急性増悪と細菌性肺炎の鑑別において，KL-6は感度93.9％，特異度96.3％，正診率95.7％と非常に有用である[4]．間質性肺炎全体では，その活動性とKL-6の間には正の相関がある，臨床的安定期に初診した患者のKL-6が1,000 U/mLを超えている場合は予後が悪い，といった報告がある．個々の例では，急速進行性の特発性肺線維症ではステロイドパルス療法後にKL-6が上昇している症例ほど予後が悪い，非特異的間質性肺炎で線維化の強いタイプ（fibrotic NSIP）ではKL-6が高値な症例ほど呼吸困難感が強く病変が広範囲である，薬剤性肺障害のうちKL-6が異常高値を示す症例はびまん性肺胞傷害（DAD）など重症パターンである可能性が高く予後不良，急性呼吸促迫症候群（ARDS）における死亡例は生存例に比べて診断早期の数値が有意に高

値，癌の放射線治療で KL-6 が照射前値より 1.5 倍以上に上昇した場合には放射線肺臓炎を発症している可能性が高く，照射野外へ広がる重篤な放射線肺臓炎は照射野内に収まるものに比べて高値，といった多くの報告が見受けられる[5]．

異常値を生じるメカニズム

KL-6 は健常状態でも産生されており，肺胞では II 型肺胞上皮細胞表面に発現しているが，一部は細胞膜上から切断され，肺胞被覆液中に遊離している．その一部が基底膜と血管壁を通過して血中へと流れ出ている．間質性肺炎では肺胞上皮傷害を修復しようとする II 型肺胞上皮細胞が増生しており，KL-6 の産生量が亢進している．また肺胞上皮および基底膜の傷害に血管透過性の亢進が加わると，遊離した KL-6 は肺胞から漏れ出て血中への流入が増加する．この 2 つの機序により間質性肺炎では血中の KL-6 濃度が上昇する．

異常値を示す疾患・病態[4]

▶疾患の 70〜100% で上昇

特発性間質性肺炎，過敏性肺臓炎，放射線肺臓炎，膠原病関連間質性肺炎，サルコイドーシス（肺野型），肺胞蛋白症，石綿肺，ニューモシスチス肺炎，重症レジオネラ肺炎

▶疾患の 30〜70% で上昇

びまん性汎細気管支炎，広汎な病変を示す肺結核，薬剤性肺炎，特発性器質化肺炎，肺腺癌，膵癌，乳癌

▶疾患の 10〜30% で上昇

限局性肺結核，肺扁平上皮癌，肺小細胞癌

▶疾患の 10% 以下で上昇

肺胞性肺炎，気管支喘息，慢性気管支炎，肺気腫，気管支拡張症，肝炎，肝硬変，膵炎，胆嚢炎，胃癌，大腸癌，肝細胞癌

検査のピットフォール

KL-6 は間質性肺炎診断において特異度が高いが，正常範囲内でも間質性肺炎を完全に否定できない．例えばパラコート肺のように肺胞上皮傷害が著しい症例では，肺胞上皮の再生がまったくなされず KL-6 が上昇しないことがある．また間質性肺炎の急性進行例では，病勢を反映するほどには数値が上昇しないことも多い．

文 献

1) 河野修興. KL-6. 呼吸. 1997; 16: 391-8.
2) 河野修興, 他. 電気化学発光免疫測定法による KL-6 測定キット ED066 の間質性肺炎に対する診断能. 臨床と研究. 1998; 75: 217-22.
3) Ohnishi H, et al. Comparative study of KL-6, surfactant protein-A, surfactant protein-D, and monocyte chemoattractant protein-1 as serum markers for interstitial lung diseases. Am J Respir Crit Care Med. 2002; 165: 378-81.
4) 河野修興. 臨床における KL-6 の使い方. 日内会誌. 2009; 95: 234-8.
5) Huang HB, et al. Advances in the study of biomarkers of idiopathic pulmonary fibrosis in Japan. BioScience Trends. 2013; 7: 172-7.

〈重田文子，多田裕司，巽　浩一郎〉

2. 生化学検査　B. 蛋白

26 M蛋白と免疫グロブリン遊離κ/λ比(FLC)

基準範囲

- M蛋白：検出されない
- 免疫グロブリン遊離κ/λ比：
  遊離κ型 3.3〜19.4 mg/L
  遊離λ型 5.7〜26.3 mg/L
  κ/λ比 0.26〜1.65

検査の概要・臨床的意義

免疫グロブリンはリンパ球，形質細胞から産生され液性免疫を担う蛋白である．免疫グロブリンは1種類のH鎖と1種類のL鎖から構成され，H鎖にはγ，α，μ，δ，εのアイソタイプが，L鎖にはκ鎖とλ鎖のアイソタイプに分類され，それぞれ1種類ずつが結合しIgG，IgA，IgM，IgD，IgEの免疫グロブリンを構成する．何らかの理由で病的なリンパ球・形質細胞が単クローン性に増殖した場合，当該細胞がモノクローナルな免疫グロブリンを産生する．（M蛋白）．M蛋白は通常蛋白電気泳動で存在が疑われ，免疫電気泳動法で確認されることがほとんどである．

L鎖はκ型もしくはλ型のどちらかの増加を認めκ/λ比は異常を示す．遊離L鎖はH鎖より約40％過剰に産生されH鎖と結合できないL鎖が遊離L鎖 free light chain（FLC）となり細胞外に放出される．以前はFLCのみ選択的に測定する方法が確立されていなかったが，近年になり測定キットが開発され，現在保険診療上も活用できるようになっている．

Binding site社のFREELITE™は免疫グロブリンL鎖の定常部内面（hidden surface）の蛋白構造を認識するポリクローナル抗体を用いている．完全型免疫グロブリンでは構造上，hidden surface が露出していないため抗原性を発揮しないが，FLCではこの部分が露出しておりFLCのみを選択的に測定できる[1]．

M蛋白が検出された場合は多発性骨髄腫あるいは monoclonal gammopathy of undetermined significance（MGUS）などの疾患が考慮される．M蛋白検出において蛋白電気泳動はスクリーニングとして，免疫電気泳動はM蛋白の型同定として利用されている．一方M蛋白の検出感度は蛋白電気泳動法（SPE法）が500〜2000 mg/mL，免疫固定法が150〜500 mg/mLに対してFREELITE™を用いたFLC測定法は5 mg/mLと極めて高感度である．このためFLC測定はM蛋白量の少ないくすぶり型多発性骨髄腫やMGUSの早期診断，あるいは多発性骨髄腫の治療効果判定[2]，MGUSの予後予測因子[3]として有用である．特に免疫固定法とFLCの組み合わせによる多発性骨髄腫の診断で100％近い診断が可能とされている[4]．

異常値を生じるメカニズム

血清遊離κ鎖，λ鎖はBリンパ球，形質細胞の分泌亢進が生じると上昇をするが，多発性骨髄腫などの腫瘍性疾患では片方の軽鎖が分泌されるためκ/λ比の偏りがみられる．一方自己免疫疾患などの非腫瘍疾患でも遊離軽鎖の増加を認めるが，polyclonalであり偏りは基本的には認めない．κ鎖とλ鎖は前者が後者の2倍産生されているにもかかわらず，λ鎖がダイマーを形成し分子量が多いことから腎臓でのクリアランスが遅く，健常人では

κ鎖の濃度が低めである傾向である．しかし腎障害を生じた場合は細網内皮系のクリアランスが重要となり，両者のクリアランスは近似し κ/λ 比は腎障害の程度に応じて上昇する[5]．

異常値を示す疾患・病態

▶κ/λの偏りを認める疾患

- MGUS（monoclonal gammopathy undetermined significance）
- 多発性骨髄腫（くすぶり型，非分泌型にも有用）
- AL アミロイドーシス
- IgG4 関連疾患

▶κ/λの偏りはないが，総遊離L鎖の増減を生じる疾患

- 関節リウマチ，Sjögren 症候群などの自己免疫疾患
- 慢性腎障害
- 感染症
- 薬剤による免疫抑制

検査のピットフォール

遊離軽鎖の増加のため，抗原過剰により予想外に低い測定値を示すことがある．

遊離軽鎖の構造変化により，前回測定値と結果が大きく乖離することがある．結果の解釈については臨床所見や他検査項目も参考にする必要がある．

H 鎖と L 鎖の産生バランスが 1：1 の多発性骨髄腫では FLC 値に異常が認められない可能性がある．

文献

1) 藤田清隆, 他. 新規に保険収載された検査法 免疫グロブリン遊離L鎖κ/λ比. モダンメディア. 2012; 52: 278-83.
2) NCCN Clinical Practice Guidelines in oncology. Multipple Myeloma version 2.2014. National Comprehensive Cancer Network.
3) Rajkumar SV, et al. Serum free light chain ratio is an independent risk factor for progression in monoclonal gammopathy of undetermined significance. Blood. 2005; 106: 812-7.
4) 島崎千尋, 他. 単クローン性 γ グロブリン血症における血清遊離軽鎖測定の臨床的有用性. 臨床血液. 2010; 51: 245-52.
5) Hutchison CA, et al. Quantitative assessment of serum and urinary polyclonal free light chains in patients with chronic kidney disease. Clin J Am Soc Nephrol. 2008; 3: 1684-90.

〈福島伯泰〉

2. 生化学検査　C. 非蛋白窒素化合物

27 尿素窒素（UN）

基準範囲

- 8〜20 mg/dL

生理的変動

- 40歳以上では，加齢とともに上昇する．
- 女性は，男性より10〜20％低値である．
- 妊娠中は，非妊娠時より低値である．
- 日内変動が認められ，日中は高値で，夜間に低下する．
- 高蛋白食，強度の運動により上昇する．

検査の概要・臨床的意義

アミノ酸に由来するアミノ基の代謝は，①アミノ基転移，②酸化的脱アミノ化，③尿素回路から成り立っている．肝の尿素回路で生成された尿素〔urea，$(NH_2)_2CO$，分子量60〕は，細胞膜を拡散して血中に入り，腎糸球体で濾過された後，一部尿細管で再吸収され，尿中に排泄される．

臨床検査では，尿素量を尿素分子の窒素量として表し，尿素窒素 urea nitrogen（UN）量を2.14倍すると尿素量が得られる．血液中のUN濃度は，かつては全血を試料として測定されていたことから，血中尿素窒素 blood urea nitrogen（BUN）が慣用されているが，現在では血清を試料とすることが一般的である．UNの測定法は，ウレアーゼを利用したインドフェノール法とグルタミン酸脱水素酵素による紫外部測定法が代表的であり，感度と特異度が高く，自動分析装置を用いて測定する．

BUNは腎機能の指標として一般的であるが，血清クレアチニン（Cr）と同様に，糸球体濾過量（GFR）が50％以上低下しないと明らかな増加には至らない（図2-4）[1]．さらに，BUNは腎外性因子の影響を受けるので，注意が必要である．

BUNは血漿浸透圧の規定因子の1つであり，その推定式に用いられる．

血漿浸透圧（mOsm/kgH$_2$O）
＝2×〔ナトリウム（mEq/L）＋カリウム（mEq/L）〕
＋血糖（mg/dL）/18＋BUN（mg/dL）/2.8

また，24時間蓄尿による1日尿中UN排泄量より，蛋白質摂取量を推算できる（Maroniの式）．慢性腎臓病の食事療法においては，24時間蓄尿による食塩摂取量，蛋白質摂取量の評価を定期的に実施することが望ましい[2]．

1日の蛋白質摂取量（g/日）
＝〔1日尿中UN排泄量（g）＋0.031×体重（kg）〕×6.25

〔高度蛋白尿（もしくはネフローゼ症候群）

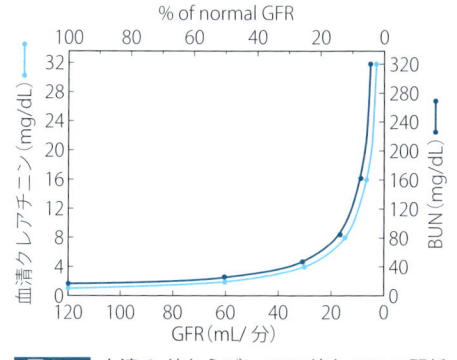

図2-4 血清Cr値ならびにBUN値とGFRの関係
（Kassirer JP. N Engl J Med. 1971; 285: 385-89 より）[1]

の患者では，上式に 1 日尿蛋白排泄量を加味する考えもある〕

異常値を生じるメカニズム

尿素は蛋白代謝の最終産物であり，その血清濃度の変動には，1)蛋白負荷，2)肝での合成，3)腎からの排泄，が影響する．

異常値を示す疾患・病態

BUN は腎機能の指標として一般的であるが，腎外性因子の影響を受けるので，血清 Cr の比(BUN/Cr 比)を評価することが，病態把握に有用である．BUN/Cr 比は，正常で約 10 を示し，(合併症がなければ)GFR が低下しても同様である．BUN/Cr 比が変位している場合には，下記の病態を考慮する．

▶BUN/Cr 比が高値を示すもの(＞10)
- 消化管出血
- 高蛋白食摂取
- 蛋白異化亢進：熱傷，発熱
- 副腎皮質ホルモン薬投与
- 循環血漿量の減少：脱水症，重症心不全，大量出血など
- 尿路閉塞，尿管直腸吻合

▶BUN/Cr 比が低値を示すもの(＜10)
- 軽度腎機能低下時の蛋白制限
- 透析療法施行後
- 重症肝障害
- 妊娠
- 横紋筋融解症

検査のピットフォール

1) GFR が 50％以上低下しないと，BUN は明らかな異常値には至らない(図 2-4)[1]．
2) 腎障害と腎外性因子が合併した場合(例：腎不全患者の消化管出血など)は，BUN，Cr，BUN/Cr 比がいずれも高値を示す．BUN/Cr 比は腎外性因子の有無を評価する指標であり，原因を特定するものではない．
3) UN の測定には，ウレアーゼにより尿素から生成するアンモニアを測定する方法が広く用いられている．尿ではアンモニアが高濃度であり正誤差となるので，存在するアンモニアを消去した後に，ウレアーゼを作用させ，尿素由来のアンモニアを特異的に測定する必要がある．

文 献

1) Kassirer JP. Clinical evaluation of kidney function—glomerular function. N Engl J Med. 1971; 285: 385-89.
2) CKD 診療ガイド 2012 改訂委員会．生活指導・食事指導：成人．In: 日本腎臓学会，編．CKD 診療ガイド 2012．東京：東京医学社；2012．p.52-6.

〈清水美保〉

2. 生化学検査　C. 非蛋白窒素化合物

28 クレアチニン(Cr)

基準範囲

- 成人男性：0.61〜1.04 mg/dL（酵素法）
- 成人女性：0.47〜0.79 mg/dL（酵素法）

生理的変動

- 筋肉量の少ない小児，高齢者，女性では低値である．
- 妊娠中は糸球体濾過量の増加により，非妊娠時より低値である．
- 肉類摂取，強度の運動により増加する．

検査の概要・臨床的意義

腎でグリシンとアルギニンからアミジン基転移酵素の作用によりグアニド酢酸が合成され，肝でメチル基転移酵素の作用により S-アデノシルメチオニンからメチル基が転移されて，クレアチン(creatine, $C_4H_9N_3O_2$, 分子量131)が生成される．クレアチンは，血中に入って筋細胞に取り込まれ，クレアチンキナーゼの作用によりクレアチンリン酸と平衡状態を形成する一方，クレアチンリン酸の非酵素的な脱リン酸化反応，またはクレアチンの非酵素的な脱水によって，クレアチニン(Cr)(creatinine, $C_4H_7N_3O$, 分子量113)が生成される．

筋細胞から血中に放出された Cr は，蛋白と結合しないため，腎糸球体基底膜で自由に濾過され，大部分が尿細管で再吸収されずに尿中に排泄される．したがって，糸球体濾過量 glomerular filtration rate(GFR)の測定のゴールドスタンダードであるイヌリンクリアランス測定が困難な場合には，24 時間内因性クレアチニンクリアランス creatinine clearance(Ccr)から腎機能を測定できる[1,2]．

$$Ccr(mL/分) = \frac{尿Cr濃度(mg/dL) \times 1日尿量(mL/日)}{血清Cr濃度(mg/dL) \times 1,440(分/日)}$$

24 時間法による Ccr では，正確な蓄尿を要する．1 日の Cr の排泄量は一定であり，蓄尿の信頼性を評価する指標となる．また，Cr は尿細管で分泌されるため，Ccr は実測した GFR より約 30％高値を示す．GFR への変換には ×0.715 の係数補正を用いる[1,2]．

$$GFR(mL/分) = 0.715 \times Ccr(mL/分)$$

さらに，日常臨床における腎機能の評価には，日本人に適合した血清 Cr 値による推算 GFR(eGFRcreat)が使用可能である[1-3]．GFRcreat 推算式は簡易法であり，75％の症例が実測 GFR±30％の範囲に入る程度の正確度である．

$$eGFRcreat(mL/分/1.73 m^2)$$
$$= 194 \times 血清Cr(mg/dL)^{-1.094}$$
$$\times 年齢(歳)^{-0.287} \times (女性は \times 0.739)$$

(注：酵素法で測定された血清 Cr 値を用いる．血清 Cr 値は小数点以下 2 桁表記を用いる．18 歳以上に適用する)

GFR 推算式では，体表面積が $1.73 m^2$ の標準的な体型(170 cm, 63 kg)に補正した場合の $GFR(mL/分/1.73 m^2)$ が算出される．薬物投与量の設定では，患者個々の GFR(mL/分)を用いる．体格の小さな症例で eGFRcreat $(mL/分/1.73 m^2)$ をそのまま用いると，過剰

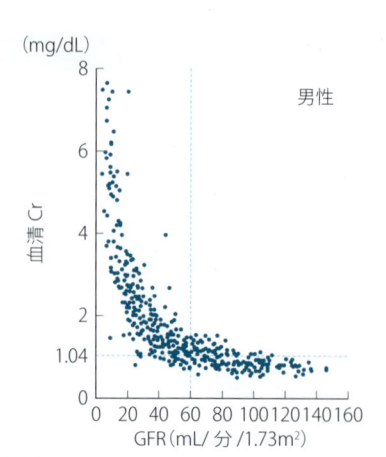

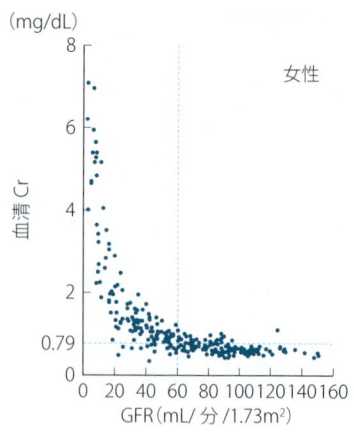

図2-5 血清Cr値とGFR（イヌリンクリアランス）の関係
〔腎機能(GFR)・尿蛋白測定委員会．GFR 測定法．In: 日本腎臓学会，編．腎機能(GFR)・尿蛋白測定の手引．東京: 東京医学社; 2009．p.81-97 より〕[1]

投与の危険がある．標準的な体型（1.73 m²）と大きく異なる場合は，体表面積補正をしない値に変換する．

体表面積補正をしない eGFR(mL/分)
＝eGFRcreat(mL/分/1.73 m²)×体表面積(m²)/1.73
体表面積(m²)
＝（体重 kg）$^{0.425}$×（身長 cm）$^{0.725}$×0.007184

また，血清Crの逆数（1/Cr）はeGFRcreatに比例するため，経時的な腎機能の指標とすることが可能であり，腎予後の予測や治療効果の判定に有用である．

異常値を生じるメカニズム

Crは筋肉のクレアチン代謝の最終産物であり，その血清濃度は主に筋肉での産生量と腎からの排泄量の増減によって変動する．

異常値を示す疾患・病態

▶異常高値を示すもの
- **GFRの低下**：腎前性因子（腎血流量の減少），腎性因子（糸球体疾患，間質性腎炎など），腎後性因子（尿路の閉塞）
- **筋肉量の増加**：運動選手，末端肥大症，蛋白同化ホルモン投与

▶異常低値を示すもの
- **尿中排泄の増加**：尿崩症，妊娠
- **筋肉量の低下**：四肢切断，長期臥床，るい痩，筋萎縮を伴う筋疾患（筋ジストロフィーなど）
- **肝におけるクレアチン生成の低下**：肝障害

⚠ 検査のピットフォール

1) GFRが低下するにつれ血清Crは上昇するが，GFRが50％以上低下しないと，血清Crは明らかな異常値には至らない（図2-5）[1,2]．
2) eGFRcreatは，筋肉量が減少している症例では高く推算されるため，薬物投与量の設定では，過量投与とならないように注意が必要である．一方，筋肉量が多い症例や，近位尿細管でのCr分泌を抑制する薬剤（シメチジン，トリメトプリム-スルホメトキサゾール，サリチル酸など）を内

服している場合には，血清 Cr は上昇し，eGFRcreat は低く推算される．
3) Cr 測定法には，ヤッフェ法と酵素法がある．ヤッフェ法は，Cr がアルカリ性溶液中でピクリン酸と反応し橙赤色に呈色する非特異的な反応であり，Cr 以外の物質とも反応するため，血清 Cr は酵素法の値より約 0.2 mg/dL 高値となる．酵素法は，多くの反応系を組み合わせているため，薬剤による干渉が起こりうる．本邦では，ほとんどの施設が酵素法に変更となっている．

文 献

1) 腎機能(GFR)・尿蛋白測定委員会．GFR 測定法．In: 日本腎臓学会, 編．腎機能(GFR)・尿蛋白測定の手引．東京: 東京医学社; 2009. p.81-97.
2) CKD 診療ガイド 2012 改訂委員会．腎機能の評価法: 成人．In: 日本腎臓学会, 編．CKD 診療ガイド 2012. 東京: 東京医学社; 2012. p.18-21.
3) Matsuo S, et al. Revised equations for estimated GFR from serum creatinine in Japan. Am J Kidney Dis. 2009; 53: 982-92.

〈清水美保〉

2. 生化学検査　C. 非蛋白窒素化合物

29 尿酸（UA）

基準範囲

- 成人男性：3.7〜7.8 mg/dL
- 成人女性：2.6〜5.5 mg/dL

生理的変動

- 幼児では低値で，学童期は年齢とともに増加し，思春期以降に性差が認められる．
- 男性は思春期以後も上昇し，成人値となる．女性は思春期にほぼ一定となり，成人では男性より約 1 mg/dL 低値であるが，閉経以後に上昇する．
- 普通食をとっている健常者の日内変動は 0.5 mg/dL 程度で，明け方が高く，夕方に低下する．
- アルコール摂取，糖類や脂質の過剰摂取，強度の運動で上昇する．

検査の概要・臨床的意義

プリン体は，リボース，リン酸，プリン環の各分子から構成されており，de novo 生合成経路と回収（サルベージ）経路によって合成される．de novo 生合成経路は，ホスホリボシルピロリン酸 phosphoribosyl pyrophosphate（PRPP）合成酵素の反応に始まり，多くの酵素系の関与を経て，非プリン体前駆体からプリン体を合成する．また，回収（サルベージ）経路は，核酸の分解や食物に由来するプリン塩基を PRPP と結合させて，プリン体として再利用する．一方，回収（サルベージ）経路で再利用されなかったプリン塩基は，尿酸（uric acid，$C_5H_4N_4O_3$，分子量 168）に変換される．ヒトでは尿酸分解酵素（ウリカーゼ）遺伝子が欠損しているため，尿酸がプリン体の最終代謝産物である．

健常者の生体内には，約 1,200 mg の尿酸プールが存在する．尿酸産生量は約 700 mg/日である．このうち，約 500 mg/日が尿中に排泄され，約 200 mg/日が汗，消化液などに排泄される（腎外性処理）．血液中の尿酸の約 90％は蛋白と結合せず遊離しており，腎糸球体で濾過された後，近位尿細管を中心に再吸収と分泌が両方向性に行われ，最終的には糸球体で濾過された尿酸の 6〜10％が尿中に排泄される．近年，尿酸再吸収を担う urate transporter 1（URAT1）[1] や glucose transporter 9/voltage-driven urate transporter 1（GLUT9/URATv1）[2]，尿酸排泄を担う ATP-binding cassette transporter, sub-family G, member 2（ABCG2）[3] などの尿酸トランスポーターについて，多くの知見が得られている．

尿酸の測定法には，尿酸の還元性を利用した「還元法」，尿酸酸化酵素であるウリカーゼを用いた「酵素法」，高速液体クロマトグラフィーを用いた「分離分析法」などがある．このうち，ウリカーゼとペルオキシダーゼを用いた「酵素法」が，臨床検査法として一般的である．

日本痛風・核酸代謝学会による「高尿酸血症・痛風の治療ガイドライン（第2版）」では，血清尿酸値が，1）尿酸塩沈着症（痛風関節炎，腎障害など）の原因としての高尿酸血症，2）種々の生活習慣病の病態において臨床上有用な指標（マーカー）としての血清尿酸値，の2つの観点から検討されている[4]．高尿酸血症は，血漿中の尿酸溶解度をもとに，「性，年齢

表 2-5 尿中尿酸排泄量と尿酸クリアランスによる病型分類

病型	尿中尿酸排泄量 (mg/kg/時)		尿酸クリアランス (mL/分)
尿酸産生過剰型	>0.51	および	≧7.3
尿酸排泄低下型	<0.48	あるいは	<7.3
混合型	>0.51	および	<7.3

$$\text{尿中尿酸排泄量}(E_{UA}) \text{(mg/kg/時)} = \frac{[\text{尿中尿酸濃度}(\text{mg/dL})] \times [60 \text{分間尿量}(\text{mL})]}{100 \times \text{体重}(\text{kg})}$$

正常値 0.496(0.483～0.509)mg/kg/時

$$\text{尿酸クリアランス}(C_{UA}) \text{(mL/分)} = \frac{[\text{尿中尿酸濃度}(\text{mg/dL})] \times [60 \text{分間尿量}(\text{mL})]}{[\text{血漿尿酸濃度}(\text{mg/dL})] \times 60} \times \frac{1.73}{\text{体表面積}(\text{m}^2)}$$

正常値 11.0(7.3～14.7)mL/分

(日本痛風・核酸代謝学会ガイドライン改訂委員会.高尿酸血症・痛風の診断.In:日本痛風・核酸代謝学会,編.高尿酸血症・痛風の治療ガイドライン(第2版).大阪:メディカルレビュー社;2010.p.60-72.より)[4]

を問わず,血清尿酸値が 7.0 mg/dL を超えるもの」と定義され,その成因は,尿中尿酸排泄量と尿酸クリアランスを評価することにより,尿酸産生量の増加(尿酸産生過剰型),尿中尿酸排泄能の低下(尿酸排泄低下型),および両者の混在した混合型に分類される(表2-5).さらに同ガイドラインでは,血清尿酸値が 7.0 mg/dL 以下であっても,血清尿酸値の上昇とともに生活習慣病のリスクが高まることが指摘されたが,明確な基準値は示されなかった.

一方,低尿酸血症(血清尿酸値 2 mg/dL 以下)は,尿酸産生低下型と尿酸排泄亢進型に分類される.多くは無症状であるが,合併症として尿路結石や運動後急性腎不全[5]が認められる.

異常値を生じるメカニズム

尿酸は,ヒトにおけるプリン体の最終代謝産物である.血清尿酸値は,尿酸産生量と,腎と腸管を中心とした尿酸排泄量により変動する.

異常値を示す疾患・病態

▶異常高値を示すもの

原発性と同様に,二次性高尿酸血症においても「尿酸産生過剰型」「尿酸排泄低下型」「混合型」に大別される.

尿酸産生過剰型
1) 原発性
2) 遺伝性代謝性疾患
   ①Lesch-Nyhan 症候群,②PRPP 合成酵素亢進症,③先天性筋原性高尿酸血症
3) 細胞増殖の亢進・組織破壊の亢進
   ①悪性腫瘍:
   ● 造血器腫瘍(急性白血病,悪性リンパ腫,骨髄増殖性疾患,骨髄異形成症候群)
   ● 固形腫瘍(乳癌,精上皮腫,肉腫,Wilms 腫瘍,小細胞肺癌,その他増殖速度の速い腫瘍)
   ②非腫瘍性疾患(尋常性乾癬,二次性多血症,溶血性貧血)
   ③腫瘍融解症候群
   ④横紋筋融解症
4) 甲状腺機能低下症
5) 外因性・高プリン食

6）薬剤性
　①抗悪性腫瘍薬，②ミゾリビン，③テオフィリン，④フルクトース，キシリトール

尿酸排泄低下型
1）原発性
2）腎疾患
　①慢性腎疾患，②多発性嚢胞腎，③鉛中毒・鉛腎症，④Down症候群，⑤家族性若年性痛風腎症
3）代謝・内分泌性
　①高乳酸血症，②脱水
4）薬剤性
　①利尿薬（フロセミド，サイアザイド系利尿薬，D-マンニトール），②少量のサリチル酸，③抗結核薬（ピラジナミド，エタンブトール塩酸塩），④免疫抑制薬（シクロスポリン，タクロリムス水和物）

混合型
　1）原発性，2）1型糖原病，3）肥満，4）妊娠高血圧症候群，5）飲酒，6）運動負荷，7）広範な外傷・熱傷，8）ニコチン酸，ニコチン酸アミド

▶**異常低値を示すもの**
尿酸産生低下型
　特発性，キサンチン尿症，モリブデン補酵素欠損症，purine nucleoside phosphorylase（PNP）欠損症，PRPP合成酵素活性低下症，重症肝障害，薬物（アロプリノールなど），るい痩

尿酸排泄亢進型
　腎性低尿酸血症，Wilson病，Fanconi症候群，抗利尿ホルモン不適合分泌症候群，悪性腫瘍，糖尿病，薬物（ベンズブロマロン，プロベネシドなど），妊娠，難治性下痢

⚠ 検査のピットフォール

　高尿酸血症の治療中に，病型が変化することがある．疑わしい所見があれば，病型の再評価を行う．

📖 文　献

1) Enomoto A, et al. Molecular identification of a renal urate anion exchanger that regulates blood urate levels. Nature. 2002；417：447-52.
2) Anzai N, et al. Plasma urate level is directly regulated by a voltage-driven urate efflux transporter URATv1（SLC2A9）in humans. J Biol Chem. 2008；283：26834-8.
3) Matsuo H, et al. Common defects of ABCG2, a high-capacity urate exporter, cause gout：a function-based genetic analysis in a Japanese population. Sci Transl Med. 2009；1：5ra11.
4) 日本痛風・核酸代謝学会ガイドライン改訂委員会．高尿酸血症・痛風の診断．In：日本痛風・核酸代謝学会，編．高尿酸血症・痛風の治療ガイドライン（第2版）．大阪：メディカルレビュー社；2010．p.60-72.
5) Ishikawa I. Acute renal failure with severe loin pain and patchy renal ischemia after anaerobic exercise in patients with or without renal hypouricemia. Nephron. 2002；91：559-70.

〈清水美保〉

2. 生化学検査　C. 非蛋白窒素化合物

30 アンモニア窒素（NH₃）

基準範囲

- 成人：30〜80 μg/dL

生理的変動

新生児期は成人よりも高値をとる．
食後や運動後に上昇する．

検査の概要・臨床的意義

アンモニアは体内の不要な窒素源を代謝し排出する過程で産生される有害物質である．

脳や骨格筋では蛋白異化によりアンモニアが産生される．生体にとって有害なアンモニアは組織内でグルタミンへ変換され，肝臓へ運搬される．門脈周囲の肝細胞では，アンモニアが再びグルタミンから切り離され，尿素サイクルによって速やかに代謝されて，最終的に無害な尿素として尿中へ排出される．尿素サイクルには多数の酵素が関与しており，酵素の欠損や基質の不足，肝細胞障害などにより代謝が障害されると，血中アンモニア濃度が上昇する．

一方，腸管内では，食餌由来のアミノ酸が小腸粘膜グルタミナーゼや小腸グルタミン酸脱水素酵素により分解され，また，尿素が大腸内細菌由来のウレアーゼにより分解され，アンモニアが産生される．生成されたアンモニアは門脈を通じて肝臓へ運搬される．腸管由来のアンモニアは血中アンモニアの大部分を占めており，血中アンモニア濃度に影響する．

血中アンモニア濃度の上昇は種々の代謝性疾患の診断の契機となる．また，アンモニア自体が神経毒性を有するため，意識障害の患者を診察する際には血中アンモニア濃度も評価する必要がある．

高アンモニア血症による神経障害は不可逆的となる可能性がある．特に新生児期では，血中アンモニア濃度のピーク値と意識障害の持続期間が神経学的予後に関連するとの報告もあり[1,2]，血中アンモニア濃度の上昇を見た場合は早急な対応が必要である．

一方，肝性脳症では血中アンモニア濃度と神経症状の有無は必ずしも相関せず[3]，結果の解釈には注意が必要である．

異常値を生じるメカニズム

血中アンモニア濃度が高値となる原因は，アンモニアの代謝障害と産生亢進に大別される[4]．

代謝障害による高アンモニア血症には，尿素サイクル内の酵素欠乏による一次的な尿素サイクル障害，他の代謝経路異常に伴う二次的な尿素サイクル障害が挙げられる．また，肝不全に伴う肝細胞機能低下，門脈体循環シャントによってもアンモニア代謝が障害される．

産生亢進には，侵襲や肝硬変に伴う蛋白異化亢進，消化管出血や高蛋白食による窒素負荷および便秘に伴う腸内での産生亢進，尿路感染および神経因性膀胱に伴うウレアーゼ産生菌の増加，などがある．特に，肝予備能が低下した肝硬変患者における肝性脳症発症の誘因として重要である[5]．

小児では先天性代謝異常，成人では肝硬変が問題となることが多い．また，バルプロ酸

等の薬剤による高アンモニア血症にも注意が必要である．

🏠 異常値を示す疾患・病態

▶異常高値を示す場合
アンモニア代謝障害
- 先天性尿素サイクル異常症（N-アセチルグルタミン酸合成酵素欠損症，カルバミルリン酸合成酵素欠損症，オルニチントランスカルバミラーゼ欠損症など）
- 先天性有機酸代謝異常症（メチルマロン酸血症，プロピオン酸血症，イソ吉草酸血症など）
- 先天性脂肪酸代謝異常（中鎖アシルCoA脱水素酵素欠損症，極長鎖アシルCoA脱水素酵素欠損症など）
- 高インスリン高アンモニア血症
- 成人型シトルリン血症
- ミトコンドリア病
- 肝細胞障害（急性肝不全，肝硬変，Reye症候群など）
- 薬剤（バルプロ酸，L-アスパラギナーゼ，5-FUなど）
- 門脈体循環シャント（肝硬変，経頸静脈肝内門脈大循環短絡術［TIPS］後など）

アンモニア産生亢進
- 腸内細菌による産生増加（便秘，消化管出血，高蛋白食など）
- 神経因性膀胱，尿路感染症
- 脱水（利尿剤過剰投与，大量の腹水穿刺排液，嘔吐など）

▶異常低値を示す場合
臨床的意義に乏しい．

⚠ 検査のピットフォール

食後に上昇するため，空腹時に採血する（少なくとも食後4〜6時間は空ける）．溶血に伴い上昇するため，採血手技に注意が必要である．

室温で放置すると上昇するため，採血後は速やかに氷水で冷却し，できる限り早く測定する．

血中アンモニア値と意識障害の重症度は相関しない場合があり，解釈には注意が必要である．肝性脳症では，臨床症状や肝機能検査，総分岐鎖アミノ酸/チロシンモル比 branched chain amino acid to tyrosine ratio（BTR）などにより総合的に評価する．

📖 文 献

1) Michael M, et al., Neurologic outcome in children with inborn errors of urea synthesis- outcome of urea-cycle enzymopathies. N Engl J Med. 1984; 310: 1500-5.
2) Uchino T, et al., Neurodevelopmental outcome of long-term therapy of urea cycle disorders in Japan. J Inherit Metab Dis. 1998; 21: 151-9.
3) Stahl J. Studies of the blood ammonia in liver disease. Its diagnostic, prognostic, and therapeutic significance. Ann Int Med. 1963; 58: 1-24.
4) Johannes H. Clinical and biochemical aspects of primary and secondary hyperammonemic disorders. Arch Biochem Biophys. 2013; 536: 101-8.
5) 日本消化器病学会．肝硬変診療ガイドライン2010年度版．東京：南江堂；2010．

〈中村昌人，横須賀　收〉

2. 生化学検査　D. 補体・その他

31 血清補体価（CH50），C3，C4

基準範囲

- 補体価：30〜45 U/mL（メイヤー変法）
- C3：65〜135 mg/dL
- C4：13〜35 mg/dL

生理的変動

同一個体では食事の影響は受けず，日内変動もない．

検査の概要・臨床的意義

補体は抗原抗体反応で活性化され，最終的に細胞膜の破壊，貪食作用の促進（オプソニン化），好中球の走化性などの現象を引き起こす[1]（図2-6）．補体を測定することで，補体活性化の有無，さらに補体活性化経路を推定することができる．これまでに補体を活性化する3つの経路が知られている．それぞれ抗原抗体反応により活性化される古典経路，エンドトキシンなどにより活性化される副経路，そして微生物の表面にある糖鎖が血清中のレクチンと結合することで引き起こされるレクチン経路である[1]．

一般に測定される補体検査は，補体価（CH50），C3，C4である．補体価は，感作羊赤血球が50%溶血するのに必要な補体量を測定することで，補体系の総活性を調べる検査である．その測定方法には，メイヤー変法，リポゾーム免疫測定法など，いくつかの方法が存在する．補体価が低下している場合，補体カスケードのいずれかで活性化が起きていることが推測される．C3は，古典経路と副経路の合流点に位置する補体であり，いずれの経路の活性化でも低下する．C4は古典経路の活性化で低下する．

臨床的には，補体が低下する疾患において

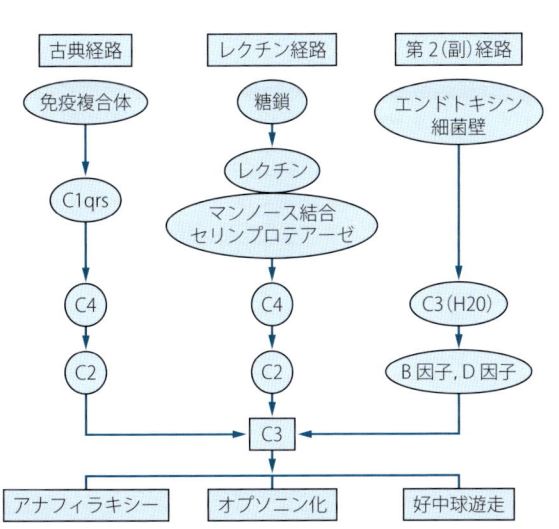

図2-6 補体の活性化経路

（粕川禮司．日内会誌．2002；91：51-4 より）

重要性が高い．特に，全身性エリテマトーデス systemic lupus erythematosus（SLE）を代表とする古典経路が活性化される自己免疫疾患においては，その活動性を評価する目的で経時的に測定される．

異常値を生じるメカニズム

SLEを代表とする自己免疫疾患において，古典経路の活性化により補体が消費され，低値を示す．SLEにおいては，補体の低下が疾患活動性を反映する[2]．副経路が選択的に活性化されるエンドトキシンショックや急性糸球体腎炎などではCH50，C3は低下し，C4は基準値内に留まる．

補体は消費性に低下する以外に，慢性肝疾患などで産生が低下すると低値を示す．また，ネフローゼ症候群や蛋白漏出性胃腸症などで排泄が亢進することで低値を示すこともある．

炎症性疾患において，補体は高値を示す．C9などが急性期蛋白に含まれることが原因と考えられている[3]．

日本人における先天性補体欠損症としては，C9欠損症が0.086％と頻度が高い[4]．また，C2欠損症などの補体欠損がSLEの発症と関連する報告[5]があり，詳細な機序の解明が期待される．

異常値を示す疾患・病態

▶異常高値を示す疾患・病態
- 補体価が高値（通常C3やC4も異常高値）：感染症，悪性腫瘍，血管炎症候群

▶異常低値を示す疾患・病態
- 補体価，C3，C4のすべてが低値：SLE，悪性関節リウマチ，慢性肝疾患，急性糸球体腎炎
- 補体価およびC3が低値で，C4が正常：エンドトキシンショック，急性糸球体腎炎，C3欠損症など
- 補体価およびC4が低値で，C3が正常：C4欠損症（稀）など
- 補体価が低値で，C3およびC4が正常：C3，C4以外の補体成分の欠損症

検査のピットフォール

HCV感染をはじめとする慢性肝炎の患者血清を低温に放置することで，血清補体価が低下することがある．この現象は，cold activationと呼ばれる[6]．

文献
1) 粕川禮司．補体．日内会誌．2002；91：51-4．
2) 日本臨床検査医学会ガイドライン作成委員会．臨床検査のガイドラインJSLM2012．http://jslm.info/GL2012/00-1.pdf
3) 西川和裕．補体．日内会誌．2007；97：948-54．
4) Hayama K, et al. High-incidence of C9 deficiency throughout Japan: there are no significant differences in incidence among eight areas of Japan. Int Arch Allergy Appl Immunol. 1989; 90: 400-4.
5) Day NK, et al. C2 deficiency. Development of lupus erythematosus. J Clin Invest. 1973; 52: 1601-7.
6) Inai S, et al. Differences between plasma and serum complement in patients with chronic liver disease. Clin Exp Immunol. 1976; 25: 403-9.

〈遠山直志，古市賢吾，和田隆志〉

2. 生化学検査　D. 補体・その他

32 免疫複合体

基準範囲

- C1q 固相法：≦3.0 μg/mL
- モノクローナルリウマトイド因子（mRF）法：≦4.1 μg/mL

生理的変動

同一個体では食事の影響は受けず，日内変動もない．

検査の概要・臨床的意義

免疫複合体 immune complex（IC）は抗原と抗体が結合した複合体である．免疫複合体の沈着による組織障害は，全身性エリテマトーデス（SLE），関節リウマチ，急性糸球体腎炎，あるいは移植後拒絶反応など様々な病態において重要な役割を果たしている．さらに，近年の臨床研究において SLE[1]や関節リウマチ[2]などの膠原病において，心血管病のリスクが上昇することが報告されており，免疫複合体との関連が推察されている[3]．流血中には様々な IC が存在し，その一部が血液検査で検出される．

IC が腎臓や皮膚などの組織に沈着することで障害を起こすため，組織障害に対する直接的な評価は，生検検体に対する免疫組織染色を用いて行う．近年の研究により，沈着した IC が好中球を動員することで組織障害をきたすことが明らかとなっている[4]．

流血中の免疫複合体を測定する方法は複数存在する．C1q 法は，C1q が抗体と結合することにより，古典経路の活性化が始まることを利用している．モノクローナルリウマトイド因子 monoclonal rheumatoid factor（mRF）法は，リウマトイド因子が免疫複合体を形成した IgG の Fc 部分に結合する性質を利用しており，補体活性化に関連しない免疫複合体を検出することができる．

IC の臨床的意義は，対象疾患により異なる．関節リウマチ患者においては，血管炎など関節外症状のある症例や CRP が高値の症例など，疾患活動性が高い症例において IC が高値となる[5]．急性糸球体腎炎においては，急性期の 60〜80％の症例で流血中の IC が陽性となり[6]，診断における有用性が高い．

異常値を生じるメカニズム

少量の IC は速やかに網内系で処理されるために，通常は検出されない．何らかの原因で産生が過剰となるか，網内系の機能が低下した際に流血中の IC が検出される．

異常値を示す疾患・病態

▶異常高値を示す疾患・病態
- SLE，関節リウマチ，急性糸球体腎炎など．

▶異常低値を示す疾患・病態
- 低値の場合の臨床的意義は乏しい．

検査のピットフォール

IgG4 は C1q に結合する部位が存在しないため，C1q 固相法では IgG4 と抗原からなる IC を検出することができない．IgG4 クラスの IC は mRF 法によって検出が可能となる．

文献

1) Roman MJ, et al. Prevalence and correlates of accelerated atherosclerosis in systemic lupus erythematosus. N Engl J Med 2003; 349: 2399-406.
2) Solomon DH, et al. Cardiovascular risk factors in women with and without rheumatoid arthritis. Arthritis Rheum. 2004; 50: 3444-9.
3) Wissler RW. Update on pathogenesis of atherosclerosis. Am J Med. 1991; 91: 3S-9S.
4) Mayades TN, et al. Mechanisms of immune complex-mediated neutrophil recruitment and tissue injury. Circulation. 2009; 120: 2012-24.
5) 粕川禮司, 他. 免疫血清検査の臨床. 臨床病理. 1996; 44: 1157-63.
6) Border WA, et al. Immune complex detection in glomerular diseases. Nephron. 1979; 24: 105-13.

〈遠山直志, 古市賢吾, 和田隆志〉

2. 生化学検査　E. 糖代謝・有機酸

33 血糖，CGMS

基準範囲

血糖値は食事や運動などの影響を受け変動する．そのため前夜からの絶食後，早朝の血糖値を空腹時血糖とし，それ以外を随時血糖として扱い基準値を設けている(表 2-6)．さらに耐糖能異常を検出する検査として 75 g 経口糖負荷試験(75 g OGTT)が知られており，75 g OGTT の負荷後 2 時間値に基準値が設けられている．75 g OGTT の判定基準を図 2-7 に示す[1]．

生理的変動

血糖は，食事内容や食事からの経過時間，運動などにより変動するため一律の正常値を設定することは困難である．健常者ではインスリンの分泌により，食後 1 時間ほどでピークに達し低下する．耐糖能障害では頂値に達するまでの時間が長くなることが多い．一方，絶食が続いた状態でも血糖を上昇させる生理的機構により血糖値は 70〜140 mg/dL 程度の範囲にコントロールされている．

検査の概要・臨床的意義

糖質は，生体のエネルギー源として最も重要な物質である．生体内の種々の糖質のうち，健常人の血中で最も高濃度に存在し，重要な役割を果たすのはブドウ糖(グルコース)である．このほかにも微量ながらフルクトース，ガラクトースなどが存在する．グルコースの血中濃度は腸管からの糖の吸収，肝からの糖放出，腎からの排泄や末梢組織での利用により左右される．血糖低下にはインスリンが，血糖上昇にはアドレナリン，グルカゴン，成長ホルモン，副腎皮質ホルモン，甲状腺ホルモンなどが関与している．両者が拮抗および協調的に働き，血糖値をコントロールしている．

血糖値の異常を呈する疾患で最も多いのは，慢性的な高血糖が持続する糖尿病であり，現在では疑い例も含めると本邦で 2000 万人を超えているとされている．糖尿病の診断には HbA1c および血糖値が用いられる．75 g OGTT は，負荷前後の血糖値を評価することで耐糖能を評価する検査である．朝までの 10 時間以上の絶食後，75 g のブドウ糖溶液(トレーランGなど)服用後の負荷後 30 分，1 時間および 2 時間後の血糖値を測定する．必要に応じて各時間の血中インスリン値の測定を行う．

表 2-6 血糖値の基準値

- 空腹時血糖：70〜110 mg/dL
  ただし≧100 mg/dL では糖尿病への移行が高いため，経過観察が必要であり正常高値として扱う．
- 随時血糖：<140 mg/dL

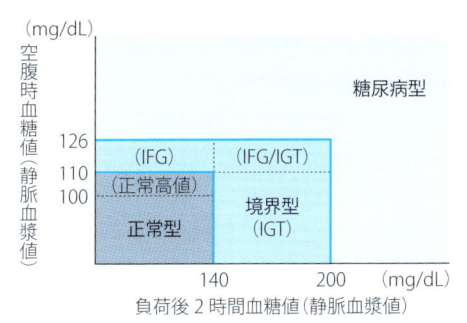

図 2-7 75 g 経口糖負荷試験における判定区分

異常値を生じるメカニズム

インスリンは膵より分泌され，血糖値を低下させる唯一の生理活性物質である．膵より分泌されたインスリンは各組織で作用することで初めて糖が細胞内に取り込まれ，血糖値が低下することとなる．したがって，膵からのインスリンの供給および各組織におけるインスリンの作用の不足は血糖値が上昇する原因となる．

インスリノーマによるインスリンの過剰分泌は低血糖の原因となる．副腎機能低下症などの内分泌疾患では，血糖を上昇させるホルモンの分泌が低下することで低血糖を起こす．肝はグリコーゲンとして糖をプールし，絶食時には糖新生を行いグルコースを産生することで血糖値を維持している．そのため肝硬変などの肝疾患ではその貯蔵量が減少するため，健常者よりも短時間で貯蔵を使い果たし低血糖が起こる．

異常値を示す疾患・病態

▶高血糖

高血糖が慢性的に持続している病態が糖尿病であり，ここでは糖尿病の成因について述べる．

- **1型糖尿病**

免疫学的な機序などによりインスリンを合成分泌する膵ランゲルハンス島β細胞が破壊されることにより起こる糖尿病である．

- **2型糖尿病**

2型糖尿病は，インスリン分泌低下やインスリン抵抗性をきたす遺伝的素因に加えて，過食，運動不足，肥満，ストレスなどの環境因子にさらされることで発症する．

- **その他の特定の機序，疾患によるもの**

Cushing症候群，先端巨大症，褐色細胞腫，甲状腺機能亢進症などの内分泌疾患，慢性膵炎や肝硬変などによるものがある．また，ステロイドやサイアザイド系利尿薬などの内服も高血糖を引き起こす原因となる．

- **妊娠糖尿病**

妊娠中の糖代謝異常には，妊娠前より糖尿病が存在している糖尿病合併妊娠と妊娠中に新たに発見される糖代謝異常がある．後者には，妊娠糖尿病（GDM）と妊娠時に診断された明らかな糖尿病の2つがある．GDMは「妊娠中に初めて発見または発症した糖尿病に至っていない糖代謝異常」で，診断基準（表2-7）は非妊娠時と異なる．明らかに糖尿病と診断されるものは除外する．

▶低血糖

- **糖尿病の治療に伴うもの**

インスリン治療，スルホニルウレア剤を使用しているものでその頻度が高い．糖尿病治療薬以外では，サルファ剤，ジソピラミド，レセルピン，アルコールなどが原因となる．

- **その他が原因となるもの**

インスリノーマ，インスリン自己免疫症候群，インスリン受容体抗体によるもの，肝炎や肝硬変などの肝障害によるもの，下垂体機能低下症や副腎機能不全などの内分泌疾患によるもの，慢性アルコール中毒などを原因とする重症低栄養では主に空腹時低血糖を生ずるとされる．摂食反応性，ロイシン過敏症，胃切除後のダンピング症候群などでは主として食後低血糖を生ずることが多い．

表2-7 妊娠糖尿病の診断基準

診断基準：75 g OGTTにて次の基準を1つ以上満たした場合に診断する
- 空腹時血糖値：≧92 mg/dL
- 1時間値：≧180 mg/dL
- 2時間値：≧153 mg/dL

⚠ 検査のピットフォール

- 糖尿病初期における血糖の上昇は，空腹時血糖よりも食後血糖から起こるとされる．検診などで，空腹時血糖が正常であるからといって糖尿病を否定できない．
- 糖尿病診断などに用いる検体は血漿であり，血清や全血による検査，自己血糖測定器の値との間には差異があるため注意が必要である．

持続血糖モニタリングシステム（CGMS）

🧪 検査の概要・臨床的意義

糖尿病治療の目的は血糖値を良好にコントロールすることで，細小血管障害や大血管障害などの慢性糖尿病性合併症の発症ならびに進展を阻止するである．血糖コントロールの指標としては，受診時の血糖値，HbA1c などといった指標が用いられている．近年，HbA1c の厳格なコントロールが必ずしも予後を改善しないこと，低血糖と心血管イベント[2]，認知症[3]，死亡率の増加[4]との間に関連があることが報告されており，ただ単に血糖を下げるだけでなく，血糖変動にも注目した質の高い血糖コントロールが求められるようになった．自己血糖測定 self monitoring blood glucose（SMBG）では通常1日10回程度までの測定が限界であるため，血糖の把握はあくまで"点"に限られ，連続的な血糖変動を捉えることはできなかったが，1999年に連続的に血糖測定可能な装置，すなわち，持続血糖モニタリングシステム continuous glucose monitoring system（CGMS）が米国の FDA で承認され，わが国においても2010年4月より，診療報酬点数が設定され使用可能となっ

た．本邦で現在使用できる CGMS ではリアルタイムに血糖を把握することはできないが，CGMS を用いることで予期せぬ時間帯における高血糖や深夜などを中心に無自覚性の低血糖を起こしている症例が少なくないことが明らかにされ，より質の高い血糖コントロールをめざし日常臨床の場でも使用される機会が増加している．すでに CGMS を用いた血糖の評価，また血糖評価に基づいた治療法については総説や書籍を含め多くの報告があり[5〜7]それらを参照されたい．

📄 測定機器，原理

現在，本邦で使用可能な CGMS は2種類（図2-8）のみである．2009年に承認された CGMS-Gold（Medtronic®），および2012年に承認された iPro2（Medtronic®）である．CGMS Gold では，測定時に装置とセンサーが有線ケーブルで接続された状態のまま測定を行う．このため，激しい動作や入浴などには細心の注意が必要となる．また，解析ソフトが Windows7以降では対応しておらず，データの解析には WindowsXP 以前の PC を使用する必要がある．WindowsXP のサポートが終了した現在では，データ管理には十分な配慮を必要とする．しかしながら，専用のデータダウ

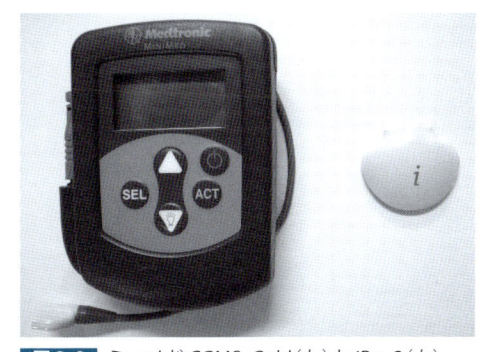

図2-8 ミニメド CGMS-Gold（左）と iPro 2（右）

ンロード装置であるコムステーションに接続することで，センサーを抜去せずに装置に記録されたデータを確認することが可能であり，測定途中のデータをもとに治療法を検討することもできる．一方，iPro2 では CGMS を外したのち，装置内に集められたデータをインターネット上にアクセスし，アップロードすることではじめてデータを確認できる．そのために，測定途中でのデータ確認はできない．装置が小さく手軽なことから外来での導入も CGMS Gold に比較し容易である．

現在使用されている CGMS は皮下組織にセンサーを留置して，皮下組織間質液中のグルコース濃度を測定している．センサーにはグルコース酸化酵素 glucose oxydase（GOD）が含まれており，間質液中のグルコースとの反応で生ずる電気信号を変換して測定を行っている．間質液中のグルコース濃度と血糖値の間には乖離が生ずるため，1 日数回の SMBG にてその値を補正することが必要であり，この補正により CGMS 測定値は血糖値に近似する．このため本来 CGMS が測定しているのは血糖値ではないが，便宜的に CGMS によって測定された値も血糖値と呼ぶこととする．CGMS Gold では 10 秒ごとに測定を行い，5 分ごとの平均値を記録し，1 日 288 個の測定値が記録されることとなる．3 日間，72 時間の測定が可能で，血糖測定範囲は 40〜400 mg/dL の間である．血糖値 70〜270 mg/dL の範囲においては静脈血での血糖値をよく反映するが，それ以下の低血糖域での信頼性には問題があるとされる．また，測定値は 5〜15 分程度の遅れが生じるとされ，特に低血糖からの回復時の追随性に問題があるとされる[4]．

文 献

1) 日本糖尿病学会. 糖尿病治療ガイド 2012-2013 血糖コントロール目標改訂版. 東京; 文光堂; 2013.
2) Goto A, et al. Severe hypoglycaemia and cardiovascular disease: systematic review and meta-analysis with bias analysis. BMJ. 2013; 37: f4533.
3) Whitmer RA, et al. Hypoglycemic episodes and risk of dementia in older patients with type 2 diabetes mellitus. JAMA. 2009; 301: 1565-72.
4) Action to Control Cardiovascular Risk in Diabetes Study Droup. Effects of intensive glucose lowering in type 2 diabetes. N Engl J Med. 2008; 358: 2545-59.
5) 辻野大輔, 他. 持続血糖モニタリングシステム（CGMS）の臨床応用. 綜合臨床. 2009; 58: 2419-23.
6) 西村理明. 持続血糖モニターが切り開く世界 改訂版. 医薬ジャーナル社; 2011.
7) Wolpert HA. Use of continuous glucose monitoring in the detection and prevention of hypoglycemia. J Diabetes Sci Technol. 2007; 1: 146-50.

〈青木智之，村上正巳〉

2. 生化学検査　E. 糖代謝・有機酸

34 HbA1c

基準範囲

- 4.6〜6.2%（NGSP 値）
- 4.3〜5.8%（JDS 値）

生理的変動

HbA1c はおよそ過去 1〜2 ヵ月の平均血糖値を反映する．
新生児で若干低値である．

検査の概要・臨床的意義

HbA1c は，HbA0 の糖化産物である HbA1 の主分画で，HbA0 の β 鎖 N 末端のバリンが非酵素的結合した安定型糖化産物である．HPLC 法，酵素法，免疫法，アフィニティー法により測定される．

採血条件では，採血時の血糖値によらず，食事や運動の影響を受けない．検体は，EDTA，ヘパリン，クエン酸 Na，または NaF 添加の全血で，4℃保存で 1 週間安定である．

HbA1c は，糖尿病の診断に用いられるとともに，血糖コントロール状態の指標となる．わが国で従来使用されていた JDS（Japan Diabetes Society）値は，米国をはじめ諸外国で使用されている NGSP（National Glycohemoglobin Standardization Program）値に比較して約 0.4%低値であるという問題があったが，国際標準化に伴い 2012 年 4 月に日常臨床における NGSP 値の使用が開始され，2014 年 4 月より NGSP 値の単独表記となった．換算式は，NGSP 値(%)＝JDS 値(%)×1.02＋0.25 (%)となっている[1]．今後のわが国における NGSP 値の測定精度の維持は望まれる[2]．

異常値を生じるメカニズム

赤血球寿命から，HbA1c は採血前の 1 ヵ月間の血糖が 50%，その前の 1 ヵ月間の血糖が 25%，さらにその前の 2 ヵ月間の血糖が 25%関与しているとされ，一般に過去 1〜2 ヵ月の平均血糖値を反映する．高血糖が持続すると高値となり，低血糖が持続すると低値となる．およそ血糖値 30〜40 mg/dL の上昇が HbA1c 1%の上昇に相当するが，HbA1c が基準範囲に近いほど食後血糖の寄与率が高く，高値になるほど空腹時血糖の寄与率が高くなる．

異常値を示す疾患・病態

糖尿病で高値を示し，インスリノーマなど低血糖をきたす病態で低値を示す．

NGSP 値で HbA1c 6.5%以上を糖尿病型とするが，糖尿病の診断には高血糖を証明することが必要である．糖尿病治療における血糖コントロールの指標として HbA1c（NGSP 値）を用いる場合，血糖正常化を目指す際の目標を 6.0%未満，合併症予防のための目標を 7.0%未満，治療強化が困難な際の目標を 8.0%未満とする（表 2-8）．HbA1c（NGSP 値）7.0%未満に対応する血糖値としては，空腹時血糖値 130 mg/dL 未満，食後 2 時間血糖値 180 mg/dL 未満をおおよその目安とする[3]．

検査のピットフォール

急激な糖尿病の発症や急激な血糖コントロールの増悪の際に，血糖値に比較して HbA1c は低値を示し，血糖コントロールの急

表 2-8 HbA1c の評価(NGSP 値)

基準範囲	耐糖能正常者	4.6〜6.2%
特定健診	保健指導判定値	5.6%
	受診勧奨判定値	6.5%
糖尿病予備軍	将来の糖尿病発症の高リスク群	5.6〜5.9%
	糖尿病の疑いが否定できない群	6.0〜6.4%
診断基準	糖尿病型	≧6.5%
血糖コントロール目標	血糖正常化を目指す際の目標	<6.0%
	合併症予防のための目標	<7.0%
	治療強化が困難な際の目標	<8.0%

表 2-9 HbA1c 値と平均血糖値の間に乖離がある時

HbA1c 値が高め	・急速に改善した糖尿病 ・鉄欠乏状態 ・腎不全 ・アルコール中毒症 ・大量のアスピリンやビタミン C 服用 ・異常ヘモグロビン血症
HbA1c 値が低め	・急激に発症・増悪した糖尿病 ・脾機能亢進 ・溶血性貧血 ・失血後, 輸血 ・エリスロポエチンによる治療 ・鉄欠乏性貧血の回復期 ・異常ヘモグロビン血症

激な改善の際に, 血糖値に比較して HbA1c は高値を示す(表 2-9). HbA1c は赤血球寿命と関連し, 肝硬変による脾機能亢進, 溶血性貧血, 失血後, 輸血, 出血, エリスロポエチンで治療中の腎性貧血, 鉄欠乏性貧血の回復期などで HbA1c が偽低値となる. また, 鉄欠乏状態, 腎不全, アルコールの多飲, 大量のアスピリンやビタミン C の服用などにより偽高値を示す. 異常ヘモグロビン血症では, 偽低値と偽高値の両方の可能性がある.

文 献

1) Kashiwagi A, et al. International clinical harmonization of glycated hemoglobin in Japan: From Japan Diabetes Society to National Glycohemoglobin Standardization Program values. J Diabetes Investing. 2012; 3: 39-40.
2) 日本糖尿病学会, 編. 科学的根拠に基づく糖尿病診療ガイドライン 2013. 東京: 南江堂; 2013.
3) 日本糖尿病学会, 編. 糖尿病治療ガイド 2014-2015. 東京: 文光堂; 2014.

〈村上正巳〉

2. 生化学検査　E. 糖代謝・有機酸

35 グリコアルブミン（GA）

基準値

- 11～16％[1]

生理的変動

10歳以下の小児期には，血清蛋白濃度が低く蛋白代謝速度も速いため，やや低値を示す．性差や日内変動は認めず，食後採血でも支障ない．

検査の概要・臨床的意義

グリコアルブミン glycoalbumin（GA）は，過去約2週間の平均血糖値を反映する血糖コントロールの指標である．主に汎用酵素試薬を使用し生化学自動分析装置によって測定されている．HbA1cと比較して，より短期間での血糖の変化を反映するため，治療開始後の早期の効果判定に適する．また，貧血や腎不全などHbA1cが偽性に異常値を示すような場合の血糖コントロールの指標として有用である．血糖値の変動幅が大きい1型糖尿病，不安定型糖尿病，最近急速に悪化あるいは改善した糖尿病などの血糖コントロールの指標として適している．

食後高血糖が大血管障害の危険因子として重要であることが知られている[2]が，GAはHbA1cよりも食後血糖値を反映することが報告されており[3]，持続血糖モニタリング continuous glucose monitoring（CGM）を用いた血糖変動の評価においてGAはHbA1cと比較して，より血糖変動を反映することが示されている[4]．また，GAの上昇が冠動脈疾患の発症と重症度に関連することが報告されており[5]，大血管障害予防の観点から，食後高血糖ならびに血糖変動を反映するGAの血糖コントロール指標としてのエビデンスの蓄積が待たれている．

妊娠糖尿病や糖尿病合併妊娠では厳格な血糖コントロールが要求され，自己血糖測定のほかの指標としてGA 15.8％未満が治療目標値として設定されている[6]．また，透析患者の血糖コントロール指標として，血糖値のほかGAが推奨されており，心血管疾患の既往歴のない患者には20％未満，既往のある患者や低血糖リスクの高い患者には24％未満が管理目標値として提案されている[7]．

異常値を生ずるメカニズム

グリコアルブミン（GA）は，アルブミンとグルコースが非酵素的に結合した糖化蛋白の一つであり，健常人の場合，アルブミンの525番目のリジンのアミノ基が最も糖化されやすく糖化部位の約50％を占めると報告されている．赤血球中のヘモグロビンの見かけの半減期が約30日であるのに対して，アルブミンの血中半減期は17日であるため，HbA1cと比較して，グリコアルブミンは過去1～2週間の平均血糖値を反映する．

半減期が短く，代謝回転が速いため，血糖の変動時において，対応する変化の速度がHbA1cよりも速い．また，ヘモグロビンと比較して約10倍グルコースと結合しやすいことから，食後の血糖上昇のような一過性の血糖上昇が毎日継続的に生じている場合，グルコースとの結合性の弱いHbA1cには反映されないのに対し，結合性の強いアルブミンに

表 2-10 GA と HbA1c の比に影響を及ぼす病態

	高値となる場合	低値となる場合
HbA1c に起因	1 型糖尿病 血糖コントロール状態の急激な悪化 赤血球寿命の短縮 （溶血性貧血・大量出血など） 変異ヘモグロビン（大部分） 慢性腎不全（腎性貧血）	食後血糖の改善 血糖コントロール状態の急激な改善 赤血球寿命の延長 （鉄欠乏性貧血） 変異ヘモグロビン（一部）
GA に起因	甲状腺機能低下症 高度るいそう 栄養不良	甲状腺機能亢進症 ネフローゼ症候群 高度肥満 ステロイド投与中
双方に起因	肝硬変	

（安川恵子. Medical Technology. 2013; 41: 157-60 より改変）[8]

は反映され，グリコアルブミンは高値となり，食後の高血糖を HbA1c よりも鋭敏に反映する．

異常値を示す疾患・病態

血糖コントロールの不良な糖尿病の場合，高値を示す．

また，以下の病態では平均血糖値と GA 値が乖離する．

- **GA 高値**：アルブミン代謝の低下（半減期延長）（肝硬変，甲状腺機能低下症，るいそう）
- **GA 低値**：アルブミン代謝の亢進（ネフローゼ症候群，甲状腺機能亢進症，ステロイド投与），高度の肥満

溶血性貧血，腎不全など，HbA1c が異常低値を呈する場合にも影響を受けない．

検査のピットフォール

健常人や血糖値が数ヵ月にわたって安定している状態では，グリコアルブミンは HbA1c の約 3 倍の値を示すが，血糖値の急激な上昇を認める際にはグリコアルブミンは HbA1c よりも相対的に高い値を示し，逆に血糖値が改善し低下してくる際には HbA1c よりも相対的に低い値を示す（表 2-10）[8]．アルブミン代謝異常を示す病態を伴う際は血糖コントロールを過小あるいは過大に評価する可能性があるので注意を必要とする．

血糖コントロールの指標として HbA1c，GA，1,5-アンヒドログルシトールなどが使用されるが，検査の特性により使い分け，補完しながら血糖状態を総合的に判断し，良質なコントロールに役立てる必要がある．

文献

1) 日本糖尿病学会, 編. 糖尿病治療ガイド 2014-2015. 東京：文光堂；2014.
2) International Diabetes Federation. 糖尿病における食後血糖値管理のためのガイドライン 2011. www.idf.org.
3) Sakuma N, et. al. Converse contributions of fasting and postprandial glucose to HbA1c and glycated albumin. Diabetol Int. 2011; 2: 162-71.
4) Suwa T, et al. Relationship between clinical markers of glycemia and glucose excursion evaluated by continuous glucose monitoring(CGM). Endocr J. 2010; 57: 135-40.
5) Pu LJ, et al. Increased serum glycated albumin level is associated with the presence and severity of coronary artery disease in type 2 diabetic patients. Circ J. 2007; 71: 1067-73.
6) 日本糖尿病学会, 編. 科学的根拠に基づく糖尿病診療ガイドライン 2013. 東京：南江堂；2013.
7) 血液透析患者の糖尿病治療ガイド 2012. 透析会誌. 2013; 46: 311-57.
8) 安川恵子. 糖コントロールの指標となる検査項目-検査目的と測定時の注意点 2) グリコアルブミン (GA). Medical Technology. 2013; 41: 157-60.

〈荒木　修，村上正巳〉

2. 生化学検査　E. 糖代謝・有機酸

36　1,5-アンヒドログルシトール（1,5-AG）

基準値

- ≧14.0 μg/mL[1,2]

生理的変動

年齢差は認めないが，女性では正常下限値周辺が多く，平均値は男性に比べやや低値となる．日内変動はほとんどなく，食事の影響もない．

検査の概要・臨床的意義

1,5-アンヒドログルシトール 1,5-anhydro-glucitol（1,5-AG）はグルコースと似た構造を持つポリオールであり，尿細管での再吸収が尿糖（ブドウ糖）と競合阻害を受け，血中濃度が低下する．尿糖量を反映して変動するため，糖化反応を介して変動するHbA1cやグリコアルブミンと比較して，より短期間（測定前数日間）における血糖コントロール状態の指標となり，治療効果の早期確認が可能である．また，尿糖は食後高血糖のみを呈する耐糖能異常 impaired glucose tolerance（IGT）の段階から陽性になり，このような際に血清1,5-AG 濃度は低下する．このため，1,5-AGはHbA1cやグリコアルブミンと比較して耐糖能異常や初期の軽症糖尿病の血糖コントロールの指標として適しており，食後血糖を管理する指標として有用である[3]．食後高血糖や血糖変動が血管内皮機能障害を引き起こし，大血管障害の危険因子となることが明らかにされつつあり，持続血糖モニタリング continuous glucose monitoring（CGM）を用いた血糖変動の評価が現在可能となっている．

1,5-AGはCGMによる指標と有意に相関することが報告されており[4]，食後高血糖や血糖変動の優れた指標となることが知られている．また，食後高血糖を改善する薬剤による治療効果の判定に有用である．糖尿病患者の血糖コントロールの指標としては 10 μg/mL以上で良好な血糖コントロールと評価しうる．

異常値を生ずるメカニズム

1,5-AGはブドウ糖の1位水酸基が還元された構造を持つ生体内に最も多く含まれるポリオールである．食物から摂取されるが，体内ではほとんど代謝されず栄養学的な意義は乏しい．1回の食事により摂取される量は少なく，体内蓄積量が大きいため，食事前後で血中濃度は変動しない．1,5-AGは腎糸球体で濾過され尿中に排泄されるが，腎尿細管の1,5-AG/フルクトース/マンノース選択的共輸送体（sodium-dependent glucose transporter 4：SGLT4）によりほぼ全量が再吸収され，血中濃度は一定に保たれている．この輸送体による再吸収はブドウ糖により競合阻害を受け，高血糖状態では尿中のブドウ糖濃度が上昇し，1,5-AGの尿中排泄量が増加する結果，血中 1,5-AG 濃度が低下する．血糖値が正常である腎性糖尿の場合も尿糖排泄の増加を反映し血中 1,5-AG は低値となる．

1,5-AG は血糖悪化の際に速やかに血中濃度が低下し，いったん体内で枯渇してしまうと体内プールが大きいため血清濃度が上昇するまでに時間がかかる．このため，血糖コントロール状態が悪い期間が長く続いている際の指標としては不適であり，比較的血糖コン

トロールが良好な患者においてより鋭敏な血糖コントロールの指標となる．

また，HbA1cやグリコアルブミンは低血糖の影響で見かけ上，高血糖の影響が打ち消されてしまうことがあるが1,5-AGは低血糖と高血糖を繰り返すような不安定な血糖状態の患者において，高血糖状態のみの程度を把握する指標となりうる．したがって，平均血糖値あるいはその指標と組み合わせて評価することで血糖変動を把握する指標となりうる．

異常値を示す疾患・病態

糖尿病および耐糖能異常による尿糖の増加の際に低下するほか，表2-11のような場合に異常値を示す．

表2-11　1,5-AG値に影響を与える要因・病態

高値	低値
オンジを含有する一部の漢方薬 人参養栄湯 加味帰脾湯	アカルボース SGLT2阻害薬 フィブラート系薬剤の一部 腎性糖尿，尿細管障害 慢性腎不全（Cr＞3.0 mg/dL） 胃切除後，oxyhyperglycemia 重症肝硬変 妊娠（30週以降） 経口摂取不良 長期中心静脈栄養

⚠ 検査のピットフォール

血糖コントロールの指標であるHbA1c，グリコアルブミン，血中1,5-AG値はそれぞれの特性がある（表2-12）[5]．1,5-AGの特徴は尿糖の陽性化によって鋭敏に低下する点であり，血糖コントロールが良好で1日の尿糖排泄が陰性の場合，1,5-AGは正常である．血糖コントロールの悪化に伴い尿糖排泄が増量すると1,5-AGは速やかに低値となり，HbA1cの上昇に先行する．逆に1,5-AGが低下している糖尿病症例において血糖コントロールが改善し，尿糖が陰性化すると1,5-AGは1日あたり0.3 μg/mLの速さで上昇する[6]．1,5-AGは正常付近での血糖コントロールの変化について，HbA1cやグリコアルブミンよりも鋭敏な指標となる．

一方HbA1cが高値（8.0％＜）で多量の尿糖が排泄されている状態では，血中1,5-AG値は非常に低値となる．この状態では血糖コントロールの多少の変化は反映されず1,5-AGは低値にとどまる．

空腹時血糖値とHbA1cが良好であっても1,5-AGが基準値（14 μg/mL）以下の低値の場合，食後高血糖が見逃されている可能性が考えられ，食後血糖値を測定し，必要に応じて

表2-12　各血糖コントロール指標の比較

	ヘモグロビンA1c HbA1c	グリコアルブミン GA	1,5-アンヒドログルシトール 1,5-AG
特長	過去1〜2ヵ月程度の平均血糖値を反映	過去2週間程度の平均血糖値を反映	過去数日間程度の尿糖量を反映
正常値の個人差	小	小	大
臨床適応	長期の経過観察の血糖管理の評価	短期間の治療効果確認，血糖変動が大きな場合	軽症糖尿病での血糖管理の評価，血糖変動が大きな場合，食後高血糖の把握
異常値の出る場合	妊娠，貧血，腎不全，肝硬変，異常ヘモグロビン血症	ネフローゼ症候群，甲状腺機能障害，肝硬変，ステロイド薬の投与	腎性糖尿，妊娠，慢性腎不全，長期中心静脈栄養，経口剤（アカルボース，SGLT2阻害薬）投与

SGLT: sodium-dependent glucose transporter
（島　健二．臨床と研究．1998; 75: 25-7 より改変）[5]

75 g OGTT を施行して糖尿病について診断を行う．胃切除後などに認められる一過性高血糖によっても食後の尿糖は陽性となることがあり，1,5-AG は低値を示す．腎性糖尿では血糖値は正常にもかかわらず 1,5-AG が低値となる．慢性腎不全や妊娠，長期の中心静脈栄養などの 1,5-AG が低値となる病態の有無に注意する．

また，血糖コントロールが不良であるにもかかわらず 1,5-AG が高値である場合は，成分としてオンジを含有する漢方薬（人参養栄湯，加味帰脾湯）などの服用について確認する．

文 献

1) 日本糖尿病学会，編. 糖尿病治療ガイド 2014-2015. 東京: 文光堂; 2014.
2) 山内俊一，他. 糖尿病における血中 1,5-anhydroglucitol 測定の臨床的意義. 糖尿病. 1990; 33: 41-7.
3) International Diabetes Federation. 糖尿病における食後血糖値管理のためのガイドライン 2011. www.idf.org.
4) Dungan KM, et al. 1,5-anhydroglucitol and postprandial hyperglycemia as measured by continuous glucose monitoring system in moderately controlled patients with diabetes. Diabetes Care. 2006; 29: 1214-9.
5) 島 健二. 糖尿病コントロールのモニタリング. 臨床と研究. 1998; 75: 25-7.
6) 日本糖尿病学会，編. 糖尿病専門医研修ガイドブック. 改訂第 6 版. 東京: 診断と治療社; 2014.

〈荒木　修，村上正巳〉

37 インスリン（IRI），Ｃペプチド（CPR）

基準範囲

- IRI：空腹時　5〜10 μU/mL（肥満者は 15 μU/mL まで）
- CPR：空腹時血中　CPR 0.5〜2.0 ng/mL
  24 時間蓄尿による尿中 CPR 50〜100 ng/mL

生理的変動

IRI，CPR ともに空腹時は一定レベルの基礎分泌があり，加齢による影響は小さく，性差はない[1]．IRI，CPR ともに日中の血中濃度は食事やストレスなどにより大きく変動する[1,2]．健常者では血糖値上昇により速やかに追加分泌が開始され血中濃度が上昇し，血糖値降下により速やかに分泌量が低下する[1〜3]．24 時間蓄尿による尿中 CPR は日差間のばらつきが大きいため 3 日間連続測定が推奨される．

検査の概要・臨床的意義

膵 β 細胞において生成されるプレプロインスリンがプロインスリンに転化し，これがインスリンと C ペプチドに分解されて放出される．プロインスリン 1 分子からインスリンと C ペプチド各 1 分子が産生されるので両者はほぼ並行して血中に放出される[1,2]．

インスリンは抗体による免疫学的測定法を用いるので測定値は IRI（immunoreactive insulin）と表示する．IRI はインスリン量を反映しているがその生物活性は反映していない[1,2]．インスリンは肝臓で 50％が作用し不活化され残りが血中へ放出される[2]．インスリンは主に肝臓，骨格筋，脂肪組織に作用し糖代謝，脂質代謝，蛋白質代謝などを調節している[1,2]．

C ペプチドも免疫学的測定法を用いるので測定値は CPR（C-peptide immunoreactivity）と表示する[1,2]．C ペプチドはホルモン活性を持たず，血中半減期はインスリンの 2〜3 倍である[2]．肝臓で代謝を受けず腎臓から排泄されるため 24 時間尿中の CPR 測定により内因性インスリン分泌量の推測ができる．腎不全，慢性肝疾患，インスリン治療例などではインスリン分泌と並行しない[1,2]．24 時間尿中 CPR 20 μg/日以下または空腹時血中 CPR 0.5 ng/mL 以下でインスリン依存状態と判断される．

IRI や CPR のみから膵 β 細胞機能を評価することは困難であり，75 g 経口ブドウ糖負荷テスト（75 g OGTT）の際の分泌応答から評価する[1,2]．保険診療上，75 g OGTT 実施時に IRI と CPR の両方を同時測定することはできないので一般的には IRI 測定を行っている．

- **インスリン分泌指数 insulinogenic index（II）**：75 g OGTT 実施時にブドウ糖負荷前と負荷後 30 分の IRI の増加量を血糖値の増加量で除した値．インスリン追加分泌の初期分泌能を反映している[1,2]．

$$II = \frac{\Delta IRI（30\,分値-0\,分値）}{\Delta 血糖値（30\,分値-0\,分値）}$$

空腹時 IRI は空腹時血糖値との組み合わせることで簡便にインスリン抵抗性（homeostatic model assessment；HOMA-R）やインスリン分泌（HOMA-β）の評価が可能である[1,2]．

- **HOMA-R**: インスリン抵抗性の簡便な指標の1つ.

$$HOMA-R = \frac{空腹時血糖値(mg/dL) \times 空腹時インスリン(\mu U/mL)}{405}$$

血糖値の影響を受けやすいので空腹時血糖値 140 mg/dL 以下の場合適応でき, インスリン治療中の患者には用いることができない[2]. 1.6 以下が正常, 2.5 以上でインスリン抵抗性ありと考える.

- **HOMA-β**: インスリン分泌能の指標の1つ.

$$HOMA-\beta = \frac{空腹時インスリン(\mu U/mL) \times 360}{空腹時血糖値(mg/mL) - 63}$$

血糖値の影響を受けやすいので空腹時血糖値 200 mg/dL 以下の場合適応できる.

- **CPRインデックス(CPI)**: 2型糖尿病患者では早朝空腹時の血中 CPR と血糖値から CPI を算出し治療法選択に利用している.

$$CPI = \frac{血中 CPR(ng/mL)}{血糖値(mg/dL)} \times 100$$

CPI>1.2 では食事療法単独もしくは経口薬治療, CPI<0.8 ではインスリン治療, 0.8≦CPI≦1.2 では経口薬もしくはインスリン治療が推奨される[4].

異常値を生じるメカニズム

膵臓 Langerhans 島 β 細胞の機能障害によりインスリン分泌が低下する[1~3]. 肥満, メタボリック症候群, 糖尿病発症前および初期などでインスリン抵抗性が惹起されると反応性に IRI, CPR が高値を示す[1,2]. このような状態では 75 g OGTT における IRI 反応も上昇することがある[1,2].

異常値を示す疾患・病態

▶異常高値を示す場合

IRI, CPR がともに高値

- 肥満
- 糖尿病発症前や 2 型糖尿病初期
- 内臓脂肪型肥満などのメタボリック症候群で末梢におけるインスリンの反応性や感受性が低下している状態. HOMA-R が 2.5 以上でインスリン抵抗性ありとする.
- 先端巨大症
- 甲状腺機能亢進症
- Cushing 症候群
- 副腎皮質ステロイド薬使用
- インスリノーマ
- インスリン受容体異常症. インスリン抵抗性糖尿病を呈し成因により A 型, B 型に分類される.
- インスリン自己免疫症候群 インスリン注射未実施であるが血中抗インスリン抗体が認められ, 低血糖発作を頻発する.
- 高プロインスリン血症 先天性酵素異状によるプロインスリンからインスリンへの転換が障害され血中に多量のプロインスリンが放出される.

IRI 高値, CPR 正常

- 異常インスリン血症 遺伝性に一次構造に異常のあるインスリンが産生される. 空腹時 IRI の上昇に対し CPR は基準範囲内.
- 肝疾患 重症肝障害で肝臓におけるインスリン代謝低下により IRI のみ高値となる.

IRI 正常, CPR 高値

- 腎不全

▶異常低値を示すもの

IRI, CPR がともに低下

- 糖尿病: 絶対的なインスリン分泌低下による 1 型糖尿病, 一部の 2 型糖尿病
- 慢性膵炎

- 膵臓切除後
- 褐色細胞腫
- 原発性アルドステロン症
- 下垂体機能低下症
- 副腎機能低下症
- 飢餓状態
- 神経性食思不振症

検査のピットフォール

過度の緊張やストレスなどで交感神経系が強い影響を受けている場合では，インスリン分泌に異常をきたしIRIや血糖値が異常値を示すことがある．空腹時血糖値や空腹時IRIはそれぞれが基準範囲内であってもHOMA-Rを算出しインスリン抵抗性まで含めて評価する必要がある．HOMA-Rが基準範囲を超えておりインスリン抵抗性の存在が疑われる例は食事や生活習慣改善など早期からの指導や介入が必要である．

文 献

1) 河合 忠，他編．異常値の出るメカニズム．第6版．東京: 医学書院; 2013.
2) 金井正光，監．臨床検査法提要改訂．第33版．金原出版; 2010.
3) 日本糖尿病学会，編．科学的根拠に基づく糖尿病診療ガイドライン2013．東京: 南江堂; 2013.
4) 浅野貴子，他．2型糖尿病におけるインスリン治療の要否判定の指標としての尿中Cペプチド補正値（UCC）およびCペプチドインデックス（CPI）の有用性．糖尿病．2008; 51: 759-63.

〈木村孝穂，村上正巳〉

2. 生化学検査　E. 糖代謝・有機酸

38 グルカゴン

基準範囲

- 40〜180 pg/mL

生理作用と生理的変動

　グルカゴンは29アミノ酸からなる分子量3,485 Daのペプチドホルモンで，膵Langerhans島のα細胞から分泌されるが，一部は小腸のL細胞からも分泌されている．主な生理作用は肝臓に直接作用した際のグリコーゲン分解，糖新生促進を介した血糖上昇である．しかしながら最近，グルカゴンが中枢（視床下部）を介して神経性に肝臓に作用すると，逆に糖新生を抑制して血糖値を下げることが報告され，注目されている[1]．また，グルカゴンは胃腸の蠕動運動を抑制する作用があり，胃の内視鏡検査の際に利用されている．さらに，中枢に作用すると食欲を抑制する作用もあり，これらの点ではインスリンと同じ方向に作用することから，グルカゴンを単純にインスリンの拮抗ホルモンと考えてよいか慎重を要する．

　グルカゴン分泌を調節する因子としては，促進させるアミノ酸や交感神経刺激，抑制する脂肪酸，インスリン，ソマトスタチン，GABA，亜鉛イオンなどがある．グルカゴンの生理的変動についても，従来は糖負荷後や食事後は血中グルカゴン濃度が低下すると考えられてきた．しかしながら，新しい高特異的測定系で再検討したところ，糖負荷後にゆるやかに血中グルカゴン濃度が上昇する知見が得られており，今後の検討が必要である[2]．

　最近，グルカゴン受容体欠損マウスやα細胞欠損マウスを用いた解析から，血糖調節にはインスリンよりもグルカゴンの方が重要であるという，いわゆるグルカゴン中心説が提唱され，注目されている[3]．

検査の概要と問題点

　グルカゴンは分解が速く不安定なホルモンである．したがって，採血の際には500 KIU/mLアプロチニン入りのEDTA採血管に採取した後，直ちに冷却遠心分離し，血漿を凍結保存しなければならない．これまでにグルカゴン測定値に施設間でのばらつきや，再現性に乏しいなどの問題点が多く指摘されてきたが，上記の採血方法の問題に加えて，グルカゴン測定系自体の問題も明らかとなっている．現在，普及しているグルカゴン測定系の多くはグルカゴンに対するC末端抗体を用いた競合法RIAの系である．しかしながら，C末端抗体ではグルカゴン以外のペプチドホルモンとも交叉反応することが以前から指摘されている[4,5]．図2-9に示すようにグルカゴンはプログルカゴンからプロセッシングを受けて産生されるが，同時に産生されるいくつかのペプチドホルモン（グリセンチンやオキシントモジュリンなど）はアミノ酸配列がグルカゴンと重複している．特にグリセンチン（1-61）はC末端構造が共通で，C末端抗体と交叉反応することが確認された[2]．筆者らが最近開発した新規測定系はグルカゴンに対するN末端抗体とC末端抗体の両方を用いたサンドイッチELISAの系であり，グルカゴンに対する特異性は向上している[2]．今後，グルカゴンサンドイッチELISA法を用いたグル

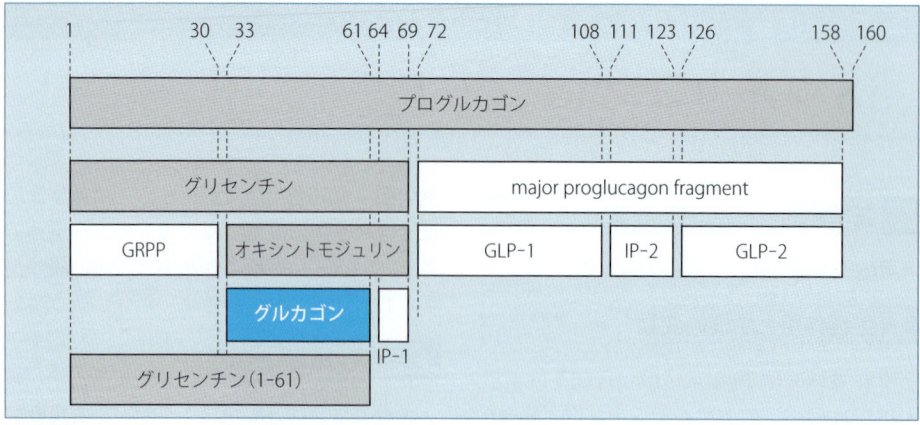

図2-9 グルカゴンとその類縁ペプチドホルモン
灰色はグルカゴンとアミノ酸配列が重複するペプチドホルモン．

カゴン検査が必要になると考えられる．

異常値を示す疾患・病態

▶高値
グルカゴン産生腫瘍（グルカゴノーマ），糖尿病，急性および慢性膵炎，肝硬変，腎不全，Cushing 症候群，先端巨大症，飢餓

▶低値
グルカゴン欠損症，下垂体機能不全，副腎不全，慢性膵炎非代償期

文 献
1) Mighiu PI, et al. Hypothalamic glucagon signaling inhibits hepatic glucose production. Nat Med. 2013; 19: 766-72.
2) Kobayashi M, et al. Newly developed glucagon sandwich ELISA revealed that plasma glucagon levels increase after glucose load in mice and humans. submitted.
3) Unger RH, et al. Glucagonocentric restructuring of diabetes: a pathophysiologic and therapeutic makeover. J Clin Invest. 2012; 122: 4-12.
4) Rouille Y, et al. Proglucagon is processed to glucagon by prohormone convertase PC2 in alpha TC1-6 cells. Proc Natl Acad Sci U S A. 1994; 91: 3242-6.
5) Holst JJ, et al. Regulation of glucagon secretion by incretins. Diabetes Obes Metab. 2011; Suppl 1: 89-94.

〈北村忠弘〉

2. 生化学検査　E. 糖代謝・有機酸
39 血中・尿中ケトン体

基準範囲

- 早朝空腹時における静脈血（血清）[1]
  - 総ケトン体：28～120 μmol/L
  - アセト酢酸：14～68 μmol/L
  - 3-ヒドロキシ酪酸：0～74 μmol/L
- 動脈血中ケトン体比（AKBR：arteriol ketone body ratio：アセト酢酸/3-ヒドロキシ酪酸比）1.0 以上[2]

Normal state	≧1.0
Subnormal state	0.7～1.0
Warning state	0.4～0.7
Critical state	0.25～0.4
Terminal state	<0.25

- 尿ケトン体：陰性

生理的変動

絶食（空腹），飢餓，運動，食事制限によって増加する．

検査の概要・臨床的意義

ケトン体とは，アセト酢酸，アセトン，3-ヒドロキシ酪酸の総称である．ケトン体は肝臓内で脂肪酸より生成される．種々の原因により糖質からのエネルギー利用が低下すると，それに代えて脂肪からエネルギー利用を行う．そのため脂肪組織から脂肪分解が亢進すると血中遊離脂肪酸（FFA）が増加し，FFAは肝臓内でアシルCoAとなり，さらにミトコンドリア内でβ酸化されアセチルCoAからアセトアセチルCoAを経てケトン体が合成される．ケトン体（主にアセト酢酸と3-ヒドロキシ酪酸）は血中に移行し肝臓以外の末梢組織においてエネルギーとして利用される．アセトンは気化しやすく呼気中に排出される（図 2-10）[2]．動脈血中ケトン体比 arteriol ketone body ratio（AKBR；アセト酢酸/3-ヒドロキシ酪酸比）は肝ミトコンドリア機能の指標であり，正常状態では1以上である．肝細胞機能が障害されると3-ヒドロキシ酪酸が増加し AKBR は低下する[3]．

尿中のケトン体は，血中のケトン体が腎尿細管再吸収閾値を超えた場合に検出されるようになる．3-ヒドロキシ酪酸はアセト酢酸より尿細管での再吸収閾値が高く，血中のケトン体が軽度の増加にとどまる場合は尿中には

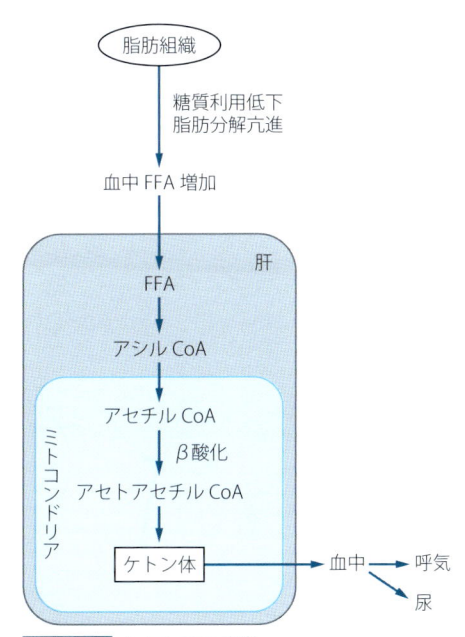

図 2-10 ケトン体の代謝
（油野友二．日本臨牀．2009；67：738-41 を改変）[2]

主にアセト酢酸が検出される[4]．

異常値を生じるメカニズム

　血中ケトン体が増加する原因は肝におけるケトン体合成亢進による場合が多い．血中に強酸であるアセト酢酸，3-ヒドロキシ酪酸が増加するとケトアシドーシスをきたす場合がある．

　血中ケトン体が増加することにより，尿ケトン体が出現する．

異常値をきたす疾患・病態

- 糖尿病性ケトアシドーシス：インスリン作用不足
- アルコール性ケトーシス：慢性的なアルコール多飲による飢餓状態
- 甲状腺機能亢進症，褐色細胞腫，グルカゴノーマ：インスリン拮抗ホルモン過剰
- ストレス，外傷，手術，運動，発熱：糖質利用障害
- 飢餓，下痢，嘔吐，周期性嘔吐，超低カロリー食：糖質摂取障害

検査のピットフォール

- 採血後はすぐに冷却遠心し測定する．
- 尿は新鮮尿で測定する．
- 尿ケトン体は以下の場合，偽陽性となり注意が必要である．セフェム系抗菌薬，L-dopa，エパレルスタット，フェニルケトン尿症など．

文 献

1) 金井正光, 監. 臨床検査法提要. 改訂第33版. 東京: 金原出版; 2010. p.455.
2) 油野友二. ケトン体とその分画. 日本臨牀. 2009; 67: 738-41.
3) 日本救急医学会. www.jaam.jp/html/dictionary/word/0302.htm.
4) 本田律子. 血中・尿中ケトン体. In: 中井利昭, 監. 検査値のみかた. 東京: 中外医学社; 2006. p.152-6.

〈奈良誠人，村上正巳〉

2. 生化学検査　E. 糖代謝・有機酸

40 乳酸，乳酸/ピルビン酸比

基準範囲[1)]

- 乳酸：4.0〜16.0 mg/dL
- ピルビン酸：0.3〜0.9 mg/dL
- 乳酸/ピルビン酸比：8〜10

生理的変動

乳酸値は食事，運動によって増加．
新生児，小児の乳酸値は成人よりも高い．

検査の概要・臨床的意義

ピルビン酸はブドウ糖，脂肪酸およびアミノ酸の代謝に関与している（図 2-11）[2)]．好気的条件下ではミトコンドリア内においてピルビン酸からアセチル CoA が作られ TCA 回路により代謝される．嫌気的条件下ではピルビン酸から乳酸脱水素酵素により乳酸が生成される．乳酸/ピルビン酸比はほぼ 10：1 に保たれている．循環不全，乳酸アシドーシス，ミトコンドリア異常症などで乳酸/ピルビン酸比は高くなる．乳酸，ピルビン酸の産生は骨格筋，赤血球，脳，皮膚などで行われ，代謝は肝臓，腎臓で行われる[3)]．乳酸，ピルビン酸の測定は，ショック状態などの循環不全や糖尿病における乳酸アシドーシス，ミトコンドリアの代謝異常などの鑑別診断，予後判定の際に行われる．そのため緊急検査として実施されている．乳酸アシドーシスの診断基準は乳酸値 50 mg/dL 以上，pH7.35 以下である[4)]．

異常値を生じるメカニズム

ピルビン酸の血中濃度は，栄養素の摂取量，生成・利用の酵素活性，組織の酸素分圧などの総和として決定される．組織の酸素欠

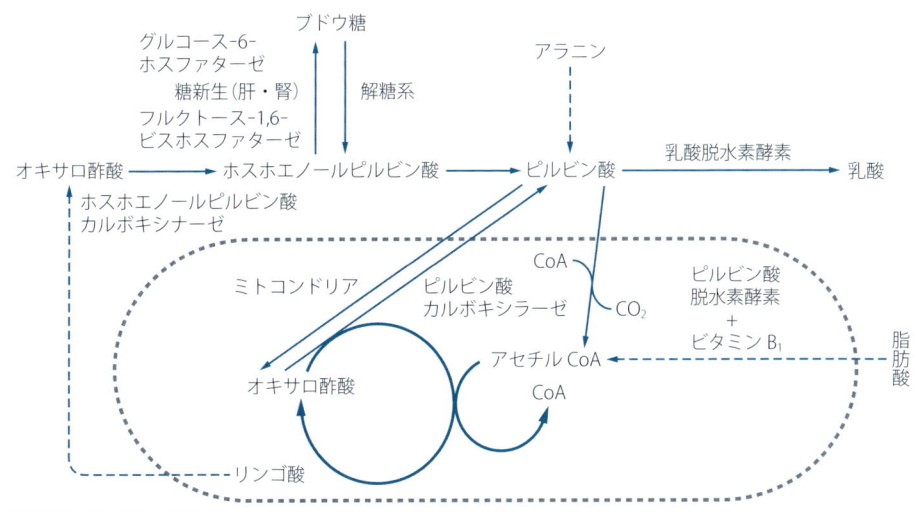

図 2-11 乳酸・ピルビン酸の代謝
（本田律子．乳酸，乳酸/ピルビン酸比．In：中井利昭，編．検査値のみかた．東京：中外医学社；2006．p.157-60 を改変）[2)]

表2-13 遺伝子変異による高乳酸高ピルビン酸血症

1. 血中の乳酸/ピルビン酸比の増加がみられるもの
   ミトコンドリア遺伝子異常症，ミトコンドリア呼吸鎖異常症
2. 血中の乳酸/ピルビン酸比が正常なもの
   2.1 低血糖を伴うもの
       糖新生系酵素異常症（糖原病Ⅰ型，フルクトース-1,6-ビスフォスファターゼ欠損症，ホスホエノールピルビン酸カルボキシナーゼ欠損症）
   2.2 血糖値は正常であるもの
       ピルビン酸脱水素酵素欠損症，ピルビン酸カルボキシナーゼ欠損症 type A
3. 特異的な有機酸の代謝異常がみられるもの
   プロピオン酸血症，メチルマロン酸血症，ビオチニダーゼ欠損症，ホロカルボキシラーゼ欠損症，中鎖アシルCoA脱水素酵素欠損症，3-ヒドロキシ-3-メチルグルタリルCoAリアーゼ欠損症など

（本田律子．乳酸，乳酸/ピルビン酸比．In：中井利昭，編．検査値のみかた．東京：中外医学社；2006. p.157-60)[2]）

乏はピルビン酸の酸化障害のため，高ピルビン酸血症を引き起こす．肝はピルビン酸処理臓器であるため，その障害は高ピルビン酸血症を引き起こす[3]．

乳酸の産生増加により血中乳酸値は増加する．組織の酸素欠乏，TCA回路の障害，ミトコンドリア機能障害，糖新生の代謝障害などにより乳酸は増加する．また，肝臓，腎臓の障害により乳酸の処理能が低下し，血中の乳酸が増加しやすくなる[2]．

異常値をきたす疾患・病態

乳酸アシドーシスは病態によりType AとType Bに分類される．

- **Type A乳酸アシドーシス**：循環不全による組織の酸素欠乏状態に起因．
  ショック，心不全，呼吸不全など
- **Type B乳酸アシドーシス**：代謝障害に起因．
  ビグアナイド，アスピリン，シアン中毒，ビタミンB_1欠乏（高カロリー輸液時）など

▶乳酸異常値をきたす疾患[3,5]

- **乳酸高値**
  循環不全，シアン中毒，一酸化中毒，肝不全，悪性腫瘍，骨格筋の痙攣，肺塞栓，貧血，白血病，糖尿病性アシドーシス，Ⅰ型糖尿病，ビグアナイド，アスピリン，シアン中毒，ビタミンB_1欠乏（高カロリー輸液時），エタノールなど

- **乳酸低値**
  糖原病Ⅱ，Ⅴ，Ⅶ型，筋ホスホグリセリン酸キナーゼ欠損症，乳酸脱水素酵素欠損症

- **先天性高乳酸高ビリルビン酸血症**
  先天性の高乳酸高ビリルビン酸血症の鑑別は，乳酸/ピルビン酸比や血糖，ケトン体値を参考にする（表2-13）．

⚠ 検査のピットフォール

- 採血時に駆血帯を使用すると乳酸値が上昇するので駆血帯は使用しない．
- 食事，運動で高値となるので空腹安静時に採血する．
- 乳酸，ピルビン酸は全血中では不安定のため，採血後はすぐに過塩素酸入りの採血管で除蛋白を行い，冷却遠心し測定する．または，凍結保存する．

文献

1) 日高宏哉. 血中乳酸とピルビン酸. In: 金井正光, 監. 臨床検査法提要. 第33版. 東京: 金原出版; 2010. p.452-3.
2) 本田律子. 乳酸, 乳酸/ピルビン酸比. In: 中井利昭, 編. 検査値のみかた. 東京: 中外医学社; 2006. p.157-60.
3) 田港朝彦. ピルビン酸. 日本臨牀. 2009; 67: 746-9.
4) 富永真琴. 乳酸, ピルビン酸. In: 最新臨床検査のABC. 日本医師会; 2006. p.286.
5) 白田亨, 五十嵐正彦. 乳酸. 日本臨牀. 2009; 67: 742-5.

〈奈良誠人，村上正巳〉

2. 生化学検査　F. 脂質・色素関連物質

41 総コレステロール(TC), LDL-コレステロール(LDL-C)

基準範囲

- 成人男性・女性　LDL-C：≦139 mg/dL^{注1}
（120〜139 mg/dL の場合は，境界領域高 LDL-C 血症に分類される）

[参考下限値]^{注2}

- 成人男性・閉経前女性
  TC：133 mg/dL
  LDL-C：65 mg/dL
- 閉経後女性
  TC：152 mg/dL
  LDL-C：86 mg/dL

生理的変動

　新生児では，TC は 65 mg/dL 程度，LDL-C は 25 mg/dL 程度である．生後 3〜4 ヵ月後には，3 倍程度に上昇する．男性では，加齢に伴いゆっくりと上昇し，60 歳代以降に軽度低下する．女性では，閉経後に上昇し 50〜60 歳代をピークとする．TC および LDL-C は，朝が最も高く日中わずかに低下するが，日内変動は通常考慮しなくてよい．リポ蛋白は原則として血管壁を自由には通過できないため，採血時の体位が違うと測定値が変動する[3]．変動幅の絶対値は，高コレステロール血症患者ほど大きいので注意が必要である．

検査の概要・臨床的意義

　血中のコレステロールは，トリグリセリド(TG)とリン脂質とともに，蛋白と結合して複合体(リポ蛋白)を形成している．TC は，各リポ蛋白分画中のコレステロールの総和を表す．リポ蛋白は，カイロミクロン，超低比重リポ蛋白(VLDL)，低比重リポ蛋白(LDL)，高比重リポ蛋白(HDL)に分類される．TC の増加は，通常 LDL-C の増加を反映するが，高 HDL-C 血症でも TC は増加する．TC は酵素法で，LDL-C は計算法(Friedewald の式)[4]か LDL-C 直接法で測定する．

　「動脈硬化性疾患予防ガイドライン 2012 年版」では，原則として 10〜12 時間以上絶食後の空腹時に採血し，TG が 400 mg/dL 未満なら，計算式で LDL-C を求める(＝TC－TG/5－HDL コレステロール)よう求めている[1]．LDL-C の管理目標値は，図 2-12 に示すフローチャートを用いて 4 つのカテゴリー別に決定する．その際に，性別，年齢，喫煙の有無，収縮期血圧，TC 値を組み込んだチャートから求めた冠動脈疾患発症の絶対リスクを用いる．なお，食後検体や TG が 400 mg/dL 以上で計算式で LDL-C を求められない場合は，TC から HDL-C を引いた non HDL-C を管理目標値として用いる(表 2-14)．

　高コレステロール(高 LDL-C)血症は，動脈硬化性疾患(特に虚血性心疾患と虚血性脳梗塞)のリスクを上昇させる．脂質低下剤により LDL-C を下げれば，虚血性心疾患の発症リスクは 20〜30％低下する．一方，低コレ

注1：「動脈硬化性疾患予防ガイドライン 2012 年版」[1]で設定されている病態識別値である．TC は，2002 年版のガイドラインまで高コレステロール血症の診断基準(220 mg/dL 以上)に用いられていたが，2007 年版より除かれた．
注2：健常人の 5 パーセンタイルに相当する値(約 2,500 名の健診受診者および健常ボランティアのデータより算出)[2]．

2. 生化学検査／F. 脂質・色素関連物質

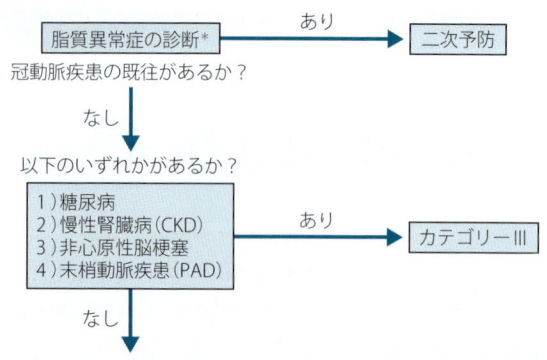

```
脂質異常症の診断* ──あり──→ 二次予防
冠動脈疾患の既往があるか？
  │
  なし
  ↓
以下のいずれかがあるか？
  1) 糖尿病
  2) 慢性腎臓病 (CKD)
  3) 非心原性脳梗塞          ──あり──→ カテゴリーⅢ
  4) 末梢動脈疾患 (PAD)
  │
  なし
  ↓
```

冠動脈疾患の一次予防のための絶対リスクに基づく管理区分

NIPPON DATA80 による 10年間の冠動脈疾患による 死亡確率（絶対リスク）	追加リスクの有無	
	追加リスクなし	以下のうちいずれかあり 1) 低 HDL-C 血症 (HDL-C＜40mg/dL) 2) 早発性冠動脈疾患家族歴 （第1度近親者 かつ 男性 55 歳未満, 女性 65 歳未満） 3) 耐糖能異常
0.5% 未満	カテゴリーⅠ	カテゴリーⅡ
0.5 以上 2.0% 未満	カテゴリーⅡ	カテゴリーⅢ
2.0% 以上	カテゴリーⅢ	カテゴリーⅢ

*家族性高コレステロール血症, 75 歳以上については本フローチャートを適用しない.

図 2-12 LDL-コレステロール管理目標設定のためのフローチャート
(日本動脈硬化学会, 編. 動脈硬化性疾患予防ガイドライン 2012 年版. 東京: 杏林舎; 2012)[1]

表 2-14 リスク区分別脂質管理目標値

治療方針の原則	管理区分	脂質管理目標値 (mg/dL)			
		LDL-C	HDL-C	TG	non HDL-C
一次予防 　まず生活習慣の改善を行った 　後, 薬物療法の適応を考慮する	カテゴリーⅠ	＜160	≧40	＜150	＜190
	カテゴリーⅡ	＜140			＜170
	カテゴリーⅢ	＜120			＜150
二次予防 　生活習慣の是正とともに, 薬物 　療法を考慮する	冠動脈疾患の既往	＜100			＜130

LDL-C は 20～30%の低下を目標とすることも考慮する.
non HDL-C の値は, 高 TG 血症の場合に LDL-C の管理目標を達成したのちの二次目標である.
TG が 400 mg/dL 以上, 食後採血の場合は non HDL-C を用いる.
カテゴリーⅠで薬物療法の適応を考慮する LDL-C の基準は 180 mg/dL 以上とする.
(日本動脈硬化学会, 編. 動脈硬化性疾患予防ガイドライン 2012 年版. 東京: 杏林舎; 2012)[1]

ステロール血症は，低栄養や全身状態の悪化の指標となる．TC は，栄養サポートチーム Nutrition Support Team (NST) が入院患者の栄養評価をする際の検査指標としてしばしば用いられる．

異常値を生じるメカニズム

高コレステロール血症は，1) 小腸でのコレステロール吸収の亢進，2) 肝臓でのコレステロール合成亢進，3) 肝臓への LDL の取り込み低下 [LDL 受容体の異常や PCSK9 (protein convertase subtilisin/kexin type 9) の機能亢進など] のいずれか，またはこれらの組み合わせで生じる．一方，低コレステロール血症は，1) 腸管での吸収不良，2) 肝臓での合成低下，3) 肝臓へ LDL の取り込み亢進 (脂質低下剤や PCSK9 の機能低下など) で起こる．

異常値を示す疾患・病態

▶異常高値を示す場合
- 原発性高脂血症 (家族性高コレステロール血症，家族性複合型高脂血症，家族性Ⅲ型高脂血症など)
- 二次性高脂血症 (ネフローゼ症候群，甲状腺機能低下症，Cushing 症候群，原発性胆汁性肝硬変，急性間欠性ポルフィリン症など)
- 薬物服用者 (ステロイドやシクロスポリンなど)

▶異常低値を示す場合
- 原発性低脂血症 (MTP 欠損症，家族性低βリポ蛋白血症など)
- 二次性低脂血症 (甲状腺機能亢進症，低栄養，Addison 病，肝硬変など)

検査のピットフォール

LDL の組成が正常と著しく異なるか，LDL が極端に低値となる場合は，LDL-C 直接法で LDL-C を測定できない [例: 原発性胆汁性肝硬変などの胆汁うっ滞性肝障害，800〜1,000 mg/dL 以上の著明な高 TG 血症，Ⅰ型およびⅢ型高脂血症 (TG の値にかかわらず)]．一般的に，LDL-C 直接法は食後採血の場合にも測定が可能だが，TG が 400〜1,000 mg/dL の範囲で正確性に問題がある直接法の試薬があるので注意する[5]．

文献

1) 日本動脈硬化学会，編．動脈硬化性疾患予防ガイドライン 2012 年版．東京: 杏林舎; 2012.
2) 平山 哲，他．家族性低βリポタンパク血症．In: 先天代謝異常症候群 下―病因・病態研究，診断・治療の進歩―．第 2 版．東京: 日本臨床社; 2012. p.112-5.
3) 三井田孝，他．TC と HDL-C の体位による変化と日内変動についての検討．臨床病理．1996; 44: 860-4.
4) Friedewald WT, et al. Estimation of the concentration of low-density lipoprotein cholesterol in plasma, without use of the preparative ultracentrifuge. Clin Chem. 1972; 18: 499-502.
5) Miida T, et al. A multicenter study on the precision and accuracy of homogeneous assays for LDL-cholesterol: Comparison with a beta-quantification method using fresh serum obtained from non-diseased and diseased subjects. Atherosclerosis. 2012; 225: 208-15.

〈三井田　孝〉

42 small dense LDL コレステロール

基準範囲

- 参考基準範囲：9.4〜34.0 mg/dL
  （平均値 18.9 mg/dL）[1]

生理的変動

日内変動があり，早朝空腹時が最高値，夕食後に最低値となり，夜中に上昇する[2]．

検査の概要・臨床的意義

大規模臨床試験によりLDL-コレステロール(C)は動脈硬化，特に冠動脈疾患(CHD)の最も重要な危険因子であるが，LDL-Cが基準範囲内であってもCHDを発症する例も少なくない．その理由の中の1つとしてLDLの質的異常，特にLDL粒子の中で粒子径25.5 nm以下とサイズが小さく，かつ比重1.044〜1.063 g/mLと比重の高いsmall dense LDL (sdLDL)の存在が考えられている．Austin, KraussらはLDLの粒子サイズを測定し，直径25.5 nm以下の小さいサイズ(sdLDL)を主に有する症例をパターンB，25.6 nm以上の通常のサイズを主に有する症例をパターンAと命名し，パターンAに比べてパターンBではCHDの発症頻度が3倍も高くなることを報告した[3]．また，前向き研究のQuebec Cardiovascular Studyによると，sdLDLを反映する粒子サイズが25.5 nm以下のLDLのコレステロール濃度が58 mg/dL以上になると明らかにCHDのリスクが高くなるが，25.5 nmより大きいLDLのコレステロール濃度が高くなるとCHDのリスクはかえって低下していた[4]．このようにsdLDLは動脈硬化惹起性が高い．その原因としてsdLDLは，①LDL受容体への結合能が低下し，血中に滞留しやすい，②血管壁のプロテオグリカンに付着しやすい，③小型なので，血管内皮下への侵入が容易，④脂溶性抗酸化ビタミンに乏しいため酸化されやすい，などにより酸化LDLのよき材料源となっていることが考えられている[5]．

高トリグリセリド(TG)血症ではLDLは小型化するためsdLDLは増加する．TGは食前，食後ともにLDLの小型化に関係するので，食後高脂血症においても増加する．複合高脂血症ではTGとLDL-Cがともに高いので，sdLDLはさらに増加する．肥満，メタボリックシンドローム，2型糖尿病，糖尿病性腎症などは，インスリン抵抗性を生じるためsdLDLが増加する．肝性TGリパーゼ活性亢進やコレステリルエステル転送蛋白(CETP)活性亢進でもsdLDLは増加する．また，頸動脈の内膜中膜複合体肥厚度(IMT)や冠動脈病変の重症度に相関してsdLDL-Cは増加する．

一方，sdLDLは食事・運動療法や薬物療法により低下する．食事・運動療法は体重，内臓脂肪量を減少させ，インスリン抵抗性やTGを低下させ，LDLサイズを大型化させる．TG低下薬であるフィブラートは，TG低下度に応じてLDLサイズを大型化し，sdLDL濃度を著明に低下させる．スタチンやエゼチミブはLDL-Cを低下させるので，LDLの一部であるsdLDL-Cも低下させる．

LDL粒子のサイズを計測する方法には，濃度勾配ポリアクリルアミドゲル電気泳動(GGE)法，高速液体クロマトグラフィー(HPLC)法，

核磁気共鳴（NMR）法などがある．GGE 法は sdLDL 定量を行えないことに加え，特殊なゲルが必要であり，測定に長時間を要する．HPLC 法，NMR 法は特殊な設備が必要であり，一般には普及していない．一方，sdLDL 中のコレステロールを定量する方法には，超遠心法，ホモジニアス法（直接法）[1]などがある．超遠心法は遠心に長時間を要し，また一度に多量検体を処理することが困難であるため，臨床検査には不向きである．ホモジニアス法は 2 種類の界面活性剤とスフィンゴミエリナーゼの組み合わせによる 2 段階反応で，sdLDL 由来のコレステロールのみを測定する．この方法は自動分析装置で 10 分以内の短時間に測定できるため，今後，臨床現場で普及する可能性が考えられる．

異常値を生じるメカニズム

sdLDL の形成には TG リッチリポ蛋白の増加とその異化障害が密接に関連している．TG 含有量がより多い超低比重リポ蛋白（VLDL）1 は小型の VLDL2 よりも代謝速度が遅く，TG リッチ LDL となる．また，VLDL1 とそのレムナントやカイロミクロンレムナントが血中に増加すると，これらのリポ蛋白の TG が CETP を介して HDL に転送され，さらに，LDL に転送され，TG リッチ LDL となる．TG リッチ LDL の TG が肝性 TG リパーゼにより加水分解され sdLDL となる．インスリン抵抗性は TG 代謝を介して間接的に LDL サイズに影響を及ぼす．インスリン抵抗性では TG リッチな大型の VLDL1 の生成が促進するが，小型の VLDL2 の分泌はインスリンの影響を受けない．VLDL1 は sdLDL の前駆体であることからインスリン抵抗性があると sdLDL が優先的に生成される[5,6]．

異常値を示す疾患・病態

▶異常高値を示すもの[5]
- 高 TG 血症：Ⅳ・Ⅴ型高脂血症，食後高脂血症
- 高アポリポ蛋白 B 血症：Ⅱb 型高脂血症，家族性複合高脂血症
- インスリン抵抗性：肥満，メタボリックシンドローム，2 型糖尿病，糖尿病性腎症
- 肝性 TG リパーゼ活性亢進，CETP 活性亢進

検査のピットフォール

わずかではあるが日内変動を示すため空腹時採血が望ましい．また，運動，食事制限，女性ホルモン製剤投与などにより小型化 LDL を減少させ，さらに遺伝子的にこの分画が少ない症例もあるため，結果の解釈には注意が必要である．

検体採取・保存条件として採血後すぐの測定が望ましいが，長期保存の場合－80℃で冷凍保存する必要がある．－80℃より高温での長期保存では測定値が変動する．

文献

1) Ito Y, et al. Development of a homogeneous assay for measurement of small dense LDL cholesterol. Clin Chem. 2011; 57: 57–65.
2) Ogita K, et al. Circadian rhythm of serum concentration of small dense low-density lipoprotein cholesterol. Clin Chim Acta. 2007; 376: 96–100.
3) Austin MA, et al. Atherogenic lipoprotein phenotype. A proposed genetic marker for coronary heart disease risk. Circulation. 1990; 82: 495–506.
4) St-Pierre AC, et al. Low-density lipoprotein subfractions and the long-term risk of ischemic heart disease in men: 13-year follow-up data from the Québec Cardiovascular Study. Arterioscler Thromb Vasc Biol. 2005; 25: 553–9.
5) 平野 勉．RLP-コレステロール，酸化 LDL，small dense LDL，過酸化脂質，リポ蛋白(a)．日本臨牀．2013; 71(増刊 3): 417–22.
6) 木庭新治，平野 勉．脂質代謝異常と動脈硬化．日本臨牀．2011; 69: 138–43.

〈角野博之，村上正巳〉

43 HDL-コレステロール

基準範囲

- 成人男性・女性：≧40 mg/dL [注1]

[参考上限値]
- HDL-C：100 mg/dL [注2]

生理的変動

HDL-Cには日内変動がほとんどないため，食後採血の値を空腹時採血の値に代用できる．

検査の概要・臨床的意義

HDL-Cは，従来は2価の陽イオンを用いた沈殿法で測定されていたが，現在はほとんどの検査室でHDL-C直接法により測定されている．LDL-C直接法と異なり，一般に中程度までの高TG血症の影響はほとんどを受けない[2]．

多くの疫学研究の結果から，HDL-Cが低いほど，虚血性心疾患や脳梗塞などの動脈硬化性疾患の発症リスクが高くなることが示されている．「動脈硬化性疾患予防ガイドライン2012年版」では，HDL-Cの管理目標値を40 mg/dL以上に定めている[1]．

一方，HDL-Cが100 mg/dL以上になる高HDL血症は，その臨床的意義が定まっていない．少数ではあるが，高HDL血症に高TG血症を合併すると，虚血性心疾患の発症リスクが高まるという報告がある．コレステリルエステル転送蛋白（CETP）欠損症は，HDL-Cが100 mg/dL以上の高HDL血症の原因として最も多く，完全欠損型ではHDL-Cが150～200 mg/dLにも達する．しかし，完全欠損型にも心筋梗塞の報告がある[3]．

異常値を生じるメカニズム

HDLの主要アポ蛋白であるアポリポ蛋白A-I（アポA-I）は，肝臓で合成され，脂質に乏しい原始HDLとして分泌される．原始HDLは，細胞表面に存在するABCA1（ATP-binding cassette A1）と結合し，細胞膜から遊離型コレステロールを引き抜く．アポA-Iはレシチン・コレステロールアシルトランスフェラーゼ（LCAT）を活性化し，遊離型コレステロールをエステル型コレステロール（CE）に変換する．こうしてHDL粒子の内部に（CE）が蓄積し，HDLは球状の粒子に成熟する．また，球状HDLは，細胞表面のABCG1（ATP-binding cassette G1）を介して遊離型コレステロールを引き抜く．この代謝経路のどこかが障害されると，低HDL血症をきたす．一方，球状HDLに蓄積したCEは，VLDLやLDLのTGと，1：1の比率でCETPにより交換される．こうしてできたTGに富むHDLは，肝性リパーゼによって水解を受けて小粒子HDLに戻る．この経路が障害されると，高HDL血症をきたす．

異常値を示す疾患・病態

▶高値を示す場合
- CETP欠損症，肝性リパーゼ欠損症（きわめて稀）などの原発性脂質異常症

注1：「動脈硬化性疾患予防ガイドライン2012年版」[1]で設定されている病態識別値である．
注2：一般集団では，男性の1%未満，女性の約1～2%がこの上限値を超える．

- 大量飲酒者
- 有酸素運動を行うスポーツ選手
- ステロイドホルモンやインスリン治療を受けている患者の一部

▶低値を示す場合
- 動脈硬化性疾患(虚血性心疾患,虚血性脳梗塞,末梢動脈疾患など)
- 高 TG 血症
- 肥満(特に内臓脂肪型肥満),メタボリックシンドローム,糖尿病
- 透析患者
- 喫煙者
- 急性および慢性炎症性疾患
- 重症肝機能障害(非代償性肝硬変など)
- LCAT 欠損症,魚眼病,Tangier 病,アポ A-I 欠損症,アポ A-I 異常症など.(HDL-C が 10 mg/dL 未満の著明な低 HDL 血症で疑う)[4]
- 投与薬物の影響(プロブコール,β遮断薬,サイアザイド系降圧利尿薬,向精神薬など)

⚠ 検査のピットフォール

HDL-C 直接法は,健常人だけでなく,脂質異常症,糖尿病,虚血性心疾患,高血圧など通常の疾患でほぼ正確に HDL-C を測定できる[2].しかし,胆汁うっ滞性肝疾患や CETP 欠損症などアポ E に富む異常な HDL が増加する病態では,キット間の測定値の差が大きく[5],HDL-C 直接法では正確な情報が得られない.アポ蛋白など,別の方法で HDL 量を評価する.

検体を長期に保存すると,4℃でも HDL-C の値が変動する.これは,LCAT により遊離型コレステロールがエステル型コレステロールに変換され,CETP によりアポ B 含有リポ蛋白に転送されるためと考えられる.HDL-C 直接法の試薬によって,保存による HDL-C 測定値の変動傾向に差があるので,採血後できるだけ速やかに測定する.

📖 文 献

1) 日本動脈硬化学会,編.動脈硬化性疾患予防ガイドライン 2012 年版.東京:杏林舍;2012.
2) Miida T, et al. Validation of homogeneous assays for HDL-cholesterol using fresh samples from healthy and diseased subjects. Atherosclerosis. 2014; 233: 253-9.
3) 薬師寺恵美,他.冠動脈,頚動脈,末梢動脈すべてに動脈硬化病変を認めたホモ接合体 CETP 欠損症の 1 例.Progress in Medicine, 2012; 32: 2720-7.
4) 三井田孝,他.HDL が異常値を示すときにどう対処するか.Medical Practice. 2005; 22; 1235-40.
5) 杉内博幸,他.HDL-コレステロール,LDL-コレステロール直接測定法の反応特異性に関する最近の研究.生物試料分析.2008; 31; 253-62.

〈三井田 孝〉

2. 生化学検査　F. 脂質・色素関連物質

44 リポ蛋白とその分画

基準範囲（表2-15）

表2-15 リポ蛋白分画のおよその基準値（単位：%）

	性別	CM	VLDL (pre β分画)	LDL (β分画)	HDL (α分画)
アガロースゲル電気泳動法	男性	3%以下	8〜29	30〜55	29〜50
	女性	3%以下	3〜23	33〜53	34〜53
ポリアクリルアミドゲル・ディスク電気泳動法	男性		3〜19	46〜68	22〜47
	女性		2〜12	44〜66	27〜50

生理的変動

低比重リポ蛋白（LDL）は男性と比べ、閉経前の女性で低値、閉経後は高値となる傾向がある。高比重リポ蛋白（HDL）は女性で高値となる傾向がある。超低比重リポ蛋白（VLDL）、LDLは加齢に伴い増加傾向となる。運動はVLDLを低下させ、HDLを上昇させる。食後カイロミクロン（CM）は増加し、数時間にわたり高値を示す。

検査の概要・臨床的意義

リポ蛋白は、トリグリセリド、コレステロール、脂溶性ビタミンといった疎水性脂質を、血漿、間質液、リンパ液といった体液を介して、組織と体液の間を運搬する高分子複合体である。リポ蛋白は中心の疎水性脂質とそれを取り囲む親水性脂質（リン脂質、遊離コレステロール）、アポリポ蛋白から構成されている（図2-13）[1]。粒子の大きさ、比重の違いを利用して、電気泳動法で分類される。アガロースゲル電気泳動法では、電荷の差を利用し、preβ、β、α分画が認められ、ほぼVLDL、LDL、HDLに相当する。CMは原点にとどまる。ポリアクリルアミドゲル電気泳動法（PAGE）を支持体として泳動すると分子サイズが強く影響し、主にCM、VLDL、LDL、HDLに分類される。他、ポリアクリルアミドの濃度を変えるとことで、IDLを検出したり、LDL・HDLを亜分画に分けたりすることができる。

リポ蛋白の代謝は、外因性経路と内因性経路、コレステロール逆転送経路の大きく3つに分類される（図2-14）。食事由来の脂質は、外因性経路により、効率よく末梢と肝臓へ運搬されている。内因性経路は肝臓の脂質を末梢へ輸送する。コレステロール逆転送経路は、血管壁などに存在するコレステロールを取り込んで形成されるHDLが肝臓に取り込まれる経路である。これらの経路に関与する遺伝子異常や機能異常により、リポ蛋白は異常値を示す。

近年、多くの疫学調査によって、血漿コレステロールと冠動脈疾患との強い関連性が示されている[2]。その中でも特に、スタチン治療による効果を直接比較した臨床試験から、冠動脈疾患を有する患者や高リスク患者に対する積極的なLDL低下療法が推奨されてい

44. リポ蛋白とその分画 | 201

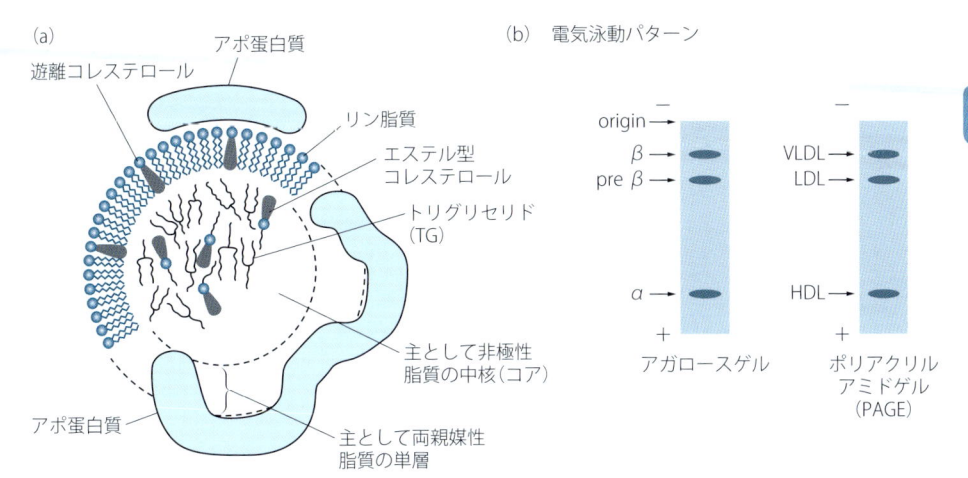

図 2-13 a) 血漿リポ蛋白の構造と, b) リポ蛋白の電気泳動像

(a は横山信治, 訳. 脂質の輸送と蓄積. In: 清水孝雄, 監訳. イラストレイテッド ハーパー生化学. 原著29版. 東京: 丸善出版; 2013. p.272-88 を一部改変)[1]

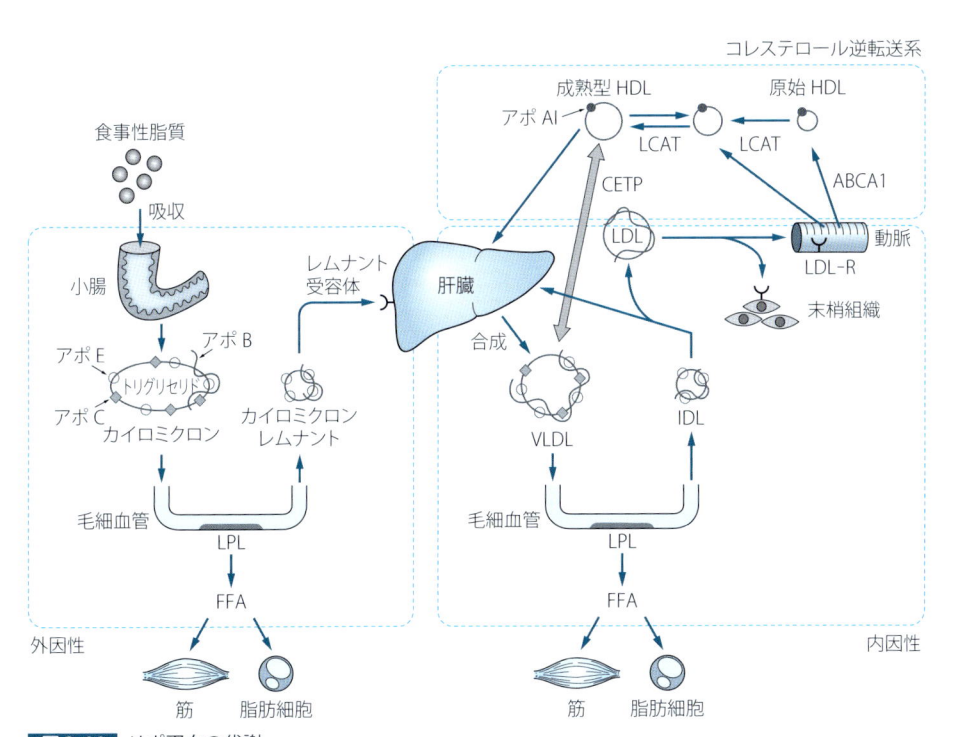

図 2-14 リポ蛋白の代謝

LPL: リポ蛋白リパーゼ, FFA: 遊離脂肪酸, LCAT: レシチンコレステロールアシルトランスフェラーゼ, CETP: コレステリルエステル転送蛋白

表 2-16 高リポ蛋白血症の Frederickson の分類

Fredericksonの分類	増加するリポ蛋白	コレステロール (mg/dL)	トリグリセリド (mg/dL)	遺伝子異常	遺伝病
I	CM	<220	>1,000	LPL, アポ C-II	家族性カイロミクロン血症症候群
IIa	LDL	>220	<150	LPL 受容体, アポ B-100, PCSK9, LDL 受容体適合蛋白, ABCG5, ABCG8	家族性高コレステロール血症, 家族性欠陥アポ B-100 血症, 常染色体優性高コレステロール血症, 常染色体劣性高コレステロール血症
IIb	LDL, VLDL	>220	150〜500		家族性複合型高脂血症
III	CM, VLDL レムナント (IDL)	>220	>150	アポ E	家族性異常βリポ蛋白血症
IV	VLDL	<220	150〜1,000	アポ A-V	家族性高トリグリセリド血症
V	CM, VLDL	>220	>1,000	アポ A-V, GPIHBP1	家族性高トリグリセリド血症

LPL：リポ蛋白リパーゼ，PCSK9：プロ蛋白転換酵素ズブチリシン・ケキシン 9 型，ABCG5：ATP 結合輸送膜蛋白 G5，ABCG8：ATP 結合輸送膜蛋白 G8，GPIHBP1：グリコシルホスファチジルイノシトールアンカー高比重リポ蛋白-結合蛋白 1

(Rader DJ, 他. リポ蛋白異常症. In: 福井次矢, 他編. ハリソン内科学. 第 4 版. 東京：メディカル・サイエンス・インターナショナル；2013. p.2726-40 を一部改変)[5]

表 2-17 HDL 代謝に関する遺伝子疾患

	遺伝子異常	遺伝病
上昇	CETP, H-TGL	遺伝性高 HDL コレステロール血症
低下	アポ蛋白 AV-AI-CIII-AIV 遺伝子座, アポ蛋白 AI, ABCA1 (Tangier 病), LCAT	遺伝性低 HDL コレステロール血症

CETP：コレステリルエステル転送蛋白，H-TGL：肝性トリグリセリドリパーゼ，ABCA1：ATP 結合輸送膜蛋白 A1，LCAT：レシチンコレステロールアシルトランスフェラーゼ

る[3]．また，TG や HDL コレステロールが動脈硬化発症に関わることも疫学的に証明されている[4]．原発性脂質異常症においては，冠動脈疾患の進展リスク，薬物治療の反応性，他の家族への管理に大きく影響するため，リポ蛋白分画の測定が必須である．

異常値を生じるメカニズム

Frederickson と Levy は，血中に増加するリポ蛋白の種類に従って高リポ蛋白血症を I 〜 V 型に分類した（表 2-16）．近年，遺伝性高脂血症における多くの遺伝子異常の同定と機能解析がなされている（表 2-16, 2-17）．リポ蛋白代謝の二次的な異常をきたす疾患は数多く存在するため，脂質低下療法を開始する前に，高脂血症を引き起こす二次的な要因を考慮する必要がある（表 2-18）．

異常値を示す疾患・病態

表 2-16〜2-18 を参照．

表 2-18 二次性高脂血症

	上昇	低下
LDL	甲状腺機能低下症，ネフローゼ症候群，胆汁うっ滞，急性間欠性ポルフィリン症，神経性食思不振症，肝細胞癌，薬物（サイアザイド，シクロスポリン，テグレトールなど）	重症肝疾患，吸収不良，栄養不良，Gaucher 病，慢性感染症，甲状腺機能亢進症，薬物（ナイアシン毒性）
HDL	飲酒，運動，薬物（エストロゲン）	喫煙，2 型糖尿病，肥満，栄養不良，Gaucher 病，薬物（蛋白同化ステロイド，β 遮断薬）
VLDL	肥満，2 型糖尿病，糖原病，肝炎，飲酒，腎不全，敗血症，ストレス，Cushing 症候群，妊娠，先端巨大症，薬物（エストロゲン，β 遮断薬，グルココルチコイドなど）	
IDL	多発性骨髄腫，単クローン性免疫グロブリン血症，自己免疫疾患，甲状腺機能低下症	
CM	自己免疫性疾患，2 型糖尿病	

(Rader DJ, 他. リポ蛋白異常症. In: 福井次矢, 他編. ハリソン内科学. 第 4 版. 東京: メディカル・サイエンス・インターナショナル; 2013. p.2726-40 を一部改変)[5]

⚠ 検査のピットフォール

早朝空腹時採血が必要である．血清・血漿分離後，できるだけ速やかに分析する．リポ蛋白が破壊されるため，凍結はしない．

文献

1) 横山信治, 訳. 脂質の輸送と蓄積. In: 清水孝雄, 監訳. イラストレイテッド ハーパー生化学. 原著 29 版. 東京: 丸善出版; 2013. p.272-88.
2) Nakamura H, et al. Primary prevention of cardiovascular disease with pravastatin in Japan (Mega study): a prospective randomized controlled trial. Lancet. 2006; 368: 1155-63.
3) 日本動脈硬化学会, 編. 動脈硬化性疾患予防ガイドライン 2012 年度版. 東京: 杏林舎; 2012.
4) Kitamura A, et al. High-density lipoprotein cholesterol and premature coronary heart disease in urban Japanese men. Circulation. 1994; 89: 2533-9.
5) Rader DJ, 他. リポ蛋白異常症. In: 福井次矢, 他編. ハリソン内科学. 第 4 版. 東京: メディカル・サイエンス・インターナショナル; 2013. p.2726-40.

〈小和瀬桂子，倉林正彦〉

2. 生化学検査　F. 脂質・色素関連物質

45 リポ蛋白(a)〔Lp(a)〕

基準範囲

- ≦30 mg/dL

生理的変動

遺伝的要因で血中濃度がほぼ決まり，一般に男性より女性でやや高値となる．年齢，食事，運動にはほとんど影響されない．

検査の概要・臨床的意義

- 測定法：TIA法

リポ蛋白lipoprotein(a)〔Lp(a)〕は，LDLの構造蛋白であるアポ蛋白B-100にアポ蛋白(a)がS-S結合したリポ蛋白の亜型である[1]．LDLと同様にコレステロールに富むが，Lp(a)の生体内での役割は不明である．アポ蛋白(a)は，構造的にプラスミノゲンに非常に高い相同性がある[2]．すなわちクリングルIVの繰り返し（リピート）構造をとっており，さらにこのリピート数の違いによりアポ蛋白(a)にはいくつもの亜型が存在する．アポ蛋白(a)がプラスミノゲンと構造的に相同性が高いことから，Lp(a)はプラスミノゲンに拮抗的に作用する．つまり高Lp(a)血症では，プラスミノゲンのフィブリンへの結合を阻害することでプラスミンの生成を抑制するため，線溶系が低下し血栓傾向となる．疫学的に高Lp(a)血症は，冠動脈疾患，脳血管障害，閉塞性動脈硬化症といった動脈硬化性疾患の独立した危険因子であることが示されており，線溶系低下がその機序と考えられている．日本人におけるLp(a)値の分布は，10〜30 mg/dLの範囲にほとんどが入り，ごく一部に高Lp(a)血症がみられ，200 mg/dL以上の症例も存在する．大きさとしては小型のLDLの分画に入るが，その代謝は通常のLDLとは異なる．高Lp(a)血症は食事や運動といった生活習慣ではコントロールできない危険因子である．また，薬物治療ではニコチン酸（ナイアシン）が唯一Lp(a)を直接低下させるが，それによる予後の改善のエビデンスはない[3,4]．高コレステロール血症の症例でHMG-CoA還元酵素阻害剤（スタチン系薬剤）などによるコレステロール低下効果が小さいものの中には高Lp(a)血症がみられる場合が少なくない．臨床上，高Lp(a)血症の症例に対しては，積極的なLDLコレステロール低下療法を行うなど，他の動脈硬化危険因子のコントロールが重要である．

異常値を生じるメカニズム

Lp(a)の血中濃度は，第6染色体上に存在するLPA遺伝子によって規定され，生活習慣をはじめとした後天的要因によってはほとんど影響されない．また，他の脂質検査値と関連しないことが多い．

▶異常高値を示す場合

ほとんどが遺伝性の高Lp(a)血症であるが，家族性高コレステロール血症，糖尿病，透析中の患者，急性炎症の場合でも軽度高値となる場合がある．

▶低値を示す場合

急性肝炎や肝硬変などの肝疾患で低値となるが，臨床的意義はほとんどない．

⚠ 検査のピットフォール

- 炎症性疾患に罹患している場合には高値となることがある.

〈コメント〉平成26年4月現在,保険診療上Lp(a)は3ヵ月に1回算定できる.

📖 文献

1) Berg K. A new serum type system in man—the LP system. Acta Pathol Microbiol Scand. 1963; 59: 369-82.
2) McLean JW, et al. cDNA sequence of human apolipoprotein(a)is homologous to plasminogen. Nature. 1987; 330: 132-7.
3) Emerging Risk Factors Collaboration, et al. Lipoprotein(a)concentration and the risk of coronary heart disease, stroke, and nonvascular mortality. JAMA. 2009; 302: 412-23.
4) Nordestgaard BG, et al. Lipoprotein(a)as a cardiovascular risk factor: current status. Eur Heart J. 2010; 31: 2844-53.

〈藍　真澄〉

46 リポ蛋白リパーゼ(LPL)

基準範囲

- 136〜321 ng/mL

生理的変動

安静空腹時では，性別，年齢による差はほとんどない．一般に食後に高値となる．

検査の概要・臨床的意義

- 測定法：EIA

リポ蛋白リパーゼ lipoprotein lipase(LPL)は，血管内皮細胞表面に存在する水溶性の酵素で，カイロミクロンや VLDL 中のトリグリセリドを加水分解する[1]．LPL が欠損するとこれらの代謝が滞り，著明な高トリグリセリド血症を生ずる[2]．LPL は主に脂肪細胞や心筋，骨格筋で合成，分泌され，様々な組織に存在するが，脂肪組織での活性が最も高く，心筋や骨格筋での活性も高い．そのほか肝，肺，腎，脾，乳腺に存在する．いずれの組織においても毛細血管の内皮細胞表面でプロテオグリカンに結合しているため，血漿 LPL 濃度を測定する際にはヘパリンを血管内投与し血中に遊離させることが必要である．近年ではヘパリン未投与での血漿 LPL 濃度測定系やその測定値も検討されているが，ヘパリン投与後の LPL 濃度に比べて極めて低値であり，確立されていない．食事や運動の影響を受けやすいため，測定においては，早朝空腹時にヘパリン 30 単位/体重(kg)を静注し 10 分後に採血し血漿分離する．なお，アルコール摂取にも影響を受けるため，検査前日の飲酒は控えさせる．

カイロミクロンや VLDL に含まれるアポ蛋白 C-Ⅱ は，LPL の共役因子(コファクター cofactor)であり，アポ蛋白 C-Ⅱ 欠損症では，LPL 欠損症と同様の臨床像がみられる．LPL 欠損症の診断確定には，アポ蛋白 C-Ⅱ 濃度の測定も必要となる．

LPL 濃度の測定は，ヘパリン投与後血漿であれば −80℃ で長期凍結保存した検体を用いることが可能である．

異常値を生じるメカニズム

LPL 遺伝子は 8 番染色体上にあり，遺伝子変異による LPL 欠損症ホモ接合体の頻度は約 100 万人に 1 人であるが，ヘテロ接合体の頻度は約 500 人に 1 人と考えられている．ホモ接合体では，血中 LPL 濃度はヘパリン投与後でも測定限界以下であり，通常Ⅰ型高脂血症をきたす．ヘテロ接合体においては，血中 LPL 濃度は正常の約半分に低下しているが，ほとんどの場合軽度から中程度の高トリグリセリド血症にとどまる．

LPL はインスリン感受性リパーゼであり，インスリンは脂肪組織では LPL 活性を上昇させ，心筋や骨格筋ではこれを低下させる．心筋や骨格筋ではグルカゴンやアドレナリンにより LPL 活性は上昇する．糖尿病では，インスリン作用の低下に伴い LPL 活性は低下する．一般に肥満では脂肪組織での LPL 活性が上昇している．

異常値を示す疾患・病態

▶異常高値を示す場合
- 肥満，食事摂取後

▶異常低値を示す場合
- LPL欠損症（*LPL*遺伝子変異ホモ接合体では測定限界以下，ヘテロ接合体では正常の半分程度）
- アポリポ蛋白C-Ⅱ欠損症
- 糖尿病
- アルコール摂取後
- ヘパリン投与不十分

検査のピットフォール

- 食事やアルコールの摂取により影響を受ける．
- ヘパリン投与が不十分な場合には低値となる．
- 著明なLPL低値が必ずしもLPL欠損症ではなく，アポリポ蛋白C-Ⅱの異常による場合がある．

文 献

1) Mead JR, et al. Lipoprotein lipase: structure, function, regulation, and role in disease. J Mol Med. 2003; 80: 753-69.
2) Otarod JK, et al. Lipoprotein lipase and its role in regulation of plasma lipoproteins and cardiac risk. Curr Atheroscler Rep. 2004; 6: 335-42.

〈藍　真澄〉

47 lecithin-cholesterol acyltransferase (LCAT)

基準範囲

- 55〜124 nmol/mL/時・37℃

生理的変動

年齢や性別による差はほとんどない．妊娠中は増加する．

検査の概要・臨床的意義

- 測定法：自己基質法

lecithin-cholesterol acyltransferase(LCAT)は，高比重リポ蛋白(HDL)上で遊離コレステロールをコレステロールエステルに転換する蛋白であり，末梢組織から余剰コレステロールを肝臓に戻すコレステロール逆転送系において重要な役割を果たしている[1]．LCATは416のアミノ酸からなる47090 kDaの蛋白であり，肝臓のみで合成され，レシチンが持つ脂肪酸を遊離コレステロールに転送し，コレステロールエステルを生成する[2]．

LCAT蛋白量は肝臓における蛋白合成能を直接的に反映するマーカーとして用いることができる．LCAT活性が低下すると血清中あるいは血漿中の遊離コレステロールに対するコレステロールエステル比が低下する．ただし，軽度のLCAT活性低下ではコレステロールエステル比は正常であることも多い．

LCAT活性低下により，HDLの成熟が障害され，原始型のHDLが血中に出現する．HDLはコレステロール逆転送系の中心的な役割を果たすリポ蛋白であるが，LCAT活性の低下により，これが成熟せずコレステロールの輸送が滞るため，組織における余剰コレステロールが増加し，LCAT欠損症では角膜混濁(魚眼病)や重篤な腎機能障害をきたす[3]．他の脂質代謝異常を伴わないLCAT欠損症では若年での冠動脈疾患発症はみられない．なお，LCAT欠損症では血清中HDLコレステロール濃度はほぼ0あるいは著明に低下している．

LCAT活性の測定には血清または血漿を用いるが，血漿におけるLCAT活性は比較的安定であり，-80℃で数ヵ月保存したものでも測定可能である．

異常値を生じるメカニズム

肝臓におけるLCAT蛋白合成能によりほぼ規定される．ヒトの*LCAT*遺伝子は16番染色体q21-22に存在し肝臓で発現している．*LCAT*遺伝子変異は家族性LCAT欠損症や魚眼病の原因となり，いずれも常染色体劣性遺伝形式をとる．*LCAT*遺伝子の完全欠損でなくとも部分的な異常がある場合には酵素活性の低下が認められる．また，LCATの活性発現にはアポ蛋白A-1が必要であるため，LCATそのものが正常でもアポ蛋白A-1に異常がある場合には，活性低下が認められる．

異常値を示す疾患・病態

▶著明な活性低下を示す場合

LCAT欠損症，魚眼病，肝不全ではLCAT蛋白量および活性が著明に低下する．

▶活性低下を示す場合

アポ蛋白A-1異常症,無β-リポ蛋白血症,低β-リポ蛋白血症,肝硬変,重症慢性肝炎,重症急性肝炎,閉塞性黄疸,甲状腺機能低下症,吸収不良症候群,心筋梗塞などの状況で認められる.低下例の多くは二次性であり,原疾患の治療を行うが,LCAT補充の必要がある場合には凍結血漿の投与が行われる.

▶活性上昇を示す場合

原発性高脂血症,肥満,糖尿病,ネフローゼ症候群,脂肪肝,妊娠,副腎皮質ステロイド剤投与中の状況下でみられる.

検査のピットフォール

- 著明なLCAT活性低下が必ずしもLCAT欠損症ではなく,アポ蛋白A-1異常の場合も含まれる.
- LCAT活性上昇の原因として副腎皮質ステロイド剤投与の有無を確認する.

文献

1) Nagasaki T, et al. A new colorimetric method for the determination of plasma lecithin-cholesterol acyltransferase activity. Clin Chim Acta. 1977; 75: 371-5.
2) Advances in understanding of the role of lecithin cholesterol acyltransferase (LCAT) in cholesterol transport. Clin Chim Acta. 1999; 286: 257-71.
3) Naito S, et al. Amelioration of circulating lipoprotein profile and proteinuria in a patient with LCAT deficiency due to a novel mutation (Cys74Tyr) in the lid region of LCAT under a fat-restricted diet and ARB treatment. Atherosclerosis. 2013; 228: 193-197.

〈藍 真澄〉

48 アポ蛋白とその分画

基準範囲

- apoA-Ⅰ：男性 119～155 mg/dL
  女性 126～165 mg/dL
- apoA-Ⅱ：男性 25.9～35.7 mg/dL
  女性 24.6～33.3 mg/dL
- apoB100：男性 73～109 mg/dL
  女性 66～101 mg/dL
- apoC-Ⅱ：男性 1.8～4.6 mg/dL
  女性 1.5～3.8 mg/dL
- apoC-Ⅲ：男性 5.8～10 mg/dL
  女性 5.4～9.0 mg/dL
- apoE：男性 2.7～4.3 mg/dL
  女性 2.8～4.6 mg/dL

生理的変動

- 測定法：免疫比濁法（TIA）

アポリポ蛋白 apolipo protein（apo，アポ蛋白）のなかでは，一般に日本人の成人ではapoA-Ⅰと apoE は女性の方が高値で，apoC-Ⅱ，apoC-Ⅲは男性の方が高値である[1,2]．apoB は年齢とともに増加傾向であるが，女性では閉経後に apoB100 が大きく増加し，男性よりも高値となる．小児期において，apoA-Ⅰは男性のみ年齢とともに減少し，apoA-Ⅱは男女とも年齢とともに減少する．成人以降は各アポ蛋白濃度は年齢よりも体重あるいは肥満度に相関がみられる．apoB48は食後有意に上昇するが，それ以外のアポ蛋白濃度は食事や運動による短期的な増減は少ない．

検査の概要・臨床的意義

アポ蛋白は，リポ蛋白に含まれる構成蛋白であり，その構造や作用により分画に分けられている．リポ蛋白粒子の作用はその粒子が保有するアポ蛋白によって規定される．分子量の大きい apoA-Ⅰや apoB，apoE はリポ蛋白の主要構造蛋白あるいは受容体のリガンドとして作用し，分子量の小さい C 群は補酵素のように作用し，リポ蛋白代謝の重要な役割を担う．数あるアポ蛋白の中で，測定値が標準化され臨床的に測定されるものは，主にA-Ⅰ，A-Ⅱ，B，C-Ⅱ，C-Ⅲ，E の 6 種類である[3]．

apoA-1 と apoA-Ⅱは，HDL の主要構成成分でありその代謝に関与する．HDL あるいは HDL コレステロール濃度と apoA-Ⅰと apoA-Ⅱ濃度は多くの場合正相関する．apoA-Ⅰ欠損症では，著明な低 HDL 血症がみられ，コレステロール逆転送系の障害により全身の脂質沈着と動脈硬化症をきたす[4]．また，apoA-Ⅰは apoC-Ⅰとともに LCAT の賦活因子でもある．

apoB100 は，VLDL～LDL（内因性リポ蛋白）の構造蛋白であり，リポ蛋白 1 粒子に 1 分子存在する．したがって，血中 apoB100 濃度は VLDL と LDL の粒子数（粒子濃度）を反映する．apoB100 は，肝臓で合成され肝でのVLDL 合成の核となる．また，LDL 受容体の主たるリガンドとして LDL 代謝に重要な役割を果たしている．apoB100 濃度が高い場合は LDL 代謝の遅延が推測される．

apoB48 は，カイロミクロン（外因性リポ蛋

白)の構造蛋白である．apoB100と同じapoB遺伝子でコードされる蛋白であるが，N末端側の48%で構成されている．小腸で合成され，カイロミクロン合成の核となり，吸収された脂質輸送を担う．通常空腹時にはごくわずかしか血中に存在せずapoB100の血中濃度に比べると1%未満にすぎないが，食後では摂取した脂肪量に応じて増加する．

apoC-Ⅱは，リポ蛋白リパーゼ(LPL)の共役因子として中性脂肪代謝に重要な役割を果たす．HDLとVLDL〜LDLの間を行き来し，主にVLDL上でLPLの作用に寄与する．

apoC-Ⅲは，apoC-Ⅱをリポ蛋白表面から剥がすことによりLPL活性を抑制する．血中トリグリセリド濃度と正相関がみられる．

apoEは，リポ蛋白が肝や末梢細胞で取り込まれる際にその受容体に認識されるマーカーとなる．リポ蛋白間を行き来し再利用される．トリグリセリドを多く含むカイロミクロン，VLDL，およびそれらのレムナントが血中に残存する状況下では，これらの代謝を促進するためにapoEが増加する．apoEには主にE2, E3, E4のフェノタイプがあり，apoE遺伝子により規定されている．E3/E3が正常型であり，E2は受容体との結合が弱くE2/E2ではⅢ型高脂血症をきたす．E4はアルツハイマー病の危険因子として知られている[5]．

異常値を生じるメカニズム

ほとんどのアポ蛋白の血中濃度は，遺伝的に規定されている．それぞれの規定遺伝子の欠損がアポ蛋白欠損症をもたらす．また，多くのアポ蛋白は，それらが構造蛋白となったり作用したりするリポ蛋白の合成過剰や代謝遅延といった状況を反映して異常高値となる．

- **apoA-Ⅰ低値**：Tangier病をはじめとしたapoA-Ⅰ欠損症ではほとんど検出されない．肝疾患，2型糖尿病，メタボリックシンドローム，腎不全では低値となる．
- **apoA-Ⅱ低値**：肝疾患，閉塞性黄疸．
- **apoA-Ⅰおよびapoa-Ⅱ高値**：CETP欠損症などによる高HDLコレステロール血症．
- **apoB(apoB100)高値**：家族性高コレステロール血症をはじめとした高LDLコレステロール血症，ネフローゼ症候群をはじめとした腎疾患，2型糖尿病，動脈硬化症．
- **apoB(apoB100)低値**：遺伝性のapoB欠損症ではほとんど検出されない．末期の肝疾患，重症の低栄養で低値．
- **apoB48高値**：脂肪食後，2型糖尿病，メタボリックシンドローム，LPL欠損症．apoB48低値は臨床上問題とはならない．
- **apoC-Ⅱ高値**：2型糖尿病，ネフローゼ症候群，原発性胆汁性肝硬変等の胆汁うっ滞．
- **apoC-Ⅱ低値**：apoC-Ⅱ欠損症，著明な高トリグリセリド血症(Ⅰ型高脂血症，Ⅴ型高脂血症)．
- **apoC-Ⅲ高値**：2型糖尿病，ネフローゼ症候群，慢性腎炎，閉塞性黄疸．
- **apoE高値**：肝障害，原発性胆汁性肝硬変等の胆汁うっ滞．

2型糖尿病や肥満症では，CⅡ，CⅢ，Eが高値である場合が多く，A-Ⅰ，A-Ⅱが低値である場合が多い．また，動脈硬化症では，apoA-Ⅰに対するapoBの比(apoB/A-Ⅰ)が高値であり，apoA-ⅠあるいはapoB単独の測定値よりも優れたリスクマーカーである．

検査のピットフォール

- 異常値がみられる場合，肝障害，腎障害による二次性の脂質異常症の有無を確認する必要がある．
- アポ蛋白は，各分画の単独の測定値のみならず，apoB/A-Ⅰ比のように分画間の相対的な検討も必要である．

- apoB48 については，検体採取が空腹時か食後かを把握する必要がある．
- apoE については，血中濃度のみならず，E2，E3，E4 といったフェノタイプが臨床的に重要である

〈コメント〉apoB48 および apoE フェノタイプは平成 26 年 4 月現在保険収載されていない．

文 献

1) Siedal J, et al. Immunoturbidmetric method for routine determinations of apolipoproteins A-Ⅰ, A-Ⅱ, and B in normo- and hyperlipemic sera compared with immunonephelometry. Clin Chem. 1988; 23: 355-9.
2) Noma A, et al. Quantitation of serum apolipoprotein A-Ⅰ, A-Ⅱ, B, C-Ⅱ, C-Ⅲ, and E, in healthy Japanese by turbidimetric immunoassay: reference values, and age- and sex-related differences. Clin Chim Acta. 1991; 199: 147-57.
3) Kastelein JJ, et al. Lipids, apolipoproteins, and their ratios in relation to cardiovascular events with statin treatment. Circulation 2008; 117: 3002-9.
4) Ingelsson E, et al. Clinical utility of different lipid measured for prediction of coronary heart disease in men and women. JAMA. 2007; 298: 776-85.
5) Contois JH, et al. The underlying molecular mechanism of apolipoprotein E polymorphism: relationship to lipid disorders, cardiovascular disease, and Alzheimer's disease. Clin Lab Med. 1996; 16: 105-23.

〈藍　真澄〉

2. 生化学検査　F. 脂質・色素関連物質

49 トリグリセリド(TG)

基準範囲

▶50～150 mg/dL

わが国では≧150 mg/dLで高TG血症と定めている[1]．

米国のNCEP ATPIIIでは，150～199 mg/dLを軽度～中等度，200～499 mg/dLは高度，500 mg/dL以上は極めて高度な高TG血症と定めている[2]．

生理的変動

一般に，男性が女性より高値を示す．食事の影響を受けやすく，食後に上昇する．運動，食事，アルコールなどの影響を受けやすいため，日差変動がある．新生児期では30 mg/dLと低値で，生後5～6日で4～5倍となる．

検査の概要・臨床的意義

TGは，カイロミクロンと超低比重リポ蛋白(VLDL)によって，血中を運搬される．食事性脂肪はほとんどTGであり，TGは3分子の長鎖脂肪酸がエステル結合により，グリセロールに結合している．主に小腸で吸収され，カイロミクロンを形成する．カイロミクロン中のTGはリポ蛋白リパーゼ(LPL)による加水分解で遊離脂肪酸(FFA)を放出する．カイロミクロンはそれによりカイロミクロンレムナントとなり，肝臓に取り込まれる．VLDLは肝臓で分泌される(p.200，「リポ蛋白とその分画」参照)．

高TG血症は動脈硬化の危険因子であるが[3]，この関連は上記リポ蛋白異常を介する間接的な影響も大きい．

高度な高TG血症は，急性膵炎の原因となりうるため，注意が必要である．

血中TGの増加は脂肪組織以外の様々な臓器にTGの蓄積をもたらす．TGの成分である脂肪酸はエネルギー代謝の面からグルコース代謝と競合する．高TG血症に起因する脂肪酸の上昇は血糖の血中での停滞をきたしたり，インスリン抵抗性や分泌に関与したりすることが知られている(p.215，「遊離脂肪酸」参照)．

非アルコール性脂肪性肝疾患(NAFLD)においては，肝臓でのTG合成が亢進し，高TG血症を呈することが多い．産生されたTGが肝臓に蓄積されることにより，悪循環が形成される．

異常値を生じるメカニズム

後述のように多くの二次性抗TG血症を引き起こす疾患がある．

高TG血症をみたら，増加しているリポ蛋白がカイロミクロンか，VLDLなのか，中間比重リポ蛋白(IDL)などのレムナントリポ蛋白なのかを確認する．VLDLの増加が主体の場合は，二次性の原因が強く疑われ，カイロミクロンの増加の場合はLPLやアポC-II欠損によるカイロミクロンの異化障害の可能性が考えられる．

インスリン抵抗性では脂肪動因が亢進し，FFAが増加する．FFAはVLDLやカイロミクロンの生成を促進するため，インスリン抵抗性においては高TG血症となる．同様に，糖尿病，糖質過剰摂取，脂肪肝などでは，肝臓におけるVLDL合成が亢進し，高TG血症

を生じる.

アポ蛋白 C-II は LPL の補酵素であるため,LPL とアポ蛋白 C-II の遺伝的欠損や不活性化はトリグリセリドの加水分解を妨げ,血漿カイロミクロンの著明な上昇を引き起こし高 TG 血症となる.

逆に,アポ蛋白 B の合成障害（低 β リポ蛋白血症）や,VLDL やカイロミクロンの assembly の異常（無 β リポ蛋白血症）では,VLDL やカイロミクロンが減少し,低トリグリセリド血症となる.

異常値を示す疾患・病態

▶高値

2012 年米国内分泌学会臨床ガイドライン分科会により,高 TG 血症の原因疾患が以下のように示された[4]. 改変して示す.

- 原発性高 TG 血症:
  家族性複合高脂血症（FCHL）
  家族性高 TG 血症（FHTG）
  家族性 III 型高脂血症
  高 TG 血症を伴う家族性低 α リポ蛋白血症（FHA）
  家族性カイロミクロン血症と関連疾患
- 原発性遺伝子感受性:
  メタボロックシンドローム
  治療された 2 型糖尿病
- 二次性高 TG 血症:
  アルコール飲料の過剰摂取
  薬剤性（サイアザイド,β ブロッカー,エストロゲン,糖質ステロイド,レジン,抗 HIV 薬,免疫抑制剤,向精神薬など）
  未治療糖尿病

  内分泌疾患（甲状腺機能低下症,Cushing 症候群など）
  腎疾患
  肝疾患
  妊娠
  自己免疫疾患
  他,単純糖質（果糖など）・脂質（飽和脂肪酸など）の過剰摂取,運動不足

▶低値

低 β リポ蛋白血症,無 β リポ蛋白血症,重度肝障害（肝硬変）,甲状腺機能亢進症,吸収不良症候群,副腎不全

検査のピットフォール

前日夕食時の高脂肪,高カロリー食やアルコール摂取で高値となる.

サイアザイド系利尿薬,β 遮断薬,経口避妊薬,ステロイド,抗真菌薬などで上昇することがあるため,服薬歴の聴取が大切である.

文献

1) 日本動脈硬化学会, 編. 動脈硬化性疾患予防ガイドライン 2012 年度版. 東京: 杏林舎; 2012.
2) Third Report of the National Cholesterol Education Program (NCEP) Expert Panel on Detection, Elaluation, and Treatment of High Blood Cholesterol in Adults (Adult Treatment Panel III) final report. Circulation. 2002; 106: 3143-421.
3) Iso H, et al. Serum triglycerides and risk of coronary heart disease among Japanese man and women. Am J Epidemiol. 2001; 153: 490-9.
4) Berglund L, et al. Endocrine society: Evaluation and treatment of hypertriglyceridemia: an Endocrine society clinical practice guideline. J Clin Endocrinol Metab. 2012; 97: 2969-89.

〈小和瀬桂子,倉林正彦〉

2. 生化学検査　F. 脂質・色素関連物質

50 遊離脂肪酸（FFA または NEFA）

基準範囲

- 0.10〜0.85 mEq/L

生理的変動

遊離脂肪酸 free fatty acid（FFA；または非エステル型脂肪酸 non-esterified fatty acid, NEFA）は生理的変動が大きい．食事摂取，絶食，寒冷，カフェイン摂取，運動，精神的動揺，喫煙などで変動する．

夜間はインスリン分泌が少ないため，脂肪分解が促進され，FFA は高値を示し，糖質の摂取にて速やかに低下する．また，マラソンなどの長時間運動時は，エネルギー源が糖から脂質に移行するため，FFA は高値を示す．飢餓状態でも，FFA は高値を示す．

検査の概要・臨床的意義

生体において，脂肪酸はグルコースと並ぶ主要なエネルギー源である．脂質は脂肪組織に貯蔵されているため，より分解を受けエネルギー（ATP）を産生するには，まず脂質が組織から動員され，末梢組織へと輸送されなければならない．脂肪組織に貯蔵されているトリグリセリドは，脂肪組織内に存在するホルモン感受性リパーゼによって加水分解され，FFA とグリセロールとなる（図 2-15）．FFA は脂肪組織内でアシル-CoA シンテターゼによりアシル-CoA へ再合成され，再エステル化されてトリグリセリドになる．再エステル化の速度が脂肪分解の速度を下回ると FFA が蓄積され，それが血漿へ拡散してアルブミンと結合し，FFA の濃度を上昇させる．FFA は末梢のエネルギー源として消費され，残りが脂肪組織や肝に蓄積されるほか，一部は肝で β 酸化によりケトン体となる．肝臓は流入した FFA の約 30％ を取り込むため，FFA 濃度が高い時には肝臓に取り込まれる FFA の量は相当なものとなる．したがって，脂肪組織から FFA を生成する経路は，ケトン体生成の調節という意味でも重要である．

臨床的に問題となるのは，異常高値であり，特に，未治療糖尿病患者ではインスリンの欠乏や作用不全に伴うホルモン感受性リパーゼの活性化によって FFA の著明な上昇をきたし，ケトーシスの出現に至る．血糖降下剤の投与により，FFA は血糖値に先行して低下する[1]．

FFA の測定は糖尿病や高脂血症などの代謝性疾患や内分泌機能を評価する指標として利用される．最近，遊離脂肪酸のメタボリックシンドローム病態形成への関与が注目されている[2]．血中の遊離脂肪酸の増加は，耐糖能にも悪影響を与えることが知られている[3]．

また，心筋梗塞後 1〜2 時間という早い時間に，カテコールアミンの影響と考えられる FFA の上昇が認められ，この FFA 高値は不整脈発生やの危険因子となるため，注意が必要である[4]．さらに，健常人においても，FFA 高値が心臓突然死と強い相関があることも示されており[5]，FFA の異常高値が虚血心に対し細胞毒性となることが示唆されている．

肝硬変などの重症肝障害においては，肝における FFA の処理機能の減衰や LPL 活性機能亢進などのため，著明な高値を認める．

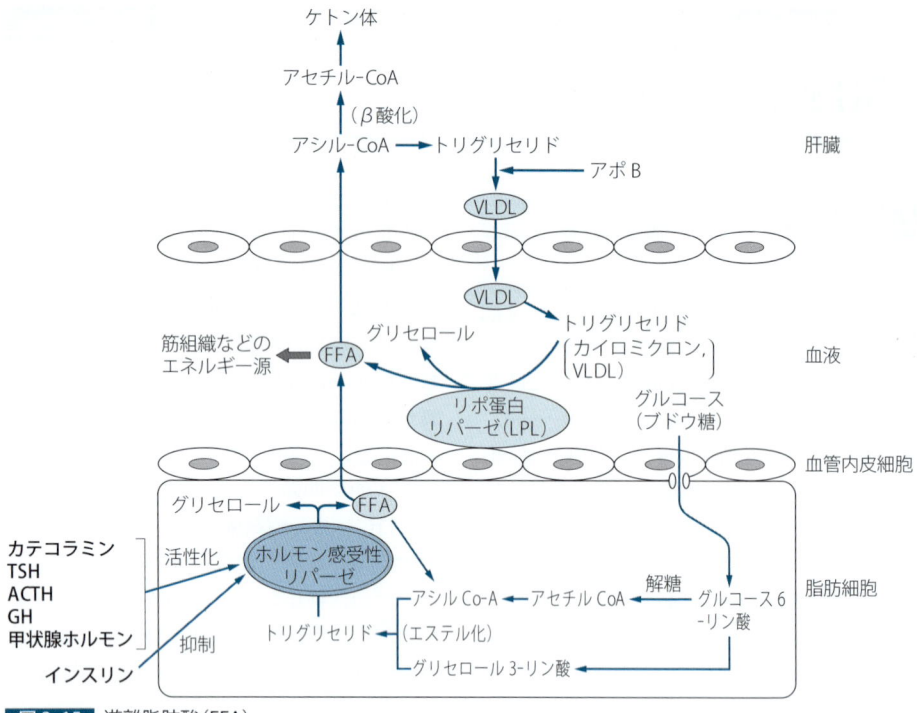

図2-15 遊離脂肪酸(FFA)
脂肪組織に貯蔵されているトリグリセリドは脂肪組織内に存在するホルモン感受性リパーゼによって加水分解され，FFAが産生される．

異常値を生じるメカニズム

　カテコールアミン，グルカゴン，ACTH，メラニン細胞刺激ホルモン(MSH)，甲状腺刺激ホルモン(TSH)，成長ホルモン(GH)，バソプレシン，甲状腺ホルモン，グルココルチコイドなどは，ホルモン感受性リパーゼを活性化し，貯蔵トリグリセリドの脂肪分解の速度を増大させてFFAの濃度を上昇させる．逆にインスリンはホルモン感受性リパーゼ活性を抑制し，脂肪組織からのFFA放出を阻害し，循環している血漿FFA濃度を減少させる．

異常値を示す疾患・病態

▶異常高値を示す場合

　糖尿病，肥満，甲状腺機能亢進症，Cushing症候群，褐色細胞腫，先端巨大症，急性心筋梗塞，ネフローゼ症候群，肝硬変，ストレス，飢餓，薬剤性（α遮断薬，カフェイン，テオフィリン，L-ドーパ）

▶異常低値を示す場合

　汎下垂体機能低下症，甲状腺機能低下症，Addison病，インスリノーマ，グルコース注射，薬剤（インスリン，β遮断薬）

検査のピットフォール

　上記ホルモンによる影響を受けやすく，日

内変動や精神的緊張，運動，食事による変動が大きい．そのため，一定の条件下（早朝空腹時など）で測定する．薬剤の影響が大きいため，必ず内服歴を確認する．

文献

1) 宇治義則. 遊離脂肪酸とその分画. 日本臨牀. 2010; 68(増刊号 1): 61-3.
2) Roden M, et al. Mechanism of free fatty acid-induced insulin resistance in humans. J Clin Invest. 1996; 97: 2859-65.
3) Kruszynka YT. Effects of nonesterified fatty acids on glucose metabolism after glucose ingestion. Diabetes. 1997; 46: 1586-93.
4) Oliver MF, et al. Relation between serum free fatty acid and arrhythmias and death after acute myocardial infarction. Lancet. 1968; 1: 710-4.
5) Jouven X, et al. Circulating non-esterified fatty acid level as a predictive risk factor for sudden death in the population. Circulation. 2001; 104: 756-61.

〈小和瀬桂子，倉林正彦〉

51 胆汁酸とその分画

基準範囲

- 血清総胆汁酸(酵素法):
  空腹時 1～8 μmol/L, おおよそ 10 μmol/L 以下である[1].
- 血清胆汁酸分画(高速液体クロマトグラフィー法; F, 遊離型; G, グリシン抱合型; T, タウリン抱合型; UDCA, ウルソデオキシコール酸; CA, コール酸; CDCA, ケノデオキシコール酸; DCA, デオキシコール酸; LCA, リトコール酸; 平均値±標準偏差):
  FUDCA, 1.4±0.7(%); FCA, 5.6±1.8(%); FCDCA, 17.2±3.7(%); FDCA, 5.1±1.7(%); FLCA, 検出せず; GUDCA, 6.8±2.8(%); GCA, 9.4±2.0(%); GCDCA, 37.6±4.5(%); GDCA, 5.6±1.9(%); GLCA, 検出せず; TUDCA, 0.2±0.1(%); TCA, 1.4±0.7(%); TCDCA, 8.5±2.2(%); TDCA, 1.1±0.7(%); TLCA, 検出せず[2].
- 尿中硫酸抱合型胆汁酸(酵素法):
  満7歳以上, 3.2±2.5 μmole/g Cr[3].

生理的変動

胆汁酸は腸管内における食事性の脂溶性物質の吸収を補助した後に, 回腸終末部から能動輸送により95％以上が再吸収され, 門脈を経て肝に戻る閉鎖的な腸肝循環を行う. 生体では胆汁酸は食事ごとに2回の腸肝循環を行う. 食後では血清胆汁酸が上昇する. 血清総胆汁酸濃度は早朝空腹時が最も低値であり, 食後には10～20 μmol/L 程度上昇する. この食事による変動は, 検査値の解釈上の留意点である. 胆汁酸分画の食事による変動はない. また, ウルソデオキシコール酸(UDCA)の胆汁酸製剤を服用していると, 血清胆汁酸が高値となる場合がある. 尿中硫酸抱合型胆汁酸の測定ではアスコルビン酸により測定値が影響を受ける.

検査の概要・臨床的意義

血清胆汁酸の測定法には酵素法[1], RIA法[4], 高速液体クロマトグラフィー(HPLC)[5]等がある. 酵素法は胆汁酸(3α-ヒドロキシステロイド)にNAD存在下に3α-ヒドロキシステロイドデヒドロゲナーゼを作用させ, 生成したNADHを検出する方法である. 自動分析装置を用いて総胆汁酸濃度が測定されている. RIA法はグリシン抱合型コール酸(グリコール酸)の測定キットが市販されている. HPLC法は胆汁酸成分である15分画を全測定する. 尿中硫酸抱合型胆汁酸の測定は酵素法が利用できる[3]. 血清総胆汁酸, グリココール酸, 尿中硫酸抱合型胆汁酸は保険が適応される.

血清胆汁酸は肝細胞障害(急性肝炎, 慢性肝炎, 肝硬変など)および胆汁うっ滞の病態で上昇することより, それらの肝胆道疾患の診断に有用である. しかし, 血清胆汁酸は肝疾患の鑑別診断的意義は少ない.

尿中硫酸抱合型胆汁酸は各種肝胆道疾患において上昇し, 特に胆汁うっ滞症や慢性肝疾患の重症度に応じて高値を示す.

異常値を生じるメカニズム

胆汁酸は肝細胞においてコレステロールよ

り生合成される．胆汁中胆汁酸の成分には，肝細胞で生成される一次胆汁酸（コール酸とケノデオキシコール酸）と一次胆汁酸が腸内細菌による分解の結果生成される二次胆汁酸（デオキシコール酸とリトコール酸）がある．ほとんどの胆汁酸はアミノ酸抱合（グリシンまたはタウリン）を肝臓で受けて，アルカリ塩の形で胆汁中に分泌される．腸管において胆汁酸は，コレステロール，脂肪酸，モノグリセリド，リン脂質とともにミセルを形成し，小腸粘膜における脂肪の吸収に寄与する．腸管に分泌された胆汁酸の約95%以上は回腸終末部で再吸収され，門脈を経て肝臓へ戻る閉鎖的な腸肝循環を受ける．体内プールの約4gの胆汁酸が食事ごとに2回の腸肝循環を行うと考えられている．

この胆汁酸の腸肝循環が円滑に運行されないよう病態において血清胆汁酸の上昇と胆汁酸分画の異常をきたすことになる．すなわち，血清胆汁酸の上昇をきたす病態として，1)肝細胞障害による胆汁酸の摂取障害，2)胆汁うっ滞による肝細胞内輸送低下，3)側副血行路の形成による門脈大循環系シャント，4)腸管内の濃度上昇による門脈血中胆汁酸濃度の上昇がある．

硫酸抱合型胆汁酸は胆汁酸の水酸基に硫酸がエステル結合をしたもので，胆汁酸の硫酸抱合化は主として肝臓で行われる．胆汁酸の硫酸抱合化はその極性を増加し，腎臓でのクリアランスを数倍から数百倍に増加させる働きがある．腸肝循環の異常により血清胆汁酸が増加した場合，過剰の胆汁酸を速やかに体外へ排泄するための解毒機構と考えられる．

通常，肝胆道疾患のスクリーニングには，酵素法による空腹時血清総胆汁酸の測定で十分である[6,7]．より詳細な病態把握のためには血清胆汁酸の分画測定[2]が有用である．

異常値を示す疾患・病態

▶異常高値を示す疾患
- 急性肝炎，慢性肝疾患（肝炎，肝硬変），胆汁うっ滞，腸内細菌過剰増殖

▶異常低値を示す疾患
- 腸管吸収不良症候群

注）空腹時血清総胆汁酸は肝機能検査の1つの指標として活用する．すなわち，血液生化学検査データや画像診断データと組み合わせて，肝胆道疾患の病態把握を行うことが大切である．また，腸内細菌過剰増殖を疑う場合には，糞便や腸液の細菌（特に嫌気性菌）培養を実施する．

検査のピットフォール

- 血清総胆汁酸濃度は食後に10〜20 μmol/L程度上昇する．
- 体動後は安静時と比較して血清胆汁酸は軽度に上昇することがある．
- 血清胆汁酸の測定は，早朝空腹時に安静にて採血を行う必要がある．

文 献

1) Mashige F, et al. A simple and sensitive assay of total serum bile acids. Clin Chim Acta. 1976; 70: 79-86.
2) 松崎靖司, 他. 胃腸疾患における血清胆汁酸分画測定と経口胆汁酸負荷試験の臨床的意義. 日消誌. 1985; 82: 1369-79.
3) Matsui A, et al. Direct enzymatic assay of urinary sulfated bile acids to replace serum bilirubin testing for selective screening of neonatal cholestasis. J Pediatr. 1996; 129: 306-8.
4) Roda A, et al. Development, validation, and application of a single-tube radioimmunoassay for cholic and chenodeoxycholic conjugated bile acids in human serum. Clin Chem. 1977; 23: 2107-12.
5) Kimura H, et al. Separatory determinations of free and conjugated bile acids in human serum. Jpn J Clin Chem. 1979; 8: 126-30.
6) Osuga T, et al. Evaluation of fluorimetrically estimated serum bile acid in liver disease. Clin Chim Acta. 1977; 75: 81-90.
7) 田中直見, 他. 肝疾患における血清胆汁酸測定の臨床的意義. 肝臓. 1981; 22: 785-802.

〈正田純一〉

52 ビリルビン

基準範囲[1]

- 総ビリルビン：0.4～1.5 mg/dL

生理的変動

新生児では間接ビリルビン優位の高ビリルビン血症を呈し、通常は5日前後をピークに徐々に低下していく。成人においても長時間の絶食により間接ビリルビンが上昇することがある。

検査の概要・臨床的意義

主として網内系で産生されたビリルビン（非抱合型）は主としてアルブミンと結合して肝臓に運ばれる。その後、アルブミンと解離し、肝細胞内に取り込まれる。肝細胞に取り込まれた非抱合型ビリルビンは結合蛋白により滑面小胞体に運ばれ、UDP1A1によりグルクロン酸抱合を受けて、水溶性の抱合型ビリルビンとなる。抱合型ビリルビンは毛細胆管膜上のMRP2を介して、ATP依存的に毛細胆管内に能動輸送される。毛細胆管に排出された抱合型ビリルビンは小葉間胆管、左右の肝管、総肝管を運ばれ、胆嚢に貯蔵され、最終的には総胆管を経て十二指腸に至る。

通常は総ビリルビン濃度が2.5～3.0 mg/dLを超えると黄疸として認められるが、血清総ビリルビン濃度およびその分画の測定は肝・胆道疾患の診断や重症度・進行度の評価、体質性黄疸の鑑別などにおいて重要な情報をもたらす。

一方、ビリルビンは抗酸化作用を有することが知られている。非抱合型ビリルビン優位の軽度の高ビリルビン血症を呈するGilbert症候群においては虚血性心疾患の頻度が一般集団よりもむしろ低いことが知られている[2]。

健常人では血中の総ビリルビンの大部分が非抱合型ビリルビンである。肝細胞障害や肝内外の胆汁うっ滞においては抱合型ビリルビン、すなわちbilirubin diglucuronide（BDG）とbilirubin monoglucuronide（BMG）が上昇してくる。抱合型ビリルビンの高度上昇が遷延すると抱合型ビリルビンにアルブミンが共有結合したデルタビリルビンの増加がみられる[3]。デルタビリルビンは肝細胞に取り込まれず、腎糸球体からも濾過されないので、アルブミンの半減期に従ってゆっくりと減少する。

ビリルビンの測定法には歴史的変遷がある[4]。過去に用いられていたジアゾ試薬に対する反応性の違いに基づく直接型、間接型という分類が依然として現在でも広く用いられている。ジアゾ法そのものは現在ではほとんど用いられず、化学酸化法と酵素法が主流となっている。化学酸化法および初期の酵素法においては非抱合型の一部やデルタビリルビンを直接型として測り込むなどの問題点があったが、いわゆる新酵素法では改善がみられ、デルタビリルビンを測り込むことなく、抱合型ビリルビンを選択的に測定できる[5]。いずれにしても、実測値として得られるのは総ビリルビンと抱合型（直接）ビリルビンであり、間接あるいは非抱合型ビリルビンは両者の差として計算上求められたものである。なお、アルブミンと結合していない非抱合型ビリルビン、いわゆるアンバウンドビリルビン

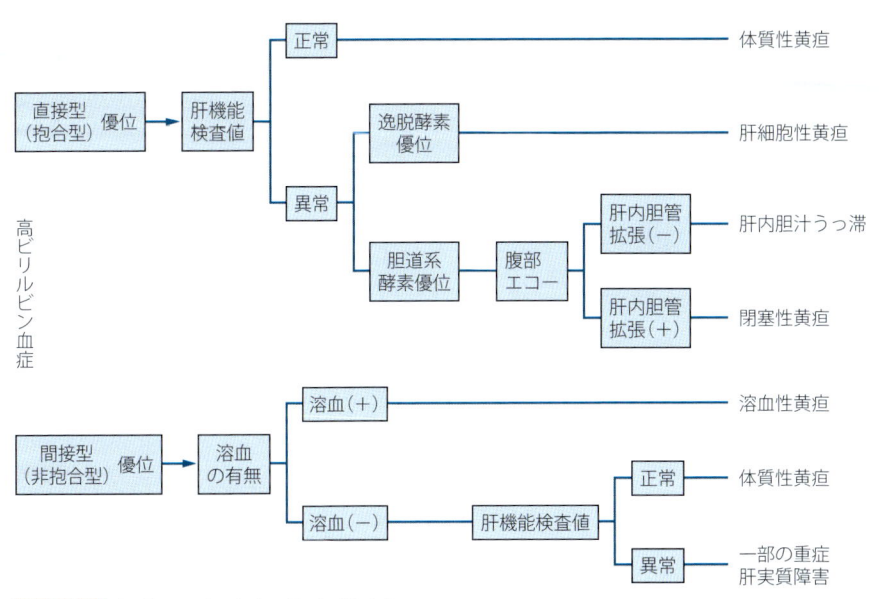

図 2-16 高ビリルビン血症の鑑別の進め方
(野村文夫. ビリルビン. In: 高木 康, 他編. 標準臨床検査医学. 4版. 東京: 医学書院; 2013. p.144-7 より)[6]

は神経毒性を有し, その上昇は核黄疸のリスクにつながるので, 新生児黄疸においてその測定は重要であり, 専用キットが発売されている.

異常値を生じるメカニズム

血清ビリルビンの異常高値はビリルビンの産生過剰, 運搬・抱合・排出過程の異常により生じる. どの部分が障害を受けるかにより抱合型・非抱合型の割合が異なる. 血清ビリルビン濃度は肝胆膵疾患の検出感度という点では必ずしも高くなく, 軽度の肝細胞障害や不完全な胆道閉塞などの場合には血清ビリルビン濃度が正常範囲に保たれる.

異常値を示す疾患・病態

高ビリルビン血症の鑑別を進めるにあたってはまず抱合型優位 (50%以上が抱合型) か, 非抱合型優位 (80%以上が非抱合型) かを区別する (図 2-16). 抱合型優位の場合は各種肝酵素レベルをみる. 逸脱酵素である AST, ALT の上昇が目立ち, 胆道系酵素である ALP, γ-GT の上昇が軽微な場合は肝細胞性黄疸を考える. 一方, 胆道系酵素の上昇が目立つ場合は胆汁うっ滞とみなし, その閉塞部位を探索する. まず行うべきは腹部エコーであり, 肝内・肝外の胆管拡張の有無をチェックする. いずれにも拡張がみられない場合は肝内胆汁うっ滞とみなし, 胆汁うっ滞型の薬物性肝障害, そして特に女性では原発性胆汁性肝硬変の可能性を考える. 胆管拡張がみられた場合は閉塞部位を確定するための画像検査に進む. 肝酵素に異常がみられない場合は稀にみられる抱合型ビリルビン優位の体質性黄疸を疑う.

一方, 非抱合型優位の場合は, 血清 LDH 活性, 網赤血球数, ハプトグロビン値, 脾腫の有無などから溶血の有無をチェックする. 溶

血性が否定された場合は非抱合型優位の体質性黄疸(大部分がGilbert症候群)を考える．高度の肝硬変や劇症肝炎など重篤な肝細胞性黄疸の場合にも抱合酵素の活性低下を受けて，非抱合型優位に傾く場合がある．

⚠ 検査のピットフォール

新酵素法以外の酵素法や化学酸化法ではデルタビリルビンと抱合型ビリルビンを区別できない．したがって，肝障害の回復期にビリルビンの改善が見かけ上遅れ，病態と検査値の乖離がみられるので要注意である．

文 献

1) 日本臨床検査標準協議会　基準範囲共用化委員会，編．日本における主要な臨床検査項目の共用基準範囲案—解説と利用の手引き—．http://www.jccls.org/techreport/public_comment_201405.pdf
2) Lin JO, et al. Association between the *UGT1A1**28 allele, bilirubin levels, and coronary heart disease in the Framingham Heart Study. Circulation. 2006; 114: 1476-81.
3) Weiss JS, et al. The clinical importance of a protein-bound fraction of serum bilirubin in patients with hyperbilirubinemia. N Engl J Med. 1983; 309: 147-50.
4) 吉田俊彦，他．ビリルビン検査．モダンメディア．2013; 59: 119-24.
5) Kurosaka K, et al. A new enzymatic assay for selectively measuring conjugated bilirubin concentration in serum with use of bilirubin oxidase. Clin Chim Acta. 1998; 269: 125-36.
6) 野村文夫．ビリルビン．In: 高木　康，他編．標準臨床検査医学．4版．東京: 医学書院; 2013. p.144-7.

〈野村文夫〉

2. 生化学検査　G. ビタミン

53 ビタミン B₁₂，葉酸

基準範囲

- ビタミン B₁₂：180〜914 pg/mL
- 葉酸：≧4.0 ng/mL

生理的変動

- ビタミン B₁₂[1]：黒人は白人より高値を示す．加齢により低下の傾向を示す．高齢者においては男性の方が女性より高値の傾向を示す．また夜間に低下する．菜食主義者は低下傾向を示す．
- コーヒー：吸収促進，アルコールの過飲：低下．
- 葉酸：妊娠，授乳で低値．新生児ではやや高値であるが，乳幼児・小児期はやや低値の傾向を示す．

検査の概要・臨床的意義

　ビタミン B₁₂ は細胞の，特に血球の DNA 合成には不可欠な役割を果たす．ビタミン B₁₂ は経口摂取されると唾液や胃液に含まれる R 結合因子と結合し十二指腸に達する．ここで膵液の消化を受けてビタミン B₁₂ は R 結合因子から離れ，胃壁細胞から分泌される内因子と結合する．内因子と結合したビタミン B₁₂ は回腸末端上皮にある内因子受容体を介して吸収される．吸収されたビタミン B₁₂ はトランスコバラミンと結合して組織に供給される．ビタミン B₁₂ は細胞内に入りホモシステインからメチオニンへの転換に関与するが，その際メチルテトラヒドロ葉酸塩をテトラヒドロ葉酸塩(FH₄)とし，FH₄ が DNA 合成に関

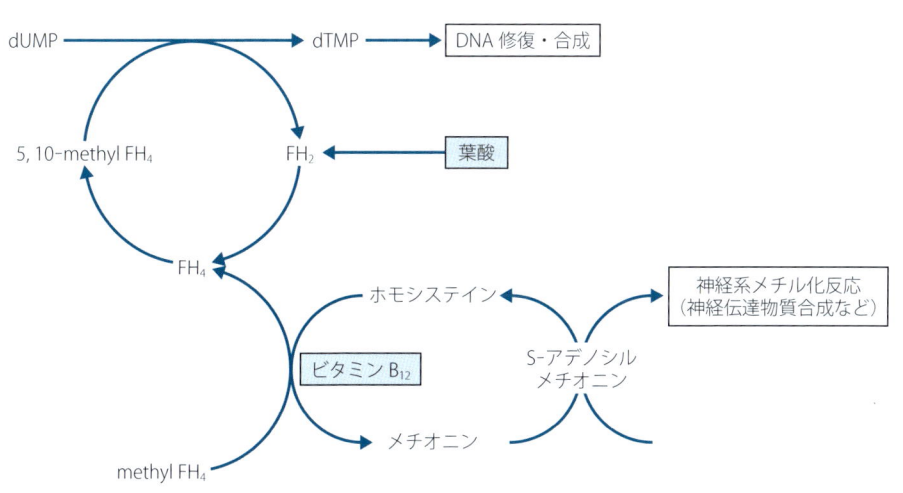

図 2-17 ビタミン B₁₂ と葉酸の DNA 合成への関与

dUMP：deoxyuridine monophosphate，dTMP：deoxythymidine monophosphate，FH₂：dihydrofolate，FH₄：tetrahydrofolate

与する(図2-17). ビタミンB_{12}はradioisotope dilution assay, non boil radioassay, chemiluminescent assayなどの方法により測定されるが, その目的はビタミンB_{12}の摂取, 吸収, 利用の過程の中で生じた代謝異常を検出することである.

葉酸は経口吸収された後, 十二指腸および空腸で吸収される. 生体内ではプリン体, ピリミジン体, アミノ酸などの合成のほか, ヒドロ葉酸塩からFH_4となりDNA合成に関与する. 測定はradioassay法, cloned enzyme donor immunoassay法, chemiluminescent assay法などにより行われる. 日本人は葉酸含有食品を恒常的に摂取していることがほとんどであり, 通常の生活で葉酸欠乏にいたることは少ないが, 大球性貧血, 口角炎, 舌炎などの葉酸欠乏が疑われる臨床症状が疑われる場合に測定が考慮される.

異常値を生じるメカニズム

ビタミンB_{12}, 葉酸ともに臨床上重大な異常はその欠乏である. ビタミンB_{12}欠乏の原因として吸収障害と供給低下があげられる. 吸収障害の原因として, 1)抗内因子抗体の出現によるビタミンB_{12}の吸収障害, 2)抗胃壁細胞抗体による胃壁細胞の萎縮に起因する内因子の産生低下, 3)胃全摘出後状態, 4)消化管炎症疾患などによる吸収障害, 5)盲管症候群, 6)小腸切除, 7)寄生虫によるビタミンB_{12}競合による小腸内での奪取, 8)ビタミンB_{12}の転送異常(先天性トランスコバラミンⅡ欠乏症[1]など)があげられる[2]. 一方供給低下の原因として完全菜食主義がある. 内因子抗体はビタミンB_{12}と内因子の結合を障害するⅠ型抗体と内因子の吸収を阻害するⅡ型抗体がある. ビタミンB_{12}が増加する場合は腫瘍性血液疾患によるものが多く, トランスコバラミン類似物質の増加などに起因する.

葉酸も, 1)吸収不全, 2)細胞の葉酸取り込み異常, 3)葉酸の利用障害(メトトレキサートなどの葉酸拮抗薬), 先天性葉酸代謝酵素異常症, 4)食事からの摂取不足や妊娠, 授乳などの供給増大などがあげられる[1].

異常値を示す疾患・病態

▶ビタミンB_{12}

異常高値を示す場合
- 造血器腫瘍性疾患: 慢性骨髄性白血病, 真性多血症
- 急性肝炎, 肝硬変, 肝細胞癌
- 癌骨髄転移

異常低値を示す場合
1) 吸収障害によるもの
- 巨赤芽球性貧血(悪性貧血, 胃切除後貧血)
- 亜急性連合性脊髄変性症
- 吸収不良症候群(小腸疾患など)
- 薬剤(H_2ブロッカー, プロトンポンプ阻害薬, コルヒチンなど[3])

2) 摂取不足によるもの
- 完全菜食主義, アルコール過剰摂取などによる不適切な食事

3) その他
- トランスコバラミンⅡ欠損症, Imerslund-Gräsbeck症候群, 遺伝性無顆粒球症, オロト酸尿症

▶葉酸

異常低値を示す場合
1) 供給減少によるもの
- 巨赤芽球性貧血
- 薬剤使用(メトトレキサート, ジフェルヒダントイン, フェニトイン, など)
- アルコール過剰摂取などによる不適切な食事

2) 需要増大によるもの
- 妊娠, 授乳
- 悪性疾患, 白血病

- ヘモグロビン異常症(サラセミア，鎌状赤血球症)(慢性溶血状態による葉酸の需要増大)[4]
- 剝奪性皮膚炎[4]

検査のピットフォール

- 造血異常を示さない潜在的ビタミン B_{12} 欠乏症が高齢者にみられることがあるが，この場合血清ビタミン B_{12} は正常下限もしくは軽度低下のことが多い．その際には血中メチルマロン酸あるいはホモシステインを測定し上昇を確認することで潜在的ビタミン B_{12} 欠乏症を診断する[1,5]．
- ビタミン B_{12} 欠乏が高齢者の精神神経症状の原因のことがある[6]．

文 献

1) 松田　晃. III貧血の診断と治療. 2. 巨赤芽球性貧血. 日内会誌. 2006; 95: 2010-5.
2) Qian L, et al. Congenital transcobalamin II deficiency due to errors in RNA editing. Blood Cells Mol Dis. 2002; 28: 134-42.
3) Briani C, et al. Cobalamin deficiency: clinical picture and radiological findings. Nutrients. 2013; 5: 4521-39.
4) Green R. Indicators for assessing folate and vitamin B-12 status and for monitoring the efficacy of intervention strategies. Am J Clin Nutr. 2011; 94(suppl): 666S-72S.
5) Oh R, et al. Vitamin B_{12} deficiency. Am Fam Physician. 2003; 67: 979-86.
6) Lindenbaum J, et al. Neuropsychiatric disorders caused by cobalamin deficiency in the absence of anemia or macrocytosis. N Engl J Med. 1988; 318: 1720-8

〈福島伯泰〉

54 ビタミン B₁・B₂・B₆・C，ニコチン酸

基準範囲

- ビタミン B₁：24〜66 ng/mL
- ビタミン B₂：66.1〜111.4 ng/mL（HPLC）
- ビタミン B₆：
  ピリドキシン：男性≦3.0 ng/mL
  　　　　　　　女性≦3.0 ng/mL
  ピリドキサール：男性≦6.0〜40.0 ng/mL
  　　　　　　　　女性≦4.0〜19.0 ng/mL
  ピリドキサミン：男性≦0.6 ng/mL
  　　　　　　　　女性≦0.6 ng/mL
- ビタミン C：5.5〜16.8 μg/mL（血清中）
- ニコチン酸：4.7〜7.9 μg/mL

生理的変動

- ビタミン B₁：季節変動があり夏が最も低値である．
- ビタミン B₂：摂取不足な地域では妊娠で低下．
- ビタミン C：妊娠，授乳，ストレス，運動で低下，喫煙で低下[1]．
- ニコチン酸：食事に影響，運動によりナイアシン需要の増加．

検査の概要・臨床的意義

　ビタミン B₁ の評価は全血を試料とした総ビタミン B₁ 濃度の測定で行われる．これは赤血球ビタミン B₁ 濃度が組織蓄積量を反映しているためである．全血総ビタミン B₁ 濃度は，フリーチアミン，チアミン-1-リン酸（TMP），チアミン-2-リン酸（TDP），チアミン-3-リン酸（TTP）の4つの B₁ ビタマーの血清濃度と血球濃度の総和である[2]．一般に液体クロマトグラフィー（HPLC）で測定されるが，最近液体クロマトグラフィー-タンデムマススペクトロメトリー法での測定も報告されている．本法では測定時間の短縮が期待される．ビタミン B₁ 欠乏症（脚気，Wernicke 脳症）の診断に有用である．ビタミン B₂（リボフラビン）は生細胞中ではフラビンアデニンヌクレオシド（FAD）あるいはフラビンモノヌクレオシド（FMN）として酵素蛋白質と結合して存在する[3]．生体内での酸化還元反応を触媒する多数の酵素の補酵素として重要である．哺乳類は合成することができず，一定以上は吸収されない上，速やかに排泄されるため，過剰症は起こりにくく恒常的に摂取する必要がある．ビタミン B₂ の低下により舌炎，口唇炎などを生じる．ビタミン B₆ はピリドキサールリン酸（PLP）やピリドキサミンリン酸（PMP），ピリドキシンがあるが，血中では血清，全血とも主成分は PLP である．HPLC 法などで測定される．腸内細菌による合成の関与や多くの食品に含まれていることから，通常は欠乏症は起こらないが，吸収不良症候群や透析患者，ビタミン B₆ 代謝に影響を及ぼす薬剤の服用時にはビタミン B₆ 欠乏症を生じることがある．

　ビタミン C（アスコルビン酸）はヒドラジン法，酵素法，HPLC 法などで測定される．ビタミン C 欠乏の検出には細胞内濃度（白血球，血小板）の測定が最も優れるが，煩雑なため血清もしくは血漿で測定される．血漿，血清中濃度が低下している場合は顕性あるいは潜在性ビタミン C 欠乏症が疑われる．ニコチン酸は水溶性ビタミンであるビタミン B 複合体

の1つである．ナイアシンはニコチン酸とニコチン酸アミドの総称である．ヒトではトリプトファンからニコチン酸アミドが生成される．ニコチン酸の測定法としてbioassay 微生物定量法，比色法，HPLCがある．ニコチン酸の低下によりペラグラを生じる．またHartnup病などの代謝異常症によりニコチン酸が低下する．

異常値を生じるメカニズム

ビタミンB_1は摂取不足以外にも肝硬変などの肝臓での付リン酸化障害（活性化障害），吸収障害，糖質摂取過剰，過労，甲状腺機能亢進症などでB_1需要が増大することで低値となる．またアルコールはB_1の吸収障害や肝障害が加われば，活性化障害を起こす[4]．

ビタミンB_2は食餌からの摂取が失われた場合，数日以内に生化学的な減少の徴候が現れる[5]．ビタミンB_6は通常の生活では低下することは稀であるが，薬剤による影響で低下することがある．例えば，抗結核薬のイソニアジドはピリドキシンと結合することで尿中排泄が亢進し欠乏状態となる．

ビタミンCでは，ビタミンC欠乏食をとり続けると，まず血漿濃度が速やかに低下し，遅れて白血球のビタミンC濃度が低下する．ニコチン酸は食事性摂取不足のほか，トリプトファンの摂取不足でも低下する．また常染色体劣性遺伝であるHartnup病では，腸管や腎尿細管からのトリプトファンの吸収不良が原因でニコチン酸欠乏が生じると考えられている．

異常値を示す疾患・病態

▶異常低値をきたすもの
- **ビタミンB_1**：脚気，Wernicke脳症，アルコール多飲，肝障害，吸収不良状態，妊娠，糖質過剰摂取，過労，甲状腺機能亢進症，発熱，高カロリー輸液施行時のビタミンB_1投与の失念
- **ビタミンB_2**：舌炎，口唇炎，口角炎，脂漏性皮膚炎
- **ビタミンB_6**：皮膚炎，高脂血症，脂肪肝，抗体形成不全，薬剤（イソニアジドなど），放射線照射時
- **ビタミンC**：壊血病，感染症，糖尿病，冠動脈手術，Moller-Barlow病
- **ニコチン酸**：ペラグラ，先天性トリプトファン尿症，キサンツレン尿症，ヒドロキシヌレニン尿症，Hartnup病

検査のピットフォール

- 多くのビタミンの測定は速やかに行い，できない場合は凍結保存する．
- ビタミンB_2，B_6，Cの測定サンプルは遮光して保存する．

文献

1) Schectman G, et al. The influence of smoking on vitamin C status in adults. Am J Public Health. 1989; 79: 158-62.
2) 渭原 博, 他. ビタミンB_1欠乏を疑った602例の全血総ビタミンB_1濃度の解析. 生物試料分析. 2010; 33: 179-83.
3) 国立健康・栄養研究所, 監. 厚生労働省策定 日本人の食餌摂取基準 ビタミンB_2. 2010. p.152-3.
4) 橋詰直孝, 他. 広範囲血液・尿科学検査 免疫学的検査 IV. 生化学的検査 ビタミンB_1. 日本臨牀. 2010; 68 Suppl 1: 168-9.
5) Powers HJ. Riboflavin(vitamin B-2)and health. Am J Clin Nutr. 2003; 77: 1352-60.

〈福島伯泰〉

2. 生化学検査　G. ビタミン

55　25(OH)ビタミンD〔25(OH)D〕, 活性型ビタミンD〔1α,25(OH)$_2$D〕

基準範囲

測定法や基準を定めた学会により相違があり，広く共通な基準範囲は存在しない（異常値を示す疾患・病態の項目にて後述；生理的変動の項目も参照）．

- 25(OH)D：成人；RIA（EIA法）[1]
  　　　　　　　7.0〜41.0 ng/mL
  ビタミンD欠乏症：≦50 nmol/L
  　　　　　　　（20 ng/mL）[2]
  ビタミンD不足：≦80 nmol/L
  　　　　　　　（32 ng/mL）[2]
- 1α,25(OH)$_2$D：成人[1]　20〜60 pg/mL
  　　　　　　　小児[1]　20〜70 pg/mL

いずれも血清における値である．

生理的変動

25(OH)Dでは人種差・地域差・季節差が知られている．本邦において行われた推定では25(OH)D$_3$の前駆体であるビタミンD$_3$の体内産生は7月がピークで12月が低いとされ，7月の那覇（7.0 μg/体表0.1 m^2/日照15分）と12月の札幌（同0.4 μg）とでは実に17倍近い差がある[3]．遺伝子多型による影響も指摘されており，ビタミンD受容体（VDR）遺伝子では，*BsmI* 多型のbbホモ型（米人口の35%を占める）でBBホモ型に比べ血中1α,25(OH)$_2$D濃度が低いとされている[4]．

検査の概要・臨床的意義

ビタミンDは植物由来のエルゴステロールをプロビタミンとするD$_2$と7-デヒドロコレステロールをプロビタミンとするD$_3$の2つがメジャーなフォームとされる．プロビタミンDからプレビタミンDを経てビタミンDとなる生合成経路は非酵素的であるが，紫外線が必要とされる．生体内では，この生成は体表皮膚で起きる事実は人種差（メラニン色素による紫外線エネルギー吸収），地域差・季節差（日照時間）と関係する．また，日干し干物中のビタミンD含有量が高いとされる理由である．最初にD$_1$と命名されたものは混合物であったため現在では欠番扱いとなっている．D$_4$〜D$_7$の報告もあり，さらにビタミンD代謝物はヒト血中に数十種類もあるとされているが未解明の部分も多い．ビタミンDは肝臓で代謝を受け25(OH)DとなりDBP（vitamin D binding protein）と結合し安定に血中を循環し，さらに腎臓で1位が水酸化を受け活性型である1α,25(OH)$_2$Dに変換される．代謝や組織移行が速く測定値の解釈が難しいビタミンDそのものではなく，代謝物の中でも25(OH)Dが体内のビタミンDの充足状態を反映するとされ測定対象となる．1α,25(OH)$_2$Dは活性型として体内のカルシウム・リン代謝の調節に中心的な役割を果たすため，内分泌学的な意義が大きく，やはり測定対象となる．数多い非活性な代謝物も存在するが，これらは測定系がイムノアッセイの場合に抗体のクロス・リアクティビティを介して測定値に微妙な影響を及ぼしていると考えられる．測定値は現在ではD$_3$とD$_2$を測り分けることができる質量分析計（LC-MS/MS）を用いた測定が標準法（reference method）として認知

されつつあり，25(OH)D₃で成人平均値 20.0 ng/mL，25(OH)D₂で成人平均値 0.4 ng/mL との報告があり，25(OH)D₃が最もメジャーであった[5]．筆者の所属する検査部でも臨床検査応用をめざして LC-MS/MS による 25(OH)D₃測定を試みており，男性で 25.5 ng/mL，女性で 20.9 ng/mL の平均値を得ている[6]．1α,25(OH)₂D 測定ではイムノアッセイが汎用されている．

ビタミン D によるカルシウム・リン代謝調節はくる病や骨軟化症のような骨系統疾患から歴史的には注目されたが，これは副甲状腺機能（PTH 値）に影響するため内分泌学的な側面からの意義と裏腹である．さらに，活性型ビタミン D 生成が腎で起こるため慢性腎不全における患者管理（透析下など）や皮膚科・感染症の領域，高齢化社会を迎え骨粗鬆症，動脈硬化や抗腫瘍効果といった非常に広い分野で現在，注目されている．したがってビタミン D の測定値に与える意義が関係する学会によって異なり，基準とすべき値として示される数値が微妙に異なるのが現実である．

異常値を生じるメカニズム

過剰摂取・栄養不足としてのビタミン D 過剰・欠乏症が存在する．しかしながら活性化型である 1α,25(OH)₂D の生合成（1 位の水酸化）は厳密に調節されているため，過剰症は明らかに過多なビタミン D を摂取した場合に起こるとされ，1α,25(OH)₂D ではなく 25(OH)D の高値が明確である．また，しばしば慢性腎不全や骨粗鬆症などでは活性化型ビタミン D の増加を狙って 1α(OH)製剤が投与されることがあるが，これは上記の調節機構を免れているため，やはり過剰症を起こす可能性があり，これは 1α,25(OH)₂D 値でモニターされる．ビタミン D の不足は栄養不足

（ビタミン D，プロビタミン D の摂取不足，吸収不良，日照不足，生合成酵素の異常といった要因で起こるとされている．体内におけるカルシウム・リン代謝調節はビタミン D 単独で行われているものではなく，FGF23 や PTH（パラソルモン）といった他のホルモンと協調し相補しつつ行われているため，ビタミン D 不足状態であってもただちにカルシウム値の異常やその随伴症状が出現するとは限らないとされている．このような，いわば潜在的なビタミン D 不足の検出に 25(OH)D の測定を行うのが有効であるとされているが本邦では保険適応がない．

異常値を示す疾患・病態

▶異常高値を示す場合

ビタミン D 過剰症〔25(OH)D〕，活性化型ビタミン D 製剤の過剰な服用〔1α,25(OH)₂D〕，ビタミン D 抵抗性（VDR 変異などでみられる）．

▶内分泌学の観点からの基準範囲/異常値

本稿の最初に示したもの：米内分泌学会[2]．

▶骨疾患の観点からの基準範囲/異常値

- International Osteoporosis Foundation：
  骨粗鬆症の評価から 75 nmol/L（30 ng/mL）の 25(OH)D 濃度維持を推奨する．
- 米 IOM (Institute of Medicine)：
  骨石灰化評価から，
  25(OH)D：20 ng/mL（50 nmol/L）以下をビタミン D 不足の指標とする．

▶腎疾患の観点からの基準範囲/異常値

- 米 National Kidney Foundation：25(OH)D 重度の欠乏：<5 ng/mL，軽度の欠乏：5～15 ng/mL，ビタミン D 不足：16～30 ng/mL

▶本邦・小児科の観点からの基準範囲/異常値

- 日本小児内分泌学会ガイドライン：
  イムノアッセイの値で，
  ≦20 ng/mL（50 nmol/L）を 25(OH)D 低値

とし，≦15 ng/mL（37.5 nmol/L）であればより確実とする．

⚠ 検査のピットフォール

測定法がイムノアッセイと質量分析法の2法あり，学会ガイドラインの基準値の設定にも上記のように影響を及ぼしている．イムノアッセイの改良も重ねられている一方，質量分析法の普及も徐々に進むと思われる．イムノアッセイでは，D_3とD_2を識別することは質量分析法に比し原理上，容易ではなく，たいてい測定値は単にビタミンDや総ビタミンDなどとして表示される．また重ねて記した通り生理的変動もあれば基準範囲の定義もいくつかあり，その解釈には慎重さが必要である．

📖 文 献

1) 三浦雅一．Ⅱ．ビタミンDの基礎．2．ビタミンDの分析．In: 岡野登志雄，編．ビタミンDと疾患 改訂版．大阪: 医薬ジャーナル社; 2014. p.33-9.
2) Holick MF, et al. Evaluation, treatment, and prevention of vitamin D deficiency: an Endocrine Society clinical practice guideline. J Clin Endocrinol Metab. 2011; 96: 1911-30.
3) 津川尚子．Ⅱ．ビタミンDの基礎　4．ビタミンDの栄養．In: 岡野登志雄，編．ビタミンDと疾患 改訂版．大阪: 医薬ジャーナル社; 2014. p.48-59.
4) Ma J, et al. Vitamin D receptor polymorphisms, circulating vitamin D metabolites, and risk of prostate cancer in United States physicians. Cancer Epidemiol Biomarkers Prev. 1998; 7: 385-90.
5) Tsugawa N, et al. Determination of 25-hydroxyvitamin D in human plasma using high-performance liquid chromatography—tandem mass spectrometry. Anal Chem. 2005; 77: 3001-7.
6) Mochizuki A, et al. Preanalytical evaluation of serum 25-hydroxyvitamin D3 and 25-hydroxyvitamin D2 measurements using LC-MS/MS. Clin Chim Acta. 2013; 420: 114-20.

〈西村　基〉

2. 生化学検査　H. 電解質・金属

56 カリウム(K), ナトリウム(Na), 塩素(Cl)

カリウム(K)

基準範囲

- 3.5〜5.0 mEq/L

生理的変動

血清K濃度はわずかに日内変動を認め，早朝に低く，午後に高い傾向を示す．しかし，変動幅は狭く，多くても0.4 mEq/L以内である．Kの多い食事をした直後や，激しい運動後に血清Kの上昇を認めることがある．性差は認められない．

異常値を生じるメカニズム・臨床的意義

生体内におけるKは，体重1 kg当たり約50 mEq[1]で，そのうち約98%が細胞内に，約2%のみが細胞外に存在する．Kは筋収縮や神経伝達に重要な役割を果たすとともに，細胞内においては種々の細胞内酵素の活性化促進に必要とされる．1日のK摂取量は約50〜100 mEqで，正常ではその90%以上が尿中に排泄される．したがって，K代謝の恒常性は主とした尿中K排泄の調整によって維持されている．尿中へのK排泄は皮質ないし接合部集合管におけるK分泌によって決定される．影響を与える因子として，1)K摂取量，2)アルドステロン作用，3)集合管の尿流速度，Na到達量，4)尿細管中の重炭酸などの陰イオン，などがある．主に，これらのK分泌調整因子の変化により血清K濃度の異常をきたすが，そのほかに，細胞内外の分布変化や採血時の手技や採血後の保存状態などによっても異常値を生じる．

血清K濃度の異常は細胞膜機能に影響を与え，平滑筋，心筋や神経の機能障害を引き起こし，時に致命的な状態ともなりうるため，異常値を認めた場合は早急な対応と，経時的な評価が必要とされる．

異常値を示す疾患・病態

▶異常高値を示す場合

腎性(腎臓からの排泄低下によるもの)
- 腎不全
- 尿細管機能障害：間質性腎炎，腎移植後，鎌状赤血球症，偽性低アルドステロン症
- アルドステロン作用不足：副腎皮質機能不全(Addison病，21-hydroxylase欠損症など)，低レニン性低アルドステロン症(糖尿病，間質性腎炎，NSAIDs，β遮断薬など)，アンジオテンシン変換酵素阻害薬，アンジオテンシン受容体拮抗薬，ヘパリン，その他
- K保持性利尿薬(スピロノラクトン，トリアムテレン)

腎外性(細胞内外の分布変化や過剰負荷などによるもの)
- 細胞内から細胞外へのシフト：アシドーシス，インスリン作用不足，β受容体作用の低下，高浸透圧血症，過度の運動，組織や細胞破壊(火傷，横紋筋融解症，悪性腫瘍に対する化学療法後)，薬剤(サクシニルコリン，ジギタリス，アルギニンなど)
- 過剰負荷：Kの過剰摂取，大量輸血，K含有薬剤・輸液製剤の過剰投与，消化管出血

- 偽性高K血症：溶血，白血球増多症，血小板増多症

▶異常低値を示す場合

腎性（腎臓からの排泄増加によるもの）
- 鉱質コルチコイド作用増強：原発性アルドステロン症，Cushing症候群，腎血管性高血圧，悪性高血圧，レニン産生腫瘍，偽性アルドステロン症（甘草，グリチルリチン）
- 利尿薬：フロセミドなど
- 尿細管機能障害：尿細管性アシドーシス，Bartter症候群，Gitelman症候群
- ケトアシドーシス，低Mg血症，高Ca血症

腎外性（細胞内外の分布変化や摂取量減少などによるもの）
- 細胞外から細胞内へのシフト：アルカローシス，インスリン作用，β受容体刺激，低K血症性周期性四肢麻痺，薬剤（重炭酸ナトリウム，バリウム，トルエンなど）
- 摂取不足
- 消化管からの喪失：嘔吐，下痢，K結合性イオン交換樹脂薬投与，下剤乱用

⚠ 検査のピットフォール

採血時に手を開いて握る運動（クレンチング）を過度に行うと，筋肉細胞内よりKが遊出し血清K濃度上昇をきたすことがある．また，採血管内溶血を起こすと偽性高値を生じる（遊離Hb濃度100 mg/dLがK 0.3 mEq/Lの誤差に相当する）．また，1)溶血のほかに白血球や血小板増多症がある場合，2)血液が凝固する際，3)これらの血球成分からKが遊出する際に，血清K濃度が上昇する．また，抗凝固薬としてEDTA-2Kを用いると，異常高値を生じる．

採血後は速やかに分離する．全血のままでの冷蔵保存した場合，赤血球内からのK遊出をきたし，偽性高値となるため厳禁である．

ナトリウム（Na）

基準範囲

- 135〜146 mEq/L

生理的変動

血清Na濃度には日内変動はほとんどなく，変動幅は±2%以内ときわめて狭い．性差は認められない．

異常値を生じるメカニズム・臨床的意義

生体内のNaは，体重1 kg当たり約55 mEq[1]で，そのうち約40%は骨に含まれ，大部分が難溶性の塩を形成している．非固形性のNa量，すなわち水分量との割合により血清Na濃度に影響を与える総交換性Na量は，60 kgの成人でほぼ2,500 mEq（42 mEq/kg・体重）であり，そのほとんどは細胞外液中に存在する[2]．細胞外液中の浸透圧活性物質の95％以上はNaとそれに随伴する陰イオンからなり，細胞外液の量と浸透圧の恒常性は，Naと水の代謝調節系を介して維持されている．血清Na濃度は総交換性Na総量と体内水分量との割合で決定されるが，血清Na濃度異常は直ちにNa過剰や欠乏を意味するものではなく，水とNaの量の相対的な異常により生じる．

低Na血症は入院患者において最も頻度の高い電解質異常である（約20％との報告もある）が，その鑑別に際しては，細胞外液の増減で3通りに分けて鑑別すると理解しやすい．細胞外液量の，1)増加をきたす浮腫性疾患（腎不全，心不全など），2)低下をきたす病態（脱水など），3)ほぼ正常な病態（ADH分泌不適切症候群など）に分類される．

異常値を示す疾患・病態

▶異常高値を示す場合

水欠乏によるもの
- 水摂取不足：意識障害，渇中枢障害，嚥下障害
- 水分喪失増加：腎からの水分排泄過多（尿崩症，浸透圧利尿），消化管からの喪失（下痢，嘔吐など），皮膚からの喪失（発汗過多，不感蒸泄の増加など）

Na過剰によるもの
- 鉱質コルチコイド作用増強，糖質コルチコイド作用増強
- Na過剰摂取や輸液製剤の過剰投与
- 本態性高Na血症：視床下部障害による浸透圧調節系の障害

▶異常低値を示す場合

細胞外液量の増加を伴うもの
- 浮腫性疾患：肝硬変，うっ血性心不全，ネフローゼ症候群
- 腎不全

細胞外液量の変化を伴わないもの
- ADH分泌不適切症候群（SIADH），急性水中毒，糖質コルチコイド作用不足，甲状腺機能低下症，利尿薬，無症候性低Na血症

細胞外液量の低下を伴うもの
- Na摂取量の減少
- Na喪失量の増加：腎性Na喪失（Addison病，Na喪失性腎症，利尿薬），腎外性Na喪失（下痢，嘔吐，発汗過多，腹膜炎，急性膵炎など）

偽性低Na血症：高脂血症，高蛋白血症，高血糖

検査のピットフォール

高脂血症や高蛋白血症などでは，血漿の水分分画（血清）が減少し，Na濃度（全血漿で測定）が見かけ上低下する．血漿や血清の浸透圧は正常である．

高血糖状態では血糖100 mg/dLの上昇で，血清Naは1.6 mEq/L低下する．

塩素（Cl）

基準範囲

- 96～108 mEq/L

生理的変動

血清Cl濃度に日内変動は認めないが，食事によりわずかに影響を受ける．食事により胃の壁細胞での塩酸合成が亢進すると，血清Cl濃度は若干低下し，代償的に血清 HCO_3^- 濃度が上昇する[3]．運動による影響はほとんど受けない．性差があり，女性は男性よりもやや高い傾向にあり，その差は2.0 mEq程度である．

異常値を生じるメカニズム・臨床的意義

生体内のClは，体重1 kg当たり約35 mEq[1]で，そのうち約70％は細胞外液中に，約30％が細胞内に存在する．ClはNaとともに細胞外液の量と浸透圧を規定する因子であり，血清Cl濃度は，通常はNa：Cl＝14：10の割合で血清Na濃度とともに変動する．ただし，HCO_3^- 濃度にも影響を受けるため，酸塩基平衡異常が存在する場合は上記比率の乖離が生じる．

通常，血清Cl濃度の異常だけが問題となることは少なく，Na代謝異常や酸塩基平衡異常と関連することが多い．そのため血清Na濃度異常や酸塩基平衡異常の鑑別には血清Cl濃度の測定が有用である．

異常値を示す疾患・病態

▶異常高値を示す場合
- 高 Na 血症に随伴するもの：高張性脱水症
- アニオンギャップが正常な代謝性アシドーシス：尿細管性アシドーシス，下痢，炭酸脱水素酵素阻害薬，尿管結腸瘻
- 呼吸性アルカローシス
- 過剰負荷：高 Cl 性輸液製剤（生理食塩水，アミノ酸製剤）による過剰負荷

▶異常低値を示す場合
- 低 Na 血症に随伴するもの：低張性脱水症，ADH 分泌不適切症候群（SIADH）
- 腎からの喪失：鉱質コルチコイド作用増強，糖質コルチコイド作用増強，Na 喪失性腎症，利尿薬
- 消化管からの喪失：嘔吐，胃液吸引
- 呼吸性アシドーシス

文 献

1) Forbes GB, et al. Total sodium, potassium and chloride in adult man. J Clin Invest. 1956; 35: 596-600.
2) Kinouchi T. Compartmental analysis of sodium dynamics in non-edematous, edematous and uremic patients. Jpn Heart J. 1971; 12: 415-35.
3) 小出 輝．広範囲血液・尿化学検査，免疫学的検査（上）．日本臨牀．1989; 47: 639.

〈北島信治，和田隆志〉

2. 生化学検査　H. 電解質・金属

57 カルシウム(Ca), リン

カルシウム(Ca)

基準範囲

- 8.4～9.7 mg/dL(施設により異なる)

生理的変動

新生児期は成人よりもやや高値である.

検査の概要・臨床的意義

血中 Ca 濃度は, 生理的には副甲状腺ホルモン parathyroid hormone(PTH)と 1,25-水酸化ビタミン D〔$1,25(OH)_2D$〕により, 維持されている. PTH は PTH1 受容体に結合することにより, また $1,25(OH)_2D$ は核内受容体スーパーファミリーの一員であるビタミン D 受容体に作用することにより, ともに血中 Ca 濃度を上昇させる. 一方, PTH 関連蛋白 PTH-related protein(PTHrP)は, 生理的なホルモンとしては機能しないものの, 悪性腫瘍により産生され, PTH1 受容体に作用して高 Ca 血症を惹起することがある.

低 Ca 血症は, テタニーや全身痙攣, しびれ, 心不全などを, また高 Ca 血症は意識障害や便秘, 多尿, 腎障害, 異所性石灰化などを惹起しうる.

異常値を生じるメカニズム

通常測定されているものは, 血中の総 Ca である. このうち約 50% は, アルブミン(Alb)などの蛋白と結合している. 一方, PTH などにより調節されているものは, イオン化 Ca のみである. このため低 Alb 血症が存在する場合には, 総 Ca 濃度が低値となることから, 下記 Payne の式で補正した Ca を評価する.

補正 Ca(mg/dL)
　＝測定 Ca(mg/dL)＋4−Alb(g/dL)
(Alb が 4 g/dL 未満の場合)

血中 Ca 濃度が低下する機序としては, 1) PTH1 受容体を介する情報伝達系の障害, 2) ビタミン D 受容体を介する情報伝達系の障害, 3) それ以外の機序による Ca の沈着や骨吸収の抑制に大別できる. 逆に高 Ca 血症の原因としては, 1) PTH1 受容体を介する情報伝達系の亢進, 2) ビタミン D 受容体を介する情報伝達系の亢進, 3) それ以外の機序による腸管 Ca 吸収や骨吸収, 腎尿細管 Ca 再吸収の亢進があげられる[1].

異常値を示す疾患・病態

表 2-19 に, 血清 Ca 濃度異常を惹起する病態と機序をまとめた.

検査のピットフォール

Payne の補正式は経験上得られたものであり, 著明な低 Alb 血症の場合には必ずしも正確な補正が行えない場合がある.

逆に高 Alb 血症や異常グロブリンが増加する場合には, 測定 Ca 濃度が高値となることがある.

表2-19 血清Ca濃度異常をきたす病態

低Ca血症
　PTH1受容体を介する情報伝達系の障害
　　・PTH分泌不全による副甲状腺機能低下症
　　・偽性副甲状腺機能低下症
　　・低マグネシウム血症
　ビタミンD受容体を介する情報伝達系の障害
　　・ビタミンD欠乏（吸収不良症候群，低栄養などを含む）
　　・慢性腎臓病
　　・ビタミンD依存症
　Caの沈着
　　・骨形成性骨転移
　　・急性膵炎
　　・hungry bone syndrome　など
　骨吸収の抑制
　　・ビスホスホネート，デノスマブなど

高Ca血症
　PTH1受容体を介する情報伝達系の亢進
　　・原発性副甲状腺機能亢進症
　　・家族性低Ca尿症高Ca血症
　　・異所性PTH産生腫瘍
　　・Humoral hypercalcemia of malignancy（PTHrP産生腫瘍）
　　・Jansen型骨幹端軟骨異形成症（PTH1受容体遺伝子活性型変異）
　ビタミンD受容体を介する情報伝達系の亢進
　　・ビタミンD中毒，活性型ビタミンD製剤過剰投与
　　・悪性リンパ腫，肉芽腫症
　腸管Ca吸収の亢進
　　・ミルクアルカリ症候群
　骨吸収の亢進
　　・不動性，甲状腺機能亢進症，Local osteolytic hypercalcemia　など
　腎Ca再吸収の亢進
　　・サイアザイド製剤

リン

基準範囲

● 2.5～4.5 mg/dL

生理的変動

小児は成人より高値である．深夜に最高値，午前中に最低値となる日内変動がある．食後は，インスリン作用による細胞内への取り込みのため，低下することがある．

検査の概要・臨床的意義

PTHや1,25(OH)$_2$Dは，Caとともに血清リン濃度にも影響する．すなわちリン濃度はPTH作用によりを低下し，1,25(OH)$_2$Dにより上昇する．これに加え，線維芽細胞増殖因子23 fibroblast growth factor 23（FGF23）も，血清リン濃度を低下させる．

重度の低リン血症は，筋力低下や心不全，溶血性貧血などを惹起しうる．一方慢性の低リン血症は，骨石灰化障害を特徴とするくる病・骨軟化症の原因となる．逆に高リン血症は，異所性石灰化や低Ca血症を惹起する．

異常値を生じるメカニズム

血中リン濃度が低下する機序は，1)PTH1受容体を介する情報伝達系の亢進，2)ビタミンD受容体を介する情報伝達系の障害，3)FGF23作用過剰，4)それ以外の機序による腸管リン吸収の低下，尿中リン排泄の亢進，および骨や細胞内へのリンの移行に大別できる．逆に高リン血症の原因としては，1)PTH1受容体を介する情報伝達系の障害，2)ビタミンD受容体を介する情報伝達系の亢進，3)FGF23作用障害，4)それ以外の機序による腸管リン吸収の亢進，尿中リン排泄の低下，および骨や細胞内からのリンの移行があ

表 2-20 血清リン濃度異常をきたす病態

低リン血症
- PTH1 受容体を介する情報伝達系の亢進(表 2-19 参照)
- ビタミン D 受容体を介する情報伝達系の障害(表 2-19 参照)
- FGF23 作用過剰
  - X 染色体優性低リン血症性くる病,腫瘍性骨軟化症など(表 2-21 参照)
- 腸管リン吸収の低下
  - 吸収不良症候群,低栄養など
- 尿中リン排泄の亢進
  - Fanconi 症候群,グルココルチコイド作用過剰など
- 骨や細胞内への移行
  - hungry bone syndrome,骨形成性骨転移
  - リフィーディング
  - ケトアシドーシスの回復期
  - 敗血症など

高リン血症
- PTH1 受容体を介する情報伝達系の障害(表 2-19 参照)
- ビタミン D 受容体を介する情報伝達系の亢進(表 2-19 参照)
- FGF23 作用低下
  - 高リン血症性家族性腫瘍状石灰沈着症
- 腸管リン吸収の亢進
  - リン製剤の過剰投与
- 尿中リン排泄の低下
  - 慢性腎臓病,先端巨大症
- 骨や細胞内からの移行
  - 骨吸収の亢進(不動性, local osteolytic hypercalcemia など)
  - 腫瘍崩壊症候群,横紋筋融解症など

表 2-21 FGF23 作用異常による疾患

作用過剰(低リン血症)
- X 染色体優性低リン血症性くる病
- 常染色体優性低リン血症性くる病
- 常染色体劣性低リン血症性くる病 1, 2
- McCune-Albright 症候群,線維性骨異形成症に伴う低リン血症性疾患
- 腫瘍性骨軟化症
- 含糖酸化鉄による低リン血症性疾患など

作用障害(高リン血症)
- 高リン血症性家族性腫瘍状石灰沈着症

げられる.腎機能が正常な場合には,明かな高リン血症が持続することは稀である.

異常値を示す疾患・病態

表 2-20 に,血清リン濃度異常を惹起する病態と機序をまとめた.このうち,FGF23 作用異常による疾患が,近年数多く明らかとなった[2](表 2-21).FGF23 の測定は,現状では保険適用となっていないものの,FGF23 過剰作用とそれ以外の病因による低リン血症の鑑別に有用であることが示されている[3].

検査のピットフォール

成人の低リン血症性骨軟化症は,骨痛や筋力低下を主徴とし,神経・筋疾患などと混同されやすい.したがってこれらの症候を呈する患者では,リン濃度を測定すべきである.

文 献

1) Fukumoto S, et al. Causes and differential diagnosis of hypocalcemia—recommendation proposed by expert panel supported by Ministry of Health, Labour and Welfare, Japan. Endocr J. 2008; 55: 787-94.
2) 福本誠二. リン調節ホルモン,線維芽細胞増殖因子 23(FGF23)の作用と作用異常.日内会誌. 2011; 100: 3649-54.
3) Endo I, et al. Clinical usefulness of measurement of fibroblast growth factor 23(FGF23) in hypophosphatemic patients: proposal of diagnostic criteria using FGF23 measurement. Bone. 2008; 42: 1235-9.

〈福本誠二〉

58 マグネシウム(Mg)

基準範囲

- 1.6〜2.4 mg/dL（施設により異なる）

検査の概要・臨床的意義

体内のMgの約50％は骨に，50％足らずは筋肉などの軟部組織細胞内に存在し，細胞外液中には約1％が分布する．血清Mgは，腸管Mg吸収，尿中へのMg排泄，および骨や細胞内への，あるいは骨や細胞内からの移行により調節されている．Caと異なり，血清Mg濃度を特異的に調節するホルモンは知られていない．一方，腎尿細管でのMg再吸収は多くの因子により影響を受ける．Mg欠乏やPTHなどはMg再吸収を促進し，サイアザイドやループ利尿薬，シスプラチンなどの薬剤，ミネラルコルチコイド，高Ca血症や高Ca尿症などはMg再吸収を抑制する．

低Mg血症は，低Ca血症の原因となり，テタニーや全身痙攣などを惹起することがある．この低Mg血症による低Ca血症の原因としては，PTH分泌や作用障害に加え，1,25-水酸化ビタミンD産生低下が報告されている．一方高Mg血症では，筋力低下や錯乱，深部腱反射低下などが惹起される場合がある．ただし腎機能障害が存在しない場合には，高Mg血症による症状が問題となることは稀である．

異常値を生じるメカニズム

低Mg血症は，腸管Mg吸収の低下，尿中Mg排泄の亢進，あるいは骨や細胞内へのMgの移行により惹起される．逆に高Mg血症は，腸管Mg吸収の亢進，尿中Mg排泄の低下，あるいは骨や細胞内からのMgの移行により起こりうる．一般に高Ca血症は，腎尿細管でのMg再吸収を抑制する．一方腎尿細管でのCa感知受容体はMg再吸収を抑制するように作用することから，Ca感知受容体遺伝子不活性型変異などによる家族性低Ca尿性高Ca血症では，血清Mgは軽度高値となることがある[1]．

表2-22 血清Mg濃度異常をきたす病態

低Mg血症
　腸管Mg吸収の低下
　　・吸収不良症候群
　　・低栄養など
　尿中Mg排泄の亢進
　　・利尿薬（ループ利尿薬，サイアザイド）
　　・シスプラチン，アムホテリシンB，シクロスポリンなどの薬剤
　　・アルコール
　　・甲状腺機能亢進症
　　・高アルドステロン血症
　　・高Ca血症
　　・一部のBartter症候群，Gitelman症候群など
　骨，細胞内への移行
　　・hungry bone syndrome，アルカローシスなど

高Mg血症
　腸管Ca吸収の亢進
　　・Mg含有制酸剤，下剤などの濫用
　尿中Mg排泄の低下
　　・腎不全
　　・家族性低Ca尿性高Ca血症（Ca感知受容体不活性型変異など）
　　・Addison病など
　骨や細胞内からの移行
　　・横紋筋融解症，火傷など

異常値を示す疾患・病態

表 2-22 に，血清 Mg 濃度異常を惹起する病態と機序をまとめた．

検査のピットフォール

Mg は骨や細胞内に多く存在するため，血清 Mg 濃度は必ずしも体内の Mg 含量を反映しない場合がある．

低 Mg 血症の存在下で Mg 排泄率(fractional excretion of Mg：FE_{Mg})が 4% を越えていれば，尿中 Mg 排泄亢進による低 Mg であると報告されている[2]．

$$FE_{Mg} = \frac{尿中 Mg \times 血清 Cr}{尿中 Cr \times 血清 Mg}$$

文献

1) 齋藤 祐, 他. カルシウム感知受容体の異常と疾患. 腎と骨代謝. 2008; 21: 97-104.
2) Elisaf M, et al. Fractional excretion of magnesium in normal subjects and in patients with hypomagnesemia. Magnes Res. 1997; 10: 315-20.

〈福本誠二〉

59 亜鉛

基準範囲

- 血清：80〜130 μg/dL[1〜3)]

生理的変動

日内変動があり，午前中高く，午後低い[1)]．空腹時に高値となり，食後に低下する．新生児，乳児では低下する．妊娠により漸進的に低下する[1)]．

検査の概要・臨床的意義

亜鉛は必須微量元素の1つであり，DNAポリメラーゼ，RNAポリメラーゼ，アルカリホスファターゼなどの多種類の酵素の活性中心として利用され，主に，細胞分裂，核酸代謝などにおいて重要な役割を果たしている．亜鉛の生理作用は，成長，皮膚および付属器官の新陳代謝，生殖機能，骨格の発育，味覚・嗅覚の維持，精神・行動への影響，免疫機能，腫瘍増殖など多彩である．

亜鉛過剰は急性中毒でみられるが，極めて稀である．臨床的に問題となるのは低値を示した場合である．亜鉛欠乏による症状は，成長遅延，性機能低下，皮膚炎，易感染性（免疫機能低下），味覚・嗅覚障害，食欲減退，脱毛，創傷治癒遅延，嗜眠，うつ状態などの精神神経症状など多彩である．

血清亜鉛値から考える病態[1)]として，亜鉛値が131〜300 μg/dLでは過剰摂取，透析器よりの中毒，二次性高値，301 μg/dL以上では急性中毒，60〜79 μg/dLでは亜（潜在性）欠乏症，生理的変動，薬物その他，59 μg/dL以下では欠乏症，特に30 μg/dL以下の低値を示す場合は確実な欠乏症（腸性肢端皮膚炎，長期の高カロリー輸液）である．

日本人の栄養所要量は，青年〜老年男子では1日8〜10 mg，女子では1日7 mg，許容上限値は1日30 mgと定められている．

測定法は，一般的には原子吸光法が用いられているが，簡単な方法として比色法がある．

異常値を生じるメカニズム

血清中の亜鉛は，約2/3がアルブミン，約1/3が$α_2$-マクログロブリン，約2%がヒスチジン，システインなどのアミノ酸と結合している．亜鉛は主に十二指腸と空腸で吸収され，排泄は主に糞便中であり，尿中，汗中にも排泄される．血清亜鉛が高値を示すのは，主に，内分泌疾患，血液疾患などである．一方，血清亜鉛が低値を示すのは，摂取不足，吸収障害，過剰喪失，需要増大などである．

異常値を示す疾患・病態（青字は特に重要）

▶異常高値を示すもの[1)]

内分泌疾患
- 成長ホルモン欠損症，甲状腺機能亢進症，副腎不全，Addison 病

血液疾患
- 溶血性貧血，赤血球増多症，好酸球増多症

その他
- zinc-binding protein の異常

▶異常低値を示すもの[1)]

摂取不足
- 低亜鉛食：動物性蛋白の少ない食餌（菜食主義者）
- 食品生産過程での亜鉛喪失：精製・加工食

品，人工ミルクにおける脱塩処理
- 静脈栄養，経腸栄養
- 低栄養

吸収障害
- 先天性：腸性肢端皮膚炎
- 後天性：
  1) 吸収阻害物質摂取：フィチン酸，食物繊維
  2) 吸収不良症候群：肝障害，膵障害，炎症性腸疾患，短腸症候群
  3) 薬剤，キレート剤：EDTA，ペニシラミン

過剰喪失
- 消化液への喪失：小児難治性下痢症，腸瘻，下痢を伴う消化器疾患
- 尿中排泄増加：肝硬変，糖尿病，腎疾患，溶血性貧血，静脈栄養，異化亢進時（手術，外傷，感染症など）
- その他：火傷，透析

需要増大
- 妊娠，新生児（未熟児），同化亢進時（静脈栄養時など）

不明
- 先天性胸腺欠損症，モンゴリズム

⚠ 検査のピットフォール

測定対象は血清（血漿）である．赤血球中に多量に含まれているため，検体の溶血に注意する．採血後速やかな血清あるいは血漿分離が重要である．検体は冷蔵ないし冷凍保存する．

日内変動や食事の影響を受けるため，早朝空腹時に採血することが望ましい．

EDTA入り採血管は使用しない．また，ゴム栓は亜鉛を含むので用いない．

血清亜鉛値は薬物の影響を受け，サイアザイドやループ利尿薬，ジスルフィラムで上昇し，グルココルチコイド，クロフィブラート，ピルで低下する[1]．また，カキなどの海産物摂取により上昇する[1]．

📖 文 献

1) 柳澤裕之. 亜鉛. 日本臨牀. 2010; 68（増刊1）: 309-13.
2) 冨田 寛, 他. エビデンスに基づいた血清亜鉛値による亜鉛欠乏症の診断基準値. Biomed Res Trace Elements. 2007; 18: 54-62.
3) 冨田 寛. 日本人の血清亜鉛値の基準値についての提言. Biomed Res Trace Elements. 2008; 19: 22-4.

〈角野博之，村上正巳〉

2. 生化学検査　H. 電解質・金属

60 鉄

基準範囲

- 男性　54〜200 μg/dL
- 女性　48〜154 μg/dL

検査の概要・臨床的意義

生体内鉄は 2/3 が循環赤血球内のヘモグロビンに含まれ，1/3 弱がフェリチンやヘモジデリンの貯蔵鉄として肝や脾に存在する．血清鉄はトランスフェリンと大部分が結合しているので，検査データ上の血清鉄＝トランスフェリンに結合した鉄ということになる（図2-18）[1]．

血清鉄測定の臨床的意義として最も重要な場面は，鉄欠乏貧血の診断であるが，血清鉄の低下は慢性炎症性疾患に伴う貧血でも起こりうるため，貯蔵鉄の不足を示すフェリチンの測定が欠かせない．鉄欠乏性貧血においては，血清鉄低下，総トランスフェリン＝総鉄結合能増加，非鉄結合トランスフェリン＝不飽和鉄結合能増加のパターンを示す．

これまで鉄不足における鉄欠乏状態が血清鉄測定の臨床的意義の中心であったが，最近，輸血後鉄過剰症を代表とする鉄過剰症の診断および治療効果判定マーカーとして，フェリチンとの併用による有用性も増している[2]．

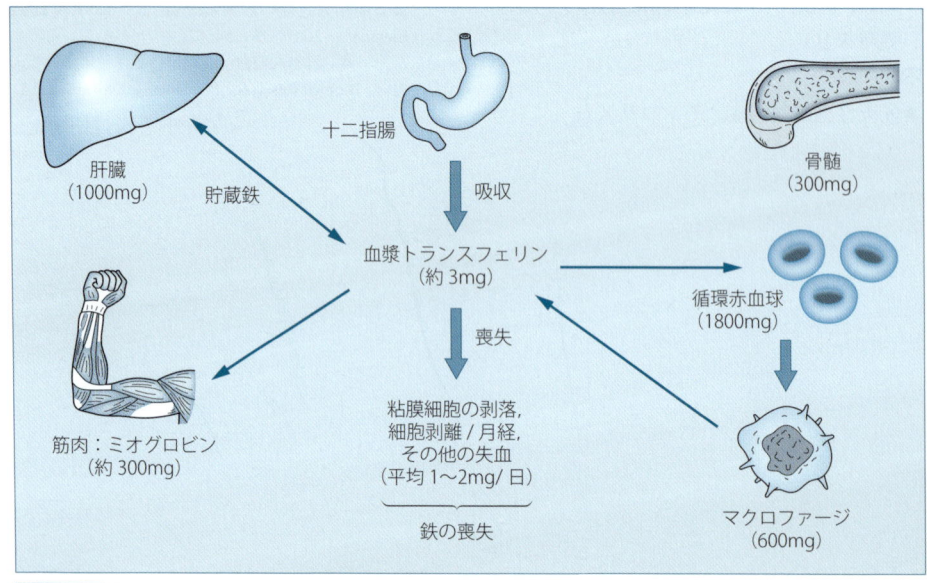

図2-18 鉄のホメオスターシスと体内分布

（Andrews NC. N Engl J Med. 1999; 341: 1986-95 より改変）[1]

表 2-23　鉄の過不足の評価

	血清鉄	総鉄結合能	不飽和鉄結合能	フェリチン
鉄欠乏性貧血	低下↓	上昇↑	上昇↑	低下↓
慢性炎症性疾患	低下↓	低下↓	低下↓	正常もしくは増加→↑
鉄過剰状態	増加↑	正常→	低下↓	増加↑

異常値を示すメカニズム

鉄不足をきたす病態としては，摂取不足，利用の亢進，出血等による体外への喪失が考えられるが，最近，鉄吸収の負の制御因子である，ヘプシジンが同定された[3]．ヘプシジンは鉄の不足状態では肝臓における産生が低下し，その結果小腸における鉄の吸収が促進されるが，慢性炎症や腫瘍性疾患では発現が亢進し，腸管からの吸収が阻害され，かつ鉄の利用障害ももたらすことが示唆されている．

異常値を示す疾患・病態

▶異常高値を示す場合

鉄芽球性貧血，ヘモクロマトーシス(輸血後鉄過剰症を含む)，悪性貧血，肝硬変，再生不良性貧血，急性肝炎(初期)

▶異常低値を示す場合

鉄欠乏性貧血，，慢性疾患に伴う貧血〔膠原病，糖尿病，甲状腺機能亢進症，感染症(急性・慢性)，悪性腫瘍など〕，巨赤芽球性貧血や腎性貧血の回復期

検査のピットフォール

鉄の過不足状態を把握するためには，血清鉄の値のみで過不足を判断してはいけない．必ず総鉄結合能(TIBC)，不飽和鉄結合能(UIBC)を同時に測定し，さらに貯蔵鉄の指標であるフェリチン値を加えて鉄の過不足を判断する．詳細は 1 章，血液検査一般，貧血，および 61 章 TIBC，UIBC，トランスフェリンで記述するが，基本的には表 2-23 のパターンで評価を行う．

文 献

1) Andrews NC. Disorders of iron metabolism. N Engl J Med. 1999; 341: 1986-95.
2) 輸血後鉄過剰症の診療ガイド．厚生労働科学研究費補助金難治性疾患克服研究事業，特発性造血障害に関する調査研究(平成 20 年度)，研究代表者 小澤敬也．2008.
3) Park CH, et al. Hepcidin, a urinary antimicrobial peptide synthesized in the liver. J Biol Chem. 2001; 276: 7806-10.

〈末岡榮三朗〉

61 TIBC, UIBC, トランスフェリン

基準範囲

- TIBC: 男性　238～367 μg/dL
  　　　女性　246～396 μg/dL
- UIBC: 男性　117～275 μg/dL
  　　　女性　159～307 μg/dL
  ※ TIBC＝UIBC＋血清鉄
- トランスフェリン: 男性 190～300 mg/dL
  　　　　　　　　女性 200～340 mg/dL

検査の概要・臨床的意義(図2-19)

トランスフェリン(Tf)は，主に肝で合成され，鉄の貯蔵や運搬に関与する分子量 80,000 の鉄結合性糖蛋白である．Tfは血漿中にある鉄分の約3倍量を結合でき，血漿中の鉄分のほとんどがトランスフェリンに結合している．しかしながらTfに結合する鉄分は体内の全鉄分量からするとわずか 0.1％に過ぎず，鉄分の貯蔵の意義はない．一方で回転は非常に速く，鉄分の輸送を担っていると考えられる．Tfは血清鉄，不飽和鉄結合能，フェリチンなどと併せて鉄欠乏性貧血の鑑別診断および治療のモニターとして利用される．

正常人の場合はトランスフェリンの約 1/3 が鉄と結合し，残りは未結合の形で存在する．血清中のすべてのトランスフェリンと結合できる鉄の総量を総鉄結合能 total iron binding capacity(TIBC)といい，不飽和(未結合)のトランスフェリンと結合しうる鉄量を不飽和鉄結合能 unsaturated iron binding capacity(UIBC)という．つまり TIBC＝UIBC＋血清鉄の関係になる[1]．

総鉄結合能は鉄代謝に異常をきたす疾患や病態の変化を反映するので，その測定は血清鉄の測定と合わせて血液疾患，肝臓疾患，腫瘍性疾患，炎症などの診断，治療方針の決定や予後判定に有用である．例えば癌や慢性炎症性疾患においては，肝臓から産生されるヘプシジンなどの作用により鉄の利用障害が生じる．過剰な鉄はフェリチンと結合し貯蔵鉄として肝臓に蓄えられるが，Tfの飽和度は貯蔵鉄の増加と相関することが示されている[2]．

また，種々の細胞表面には Tf 受容体があり，鉄を結合したTfが受容体に結合すると，エンドサイトーシスにより細胞内に輸送される．細胞内では H^+-ATPアーゼによって小胞内のpHが低下し，Tfの鉄親和性が低下して鉄イオンを放出する．受容体はTfを結合したエクソサイトーシスによって細胞表面に移送され，次の取り込みに備える．特に骨髄中の赤芽球では Tf-Tf 受容体の作用による鉄の利用とヘモグロビン合成能が赤血球産生に直結している．

Tfの重要な作用として鉄の輸送とともに，ヘプシジンの産生制御への関与が報告されている．Tfが増加することによりヘプシジンの産生が亢進し，消化管からの鉄吸収は抑制されることになる[3]．

異常値を示すメカニズム

Tfの増加をきたす機序は，肝細胞障害による細胞からの逸脱と，鉄欠乏もしくは赤血球造血の亢進による産生の増加による．前者には急性および慢性肝炎や薬剤性肝障害が挙げられ，後者には鉄欠乏性貧血や骨髄増殖性疾患などが挙げられる．一方，減少する病態と

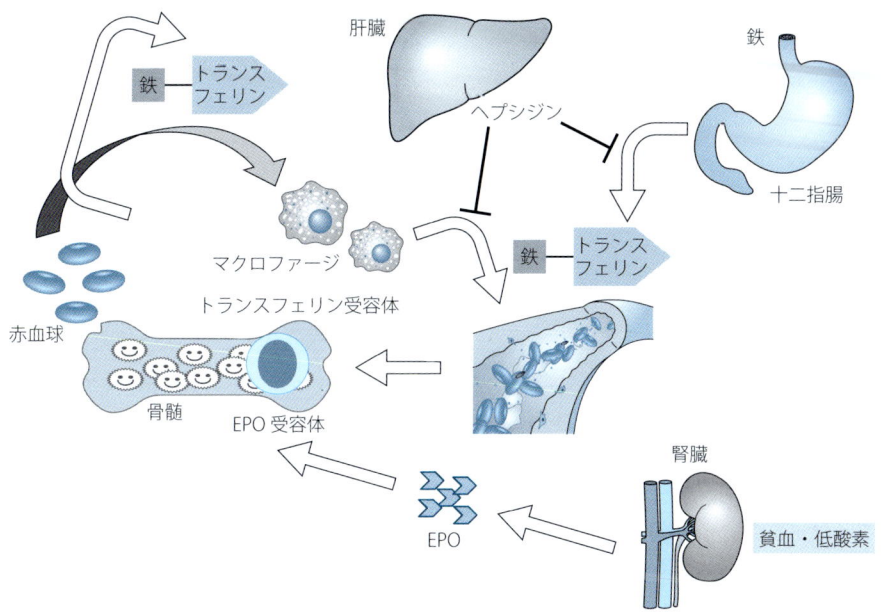

図 2-19 鉄の代謝と生体内における循環

しては高度の肝障害による肝細胞における産生の低下（肝硬変）や鉄過剰をきたす疾患群（ヘモクロマトーシス，輸血後鉄過剰症，悪性腫瘍，膠原病，感染症など）におけるフィードバックによる Tf の産生抑制が考えられる．

異常値を示す疾患・病態

▶上昇する疾患
- 肝細胞からの逸脱：急性肝炎
- 肝での産生の増加：薬剤投与，鉄欠乏性貧血，エストロゲン

▶減少する疾患
- 生体内での分解，肝臓での産生低下：感染症，膠原病，悪性腫瘍，ヘモクロマトーシス，肝硬変，溶血性貧血，低栄養状態

検査のピットフォール

鉄欠乏性貧血単独の病態では，Tf の増加，TIBC の増加，UIBC の低下と典型的な検査結果を呈するが，慢性肝疾患と鉄欠乏性疾患の合併時には肝障害の程度により，Tf，TIBC，UIBC の値は影響を受ける．Tf の産生は様々な病態において影響を受けるため，結果の評価においては併存する疾患を考慮して判断する必要がある．

文献

1) Worthen CA, et al. The role of hepatic transferrin receptor 2 in the regulation of iron homeostasis in the body. Front Pharmacol. 2014; 5: 34.
2) 生田克哉，他．鉄代謝と肝臓．臨床消化器内科．2008; 23: 701-8.
3) Bartnikas TB, et al. Transferrin is a major determinant of hepcidin expression in hypotransferrinemic mice. Blood. 2011; 117: 630-7.

〈末岡榮三朗〉

62 フェリチン

基準範囲

- 男性 39.4〜340 ng/mL
- 女性 3.6〜114 ng/mL

検査の概要・臨床的意義

フェリチンは，分子量約 440 kD の可溶性蛋白であり，2種のサブユニット H型(心型)と L型(肝型)が 24 個集合している．内部に鉄を貯蔵する中空部分を持ち，Fe^{3+}を安定した形で貯蔵する．フェリチンは，肝細胞，脾臓，骨髄などの網内系細胞のほか，肺や心臓，骨，腸管など種々の臓器に広く分布している[1]．

フェリチンは，トランスフェリンとの間に鉄の交換を行い，組織内の鉄の貯蔵とともに血清鉄の維持にあたっている．血清フェリチンの測定意義としては，体内貯蔵鉄の把握に最も適しており，フェリチン値の低下は体内貯蔵鉄の減少を意味している．小球性貧血を伴うフェリチンの減少は，鉄欠乏性貧血と診断してよい．逆にフェリチンの異常高値の場合は鉄過剰症と診断されるが，輸血後鉄過剰症のほか，サラセミアや鉄芽球性貧血などの鉄の利用障害においても高値をきたす場合がある．また特殊な病態として，発熱などの全身症状と血清フェリチンの急激な上昇を認め，汎血球減少を伴う場合には，血球貪食症候群(HPS)の可能性を念頭に精査を進める．汎血球減少，凝固異常，肝機能障害，高 LDH 血症など多彩な検査異常を示し，適切な治療が行われない場合の致死率は高い[2]．

感染症や悪性疾患でもフェリチン合成亢進により血清フェリチン値が上昇するが，腫瘍マーカーとしての特異性は低く診断的有用性は高くない．

異常値を示すメカニズム

フェリチンの低下は直接体内貯蔵鉄の減少を反映するが，フェリチンの増加をきたす疾患については，複数の機序が存在する．輸血後鉄過剰症の場合は単純に体内に投与された過剰な鉄の蓄積であるが，鉄芽球性貧血やサラセミアの場合には鉄の利用障害を伴っている．慢性炎症に伴う貧血については，最近ヘプシジンの関与が示唆されている[3]．血球貪食症候群の場合の急激なフェリチン増加は，治療の効果に伴って正常化を示すことからマクロファージの活性化による赤血球の貪食とフェリチンの放出の機序が考えられている[4]．

異常値を示す疾患・病態

▶異常高値を示す場合

- **鉄過剰症**：輸血後鉄過剰症，サラセミア，鉄芽球性貧血．
- **鉄過剰症以外で高値をとる場合**

肝疾患：鉄を貯蔵する肝細胞が障害されることによる，肝細胞からの逸脱によると考えられている．

感染症，急性炎症，慢性感染症，慢性関節リウマチなど膠原病：血清鉄は正常もしくは低値で，トランスフェリン飽和率が低く，血清フェリチンは正常，もしくは高値をとることが特徴(慢性疾患に伴う貧血)．

悪性腫瘍：急性白血病，悪性リンパ腫，多発性骨髄腫などの造血器腫瘍，固形癌でも血

清フェリチンは高値をとる.

▶異常低値を示す場合
鉄欠乏性貧血, 貧血を伴わずに MCV 低値を伴う場合は潜在的な鉄不足.

⚠ 検査のピットフォール

フェリチンは体内貯蔵鉄を反映する現在のところ最も有用なマーカーであり, フェリチン値の低下は貯蔵鉄の減少を意味していると考えてよい. 一方でフェリチンの増加に関しては原因となる病態を適切に評価して対応を行う必要がある. 例えば, 慢性炎症性疾患による貧血の場合には, 血清鉄の低下のみ考慮してフェリチンが正常もしくは増加しているにもかかわらず, 鉄剤の投与が行われることがしばしば認められる. 特に必要のない鉄剤の静脈内投与を漫然と続けると, 医原性の鉄過剰症をきたすことになり, 病態をさらに悪化させることになるので注意を要する. また, 1,000 ng/mL を超えるフェリチンの上昇を認める場合には, 血球貪食症候群などのマクロファージの活性化状態をきたす疾患の存在か, 輸血後鉄過剰症のような外的要因を考慮すべきである.

📖 文 献

1) Linder MC, et al. Metabolic and chemical features of ferritins, a series of iron-inducible tissue proteins. Am J Pathol. 1973; 72: 263-82.
2) 熊倉俊一. HPS の病態・診断・治療. 血栓止血誌. 2008; 19: 210-5.
3) Andrews NC. Anemia of inflammation: the cytokine-hepcidin link. J Clin Invest. 2004; 113: 1251-3.
4) Ravelli A, et al. Preliminary diagnostic guidelines for macrophage activation syndrome complicating systemic juvenile idiopathic arthritis. J Pediatr. 2005; 146: 598-604.

〈末岡榮三朗〉

63 浸透圧

基準範囲

- 血漿：270〜290 mOsm/kg H_2O [1,2]

生理的変動

血漿浸透圧は多量の飲水で低下し，脱水で上昇するが通常は一定範囲内にコントロールされている．

検査の概要・臨床的意義

溶質量の異なる溶液が，溶質を通さないが溶媒は通す半透膜によって隔てられて接していると，溶媒が低濃度の溶液から高濃度の溶液側に拡散する圧力を浸透圧と定義している．溶液 1 kg 中に 1 mOsm の溶質が含まれる場合，mOsm/kg で表す．

血液中の浸透圧物質は主として電解質（Na，Cl），グルコース，尿素窒素であるが，その中で最も影響を与える物質は Na とグルコースである．

浸透圧の計算値は以下の式を用いる．

浸透圧（mOsm/kg H_2O）
 = 2×Na（mEq/L）+ グルコース（mg/dL）/18
  + 尿素窒素（mg/dL）/2.8

血漿浸透圧の変化は視床下部に存在する浸透圧受容体で感知され，口渇中枢を介して水分摂取量が調節される．また，下垂体後葉から分泌される抗利尿ホルモン（ADH）を介した腎からの水分排泄により調節が行われる．水分摂取量が少なければ血漿浸透圧が上昇して口渇中枢が刺激されて飲水を促進するとともに，ADH の分泌が亢進し，尿量が減少するため体内総水分量が増加して血漿浸透圧が正常化する．

浸透圧の実測値と上記計算値との差を浸透圧ギャップという．特に乖離が大きく 10 mOsm/kg H_2O 以上の場合は，外因性浸透圧物質の存在および血中脂質や蛋白の異常な上昇による偽性低 Na 血症の場合が考えられる．外因性物質には，非イオン性の物質（エタノール，イソプロパノールなどのアルコール，マンニトール，アセトン）の存在が考えられる [1]．

血漿浸透圧を測定する際には血清 Na，グルコース，尿素窒素も同時に測定し，浸透圧ギャップの有無を調べる．

測定法として，氷点降下，沸点上昇，蒸気圧降下法があるが，氷点降下法が最も広く用いられている．

異常値を生じるメカニズム

Na の大部分は細胞外液に存在するため，血漿浸透圧を決定する主要な因子となる．高 Na 血症では高浸透圧血症を呈し，低 Na 血症では低浸透圧血症を呈する．ただし，血清 Na 濃度は血清中の Na 量と水分量の相対値で決定され，体内 Na 総量を反映するわけではない [1]．

高 Na 血症は，Na に比べて水の喪失が多い場合（高張性脱水）に生じる．水の喪失には，腎外性の喪失が原因となる不感蒸泄，発汗などがあり，腎からの喪失が原因となる腎性・中枢性尿崩症，浸透圧利尿などがある．Na 過剰の原因には原発性アルドステロン症，医原性 Na 過剰，口渇中枢異常などがある．

糖尿病患者でみられる非ケトン性高浸透圧性昏睡では，高血糖と脱水により血漿浸透圧は著しく高くなる．

低 Na 血症は，水に比べて Na の喪失が多い場合（低張性脱水）に生じる．低 Na 血症は細胞外液減少型，細胞外液不変型，細胞外液増加型の 3 つに分類される．細胞外液減少型には，腎外性の Na 喪失が原因となる嘔吐，下痢などがあり，腎からの喪失が原因となる利尿薬投与，Na 喪失性腎症などがある．細胞外液不変型には，浮腫を伴わない抗利尿ホルモン分泌異常症（SIADH），心因性多飲症がある．細胞外液増加型には，心不全，肝硬変，ネフローゼ症候群などの浮腫性疾患があげられる．

Na の詳細については「ナトリウム」（p.232）参照．

異常値を示す疾患・病態

▶異常高値を示すもの[1]

高 Na 血症
- 水喪失：不感蒸泄，発汗
- 純粋な水喪失：腎性・中枢性尿崩症，浸透圧利尿
- Na 過剰：原発性アルドステロン症，医原性 Na 過剰，口渇中枢異常

浸透圧物質の負荷
- 高血糖，高窒素血症，アルコール類などの外因性物質の存在

▶異常低値を示すもの[1]

低 Na 血症
- Na 喪失：利尿剤，Na 喪失性腎症，嘔吐，下痢など
- 純粋な水過剰：抗利尿ホルモン分泌異常症（SIADH），心因性多飲症
- 浮腫性疾患（心不全，肝硬変，ネフローゼ症候群）

検査のピットフォール

血漿または血清で測定する．簡便さから近年は血漿よりも血清が用いられることが多い．

採血時に消毒用のエタノールが混入して，偽高値になることがあるので，検体の取り扱いには注意する．この際，浸透圧ギャップが高値となる．

グルコースや尿素窒素が血球や細菌によって代謝され浸透圧が変化することがあるので，血清の分離や測定は速やかに行う．すぐに測定できない場合は血清を冷凍保存する．

文献

1) 土屋 健．浸透圧．日本臨牀．2010; 68（増刊 1）: 284-7.
2) 三原正朋，他．Posm（血漿浸透圧）．Medicina. 2010; 47: 285-7.

〈角野博之，村上正巳〉

64 血液ガス分析

基準範囲

- pH：7.40±0.5
- $PaCO_2$：35〜48 mmHg
- PaO_2：83〜108 mmHg（室内気）
- HCO_3^-：21〜28 mmol/L
- BE：0±2.5 mmol/L
- SaO_2：≧96%
- アニオンギャップ：12±2 mEq/L
- $A-aDO_2$：<10 mmHg（室内気）

生理的変動

PaO_2は年齢とともに低下する．臥位では，横隔膜の挙上のためPaO_2は低値の傾向をとる．

検査の概要・臨床的意義

血液ガス分析は，酸塩基平衡および血液中に溶解している酸素，二酸化炭素などの分圧を測定する検査である．酸塩基平衡や呼吸機能の異常から，肺や腎機能を中心とした様々な病態を推測することができる（図2-20）．

生体において，血液のpHは，正常な代謝や神経系の活動のため，狭い範囲でコントロールされている．重炭酸緩衝系はpHの維持において最も主要な緩衝系である[1]．したがって，この緩衝系に関わる肺と腎臓の評価を，血液ガス分析を通して行うことができる．pHは7.35未満を酸血症（アシデーミア），7.45以上をアルカリ血症（アルカレーミア）と称し，酸塩基平衡障害をきたした状態を示

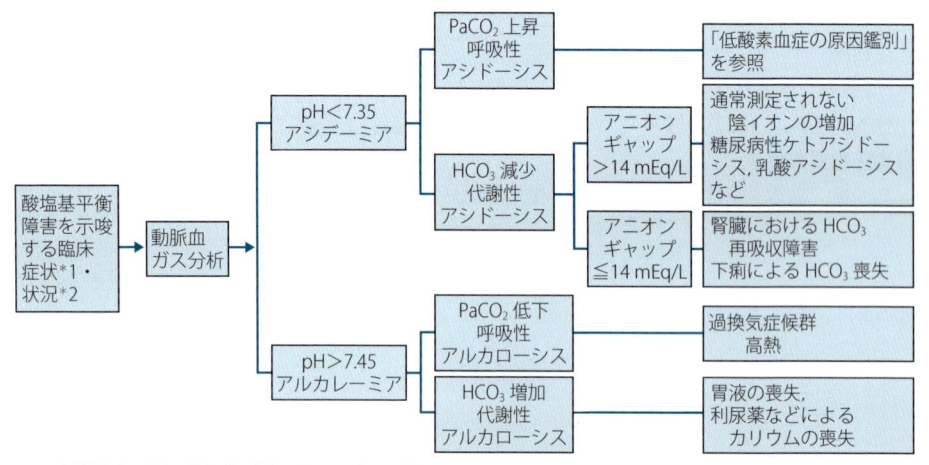

*1　意識障害，頭痛，倦怠感，食欲の低下，呼吸困難，こむら返り　など
*2　電解質の異常，ショック，糖尿病性ケトアシドーシス，腎不全，II型呼吸不全　など

図 2-20 酸塩基平衡障害の鑑別
（日本臨床検査医学会ガイドライン作成委員会．臨床検査のガイドライン JSLM2012 を改変）[3]

す．呼吸，代謝のいずれにおいても，酸血症へ傾く病態をアシドーシス，アルカリ血症へ傾く病態をアルカローシスという．

血液ガス分析で評価できる指標には $PaCO_2$，PaO_2，HCO_3^-，BE などがある．$PaCO_2$ は換気を表す指標であり，換気量が多いほど低下する．さらに，$PaCO_2$ は重炭酸緩衝系を通して，酸塩基平衡にも関わる．PaO_2 は肺における酸素化の指標である．動脈血酸素飽和度（SaO_2）は動脈血中ヘモグロビンのうち，酸素に結合しているものの割合を示す．HCO_3^- は pH および $PaCO_2$ を用いて，Henderson-Hasselbalch の式より算出される．HCO_3^- は腎の尿細管および皮質集合管での再吸収・分泌により調節されている．HCO_3^- および Na，K 値からアニオンギャップ anion gap（AG）を計算することで，不揮発酸の存在を推定できる．AG の計算式は $AG = Na^+ - (Cl^- + HCO_3^-)$ で表される．Base excess（BE：過剰塩基）は，1 L の血液を，37℃，$PaCO_2$ 40 mmHg，酸素飽和度 100％の条件下で，pH 7.40 にするのに必要な酸の量を示す．実際には，pH，HCO_3^- 濃度，ヘモグロビン濃度から計算式で求められる．

血液ガス分析の対象となる試料としては，動脈血，静脈血，あるいは混合静脈血などがあげられるが，臨床では主に動脈血を用いることが多いが，静脈血でも HCO_3^- 濃度は動脈血との差がわずかであり，アニオンギャップの測定には静脈血を用いることができる[2]．

異常値を生じるメカニズム

酸血症やアルカリ血症は，生体内の緩衝系が破綻した結果 pH が 7.40±0.5 に保たれなくなったことを示す．酸血症は呼吸性アシドーシスおよび代謝性アシドーシスのいずれか，あるいは両方が存在し，その代償が十分でない場合に発症する．アルカリ血症も同様である．

酸血症の存在下での $PaCO_2$ 高値は，換気障害を示す．臨床的には，COPD（慢性閉塞性肺疾患）や気管支喘息による気道閉塞などを原因とすることが多い．酸血症の存在下での $PaCO_2$ 低値は，代謝性アシドーシスに対する代償であることが多い．

アルカリ血症の存在下での $PaCO_2$ は，過換気を示す．臨床的には，感染などによる SIRS（systemic inflammatory response syndrome）

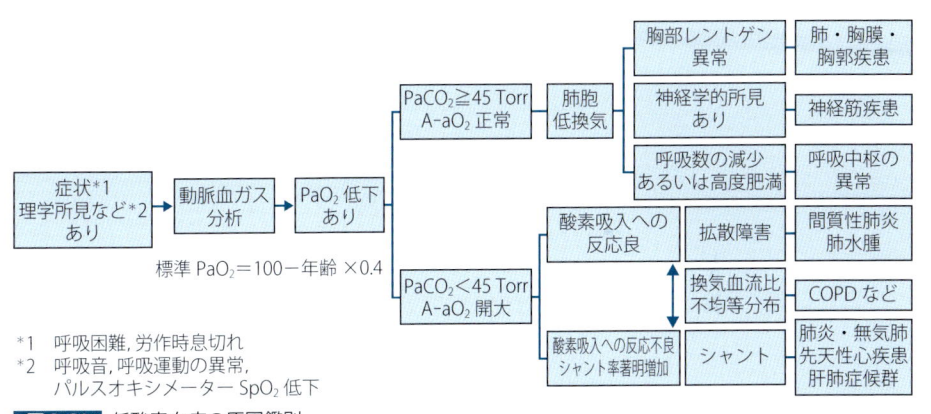

*1 呼吸困難，労作時息切れ
*2 呼吸音，呼吸運動の異常，パルスオキシメーター SpO_2 低下

図 2-21 低酸素血症の原因鑑別
（日本臨床検査医学会ガイドライン作成委員会．臨床検査のガイドライン JSLM2012 を改変）[3]

や過換気症候群などを原因とすることが多い．アルカリ血症の存在下での$PaCO_2$高値は，代謝性アルカローシスに対する呼吸性代償を示すことが多い．

PaO_2は低値を認める時に臨床的に問題となり，肺胞気動脈血酸素分圧較差 alveolar-arterial difference of oxygen（A-aDO$_2$）および$PaCO_2$と併せて評価する（図2-21）．室内気におけるA-aDO$_2$は，A-aDO$_2$ = 150 − 1.25 × $PaCO_2$ − PaO_2で表される．A-aDO$_2$が正常で$PaCO_2$が増加している場合は，酸素化能が正常であるにもかかわらず肺胞の換気量が少ない状態，すなわち肺胞低換気の存在が示唆される．A-aDO$_2$が開大し$PaCO_2$が正常あるいは低下している場合は，換気が正常であるにもかかわらず酸素化がされない状態，すなわちガス交換の障害が示唆される．

アニオンギャップ増大は，不揮発酸の蓄積による重炭酸の低下で生じる．

🏠 異常値を示す疾患・病態

動脈血ガス分析の異常の評価は，pHの評価から開始し体系的に進める（図2-20）．病歴や身体所見を含めて，総合的に判断することが重要である．

⚠ 検査のピットフォール

常温に検体を放置することで，血球により酸素が消費される．すなわち，$PaCO_2$の高値，PaO_2の低値をきたす．

📖 文 献

1) 小沢 潔．酸塩基平衡調節障害．日内会誌．2003; 92: 743-9.
2) 飯野靖彦．酸塩基平衡．日腎会誌．2001; 43: 621-30.
3) 日本臨床検査医学会ガイドライン作成委員会．臨床検査のガイドライン JSLM2012. http://jslm.info/GL2012/00-1.pdf

〈遠山直志，古市賢吾，和田隆志〉

2. 生化学検査　J. 色素排泄試験

65 ICG 試験

基準範囲

- 15 分停滞率（R_{15}）：＜10％
- 血漿消失率（K_{ICG}）：0.187±0.019
- 最大除去率（R_{max}）：3.18±1.62 mg/Kg/分

生理的変動

高齢者では肝血流量の減少を反映してICGの除去率が低下傾向となる．

検査の概要・臨床的意義

合成色素であるインドシアニングリーン（ICG）が静脈内に投与された後に，肝細胞に取り込まれ，胆汁排泄を介して除去される速度を数値化する負荷試験である．色素投与15分後の血中濃度をみる15分停滞率（R_{15}），経時的採血により得られる血漿ICG消失率（K_{ICG}），負荷量を変化させて得られる最大除去能（R_{max}）が指標として用いられる．実施が簡便な R_{15} 単独で評価されことが多い．ICGには肝臓を介する以外の排泄経路がなく，腸肝循環も知られていないので，本試験は肝血流量，肝臓の異物排泄能を評価するのに適している．

臨床的には慢性肝疾患の進展度診断や肝腫瘍の手術適応や切除範囲の決定に際して用いられる[2]．なお，色素排泄能をみるもう1つの方法であるブロモスルフォフタレイン（BSP）試験は Dubin–Johnson 症候群において負荷後血中BSP濃度が一度下降したのちに90分以降に再度上昇してくる現象が認められることが診断上有用であるが，現時点では試薬の入手も容易でなく，ほとんど実施されなくなった．

ICG 試験は肝臓全体の機能，予備能をよく反映すると考えられる．ICG 試験結果が診療上有用なのは，1）ウイルス性をはじめとする慢性肝障害の進展度診断，2）肝腫瘍の外科的治療に際してその適応や切除範囲の決定，3）体質性ICG排泄異常症の診断においてである．一方，急性肝障害の場合は検査の意義は少ない．

異常値を生じるメカニズム

慢性肝障害の進展に伴い，ICGの除去能が低下するが，その機序としては，肝血流量の低下および肝細胞の色素摂取能の低下があげられる．肝硬変におけるICG除去能の低下では肝類洞の capillarization と肝内シャント形成による色素摂取能の低下が重要である．

異常値を示す疾患・病態

- 慢性肝障害

ウイルス性，アルコール性，自己免疫性などの慢性肝障害で停滞率の増加と除去率の低下がみられる．特にウイルス性慢性肝障害の進展度診断に利用される．ウイルス性慢性肝障害では $ICGR_{15}$ が30％を超えると肝硬変の可能性が高くなる．Child–Pugh 分類で同程度の肝硬変でも，肝内外の短絡路が発達している症例では $ICGR_{15}$ はより高値をとる．同様の理由で巨大短絡路がある非硬変性門脈圧亢進症（特発性門脈圧亢進症など）でも高値をとる．

- 体質性 ICG 排泄異常症
- Rotor 症候群

⚠ 検査のピットフォール

ICG試験は早朝空腹時に安静臥床で行うのが原則であり，食後の乳びは測定誤差の要因となる．稀にショックを引き起こすことがあるので，ヨード過敏などの問診を十分に行うと同時に，緊急時に対応できる準備をしておくことが必要である．また，負荷量，採血時間が正確であることが大前提である．静注する前にバイアルを横にして水平回転し，不溶の薬剤が残っていないかどうか十分に確認する．なお，著しい肥満や全身浮腫，多量の腹水などがある場合はそのままの体重量で投与量を決めると，肝重量や循環血液量に比較して過剰投与量になる可能性があり，その場合は標準体重を使用した方がよい．高度の顕性黄疸がある場合は色素の肝内移送に影響を及ぼすため，実際よりも停滞率が高めとなる．

📖 文 献

1) 浪久利彦, 他. ICG(Indocyanine Green)試験. Medicina. 1984; 21: 2434-35.
2) 今村　宏, 他. 肝切除における術前手術適応の判定におけるICGR15の意義. 胆と膵. 2004; 25: 187-93.

〈野村文夫〉

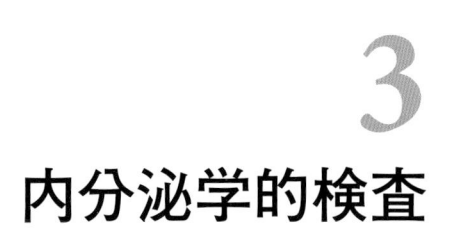

3 内分泌学的検査

3. 内分泌学的検査　A. 下垂体

1 成長ホルモン(GH)，ソマトメジン(インスリン様成長因子，IGF-Ⅰ)，IGF結合蛋白(IGFBP)-3

基準範囲

- GH：男性＜0.17 ng/mL
     女性 0.28〜1.64 ng/mL
- IGF-Ⅰ：基準範囲は平成24年に改訂された先端巨大症および下垂体性巨人症の診断と治療の手引き http://square.umin.ac.jp/kasuitai/doctor/guidance/sentan_kyodai.pdf(表3-1)で18〜77歳まで年齢ごとに規定されている．
- IGFBP-3：成人 2.13〜4.60 µg/mL
         小児(0〜17歳)1.36〜4.50 µg/mL

生理的変動

　GHは下垂体前葉のGH分泌細胞から合成・分泌される．GHは視床下部から分泌されるGH分泌促進因子(GRF)と胃粘膜から分泌されるグレリン ghrelinにより分泌が促進され，GH分泌抑制因子(ソマトスタチン)により抑制される．GH分泌は間欠的でパルス状の分泌と少量の持続的な基礎分泌からなる．入眠後最初の徐派睡眠時のパルス状分泌が最大分泌量で1日の総分泌量の70%を占める．GHの血中濃度は出生後に高く，その後低下し思春期に再上昇し成人以降は加齢に伴って減少する．睡眠，食事，運動，ストレス，低血糖などの影響を受けて増加する．24時間の総分泌量は男性より女性が多い．GHの作用は成長促進作用，脂質代謝，糖代謝および免疫系の調節であり，標的組織における直接作用とGHにより肝臓や標的組織で合成・分泌されるインスリン様成長因子insu-lin-like growth factor(IGF)-Ⅰの作用を介した間接作用により発揮される[1,2]．

　IGF-ⅠはGH依存性に種々の組織で産生され，血中IGF-Ⅰの主な供給源は肝臓である．血中IGF-Ⅰは出生時は低く次第に増加する．思春期には成人の基準範囲を超えて上昇し，18歳で成人の基準範囲に戻り，その後，加齢とともに減少する[2]．IGF-ⅠはGH総分泌量に応じて産生され，半減期が長く日内変動がなく安定しているため，血中IGF-Ⅰ測定はGH総分泌量のよい指標になる．IGF-Ⅰの生理作用は成長促進，細胞増殖・分化促進作用とインスリン様作用である[1,2]．

　IGF-Ⅰは血中および組織中では大部分がIGF結合蛋白(IGFBP)とともに存在している．IGFBPには1〜6の亜型があり血中ではIGFBP-3が大部分を占める．血中IGFBP-3はIGF-Ⅰ同様にGH依存性であるためGH分泌量の指標として用いられる[2]．IGFBP-3は年齢，性別により基準範囲が変動する．血中IGFBP-3測定は特に低年齢の小児で有用である[2]．

検査の概要・臨床的意義

　GHは血清と血漿で測定値の差はない．本邦では2005年にリコンビナントGHを標準品とすることでGH測定の標準化が実施された[2]．GH分泌は睡眠，食事，運動，ストレスなどの影響で大きく変動するだけでなく半減期も約12分と短いため1回の測定で分泌過剰や分泌不全を診断することはできない[2]．24時間尿中GH排泄量は日内変動や食事など

1. 成長ホルモン(GH), ソマトメジン(インスリン様成長因子, IGF-I), IGF結合蛋白(IGFBP)-3

表3-1 血中IGF-I濃度基準範囲(平成24年改訂)

男性 -2SD	-1SD	中央値	+1SD	+2SD	年齢	女性 -2SD	-1SD	中央値	+1SD	+2SD
142	214	301	405	526	18	188	247	326	431	574
143	210	292	389	501	19	182	238	311	408	539
142	204	280	368	470	20	175	226	293	381	499
139	197	265	345	436	21	168	214	275	355	459
135	188	251	323	405	22	161	204	259	331	425
131	180	237	304	379	23	155	195	247	312	397
128	173	226	287	356	24	151	189	237	297	375
125	167	216	273	337	25	147	183	228	286	358
119	163	212	268	329	26	146	180	223	274	336
116	159	208	262	322	27	141	176	217	267	328
114	155	203	256	315	28	137	171	212	261	320
111	152	199	251	309	29	133	166	206	254	312
109	149	195	246	303	30	129	162	201	248	304
107	146	191	241	297	31	126	158	196	242	297
105	143	187	237	292	32	122	154	192	237	290
103	141	184	233	287	33	119	150	187	231	283
102	138	181	229	283	34	115	146	183	226	277
100	136	178	226	279	35	112	142	178	221	271
99	134	175	222	275	36	109	139	174	216	265
97	132	173	219	272	37	106	135	170	211	260
96	131	171	217	269	38	103	132	166	207	254
95	129	168	214	266	39	100	129	163	203	250
94	127	166	212	263	40	98	126	159	199	245
94	126	165	209	261	41	95	123	156	195	240
93	125	163	207	259	42	93	120	153	191	236
92	124	161	206	257	43	90	117	150	188	233
92	123	160	204	255	44	88	115	147	185	229
91	122	159	202	253	45	87	113	145	182	226
90	120	157	199	250	46	85	111	142	180	224
90	120	156	199	250	47	83	109	140	177	221
89	118	154	197	248	48	82	108	138	176	219
88	117	153	196	246	49	81	106	137	174	218
87	116	152	194	245	50	80	105	135	172	216
87	115	151	193	243	51	79	104	134	171	215
86	114	149	192	242	52	78	102	133	169	213
85	114	148	190	240	53	77	101	131	168	212
84	113	147	189	239	54	76	100	130	167	211
84	112	146	188	238	55	75	99	129	165	210
83	111	145	187	237	56	74	98	128	164	208
82	110	144	186	236	57	73	97	126	162	207
81	109	143	185	235	58	72	95	125	161	205
80	108	142	184	233	59	71	94	123	159	203
79	107	141	182	232	60	70	93	121	157	201
77	105	140	181	230	61	69	91	120	155	198
76	104	138	180	228	62	68	90	118	153	196
75	103	137	178	226	63	66	88	115	151	194
73	101	135	176	224	64	65	87	114	149	191
72	100	134	174	221	65	64	85	112	146	188
70	98	132	172	219	66	62	84	110	144	186
68	96	130	170	216	67	61	82	109	142	183
66	95	128	168	213	68	60	80	107	139	180
65	93	126	165	209	69	59	79	105	137	177
63	91	124	162	206	70	57	77	103	135	175
61	89	122	160	202	71	56	76	101	133	172
58	87	119	157	198	72	55	75	100	131	170
56	84	117	153	194	73	54	73	98	129	167
54	82	114	150	190	74	53	72	96	127	165
52	80	112	147	185	75	52	71	95	125	163
50	78	109	144	181	76	50	69	93	123	160
48	75	106	140	177	77	49	68	92	121	158

表 3-2　GH 分泌不全症の診断

対症	負荷薬剤	正常（負荷後頂値）	中等症分泌不全	重症分泌不全
小児	インスリン，アルギニン，L-ドーパ，グルカゴン，クロニジン	>6 ng/mL	6≧頂値>3 ng/mL	≦3 ng/mL
	GHRP-2	>16 ng/mL	16≧頂値>10 ng/mL	≦10 ng/mL
成人	インスリン，アルギニン，グルカゴン，	>3 ng/mL	3≧頂値>1.8 ng/mL	≦1.8 ng/mL
	GHRP-2	設定なし	設定なし	≦9 ng/mL

の影響を排除できるので有用である．

IGF-Ⅰは GH 分泌をよく反映し，半減期が長いので IGF-Ⅰの1回測定で GH 総分泌量を把握することができる．血中 IGF-1 は IGFBP と結合しているため酸処理で IGFBP の除去をしてから抽出液中の総 IGF-Ⅰを測定する．

血中 IGFBP-3 は IGF-1 同様に GH の分泌動態を反映する．

上述のように GH の単回測定で GH 分泌異常症を診断することはできないので IGF-Ⅰ，IGFBP-3 の測定や GH 分泌刺激試験，GH 分泌抑制試験を併用する[1,2]．

▶ 負荷試験

GH 分泌刺激試験（表 3-2）

GH 分泌不全の診断を目的とした GH 分泌刺激試験にはインスリン低血糖，アルギニン負荷，L-ドーパ負荷試験，グルカゴン負荷，クロニジン負荷試験，GH-releasing peptide-2（GHRP-2）負荷試験がある．検査は早朝空腹時に実施する．甲状腺機能低下症，中枢性尿崩症，副腎皮質ホルモン過剰症，慢性的精神抑圧状態では GH が低反応を示すことがあるのでこれらの状態を是正してから試験を実施する．

1) インスリン低血糖試験

速効型インスリン（0.1 U/kg）を静脈注射し負荷前，負荷後 30，60 分の GH と血糖値を測定する．血糖値が 50 mg/dL 以下または前値の 1/2 以下に減少した場合を有効刺激とする．低血糖による脳内グルコレセプター刺激で GRH 分泌促進とソマトスタチン分泌抑制を介して GH 分泌を促進する．冠動脈疾患，脳血管疾患，けいれんの既往のある者や妊婦は禁忌であり，高齢者に対する施行も慎重を要す．

2) アルギニン負荷試験

アルギニン負荷でソマトスタチン分泌を抑制して GH 分泌を促進する．10% L-アルギニン溶液 0.5 g/kg を 30 分間かけて点滴静注し負荷前から負荷後 2 時間まで 30 分おきに血中 GH を測定する．

3) L-ドーパ負荷試験

L-ドーパが体内でドパミンに変換されドパミンが視床下部に作用して GH 分泌を促す．L-ドーパ 500 mg を経口投与し負荷前から負荷後 2 時間まで 30 分おきに血中 GH を測定する．

4) グルカゴン負荷試験

グルカゴンは β 受容体遮断作用により GH 分泌を促進する．グルカゴン 1 mg を筋肉注射し負荷前から負荷後 60，90，120，150，180 分に血中 GH を測定する．

5) クロニジン負荷試験

中枢性 α_2 アドレナリン作動薬であるクロニジンが GRH 分泌を促進して GH 分泌を促進する．クロニジン 0.15 mg/m^2 を経口投与し負荷前から負荷後 90 分まで 30 分おきに血中 GH を測定する．

6) GHRP-2 負荷試験

GHRP-2 は 6 個のアミノ酸からなる小ペプ

チドでグレリンと同じ GHS 受容体を介して強力に GH 分泌を促進する．2 μg/kg（体重 50 kg 以上では 100 μg）の GHRP-2 を 30 秒かけて静脈注射し負荷前から負荷後 1 時間まで 15 分おきに血中 GH を測定する．

GH 分泌抑制試験

1）75 g 糖負荷試験

糖尿病診断と同じ方法で 75 g のブドウ糖を経口負荷し，負荷前，負荷後 30，60，120 分の血糖値と GH，負荷前と負荷後 30 分のインスリン，負荷前と負荷後 60，120 分の尿糖を測定する．過血糖では脳内のグルコレセプターを介してソマトスタチン分泌を抑制することで GH 分泌を抑制する．GH 分泌過剰症では GH 分泌が抑制されない．先端巨大症の治癒判定に必須の検査である．診断以上に治癒判定目的で実施されることが多い．すでに糖尿病と診断されている被験者には実施しない．

2）ブロモクリプチン負荷試験

ドパミン作動薬であるブロモクリプチン 2.5 mg を経口投与して負荷前から負荷後 6 時間まで 2 時間ごとに血中 GH を測定する．診断的価値の少ない検査であり，手術や放射線治療後の追加治療としてのドパミン作動薬の有効性を判定する目的で実施する．

3）オクトレオチド負荷試験

ブロモクリプチン負荷試験と同様に診断的価値は少なく治療効果を予測するために実施する．酢酸オクトレオチド 50 μg を皮下注射して負荷前から負荷後 8 時間（もしくは 12 時間後）まで 2 時間おきに血中 GH を測定する．先端巨大症のほとんどの例で血中 GH 値は前値の 1/2 以下に減少する．低下の程度と持続時間を測定して治療時の投与量や投与間隔を決定する．

異常値を生じるメカニズム

GH が高値を示す原因としては下垂体腺腫による GH 産生・分泌過剰が多い．下垂体腺腫の約 50％以上がホルモンを産生・分泌する機能性腺腫であり，下垂体腺腫全体の約 20％が GH 産生腫瘍である．GH と PRL は構造が似ており下垂体の機能性腺腫では GH と PRL 両方を産生・分泌するものもある．頻度は少ないが GHRH 産生腫瘍による GH 過剰産生もある．GH が高値で IGF-I が低値を示す場合は神経性食思不振症，低栄養，肝硬変，慢性肝炎などの栄養障害が原因である．

GH が低値示すものでは下垂体前葉機能低下症（汎下垂体機能低下症，部分的下垂体機能低下症，下垂体ホルモン単独欠損症）による産生・分泌低下が多く原因は以下のものがある．視床下部の障害：鞍上部腫瘍，肉芽腫性病変，外傷．下垂体の障害：下垂体腫瘍，リンパ球性下垂体炎，Sheehan 症候群，外傷．他に放射線照射がある．腫瘍が過剰に産生・分泌する IGF-II により GH 産生・分泌が抑制される例もある．

異常値を示す疾患・病態

▶異常高値を示す場合

GH, IGF-I がともに高値

高身長，四肢先端肥大，軟部組織肥厚，高血圧，高リン血症，脂質異常症，糖尿病などの症状がみられる．

- 先端巨大症：「先端巨大症および下垂体性巨人症の診断と治療の手引き」が平成 24 年に改訂された（表 3-3）[3]．
- 下垂体性巨人症：「先端巨大症および下垂体性巨人症の診断と治療の手引き」が平成 24 年に改訂された[3]．
- GHRH 産生腫瘍（気管支神経内分泌腫瘍，膵 Langerhans 島腫瘍，肺小細胞癌）

表 3-3 先端巨大症の診断の手引き

I. 主症候
1) 手足の容積の増大
2) 先端巨大症様顔貌（眉弓部の膨隆，鼻・口唇の肥大，下顎の突出）
3) 巨大舌

II. 検査所見
1) GH過剰分泌（75gOGTTで血中GHが基準範囲まで抑制されない）
2) 血中IGF-I高値
3) MRIまたはCTで下垂体腺腫の所見を認める

III. 副症候および参考所見
1) 発汗過多
2) 頭痛
3) 視野障害
4) 女性の月経異常
5) 睡眠時無呼吸症候群
6) 耐糖能異常
7) 高血圧
8) 咬合不全
9) 頭蓋骨および手足の単純X線の異常

（先端巨人症および下垂体性巨人症の診断と治療の手引き．http://rhhd.info/pdf/001001a.pdf）[3]

GHが高値，IGF-Iが低値

- 神経性食思不振症：血中IGF-Iは炭水化物や蛋白質摂取量と相関するため栄養状態を反映する鋭敏な指標である．
- 低栄養
- 肝硬変，慢性肝炎
- Laron型小人症：GH受容体遺伝子変異によりIGF-I分泌が低下している．常染色体劣性遺伝．

▶異常低値を示すもの

GH，IGF-Iがともに低値　GH分泌不全によるIGF-Iの低下．

- 下垂体前葉機能低下症
- 成人成長ホルモン分泌不全症[4]
- 成長ホルモン分泌不全性低身長症[5]：低身長，骨年齢遅延，脂質代謝異常，低血糖，内臓脂肪増加，骨量，筋力，性欲，集中力低下，うつ状態などの症状がみられる．「成長ホルモン分泌不全性低身長症の診断の手引き」および「成人成長ホルモン分泌不全症の診断と治療の手引き」が平成24年に改訂された．

- IGF-II産生腫瘍（平滑筋肉腫，線維肉腫，横紋筋肉腫，肝細胞癌，神経内分泌腫瘍）IGF-IIは末梢での糖利用を亢進し肝臓での糖新生を抑制するため高インスリン血症を伴わない低血糖発作で発見されることが多い．

⚠ 検査のピットフォール

　GHは日内変動が大きいことと半減期が短いことから単回測定で病態を把握することはできないので負荷試験やIGF-Iを併せて測定する必要がある．GH分泌刺激試験では甲状腺機能低下症，中枢性尿崩症，薬剤投与で低反応を示すので注意が必要である．成人成長ホルモン分泌不全では内臓脂肪増加，骨量，筋力，性欲，集中力低下，うつ状態などの症候があるが診断されず未治療の例も多い．成人成長ホルモン分泌不全を疑ったら負荷試験を実施する必要がある．

📖 文献

1) 河合　忠．異常値の出るメカニズム　第6版．東京：医学書院；2013．
2) 金井正光，監修．臨床検査法提要改訂第33版．東京：金原出版；2010．
3) 先端巨大症および下垂体性巨人症の診断と治療の手引き．http://rhhd.info/pdf/001001a.pdf
4) 成人成長ホルモン分泌不全症の診断と治療の手引き．http://rhhd.info/pdf/001010a.pdf
5) 成長ホルモン分泌不全性低身長症の診断の手引き．http://rhhd.info/pdf/001009a.pdf

〈木村孝穂，村上正巳〉

3. 内分泌学的検査　A. 下垂体

2 副腎皮質刺激ホルモン（ACTH）

基準範囲

- 7.2〜63.3 pg/mL（ECLIA法，早朝空腹時）

生理的変動

副腎皮質刺激ホルモン adrenocorticotropic hormone（ACTH）はパルス状の分泌動態を呈しつつ早朝に高値，夜間に低値となる日内変動を示し，肉体的・精神的ストレスにより上昇する．また，妊娠後期には胎盤由来CRH（corticotropin-releasing hormone）の作用により上昇する．

検査の概要・臨床的意義

ACTH は39個のアミノ酸からなるペプチドホルモンで，視床下部（室傍核）由来のCRHによる促進的な制御の下に，下垂体前葉ACTH産生細胞において合成・分泌される[1]．血中ACTHは副腎皮質束状層に存在するメラノコルチン2型受容体（MC2R）を介してグルココルチコイド（コルチゾール）の分泌を促進し，また同時に鉱質コルチコイド（アルドステロン），副腎性アンドロゲン（DHEA）の分泌も促進する．一方，下垂体ACTH合成・分泌はコルチゾールによる負のフィードバック調節を受ける．臨床的には，ACTHとコルチゾールの両者を測定することで，視床下部・下垂体・副腎系の機能ならびに病態解析が可能となる．

血中コルチゾールが高値を呈するCushing症候群では，同時に測定したACTH値によって鑑別診断を行う．すなわち，ACTHが正常〜高値の場合はACTH依存性Cushing症候群が疑われ，ACTH低値の場合は副腎性Cushing症候群が疑われる．これらの確定診断のために，各種内分泌機能検査，画像検査（CT, MRI, シンチグラフィーなど）が実施される．

血中ACTHとコルチゾールの両者が低値の場合は，続発性副腎皮質機能低下症が疑われ，診断が確定すればACTHではなく副腎皮質ホルモン（ヒドロコルチゾン）の補充が行われる．一方ACTH高値，コルチゾール低値の場合は原発性副腎皮質機能低下症（Addison病）の存在が疑われる．ACTH上昇が高度の場合，皮膚のメラノコルチン受容体（MC1R）刺激による色素沈着が認められる．

異常値を生じるメカニズム

ACTHが高値を呈する病態は，ACTH産生腫瘍によるものと，コルチゾール分泌不全に伴う代償性ACTH上昇に大別される．またACTHが低値となる病態は，下垂体機能障害によるACTH分泌低下と，コルチゾール産生腫瘍やグルココルチコイド薬投与によるACTH分泌抑制に分けられる．ACTHは副腎皮質由来のコルチゾールを介して効果を発揮するホルモンであるため，ACTH測定の際にはコルチゾールを同時に測定することが肝要である．

異常値を示す疾患・病態

▶ACTH 異常高値を示す場合[2]

- コルチゾール高値

Cushing病（ACTH産生下垂体腺腫），異所性ACTH症候群など

- **コルチゾール低値**

　原発性副腎皮質機能低下症（Addison 病），先天性副腎皮質過形成，Nelson 症候群など

▶**ACTH 異常低値を示す場合**[2]

- **コルチゾール高値**

　Cushing 症候群（副腎コルチゾール産生腺腫，ACTH 非依存性両側副腎皮質結節性過形成）など

- **コルチゾール低値**

　続発性副腎皮質機能低下症（下垂体前葉機能低下症，ACTH 単独欠損症），外因性副腎皮質ステロイド薬投与など

⚠ 検査のピットフォール

　ACTH は早朝に高値，夜間に低値となる日内変動を示し，またストレスにより分泌が亢進する．そのため採血時刻や痛み刺激の影響などを考慮した検体採取や結果の解釈が必要となる．採血時には血中プロテアーゼによる分解を防止するためEDTA添加試験管を使用し，氷冷した上で速やかに血漿を遠心分離する．直ちに測定しない場合は，血漿を−20℃以下で凍結保存する．なお溶血検体では測定値が見かけ上低値となることがあり注意を要する[3]．

📖 文 献

1) 沖　隆. ACTH の基礎知識. クッシング症候群診療マニュアル. 東京: 診断と治療社; 2009. p.9-13.
2) 中井利昭. ACTH. In: 櫻林郁之介, 他監. 最新臨床項目辞典. 東京: 医歯薬出版; 2008. p.374.
3) 奈須下　亮. 副腎皮質刺激ホルモン（ACTH）. 日本臨牀. 2010; 68（増刊）: 223-6.

〈西山　充，岩崎泰正〉

3 黄体形成ホルモン(LH), 卵胞刺激ホルモン(FSH)

基準範囲

基準範囲は性別,年齢,測定方法によって異なる(表 3-4).
特に女性は月経周期により大きく変動する(図 3-1)[1].

生理的変動

女性における性腺刺激ホルモン量は一定ではなく,年齢によっても影響を受ける.さらには月経周期によっても変動がみられる.小児期には性腺刺激ホルモンとエストロゲンが互いに並行して増加していく.初経を迎えた後の性成熟期には,エストロゲンが増加すると性腺刺激ホルモンが減少するといったネガティブフィードバックの機構が成立する.しかしながら,排卵に際してはエストロゲンの増加に対して,黄体形成ホルモン luteinizing hormone(LH)が増加する(LHサージ)というポジティブフィードバックの機構をもつ.閉経を迎え老年期となると,卵巣は萎縮しエストロゲンの産生能が減少することにより,性腺刺激ホルモンの上昇を認める.

検査の概要・臨床的意義

LH,卵胞刺激ホルモン follicle stimulating hormone(FSH)は下垂体前葉に存在するゴナドトロピン産生細胞(gonadotroph)で合成される性腺刺激ホルモンである.これら性腺刺激ホルモンの産生を刺激しているのは視床下部から分泌されるゴナドトロピン放出ホルモン gonadotrophin releasing hormone(GnRH)

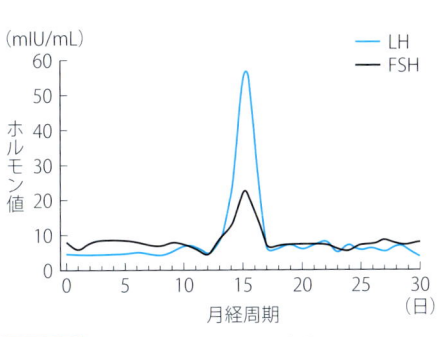

図 3-1 月経周期と LH/FSH の変動
(伊藤理廣,他.ホルモンの病態異常と検査 下垂体前葉 LH/FSH. 臨床検査. 2008; 52: 1193-6 より)[1]

であり,分泌された性腺刺激ホルモンは性腺に作用し,性ステロイドホルモンを分泌させる.さらに近年ではゴナドトロピン放出抑制ホルモン gonadotropin-inhibitory hormone(GnIH)やkisspeptinといった性腺刺激ホルモンの分泌調節に関与する新たなペプチドが報告されている.GnIH は視床下部のGnIHニューロンで合成され神経終末から分泌されることで,下垂体のゴナドトロピン産生細胞や視床下部のGnRHニューロンに対して抑制的に作用するといわれている.kisspeptinは視床下部の前腹側室周囲核と弓状核に存在するkisspeptinニューロンで合成され,GnRHニューロンを促進的に調節している[2,3].このように視床下部-下垂体-性腺系により生殖機能の相互調節が行われており,測定値の異常は視床下部,下垂体,性腺の障害部位の推測に有用である(図 3-2).

FSH の構造は α サブユニットと β サブユニットとが結合したヘテロダイマーからなる

表3-4 測定キットと各基準値

• LH

キット名	メーカー	標準物質	測定方法	基準値 (mIU/mL) 卵胞期	排卵期	黄体期	閉経期	男性
エクルーシス LH	ロシュ・ダイアグノスティックス	WHO 2nd IS 80/552	ECLIA	1.4〜15.0	8.0〜100.0	0.5〜15.0	11.0〜50.0	2.2〜8.4
エテスト「TOSOH」II (LHII)	東ソー	WHO 2nd IS 80/552	EIA	1.7〜13.3	4.1〜68.7	0.5〜19.8	14.4〜62.2	1.7〜11.2
シーメンス・イムライズ LHIII	三菱化学メディエンス	WHO 2nd IS 80/552	CLEIA	1.1〜11.6	17.0〜77.0	0.1〜14.7	11.3〜39.8	0.8〜7.6
アクセス LH	ベックマン・コールター	WHO 2nd IS 80/552	CLEIA	2.1〜10.9	19.2〜103.0	1.2〜12.9	10.9〜58.6	1.2〜8.6
ピトロス LH	オーソ・クリニカル	WHO 2nd IS 80/552	CLEIA	2.6〜12.1	27.3〜96.9	0.8〜15.5	13.1〜86.5	1.3〜10.5
アーキテクト LHII	アボットジャパン	WHO 2nd IS 80/552	CLIA	1.8〜11.8	7.6〜89.1	0.6〜14.0	5.2〜62.0	0.6〜12.1
ケミルミ ACS-LHII (ケンタウルス)	シーメンスヘルスケア・ダイアグノスティクス	WHO 2nd IS 80/552	CLIA	1.2〜13.3	1.3〜55.7	0.5〜16.5	13.3〜61.6	0.1〜8.7
スフィアライト LH	和光純薬工業	WHO 2nd IS 80/552	CLEIA	2.3〜16.9	2.9〜51.3	0.9〜19.4	<87.4	1.2〜7.1
エパテスト LH	日水製薬	WHO 2nd IS 80/552	FIA	1.8〜7.6	5.6〜34.9	1.0〜7.8	8.7〜38.0	1.8〜5.2

• FSH

キット名	メーカー	標準物質	測定方法	基準値 (mIU/mL) 卵胞期	排卵期	黄体期	閉経期	男性
エクルーシス FSHII	ロシュ・ダイアグノスティックス	WHO 2nd IRP 78/549	ECLIA	3.0〜10.0	5.0〜24.0	1.3〜24.2	26.0〜120.0	1.8〜12.0
エテスト「TOSOH」II (FSHII)	東ソー	WHO 2nd IRP 78/549	EIA	4.5〜11.0	3.6〜20.6	1.5〜10.8	36.6〜168.8	2.1〜18.6
シーメンス・イムライズ FSHIV	三菱化学メディエンス	WHO 2nd IRP 78/549	CLEIA	2.8〜11.3	5.8〜21.0	1.2〜9.0	21.7〜153.0	0.7〜11.1
アクセス FSH	ベックマン・コールター	WHO 2nd IRP 78/549	CLEIA	3.9〜8.8	4.5〜22.5	1.8〜5.1	16.7〜113.6	1.3〜19.3
ピトロス FSH	オーソ・クリニカル	WHO 2nd IRP 78/549	CLIA	2.0〜11.6	5.1〜23.4	1.4〜9.6	21.5〜131.0	1.6〜9.7
アーキテクト FSH	アボットジャパン	WHO 1st IS 92/510	CLIA	3.0〜8.1	2.6〜16.7	1.4〜5.5	26.8〜133.4	1.0〜12.0
ケミルミ ACS-FSH (ケンタウルス)	シーメンスヘルスケア・ダイアグノスティクス	WHO 2nd IS 94/632	CLIA	2.2〜11.5	2.1〜18.6	1.1〜10.6	10.5〜142.8	0.3〜13.8
スフィアライト FSH	和光純薬工業	WHO 2nd IS 94/632	CLEIA	3.0〜14.7	3.2〜16.6	1.5〜8.5	<157.8	2.0〜8.3

ECLIA: electrochemiluminesent immunoassay, EIA: enzyme immunoassay, CLEIA: chemiluminesent enzyme immunoassay, CLIA: chemiluminesent immunoassay, FIA: fluorescent immunoassay

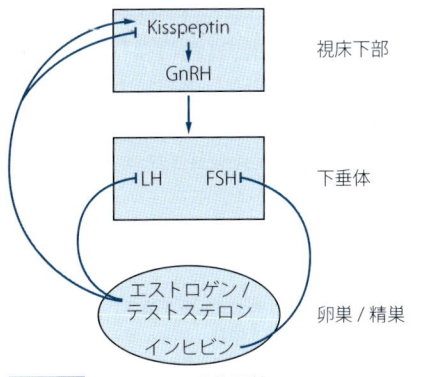

3. 黄体形成ホルモン(LH), 卵胞刺激ホルモン(FSH)

図3-2 LH・FSHの分泌調節

矢印: 分泌促進 / 分泌抑制

視床下部: Kisspeptin → GnRH
下垂体: LH, FSH
卵巣／精巣: エストロゲン／テストステロン, インヒビン

糖蛋白質で分子量は約29 kDaである. αサブユニットは92のアミノ酸残基からなり, サブユニットは118のアミノ酸残基から構成されている. αサブユニットの遺伝子は染色体の6p21.1-23に位置し, βサブユニットは11p13に位置している. 血中半減期は4時間と70時間の二相性を示す. LHもαサブユニットとβサブユニットが結合したヘテロダイマーからなる糖蛋白質で分子量は約26 kDaである. αサブユニットはFSHとほぼ同様の構造をしており, 89のアミノ酸残基からなる. βサブユニットは121のアミノ酸残基から構成され, 19q13.3に位置している. 血中半減期は21分と235分の二相性を示し, FSHに比べて非常に短い. それぞれのホルモンの特徴はβサブユニットの違いで示されている.

女性においてFSHは卵巣の顆粒膜細胞に作用する. 性腺刺激ホルモン非依存期を過ぎると卵胞の発育および顆粒膜細胞の増殖を促進し, 莢膜細胞で合成されたアンドロゲンをエストロゲンに変える. また, 顆粒膜細胞のLHやプロラクチンのレセプターを増加させる. 顆粒膜細胞は増殖するとインヒビン分泌を増加させ, ネガティブフィードバックとしてFSH産生を抑制する.

男性においてFSHは精巣のセルトリ細胞に作用し, 精子形成を促進する. 男性においても精巣からインヒビンが分泌されることでネガティブフィードバックを生じ, FSH分泌を抑制する.

表3-5 異常値を示す疾患

	男性	女性
LH高値・FSH高値	中枢性思春期早発症 性腺機能不全	中枢性思春期早発症 卵巣機能不全 卵巣性無月経 Turner症候群 更年期
LH高値・FSH正常		多嚢胞性卵巣症候群
LH正常・FSH高値	無精子症 Klinefelter症候群	
LH低値・FSH低値	Kallman症候群 下垂体腫瘍 視床下部腫瘍	体重減少性無月経 摂食障害 下垂体腫瘍(手術後) 高プロラクチン血症 視床下部腫瘍 Sheehan症候群

(伊藤理廣, 他. ホルモンの病態異常と検査 下垂体前葉LH/FSH. 臨床検査. 2008; 52: 1193-6を改変)[1]

男女ともにLHは性腺からの性ステロイドの産生を刺激する．女性ではLHサージに伴い排卵を起こし，黄体形成，莢膜細胞でのアンドロゲン産生を促進する．男性では精巣のライディッヒ細胞でテストステロンを産生し，FSHと協同して精子形成を促進する．

異常値を生じるメカニズム

視床下部-下垂体-性腺系の各部位における産生障害・反応性の低下により異常値を生じる．

異常値を示す疾患・病態

小児期では思春期早発症や思春期遅発症の診断に用いられる．成人女性では卵胞期初期に採血することで安定した値が得られ，月経周期異常や排卵障害の鑑別診断を行うことができる．男性では性腺機能不全，無精子症，乏精子症の診断に用いられる（表 3-5）[1]．

検査のピットフォール

各施設で使用している測定方法により基準値が異なるため，自施設での測定方法の確認を行い，各々の測定方法間での誤差もあることを理解しておくべきである[4]．また，測定に使用される抗体が生理活性部位との結合を示すわけではなく，検査値がそのまま生理活性の有無を示しているわけではないことに注意を要する．さらに，LH・FSHのβサブユニットの遺伝子変異や，各受容体の遺伝子多型などが報告されており，それらにより生じる反応性の変化についても留意する必要性がある[5]．

文 献

1) 伊藤理廣，他．ホルモンの病態異常と検査 下垂体前葉LH/FSH．臨床検査．2008；52：1193-6．
2) Kriegsfeld LJ, et al. Identification and characterization of a gonadotropin-inhibitory system in the brains of mammals. Proc Natl Acad Sci U S A. 2006; 103: 2410-5.
3) Messager S, et al. Kisspeptin directly stimulates gonadotropin-releasing hormone release via G protein-coupled receptor 54. Proc Natl Acad Sci U S A. 2005; 102: 1761-6.
4) 日本アイソトープ協会．医学・薬学部会インビトロテスト専門委員会イムノアッセイ研究会：第30回イムノアッセイ調査 全国コントロールサーベイ成績報告要旨．Radioisotopes. 2008; 58: 655-708.
5) Minegishi T, et al. The effect of splice variant of the human luteinizing hormone(LH)receptor on the expression of gonadotropin receptor. Mol Cell Endocrinol. 2007; 260-262: 117-25.

〈中尾光資郎，峯岸 敬〉

3. 内分泌学的検査　A. 下垂体

4 プロラクチン(PRL)

基準範囲

- 男性 3.6〜12.8 ng/mL
- 女性 6.1〜30.5 ng/mL

生理的変動

　健常者では24時間で4〜14回のプロラクチン prolactin(PRL)分泌パルスがある．閉経前女性ではエストロゲンのPRL分泌促進作用により閉経後女性や男性に比べてパルス頻度が高い．血中PRL濃度は入眠後漸増し睡眠中にいくつかのピークを伴いながら最高値に達する．睡眠後半には徐々に低下し午前10時から正午の間に最低となる．睡眠によりPRLの基礎値が変動する．閉経前女性では月経周期に伴ってわずかな変動がある．妊娠末期から産褥期に上昇する．男女ともに加齢に伴って分泌量が減少する．授乳や乳房刺激の他，ストレス，蛋白質接種後，性行為などで分泌が促進される[1,2]．

検査の概要・臨床的意義

　測定は早朝安静空腹時に行う．
　PRLは下垂体前葉のPRL産生細胞から分泌され乳腺発育と乳汁分泌を促す．甲状腺刺激ホルモン放出ホルモン thyrotropin releasing hormone(TRH)，エストロゲン，オキシトシン，バソプレシン，セロトニン，vasoactive intestinal polypeptide(VIP)などによりPRL分泌が促進され，視床下部で産生されるドパミンのほか，エンドセリンIや transforming growth factor β(TGF-β)などによりPRL分泌が抑制される．PRL分泌は主に視床下部から分泌されるドパミンによる抑制作用により調節されている．高PRL血症ではネガティブフィードバックによりドパミン産生が刺激される．ドパミンはゴナドトロピン放出ホルモン gonadotropin releasing hormone(GnRH)の産生も抑制するので高PRL血症では黄体刺激ホルモン latinizing hormone(LH)，卵胞刺激ホルモン follicle stimulating hormone(FSH)分泌が抑制され男女とも性腺機能低下症となる．血中PRLレベルは二次性高PRL血症では200 ng/mLを超えることは少ない[1,2]．

異常値を生じるメカニズム

　高PRL血症は二次性のものが多いため下垂体腺腫による原発性高PRL血症の診断には二次性高PRL血症の除外診断が必要である．二次性高PRL血症ではドパミン産生阻害や輸送障害によるPRL産生・分泌増加をきたすものとしては薬剤性が最も多く，他に視床下部の機能的障害および視床下部・下垂体の腺腫，炎症，肉芽腫などによるものがある．TRH分泌増加を原因とするものとして甲状腺機能低下症がある．下垂体腺腫の診断にはMRIなどの画像診断が必須である．原発性高PRL血症では腺腫サイズと血中PRLレベルが相関している[1,2]．

異常値を示す疾患・病態

▶異常高値を示す場合
- PRL産生腫瘍：下垂体PRL産生細胞が腫瘍化したもの．約10%は成長ホルモン(GH)も同時に産生している．

- 薬剤性
  - 向精神薬：フェノチアジン，ブチロフェノン，メトクロプラミド，セロトニン再吸収阻害薬，三環系抗うつ薬
  - 降圧薬：α-メチルドーパ，レセルピン，ベラパミル
  - ホルモン：経口避妊薬，エストロゲン，抗アンドロゲン薬
  - ヒスタミンH_2受容体拮抗薬：シメチジン，ラニチジン，ファモチジン
- 視床下部・下垂体の腫瘍，炎症，肉芽腫，下垂体茎切断によるドパミン分泌・輸送低下によりPRLが増加する．
- 甲状腺機能低下症によるTRH分泌上昇によりPRLが増加する．
- 腎不全によるPRLクリアランス低下
- 肝硬変による血中エストロゲン上昇によりPRLが増加する
- マクロプロラクチン血症：血中では通常単分子であるPRLが複数凝集した大分子で存在する．著明な高PRL血症を示すが活性が低いため臨床症状を示すことはない．

▶異常低値を示すもの
- Sheehan症候群：乳房萎縮や乳汁分泌不全などの症状を示す．

⚠ 検査のピットフォール

臨床的に頻用される薬剤が高PRL血症の原因となるので，詳細な服薬内容の聴取が必須である．PRL分泌異常症に対する負荷試験にはTRH負荷試験やブロモクリプチン負荷試験があるが診断的有用性が低い．ブロモクリプチン負荷試験はPRL産生腫瘍に対するドパミン作動薬の有用性を判断するために実施されている[1]．

文献

1) 河合 忠．異常値の出るメカニズム 第6版．東京：医学書院；2013．
2) 金井正光, 監修．臨床検査法提要改訂 第33版．東京：金原出版；2010．

〈木村孝穂，村上正巳〉

3. 内分泌学的検査　A. 下垂体

5 甲状腺刺激ホルモン(TSH)

基準範囲

- 0.35～4.94 μU/mL(成人男女)

生理的変動

血中TSHは食事にはほとんど影響を受けないが，日内変動があり夜間のTSHレベルは昼間のおよそ2倍となる．また，加齢に伴って徐々に低下する．

検査の概要・臨床的意義

下垂体ホルモンである甲状腺刺激ホルモンthyroid stimulating hormone(TSH)は，黄体刺激ホルモン(LH)や卵胞刺激ホルモン(FSH)などと同様に下垂体前葉の好塩基性細胞から産生される糖蛋白ホルモンの一種であり，共通の構造を持つαサブユニットと，それぞれのホルモンに特異的なβサブユニットの2つのサブユニットから構成されている．TSHは視床下部ホルモンである甲状腺刺激ホルモン放出ホルモン(TRH)により合成，分泌の制御を受けており，甲状腺に作用し甲状腺濾胞上皮細胞へのヨードの取り込みの増加，サイログロブリンの合成を引き起こし，甲状腺ホルモンの合成，分泌を促進する．また，TSHの分泌は甲状腺ホルモンにより抑制される(ネガティブフィードバック)．TSHの測定は視床下部，下垂体ならびに甲状腺の機能を評価するために最も鋭敏で重要な検査の1つであり，その測定にはβサブユニットに対するモノクローナル抗体を用いる[1]．

異常値を生じるメカニズム

TRH，TSHと甲状腺ホルモンにはネガティブフィードバックの関係があるため，視床下部，下垂体，甲状腺のいずれかに異常が生じるとTSHや甲状腺ホルモン値に影響を及ぼす．臨床症状や検査値の異常から甲状腺疾患が疑われる時には，TSHとともに甲状腺ホルモン(FT_3, FT_4)を測定し総合的に判断する必要がある．

異常値を示す疾患・病態

▶異常高値を示す場合

原発性甲状腺機能低下症，甲状腺ホルモン不応症，TSH不応症，TSH産生腫瘍など

▶異常低値を示す場合

Basedow病，亜急性甲状腺炎，無痛性甲状腺炎，Plummer病，出産後一過性甲状腺中毒症，甲状腺ホルモン過剰摂取など

検査のピットフォール

- 甲状腺疾患の病態の評価にはTSHとともに甲状腺ホルモンの測定が必要である．
- 血中TSHは食事にはほとんど影響を受けないが，原則として早朝空腹時採血とする．
- TSHには日内変動があり，夜間のTSHレベルは昼間のおよそ2倍となるので，軽度の中枢性甲状腺機能低下症を疑う場合などには夜間の採血が必要となることもある．
- ドーパミン作動薬や糖質ステロイド，成長ホルモンはTSHの分泌に影響を与える[2]．
- 血中にヒト抗マウス抗体human anti-mouse antibodies(HAMA)が存在し，マウ

スモノクローナル抗体を使用したキットの中にはHAMAの影響により正しい結果が得られない場合がある[3].

文 献

1) 荻原貴之, 他編. 甲状腺自己免疫疾患の診断と治療 最近の話題 甲状腺疾患を診断 ホルモン検査. カレントテラピー. 2009; 27: 108-12.
2) 荻原貴之, 他編. 甲状腺刺激ホルモン. In: 中原一彦, 監修. パーフェクトガイド検査値事典. 総合医学社; 東京: 2011. p.220.
3) 村上正巳. 甲状腺ホルモン, 甲状腺刺激ホルモン. 検査と技術. 2010; 38: 935-8.

〈荻原貴之, 村上正巳〉

3. 内分泌学的検査　A. 下垂体

6 バソプレシン

基準範囲

- 0.8〜2.0 pg/mL

生理的変動

バソプレシン（AVP）分泌の生理的調節は血漿浸透圧と非浸透圧性刺激による．利尿状態から最大尿濃縮能を引き起こす血漿AVP濃度は0.8〜6.0 pg/mLの範囲である．血漿AVP濃度自身には日内変動を認めない．

検査の概要・臨床的意義

AVPは下垂体後葉ホルモンで，視床下部の視上核・室傍核内の大神経内分泌細胞および小神経内分泌細胞で合成される．大神経内分泌細胞で合成されるAVPは下垂体茎を移送されて下垂体後葉内に貯蔵された後，適切な分泌刺激により血中へ放出される．生理的分泌調節は，浸透圧と非浸透圧刺激による．浸透圧受容器は血液脳関門の外側にあり，血漿浸透圧の変化を敏感に感受して，AVPの分泌を調節する．非浸透圧因子は頸動脈洞などの圧受容器で感受されて，迷走神経の求心路を介してAVPの分泌を抑制的に制御する．循環血液量の減少，血圧の低下や左房圧の低下はこの抑制制御を解除してAVPの分泌亢進を引き起こす．

血漿AVP濃度が低下する疾患は中枢性尿崩症である．AVPの分泌不全により，多尿・口渇・多飲をきたす．高張食塩水（5％NaCl）負荷による浸透圧刺激を介するAVP分泌の検査が本症の診断に用いられる．健常者では血漿AVP値が増加するが，中枢性尿崩症では低値のまま無反応である．腎性尿崩症は腎集合尿細管のAVP不応性によるもので，血漿AVP濃度は増加する．

血漿AVP濃度の増加は水利尿不全の病態で認められる．AVPの分泌過剰により腎での水の再吸収が増加して，希釈性低Na血症を招来する．体液の正常な低Na血症ではAVP不適合分泌症候群（SIADH），体液貯留を伴う低Na血症ではうっ血性心不全，非代償期肝硬変やネフローゼ症候群などがあげられる．いずれの病態も低浸透圧血症を認め，AVPの分泌亢進は非浸透圧性刺激に依存する．

異常値を生じるメカニズム

AVPの分泌不全は中枢性尿崩症による．視床下部の病変によるものは続発性尿崩症で，原因の明らかでないものを特発性尿崩症という．いずれも視床下部の視上核・室傍核でのAVP産生が障害されて分泌障害に陥る．

AVPの分泌過剰は大部分非内分泌疾患により，求心性の非浸透圧性AVP分泌刺激を受けて視床下部下垂体後葉系からのAVP分泌が亢進する病態である．

異常値を示す疾患・病態

▶異常高値を示す場合

体液量の正常な低Na血症
- SIADH（原因疾患は，悪性腫瘍，中枢神経疾患，胸腔内疾患，薬剤服用）
    - 悪性腫瘍：肺癌，膵癌，十二指腸癌，胸腺腫，悪性リンパ腫
    - 中枢神経疾患：脳炎，髄膜炎，脳出血，脳梗塞，くも膜下出血，急性ポルフィリ

ア，頭部外傷，下垂体腫瘍
- 胸腔内疾患：肺腫瘍，肺炎，肺真菌症，肺結核
- 薬剤：ビンクリスチン，シクロホスファミド，カルバマゼピンなど
- 下垂体機能低下症，甲状腺機能低下症

体液量過剰による低 Na 血症
- うっ血性心不全，非代償期肝硬変，ネフローゼ症候群

体液量減少を伴う低 Na 血症
- 原発性副腎皮質機能低下症，利尿薬乱用，Na 喪失性腎炎など

その他
- 腎性尿崩症

▶**異常低値を示すもの**
　中枢性尿崩症

⚠ 検査のピットフォール

　血漿 AVP 値から中枢性尿崩症を診断できていたのは日本だけである．これは従前の AVP キット（三菱化学メディエンス）によった．しかし，このキットは抗体が枯渇して終了となった．その後に市販された AVP キット（AVP RIA ネオ「エルエスアイ M」，LSI メディエンス）は，測定感度 0.8 pg/mL であり，従前のキットと同様の評価は期待できない．これから診断に向けた詳細な検討が必要と考えられる．これに対して，AVP の異常高値を示す疾患の診断は問題なくできる．

〈石川三衛〉

3. 内分泌学的検査　B. 甲状腺・副甲状腺・骨代謝マーカー

7 甲状腺ホルモン(T_3, T_4, FT_3, FT_4)

基準範囲（成人男女）

- T_3: 0.58〜1.59 ng/mL
- T_4: 4.87〜11.72 μg/dL
- FT_3: 1.71〜3.71 pg/mL
- FT_4: 0.70〜1.48 ng/dL

生理的変動

血中 T_3(3,5,3′トリヨードサイロニン), T_4(サイロキシン), FT_3(遊離 3,5,3′トリヨードサイロニン), FT_4(遊離サイロキシン)濃度には日内変動や食事による影響はほとんどない. 性差や年齢による変化はないとされるものの, FT_3が加齢により若干低下するという報告もある.

検査の概要・臨床的意義

血中甲状腺ホルモンの測定により甲状腺からの甲状腺ホルモンの合成, 分泌や流出の程度を知ることができ, 被検者の甲状腺機能を把握するのに役立つ.

甲状腺ホルモンは甲状腺刺激ホルモン(TSH)の刺激により甲状腺において合成され, 血中に分泌される. したがって, 甲状腺ホルモンと TSH を同時に測定することが診断には重要である.

また, 血中に分泌された甲状腺ホルモンの大部分は甲状腺ホルモン結合蛋白 thyroid hormone binding protein(TBP)と結合し, 結合していない甲状腺ホルモンは遊離型(FT_3, FT_4)として存在する. 健常人では T_3の約 0.3% が FT_3として, T_4の約 0.03% が FT_4として存在する. T_3, T_4は TBP の濃度の影響を受けるが, FT_3, FT_4は TBP の濃度に関係なくほぼ一定に保たれるため甲状腺機能の評価には T_3, T_4の測定よりも FT_3, FT_4を測定する方が望ましい[1].

異常値を生じるメカニズム

甲状腺ホルモンは, TSH の刺激により甲状腺濾胞細胞においてサイログロブリンより合成され, 血中に分泌される. 分泌された甲状腺ホルモンは, 視床下部および下垂体に作用し, それぞれ甲状腺刺激ホルモン放出ホルモン thyrotropin releasing hormone(TRH), TSH の合成, 分泌を抑制する(ネガティブフィードバック). したがって, 視床下部, 下垂体, 甲状腺のいずれかに異常が生じると, TSH や甲状腺ホルモンの値に影響を及ぼす. また, 甲状腺より分泌される甲状腺ホルモンは主に T_4であるが, 甲状腺や肝, 腎などの様々な組織において T_4は甲状腺ホルモン脱ヨード酵素によって生理活性のある T_3に変換され, 細胞内の核受容体に結合し生理作用を発揮する. 血中の T_3と T_4はほぼ平行に推移することから, 多くの場合 TSH と T_4を測定することで十分であるが, T_3のみが低下しているいわゆる low T_3症候群や T_3優位型 Basedow 病など T_3と T_4の測定値に乖離が認められる場合がある.

異常値を示す疾患・病態

▶異常高値を示す場合

- **TSH が低値を示すもの**: Basedow 病, 亜急性甲状腺炎, 無痛性甲状腺炎, Plummer 病, 中毒性多結節性甲状腺腫, 妊娠初期,

産後の一過性甲状腺中毒症,絨毛性疾患,甲状腺ホルモンの過剰摂取(健康食品などによるものを含む)
- **TSH が高値を示すもの**: TSH 産生腫瘍,甲状腺ホルモン不応症

▶ **異常低値を示す場合**
- **TSH が高値を示すもの**: 原発性甲状腺機能低下症
- **TSH が低値を示すないし基準範囲にとどまるもの**: 中枢性甲状腺機能低下症
- **FT_3 が低値,FT_4 が正常の時**: 重症な感染症や悪性腫瘍,飢餓状態,心筋梗塞など(low T_3 症候群)

▶ **T_3,T_4 と FT_3,FT_4 に乖離がみられる場合**
TBP の異常

⚠ 検査のピットフォール

- 甲状腺機能の評価には甲状腺ホルモンの測定値だけでなく,TSH の測定値と比較することが必要である.また,T_3,T_4 の測定値に異常がみられる時には妊娠などによる TBP 濃度の変化の影響も考えられるため FT_3,FT_4 を測定し判断する.
- 投与を受けている薬剤や採血時に使用する抗凝固剤が甲状腺機能,甲状腺ホルモン測定値に影響を及ぼすことがあり[1],臨床症状と甲状腺機能の評価に一致しない点がある場合はこのような薬剤の使用の有無について検索する必要がある.
- 甲状腺ホルモン(T_3,T_4)に対する抗体が血中に存在することにより甲状腺ホルモンの測定値に影響を及ぼし,多くの場合甲状腺ホルモン測定値は高値となるので,臨床症状と TSH の測定値から推定した甲状腺ホルモンの値と合致しない時は抗甲状腺ホルモン抗体の存在を考慮し,キットの変更や PEG により抗体を除去して甲状腺ホルモンを測定するなどの工夫が必要である.

📖 文 献

1) 荻原貴之,他.甲状腺自己免疫疾患の診断と治療 最近の話題 甲状腺疾患を診断 ホルモン検査.カレントテラピー.2009; 27: 108-12.

〈荻原貴之,村上正巳〉

8 TSH受容体抗体

基準範囲

- 第1世代TRAb(TBII)：＜15％
- 第2世代TRAb(TBII)：＜1.0 IU/L
- 第3世代TRAb(TBII)：
  ＜2.0 IU/L（全自動ECLIA法）
  ＜1.0 IU/L（ELISA法）
- TSAb：＜120％（EIA法），＜180％（RIA法）
- TSBAb：
  ＜31.7％（EIA法），＜45.6％（RIA法）

生理的変動

妊娠時に低下傾向を示すほかには，一般に変動を認めない．

検査の概要・臨床的意義

TSH受容体は甲状腺濾胞上皮細胞に存在し，甲状腺ホルモンの合成と分泌，および甲状腺腫大などをもたらすTSHの作用を介する．このTSH受容体に対する自己抗体がTSH受容体抗体であり，刺激型と阻害型が存在する．

TSH受容体抗体の測定には，TSH受容体への自己抗体の結合を検出するレセプターアッセイと，抗体による甲状腺細胞の刺激活性あるいは抑制活性を指標として測定するバイオアッセイの2通りの方法がある．前者のレセプターアッセイには，標識されたTSHのTSH受容体への結合阻害作用を指標として検出されるTSH結合阻害抗体TSH-binding inhibitor immunoglobulins(TBII)があり，一般にTRAb(TSH receptor antibody)と呼ばれている．一方，後者のバイオアッセイには，甲状腺細胞のcAMP産生能を指標として検出される甲状腺刺激抗体thyroid stimulating antibodies(TSAb)と，TSH作用を阻害するブロッキングタイプの抗体を検出する甲状腺刺激阻害抗体thyroid stimulation blocking antibodies(TSBAb)がある[1]．TSH受容体抗体のそれぞれの測定法を図3-3に示す．TRAb(TBII)の測定法は開発順に第1世代法，第2世代法，第3世代法がある．第3世代法は抗TSH受容体モノクローナル抗体(M22)とTSH受容体の結合阻害反応を原理として開発された[2]．第3世代法の測定感度は第2世代法とほぼ同等であるが，検査の自動化，迅速化が可能となり，診察前検査として実施可能となっている．また，TSAbおよびTSBAbの測定法は，従来用いられていたRIA法からより高感度のEIA法が用いられるようになり，基準範囲が変更されていることに注意が必要である．

臨床的には，甲状腺中毒症の鑑別に有用であり，Basedow病の診断に重要な検査である．甲状腺学会による甲状腺疾患診断ガイドラインによると，甲状腺ホルモン（遊離T_3，遊離T_4）の高値，TSHの低値に加えて，TRAb(TBII)またはTSAb陽性の所見がBasedow病あるいは確からしいBasedow病の診断に必要となる[3]．また，遊離T_4，TSHが基準範囲内であってTRAb(TBII)またはTSAbが陽性で，眼球突出などの特有の眼症状を有する場合はeuthyroid Graves diseaseまたは，euthyroid ophthalmopathyと診断される．特にTSAbはBasedow病眼症の程度とよく相関することが報告されている[4]．一方で，無痛性

a) TSH結合阻害抗体の測定

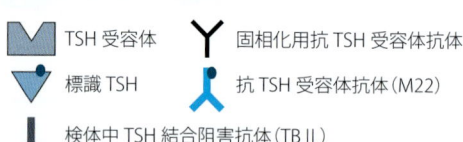

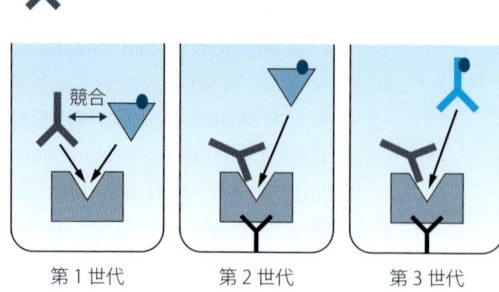

- TSH受容体
- 標識TSH
- 検体中TSH結合阻害抗体（TBⅡ）
- 固相化用抗TSH受容体抗体
- 抗TSH受容体抗体（M22）

第1世代　第2世代　第3世代

第1世代：液相中で，TSH受容体に対する検体中のTBⅡによる標識TSHの結合阻害率を測定．
第2世代：TSH受容体を固相化．検体TBⅡによる標識TSHの結合阻害率を測定．
第3世代：第2世代で用いた標識TSHをバセドウ病患者由来の標識モノクローナル抗体を使用．

b) 甲状腺刺激抗体および甲状腺刺激阻害抗体の測定

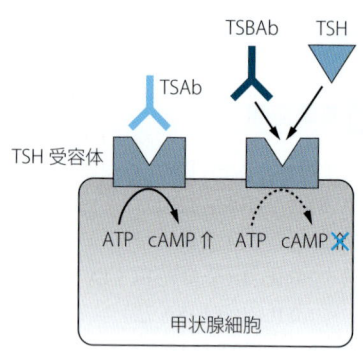

TSAb：TSHと検体中TSABとのcAMPの産生を比較
TSBAb：検体中TSBAbのTSHによるcAMP産生抑制を評価

図3-3 TSH受容体抗体の測定

甲状腺炎，亜急性甲状腺炎，Plummer病などによる甲状腺中毒症の場合は，一般にTRAb（TBⅡ）およびTSAbは陰性となる．

Basedow病では診断のみならず，治療効果判定，寛解および再発の指標としてTRAb（TBⅡ）およびTSAbは有用である．Basedow病に対する抗甲状腺薬の内服治療が有効である場合，一般にTRAb（TBⅡ）およびTSAbは徐々に低下する．Basedow病の寛解を正確に判断することは困難であるが，抗甲状腺薬の中止時期を決定するためにTSH受容体抗体の陰性化は1つの目安となる．また，治療中止後に甲状腺ホルモンの上昇を認めた場合は再発の可能性が示唆されるが，一過性の甲状腺中毒症の可能性もあるため，TSH受容体抗体を評価することが重要である．

Basedow病合併妊娠において，TSH受容体抗体は胎盤を通過することにより胎児甲状腺機能亢進症および新生児甲状腺機能亢進症をきたすことがあるため，妊娠経過中のTSH受容体抗体の測定は重要である．

異常値を生じるメカニズム

TSH受容体抗体は，甲状腺を刺激する場合はBasedow病による甲状腺機能亢進症を，抑制する場合は甲状腺機能低下症を引き起こす．ともにTRAb（TBⅡ）として陽性を示すが，刺激型はTSAb陽性を呈し，阻害型はTSBAb陽性を呈する．

異常値を示す疾患・病態

▶TRAb（TBⅡ）陽性

- Basedow病，euthyroid Graves disease（TSAb陽性）
- 甲状腺機能低下症（萎縮性甲状腺炎）（TSBAb陽性）

⚠ 検査のピットフォール

　TRAb(TBII)は測定方法の進歩により，第3世代の測定法ではBasedow病のほぼ全例で陽性となるが，稀に陰性となる症例も存在する．一方，無痛性甲状腺炎の中にもTRAb(TBII)が軽度高値を示し，弱陽性を呈する症例も存在する．鑑別が困難な場合は，放射線ヨード摂取率の評価を行うことが重要である．また，3ヵ月以上の甲状腺中毒症の存在や眼症の存在はBasedow病で特徴的であり，超音波検査による甲状腺血流量の測定や尿中総ヨウ素の測定も参考となる．

　甲状腺機能低下症により血中TSHが著明に高値を示す場合に，患者血清中のTSHにより見かけ上TSAbが高値を示し，偽陽性となる場合があるので注意を要する．

📖 文　献

1) 村上正巳. 甲状腺刺激ホルモンレセプター抗体. 検査と技術. 2009; 37: 709-13.
2) Smith BR, et al. A new assay for thyrotropin receptor autoantibodies. Thyroid. 2004; 14: 830-5.
3) 日本甲状腺学会. 甲状腺疾患診断ガイドライン2013. http://www.japanthyroid.jp/doctor/guideline/japanese.html
4) 村上正巳. Euthyroid Graves' diseaseとhypothyroid Graves' disease. In: 伴　良雄, 編. よくわかる甲状腺疾患のすべて. 大阪: 永井書店; 2003. p.103-8.

〈常川勝彦，村上正巳〉

9 抗サイログロブリン抗体，抗マイクロゾーム抗体，抗甲状腺ペルオキシダーゼ抗体

基準範囲

- 抗サイログロブリン(Tg)抗体半定量(サイロイドテスト)：＜100倍
- 抗サイログロブリン(Tg)抗体：
  ＜0.3 U/mL(RIA)
  ≦13.6 IU/mL(FEIA)
  ＜28 IU/mL(ECLIA)
- 抗甲状腺マイクロゾーム抗体半定量(マイクロゾームテスト)：＜100倍
- 抗甲状腺ペルオキシダーゼ(TPO)抗体：
  ＜0.3 U/mL(RIA)
  ≦3.2 IU/mL(FEIA)
  ＜16 IU/mL(ECLIA)

生理的変動

女性により多く出現し，70歳までは年齢とともに出現率が高くなる．妊娠中は免疫抑制的に働き，産後3～6ヵ月後に反跳現象がみられ，抗体価の増加などを認めることがある[1]．食事による影響はなく，採血時間は問わない[2]．

検査の概要・臨床的意義

サイログロブリン(Tg)に対する自己抗体は抗サイログロブリン抗体(抗Tg抗体)であり，甲状腺ペルオキシダーゼ(TPO)に対する自己抗体は抗甲状腺ペルオキシダーゼ抗体(抗TPO抗体)，抗マイクロゾーム抗体である．半定量法である間接凝集反応法で測定されていた抗サイログロブリン抗体半定量(サイロイドテスト)に代わり高感度測定法を用いた抗Tg抗体が測定されている．同様に，抗甲状腺マイクロゾーム抗体半定量(マイクロゾームテスト)に代わって，高感度測定法を用いた抗TPO抗体の測定が主流となっている．高感度定量法にはラジオイムノアッセイ(RIA)法があるが，現在ではRIを使用しない全自動免疫測定装置を用いた蛍光酵素免疫測定(FEIA)法，電気化学発光免疫測定(ECLIA)法などもある．自動化測定では，短時間で測定され，診察前検査の実施も可能である．

自己免疫性甲状腺疾患の橋本病とBasedow病では比較的高頻度に血中甲状腺自己抗体である抗Tg抗体，抗TPO抗体および抗甲状腺マイクロゾーム抗体が検出される[3]．また，潜在性自己免疫性甲状腺疾患の診断にも有用である．

甲状腺疾患診断ガイドライン2013(表3-6)[4]では，Basedow病など他の原因が認められないびまん性甲状腺腫大があり，抗TPO抗体あるいは抗Tg抗体が陽性であれば，橋本病と診断できるため，抗TPO抗体と抗Tg抗体の診察前検査は迅速な橋本病の診断に有用である[5]．

異常値を生じるメカニズム

抗Tg抗体，抗TPO抗体および抗マイクロゾーム抗体は，前述のように自己免疫性甲状腺疾患などで出現する．

表 3-6 慢性甲状腺炎(橋本病)の診断ガイドライン

a) 臨床所見
 1. びまん性甲状腺腫大
  但しバセドウ病など他の原因が認められないもの
b) 検査所見
 1. 抗甲状腺マイクロゾーム(またはTPO)抗体陽性
 2. 抗サイログロブリン抗体陽性
 3. 細胞診でリンパ球浸潤を認める
1) 慢性甲状腺炎(橋本病)
 a)およびb)の1つ以上を有するもの

【付記】
1. 他の原因が認められない原発性甲状腺機能低下症は慢性甲状腺炎(橋本病)の疑いとする.
2. 甲状腺機能異常も甲状腺腫大も認めないが抗マイクロゾーム抗体およびまたは抗サイログロブリン抗体陽性の場合は慢性甲状腺炎(橋本病)の疑いとする.
3. 自己抗体陽性の甲状腺腫瘍は慢性甲状腺炎(橋本病)の疑いと腫瘍の合併と考える.
4. 甲状腺超音波検査で内部エコー低下や不均一を認めるものは慢性甲状腺炎(橋本病)の可能性が強い.

異常値をきたす疾患・病態

▶橋本病

橋本病のほとんどの症例で抗Tg抗体あるいは抗TPO抗体が陽性となる. 橋本病の一部が甲状腺機能低下症となるが, 高力価の抗TPO抗体が検出される橋本病は甲状腺が硬く, 甲状腺機能低下を示す場合が多い[6]. 無痛性甲状腺炎の症例においても抗Tg抗体や抗TPO抗体が陽性であることが多い.

▶Basedow病

Basedow病患者においても抗Tg抗体あるいは抗TPO抗体が検出される. Basedow病の治療過程で, 抗TPO抗体力価は低下傾向になるといわれている.

▶その他

自己免疫性甲状腺疾患を有する女性は, 出産後に甲状腺炎を発症する頻度が高いといわれており, 抗体価測定は発症の可能性を予測するのに有用と思われる.

慢性C型肝炎のインターフェロン治療の副作用に甲状腺機能障害を起こすことがあり, 自己免疫性甲状腺疾患を有すると発症の頻度が高いといわれているため, インターフェロン治療前の抗体価測定が有用と思われる.

検査のピットフォール

- 測定法により単位, 基準範囲が違う.
- 測定法により測定値が若干乖離する例があり注意が必要である[7].
- 全身性エリテマトーデス(SLE), リウマチ性疾患などで抗TPO抗体が陽性となることがある.
- 自己免疫性甲状腺疾患の初期では抗体価のみ陽性となり甲状腺機能は正常である.
- 抗体価のみ測定するのではなく, 甲状腺ホルモンも同時に測定する.

文献

1) Amino N, et al. Changes of serum anti-thyroid antibodies during and after pregnancy in autoimmune thyroid diseases. Clin Exp Immunol. 1978; 31: 30-7.
2) 森村匡志, 他. 抗サイログロブリン抗体. 血液・尿化学検査免疫学的検査. 日本臨牀. 2010; 68: 309-12.
3) 村上正巳. 甲状腺疾患診療の実際と自己抗体検査. In: 村上正巳, 編. 甲状腺疾患と自己抗体検査. 東京: 診断と治療社; 2010. p.57-70.
4) 日本甲状腺学会: 甲状腺疾患診断ガイドライン 2013. http://www.japanthyroid.jp/doctor/guideline/japanese.html#mansei
5) 村上正巳. 内科医が知っておくべき検査の最新情報: 臨床検査の進歩 内分泌系疾患. 日内会誌. 2011; 100: 3256-62.
6) 森村匡志, 他. 抗マイクロゾーム抗体, 抗甲状腺ペルオキシダーゼ抗体. 血液・尿化学検査免疫学的検査. 日本臨牀. 2010; 68: 313-6.
7) 武市 藍, 他. 抗サイログロブリン抗体(TgAb)および抗甲状腺ペルオキシダーゼ抗体(TPOAb)測定キットの検討. 医学と薬学. 2009; 62: 791-800.

〈奈良誠人, 村上正巳〉

10 サイログロブリン

基準範囲

- ≦35 ng/mL

生理的変動

新生児で高値を示し，その後減少する．女性は男性より高値を示し，妊娠で増加する．日内変動は認められない．

検査の概要・臨床的意義

サイログロブリンは分子量66万の糖蛋白で，甲状腺濾胞上皮細胞で合成され，濾胞腔内にコロイドとして存在している．甲状腺以外の臓器では合成されないことより甲状腺に特異的な蛋白である．

血中サイログロブリン濃度は，血清を用いて測定される．以前はRIを用いた方法で測定されていたが，現在はモノクローナル抗体を用いた電気化学発光免疫測定法（ECLIA法）などの方法が主流である．

血中サイログロブリン濃度は，Basedow病などの甲状腺刺激物質による甲状腺機能亢進症のほか，亜急性甲状腺炎，無痛性甲状腺炎などの甲状腺の破壊により上昇する．また，甲状腺腫瘍においては，乳頭癌，濾胞癌などの悪性腫瘍だけでなく腺腫様甲状腺腫でも上昇するため，良悪性の鑑別には用いられない．したがって，血中サイログロブリン濃度の測定は，臓器特異性は高いが，疾患特異性は低いため，他の検査を組み合わせて総合的に判断することが重要である[1]．

臨床的に最も有用であるのは，甲状腺癌患者のフォローアップの指標としての血中サイログロブリン濃度の測定である[2]．全摘術後には血中サイログロブリン濃度は測定感度以下に低下するが，測定可能な状態であれば残存病変の存在が示唆され，また低下していたサイログロブリンが経過中に再び上昇する場合は癌の再発が示唆される．

異常値を生じるメカニズム

サイログロブリンは甲状腺での合成促進および破壊による逸脱により，血中濃度は高値を示す．つまり，Basedow病におけるTSH受容体抗体，妊娠および絨毛性疾患におけるヒト絨毛性ゴナドトロピン（hCG）は，甲状腺を刺激することでサイログロブリンの合成が促進し，血中濃度が上昇する．また，無痛性甲状腺炎，亜急性甲状腺炎などによる甲状腺の破壊では，甲状腺濾胞内に貯蔵されているサイログロブリンが血中へ放出されるために血中濃度の上昇をきたす．

一方，甲状腺の摘出では甲状腺濾胞細胞が減少し，血中サイログロブリン濃度は低値となる．また，甲状腺ホルモン剤の過剰投与では，下垂体からのTSHの分泌が抑制され，サイログロブリンの合成が減少するために血中濃度は低値となる．また，サイログロブリン異常症では，サイログロブリン合成の障害により血中濃度は低値を示す[3]．

異常値を示す疾患・病態

▶高値
- 甲状腺腫瘍（悪性：乳頭癌，濾胞癌，良性：腺腫様甲状腺腫など）
- 甲状腺刺激物質による甲状腺機能亢進症

（Basedow 病，妊娠，絨毛性疾患など）
- 甲状腺の破壊（無痛性甲状腺炎，亜急性甲状腺炎）

▶低値
- 甲状腺全摘術後
- 甲状腺薬過剰投与
- 甲状腺無形成，甲状腺低形成
- サイログロブリン異常症

⚠ 検査のピットフォール

　過度の触診，穿刺吸引細胞診後および放射性ヨード治療直後では破壊による血中サイログロブリンの高値をきたすことがある．また，悪性腫瘍でも低値をきたすこともあるため，血中サイログロブリンは補助診断として使用し，エコーによる画像診断，穿刺吸引細胞診による病理学的診断による総合的な評価が必要である．

　抗サイログロブリン抗体陽性症例の血清は，血中サイログロブリンの測定系に影響を与えるため，測定原理により偽高値および偽低値をきたすことがある．この場合は，血中サイログロブリン濃度の結果の判断に十分注意を払う必要がある．

📖 文　献

1) 武田京子．サイログロブリン．ホルモンと臨床. 2011; 59: 517-23.
2) Cooper DS, et al. Revised American Thyroid Association management guidelines for patients with thyroid nodules and differentiated thyroid cancer. Thyroid. 2009; 19: 1167-214.
3) Ieiri T, et al. A 3' splice site mutation in the thyroglobulin gene responsible for congenital goiter with hypothyroidism. J Clin Invest. 1991; 88: 1901-5.

〈常川勝彦，村上正巳〉

11 副甲状腺ホルモン（PTH）

基準範囲

	基準範囲(pg/mL)	測定方法
whole PTH	9〜39	IRMA
intact PTH	10〜65	IRMA, CLIA, ECLIA
高感度PTH (HS-PTH)	90〜270	IRMA

IRMA: immune-radiometric assay,
CLIA: chemiluminescent immunoassay,
ECLIA: electrochemiluminescent immunoassay

生理的変動

加齢とともに上昇する．日内変動は夜間にピークを示す．

検査の概要・臨床的意義

副甲状腺疾患や骨疾患の鑑別に用いられる．ヒトPTHは84アミノ酸からなり，副甲状腺（上皮小体）より律動的に分泌される．PTH分泌は血中カルシウム（Ca）イオン濃度のわずかな上昇に反応して抑制される．

PTHの主要標的臓器は腎臓と骨である．腎臓では，近位尿細管でのリン（P）と重炭酸イオンの再吸収を抑制し，$1\alpha,25(OH)_2$ビタミンD合成を介して腸管からのCa吸収を促進する．遠位尿細管ではCa再吸収を促進する．骨では骨吸収速度を高め血中へのCa，P，水酸イオンを動員する．その結果，血中Ca濃度の上昇，Pの低下，代謝性アシドーシスをきたす．したがって，PTH分泌の過剰により高Ca血症，低P血症，代謝性アシドーシスをきたし，反対にPTH作用の不足では低Ca血症，高P血症をきたす．

intact PTHの測定はPTH（7-84）などのフラグメントを測りこむことが明らかになった．高感度PTHは中間部PTH（44-68）を検出するが，同様に複数のフラグメントを測定する．一方，副甲状腺内にもフラグメントが存在することや，PTH（7-84）フラグメントがPTH（1-84）の骨作用に阻害的に働くことが報告されている．したがって，PTH（1-84）のみを認識するwhole PTHがリアルタイムの血中PTH濃度を最も正確に反映していると考えられる．

異常値を生じるメカニズム

PTHの分泌は，副甲状腺細胞膜上のCa感知受容体Ca sensing receptor（CaSR）が血中イオン化Ca濃度を感知することによって厳密に調節され（negative feedback），逆に血中イオン化Ca濃度は，PTHを主としたCa調節ホルモンによって維持されている[1]．したがって，PTHの異常は必ずCaとの関係の中で評価するべきである．

原発性副甲状腺機能亢進症では副甲状腺主細胞数の増加，CaSR発現の減少によりPTH分泌が亢進し，血中Ca値が上昇する．慢性腎不全に伴う二次性副甲状腺機能亢進症では副甲状腺主細胞数の増加，CaSR発現の減少，ビタミンD作用の低下，高P血症によりPTH分泌亢進，血中Caは正常〜低値をとる．偽性副甲状腺機能低下症ではPTHに対する反応性が低下している．さらに，家族性低Ca尿性高Ca血症や新生児重症副甲状腺機能亢進症では機能喪失型のCaSR遺伝子変異により

血中 Ca と PTH が上昇する[2,3]．この CaSR に対する作用阻害型の自己抗体により PTH 分泌亢進，高 Ca 血症が生じる機序も報告されている（後天性低 Ca 尿性高 Ca 血症）．

逆に，機能獲得型の CaSR 遺伝子変異により常染色体優性低 Ca 血症や Bartter 症候群 5 型を惹起し，CaSR に対する作用促進型の自己抗体により PTH 分泌不全による副甲状腺機能低下症となる．これらの疾患では低 Ca 血症にもかかわらず PTH 低値を示す．一方，ビタミン D 中毒や癌に伴う高 Ca 血症などでは PTH が感度以下にもかかわらず高 Ca 血症を呈する．

異常値を示す疾患・病態

▶異常高値を示す場合
高 Ca 血症を示すもの
原発性副甲状腺機能亢進症，多発性内分泌腺腫症（multiple endocrine neoplasia；MEN），家族性低 Ca 尿性高 Ca 血症，新生児重症副甲状腺機能亢進症，後天性低 Ca 尿性高 Ca 血症，リチウム中毒，腎移植後，異所性 PTH 産生腫瘍（稀）

低 Ca 血症を示すもの
腎不全などによる二次性副甲状腺機能亢進症，偽性副甲状腺機能低下症，ビタミン D 欠乏症，ビタミン D 依存症，急性膵炎

▶異常低値を示す場合
高 Ca 血症を示すもの
ビタミン D 中毒（ビタミン D 製剤過剰投与やサルコイドーシス・結核），癌に伴う高 Ca 血症，甲状腺機能亢進症，不動，サイアザイド，テオフィリン

低 Ca 血症を示すもの
術後性副甲状腺機能低下症，常染色体優性低 Ca 血症（Bartter 症候群 5 型），CaSR に対する作用促進型自己抗体，副甲状腺発生の異常（DiGeorge 症候群，Kearns–Sayre 症候群），特発性副甲状腺機能低下症，低 Mg 血症

⚠ 検査のピットフォール

1) PTH 値は正常上限であっても血中 Ca 濃度が正常上限〜軽度高値であれば原発性副甲状腺機能亢進症の可能性がある．
2) 慢性腎臓病（CKD）でステージ G3a 以上の腎機能低下がある場合（eGFR＜60）は二次性副甲状腺機能亢進症により PTH 値は上昇することがある．

原発性副甲状腺機能亢進症の半数以上は無症候性であるため，腎尿路結石，多発骨折の既往がある場合のみならず，血清 Ca，リン濃度や尿中 Ca 排泄に異常を認める場合は積極的に PTH を測定する[4]．

透析患者では intact PTH 60 pg/mL 以上 240 pg/mL 以下（あるいは whole PTH 35 pg/mL 以上 150 pg/mL 以下）の範囲に管理することが望ましいが，血清 P，Ca の管理を優先することが推奨されている[5]．

📖 文献

1) Brown EM, et al. Extracellular calcium sensing and extracellular calcium signaling. Physiol Rev. 2001; 81: 239-97.
2) Yano S, et al. Calcium-sensing receptor. In: Naveh-Many T, ed. Molecular biology of the parathyroid. New York: Landes Bioscience/Eurekah. com and Kluwer Academic/Plenum publishers; 2005. p.44-56.
3) 矢野彰三．カルシウム感受機構とその異常．In: 黒川清，監．深川雅史，編．新しい透析骨症．東京：日本メディカルセンター；2003．p.71-6．
4) 杉本利嗣．原発性副甲状腺機能亢進症．日内会誌．2007; 96: 662-8.
5) 日本透析医学会．慢性腎臓病に伴う骨・ミネラル代謝異常の診療ガイドライン．透析会誌．2012; 45: 301-56.

〈矢野彰三，杉本利嗣〉

3. 内分泌学的検査　B. 甲状腺・副甲状腺・骨代謝マーカー

12 PTH関連蛋白（PTHrP）

基準範囲

- ≦1.1 pmol/L

生理的変動

PTH関連蛋白PTH-related protein（PTHrP）は軟骨，皮膚，乳腺，子宮，肺，腎臓，消化管などの多くの正常組織で産生されているが，主に局所的に働くとされ，通常血中では検出限界以下である．

検査の概要・臨床的意義

ヒトPTHrPは分子量が約18,000の蛋白で，スプライシングの相違により139，176，141アミノ酸からなる3つのアイソフォームが存在する．N端の13個のアミノ酸のうち8個がPTHと同一であるためPTH/PTHrP受容体（PTHR1）に結合し，PTHと類似の生物活性を発揮する．現在，PTHrP（1-34）とPTHrP（50-83）を認識する2つの抗体を利用したサンドイッチIRMA法により測定される．検体は安静時に専用容器（EDTA・アプロチニン入り）に採血し，なるべく速やかに血漿分離し，−20℃以下で凍結保存する．以前はPTHrPのC端を測定するキットも用いられたが，腎機能低下時には蓄積により見かけ上高値を示すことから，現在は標準的にintact PTHrPを測定する．

PTHrP遺伝子ノックアウトマウスは頭蓋骨・骨格の異常を呈し，呼吸困難により生後数時間で死亡する[1,2]．このマウスやPTHR1遺伝子ノックアウトマウス，レスキューマウスの観察からPTHrPは内軟骨性骨化の促進，皮膚表皮細胞の増殖・分化の調節，歯の萌出，乳腺の発達，胎盤のCa輸送，血管拡張，子宮・膀胱の平滑筋弛緩などの働きが明らかになっている．

PTHrPは，生理的には骨格の形成・成長における重要な局所因子であるため，成人において血中で検出されることはほとんどない．未分化な腫瘍細胞において過剰に産生され，PTHと同様にPTHR1に作用するため，高Ca血症をきたす．この時，negative feedbackによりPTHの産生は抑制されている．したがって，高Ca血症の鑑別診断において，副甲状腺機能亢進症やビタミンD中毒などが否定された場合は，腫瘍由来のPTHrPによる高Ca血症の可能性がある．

異常値を生じるメカニズム

悪性腫瘍に伴う高Ca血症は，最も高頻度に認められる腫瘍随伴症候群である．これには，悪性腫瘍から分泌されるPTHrPがエンドクリンに作用して骨吸収を促進するHHM（humoral hypercalcemia of malignancy）と癌の骨転移や骨髄腫などで腫瘍が骨局所で産生するインターロイキン（IL）-6など液性因子のパラクリン作用により活性化された破骨細胞が骨融解を生じるLOH（local osteolytic hypercalcemia）に大別される．乳癌などでLOHにPTHrPがパラクリンに関与することもあるが，通常LOHでは血中PTHrPの上昇はない．したがって，悪性腫瘍患者で高Ca血症，低リン血症，PTH低値でPTHrPが高値を呈する場合はHHMと考えられる．健常人の血漿intact PTHrPは1.1 pmol/L以下であ

り，1.5 pmol/L 以上で HHM の疑いが強く，2.0 pmol/L 以上で診断はほぼ確実とされる[3]．

HHM では PTHrP の骨，腎臓への作用により尿中 cAMP の上昇，高 Ca 血症，低リン血症を呈するが，血中 $1,25(OH)_2D$ の低下や代謝性アルカローシスを生じる点で原発性副甲状腺機能亢進症と異なる．1α 水酸化酵素活性阻害因子の産生，脱水，過剰な骨吸収に伴う骨塩や水酸イオンの血中への流入などが関与すると考えられている．

異常値を示す疾患・病態

肺癌・咽喉頭癌・口腔癌・食道癌などの扁平上皮癌や乳癌・卵巣癌・腎癌などの固形癌，さらに成人 T 細胞性白血病（ATL）などの血液腫瘍では癌細胞が PTHrP を産生することがある．末期または進行癌のことが多く，予後は不良であるが，重篤な高 Ca 血症により意識障害，腎障害をきたしうるので，迅速に診断しビスホスホネートなどの骨吸収抑制薬を用いて治療すべきである[4,5]．動物実験では PTHrP に対する中和抗体や osteoprotegerin（OPG）が高 Ca 血症だけでなく悪液質症状に対しても有効性が示されており，今後の臨床応用が見込まれる．

検査のピットフォール

1) 血中の PTHrP が検出された場合は HHM を疑い悪性腫瘍を検索し，高 Ca 血症および原疾患に対する早期治療を行う．
2) 高 Ca 血症を呈する悪性腫瘍患者において PTHrP が検出感度以下の場合，原発性副甲状腺機能亢進症やビタミン D 中毒などが否定されれば LOH の可能性がある．

文献

1) Karaplis AC, et al. Lethal skeletal dysplasia from targeted disruption of the parathyroid hormone-related peptide gene. Gene Dev. 1994; 8: 277-89.
2) Amizuka N, et al. Parathyroid hormone-related peptide-depleted mice show abnormal epiphyseal cartilage development and altered endochondral bone formation. J Cell Biol. 1994; 126: 1611-23.
3) 池田恭治．悪性腫瘍に伴う高カルシウム血症．内分泌代謝専門医ガイドブック　改訂第 2 版．東京: 診断と治療社; 2009. p.173-5.
4) 田中良哉, 他．副甲状腺ホルモン関連蛋白産生腫瘍．日内会誌．2007; 96: 669-74.
5) 矢野彰三．高カルシウム血症．今日の治療指針 2013 年度版―私はこう治療している．東京: 医学書院; 2013. p.572-3.

〈矢野彰三，杉本利嗣〉

3. 内分泌学的検査　B. 甲状腺・副甲状腺・骨代謝マーカー

13 骨形成マーカー〔オステオカルシン(OC), 骨型ALP(BAP), プロコラーゲン-N-プロペプチド(P1NP)〕

基準範囲[1~3]

	基準値*	設定条件**
OC	2.5~13 ng/mL	—
BAP (CLEIA)	2.9~14.5 μg/L	閉経前女性
BAP (EIA)	7.9~29.0 U/L	30~44歳, 女性
P1NP (RIA)	17.1~64.7 μg/L	30~44歳, 女性
ucOC	カットオフ値 4.5 ng/mL	原発性骨粗鬆症の診断基準を満たす骨粗鬆症患者を対象に骨折リスクを考慮したビタミンK不足濃度を用いてカットオフ値を算出

* 骨代謝マーカーの基準値は, 健常閉経前女性で確立された平均±1.96標準偏差の範囲とする.
** 設定条件は, データ収集された年齢の範囲を示す. 基準値には施設間差があることに注意する.

生理的変動

小児期, 成長期で高値を示した後次第に低下し, 成人ではほぼ一定の値をとる. 女性では閉経後に上昇する.

日内変動はあまり大きくないが, 骨代謝は夜中に亢進するため, 骨代謝マーカーは夜間~早朝高値を示し, 午後には低下する.

検査の概要・臨床的意義

骨代謝回転を反映する代表的な骨形成マーカーである. これらの骨形成マーカーは, 骨粗鬆症, 原発性および続発性副甲状腺機能亢進症, 癌の骨転移などにおける骨代謝回転・骨形成能の把握に有用である. また, 骨粗鬆症の鑑別診断および治療薬剤の選択時の判断材料となる[2-4].

アルカリホスファターゼ(ALP)には6種類のアイソザイムが存在し, そのうち3型ALPは主に骨芽細胞由来である. 近年この骨型ALPを定量する方法が開発されBAPとして測定されている. OCが成熟骨芽細胞で産生されるのに対し, BAPは比較的未熟な段階の骨芽細胞でも産生される.

OCは49個のアミノ酸からなる分子量約5,900の骨基質蛋白で, 3カ所のグルタミン酸(Glu)がビタミンK依存性にγ-カルボキシルグルタミン酸(Gla)に変換される. 3つのGlu残基のうち少なくとも2つがGla化されたOCはハイドロキシアパタイトとの親和性を示し, 骨石灰化基質として取り込まれる.

一方, 近年, 非Gla化OCがインスリンやテストステロンの分泌にも関与すると報告され, 全身性にホルモンとして作用するものと考えられている[5]. また, Gla化が不十分なOCは低カルボキシル化OC undercarboxylated OC(ucOC)と呼ばれ, ビタミンK充足度の指標として測定可能となっている. 骨マトリックスマーカーとして分類されるucOCは, 大腿骨近位部骨折の予測因子とされるが, 骨密度と関連がなく, 骨質に関連すると考えられる.

骨基質蛋白の主要な成分である1型コラーゲンはまずプロコラーゲンとして産生され，そのN末端側であるP1NPとC端側のP1CPが切断されて1型コラーゲン分子が完成する．P1NPは1型コラーゲンの産生量を表すため，骨形成マーカーとして用いられる．BAPに比しPTH製剤による変動が大きい特徴がある．P1NPはBAPに準じて測定できるが，BAPやALPアイソザイムと併せて実施した場合は主たるもののみ算定する．

異常値を生じるメカニズム

骨代謝回転，すなわち骨の代謝レベルを反映する．多くはBAPとOCは相関を示すが，乖離する場合がある．例えば，OCはステロイド投与後速やかに低下するが，BAPはあまり変化しない．また，造骨性前立腺癌骨転移ではその進展に伴ってBAPの上昇を認めるが，OCは上昇を示さない．BAPはビタミンDの欠乏で上昇するが，OCは上昇しない．一方，腎不全でOCは蓄積して上昇するが，BAPは腎機能の影響を受けない．

異常値を示す疾患・病態

▶異常高値を示す場合

副甲状腺機能亢進症，甲状腺機能亢進症，hungry bone症候群，骨折後，骨Paget病，原発性および転移性骨腫瘍，高代謝回転型骨粗鬆症，ビタミンD欠乏性くる病・骨軟化症(BAP)，慢性腎不全(OC)

▶異常低値を示す場合

無形成骨・低形成骨，骨吸収抑制薬の投与，低回転型骨粗鬆症，Cushing症候群(OC)，下垂体性小人症(OC)，甲状腺機能低下症(OC)，糖尿病(OC)

検査のピットフォール

1) 過去3ヵ月以内の骨折など，局所の骨代謝の亢進を反映して骨代謝マーカーが異常値を示すことがある．
2) OCは腎臓から尿中へ排出されるため，腎機能低下時には蓄積により血中OCが上昇する．一方，BAP，P1NPは蓄積しない．
3) BAPは肝型ALPとの交差反応がわずかに認められるため，肝型ALPが上昇する肝疾患患者でのBAPの解釈には注意を要する．
4) OCは骨粗鬆症では保険未承認である．

文献

1) 日本骨粗鬆症学会. 骨粗鬆症診療における骨代謝マーカーの適正使用ガイドライン(2004年度版). Osteoporosis Jpn. 2004; 12: 191-207.
2) 日本骨粗鬆症学会骨代謝マーカー検討委員会. 骨粗鬆症診療における骨代謝マーカーの適正使用ガイドライン(2012年版). Osteoporosis Jpn. 2012; 20: 31-55.
3) 三浦雅一. ガイドラインの特徴とマーカー. 骨粗鬆症診療における骨代謝マーカーの適正使用ガイドライン(2012年版)の考え方と実際. Osteoporosis Jpn. 2013; 21: 493-500.
4) 骨粗鬆症の予防と治療ガイドライン作成委員会. 骨粗鬆症の予防と治療ガイドライン2011年版. 東京: ライフサイエンス出版; 2011.
5) Karsenty G, et al. The contribution of bone to whole-organism physiology. Nature. 2012; 481: 314-20.

〈矢野彰三，杉本利嗣〉

14 骨吸収マーカー〔デオキシピリジノリン(DPD), I型コラーゲン架橋N-テロペプチド(NTX), I型コラーゲン架橋C-テロペプチド(CTX), 骨型酒石酸抵抗性酸ホスファターゼ-5b(TRACP-5b)〕

基準範囲[1~3]

	基準値*	設定条件**	MSC(%)***
DPD	2.8〜7.6 nmol/mmol・Cr	30〜44歳, 女性	23.5
sNTX	7.5〜16.5 nmolBCE/L	40〜44歳, 女性	16.3
uNTX	9.3〜54.3 nmolBCE/mmol・Cr	30〜44歳, 女性	27.3
sCTX	0.100〜0.653 ng/mL	30〜44歳, 女性	23.2
uCTX	40.3〜301.4 μg/mmol・Cr	30〜44歳, 女性	23.5
TRACP-5b	120〜420 mU/dL	若年成人平均値(YAM: 30〜44歳), 女性	12.4

*骨代謝マーカーの基準値は, 健常閉経前女性で確立された平均±1.96標準偏差の範囲とする. 単位にあるBCEはbone collagen equivalentの略で, 骨コラーゲン1molが分解したときに生成されるNTXを1molとして算定している.

**設定条件は, データ収集された年齢の範囲を示す. 基準値には施設間差があることに注意する.

***最小有意変化 minimum significant change(MSC)は, 各骨代謝マーカーの早朝における日差変動の平均値の2倍より算出した値.

生理的変動

小児では高値を示す. 成人男性では加齢の影響は受けないが, 女性ではエストロゲン分泌低下に伴う骨吸収の亢進を反映して閉経後に上昇を認める.

骨代謝は夜中に亢進するため, 早朝高値で夕方は低い.

検査の概要・臨床的意義

骨の有機化学成分の約90%を占めるI型コラーゲンには, 3分子1組となる特有のらせん(ヘリックス)構造領域と10残基程度のヘリックス構造を持たないN末端, C末端の領域(テロペプチド)が存在し, 架橋と呼ばれる蛋白で結合することでより安定した立体構造をとる. N端側, C端側をそれぞれ, I型コラーゲン架橋N-テロペプチド(NTX), C-テロペプチド(CTX)と呼び, 骨吸収によってコラーゲン線維が壊されて血中に流入する.

一方, 架橋蛋白のうち約40%はコラーゲン末端を含まない遊離架橋である. このうちピリジニウム架橋は成熟したコラーゲン分子間に形成され, 食事の影響を受けず, 体内では分解されないことから, 骨吸収のよい指標となる. 遊離型のピリジニウム架橋にはピリジノリン(PYD)と水酸基が少ないDPDがある. DPDは骨により特異的であることからDPDが骨吸収マーカーとして使われている. 特に尿検体のNTX, CTX, DPDは日内変動が大

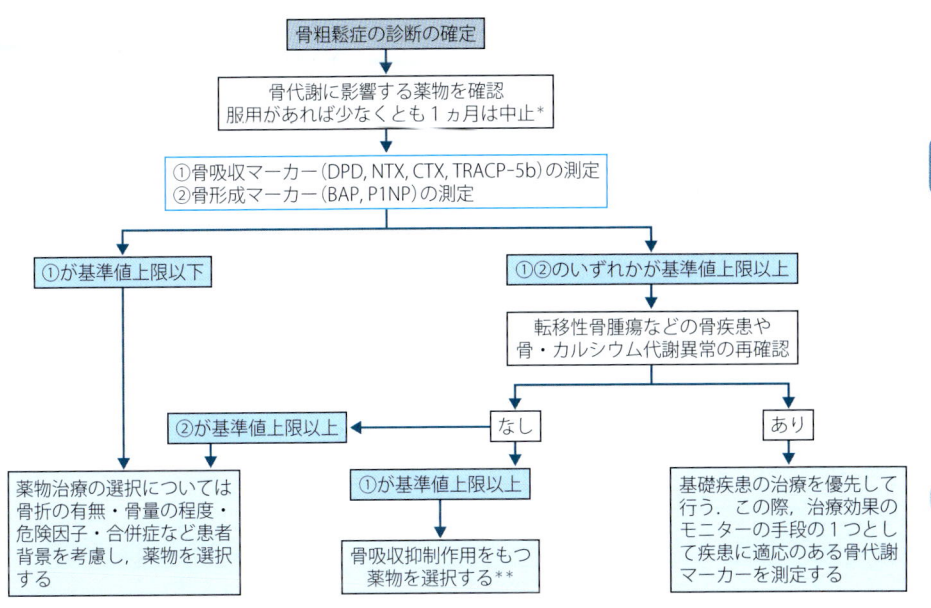

```
                        骨粗鬆症の診断の確定
                                │
                   骨代謝に影響する薬物を確認
                   服用があれば少なくとも1ヵ月は中止*
                                │
              ①骨吸収マーカー(DPD, NTX, CTX, TRACP-5b)の測定
              ②骨形成マーカー(BAP, P1NP)の測定
                    │                         │
        ①が基準値上限以下              ①②のいずれかが基準値上限以上
                │                              │
                │                  転移性骨腫瘍などの骨疾患や
                │                  骨・カルシウム代謝異常の再確認
                │                         │           │
                │                        なし         あり
    ②が基準値上限以上                    │            │
        │              ①が基準値上限以上    基礎疾患の治療を優先して
  薬物治療の選択については          │         行う.この際,治療効果の
  骨折の有無・骨量の程度・    骨吸収抑制作用をもつ    モニターの手段の1つとし
  危険因子・合併症など患者    薬物を選択する**       て疾患に適応のある骨代謝
  背景を考慮し,薬物を選択                         マーカーを測定する
  する
```

図 3-4 骨粗鬆症治療薬の選択時における骨代謝マーカーの測定
　*ビスホスホネートでは少なくとも3ヵ月の中止後.
　**ビスホスホネート,SERM,エストロゲン,カルシトニン,活性型ビタミン D_3 製剤が骨吸収抑制作用を
　　持つことが知られている.
〔日本骨粗鬆症学会 骨代謝マーカー検討委員会.骨粗鬆症診療における骨代謝マーカーの適正使用ガイドライン
(2012年版).Osteoporosis Jpn. 2012; 20: 31-55を改変〕[2]

きいため,早朝第一もしくは第二尿で測定を行いクレアチニン(Cr)で補正する.早朝に採取できない場合,できるだけ同じ時間帯に検体採取を行う.

成熟破骨細胞は酒石酸抵抗性酸ホスファターゼ(TRACP)-5bを特異的に発現しており,その発現は骨吸収活性を反映する.TRACPには5a型(血小板と他の臓器)と5b型(破骨細胞)の2つのアイソフォームがあり,抗TRACP-5bモノクローナル抗体と不活性型フラグメントに対する抗体を組み合わせることにより特異的にTRACP-5bのみを測定する.骨コラーゲン分解産物であるNTXやDPDは骨吸収の程度を表すのに対し,TRACP-5bは破骨細胞活性を示す.

骨代謝マーカーの高値は骨代謝回転亢進す

なわち骨質の劣化を意味しており,骨量低下と独立した骨折危険因子である.つまり,骨密度と骨代謝マーカーを組み合わせることにより,骨折のハイリスク者を同定しうる.骨粗鬆症の治療方針の選択(図 3-4)および効果判定(図 3-5),さらに骨粗鬆症以外の代謝性骨疾患や悪性腫瘍の骨転移など異常な骨代謝をきたす疾患の検索に有用である[1-5].

異常値を示す疾患・病態

▶異常高値を示す場合

副甲状腺機能亢進症,甲状腺機能亢進症,骨Paget病,悪性腫瘍の骨転移(溶骨型),高代謝回転型骨粗鬆症,関節リウマチ活動期

▶異常低値を示す場合

無形成骨・低形成骨,骨吸収抑制薬の投与,

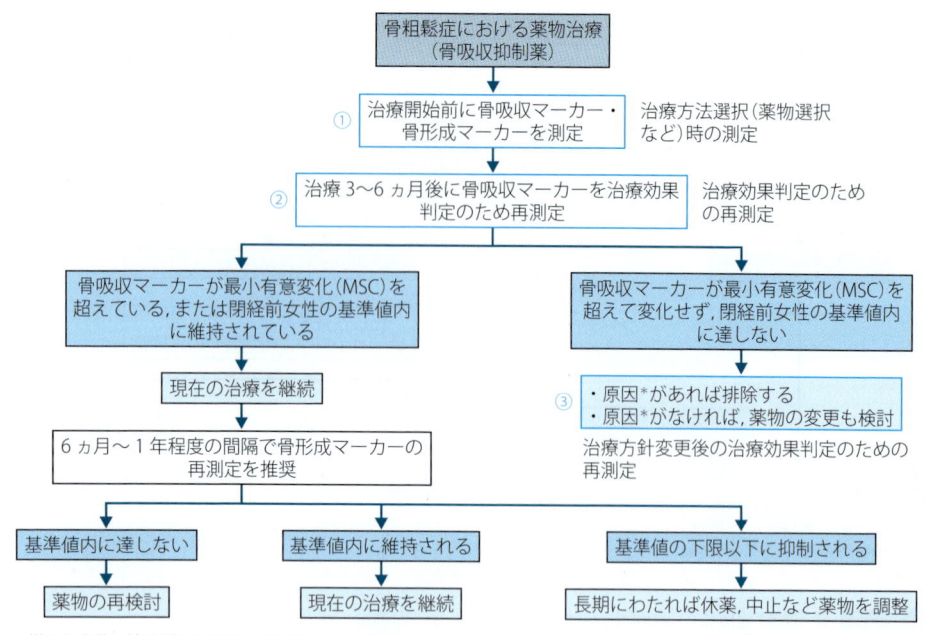

骨粗鬆症における薬物治療（骨吸収抑制薬）

```
骨粗鬆症における薬物治療
    （骨吸収抑制薬）
         │
① 治療開始前に骨吸収マーカー・     治療方法選択（薬物選択
   骨形成マーカーを測定            など）時の測定
         │
② 治療3～6ヵ月後に骨吸収マーカーを治療効果    治療効果判定のため
   判定のため再測定                            の再測定
         │
   ┌─────┴─────┐
骨吸収マーカーが最小有意変化(MSC)を    骨吸収マーカーが最小有意変化(MSC)を
超えている，または閉経前女性の基準値内    超えて変化せず，閉経前女性の基準値内
に維持されている                        に達しない
   │                                    │
現在の治療を継続                   ③ ・原因*があれば排除する
                                      ・原因*がなければ，薬物の変更も検討
6ヵ月～1年程度の間隔で骨形成マーカーの   治療方針変更後の治療効果判定のための
   再測定を推奨                         再測定
   │                                    │
┌──┴──┐                         ┌──┴──┐
基準値内に達しない  基準値内に維持される    基準値の下限以下に抑制される
薬物の再検討      現在の治療を継続       長期にわたれば休薬，中止など薬物を調整
```

*様々な変動・検体採取に関連した原因，正しい服薬が実際に守られていない，あるいは不十分，治療薬自体が骨代謝を変化させにくい，続発性骨粗鬆症で惹起する他の疾患．

図 3-5　骨吸収マーカーを用いた骨吸収抑制薬の治療効果判定
〔日本骨粗鬆症学会　骨代謝マーカー検討委員会．骨粗鬆症診療における骨代謝マーカーの適正使用ガイドライン（2012年版）．Osteoporosis Jpn. 2012; 20: 31-55 を改変〕[2)]

下垂体性小人症

⚠ 検査のピットフォール

1) 尿中DPDやNTXはCr補正を行うため高齢者や腎機能低下例では補正により高めに出る可能性がある．
2) 骨吸収マーカーのうち腎機能の影響を受けないのはTRACP-5bのみである．
3) 癌の骨転移や炎症など非生理的骨破壊により血中濃度が上昇するⅠ型コラーゲン-C-テロペプチド（CTX）は腫瘍マーカーとして用いられる．生理的骨吸収ではカテプシンKにより分解されるため骨吸収マーカーとしては用いない．

📖 文献

1) 日本骨粗鬆症学会．骨粗鬆症診療における骨代謝マーカーの適正使用ガイドライン（2004年度版）．Osteoporosis Jpn. 2004; 12: 191-207.
2) 日本骨粗鬆症学会　骨代謝マーカー検討委員会．骨粗鬆症診療における骨代謝マーカーの適正使用ガイドライン（2012年版）．Osteoporosis Jpn. 2012; 20: 31-55.
3) 三浦雅一．ガイドラインの特徴とマーカー．骨粗鬆症診療における骨代謝マーカーの適正使用ガイドライン（2012年版）の考え方と実際．Osteoporosis Jpn. 2013; 21: 493-500.
4) 西澤良記，他編．骨代謝マーカー　改訂版．大阪：医薬ジャーナル；2010.
5) Nishizawa Y, et al. Guidelines for the use of bone metabolic markers in the diagnosis and treatment of osteoporosis (2012 edition). J Bone Miner Metab. 2013; 31: 1-15.

〈矢野彰三，杉本利嗣〉

3. 内分泌学的検査　B. 甲状腺・副甲状腺・骨代謝マーカー

15 カルシトニン

基準値

　測定法や施設により異なるが，上限は100 pg/mL未満である．RIA2抗体法による測定を例に挙げると，基準値は15〜86 pg/mL（空腹時）とされ，年齢により表3-7のようになっている．

生理的変動

　成長の影響を受け，生後から1ヵ月頃までやや高値をとり，1歳以降6歳頃まで一定を示した後，加齢とともに低下する．性差では男性が女性に比べ高値を示す．妊娠時に上昇し，授乳中も上昇するとされている．食物摂取により消化管ホルモン（グルカゴン，ガストリン，セクレチンなど）が分泌され，これによりカルシトニン分泌が刺激されるため，通常食後に一過性に増加する．腸管からの食餌中カルシウム（Ca）吸収による血中Caの上昇を抑制するものと理解されている．日内変動があり，昼過ぎ頂値を示し，夜間低下する．

検査の概要・臨床的意義

　摂食による分泌刺激の影響を受けるため早朝空腹時の採血が望ましい．検体は血清で，測定まで長期保存する場合は−20℃以下に冷凍保存する．

　カルシトニンは甲状腺傍濾胞細胞（C細胞）で合成されるアミノ酸32個からなるペプチドホルモンである．主な作用は，破骨細胞に作用し，骨吸収を抑制し血中カルシウム濃度を低下させることと腎尿細管に作用しリンの再吸収を抑制し，カルシウムとリンの排泄を促進させることである．

　臨床的には，甲状腺髄様癌における腫瘍マーカーとして測定され，甲状腺髄様癌の診断，手術後の経過観察，家族性の甲状腺髄様癌のスクリーニングに用いられる[2]．そのほか，骨カルシウム代謝異常の評価の補助として測定される．

異常値を生ずるメカニズム

　甲状腺傍濾胞細胞（C細胞）の腫瘍である甲状腺髄様癌で高値となるほか，異所性カルシトニン分泌腫瘍で高値となる．

　甲状腺傍濾胞細胞（C細胞）には，カルシウム感知受容体があり，カルシウム濃度が上昇するとカルシウム感知受容体を介してカルシトニン分泌が促進される．このため，原発性副甲状腺機能亢進症などに伴う高カルシウム

表3-7　カルシトニン基準値（参考値）

年齢（歳）	男 平均値	男 標準偏差	男 例数	女 平均値	女 標準偏差	女 例数
20〜29	61.8	13.7	44	49.0	9.8	26
30〜49	75.5	22.3	12	37.9	10.4	35
50〜69	56.0	19.7	11	37.8	8.1	47
70〜90	37.6	5.7	19	36.4	9.7	56

（福永仁夫, 他. ホルモンと臨床. 1990; 38: 213-6）[1]

血症で，カルシトニンが上昇することがある．

ガストリンはカルシトニン分泌を促進するので，高ガストリン血症となる病態（Zollinger-Ellison症候群やプロトンポンプ阻害剤の服用など）で上昇する．

慢性腎不全では，腎排泄の低下により高値を示す．

甲状腺乳頭癌や濾胞癌では，傍濾胞細胞の過形成を伴うことがあり，カルシトニン高値を示すことがある．慢性甲状腺炎では，傍濾胞細胞の過形成を伴い，カルシトニンが高値を示す場合や，濾胞細胞の破壊や萎縮に伴う傍濾胞細胞の減少からカルシトニンが低値を示す場合もあることが報告されている．

🏥 異常値を示す疾患・病態

- 高値（およそ500 pg/mL以上）：甲状腺髄様癌
- 軽度上昇（100〜500 pg/mL）：甲状腺髄様癌（微小癌や甲状腺傍濾胞細胞過形成を含む），多発性内分泌腫瘍症2型，異所性カルシトニン分泌腫瘍（肺小細胞癌，カルチノイド症候群，神経内分泌腫瘍，傍神経節腫，など），高カルシウム血症，高ガストリン血症（Zollinger-Ellison症候群など），慢性腎不全，薬剤性（プロトンポンプ阻害剤，β遮断薬，ステロイド，グルカゴンなど），甲状腺癌（乳頭癌，濾胞癌），慢性甲状腺炎
- 基準範囲内（15〜100 pg/mL）：甲状腺微小髄様癌（傍濾胞細胞過形成を含む）
- 低値（15 pg/mL以下）：甲状腺全摘後，高齢者，低カルシウム血症

⚠ 検査のピットフォール

甲状腺髄様癌で高値となるが，初期の段階では血中カルシトニンが正常範囲にとどまることがあり，このような場合には，カルシトニン分泌刺激試験を行うことにより，初期段階での病態を検出することができる．従来，ペンタガストリンとカルシウムが分泌刺激剤として用いられてきたが，現在，ペンタガストリンは日本では入手困難であり，カルシウムのみがカルシトニン分泌刺激に使用されている．

血中カルシトニンは血中CEA（carcinoembryonic antigen，癌胎児性抗原）とともに，髄様癌の極めて鋭敏で特異性の高いマーカーであるが，必ずしも髄様癌で100％陽性になるとは限らず，カルシトニン陰性の症例も報告されている．

甲状腺髄様癌には，散発性（非遺伝性）と遺伝性があり，遺伝性は多発性内分泌腫瘍症 multiple endocrine neoplasia（MEN）2A型，MEN2B型，家族性甲状腺髄様癌 familial medullary thyroid carcinoma（FMTC）の3つがあり，RET遺伝子が原因遺伝子であることが判明している[3,4]．甲状腺切除が第一選択となる治療法であるが，切除範囲が散発性か遺伝性かで変わってくることや，遺伝性の場合には予防的な外科治療が可能であり，RET遺伝子の変異部位と臨床所見を合わせて手術時期を決定する．

欧米では，特異性と感度が向上したtwo-site immunoradiometric assay（IRMA）やtwo-site chemiluminescence immunoassayなどによりカルシトニン測定が行われ，正常上限がおおむね10 pg/mL程度とされている．欧米では，甲状腺髄様癌に対する甲状腺全摘術の完全切除の指標として血中カルシトニン濃度が測定感度以下であることが条件となっているが，わが国で一般的に使用されている測定キットでは低濃度での測定が正確に行えないため，甲状腺全摘後であってもカルシトニン測定値が測定感度以上の数値で呈示されることがある[3]．

文献

1) 福永仁夫, 他. カトシトニン・キット'三菱油化'による健常者の血中カルシトニン濃度の測定. ホルモンと臨床. 1990; 38: 213-6.
2) American Thyroid Association Guidelines Task Force; Kloos RT, et al. Medullary thyroid cancer: management guidelines of the American Thyroid Association. Thyroid. 2009; 19: 565-612.
3) 多発性内分泌腫瘍症診療ガイドブック編集委員会, 編. 多発性内分泌腫瘍症診療ガイドブック. 東京: 金原出版; 2013.
4) Wells SA Jr, et al. Multiple endocrine neoplasia type 2 and familial medullary thyroid carcinoma: an update. J Clin Endocrinol Metab. 2013; 98: 3149-64.

〈荒木 修, 村上正巳〉

16 血漿レニン活性・濃度，アルドステロン

基準範囲

- 血漿レニン活性(PRA)：
  臥位 0.3〜2.9，立位 0.3〜5.4(ng/mL/時)
- 活性型血漿レニン濃度(ARC)：
  随時 3.2〜36，臥位 2.5〜21，
  立位 3.6〜64(pg/mL)
- 血漿(血清)アルドステロン濃度(PAC)：
  随時 35.7〜240，臥位 29.9〜159，
  立位 38.9〜307(pg/mL)

レニン活性とレニン濃度

レニンの測定には血漿レニン活性 plasma renin activity(PRA)と活性型血漿レニン濃度 active renin concentration(ARC)がある．従来から普及している PRA は被検者の血漿から生成されるアンジオテンシン I の測定から間接的に得られるレニン濃度であり，ARC はモノクローナル抗体にて直接測定したレニン濃度である．本稿では基本的に PRA について述べる．

RAA 系

レニン-アンジオテンシン-アルドステロン renin-angiotensin- aldosterone(RAA)系は生体内の電解質，水，血圧の維持に重要な役割を果たしている．レニンは腎臓の傍糸球体細胞から分泌される酵素であり，主に肝で合成され血中に放出されるアンジオテンシノーゲンからアンジオテンシン I を産生する．アンジオテンシン I はアンジオテンシン変換酵素によりアンジオテンシン II となり血管を収縮するとともに副腎皮質球状層由来の鉱質ステロイドであるアルドステロン分泌を刺激する．アルドステロンは遠位尿細管において Na と水の再吸収を促進し循環血漿量を増加させる．血漿量が過剰になるとネガティブフィードバックによりレニン分泌は抑制される．

生理的変動

- レニン：交感神経刺激，立位，塩分制限，などで増加，RAA 系の亢進も含め循環血漿量の増加により抑制される．また加齢により低下．
- アルドステロン：RAA 系の刺激により分泌されるため，レニン同様の体位，塩分，加齢の影響を受ける．RAA 系以外では K 濃度の影響(高 K で分泌)，ACTH の影響(早朝高く，夕に低い日内変動)を受ける．

薬剤の影響

レニン，アルドステロンともにエストロゲン製剤で増加，甘草，グリチルリチン，NSAIDs で低下．直接的レニン阻害薬で低下(ただし ARC は高値)．他の降圧薬の影響については表 3-8 を参照．

検査の概要・臨床的意義

相互に分泌調節している系なので血漿レニン活性(PRA)と血漿(血清)アルドステロン濃度 plasma aldosterone concentration(PAC)の同時測定が原則であり，生理的変動を考慮し，午前，空腹時，安静臥床 30 分後の採血が望ましい．原発性アルドステロン症を疑って測定することが最も多く，アルドステロンとレニンの比である PAC(pg/mL)/PRA(ng/mL/

表3-8 PAC, PRA および ARR に及ぼす各種降圧薬の影響

	PAC	PRA	ARR
ACE阻害薬/ARB	↓	↑↑	↓ *1
β遮断薬	↓	↓↓	↑ *2
直接的レニン阻害薬	↓	↓↓	↑ *2
Ca拮抗薬	→〜↓	↑	↓ *1,3
アルドステロン拮抗薬 サイアザイド系利尿薬	↑	↑↑	↓ *1

ARR (aldosterone-to-renin ratio) = PAC/PRA および PAC/ARC, *1偽陰性の可能性, *2偽陽性の可能性, *3ACE 阻害薬, ARB と比較して影響は軽度
(日本高血圧学会高血圧治療ガイドライン作成委員会, 編. 高血圧治療ガイドライン 2014. 東京: ライフサイエンス出版; 2014. p.120-3 より引用改変)[2]

時)が 200 を超える場合にはさらに精査する(カプトプリル負荷試験, フロセミド立位負荷試験, 生理食塩水負荷試験など)[1,2]. ただし低レニンで偽陽性になりやすいので PAC>120 pg/mL の条件をつける. 他には低 K 血症を呈する疾患や副腎疾患の診断にも重要である.

異常値を示す疾患・病態とそのメカニズム

▶レニン低値, アルドステロン低値

アルドステロンを介さずに遠位尿細管における Na 再吸収が増加し, その結果レニン分泌が抑制されアルドステロンが低値となる病態. 遠位尿細管の Na チャネルの遺伝子異常による Na 再吸収亢進(Liddle 症候群)や, 腫瘍(DOC 産生腫瘍), 遺伝子異常(11β-水酸化酵素欠損症, 17α-水酸化酵素欠損症, AME 症候群), 薬物(甘草, グリチルリチン), によりアルドステロン様作用を有するホルモンが増加する病態, などがある.

▶レニン低値, アルドステロン高値

副腎皮質のアルドステロンの分泌増加(原発性アルドステロン症, 特発性アルドステロン症, 糖質コルチコイド奏効性アルドステロン症)により Na 貯留と循環血漿量増加をきたし, レニン分泌が抑制される.

▶レニン高値, アルドステロン低値

アルドステロン合成障害〔Addison 病, 21水酸化酵素欠損症(塩類喪失型)〕によりレニン分泌が増加する.

▶レニン高値, アルドステロン高値(続発性アルドステロン症)

腎灌流圧の低下(腎血管性高血圧, 悪性高血圧), 循環血漿量の低下(下剤, 利尿薬の乱用, 肝硬変, うっ血性心不全, ネフローゼ), レニンの自律的分泌増加(レニン産生腫瘍, Bartter 症候群), などにより RAA 系が亢進する. 褐色細胞腫では腎灌流圧の低下に加えてカテコールアミンによる直接的なレニン刺激がある. 妊娠中はエストロゲンやプロゲステロンなどにより RAA 系が亢進する.

⚠ 検査のピットフォール

原発性アルドステロン症を疑う症例ではレニン, アルドステロンに影響を及ぼす降圧薬(表 3-8 を参照)を内服している場合も多い. 少なくとも 2 週間の休薬後の測定が望ましいが, 休薬による血圧上昇が問題となる例では影響の比較的少ない薬剤(Ca 拮抗薬, α 遮断薬, ヒドララジン)に変更後, 測定する. PAC/PRA は同一人でも変動があるので疑いが強い場合には反復測定する. PAC の単位は本稿で説明した pg/mL 表示の他に ng/dL 表示があり, この場合は数値が 1/10 になるので注意を要する.

文献

1) 金井正光, 他編. 臨床検査法提要. 改訂第 33 版. 東京: 金原出版; 2010. p.672-3.
2) 日本高血圧学会高血圧治療ガイドライン作成委員会, 編. 高血圧治療ガイドライン 2014. 東京: ライフサイエンス出版; 2014. p.120-3.

〈岡本栄一, 中村哲也〉

17 コルチゾール

基準範囲

- 6.2〜19.4 μg/dL（ECLIA法，早朝空腹時）

生理的変動

コルチゾールは副腎皮質刺激ホルモン（ACTH）分泌に同期した日内変動（早朝に高値，夜間に低値）を呈し，また肉体的・精神的ストレスにより高値となる．ACTHと同様に妊娠後期に高値を示す．

検査の概要・臨床的意義

コルチゾールは副腎皮質束状層で合成・分泌されるステロイドホルモンで，下垂体前葉から分泌されるACTHにより促進的に調節されている．一方，分泌されたコルチゾールは負のフィードバックにより視床下部CRH，下垂体ACTHを抑制するため，視床下部・下垂体・副腎系は相互作用しつつ恒常性を維持している．血中コルチゾールの90％以上はコルチコステロイド結合蛋白（CBG）と結合し，5〜10％が生理活性を持つ遊離型として存在する．

副腎皮質より分泌されたコルチゾールは全身のグルココルチコイド受容体（GR）を介して作用を発揮する．一方，コルチゾールはミネラルコルチコイド受容体（MR）にも親和性を有するが，腎臓や腸管などでは11β-hydroxysteroid dehydrogenase typeⅡ（11β HSD typeⅡ）の作用により不活性型（コルチゾン）に変換されるため，コルチゾールの作用は発揮されない[1]．11βHSD typeⅡ遺伝子の変異により発症する apparent mineralocorticoid excess（AME）症候群では，この不活化障害によりコルチゾールがMRを介して作用し，原発性アルドステロン症と類似した低レニン性高血圧症を呈する．

コルチゾールは糖代謝（血糖上昇），蛋白代謝（蛋白異化作用），脂質代謝に関連し，また抗炎症・免疫抑制効果など幅広い作用を有している．コルチゾール過剰状態で生じるCushing症候群では，満月様顔貌，中心性肥満，野牛肩（水牛様脂肪沈着），伸展性皮膚線条などのCushing徴候とともに，高血圧，耐糖能障害，精神障害，筋力低下，骨粗鬆症，低K血症などを呈する．一方，コルチゾール欠乏では副腎不全（低血糖，低血圧，低Na血症など）や副腎クリーゼ（ショックなど）をきたす．臨床の現場ではACTHとコルチゾールを同時に測定して，視床下部・下垂体・副腎系全体の病態を把握することが肝要である．

異常値を生じるメカニズム

コルチゾールが高値を呈する病態は，コルチゾール産生腫瘍（または過形成）によるものとACTH産生腫瘍（下垂体または異所性）によるものとに大別される．コルチゾールが低値を呈する病態は，原発性副腎不全によるコルチゾール分泌低下と，ACTH分泌障害により続発性に生じる分泌低下に大別される．

異常値を示す疾患・病態

▶コルチゾール異常高値を示す場合[2]

Cushing病（ACTH産生下垂体腺腫），異所性ACTH症候群，Cushing症候群（副腎コルチゾール産生腺腫ないし過形成），偽性Cushing 症候群(アルコール多飲, うつ病), 神経性食思不振症など

▶コルチゾール異常低値を示す場合[2]

原発性副腎皮質機能低下症(Addison 病), 続発性副腎皮質機能低下症(下垂体前葉機能低下症, ACTH 単独欠損症), 先天性副腎皮質過形成, 外因性副腎皮質ステロイド薬投与など

⚠ 検査のピットフォール

コルチゾールは早朝に高値, 夜間に低値となる日内変動を示し, またストレスにより分泌が亢進する. そのため採血時刻や痛み刺激の影響などを考慮した検体採取や結果の解釈が必要となる. 臨床所見に合致しない異常低値を示す場合には, 合成糖質コルチコイド薬内服を除外する必要がある. また妊婦や経口避妊薬内服下では, エストロゲンの作用により CBG が増加して見かけのコルチゾール上昇を示すことがある. 検体は採取後に血清を遠心分離し, 直ちに測定しない場合は, 血清を −20℃以下で凍結保存する[3].

📖 文献

1) 宗 友厚. コルチゾールの基礎知識. In: 平田結喜緒, 他. クッシング症候群診療マニュアル. 東京: 診断と治療社; 2009. p.16-8.
2) 伊藤 聡. コルチゾール. In: 櫻林郁之介, 他監. 最新臨床検査項目辞典. 東京: 医歯薬出版. 2008: p.393-4.
3) 明比祐子, 他. コルチゾール, コルチゾン, 尿中遊離コルチゾール. 日本臨牀. 2010; 68(増刊): 331-4.

〈西山　充, 岩崎泰正〉

18 尿中コルチゾール，17-KS，17-KGS

基準範囲

- 尿中(遊離)コルチゾール：
  11.2～80.3 μg/日(RIA)
- 17-KS： 男性 4.6～18.0 mg/日(比色法)
  女性 2.4～11.0 mg/日(比色法)
- 17-KGS： 男性 6.0～18.4 mg/日(比色法)
  女性 3.55～11.2 mg/日(比色法)

生理的変動

1日総排泄量で評価するため日内変動の影響は受けないが，ストレスや生活条件による日差変動を示す可能性があり，注意を要する．

検査の概要・臨床的意義

コルチゾールは副腎皮質束状層より分泌され，90％以上がコルチコステロイド結合蛋白(CBG)と結合しており，5～10％が生理活性を持つ遊離型として存在する．血中コルチゾールは両者を一括して測定しているが，尿中コルチゾールは遊離型のみが1日排泄量として測定される．ヒトのコルチゾール分泌量は通常15～25 mg/日程度で，ストレス下では100～300 mg/日まで増加するが，尿中に排泄されるのは全体の1/200程度とされる(尿中遊離コルチゾール)[1]．

17-ketosteroids(17-KS)は11-oxy-17-KSと11-deoxy-17-KSとの総和として測定されるステロイド代謝産物である．成人男性では2/3が副腎，1/3が睾丸由来，女性や小児ではほとんどが副腎由来である．副腎アンドロゲン産生能の指標として広く用いられてきたが，呈色試薬の製造中止によりわが国では測定困難な状況となっている[2]．

17-ketogenic steroids(17-KGS)の大部分はコルチゾールおよびその代謝産物に由来するため，17-OHCSと同様に副腎皮質コルチゾール分泌状態を反映する．17-KGSは11-deoxy-17-KGSと11-oxy-17-KGSに分離して測定が可能で，前者はコルチゾール前駆体，後者はコルチゾール代謝物が測定される[3]．

異常値を生じるメカニズム

尿中(遊離)コルチゾールはCushing症候群などコルチゾール過剰で高値，副腎皮質機能低下症などで低値となる．17-KSはACTHの支配を受けるため，ACTH依存性Cushing症候群では増加するが，副腎性Cushing症候群では増加しない．また副腎癌など副腎アンドロゲンが増加する疾患やテストステロン産生腫瘍，多嚢胞性卵巣症候群でも増加する．17-KGS(特に11-oxy-17-KGS)は副腎皮質コルチゾール分泌を反映し，尿中コルチゾールと同様に変動する．先天性副腎皮質過形成の中で21-水酸化酵素欠損症，11β-水酸化酵素欠損症では11-deoxy-17-KGSが上昇する．

異常値を示す疾患・病態

▶尿中(遊離)コルチゾール異常高値を示す場合[1]

Cushing病(ACTH産生下垂体腺腫)，異所性ACTH症候群，Cushing症候群(副腎コルチゾール産生腺腫)，偽性Cushing症候群，神経性食思不振症など

▶尿中(遊離)コルチゾール異常低値を示す場合[1]

原発性・続発性副腎皮質機能低下症(Addison病，下垂体前葉機能低下症)，先天性副腎皮質過形成など

▶17-KS 異常高値を示す場合[4]

Cushing病(ACTH産生下垂体腺腫)，異所性ACTH症候群，21-水酸化酵素欠損症，11β-水酸化酵素欠損症，3β水酸化ステロイド脱水素酵素欠損症，アンドロゲン産生腫瘍(副腎癌)，テストステロン産生腫瘍，多嚢胞性卵巣症候群など

▶17-KS 異常低値を示す場合[4]

原発性・続発性副腎皮質機能低下症(Addison病，下垂体前葉機能低下症)，Cushing症候群(副腎コルチゾール産生腺腫)，17α-水酸化酵素欠損症など

▶17-KGS 異常高値を示す場合[5]

Cushing病(ACTH産生下垂体腺腫)，異所性ACTH症候群，Cushing症候群(副腎コルチゾール産生腺腫)，21-水酸化酵素欠損症，11β-水酸化酵素欠損症など

▶17-KGS 異常低値を示す場合[5]

原発性・続発性副腎皮質機能低下症(Addison病，下垂体前葉機能低下症)など

⚠ 検査のピットフォール

測定値が異常低値の場合，24時間蓄尿の遵守状況，外因性ステロイド薬投与の有無などを確認する．17-KSはグルココルチコイド薬，エストロゲン薬の内服により低下するほか，様々な薬剤の干渉を受ける(スピロノラクトンやペニシリンによる17-KS上昇，ジギタリスやレセルピンによる17-KS低下など)．17-KGSはグルココルチコイド薬，ヨード含有物により影響を受ける．

📖 文献

1) 伊藤 聡．遊離コルチゾール．In: 櫻林郁之介，他監．最新臨床検査項目辞典．東京: 医歯薬出版; 2008. p.394.
2) 大庭功一，他．尿中17-ケトステロイド(17-KS)とその分画．日本臨牀．2010; 68(増刊): 391-5.
3) 小河 淳．尿中17-ケトジェニックステロイド(17-KGS)とその分画．日本臨牀．2010; 68(増刊): 396-400.
4) 小田桐恵美．17-KS．In: 櫻林郁之介，他監．最新臨床検査項目辞典．東京: 医歯薬出版; 2008. p.389.
5) 小田桐恵美．17-KGS．In: 櫻林郁之介，他監．最新臨床検査項目辞典．東京: 医歯薬出版; 2008. p.391.

〈西山 充，岩崎泰正〉

19 血中・尿中カテコールアミン

基準範囲

カテコールアミン catecholamine は，測定法，検体採取条件，など多くの要因で変動するため（表3-9, 3-10），施設ごとに測定条件，測定法，基準値を付記する必要がある．以下に HPLC（high performance liquid chromatography）法による平均的な値を示した．

- 血中（血漿）カテコールアミン基準値
  - ドーパミン： $\leqq 0.3$ ng/mL
  - ノルアドレナリン： $0.06\sim 0.5$ ng/mL
  - アドレナリン： $\leqq 0.12$ ng/mL
- 尿中総カテコールアミン基準値
  - ドーパミン： $\leqq 700\ \mu$g/日
  - ノルアドレナリン： $\leqq 120\ \mu$g/日
  - アドレナリン： $\leqq 15\ \mu$g/日

生理的変動

血中カテコールアミンは変動が大きいので，体位，運動，精神的ストレスで容易に増加する〔仰臥位→立位により特にノルアドレナリン値は 1.5～2 倍に増加〕．一般的に年齢や性差の影響は受けない．

検査の概要・臨床的意義

カテコールアミンとは，ドーパミン dopamine，ノルアドレナリン noradrenalin，アドレナリン adrenalin の総称で，カテコール核（ベンゼン核に 2 個の水酸基を持つ）の側鎖に炭素原子 2 個を隔ててアミン基を有する特有な構造をしている．カテコールアミンの合成経路 L-チロシン→L-ドーパ→ドーパミン→ノルアドレナリン→アドレナリンは，交感神経節後神経の化学伝達物質であり，順に 1 つの生化学的経路から合成される．ノルアドレ

表3-9 カテコールアミン測定に影響を与えうる薬物

薬物名	クロマトチャートで影響を与える位置		
	E	NE	DA
乾燥甲状腺（チラージン）		○	○
レボノルデフリン	○		
イソプレテレノール	○		
α-メチルドーパ			○
CHBA			○
タリビット（オフロキサシン）		○	○
塩酸メキシレチン（メキシチール）		○	
エピニン			○

表3-10 カテコールアミン測定において通常濃度で影響がみられなかった薬物

L-ドーパ
塩酸ブロムヘキシル（ビリルボン）
スピルノラクトン（アルダクトン）
クロチアゼパム（リーゼ）
フロセミド（ラシックス）
ニフェジピン（アダラート）
グリベンクラミド
プロナーゼ
ラクトミン
塩酸ラベタロール
塩酸ジラセブ
カルバゾクロム
スルホン酸ナトリウムジゴキシン
二硝酸イソソルビド
ニコランジル
塩化ジサイクロミン
塩化リゾチーム
トリアゾラム

表 3-11 褐色細胞腫の診断における各種生化学マーカーの感度と特異度

	感度(%)	特異度(%)
血中遊離メタネフリン	99(211/214)	89(575/644)
血中カテコールアミン	84(178/212)	81(523/643)
尿中メタネフリン 2 分画	97(102/105)	69(310/452)
尿中カテコールアミン	86(151/175)	88(471/535)
尿総メタネフリン	77(88/114)	93(170/183)
尿中バニリルマンデル酸	64(96/151)	95(442/465)

ナリンは交感神経の最終産物であり,アドレナリンは副腎髄質の最終産物である.

アドレナリンは末梢では副腎髄質でのみ産生されると考えられているため,血中・尿中アドレナリンは副腎髄質機能を反映していると考えられる.ノルアドレナリンは本来神経伝達であり,血中・尿中ノルアドレナリンは神経終末に放出されたノルアドレナリンのわずか5%程度が再吸収されずに循環血液中に入ったものである.また一部は副腎髄質に由来する.

尿中・血中カテコールアミンは遊離型と抱合型(硫酸抱合とグルクロン酸抱合:ヒトでは硫酸抱合が多い)として存在する.血中ノルアドレナリン,アドレナリンのそれぞれ22%,33%が生理活性を有している遊離型であり,「血中カテコールアミン測定」とは遊離型を検出することを意味する.一方,尿中カテコールアミン測定では測定前に加水分解を行い遊離型と抱合型を合わせて測定している.

褐色細胞腫は交感神経幹から発生しカテコールアミンを産生する腫瘍である.欧米ではすでに血中遊離メタネフリン2分画測定法は褐色細胞腫の生化学的診断の first line とされ,その意義は十分に確定している(最近筆者らも,日本人褐色細胞患者においても血中遊離メタネフリン2分画測定法が最も優れた方法であることを証明している[5]).一方,日本では血中遊離メタネフリン2分画測定法は保険未収載である.したがって診断では,血中・尿中カテコールアミンの他にその代謝産物の測定を組み合わせて行うのが一般的である(尿中メタネフリン2分画の項参照).表3-11に各種検査の感度・特異度を示す[1].

血中カテコールアミンは,前述したように,体位・運動・ストレスで変動しやすいので,ただ1回の採血が高値でも,これにより診断確定には至らない.ただし,血中カテコールアミン(ノルアドレナリン+アドレナリン)値が 2000 pg/mL 以上の場合は褐色細胞腫の可能性が高い[2].24時間尿中カテコールアミン(ノルアドレナリン+アドレナリン)は1日の総和なので血中カテコールアミンよりも信頼性は高い(表3-11).

感度の高い検査は偽陰性の少ないことからスクリーニングと疾患の除外に有用であり,他方特異度の高い検査は偽陽性の少ないことから確定診断に有用である.褐色細胞腫の有病率の低さ(高血圧患者の 0.1~0.6%)から考えて感度の高い検査を用いて高血圧患者に対して first screening を行うことは理にかなっている.もし陰性結果の場合,褐色細胞腫の可能性は低いと考えてよい.一方,褐色細胞腫のような有病率の低い疾患で陽性結果を得た場合,偽陽性と真陽性の鑑別に難渋する場合が多い.表3-11のように感度では,血中遊離メタネフリン2分画測定法,次いで尿中メタネフリン2分画測定法が優れている.

したがって現時点では,まず感度の高い尿中メタネフリン2分画は必ず測定し,状況に応じ

て他の項目を追加する方法が勧められる[3,4]．例えば24時間蓄尿の困難な外来の場合，随時尿中メタネフリン，ノルメタネフリンそれぞれを尿中クレアチニンで補正した値に血中カテコールアミンを併用しスクリーニングする．入院では，24時間蓄尿中メタネフリン2分画に24時間蓄尿中カテコールアミンを併用し少なくとも3日検査行う．

異常値を生じるメカニズム

褐色細胞腫は交感神経幹から発生しカテコールアミンを過剰に産生する腫瘍であるからである．

異常値を示す疾患・病態

▶異常高値を示す場合
- 褐色細胞腫および神経芽細胞腫：神経芽細胞腫ではホモバニリン酸やバニリルマンデル酸をまず測定することを考えると，実際上は褐色細胞腫診断に最も有用な検査ということになる．
- 異常値となりえる疾患は，他に，本態性高血圧症，腎性高血圧症，腎高血圧症，甲状腺機能低下症，うっ血性心不全で高値を呈することがある．しかし，これらの疾患ではカテコールアミン測定が診断に直結しない．

▶異常低値を示す場合
血中・尿中カテコールアミンが低値はあまり問題にならない．

検査のピットフォール

1）検体の採取条件が最も重要である．
血中カテコールアミンは変動が大きいので，体位，運動，精神的ストレスで容易に増加する（仰臥位→立位により特にノルアドレナリン値は1.5～2倍に増加）．採血にあたっては30分間の安静時臥床を守る．採血容器は，EDTA-2Na入りを用いる．採血後，1時間以内に冷却，遠心し血漿としてから-20℃で凍結保存すれば，2～3ヵ月は安定である．

尿中のカテコールアミン測定時の24時間蓄尿は，6N塩酸30 mLをあらかじめ入れた蓄尿瓶を用いる．さらに，表3-9に示すものが薬理的あるいは測定系に影響を与えうると考えられる（自験例）．本来，これらの影響を回避するために薬剤を2週間前から中止することが望ましい．また，バナナ，柑橘類などの抱合型カテコールアミンを多く含む食物の摂取により尿中測定値が大きく増加することがある．なお，幼少児は成人より低値であるので，異なる基準範囲が必要である．加齢と性別に関しては考慮しなくてよいとする報告が多い．

2）褐色細胞腫は症例それぞれでカテコールアミンの分泌動態が異なる点に注意しなければならない．したがって，血中・尿中カテコールアミンの測定は，それぞれ長所・短所がある点を考慮して，CT，MRI（特にT_2），MIBGなどの画像診断と組み合わせて検査計画を組み立てる必要がある．

関連検査項目

▶負荷試験
以前は，グルカゴン負荷，メトクロプラミド負荷などの誘発試験が発作型を中心に行われていたが，最近ではこれらの試験は危険であるためほとんど行われない．誘発試験を行うよりも血中・尿中カテコールアミンや同代謝産物測定を繰り返すことをほうが先である．抑制試験としてはクロニジン試験が比較的安全に施行できる．クロニジンは中枢の$α_2$受容体を刺激して，交感神経終末からのノルアドレナリン放出を抑制し降圧効果をもたらす．他方，褐色細胞腫からのカテコールアミン分泌には影響しないため血圧や血中カテ

コールアミン濃度は変化しないことから，本態性高血圧との鑑別が可能である．この試験は血中カテコールアミン濃度が正常の患者に試行しても意義はない．

▶クロモグラニンA測定

クロモグラニンAは，副腎髄質細胞の分泌顆粒内に，カテコールアミンやアデノシン三リン酸（ATP）などとともに含有され，分泌刺激に応じて血中へと同時に分泌されている．すなわち，カテコールアミン同様に交感神経活性の指標と考えられている．クロモグラニンAは褐色細胞腫の診断に必ず必要ではないが，カテコールアミン非産生性褐色細胞腫[6]や悪性例[7]で上昇が報告されており補助診断として有効なことがある．

文献

1) Eisenhofer G, et al. Biochemical diagnosis of pheochromocytoma. Front Horm Res. 2004; 31: 76-106.
2) Bravo EL, et al. Pheochromocytoma: state-of-the-art and future prospects. Endocr Rev. 2003; 24: 539 53.
3) Lenders JW, et al. Biochemical diagnosis of pheochromocytoma: which test is best? JAMA. 2002; 287: 1427-34.
4) Sawka AM, et al. The economic implications of three biochemical screening algorithms for pheochromocytoma. J Clin Endocrinol Metab. 2004; 89: 2859-66.
5) Tanaka Y, et al. Plasma free metanephrines in the diagnosis of pheochromocytoma: diagnostic accuracy and strategies for Japanese patients. Endocr J. 2014. 30; 61: 667-73.
6) Kimura N, et al. Plasma chromogranin A in pheochromocytoma, primary hyperparathyroidism and pituitary adenoma in comparison with catecholamine, parathyroid hormone and pituitary hormones. Endocr J. 1997; 44: 319-27.
7) Rao F, et al. Malignant pheochromocytoma. Chromaffin granule transmitters and response to treatment. Hypertension. 2000; 36: 1045-52.

〈竹越一博〉

3. 内分泌学的検査　C. 副腎皮質・髄質

20 尿中メタネフリン2分画（血中遊離メタネフリン2分画測定法も含めて）

基準値

　以下にHPLC(high performance liquid chromatography)法による平均的な値を示した．測定法と測定における注意点はカテコールアミンに準じて行う．

尿中基準値
- メタネフリン：0.04～0.19 mg/日
　　　　　　　 200 ng/mg クレアチニン以下
- ノルメタネフリン：0.09～0.33 mg/日
　　　　　　　 300 ng/mg クレアチニン以下
- 総メタネフリン：0.13～0.52 mg/日

生理的変動

　一般的に年齢や性差の影響は受けない．検体の採取条件はあまり問題にならない．この点は血中カテコールアミンが体位，運動，精神的ストレスで容易に大きく影響されるのとは対照的である．

検査の概要・臨床的意義

　カテコールアミンは，クロマフィン顆粒内では遊離型のままでも安定であるが，顆粒外では酵素の作用を受けて速やかに代謝される．catechol-O-methyltransferase(COMT)は，肝・腎細胞の細胞質に多く含まれ，血中のカテコールアミンは，この酵素で不活性なメチル体のメタネフリンとノルメタネフリンになる（図3-6）．血中のメタネフリンとノルメタネフリンは，主に4位の水酸基を生体内に広く分布するフェノールスルホトランスフェラーゼphenolsulftransferase(PST)により速やかに硫酸抱合され腎から排泄される．結果的に血中のメタネフリンとノルメタネフリンは，それぞれわずか2.7%と4.9%が遊離型であるが，残りの20～40倍は抱合型である．尿中のメタネフリンとノルメタネフリンはほとんどが抱合型である．現行では尿中総メタネフリン（メタネフリン＋ノルメタネフリンの総和）もしくは尿中メタネフリン2分画（メタネフリンとノルメタネフリン，それぞれの値）の測定が可能である．

　尿中メタネフリン2分画が異常高値となる疾患は，ほとんどが褐色細胞腫および神経芽細胞腫である．尿中メタネフリン2分画は褐色細胞腫の診断において最も信頼性の高い検査であり汎用されてきた．

異常値を生じるメカニズム

　褐色細胞腫の腫瘍組織では膜結合型のCOMTが高濃度で発現している．すなわち，同組織ではカテコールアミンの放出とは無関係に持続的に遊離型のメタネフリンとノルメタネフリンを産生していることになり，結果的に褐色細胞腫患者の血中遊離ノルメタネフリンおよび遊離メタネフリンのそれぞれ93%，97%は腫瘍由来であるという[1]（図3-7）．その後肝・腎で硫酸抱合を受けて抱合型となり尿中に排泄される（尿中メタネフリン2分画）．Eisenhoferらは，これら褐色細胞腫に特有のカテコールアミン代謝動態を検査に応用し，血中遊離ノルメタネフリンおよびメタネフリン測定すること（以下，血中遊離メタネフリン2分画測定法と呼ぶ）が褐色細

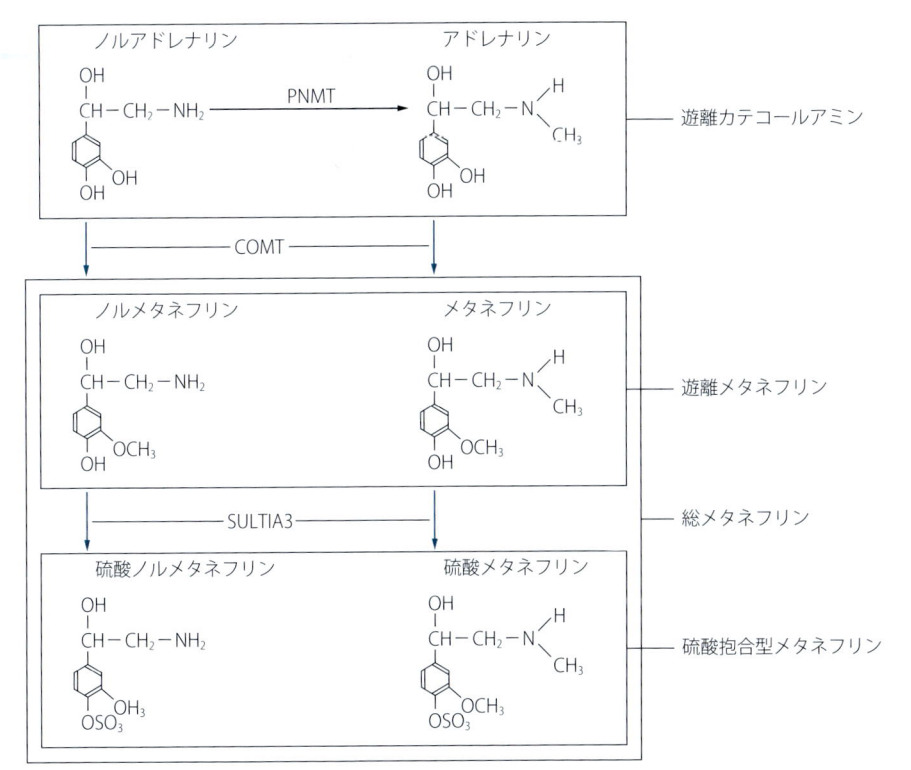

図 3-6 COMT を介したカテコールアミンの代謝経路

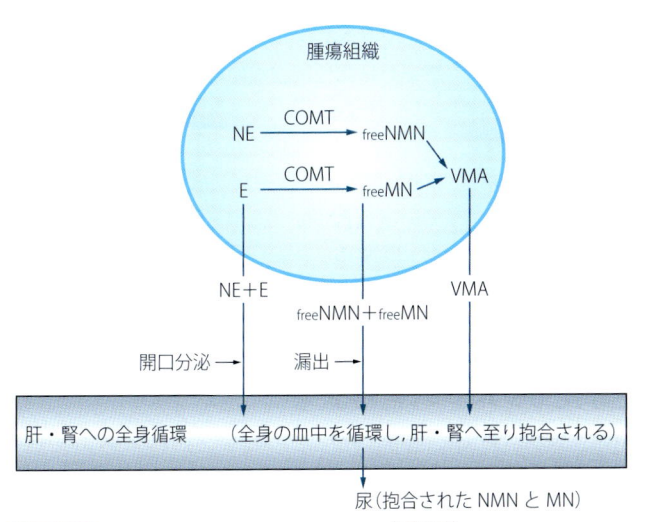

図 3-7 褐色細胞腫のカテコールアミンの代謝経路

血中遊離メタネフリン 2 分画測定法(PFMs)
vs
尿中メタネフリン 2 分画測定法(uNMs)

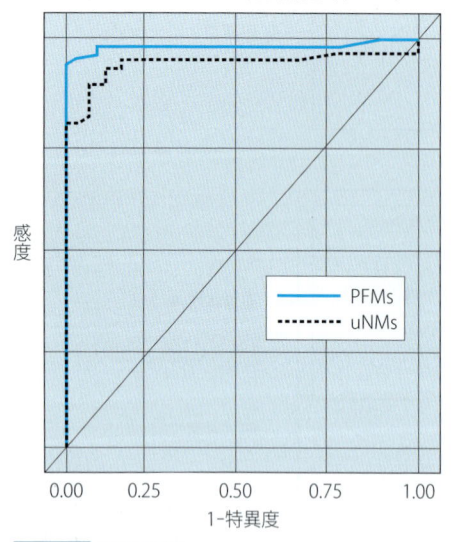

図 3-8 ROC 曲線

日本人褐色細胞患者においても血中遊離メタネフリン 2 分画測定法(AUC: 0.980, 感度: 0.957, 特異度: 0.973)は, 尿中メタネフリン 2 分画測定法(AUC: 0.951, 感度: 0.894, 特異度: 0.946)と比較して優るとも劣らない(非劣性)ことを証明できた.
(Tanaka Y, et al. Endocr J. 2014; 61: 667-73 より一部改変して引用)[5]

胞腫診断に感度 99%・特異度 89% と報告した[2]. 以上から彼らは血中遊離メタネフリン 2 分画測定法が褐色細胞腫の診断に最も優れていると報告した. また, 同検査は単独で施行しても十分な感度・特異度が期待されるため, 複数の検査の併用も不要で結果的にコストもかからないとしている.

褐色細胞腫は稀な病気であることから実地臨床の場では有病率は非常に低く見積もられる. このような有病率の低さと血中遊離メタネフリン 2 分画測定法の感度の高さを考えると, 褐色細胞腫診断における同法の陰性の結果は偽陰性が少なく信頼できる. したがって, 血中遊離メタネフリン 2 分画測定法は 1 回の採血で済むこともあり, 外来での first screening として褐色細胞腫の除外診断に最も勧められる. 実際, 欧米ではすでに同法は褐色細胞腫の生化学的診断の first line とされ, その意義は十分に確定している. しかし, 残念ながら日本では同法は保険未収載である.

最近筆者らは, 日本人褐色細胞腫患者においても血中遊離メタネフリン 2 分画測定法は, 尿中メタネフリン 2 分画測定法と比較して優るとも劣らない(非劣性)ことを証明している(図 3-8). 加えて, 血中遊離メタネフリン測定は検体の取り扱いは容易であり, 測定法も確立しており[5], データの解釈もおおむね素直で(基準値の 1〜3 倍程度の上昇時に偽陽性の問題はあるが), 実用性の高い検査であることは疑いがない(現在保険収載を申請中)(表 3-12).

本邦で褐色細胞腫を診断する場合, 尿中メタネフリン 2 分画(メタネフリンとノルメタネフリン, それぞれの値)の測定は必ず行う. 2 分画測定を行う方が勧められる. つまり, 総メタネフリン測定ではどちらかが低値だと値が上昇しない可能性もあるからである. メタネフリンもノルメタネフリンも基準範囲内であれば褐色細胞腫の可能性は低いと考えてよい. 一方, 尿中総メタネフリン+ノルメタネフリンが 1,000 μg/日 または 1,000 ng/mgCr 以上あれば診断はほぼ確実と報告されている[6](p.300,「血中・尿中カテコールアミン」参照).

異常値を示す疾患・病態

- 褐色細胞腫
- 神経芽細胞腫

尿中バニリルマンデル酸測定の項を参考にされたい.

表 3-12 血中遊離メタネフリン 2 分画測定法と尿中メタネフリン 2 分画測定法の比較

尿中メタネフリン 2 分画測定法	血中遊離メタネフリン 2 分画測定法
・確立したアッセイ系,世界中で利用可能. ・技術的には容易(μg/日). ・24 時間酸性蓄尿は意外に難しい(特に子供),蓄尿は院内感染の原因. ・腎機能の悪化した患者の診断には使えない.	・最近の検査.利用できる地域も限られる.JCEM などでよく見かける. ・感度が高い,特異度は並? 　→外来スクリーニングに向いている. ・濃度が低いので技術的に難しい. 　→EIA キットを検討した. ・1 回の採血で済む. ・腎機能の悪化した患者の診断にも使用できる? ・単独で OK?(血中・尿中カテコールアミン・バニリルマンデル酸など他の代謝産物の測定を組み合わせなくてすみ経済的) ・今後の国際共同研究に必要 ・従来法でもほとんどの例で診断可能 ・良い検査であるが日本ではまったく知られてない

⚠ 検査のピットフォール

検体の採取条件はあまり問題にならない.ただし,血中遊離メタネフリン 2 分画測定法の採血にあたっては,やはり 30 分間の安静時臥床を守る方が偽陽性が少ないとの報告がある[1].

📖 文 献

1) Eisenhofer G, et al. Plasma metanephrines are markers of pheochromocytoma produced by catechol-O-methyltransferase within tumors. J Clin Endocrinol Metab. 1998; 83: 2175-85.
2) Lenders JW, et al. Biochemical diagnosis of pheochromocytoma: which test is best? JAMA. 2002; 287: 1427-34.
3) Kudva YC, et al. Clinical review 164: The laboratory diagnosis of adrenal pheochromocytoma: the Mayo Clinic experience. J Clin Endocrinol Metab. 2003; 88: 4533-9.
4) Eisenhofer G, et al. Plasma normetanephrine and metanephrine for detecting pheochromocytoma in von Hippel-Lindau disease and multiple endocrine neoplasia type 2. N Engl J Med. 1999; 340: 1872-9.
5) Tanaka Y, et al. Plasma free metanephrines in the diagnosis of pheochromocytoma: diagnostic accuracy and strategies for Japanese patients. Endocr J. 2014; 61: 667-73.
6) 野村 馨, 他. メタネフリン(M)とノルメタネフリン(NM). In: Medical Practice 編集委員会, 編. 臨床検査ガイド 2003-2004. 東京: 文光堂; 2002. p.458-60.

〈竹越一博〉

21 エストラジオール(E2)，エストリオール(E3)

基準範囲

		血清(pg/mL)	
		E2	E3
男性		19〜51	≦5
女性	卵胞期	19〜226	≦5
	排卵期	49〜487	≦5
	黄体期	78〜252	≦5
	閉経後	≦39	
妊婦	前期	780〜16,600	20〜100
	中期	1,150〜36,600	100〜10,000
	後期	5,450〜44,900	10,000〜40,000

(LSIメディエンスより)[1]

生理的変動

エストロゲンの産生・分泌は思春期，生殖年齢期，妊娠中，閉経後と女性のライフステージごとに大きく変化する．生殖年齢期ではエストラジオールはゴナドトロピン，プロゲステロンとともに月経周期に伴い変動する．LHサージ(排卵の直前のLHおよびFSHの一過性の上昇)の1日前にピークを示し，排卵日に一過性に低下した後，再び黄体期に上昇するという二相性の変化を示す．(図3-9)[2]

検査の概要・臨床的意義

女性ホルモンあるいは卵胞ホルモンと呼ばれるエストロゲンは，エストロン(E1)，エストラジオール(E2)，エストリオール(E3)，エストロール(E4)に大別される．エストロゲンの主要産生臓器は卵巣と胎盤である．E2はエストロゲンの中で最も生物学的活性が高く，非妊娠時の生殖年齢期では中心的な働き

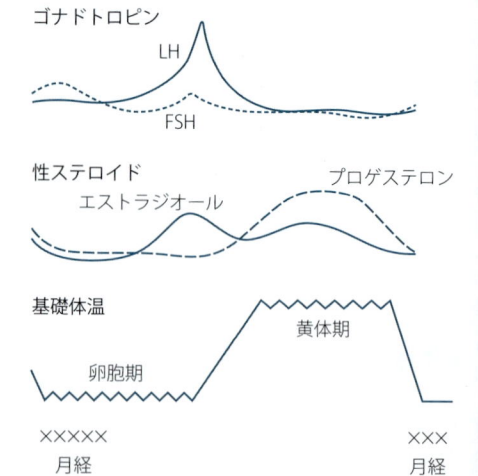

図3-9 エストロゲン，プロゲステロンおよびゴナドトロピンの月経周期に伴う変動

をしている．

非妊娠時の卵巣機能の指標として血中エストラジオール(E2)が，妊娠時の胎児胎盤系の機能の指標として尿中エストリオール(E3)が主に用いられる[3]．

異常値を示す疾患・病態

▶思春期

10〜12歳にかけてエストロゲン値は著しく上昇し，第二次性徴の発現，初潮に関与する．E2の測定は思春期の発達指標となり，思春期の発現時期の異常(早発，遅発)や性腺の発生・分化異常の診断に有効である．

▶生殖年齢期

生殖年齢期ではエストロゲンは性周期を維持し，腟・子宮を受精可能な状態に誘導するなど生殖機能に重要な役割を持つ．月経各周

期での E2 値の測定は卵巣機能や卵胞成熟の評価に有用である．卵巣機能の評価は E2 基礎値によるので月経周期 3〜5 日目に行う．基礎値が 30 pg/mL 以上であれば，卵巣機能があると判断してよいが，ゴナドトロピン測定を行い総合的に評価する．卵胞成熟の評価は超音波検査による卵胞モニターと併せて行い，成熟卵胞が発育した時期に行う．E2 は卵胞発育とともに上昇し，自然周期では排卵直前で 200〜400 pg/mL に達する．ゴナドトロピンなどによる卵胞刺激周期では 2,000 pg/mL 以上で卵巣過剰刺激症候群の発症リスクが上昇する．

▶閉経後

閉経後は卵巣の E2 産生は急速に減少する一方，FSH は上昇に転じる．よって，E2 と FSH の測定は閉経の診断，そして閉経後の内分泌環境を確認する上で重要である．一般的に閉経後は E2≦10〜20 pg/mL，FSH≧40 mIU/mL となる．E2 が高値を示す症例についてはホルモン産生卵巣腫瘍の存在を念頭に置き，精査を行うことが重要である．

▶妊娠中

妊娠中のエストロゲン値は妊娠週数とともに上昇し，非妊時の 500〜1,000 倍に達し，そのほとんどが胎盤由来の E3 である．E3 は胎児あるいは胎盤に障害があると低値を示す[4]．胎児胎盤機能評価に用いられるが，胎児の well-being の評価や，分娩方針・分娩方法の決定には超音波検査や胎児心拍モニタリングなどが有用であり，ルーチンに測定される機会は少なくなっている．

⚠ 検査のピットフォール

生理的変動を考慮し，ライフステージや月経周期，妊娠週数に応じた評価が必要となってくる．また 1 回の測定結果のみで周期的に変化している内分泌状態を評価することは困難であり，複数回の測定を行うとともにゴナドトロピン（FSH および LH）の値との照合が必要である．

文 献

1) LSI メディエンス．http://data.medience.co.jp/compendium/chart_pdf/A03160.pdf
2) 五十嵐秀樹，他．エストロゲン．産科と婦人科．2010; 77(増刊): 137-44.
3) 村上正巳．ホルモン検査と臨床的意義．In: 前川真人，編．標準臨床検査学 臨床化学．東京: 医学書院; 2012. p.294.
4) 石原 理．内分泌的検査．In: 櫻林郁之介，他監．最新臨床検査項目辞典．東京: 医歯薬出版; 2003. p.586-7.

〈井上和子，峯岸 敬〉

22 プロゲステロン(P4)

基準範囲

		血清(ng/mL)
男性		≦0.6
女性	卵胞期	≦0.4
	排卵期	≦3.7
	黄体期	8.5〜21.9
妊婦	前期	23.9〜141
	中期	25.7〜143
	後期	51.2〜326

(LSIメディエンスより)[1]

生理的変動

プロゲステロンはエストロゲン同様月経周期に伴い変動する．卵胞期を通じて低値をとり，排卵後黄体の形成とともに上昇し黄体中期にピークを呈する(p.308,「エストロゲン」の図3-9を参照)．

検査の概要・臨床的意義

プロゲステロン(P4)は妊娠を維持するためには不可欠のホルモンである．主に卵巣の黄体と胎盤で作られる．排卵後に形成された黄体からプロゲステロンが分泌され，子宮内膜を胚が着床するのに適した状態に誘導する．妊娠が成立すると妊娠黄体となり妊娠維持に働く．妊娠8週までの妊娠の維持には黄体からのプロゲステロン分泌が必要である．その後，その産生の場所は胎盤に移行する[2]．

黄体機能の指標として血中プロゲステロン値が主に用いられる．基礎体温上の高温期の測定であることを確認し，黄体期中期(排卵後5〜9日目の間)に単回または複数回測定する．

異常値を示す疾患・病態

不妊症や習慣流産の原因となる黄体機能不全の診断に血中プロゲステロン値は不可欠である．10 ng/mL未満を異常と見なす．また，排卵の有無の判定にも有用である．通常，排卵前である卵胞期の血中プロゲステロン値は1 ng/mL未満であるため，それ以上の値を示せば排卵後と推定することができる．

検査のピットフォール

エストロゲンと同様である(p.309 参照)．

文献

1) LSIメディエンス．http://data.medicine.co.jp/compendium/chart_pdf/A03130.pdf
2) 杉野法広, 他. プロゲステロン. 産科と婦人科. 2010; 77(増刊): 145-9.

〈井上和子，峯岸　敬〉

23 テストステロン

基準範囲

- 成人男性：250～1,100 ng/dL
- 成人女性：10～60 ng/dL

生理的変動

正常男性の血中テストステロンは生後2ヵ月からその後数ヵ月の新生児期には高値となり、その後思春期前まで低値となる。思春期より増加し、老化とともに低下する。また血中テストステロンは日内変動があり、深夜から早朝にかけて高く、午後から夜にかけて低下することが知られている。

検査の概要・臨床的意義

男性ホルモンはC19ステロイドホルモンの総称であるが、テストステロンはその代表で、最も強い男性ホルモン作用を有する[1]。血中テストステロンの95％が精巣Leydig細胞から分泌され、残りの5％は主に副腎においてアンドロステンジオン、デヒドロエピアンドロステロンなどの他のステロイドから生成される。女性では副腎と卵巣由来のアンドロステンジオンからの変換物質として生成されることが多く、60％以上が副腎由来とされている。

視床下部で合成される性腺刺激ホルモン放出ホルモンは下垂体門脈を経由して下垂体前葉に到達し、性腺刺激ホルモン（LH：luteinizing hormoneおよびFSH：follicle-stimulating hormone）の合成、分泌を促進する。LHが精巣のLeydig細胞の細胞膜に作用し、cyclic AMPの上昇を介してテストステロンの合成、分泌を刺激する。一方、テストステロンはネガティブフィードバックによりLH分泌を抑制する。このため血中テストステロンとLHの測定は精巣機能評価に有用である。

血中テストステロンの約98％が性ホルモン結合グロブリンsex hormone binding globulin（SHBG）およびアルブミンと結合している。残りの1～2％が遊離テストステロンとして存在し、生物学的活性を有し標的器官で作用発現をする。アルブミンと結合したテストステロンも容易にアルブミンから遊離するため、遊離テストステロンとアルブミンと結合したテストステロンの両者を合わせたものをbioavailable testosteroneと呼んでいる[2]。成人男性では血中テストステロンは加齢の影響が弱いが、遊離型テストステロンは加齢の影響を強く受けることが知られている[3]。

男性では性腺機能不全症、性早熟症などの性の成熟過程や性機能に障害がある場合に測定し、女性では男性化をきたす場合に測定する。最近では男性更年期障害（加齢男性性腺機能低下症候群；LOH症候群）を疑う場合において、診断目的で測定をする機会が臨床で増加している[4]。

異常値を生じるメカニズム

視床下部-下垂体系の異常により上位ホルモンの分泌異常が起こりテストステロン値の異常をきたす場合（二次性）と、テストステロン産生臓器（精巣、副腎、卵巣）の異常による場合（原発性）があり、ゴナドトロピンの測定により鑑別が可能である。また、結合蛋白であるSHBG産生に影響する疾患なども異常

値をきたす可能性がある．

🏠 異常値を示す疾患・病態

▶低値を示す場合
- 視床下部-下垂体系の異常：Kallman 症候群，Prader-Willi 症候群，下垂体機能低下症，プロラクチン産生腫瘍，腫瘍，外傷
- テストステロン産生臓器の異常：停留精巣，Klinefelter 症候群，17αハイドロキシラーゼ欠損症，高齢，感染症（ムンプス精巣炎など）
- SHBGに影響する疾患：肝硬変
- 薬剤性：ステロイド剤，ステロイド性抗アンドロゲン剤，女性ホルモン剤，イミダゾール誘導体など

▶高値を示す場合
- 視床下部-下垂体系の異常：hCG産生腫瘍，視床下部過誤腫
- テストステロン産生臓器の異常：テストステロン産生腫瘍，精巣腫瘍（Leydig 腫瘍），多嚢胞性卵巣症候群，先天性副腎皮質過形成，Cushing 症候群
- SHBGに影響する疾患：甲状腺機能亢進症
- 薬剤性：蛋白同化ホルモン剤，ゴナドトロピン製剤，クロミフェンなど

⚠ 検査のピットフォール

テストステロンの日内変動があるため，採血時間を午前中にするのが望ましい．午後に採血した場合は低下している可能性がある．また，採血後速やかに血清を分離して，即時の測定を行わない場合には，凍結保存をすることが望ましい．

テストステロンに拮抗する薬剤（シメチジン，スピロノラクトン，ケトコナゾール，フルタミドなど）があり，テストステロンが基準値内であっても男性ホルモン作用が減弱している可能性がある．

📖 文 献

1) Veldhuis JD, et al. Operating characteristics of the male hypothalamo-pituitary-gonadal axis: pulsatile release of testosterone and follicle-stimulating hormone and their temporal coupling with luteinizing hormone. J Clin Endocrinol Metab. 1987; 65: 929-41.
2) Manni A, et al. Bioavailability of albumin-bound testosterone. J Clin Endocrinol Metab. 1985; 61: 705-10.
3) 岩本晃明，他．日本人成人男子の総テストステロン，遊離テストステロンの基準値の設定．日泌尿会誌．2004; 95: 751-60.
4) 日本泌尿器科学会・日本 Men's Health 医学会「LOH 症候群診療ガイドライン」検討ワーキング委員会．加齢男性性腺機能低下症候群（LOH 症候群）診療の手引き．http://www.urol.or.jp/info/data/gl_LOH.pdf

〈周東孝浩，伊藤一人〉

3. 内分泌学的検査 D. 性腺・胎盤

24 hCG, hCG サブユニット

基準範囲

● ヒト絨毛性ゴナドトロピン(hCG)の基準値

		血清(mIU/mL)	尿(mIU/mL)
男性		≦1.0	≦2.5
女性(非妊婦)		≦1.0	≦2.5
妊婦	〜6週	4,700〜87,200	1,100〜62,600
	7〜10週	6,700〜202,000	1,800〜191,000
	11〜20週	13,800〜68,300	3,100〜12,500
	21〜40週	4,700〜65,300	1,400〜29,400

(LSIメディエンスより)[1]

生理的変動

 hCG(ヒト絨毛性ゴナドトロピン)は受精卵が着床すると絨毛の栄養膜細胞から大量に分泌され,妊娠維持に重要なホルモンである.正常妊娠では,妊娠のごく初期から産生され,妊娠10週ごろにピークとなり,その後漸減していく.

検査の概要・臨床的意義

 hCGはα, βの2つのサブユニットからなり,αサブユニットはLH, FSH, TSHと共通の構造を,βサブユニットは特異的な構造を持つ.測定検体は血清および尿である.尿中hCGは半定量的に高感度に測定可能であり,妊娠検査薬として市販されている[2].

異常値を示す疾患・病態

▶妊娠およびその関連疾患

 尿中hCG感度25〜50 mIU/mLという高感度キットにより,妊娠4週0日(月経予定日)には妊娠判定が可能となっている.異常妊娠との鑑別に,超音波断層法による画像診断が必須である.胎嚢の有無や児心拍を確認し,経過を観察する.子宮出血,下腹痛,腹腔内出血や貧血などの臨床症状がある場合や超音波断層検査に異常がある場合は異常妊娠を疑い,超音波検査やhCG値をフォローする[3].hCGが1,000 mIU/mL以下で上昇せずに持続する場合は流産を疑う.1,500 mIU/mL以上であっても子宮内に胎嚢が認められなければ異所性(子宮外)妊娠を疑う.異所性妊娠は妊娠の自覚なく急性腹症として産婦人科以外の科を最初に受診することも多く,救急外来での初期検査として侵襲が少なく簡便な妊娠反応は有用であると考える.妊娠反応は,妊娠が疑われた場合以外にも,流産後,妊娠中絶後に妊卵が完全に排泄され,正常化したことを確認するために使用される.

▶絨毛性疾患

 無月経,不正子宮出血を訴える症例に対しまず超音波検査が施行され,正常妊娠以外の所見が得られた場合,補助診断としてhCGが測定される.尿中hCGが50万mIU/mL以上の時,絨毛性疾患が疑われるが,それ以下のこともあり確定診断の根拠とはならない.最近は妊娠初期の超音波検査で絨毛性疾患が疑われる症例が増え,絨毛性疾患におけるhCG測定の最大の意義はその管理としての役割となっている.PSTT(placental site trophoblastic tumor)を除く絨毛性疾患(胞状奇胎,侵入・転移奇胎,絨毛癌)のhCGの特異性・感度は多くの腫瘍マーカーの中で最も高く,体内の栄養膜細胞の遺残あるいは増殖を反映している.抗癌薬治療を行うか否かや,治療打ち切りのタイミングを判断するのにあたって,最

も有用な検査法である[4]．

▶異所性 hCG 産生腫瘍

卵巣，精巣，縦隔，松果体などに胚細胞腫瘍との合併として生じることがある．各種臓器癌の分化異常（胃癌，肺癌など）により絨毛癌に移行することがある[4]．いずれも頻度は高くない．

⚠ 検査のピットフォール

尿中 hCG は希釈の影響を受けるため，微量の場合あるいはより正確な評価が必要な場合には血中 hCG ないし hCG-β-subunit を測定する．

📖 文 献

1) LSI メディエンス．http://data.medience.co.jp/compendium/chart_pdf/A03190.pdf
2) 村上正巳．ホルモン検査と臨床的意義．In：前川真人，編．標準臨床検査学 臨床化学．東京：医学書院；2012．p.295-6．
3) 竹田 省．内分泌的検査．In：櫻林郁之介，他監．最新臨床検査項目辞典．東京：医歯薬出版；2003．p.597-603．
4) 大野正文．hCG, hCG-β．産科と婦人科．2010；77（増刊）：288-91．

〈井上和子，峯岸 敬〉

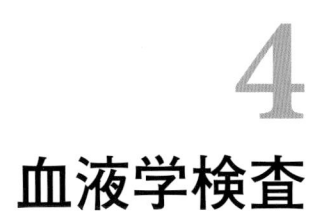

4 血液学検査

4. 血液学検査　A. 血液

1 ヘモグロビン(血色素)濃度(Hb), ヘマトクリット(Ht), 赤血球数(RBC), 赤血球指数

基準範囲

- 成人男性　Hb：14～18 g/dL
  　　　　　RBC：400～540×10^4/μL
  　　　　　Ht：40～50%
- 成人女性　Hb：12～16 g/dL
  　　　　　RBC：370～490×10^4/μL
  　　　　　Ht：35～45%
- 平均赤血球容積 mean corpuscular volume (MCV)：83～93 fL
- 平均赤血球ヘモグロビン量 mean corpuscular hemoglobin(MCH)：27～32 pg
- 平均赤血球ヘモグロビン濃度 mean corpuscular hemoglobin concentration(MCHC)：32～36%

生理的変動

年齢による変動がある．新生児でヘモグロビン hemoglobin(Hb)は 14.5～24.5 g/dL と高く，生後 6 ヵ月頃までに 12 g/dL 前後まで低下する．その後 15 歳頃までに成人と同様となる[1]．この他，食後消化の盛んな時や，運動後の採血では高値を示す．性差があり，女性は男性に比べ 10% 程度低値を示し，男性では加齢による低下傾向が女性より強い．また妊娠後半には循環血漿量増加のため相対的低値を示す．

検査の概要・臨床的意義

血液，特に赤血球が赤いのはヘモグロビン分子(Hb)のためで，ヘモグロビンは赤血球中で飽和に近い状態で存在している．ヘモグロビンは全身の各組織への酸素運搬能を担い，その濃度によって貧血・多血と診断される．赤血球数やヘマトクリットはおおむねヘモグロビン濃度と並行して変動するが，3 者の値から計算される赤血球指数(MCV/MCH/MCHC)は，貧血・多血の原因を考える上で重要である．なお自動血球計数機では，MCV を実測している[2]．

- **Hb**：末梢血液 100 mL 中に含まれる血色素(ヘモグロビン)量を表す．
- **RBC**：1 μL の血液中に含まれる赤血球数を表す．
- **Ht**：血液中に占める赤血球容積の割合を表す．
- **MCV**：個々の赤血球の平均容積を表す．

$$\mathrm{MCV}\,[\mathrm{fL}] = \frac{\mathrm{Ht}\,[\%]}{\mathrm{RBC}\,[10^6/\mu\mathrm{L}]} \times 10$$

- **MCH**：個々の赤血球中の平均ヘモグロビン量を表す．

$$\mathrm{MCH}\,[\mathrm{pg}] = \frac{\mathrm{Hb}\,[\mathrm{g/dL}]}{\mathrm{RBC}\,[10^6/\mu\mathrm{L}]} \times 10$$

- **MCHC**：個々の赤血球中の平均ヘモグロビン濃度を表す．

$$\mathrm{MCHC}\,[\%] = \frac{\mathrm{Hb}\,[\mathrm{g/dL}]}{\mathrm{Ht}\,[\%]} \times 100$$

異常値を生じるメカニズム

赤血球系の異常は，主に減少(貧血)と増加(多血)に分けられるが，貧血をみることの方

が圧倒的に多い．その場合，赤血球指数，特にMCVに着目して鑑別を進める．赤血球指数は一般にすべて連動するが，MCV/MCHCが低下している貧血を小球性低色素性貧血，MCV/MCHCが正常の貧血を正球性正色素性貧血，MCV/MCHCが増加している貧血を大球性貧血と呼ぶ[3]．

小球性低色素性貧血の代表は鉄欠乏性貧血で，ヘモグロビンの主たる構成成分である鉄分の漏出，ないしは摂取不足（偏食）によって生じる．また，膠原病や悪性腫瘍など，慢性的な炎症が存在する状態でも小球性貧血を呈する．それぞれの診断には，血清鉄や不飽和鉄結合能 unsaturated iron binding capacity（UIBC），フェリチンを測定することで鉄分の不足や利用障害を明らかにすることが重要である．この他グロビン鎖の合成が抑制されるサラセミアやヘムの合成障害による鉄芽球性貧血も，小球性貧血を呈する．

大球性貧血の原因疾患としては，ビタミンB_{12}や葉酸の欠乏からDNA合成障害，また核と細胞質の成熟解離をきたす巨赤芽球性貧血，無効造血の顕著な骨髄異形成症候群，さらに肝機能障害に伴う貧血などが知られる．血清学的所見に加え，巨赤芽球性変化，好中球の過分葉，また異形成所見の有無が診断上重要である．

これらを除いた貧血は，一般に正球性正色素性貧血を呈する．すなわち，骨髄の造血能低下に伴う貧血（再生不良性貧血や急性白血病，骨髄異形成症候群など）や各種溶血性貧血などがこの範疇に含まれる．また消化管出血などの急性大量出血の直後には，正球性貧血を呈する．さらに慢性腎不全に伴うエリスロポエチンの産生低下による腎性貧血も，正球性貧血を呈する．

一方多血を呈する原因としては，循環血漿量の減少による相対的な多血症であることが多い（ストレス多血症や脱水）が，骨髄増殖性疾患による真の多血症も存在する．

異常値を示す疾患・病態

分類を，表に示した（表4-1）．

鉄欠乏性貧血の原因として最も多いのは持続性の出血で，性成熟期の女性で月経出血による鉄欠乏性貧血をみることが多いが，胃潰瘍や消化管腫瘍などによる鉄欠乏性貧血のこともあるので，漫然と鉄剤を投与するのみならず，婦人科コンサルトや消化管精査により原因を特定することが肝要である．また胃全摘後や妊娠時にも鉄欠乏を呈することがある．

サラセミアは先天性の疾患であり，グロビン鎖の合成が抑制されて貧血となる．標的赤血球をみることがあるが，認めないことも多い．鉄芽球性貧血は骨髄異形成症候群や薬剤，アルコール多飲などに続発して生じる．

表4-1 貧血の分類

小球性低色素性貧血	鉄欠乏性貧血（月経出血や消化管出血，偏食による）
	慢性感染症
	慢性炎症（膠原病など）
	サラセミア
	鉄芽球性貧血
正球性正色素性貧血	再生不良性貧血・赤芽球癆
	急性白血病
	大量出血直後
	自己免疫性溶血性貧血（AIHA）
	腎性貧血
	悪性リンパ腫や癌の骨髄浸潤・転移
	骨髄線維症
	形質細胞性骨髄腫
	遺伝性溶血性貧血
	微小血管性溶血性貧血（TTP/HUS/DICなど）
	発作性夜間血色素尿症（PNH）
大球性貧血	巨赤芽球性貧血
	悪性貧血
	骨髄異形成症候群
	肝硬変

巨赤芽球性貧血の原因としては，胃切除ないし全摘，あるいは抗内因子抗体による悪性貧血が重要である．

骨髄の造血能低下をきたす原因疾患としては，再生不良性貧血や急性白血病，骨髄異形成症候群，悪性リンパ腫や固形癌の骨髄浸潤ないし転移，骨髄線維症などがあり，いずれも骨髄穿刺や生検で鑑別する．また形質細胞性骨髄腫による貧血では，赤血球の連銭形成をみることが特徴である．慢性腎不全では腎臓におけるエリスロポエチンの産生が低下し，その結果正球性貧血となる．

このほか，溶血性貧血を呈する疾患としては，自己免疫性溶血性貧血 autoimmune hemolytic anemia（AIHA）をはじめ，鎌状赤血球症や球状赤血球症，赤血球破砕症候群〔血栓性血小板減少性紫斑病 thrombotic thrombocytopenia purpura（TTP）/溶血性尿毒症症候群 hemolytic uremic syndrome（HUS）/播種性血管内凝固症候群 disseminated intravascular coagulation（DIC）/心臓弁置換術後〕や発作性夜間血色素尿症 paroxysmal nocturnal hemoglobinuria（PNH）などが知られ，T-bil や LDH の上昇，破砕赤血球の有無，またハプトグロビンの低下により診断する．

一方，多血をきたす病態としては，循環血漿量の相対的増加に伴うストレス多血症や著しい脱水，また慢性的な心肺疾患に伴う反応性の多血のほか，真性多血症をはじめとする骨髄増殖性疾患やエリスロポエチンの異常産生（腎癌などによる）がある[4]．これらは，いずれも慢性的に持続すれば，脳梗塞をはじめとした血栓症のリスクと相関する．

⚠ 検査のピットフォール

輸液をしている時には，同側からは採血しない．採血困難時など，溶血を生じた際には実際より低値を示すことがある．前回の値と極端に異なる値をみた時，また患者の顔色や症状と乖離した値をみた時には，溶血の有無を検査室に問い合わせるとともに，LDH やビリルビンなどが不自然に上昇していないか注意し，迅速な再検査を考慮すべきである[5]．また，貧血患者に脱水があると，貧血を見落とすことがある．

文献

1) 金井正光, 監. 臨床検査法提要改訂 第31版. 東京: 金原出版; 1998.
2) 櫻林郁之介, 他編. 検査項辞苑 第2版. 大塚アッセイ研究所; 1999.
3) 中井利昭, 他編. 検査値のみかた改訂第3版. 東京: 中外医学社; 2006.
4) 河合忠, 他編. 異常値の出るメカニズム第6版. 東京: 医学書院; 2013.
5) 日本医師会, 編. 最新臨床検査の ABC. 東京: 医学書院; 2009.

〈進藤岳郎〉

4. 血液学検査　A. 血液

2 網赤血球数

基準範囲

- 男性：1.6±0.5％
- 女性：1.4±0.5％
- 絶対数：$3 \sim 10 \times 10^4/\mu L$

生理的変動

年齢・性別による生理的差異は，知られていない．

検査の概要・臨床的意義

骨髄中の赤芽球の脱核後も，ミトコンドリアやリボソームといった細胞内小器官は一定期間にわたって細胞質内に残存する．これらは超生体染色で網状構造物として染まるが，そのような成熟段階にある大型の幼若赤血球を網赤血球もしくは網状赤血球と呼ぶ．網赤血球は骨髄から放出され，脾臓を経て末梢血に達するうちに網状構造を失うが，この間は約1日と短い．よってその個数は骨髄における赤血球産生の程度を鋭敏に反映する[1,2]．網赤血球の測定は，貧血を鑑別する上で非常に有用で，単位体積あたりの絶対数に換算して増減を判断するのがよい．一般に絶対数≧$10 \times 10^4/\mu L$ で増加と判断する．

異常値を生じるメカニズム

出血や溶血など，末梢で赤血球が消費される場合，正常骨髄における赤血球産生能が代償性に亢進するため，結果として網赤血球は増加する．

一方，再生不良性貧血や赤芽球癆など，骨髄における赤血球産生能に障害がある場合には，網赤血球は低下する[3]．

異常値を示す疾患・病態

貧血があり，網赤血球の増加を伴う場合，各種溶血性貧血や出血（鉄欠乏性貧血），ないし貧血からの回復期が示唆される．ただし，活動性の出血性病変がある，あるいは止血が得られていてもそれまでの出血が多量であった場合には，治療開始後すぐには網赤血球の増加を伴わず，約1週間後に一過性の著明な増加を示すことが多い．

一方，貧血があるにもかかわらず網赤血球の増加を伴わない，特に低下している場合には，骨髄の造血能が障害されている可能性が考えられる．具体的には，再生不良性貧血や赤芽球癆，鉄やビタミンB_{12}，葉酸の欠乏（巨赤芽球性貧血や悪性貧血を含む）といった骨髄の障害に加え，慢性腎不全に伴う腎性貧血，慢性炎症性疾患による鉄の利用障害，癌の骨髄転移などの可能性が考えられる[4]．

検査のピットフォール

施設によって，％（百分率）ないし‰（千分率）のいずれで表記するかが異なるので，単位には注意すべきである．末梢血中の赤血球が減少すると，骨髄中の幼若な網赤血球が早く末梢血に放出されるため，成熟赤血球になるまでの時間が延長し，見かけ上，網赤血球は増加する．自動計測機器を用いる場合，リボソームのRNAのみならず核のDNAも染まるため，Howell-Jolly小体が多い場合などでは偽性高値を示すことがある．

文 献

1) 櫻林郁之介, 他編. 検査項辞苑 第2版. 大塚アッセイ研究所; 1999.
2) 河合 忠, 他編. 異常値の出るメカニズム 第6版. 東京: 医学書院; 2013.
3) 中井利昭, 他編. 検査値のみかた 改訂第3版. 東京: 中外医学社; 2006.
4) 日本医師会, 編. 最新臨床検査のABC. 東京: 医学書院; 2009.

〈進藤岳郎〉

3 血小板数

基準範囲

- 15〜40×10^4/μL

生理的変動

食物摂取,運動,月経,妊娠などで増加することが知られ,朝は午後に比べて低値を示す.加齢に伴う変化は知られていない.

検査の概要・臨床的意義

現在,血小板数の算定には,他の血球数と同様,自動血球計数器が用いられている.血小板形態の異常により自動計数が困難な場合には,位相差顕微鏡を用いて目視で計数する[1].

血小板は一次止血に重要な役割を果たしており,血小板数の算定は出血性素因の検査,スクリーニングとして重要である.一般に血小板数 10×10^4/μL 以下を血小板減少症と呼ぶが,臨床的に出血傾向を伴うのは 5×10^4/μL 以下となった場合である.凝固異常を伴わない場合,血小板数に反比例して出血時間が延長する.

逆に 40×10^4/μL 以上を血小板増多と呼ぶが,その多くは炎症などによる反応性の増加である.慢性的に血小板増多の状態が続く場合には,骨髄増殖性疾患の可能性があり,血栓症のリスクと相関する[2].

異常値を生じるメカニズム

血小板減少症の原因としては,自己免疫などによる破壊亢進と骨髄の造血不全による産生低下,また血栓形成や出血など,消費による減少の3種類に分類できる.一方,慢性的

表 4-2 血小板数異常の原因疾患

血小板減少症
- 血小板産生低下
  - 再生不良性貧血
  - 急性白血病
  - 骨髄異形成症候群
  - 巨赤芽球性貧血(悪性貧血を含む)
  - 悪性リンパ腫や癌の骨髄浸潤
  - 薬剤(抗癌剤を含む)による骨髄抑制
- 血小板破壊亢進
  - 特発性血小板減少性紫斑病(ITP)
  - 脾機能亢進(肝硬変を含む)
  - 薬剤性アレルギー
  - 膠原病(全身性エリテマトーデスなど)
  - 発作性夜間血色素尿症(PNH)
  - ヘパリン起因性血小板減少症(HIT)
- 血小板の消費
  - 大量出血後
  - 播種性血管内凝固症候群(DIC)
  - 血栓性血小板減少性紫斑病(TTP)
  - 溶血性尿毒症症候群(HUS)

血小板増多症
- 慢性骨髄性白血病(CML)
- 本態性血小板血症(ET)
- 真性多血症(PV)
- 摘脾後
- 急性巨核芽球性白血病
- 感染症などの炎症性疾患
- 出血後

な血小板増多症の原因の多くは,骨髄における血小板産生の亢進である.

異常値を示す疾患・病態

出血傾向以外の症状に乏しく,白血球や赤血球の異常を伴わない場合,最も多いのは特発性血小板減少性紫斑病 idiopathic thrombocytopenic purpura(ITP)である[3].ITP は自己免疫性に血小板が破壊される疾患であるが,そう診断するには他疾患を除外する必要があ

る(表4-2).若年者の場合は特に,全身性エリテマトーデスsystemic lupus erythematosus (SLE)をはじめとした膠原病の初発症状として血小板減少をみることがあるので,安易にITPと診断することは避けなければならない.再生不良性貧血や急性白血病,骨髄異形成症候群,また悪性腫瘍の骨髄浸潤など,骨髄の造血能に由来する血小板減少は骨髄穿刺や骨髄生検によって,また巨赤芽球性貧血は骨髄像やビタミンB_{12}・葉酸の欠乏によって,鑑別できる.

播種性血管内凝固症候群disseminated intravascular coagulation(DIC)は基礎疾患を伴い,凝固機能検査異常で診断できる.血栓性血小板減少性紫斑病thrombotic thrombocytopenic purpura(TTP)や溶血性尿毒症症候群hemolytic uremic syndrome(HUS)などは近年,血栓性微小血管障害thrombotic microangiopathy(TMA)と総称されるが,鏡検にて破砕赤血球を認めることや溶血の所見を伴うこと,またADAMTS13活性やvon Willebrand因子(vWF)抗原量を測定することが,診断の一助となる.最近では,ヘパリン投与に伴うヘパリン起因性血小板減少症heparin-induced thrombocytopenia(HIT)の存在も知られており,ヘパリン投与歴の有無も重要である.また肝硬変などの脾機能亢進に伴う血小板減少症も,しばしば経験される.

一方,血小板増多症に関しては,その多くが一過性の炎症に伴うものであることに留意した上で,それのみで説明できない血小板増多について精査を行う.慢性骨髄性白血病chronic myeloid leukemia(CML)をはじめとした骨髄増殖性疾患の鑑別が重要で,白血球や赤血球の異常に応じて,NAPスコアやビタミンB_{12},Philadelphia染色体の検出や骨髄穿刺・生検を考慮すべきである.

⚠ 検査のピットフォール

採血後,速やかに抗凝固剤を混合することが大切で,採血後,輸送時に一部でも血液凝固が起こると凝集を生じ,長期保存時に血小板数は減少する.よって不可解な血小板減少を認めた時には,まず鏡検し,凝集の有無を確認することが重要である[4].

巨大血小板は算定されないことがあるので,これらが多数存在すると実際よりも低く算定される.

抗凝固剤にEDTAを使用した時,稀に凝集傾向をきたして偽性血小板減少症を呈することがあるので,そのような症例ではヘパリンやクエン酸ナトリウムなど,他の抗凝固剤を使用する.

著しい小赤血球,溶血による赤血球破片,赤血球封入体,白血球などの破壊細胞などは小さいために血小板として算定され,実際より高い値が得られることがある.

文献

1) 櫻林郁之介,他編.検査項辞苑 第2版.大塚アッセイ研究所; 1999.
2) 中井利昭,他編.検査値のみかた改訂第3版.東京: 中外医学社; 2006.
3) 河合 忠,他編.異常値の出るメカニズム第6版.東京: 医学書院; 2013.
4) 日本医師会,編.最新臨床検査のABC.東京: 医学書院; 2009.

〈進藤岳郎〉

4 白血球数，白血球百分率

基準範囲

絶対的な基準範囲というものはなく，各施設で基準値設定がされているが，おおむね以下の通り．

- 白血球数：3,500〜9,000/μL
- 白血球百分率：
  - 好中球：41.8%〜73.8%
    - 桿状核球：0〜17%
    - 分葉核球：27〜70%
  - 好酸球：0〜5.6%
  - 好塩基球：0.1〜1.3%
  - 単球：2.5〜7.3%
  - リンパ球：18.3〜47.5%

検体採取条件・測定上の注意

EDTA-Naなど抗凝固薬の入った容器に採取し，十分に転倒混和後，自動血球計数機を用いて測定される．自動白血球百分率は高速処理が可能なフローサイトメトリー方式の機種がほとんどである．

生理的変動

赤血球と異なり，男女差はないが，小児では高値で高齢者ではやや低値となる．喫煙，妊娠・出産などで白血球は増加することもある．

検査の概要・臨床的意義

白血球数，白血球百分率は，造血能・免疫力評価の1つの目安であり，種々の血液疾患，感染症，膠原病などが疑われる場合はもちろんのこと，あらゆる疾患の基本的検査として行われる．白血球数の異常(増加・減少とも)を認めた際には，自動血球計数機の白血球百分率のみでなく，顕微鏡で塗抹標本による目視分類を行い異常細胞の出現や形態異常の有無を確認し，白血球数の異常が白血球のどの細胞の異常により生じているかを確認する．また，白血球以外の血球(赤血球・血小板)の増減やCRPなど炎症所見，LDH値なども加え総合的に鑑別を行う．白血球数や白血球百分率に異常を認め感染症ではなく，血液疾患が疑われる際には，造血組織である骨髄像を確認する必要があるか否かを血液内科に相談する必要がある．

異常値を示す疾患・病態

▶白血球増加症 leukocytosis

白血球増加とは，正常範囲を超えた状態で，通常は10,000/μL以上を白血球増加と定義する．増加速度，他の検査異常や全身状態にもよるが白血球増加の程度や増加している細胞の種類(白血病細胞が増えているのか，左方移動を伴い成熟好中球が増加しているのか，好酸球が増加しているのか，など)により対応・緊急性が異なると思われる．白血球数としては，10,000/μL以上であれば感染症など一過性・反応性の増加であっても原因検査および治療の必要性が考慮されるであろうし，20,000/μL以上であれば重症感染，腫瘍性を考慮し慢性の経過でなければ入院精査加療を考慮すべき状態と思われる．白血球数の増加がある場合，可能な限り自動血球計数機の白血球百分率のみでなく，顕微鏡で塗抹標本による目視分類を行い異常細胞の出現や形

表4-3 白血球増加から考える疾患

好中球増加	感染症(特に細菌性)
	慢性炎症(リウマチ熱，慢性血管炎など)
	組織破壊(心筋梗塞，熱傷，手術など)
	薬剤性(G-CSF, ステロイドなど)
	血液疾患(慢性骨髄性白血病等の骨髄増殖性疾患など)
	その他, 特発性, 遺伝性
好酸球増加	アレルギー性疾患(鼻炎，喘息，アトピー性皮膚炎など)
	薬剤性，放射線照射後
	寄生虫感染
	膠原病・血管炎(結節性多発性動脈炎など)
	悪性疾患(Hodgkinリンパ腫，慢性骨髄性白血病など)
	特発性好酸球増加症候群
好塩基球増加	腫瘍性(慢性骨髄性白血病，その他骨髄増殖性疾患)
	粘液水腫
	即時型過敏症
単球増加	腫瘍性(慢性骨髄単球性白血病など)
	慢性感染性疾患(結核，梅毒，亜急性感染症心内膜炎，原虫，リケッチア)
	慢性炎症性疾患(SLE, 関節リウマチ，サルコイドーシスなど)
	化学療法からの回復期
リンパ球増加	感染症(伝染性単核球症，百日咳，肝炎)
	腫瘍性(慢性リンパ性白血病および類縁疾患，悪性リンパ腫白血化など)
その他	異常細胞の増加(造血器悪性疾患:急性・慢性白血病，骨髄増殖性疾患など)
	類白血病反応(重症感染症など)
	白赤芽球症(骨髄線維症，癌の骨髄転移など)

(國玉眞江, 他. 白血球数, 白血球百分率. In: 中井利昭, 他編. 検査値のみかた 改訂3版. 東京: 中外医学社; 2006. p.394-8)[1])

態異常の有無を確認し，白血球数の異常が白血球のどの細胞の異常により生じているかを確認する．また，白血球数が正常範囲内でも各分画の絶対数が増加していることもあるため要注意である．各分画の絶対数は，白血球数×白血球分画(%/100)により算出される．増加している細胞が確認されれば，表4-3に従って鑑別を進めていく．増加している細胞の確定とともに，赤血球，血小板の増減の確認，反応性の白血球増加の原因として最も頻度の多い感染症の鑑別(発熱その他理学所見の確認やCRPなど参考に)，LDH値や今回の検査前の血液検査があれば参考にして白血球増加の勢いを推測しながら鑑別のための検査を進める必要がある．緊急性がない状況であれば経過をまず確認することも重要である．一過性の経過でないことが確定的な場合や異常細胞の出現を認めるようであれば，骨髄穿刺検査，細胞表面マーカー検査，染色体検査，CT, Gaシンチ, PET検査など考慮する．

▶白血球減少症 leukopenia

白血球減少は正常範囲より減少した状態であるが，白血球数は正常でも好中球減少やリンパ球減少などをきたしている場合があるので注意を要する．白血球数が減少している場合，減少している主な細胞(通常，好中球減少またはリンパ球減少)の確認および他の血球(赤血球・血小板)の異常の有無の確認を行い，血液疾患，感染症関連(血球貪食症候群含む)，薬剤・放射線治療関連，分布異常(脾

表4-4 白血球減少の原因疾患

・好中球減少

産生の低下	血液疾患(急性白血病,再生不良性貧血,骨髄異形成症候群,巨赤芽球性貧血,発作性夜間血色素尿症など)
	癌の骨髄転移など占拠性病変
	薬剤性
	放射線照射
破壊・消費の亢進	重症細菌感染症(敗血症,肺炎など)
	ウイルス感染症
	特殊な感染症(リケッチア,粟粒結核,ブルセラなど)
	自己免疫疾患
	血球貪食症候群
体内分布異常	脾機能亢進症

・リンパ球減少

先天性免疫不全	重症複合免疫不全症(X連鎖重症複合免疫不全症,ADA欠損症など)
	ataxia-telangiectasia
	Wiscot-Aldrich症候群
感染症	ウイルス感染症(HIV,インフルエンザなど)
	細菌感染症
全身性疾患	自己免疫疾患(SLE,Sjögren症候群など)
	サルコイドーシス
	悪性リンパ腫(特にHodgkinリンパ腫)
	末期癌
	蛋白漏出性胃腸症
	腎不全(尿毒症),心不全
	熱傷
	内因性副腎皮質ホルモンの増加(Cushing症候群,ストレスなど)
薬物・放射線・手術	抗癌剤,免疫抑制剤,副腎皮質ホルモン
	放射線照射後
	PUVA療法
	アフェレーシス後
	大手術後
	胸管ドレナージ

(國玉眞江, 他. 白血球数, 白血球百分率. In: 中井利昭, 他編. 検査値のみかた 改訂3版. 東京: 中外医学社; 2006. p.394-8)[1])

腫の有無)などを念頭におき鑑別を進める(表4-4).

好中球減少(<1,500/μL)

好中球数が500〜1,500/μL程度の減少では,目立った感染症をみないことも多いが,<500/μLとなると重篤な感染症合併の危険性が高くなる.好中球減少の機序としては,再生不良性貧血や急性白血病のように好中球の産生の低下によるもの,血球貪食症候群や重症感染症のように破壊または消費の亢進に伴うもの,および脾腫による体内分布異常が考えられる.末梢血での赤血球や血小板の減少を伴っているか否か,異常細胞の出現はあるか,骨髄検査で,造血の状態,分化障害の有無,異常細胞や貪食細胞の増加の有無など確認し鑑別を行う.単独の好中球減少の場合,頻度的には薬剤性のことが多く,薬剤使用歴の確認も重要である.

リンパ球減少（＜1,000/μL）

　正常成人では，リンパ球数の正常値は1,500〜4,000/μLで，その60〜80％がTリンパ球であり（その2/3がCD4陽性ヘルパーTリンパ球，1/3がCD8陽性Tリンパ球である），10〜20％がBリンパ球，5〜10％がナチュラル・キラー（NK）細胞である．末梢血液像の観察を行い他の血球成分の異常や血球形態の異常を確認する．抗癌剤，ステロイドホルモンや免疫抑制剤の使用など明らかな原因がなければ，成人の場合ウイルス感染，自己免疫疾患など中心に鑑別を進める．必要に応じてフローサイトメトリーでリンパ球サブセットを検討し，どのサブセットが減少しているかを明らかにすることも有用である．

⚠ 検査値のピットフォール

　自動血球計数機で計測した場合，骨髄線維症や癌の骨髄転移などで末梢血に赤芽球が出現した場合や，血小板凝集塊（EDTA凝集など）などこれらを白血球にカウントしてしまい，白血球数が実際より多めに算定されることがある．また，自動血球計数機では，形態異常，幼弱細胞の見逃し，および慢性リンパ性白血病関連疾患など成熟した異常リンパ球の場合の正常リンパ球との分離困難などあるため血液疾患が疑われる場合は，自動血球計数機の白血球百分率のみでなく，顕微鏡で塗抹標本による目視分類を行うことが推奨される．

📖 文　献

1) 國玉眞江, 他. 白血球数, 白血球百分率. In: 中井利昭, 他編. 検査値のみかた 改訂3版. 東京: 中外医学社; 2006. p.394-8.

〈安藤寿彦〉

4. 血液学検査　A. 血液

5 骨髄像

基準範囲[1]

- 有核細胞数：10～25 万/mm^3
- 骨髄巨核球数：50～150/mm^3
- 顆粒球系細胞/赤芽球系細胞（M/E 比）：1.5～3.3
- 顆粒球系
    - 骨髄芽球：　　　0.2～1.5%
    - 前骨髄球：　　　2.1～4.1%
    - 骨髄球：　　　　8.2～15.7%
    - 後骨髄球：　　　9.6～24.6%
    - 桿状核球：　　　9.5～15.3%
    - 分葉核球：　　　6.0～12.0%
    - 好酸球：　　　　1.2～5.3%
    - 好塩基球：　　　0～0.2%
    - リンパ球：　　　11.1～23.2%
    - 単球：　　　　　0～0.8%
- 赤芽球系
    - 前赤芽球：　　　0.2～1.3%
    - 好塩基性赤芽球：0.5～2.4%
    - 多染性赤芽球：　17.9～29.2%
    - 正染性赤芽球：　0.4～4.6%
- 形質細胞：　　　　　0.4～3.9%
- 細網細胞：　　　　　0～0.9%

生理的変動

成人では小児と異なり，長管骨は脂肪髄となっており，骨髄検査は胸骨や腸骨など扁平骨で行う（日本血液学会では検査の安全性の観点から腸骨での施行を推奨している）．成人では骨髄の約半分が造血細胞成分で残りの約半分が脂肪成分である．通常胸骨と比較して腸骨の方が脂肪髄化（造血細胞成分の減少）をきたしやすいので，高齢者では造血能を正確に評価できない可能性がある．

検査の概要・臨床的意義[2]

骨髄穿刺は，腸骨（上後腸骨棘の腸骨稜）での施行が安全性の面で現在推奨されている（採取困難などの際は，第2～3肋間の胸骨か腸骨上前腸骨棘から採取する）．皮下と骨膜を麻酔した後，骨髄穿刺針を穿刺し骨髄液を吸引採取する．引きガラス法と圧挫伸展標本を作製し速やかに乾燥させる．その後，普通染色（May-Giemsa 染色や Wright-Giemsa 染色など），必要に応じて特殊染色を行う．骨髄像の観察については通常，弱拡大（×100），中拡大（×400）から強拡大（油浸レンズ使用，×1,000）と徐々に拡大率を上げて行う．弱拡大では細胞密度の判定，巨核球や癌の転移など大型の細胞（塗抹の引き終わりや辺縁に多い）の観察を主に行う．骨髄の細胞密度の判定は圧挫伸展標本または引きガラス法で通常塗抹の引き終わりにみられる小集塊（particle）で細胞成分と脂肪成分の割合でも判断できる（通常成人では1:1が正形成）．中拡大では各成熟段階の細胞が認められモノトーナスな異常細胞の増生がないか，また細胞の重なりが少なく強拡大での観察に適した部位の検討を行う．強拡大では増加している細胞や異常細胞の形態を詳細に観察するとともに，通常 250 個以上（500～1,000 個が望ましい）の細胞を判読分類し百分率を求める．

検査上の注意

骨髄穿刺液は吸引された骨髄実質細胞と小

組織片と末梢血(静脈洞血)の混合液であり，穿刺吸引の仕方により末梢血で様々に希釈されるため骨髄有核細胞数の基準範囲の幅が広い．末梢血の混入の少ない良い検体を採取するためには，採取時に注射器で一気に強い陰圧をかけ量は0.5 mL程度までに抑えることが肝要である．また，骨髄液が吸引採取できない場合(dry tap)には，採取部位や手技の再確認を行い，部位を変更して再穿刺してみる．これにても同様にdry tapの場合は，骨髄の線維化や白血病細胞が高度に増殖(packed marrow)の可能性を考慮し骨髄生検に変更する．

どのようなときに検査をするか

原因の特定できない血球数の異常や異常細胞の出現が認められ，血液疾患を疑う場合やγ-グロブリン値の異常や原因不明の感染症の診断などに行う．

異常値を示す疾患・病態[1]

▶芽球(白血病細胞)の異常増加

芽球が20%以上(WHO分類の場合)存在する場合は，急性白血病，慢性骨髄性白血病の急性転化，他の血液疾患の白血病への移行を考え，特殊染色，細胞表面マーカー，染色体分析を行い総合的に診断をつける．

▶特定の細胞の異常増加

- **悪性リンパ腫の骨髄浸潤**：リンパ腫の診断がすでについており，形態学的にも大型で核の異形成が強い場合などは比較的容易であるが，それ以外の場合はリンパ腫細胞の割合が少ない場合では診断は容易でないことも多い．リンパ腫の診断がすでにリンパ節生検などでついている場合は，細胞表面マーカーに加え，免疫グロブリン・T細胞レセプターの遺伝子再構成や染色体異常やそれに基づいたFISH検査やPCR検査を組み合わせ総合的に診断する．

- **多発性骨髄腫**：典型的には核は偏在し，細胞質は濃青色に染まり核周囲明庭を持つ形質細胞の増加．
- **血球貪食症候群**：組織球・マクロファージによる血球貪食像の増加．
- **Gaucher病**：細胞は大きくなりβ-グルコシダーゼの障害によってリソソームに蓄積した多量のグルコシレブロシドが充満し，そのため核が偏在し，細胞質には特徴あるしわが見えるGaucher細胞が増加．
- **Niemann-Pick病**：スフィンゴミエリナーゼの障害によって多量のスフィンゴミエリンがリソソームに蓄積し，細胞は大きくなり，細胞質は泡沫状を呈したNiemann-Pick細胞の増加．

▶有核細胞の異常減少

再生不良性貧血，薬剤性血球減少など．赤芽球系のみ著減している場合は赤芽球癆．

▶血球形態異常

骨髄異形成症候群，巨赤芽球性貧血など．

▶非血液細胞の増加

癌の骨髄転移など．

検査のピットフォール

骨髄の検査結果が，末梢血液所見や臨床経過と合わない場合，必ずしも骨髄での病変がびまん性でなく採取部位により結果が異なる可能性も考慮し，骨髄穿刺部位の変更，骨髄生検の施行，経過を追って繰り返しの骨髄検査など考慮する．

文献

1) 永嶋貴博，他．骨髄像．In：中井利昭，他編．検査値のみかた 改訂3版．東京：中外医学社；2006. p.399-401.
2) 中野正美，監　ビジュアル臨床血液形態学 改訂第2版．東京：南江堂；2000. p.93-8.

〈安藤寿彦〉

6 赤血球形態

基準範囲

健常成人の赤血球は中央の両面が凹んだ無核の細胞で，直径は 7〜8 μm，厚さは厚いところで 2 μm，薄いところで 0.8 μm である．凹んだ場所を central pallor と呼び，正常では赤血球の直径の約 1/3 であって 1/2 を超えない．central pallor の拡大はヘモグロビンの不足を意味し菲薄赤血球と呼ばれる．

検査の概要・臨床的意義

患者から抗凝固剤として EDTA-K を用いて採血し，直ちに血液塗抹標本を作製し，染色し，標本の引き終わりから 1/3 くらいの範囲で赤血球が均等に分散し立体構造がよくわかる部位で観察をする．迅速かつ簡便な検査で 15 分程度の所要時間で検査可能であるが，血液塗抹標本からは，赤血球の大きさ・染色性・形態・配列・内部構造などに注意して観察することで，かなりの情報を得ることができる．ゆえに，観察に堪える標本作成が肝要である．

血液疾患に限らず，他の全身性疾患で血液に異常が現れるような病態の場合は血球数のみでなく，赤血球形態の観察は診断の有用な情報を提供する．

異常値を示す疾患・病態[1,2]

表 4-5，図 4-1 を参考に鑑別を進める．

網赤血球数の測定，骨髄像は赤血球産生能，赤芽球形態をみる上で重要であり，溶血の有無(血清ビリルビン値，LDH，ハプトグロビン)，血清鉄・不飽和鉄結合能，フェリチンなどの検査値も参考に鑑別を行う．

▶大きさ

正常では赤血球の大きさはほぼ均一である．大小不同 anisocytosis は種々の血液疾患でみられるが，疾患特異性はない．直径が 9 μm 以上を大赤血球，6 μm 以下を小赤血球と定義している．血液塗抹標本のみで赤血球の大きさを判断することは困難で，平均赤血球容積(MCV)を参考にする．小赤血球の場合，頻度的には鉄欠乏性貧血と鉄利用障害(慢性炎症や腫瘍に伴う)が大部分で，フェリチン値や基礎疾患の確認が鑑別に役立つ．大赤血球は頻度的には巨赤芽球性貧血や骨髄異形成症候群(軽度大球性が多い)などが多く，ビタミン B_{12}・葉酸値の確認などが鑑別に役立つ．

▶染色性

低色素性赤血球を呈する代表疾患は鉄欠乏性貧血であり，central pallor の拡大(菲薄赤血球)および小赤血球化を伴う．赤血球が青味を帯びたものを多染性赤血球と呼ぶが，網赤血球が増加する疾患(溶血性貧血)や巨赤芽球性貧血で認められる．

▶形態

図 4-1 にみられるような形態異常を呈する赤血球を奇形赤血球と呼び，奇形赤血球のみられる状態を奇形赤血球症と称する．しばしば赤血球形態から病態を推測することも可能である．頻度的には赤血球自体の異常に伴うものではないが，破砕赤血球(ヘルメット状，三日月状など)の出現が多く，播種性血管内凝固症候群(DIC)，血栓性血小板減少性紫斑病(TTP)，溶血性尿毒症症候群(HUS)など細小血管内に血栓傾向を伴う疾患で生じ，診断

表 4-5 赤血球形態異常を示す主な疾患

大きさの異常	
小球性	鉄欠乏性貧血，鉄利用障害での貧血（慢性炎症，腫瘍など），鉄芽球性貧血，サラセミア
大球性	巨赤芽球性貧血（ビタミン B_{12} 欠乏，葉酸欠乏），骨髄異形成症候群，赤白血病
染色性の変化	
低色素性	小球性と同様
多染性	溶血性貧血（網赤血球の増加），巨赤芽球性貧血
形態変化（図 4-1）	
球状赤血球	遺伝性球状赤血球症，自己免疫性溶血性貧血
楕円赤血球	遺伝性楕円赤血球症
有口赤血球	遺伝性有口赤血球症，アルコール中毒
標的赤血球	サラセミア，肝硬変，閉塞性黄疸
鎌状赤血球	鎌状赤血球症
有棘赤血球	無βリポ蛋白血症，ピルビン酸キナーゼ欠乏症，肝硬変，尿毒症
破砕赤血球	細小血管傷害性溶血性貧血（DIC，TTP，HUS），大血管傷害性溶血性貧血（弁置換，解離性大動脈瘤）
涙滴赤血球	骨髄線維症，癌の骨髄転移
配列の異常	
連銭形成	多発性骨髄腫，マクログロブリン血症
内容の変化（図 4-1）	
Howell-Jolly 小体	摘脾後，巨赤芽球性貧血，溶血性貧血
好塩基性斑点	鉛中毒，ピリミジン 5'-ヌクレオチダーゼ欠損症，巨赤芽球性貧血
Pappenheimer 小体	鉄芽球性貧血，サラセミア
封入体	三日熱マラリア，熱帯熱マラリア

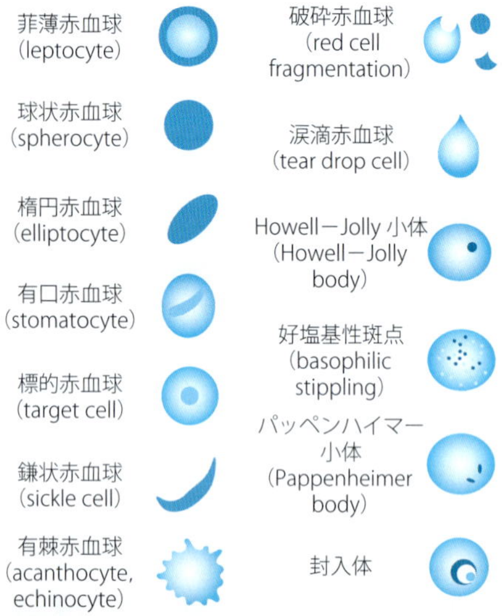

図 4-1 奇形赤血球

菲薄赤血球（leptocyte）
球状赤血球（spherocyte）
楕円赤血球（elliptocyte）
有口赤血球（stomatocyte）
標的赤血球（target cell）
鎌状赤血球（sickle cell）
有棘赤血球（acanthocyte, echinocyte）
破砕赤血球（red cell fragmentation）
涙滴赤血球（tear drop cell）
Howell-Jolly 小体（Howell-Jolly body）
好塩基性斑点（basophilic stippling）
パッペンハイマー小体（Pappenheimer body）
封入体

的意義が高い．

▶配列

連銭形成 rouleaux formation は高 γ グロブリン血症の際に生じ，多発性骨髄腫やマクログロブリン血症が代表的疾患である．

▶内部構造

赤血球内部構造の異常も病態を推測することに役立つ．Howell-Jolly 小体は核と同じ色に染まる 1～2 μm の円形の物質で，脾機能低下時や摘脾後，巨赤芽球性貧血，骨髄異形成症候群時などにみられる．細胞分裂時に染色体の一部が核の本体に融合せず残った核質の遺残物である．好塩基性斑点 basophilic stippling は普通染色で赤血球内に均一に散布している青い微少球状斑点のことで健常人では認められず，鉛中毒，サラセミア，ピリミジ

ン5′-ヌクレオチダーゼ欠乏症，巨赤芽球性貧血でみられる．好塩基性斑点はヘモグロビン合成が円滑に進行せず，網赤血球のRNAが顆粒状に凝集したものが染め出されたものである．Pappenheimer小体は赤血球内にある小点状封入体で，Giemsa染色で濃青に染まる．摘脾後や，鉛中毒，肝硬変などの際に認められる．この小体は鉄を含んだミトコンドリアで，この小体を持つ赤血球を担鉄赤血球（ジデロサイト）と呼ぶ．マラリア原虫は赤血球内で繁殖するので，マラリアの感染が疑われる場合血液塗抹標本による原虫の検出はマラリアの診断に必須である．環状体，栄養体，分裂体，生殖体など特徴的な像がみられる．通常使用しているpH 6.4～6.6のリン酸緩衝液を用いたGiemsa染色では染色性が薄くなり見落とす可能性があるため，マラリア感染の有無を確認する際にはpH 7.2～7.4のリン酸緩衝液で3～5％の濃度に希釈したGiemsa液を用いて染色することが推奨される．その他は表4-5を参照．

検査のピットフォール

予想外の値が得られた場合，まず標本作成に問題がなかったかを検討することが重要である．人工的変化を除外するため，他部位での観察や赤血球が萎縮しドーナツ状を呈している場合には塗抹標本作成時の乾燥が不十分であった可能性など考えられるので標本を再度作成することも考慮する．

文献

1) 小松則夫．赤血球形態．In: 中井利昭，他編．検査値のみかた 改訂3版．東京: 中外医学社; 2006. p.402-405.
2) 平野正美, 監 ビジュアル臨床血液形態学 改訂第2版．東京: 南江堂; 2000. p.93-8.

〈安藤寿彦〉

7 白血球形態

健常成人の末梢血には，顆粒球(好中球，好酸球，好塩基球)，単球，リンパ球の5種類の成熟白血球が観察される．

基準範囲

以下に示すような異常を認めない．正常では5分葉以上の好中球は2～3%以下で，これ以上の分葉は過分葉と判断する．好酸球・好塩基球の分葉は通常2分葉までである．

検査の概要[1,2]

末梢血液検査における塗抹標本の多くは作成から染色まで自動化された機器で作成されている．採用されている塗抹法には，スライドガラスに血液を1滴落として引きガラスをスライドさせ作成する引き板ガラス方式(wedge type)と，スライドガラスの中央に血液をのせ遠心回転を行い放射状に血液を広がらせる遠心塗抹法(centrifugal type)がある．遠心塗抹標本では観察可能な範囲が広い薄層塗抹標本が得られ白血球と血小板の変形はみられず観察に適しているが，赤血球の変形は強いといわれている．抗凝固剤を使用している静脈血を長時間放置しているとリンパ球の核に変形をきたすことがあり，採血後速やかな標本作成が望まれる．

正常白血球の形態的特徴[1～3]

▶好中球 neutrophilic granulocyte

好中球は円形で直径12～15 μm，好中球のクロマチンは濃縮が強く塊状である．好中球の細胞質は広く淡紅色で橙紫色の微細な好中球顆粒を有する．好中球はさらに曲がった細長い核を持つ桿状核球と核が複数に分葉し核糸でつながっている分葉核球に分類される．桿状核球と分葉核球の境界については，明らかな核糸を認めるものを分葉核球とするのではなく，核の狭いところが1/2以下，1/3以下に細くなったものは分葉核球に分類する施設が多くなっており，この場合桿状核球は全白血球数の0～3%程度と低値に設定されることになる．好中球核の平均分葉数は3前後で，通常5分葉くらいまでである．

▶好酸球 eosinophil

好酸球は円形または楕円形で，13～18 μmで好中球よりやや大きく，核は2分葉のことが多い．好酸球の細胞質には橙紅色の好酸球顆粒で満たされている．好酸球顆粒は好中球顆粒より大きく，好塩基性顆粒より小さい．

▶好塩基球 basophil

好塩基球は円形ないし類円形で直径12～16 μmであるが，好中球と比較して細胞の大小が大きい．暗紫色の大きな顆粒が細胞質のみでなく核上にもしばしば重なるため核の構造や形状を把握することは困難である．

▶単球 monocyte

単球は末梢血液中の正常細胞のなかでは最も大きく直径15～20 μmである．核が腎形または馬蹄形など複雑な陥凹を示し，細胞質が豊富で淡青灰色 gray-blue を示すことが特徴である．紫赤色の微細アズール顆粒を細胞質内に持つ．

▶リンパ球 lymphocyte

円形または類円形で，直径は6.5～16.8 μmであるが，10 μm以下の小リンパ球，10～14 μmの中リンパ球，14 μm以上の大リンパ球

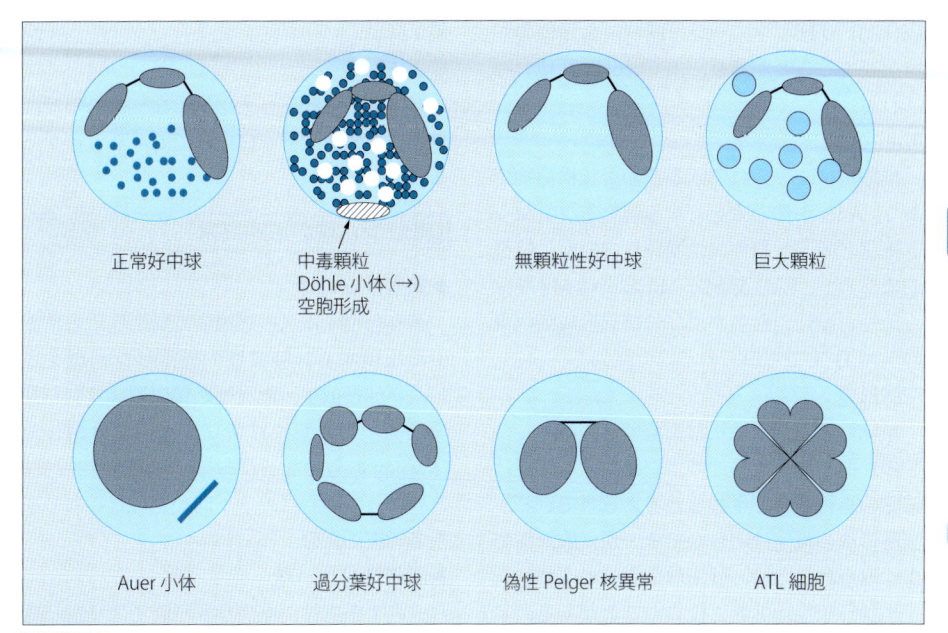

7. 白血球形態

図4-2 好中球の形態異常

（正常好中球／中毒顆粒 Döhle小体（→）空胞形成／無顆粒性好中球／巨大顆粒／Auer小体／過分葉好中球／偽性Pelger核異常／ATL細胞）

と大きさで分類する場合もある．核は類円形で濃染し，細胞質の色調は澄んだ青色，青色，淡青色などを呈する．粗大な赤色のアズール顆粒を細胞質に持つ大顆粒リンパ球 large granular lymphocyte が全リンパ球の10〜40％に認められる．

好中球の形態異常[1〜3]（図4-2）

好中球の形態異常は大きく細胞質の異常と核の異常に分けられる．

▶細胞質の異常

中毒顆粒 toxic granules

普通染色によって好中球の細胞質に青紫色に染まるやや大型の顆粒で，好中球のアズール顆粒の発育過程に異常が生じ，アズール顆粒が残存し濃染したものと考えられている．重症感染症，妊婦の好中球でしばしば認められる．

Döhle小体

普通染色で好中球の細胞質にみられる直径1μm程度の淡青色に染まる斑点をさし，粗面小胞体の塊といわれ，細胞質の部分的成熟障害を示す．重症感染症や火傷，化学療法後の好中球にみられる．先天性にみられるものとしてMay-Hegglin異常症がある．

低顆粒性好中球

普通染色で好中球の顆粒がほとんど染まらないか，まったく染まらないものをさす．急性白血病や骨髄異形成症候群の好中球にみることがある．

巨大顆粒

Chédiak-Higashi症候群は好中球だけでなく全身体細胞の細胞質にも巨大な青色に染まる顆粒が存在する常染色体劣性遺伝疾患で，異常なリソソームを示し，好中球遊走能・殺菌能の障害，NK細胞活性低下などにより幼児期から感染症を繰り返す．急性骨髄性白血

病(FAB M2)の芽球〜前骨髄球にも類似の顆粒を認めることがあり，偽 Chédiak 顆粒と呼ばれる．

Auer 小体
細胞質中にみられる紫赤色の針状構造物であり，Auer 小体の束を有する細胞をファゴット細胞と呼ぶ．急性前骨髄球性白血病に特徴的であるが，FAB 分類で M0 および M7 を除く急性骨髄性白血病および骨髄異形成症候群の RAEB-T でもみられることがある．

空胞形成
単球の細胞質には正常細胞でも空胞を持つものがあるが，その他の細胞における空胞は細胞の退行変性で生じると考えられている．空胞形成の機序は明らかでないが，敗血症でよくみられるため，好中球細胞質の空胞形成が細菌感染症の診断に役立つことがある．

▶核の異常

過分葉
正常では 2〜3 分葉が多く，5 分葉以上は 2〜3％と稀である．6 分葉以上は過分葉好中球である．常染色体優性遺伝の遺伝性核過分葉症もあるが，頻度としては後天性の巨赤芽球性貧血や骨髄異形成症候群で認められることが多く，診断的意義が高い．

低分葉
顆粒球の核が 3 分葉以上に分葉せず，核クロマチンが濃縮した成熟顆粒球が桿状〜2 分葉の状態となる Pelger 核異常が代表的である．常染色体優性遺伝の Pelger-Huet 異常と後天性の偽性 Pelger 異常があり，後者は骨髄異形成症候群，急性骨髄性白血病，慢性骨髄性白血病などの血液疾患やコルヒチン，抗腫瘍薬投与時などに認められる．なかでも骨髄異形成症候群では約 70％で認められ，診断価値が高い．

環状核
好中球の核がドーナツ状になったもので，骨髄異形成症候群や白血病で認めることがある．

📝 リンパ球の形態異常

▶異型リンパ球
種々なウイルスの感染症で反応性に末梢血中に出現する非腫瘍性の異常リンパ球をさし，単球類似型，形質細胞類似型，リンパ芽球類似型の 3 型に異型リンパ球を分類した Downey の分類などがある．腫瘍性リンパ球と異なり，細胞に大小不同がみられるなど通常多形成に富む．

▶腫瘍性リンパ球
成人 T 細胞性白血病リンパ腫ではリンパ球の核が花弁状や脳回状など特徴的な形態をとり診断価値が非常に高い．有毛細胞性白血病 hairy cell leukemia では，標本作成時に自然乾燥させるとリンパ球の細胞質に毛状の特徴的な棘突起が観察され診断価値が高いが，日常行われている風乾法では棘突起がはっきりせず細胞質の辺縁が凸凹不正にみえるのみとなり観察困難であり注意が必要である．

📖 文 献
1) 三森 徹, 他. 白血球形態. In: 中井利昭, 他編. 検査値のみかた 改訂 3 版. 東京: 中外医学社; 2006. p.406-8.
2) 平野正美, 監. ビジュアル臨床血液形態学 改訂第 2 版. 東京: 南江堂; 2000.
3) 三輪史朗, 他著. 血液細胞アトラス 第 5 版. 東京: 文光堂; 2004.

〈安藤寿彦〉

4. 血液学検査　A. 血液

8 血液細胞特殊染色

🔬 検査の概要

- ミエロペルオキシダーゼ(MPO)染色：骨髄系とリンパ系細胞の鑑別に用いられる．
- エステラーゼ(ES)染色：好中球系細胞と単球マクロファージ系細胞との鑑別に用いられる．
- PAS染色：赤白血病の赤芽球が陽性，リンパ系腫瘍細胞が塊状に陽性．
- 鉄染色：鉄欠乏状態や鉄過剰状態の診断．環状赤芽球の同定．
- 好中球アルカリホスファターゼ(NAP)染色：慢性骨髄性白血病の診断に有用で，大部分の症例は著しく低値．
- 酸ホスファターゼ染色：有毛細胞性白血病 hairy cell leukemiaの診断に有用で，強陽性でしかもL型酒石酸に抵抗性．

血液細胞特殊染色は，細胞内の酵素蛋白，糖質，脂質などの物質の化学反応を利用して染色し細胞の同定を行う補助診断である．最近では細胞系列の同定にはフローサイトメトリーを用いた細胞表面マーカー検査や免疫グロブリンの再構成などの遺伝子解析検査も広く応用されているが，日常診療における意義は依然として大きい．急性白血病や骨髄異形成症候群のFAB分類やWHO分類においても診断基準として採用されている．

検査上の注意としては，1985年に国際血液学標準化委員(ICSH)で推奨された方法を参照．各染色法とも正常な血液細胞分化に伴い出現する酵素や脂質などを染色するものであり，異常細胞のみを染色するものではないことを念頭におき観察する必要がある．ミエロペルオキシダーゼ染色では塗抹標本はできるだけ新鮮なものが望ましいが，日光曝露などの悪条件がなければ，室温保存で10日間は反応に変化はみられない．エステラーゼ染色では塗抹標本作成後2週間は染色可能とされているが，少なくとも固定，水洗しておいて，冷凍庫保存をしておいた方がよい．

🔬 検査の臨床的意義[1,2]

末梢血に異常細胞の出現を認めたり，貧血や血小板減少などが認められ急性白血病や骨髄異形成症候群が疑われる場合には，骨髄穿刺検査が施行される．末梢血および骨髄中で異常細胞の出現の有無の確認とその細胞系列・分化段階の判定にはまず，Wright-Giemsa染色などの普通染色を行う．ついで，これら異常細胞の系統の鑑別のため特殊染色が行われ病型の確定に役立てる．急性白血病や骨髄異形成症候群で芽球(白血病細胞)の増加が疑われる際にはミエロペルオキシダーゼ(MPO)染色とエステラーゼ染色は必須である．また骨髄異形成症候群の場合，病型確定に鉄染色も施行する．好中球アルカリホスファターゼ(NAP)染色は慢性骨髄性白血病や発作性夜間血色素尿症を疑う場合に行い，活性が低下している場合は診断の補助となる．

以下に血液疾患の診断にあたり汎用されている特殊染色の診断的意義について述べる．染色原理や方法については成書を参照願いたい．

▶ミエロペルオキシダーゼ(MPO)染色

MPO染色は，芽球細胞が骨髄系であるか，リンパ系であるかの判断に最も重要な検査で

ある．陽性顆粒は黄褐色に染まり，急性骨髄性白血病の芽球は，細胞質がびまん性または顆粒状に染まる．FAB分類では，芽球細胞の3％以上がMPO染色陽性であれば，その芽球は骨髄系または単球系と判断され，急性骨髄性白血病と診断される．ただしMPO陰性をもって骨髄性白血病の否定はできない（FAB分類のM0やM7は骨髄性白血病でありながらMPOは陰性であり，未熟な単芽球が増加するM5aもしばしば陰性となる）．現在では細胞表面マーカー解析を参考とし，必要であればフローサイトメトリーで細胞内MPOの確認も行う．

また通常では成熟好中球はMPO陽性であるが，骨髄異形成症候群ではMPO陰性の成熟好中球を認めることがある．

▶エステラーゼ染色

好中球系細胞が陽性となる特異的エステラーゼ染色と，単球系細胞が陽性となる非特異的エステラーゼ染色があり，この両者を同一標本上で行う二重染色も用いられる．好中球系細胞は，特異的エステラーゼ染色で細胞質全体に中等大の顆粒状に青色に染まる．単球系細胞の同定にあたっては，非特異的エステラーゼ染色で細胞質全体に微細顆粒状ないしびまん性に赤褐色～茶褐色に染まるとともに，フッ化ナトリウムで陰性化することを確認する必要がある．エステラーゼ染色は骨髄性白血病の病型診断に用いられる．

▶PAS染色

PAS染色は，細胞質の多糖類を桃色～紅色に染める．正常の赤芽球はまったく陰性であるが赤血病，赤白血病の赤芽球は陽性となり臨床的意義が高く，赤芽球系の異形成の指標の1つになっている．その他ではリンパ系腫瘍細胞が塊状に陽性を示すことがある．

▶鉄染色

鉄染色は非ヘモグロビン鉄を青緑色顆粒状に染め，鉄染色で染まる鉄顆粒は正常の赤芽球と網赤血球の一部に認められ，陽性顆粒を持つ赤血球をsiderocyte，陽性顆粒を持つ赤芽球をsideroblastと呼んでいる．骨髄の赤芽球に対するsideroblastの比率は，成人健常者で20～30％であり，これを基準に鉄欠乏・過剰を判断する．鉄芽球性貧血の診断に重要な環状鉄芽球は核の周囲1/3以上に鉄顆粒を認めるsideroblastと定義され，環状鉄芽球が赤芽球の15％以上を占める場合とされる．

▶好中球アルカリホスファターゼ（NAP）染色

好中球系細胞（骨髄球以降）の成熟が進むにつれて陽性度が強くなる．成熟好中球を100個算定し，細胞内の陽性顆粒の数に応じて0型からⅥ型にクラス分けを行い，この結果をもとに陽性指数（スコア）を算定する．NAP染色は，特に慢性骨髄性白血病や発作性夜間血色素尿症の診断において，NAPスコア低下が特徴的で意義がある．慢性骨髄性白血病の鑑別として類白血病反応の際には高値を示す点で対照的である．また慢性骨髄性白血病の際の注意事項は，急性転化時や合併症のある場合高値を示すことがある点である．

▶酸ホスファターゼ染色

有毛細胞性白血病 hairy cell leukemiaでは強陽性を示し，しかもL型酒石酸に抵抗性を示すことが特徴（酒石酸抵抗性酸ホスファターゼ活性）とされている．通常の陽性細胞（原則としてすべての有核細胞）は酒石酸を添加すると陰性化する．

⚠ 検査のピットフォール

明らかに予想された結果と異なる場合，細胞系列の同定にはフローサイトメトリーを用いた細胞表面マーカー検査や免疫グロブリンの再構成などの遺伝子解析検査も合わせて総合的に検討するとともに，特殊染色に使用した塗抹標本の保存，固定，染色の過程に問題

がなかったか検証が必要である．一般に塗抹後未固定の標本が室温に放置されると染色性は低下することが多く，染色に用いる試薬も毎回新調しなければならないもの，経時的に変化しやすいものがあり，試薬の管理には十分な注意が必要である．

文 献

1) 桐戸敬太, 他. 血液細胞特殊染色. In: 中井利昭, 他編. 検査値のみかた 改訂3版. 東京: 中外医学社; 2006. p.409-11.
2) 平野正美, 監. ビジュアル臨床血液形態学 改訂第2版. 東京: 南江堂; 2000. p.98-111.

〈安藤寿彦〉

9 出血時間，毛細血管抵抗試験

基準範囲

- 出血時間：Duke法（健常人：5分以内，IVY法：10分以内）
- 毛細血管抵抗試験（Rumpel-Leede法）

判定基準 （0.5～1 mm以下の点状出血）	判定
4個以下	(－)
5～9個	(＋)
10～19個	(＋＋)
20個以上	(＋＋＋)
前腕全般にわたる	(＋＋＋＋＋)

検査の概要・臨床的意義

出血時間は血小板機能異常症のスクリーニング検査である．血小板数が正常であるにもかかわらず，一次止血の障害が疑われる場合に行われる．手順としては皮膚に傷をつくり，出血する血液を濾紙に吸い取り，血液が凝固するまでの時間を測定する．一般にDuke法，Ivy法が施行されている．前者は耳朶に一定の切創（深さ3 mm，幅2 mm）を作成し，湧き出る血液を30秒ごとに吸い取り，濾紙に血液がつかなくなった（あるいは血液斑が1 mm以下になった）時間を計測する．後者は上腕にマンシェットで約40 mmHgの圧を負荷した後，前肘窩部より5 cm下部（前腕尺側部，円回内筋の上）にDuke法と同様に切創をつくり止血までの時間を計測する．10分を経過しても止血しない場合は検査を中止し，10分以上として報告する．

毛細血管抵抗試験は血小板の数的・機能的異常あるいは凝固・線溶系の異常を認めないにもかかわらず，出血傾向を示す場合血管の機能異常を測定する検査として使用される．

Rumpel-Leede法は患者を仰臥位にし，上腕に血圧計のマンシェットを巻き血圧を測定する．最高血圧と最低血圧の中間圧をマンシェットにかけ5分加圧し，解除約2分後に前腕から手にかけての点状の皮下出血斑を数えるものである．判定の基準は基準範囲の項目にある表のように行う．本法は陽圧法とされる．陰圧法は口径20 mmの吸角（もしくはロート）の縁にワセリンを塗って皮膚（鎖骨下部か前腕屈側上部）に密着させ，1分間陰圧をかける．吸角を除き，皮膚に生じた紫斑を観察する．

異常値を生じるメカニズム

一次止血の異常，すなわち血小板の量的・機能的な異常を認めた場合，出血時間は延長し，毛細血管抵抗試験は陽性となる．前者の場合は血小板減少症であり，後者の場合は先天的な血小板粘着能や凝集能の低下，後天的な素因の場合，多くは血小板凝集抑制を生じる薬剤（アスピリンなど），そのほか尿毒症，骨髄増殖性疾患が原因となる．他に血管壁の機能異常がみられる場合も同様の結果を認める．

異常値を示す疾患・病態

▶出血時間延長・毛細血管抵抗試験陽性
血小板減少症
- 血小板産生低下（Fanconi貧血，再生不良性貧血，白血病，抗癌剤・放射線など）
- 血小板崩壊の亢進（特発性血小板減少性紫

斑病，全身性エリテマトーデス，播種性血管内凝固症候群，血栓性血小板減少性紫斑病，巨大血管腫など）
- 血小板分布の異常（脾機能亢進症）
- 体外への喪失（大量出血）

血小板機能異常
- 先天性（血小板無力症，Bernard-Soulier 症候群，von Willebrand 病，先天性無フィブリノゲン血症）
- 後天性（尿毒症，骨髄増殖性疾患，薬物（アスピリン，アンプラーグなど）

血管異常
遺伝性出血性毛細血管拡張症（Osler 病），Ehlers-Danlos 症候群，壊血病

検査のピットフォール

出血時間，毛細血管抵抗性試験ともに，術者の手技に結果が影響する．再現性も低く，血小板機能検査などと合わせて評価する必要がある．

侵襲性のある処置や術前検査のスクリーニングとしての出血時間の測定の意義については意見が分かれるところである[1,2]が，近年はその信頼性の低さから施行が行われることは少なくなっている．むしろ出血素因を予測するには家族歴や出血傾向の有無，薬歴についての問診が重要である[2,3]．血小板数が少ない患者に慣例的に出血時間を測定することに意味はない．検査ではないが，マンシェットの加圧が誘引となり著明な点状出血を認めることをRumpel-Leede phenomenon といい，糖尿病や透析患者などでみられることがある[4,5]．

文 献

1) Peterson P, et al. The preoperative bleeding time test lacks clinical benefit: College of American Pathologists' and American Society of Clinical Pathologists' position article. Arch Surg. 1998; 133: 134-9.
2) Kamal AH, et al. How to interpret and pursue an abnormal prothrombin time, activated partial thromboplastin time, and bleeding time in adults. Mayo Clin Proc. 2007; 82: 864-73.
3) 左近賢人. 血栓止血の臨床 研修医のために 術前検査としての凝血学的検査-出血と血栓症の対策. 日血栓止血会誌. 2007; 18: 563-67.
4) Lee S, et al. Rumpel-Leede phenomenon in a hemodialysis patient. Kidney Int. 2010; 78: 224.
5) Jeon YS, et al. Rumpel-Leede phenomenon associated with noninvasive blood pressure monitoring-A case report-. Korean J Anesthesiol. 2010; 59: 203-5.

〈福島伯泰〉

10 血小板機能試験

基準範囲

- 血小板粘着能試験：停滞率 40〜80％
- 血小板凝集能試験：
  ADP：1〜10 μmol/L で解離を伴わない明らかな二次凝集を認める．
  アドレナリン：0.1〜2 μg/mL で解離を伴わない明らかな二次凝集を認める（アドレナリンと ADP は低濃度では一次凝集のみ認め，高濃度では一次凝集に引き続いて，二次凝集を認める）．
  コラーゲン：1〜4 μg/mL の濃度で 60〜90 秒以内の lag time を伴う明らかな凝集を認め，解離を認めない．

生理的変動

- 粘着能：運動時，摘脾後，経口避妊薬内服時に上昇
- 凝集能：乳び検体で最大凝集率が 100％を超えることがある．

検査の概要・臨床的意義

PT，APTT が正常で血小板減少症を認めない出血傾向の際に血小板機能異常症を疑う．一次止血異常の鑑別のために血小板機能検査を考慮する．

血小板粘着能試験はガラスビーズをつめた管に，静脈血を直接（Salzman 法）あるいはクエン酸ナトリウムを加えた静脈血（Hellen I 法）を一定の速度で通し，出てきた血液中の血小板数をもとの血液中の血小板数と比較するものである．両試験で使用するガラスビーズはカラムの製造は中止されており，現在はコラーゲンコートビーズで行われている．凝集も同時に進展しているため血小板停滞試験ともいう．粘着能が低下すると出てくる血小板数が多くなり，粘着能（停滞率）が低下する．

血小板凝集試験は血小板多血漿を遠心操作で得た後に，血小板刺激物質（ADP，コラーゲン，アドレナリン，リストセチン）を添加する．血小板は凝集反応を起こし，反応が進行するに従って血漿の光透過度が亢進する．これを定量化し評価する．血小板凝集試験では凝集曲線を観察することにより疾患の鑑別を行う（表4-6）．リストセチン凝集が低下するのは von Willebrand 病と Bernard-Soulier 症候群であり，ADP の一次凝集が低下するのは血小板無力症のみであることから，これらの曲線がみられた場合診断意義が高い．また ADP やアドレナリンの二次凝集は血小板放出反応に依存しており，放出障害が障害される storage pool 病やアスピリン服用者では二次凝集の低下がみられる[1]．

小児や血小板減少症の患者では血小板多血漿を得ることが難しく，また光透過性血小板凝集計測法は storage pool 病の患者では，時に正常パターンを記録する．その場合は血小板ヌクレオチド量や放出量の計測が必要である[2]．

異常値を生じるメカニズム

先天性の場合は血小板の粘着，凝集あるいは放出（活性化）に重要な働きを行う分子の欠損，機能異常により凝集低下を起こす（表4-6）．後天性の場合ほとんどが薬剤であり，特にアスピリンが代表的である．アスピリン

表 4-6　血小板機能異常症と凝集能検査

		von Willebrand 病	Bernard-Soulier 症候群	storage pool 病	血小板無力症
粘着能		低下	低下	正常	正常〜低下
凝集能	ADP	正常	正常	二次凝集低下	凝集低下
	アドレナリン	正常	正常	二次凝集低下	凝集低下
	コラーゲン	正常	正常	凝集低下	凝集低下
	リストセチン	低下	低下	正常	正常
原因		vWF の質・量的異常	GP Ib/IX の欠損	血小板顆粒の減少・欠損	GP IIb/IIIa の欠損
遺伝様式*		常・優	常・劣	常・劣	常・劣

*常・優：常染色体優性遺伝，常・劣：常染色体劣性遺伝

は不可逆的にシクロオキシゲナーゼをアセチル化することでトロンボキサン A_2 生成が抑制され血小板凝集が低下する．チエノピリジン系抗血小板薬の場合は肝臓での代謝産物が血小板上の ADP 受容体である P2Y12 を不可逆的に阻害する[3]．

異常値を示す疾患・病態

▶先天性血小板機能異常症[2,3]

血小板受容体の異常
- GPIb/IX/V 複合体異常症（粘着に関係する受容体）
  Bernard-Soulier 症候群，血小板型 von Willebrand 病
- GPIIb/IIIa（$αIIbβ3$）異常症（凝集に関係する受容体）
  血小板無力症（Glanzmann's thrombasthenia）
- コラーゲンレセプター異常症
  GPIa/IIa（$α2β1$）異常症，GPVI 異常症
- 可溶性アゴニストに対する異常症
  ADP 受容体（P2Y1，P2Y12）異常症

放出異常症
- 放出機構異常症
  ホスホリパーゼ異常症，シクロオキシゲナーゼ異常症，トロンボキサン合成酵素異常症，トロンボキサン A_2 不応症，レセプター異常症，カルシウム動員異常症
- 血小板放出顆粒異常症
  $α$ 顆粒異常症（$α$-storage-pool 病）：gray platelet 症候群
  濃染顆粒異常症（$δ$-storage-pool 病）：Hermansky-Pudlak 症候群，Chediak-Higashi 症候群 Wiskott-Aldrich 症候群

血小板膜リン脂質異常症
コラーゲン線維形成異常
  Ehlers-Danlos 症候群

▶後天性血小板機能異常

薬剤
  アスピリン，NSAIDs，チエノピリジン系抗血小板薬，cAMP 代謝作動薬，抗生物質，ヘパリン，キサンチン製剤，抗腫瘍薬など

基礎疾患による血小板機能異常症
  尿毒症，肝疾患，多発性骨髄腫，原発性マクログロブリン血症，白血病，本態性血小板血症，膠原病など

検査のピットフォール

- 血小板数が低下している場合は，見かけ上凝集能が低下することがある．同数補正した健常人対照をおくことで結果を評価する．
- 前述したように乳び検体で凝集率が 100% 超えることがあるので，空腹時採血が望ましい．

文 献

1) 大森 司. 出血性疾患の診断アプローチ. 臨床血液. 2013; 54: 1888-96.
2) Diz-Küçükkaya R. Inherited platelet disorders including Glanzmann thrombasthenia and Bernard-Soulier syndrome. Hematology Am Soc Hematol Educ Program. 2013; 2013: 268-75.
3) 金子 誠, 他. 血小板関連疾患 血小板機能異常症の診断と対応. 日血栓止血会誌. 2009; 20: 487-97.

〈福島伯泰〉

11 活性化部分トロンボプラスチン時間（APTT）

4. 血液学検査　B. 凝固・線溶・その他

基準範囲

- 24.3〜36.0秒（原則として基準値は施設で設定する．また一般に正常対照との差が10秒以内を正常とする）

生理的変動

高齢者や妊産婦で凝固因子が生理的に増加し，短縮することがある．

食後で血漿濁度が上昇した際，人工的な異常値を認めることがある（自動化測定器使用の場合）．

検査の概要・臨床的意義

活性化部分トロンボプラスチン時間 activated parital thromboplastin time（APTT）において，被検血漿と容器面が接触する際に第XII因子や第XI因子の活性化が不完全で測定時間が不安定になる欠点を除くために開発された凝固内因系および共通経路に対する検査である（図4-3）．健常人血漿も血友病患者血漿も同じように凝固する組織因子とリン脂質の複合体を添加した系を完全トロンボプラスチンとし，カオリンなどの合成リン脂質を点介在として健常人血漿より血友病患者の血漿の凝固時間が遅れるようした測定系を部分トロンボプラスチンと分類されている[1]．検査目的としては内因系凝固機能のスクリーニング，未分画ヘパリン投与時の至適調整量の決定などがある．臨床上延長している場合は出血性素因を示す疾患の存在が疑われるが，接触相の異常や抗リン脂質抗体症候群ではむしろ血栓傾向が生じる．これはAPTTが生体内における生理的な凝固機能を反映した検査ではなく，あくまで人工的に凝固刺激した結果得られる試験であり，必ずしもAPTT延長イコー

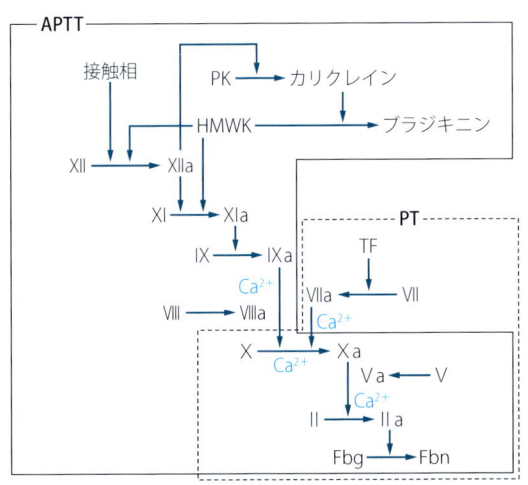

図4-3　血液凝固反応
PT：プロトロンビン時間
APTT：活性化部分トロンボプラスチン時間
Fbg：フィブリノゲン
Fbn：フィブリン
PK：プレカリクレイン
HMWK：高分子キニノーゲン

ル出血傾向を認める疾患ではない[1]．近年の Genome-wide association study では APTT と関与する遺伝子多型として F12（第XII因子前駆物質をエンコード），KNG1（高分子キニノゲンをエンコード），HRG（histidine-rich glycoprotein をエンコード）などが報告されている[2,3]．APTT が延長している場合は，凝固因子の欠乏によるのか，凝固因子活性を阻害する物質（インヒビター）の出現がみられるか鑑別するため，まずはクロスミキシング試験を行い，その後個々の凝固因子活性の測定が検討される（図 4-4）．

異常値を生じるメカニズム

APTT が延長する機序として，接触相を含む先天性内因系凝固因子の量的欠乏あるいは質的異常，後天的なものとしては，凝固因子産生の場である肝臓の障害により，第 II, VII, IX, X 因子の産生低下，播種性血管内凝固（DIC）などの凝固因子消費により APTT が延長する．また凝固因子製剤の頻回の投与あるいは，何らかの原因によるインヒビターの出現により APTT が延長する．短縮する原因の多くは組織液の混入のほか，凝固能の亢進があり，APTT の短縮は静脈血栓症のリスクと

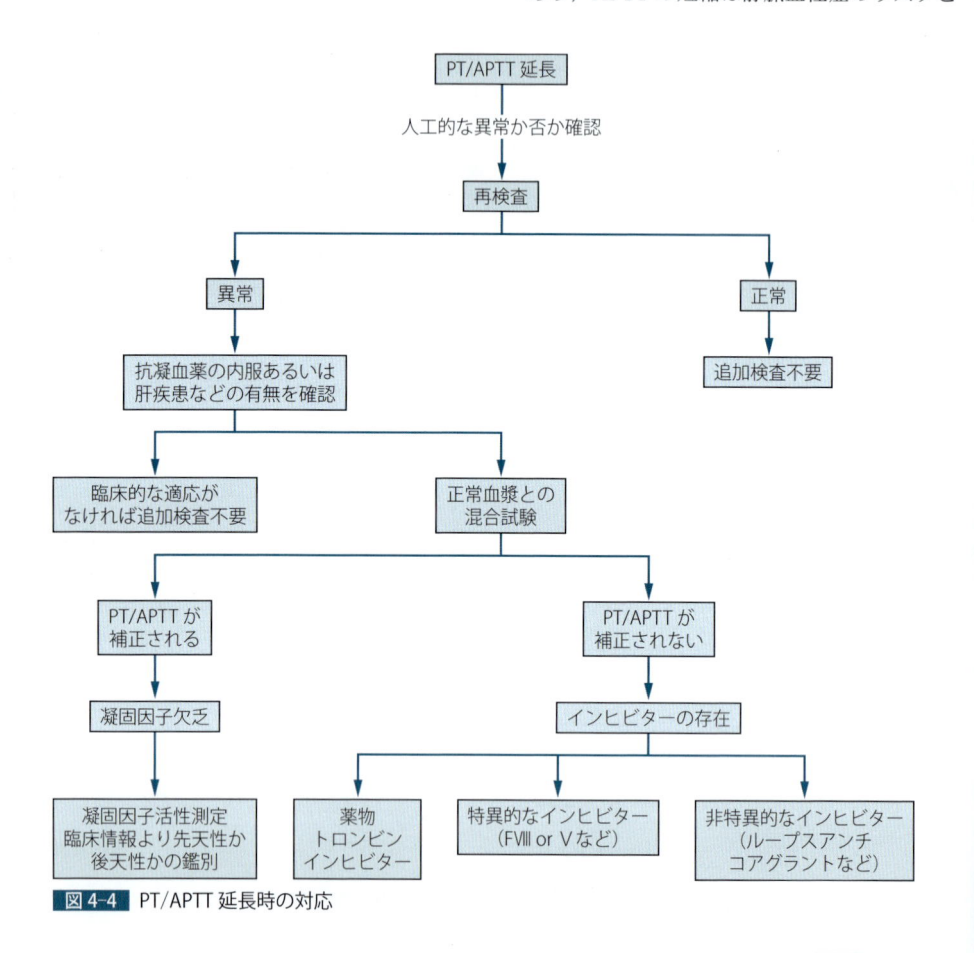

```
PT/APTT 延長
    ↓
人工的な異常か否か確認
    ↓
   再検査
   ┌──┴──┐
  異常    正常
   │      │
抗凝血薬の内服あるいは   追加検査不要
肝疾患などの有無を確認
   ├──────────┐
臨床的な適応が      正常血漿との
なければ追加検査不要   混合試験
              ├──────────┐
           PT/APTT が    PT/APTT が
           補正される    補正されない
              │           │
           凝固因子欠乏   インヒビターの存在
              │           ├──────┬──────┐
        凝固因子活性測定   薬物      特異的なインヒビター   非特異的なインヒビター
        臨床情報より先天性か トロンビン  （FVIII or V など）   （ループスアンチ
        後天性かの鑑別    インヒビター              コアグラントなど）
```

図 4-4 PT/APTT 延長時の対応

関連があるとする報告がある[4]．

異常値を示す疾患・病態

▶延長を示す場合
先天性
- 血友病A（第Ⅷ因子欠乏症），血友病B（第Ⅸ因子欠乏症）
- 第Ⅱ，Ⅴ，Ⅹ，Ⅺ，Ⅻ因子欠乏症
- von Willebrand 病
- 先天性フィブリノゲン異常症
- プレカリクレイン欠乏症
- 高分子キニノゲン欠乏症
- プロトロンビン異常症

後天性
- 重症肝疾患
- DIC
- 線溶亢進状態
- 抗凝固薬使用時（ヘパリン，ワルファリンなど）
- 抗リン脂質抗体症候群
- 凝固因子インヒビター（後天性血友病）

▶短縮を示す場合
組織液の混入，凝固能の亢進

検査のピットフォール

- ワルファリン内服時やビタミンK低下時も高度な場合APTTは延長する．
- 時に予想しないAPTTの延長に遭遇することがあるが，実はAラインからの採血検体であったりすることがある．検体へのヘパリンの混入で異常値がでることがあるので，人体から直接採血する．
- 市販試薬により内因系凝固因子および病的阻害物質に対する反応が異なるため，単一施設内での評価は可能であるが，多施設間の比較は困難な時がある（このため基準範囲は施設内で決定する必要がある）．標準化が課題であるが，いまだ実現にはいたっていない状況である．
- 抗凝固剤と血液の割合は検査値に大きく影響を及ぼすので，適切な量の採取を行い検査室に提出する．関連して陰圧採血管を使用する際，ヘマトクリットが高い多血症の患者では採取された血漿が少なくなり相対的に抗凝固薬が多くなるため，人工的な凝固時間の延長を認めることがある[5]．

文献

1) Kitchens CS. To bleed or not to bleed? Is that the question for the PTT? J Thromb Haemost. 2005; 3: 2607-11.
2) Houlihan LM, et al. Common variants of large effect in F12, KNG1, and HRG are associated with activated partial thromboplastin time. Am J Hum Genet. 2010; 86: 626-31.
3) Tang W, et al. Genetic associations for activated partial thromboplastin time and prothrombin time, their gene expression profiles, and risk of coronary artery disease. Am J Hum Genet. 2012; 91: 152-62.
4) Tripodi A, et al. A shortened activated partial thromboplastin time is associated with the risk of venous thromboembolism. Blood. 2004; 104: 3631-4.
5) Kamal AH, et al. How to interpret and pursue an abnormal prothrombin time, activated partial thromboplastin time, and bleeding time in adults. Mayo Clin Proc. 2007; 82: 864-73.

〈福島伯泰〉

12 プロトロンビン時間(PT)

基準範囲

- 10.5〜13.5秒(原則として基準値は施設で設定する)
- 70〜130%(活性値で表記)
- 1.0(INR)

生理的変動

妊娠時に短縮傾向，新生児は出産時に延長(13〜25秒)．

食後で血漿濁度が上昇した際，人工的な異常値を認めることがある(自動化測定器使用の場合)．

検査の概要・臨床的意義

プロトロンビン時間 prothrombin time(PT)は外因系凝固因子と共通性凝固因子の異常を検出するためのスクリーニングテストである．被検血漿に組織トロンボプラスチンとカルシウムイオンを加えると，血漿中の第Ⅴ因子，第Ⅶ因子，第Ⅹ因子が活性化され，プロトロンビン(第Ⅱ因子)がトロンビンに転化する．トロンビンはフィブリノゲンをフィブリンに転化する．試薬を加えてからフィブリン析出までの時間を測定することでプロトロンビン，第Ⅴ因子，第Ⅶ因子，第Ⅹ因子の活性に関わる異常を検出できる(p.343, 図4-3参照)．正常対照と比較して2秒以上の延長があれば異常と判断する．結果の表記法は，1)被検者と基準血漿の凝固時間を表記，2)国際標準化比 international normalized ration(INR)，3)基準血漿のプロトロンビン活性を100%として，その希釈列から作成された標準曲線より求められるプロトロンビン活性(%)，4)検体の凝固時間(秒)を正常血漿の凝固時間(秒)で割った値(prothrombin ratio, PR)がある．臨床的意義としては出血性疾患の診断における各凝固因子の欠乏症のスクリーニングのほか，劇症肝炎などにおける肝予備能の評価，播種性血管内凝固(DIC)の診断，経口抗凝固薬内服時のモニタリングとして使用される．特に経口抗凝固薬内服のモニタリングに使用する際，市販検査薬によって検査結果に差異が生じ問題となるため，INRを使用する．一般的にPT試薬はⅦ因子の欠乏に対して感度がよく，共通系であるⅤ，Ⅹ，Ⅱ，フィブリノゲンの欠乏に対してはやや感度が落ちる[1]．INRはWHOの標準トロンボプラスチンを基準として多種類使用されているトロンボプラスチン試薬の感度をISI(International sensitivity index；国際感度指数)で標準化し，国際的に互換性のある表示(PT-INR)を使用する[2,3]．INRはINR=(PR)ISIで算出される．PRはプロトンビン比，ISIは各組織トロンボプラスチン試薬，測定機器ごとに国際標準品を対照として定められ，添付文書に記載されている．

異常値を生じるメカニズム

外因系凝固因子である第Ⅱ因子(プロトロンビン)，第Ⅴ因子，第Ⅶ因子，第Ⅹ因子，フィブリノゲンの質的・量的低下によりPTは延長する．量的低下として先天性凝固因子欠乏症のほか，凝固因子産生の場である肝機能低下，DICに代表される凝固因子の消費があげられる．質的低下は先天性凝固因子異常

症, ビタミンK欠乏によるビタミンK依存性凝固因子活性低下, 異常蛋白の出現, 凝固因子に対するインヒビターの出現, 抗凝固薬投与がある.

異常値を示す疾患・病態

▶延長を示す場合
先天性
- 第Ⅱ, Ⅴ, Ⅶ, Ⅹ因子欠乏症, 異常症, 先天性無フィブリノゲン血症, プロトロンビン異常症[4]

後天性
- 第Ⅱ, Ⅴ, Ⅶ, Ⅹ因子欠乏症に対するインヒビター(抗体血症)
- 肝疾患
- ビタミンK欠乏症(乳児, 吸収不良症候群, 抗生物質の投与による腸内細菌叢の破壊)
- DIC

▶短縮を示す場合
組織液の混入, 凝固能の亢進, ジギタリス中毒, リコンビナントⅦa製剤・活性化プロトロンビン複合体製剤の使用

検査のピットフォール

- 検査試薬によって凝固時間が異なる. 陰圧採血管にも3.2%と3.8%クエン酸があり, 注意を要する[1].
- 同じ試薬を用いても異なった測定装置, 基準血漿との組み合わせで互換性が得られないことがある.
- PT-INRを用いる時はISIが1.0に近い試薬を用いる.
- 採血の際に, 頻回に穿刺するあるいは穿刺直後の検体だと, 組織トロンボプラスチンが採血管内に混入し検査値に影響を及ぼすので, 他の検査の採血の後に採取する方が望ましい.
- APTTと同様, 抗凝固剤と血液の割合は検査値に大きく影響を及ぼすので, 適切な量の採取を行い検査室に提出する. 関連して陰圧採血管を使用する際, ヘマトクリットが高い多血症の患者では採取された血漿が少なくなり相対的に抗凝固薬が多くなるため, 人工的な凝固時間の延長を認めることがある[1].

文献

1) Kamal AH, et al. How to interpret and pursue an abnormal prothrombin time, activated partial thromboplastin time, and bleeding time in adults. Mayo Clin Proc. 2007; 82: 864-73.
2) Loeliger EA. ICSH/ICTH recommendations for reporting prothrombin time in oral anticoagulant control. Thromb Haemost. 1985; 54: 155-56.
3) 福武勝幸. 凝固検査の標準化と現状: 凝固検査の標準化と現状: プロトロンビン時間(PT). 生物試料分析. 2009; 32: 357-64.
4) 森下英理子. プロトロンビン異常症. 日血栓止血会誌. 2001; 2: 231-34.

〈福島伯泰〉

13 プロトロンビンフラグメント1+2(F1+2)

基準範囲

- 69〜229 pmol/L

生理的変動

加齢により高値.

検査の概要・臨床的意義

プロトロンビンは活性化第X因子とカルシウムイオンの存在下で限定分解を受けるとトロンビンに転化するが，この際に遊離されるされるN末端フラグメントをプロトロンビンフラグメント1+2(F1+2)という(図4-5).F1+2はプロトロンビンのGla domainとkringle 1部分であり，プロトロンビン2はkringle 2で構成されている[1].生成されたトロンビンの半減期は極めて短いが，その一部はアンチトロンビンと結合し，トロンビン・アンチトロンビン複合体thrombin-antithrombin III complex(TAT)を形成し不活化される.血中のTAT，F1+2の測定は生体内の凝固活性化の指標を評価するのに有用である.測定は免疫学的方法で行われる.

F1+2の上昇はプロトロンビンからトロン

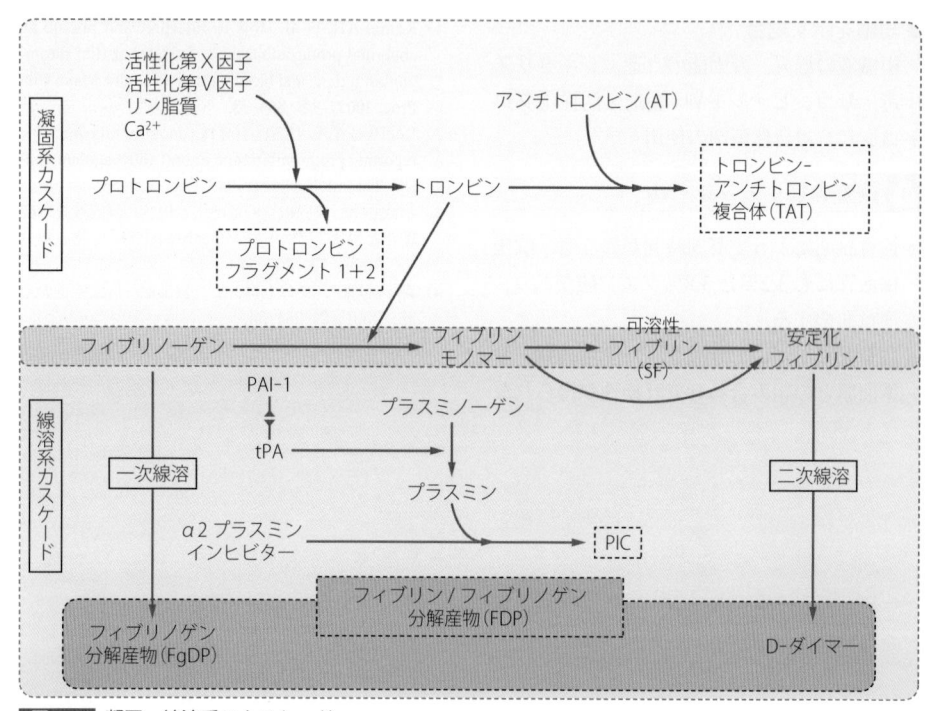

図4-5 凝固・線溶系のカスケード

ビンの反応が進んでいる状態, すなわち播種性血管内凝固症候群(DIC)や肺塞栓症, 担癌患者における深部静脈血栓症などの過凝固状態の評価因子として有用である[2]. またF1+2は生体内のトロンビン産生量を反映する. ワルファリンを投与されている際, F1+2は正常対照に比し低値を示す. PT-INRを測定することでワルファリン過剰投与による出血の危険性を判断するのに対して, F1+2を測定することで凝固活性化がどの程度抑制されているか評価できる[3].

またF1+2は分子量31,000とそれほど大きくなく, 尿中でも検出される. 周術期の深部静脈血栓症のモニタリングに有用との報告がある[4].

異常値を生じるメカニズム

プロトロンビン複合体(活性化第X因子, 活性化第V因子, リン脂質, カルシウムイオン)が過剰となる要因が生じること, つまり凝固亢進により, プロトロンビンが限定分解を受けてF1+2も遊離量が増加する.

異常値を示す疾患・病態

▶高値を示す疾患・病態

- 先天性血栓性素因(プロテインC欠乏症, プロテインS欠乏症, アンチトロンビン欠乏症など)
- DIC, 血栓症(肺動脈血栓症, 深部静脈血栓症, 急性心筋梗塞など)
- 敗血症, 悪性腫瘍, 動脈瘤, 血管炎症候群, 手術後, 周産期

▶低値を示す疾患・病態

- 抗凝固療法中

検査のピットフォール

F1+2は非常に鋭敏であり, 長時間の駆血下による採血[5], 処理, 加齢や代謝性疾患による動脈硬化性病変の存在に影響されやすい. 結果の解釈には臨床情報を参考にする必要がある.

文献

1) Jenny NS, et al. Thrombin. In: Colman RW, et al, ed. Hemostasis and thrombosis. 5th ed. Philadelphia: Lippincott Williams & Wilkins; 2006. p.193-214.
2) Pabinger I, et al. Biomarkers for prediction of venous thromboembolism in cancer. Blood. 2013; 122: 2011-8.
3) 山崎雅英, 他, 臨床検査: 現状と展望II. 各論―実地以下に必要な新しい検査と重要な検査項目-5. 血液疾患2)凝固線溶系. 日内会誌. 2008; 97: 2974-82.
4) Borris LC, et al. Differences in urinary prothrombin fragment 1+2 levels after total hip replacement in relation to venous thromboembolism and bleeding events. J Thromb Haemost. 2008; 6: 1671-9.
5) Omote M, et al. Changes in molecular markers of hemostatic and fibrinolytic activation under various sampling conditions using vacuum tube samples from healthy volunteers. Thromb Res. 2008; 123: 390-5.

〈福島伯泰〉

14 トロンボテスト(TT), ヘパプラスチンテスト(HPT)

基準範囲

- トロンボテスト: ≧70%
- ヘパプラスチンテスト: 70〜130%

生理的変動

トロンボテスト thrombotest(TT), ヘパプラスチンテスト hepaplastin test(HPT)ともに新生児, 乳幼児は低値, 妊産婦は高値になる[1].

検査の概要・臨床的意義

TTは1959年にOwren, PA.が考案した第Ⅱ・Ⅶ・Ⅹ因子の減少とPIVKA(protein induced by Vitamin K absence or antagonists)による阻害反応を特異的にとらえる検査である[2]. 内因性凝固系を活性化する血小板第3因子(リン脂質)と感度を下げた組織トロンボプラスチンを混合し, これに第Ⅱ・Ⅶ・Ⅹ因子を吸着除去したウシ血漿(フィブリノゲンとⅤ因子の補充)とカルシウムを含む試薬に被検血漿を添加して凝固時間を測定する. このためⅤ因子欠損では低下しない. TTが内因性凝固阻害物質であるPIVKAに感受性なのに対して, HPTは非感受性であり, 肝臓で産生されたⅡ・Ⅶ・Ⅹ因子量を反映する. こちらは肝機能検査に適するとされる. またTTと併用すると両者の測定値の解離からPIVKAの存在が推測される.

以前はワルファリンの至適投与量の決定にはTTが使用されていたが, 現在はPT-INRでのモニタリングが一般的になっている[3]. TTでモニタリングする際には10〜30%程度を目標とする. TTでも, 最近はINR用にISI (international sensitivity index)表示試薬が提供されている. HPTは肝の合成能障害の判定およびビタミンK欠乏状態のスクリーニングに使用される.

HPTはPIVKAに感受性がないことから, 感受性のあるTTとの組み合わせによりPIVKAの凝固阻害活性を下記の式で表すことができる[1].

$$PIVKA II = \frac{HPT(\%) - TT(\%)}{HPT(\%)}$$

異常値を生じるメカニズム

第Ⅱ・Ⅶ・Ⅹ因子が欠乏, あるいはビタミンK欠乏によるビタミンK依存凝固因子の活性低下, またビタミンK拮抗作用のあるワルファリンの投与下でTTの活性が低下する.

HPTも同様に, 凝固時間は被検検体中のⅡ, Ⅶ, Ⅹ因子の凝固活性に正しく相関するため, PIVKAの影響を受けない以外はTTに類似するメカニズムで異常を認める. なお, ともに第Ⅸ因子は吸着血漿中には含まれていないが, 第Ⅸ因子は内因系の経路であり測定結果にほとんど影響を与えない.

異常値を示す疾患・病態

▶TT低値

播種性血管内凝固(DIC), 肝炎, 肝硬変, 劇症肝炎, 新生児出血性疾患, 先天性第Ⅱ, Ⅶ, Ⅹ因子欠乏症, 乳児ビタミンK欠乏性出血症, 閉塞性黄疸, ワルファリン服用中

▶HPT 低値

先天性Ⅱ，Ⅶ，Ⅹ因子欠乏症，Ⅱ，Ⅶ，Ⅹ因子異常症，劇症肝炎，肝硬変，肝癌，閉塞性黄疸，乳児ビタミンK欠乏性出血症，ループスアンチコアグラント

⚠ 検査のピットフォール

- 全血で測定する際にはヘマトクリットの影響を受けるため，補正をする必要がある．
- 採血操作の影響で見かけ上活性値が上昇することがある．

📖 文 献

1) Owren PA. Thrombotest. A new method for controlling anticoagulant therapy. Lancet. 1959; 2: 754-8.
2) 三橋裕行. 広範囲血液・尿科学検査 免疫学的検査 Ⅵ. 血液凝固・線溶系検査 トロンボテスト(TBT)・ヘパプラスチンテスト(HPT). 日本臨牀. 2010; 68 Suppl 1; 201-3.
3) Hirsh J, et al. American Heart Association/American College of Cardiology Foundation guide to warfarin therapy. Circulation. 2003; 107: 1692-711.

〈福島伯泰〉

15 フィブリノゲン

基準範囲

- 150～350 mg/dL
  （トロンビン時間法：Clauss法）
- 200～400 mg/dL（免疫学的測定法）

生理的変動

運動後，高齢者，妊娠時，避妊薬使用時に増加する．

検査の概要・臨床的意義

フィブリノゲンは凝固系カスケードの最終基質として血栓の骨格となるフィブリンの前駆物質である．フィブリノゲンは主に肝臓で合成，分泌される．フィブリノゲンはAα，Bβ，γの3種類がS-S結合して形成される半分子がさらに二量体を形成した構造となっている[1]．それぞれの3本鎖を規定する遺伝子は第4染色体長腕遠位1/3に互いに近接して存在する[2]．フィブリノゲンはおよそ75%が血漿中に存在し，残りは組織中に存在する．生体内半減期は3～5日である[1]．

フィブリノゲンの測定法は種々のものがあるが，トロンビン時間法が簡便かつ測定時間も短く自動化しやすい利点がある．一方，免疫学的測定法はフィブリノゲン分子異常症の検出には必須である．

フィブリノゲンはトロンビンの存在下でフィブリンとなり血管内皮損傷部で血栓を形成するほか，血小板凝集や創傷治癒にも関与する．フィブリノゲンの低下は血栓形成の根幹であるフィブリンの生成が低下することを意味するため出血傾向をきたす．フィブリノゲンの低下により，PT，APTTともに延長する．高度に低下している（100 mg/dL以下）の場合新鮮凍結血漿，先天性の場合はフィブリノゲン製剤の投与が考慮される．

一方，フィブリンゲンは急性期反応性蛋白でもあり，感染症，脳梗塞や心筋梗塞の急性期，悪性腫瘍などで増加する．フィブリノゲンの上昇とともに赤沈も亢進し，700 mg/dL以上となると血栓傾向を生じるとされる．また1 g/L増加するにつれ冠動脈疾患は2.42倍，脳血管障害は2.06倍，他の血管障害は2.76倍危険因子が増えるとの報告がある[3]．

異常値を生じるメカニズム

フィブリノゲンの低下には産生低下と消費亢進があげられる．前者では先天性疾患である無フィブリノゲン血症[2]，低フィブリノゲン血症，異常フィブリノゲン血症[4]があり，責任遺伝子の変異が原因となる．異常フィブリノゲンではトロンビンによるフィブリンモノマーへの転換機構の障害，フィブリンモノマーの重合障害による出血傾向の出現，フィブリノゲン各鎖の異常によりフィブリンのトロンビン結合の低下や構造変化による血栓傾向が報告されている[4]．他には産生の場である肝臓の障害があげられる．一方，消費亢進のメカニズムは何らかの素因によって凝固亢進状態，線溶亢進に陥ることや大量出血などで生じる．そのほかにはL-アスパラギナーゼの投与によりフィブリノゲンが低下するが，これはL-アスパラギナーゼによる蛋白合成障害のため，肝臓で産生される凝固線溶因子の合成障害が起こるとされている．この場合

凝固阻止因子も低下するため〔p.360「アンチトロンビン（AT）」，p.371「α₂プラスミンインヒビター（α2PI）」を参照〕，現在ではL-アスパラギナーゼの副作用は血栓，梗塞症の方が多く，フィブリノゲンが著明低値でも生じる[5]．

フィブリノゲンは前述したように急性期反応性蛋白であり，炎症，梗塞などの事象によりサイトカイン，特にIL-6の産生亢進などによって肝臓での産生亢進が生じるとされている[1]．

異常値を示す疾患・病態

▶異常高値となる疾患
感染症，脳梗塞・心筋梗塞の急性期，悪性腫瘍，多発性骨髄腫，ネフローゼ症候群，妊娠中毒症，糖尿病，膠原病，熱傷，避妊薬服用時，X線治療後

▶異常低値となる疾患
先天性
- 無フィブリノゲン血症，低フィブリノゲン血症
- 異常フィブリノゲン血症

後天性
- 播種性血管内凝固（DIC），線溶亢進，重症肝疾患，巨大血栓症，大量出血
- L-アスパラギナーゼ投与後
- フィブリノゲン低下薬投与（ancrod, defibrase）

検査のピットフォール

- トロンビン時間法で異常があった場合は，免疫学的測定法を用い低下症か異常症かの鑑別を行う．
- 多発性骨髄腫などの異常蛋白血症ではフィブリン重合を阻害するため，トロンビン時間法で測定した場合延長を認める．
- ヘパリンやフィブリン分解産物の増量など抗トロンビン物質の存在下ではトロンビン時間が延長するためフィブリノゲン量が低値と計測される．ヘパリン療法中では別の測定法を行う．

文献

1) Hantgan RR, et al. Fibrinogen structure and physiology. In: Colman RW, et al. Hemostasis and thrombosis. 5th ed. Philadelphia: Lippincott Williams & Wilkins; 2006. p.285-316.
2) 小林隆夫, 他. 先天性無フィブリノゲン血症―妊娠・分娩管理を中心に―. 日血栓止血会誌. 2001; 12: 57-65.
3) Danesh J, et al. Plasma fibrinogen level and the risk of major cardiovascular diseases and nonvascular mortality: an individual participant meta-analysis. JAMA. 2005; 294: 1799-809.
4) 松田道夫, 他. 遺伝性異常フィブリノゲン血症. 日血栓止血会誌. 2001; 12: 47-56.
5) Beinart G, et al. Thrombosis associated with L-asparaginase therapy and low fibrinogen levels in adult acute lymphoblastic leukemia. Am J Hematol. 2004; 77: 331-5.

〈福島伯泰〉

16 可溶性フィブリン/可溶性フィブリンモノマー複合体（SF/SFMC）

基準範囲

- 6.1〜7.0 μg/mL 未満（測定キットにより差がある）

生理的変動

ほとんどみられない．

検査の概要・臨床的意義

凝固系が活性化すると精製したトロンビンによってフィブリノゲンはフィブリノペプチドAやフィブリノペプチドBが遊離し，フィブリンモノマー（FM）となる．FMは単独分子として血中に存在することは少なく，重合してフィブリンポリマーとなり活性化第XIII因子やカルシウムイオンの存在下で安定化フィブリンとなる．一部はフィブリン・フィブリノゲン分解産物（FDP），フィブロネクチンなどと結合して可溶性フィブリンモノマー複合体（SFMC）として血中に循環する（図4-6）．可溶性フィブリン/可溶性フィブリンモノマー複合体 soluble fibrin/soluble fibrin monomer complex（SF/SFMC）はトロンビンの活性化状態を反映し，凝固活性化の早期に現れる．血栓症を発症した場合のSFのピークは約1日で抗凝固剤により過凝固状態が改

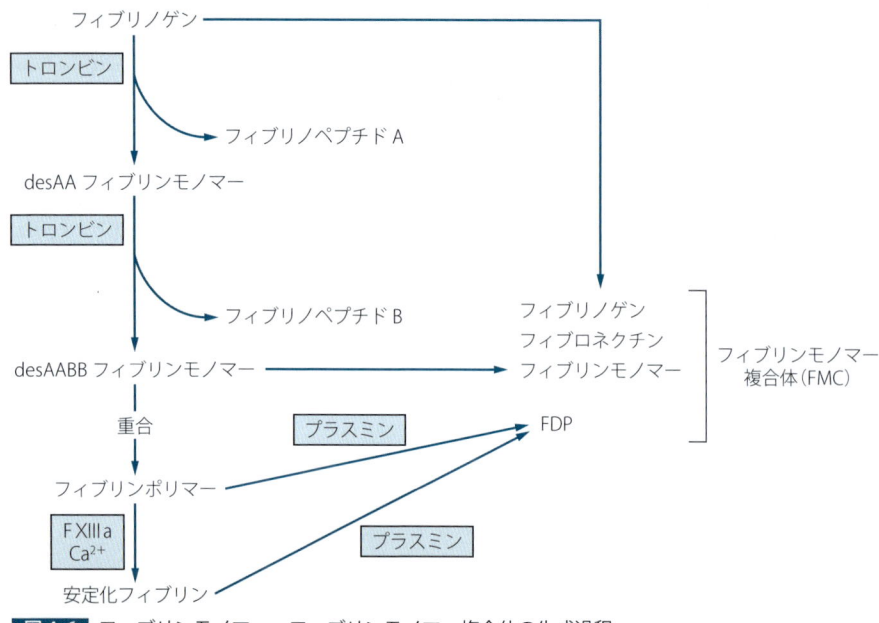

図4-6 フィブリンモノマー・フィブリンモノマー複合体の生成過程

善されると速やかに低下する[1]．SF/SFMC ラテックス免疫比濁法，蛍光免疫測定法などで測定される．キットによって播種性血管内凝固症候群(DIC)の診断能力が高いもの，過凝固状態の診断能力が高いものなど，モノクローナル抗体の認識部分が異なることによって性能に差がある[1]．SF/SFMC は DIC の診断(厚生労働省血液凝固異常症調査研究班による DIC 診断基準の補助検査項目の1つ)に重要なマーカーとされている[2]．また SF/SFMC が DIC の治療効果を反映するとの報告もある[3]．また腹部大動脈瘤周術期の出血量の予測として術前 SMFC の値[4]や婦人科腫瘍の術後の血栓症の予測[5]，造血器幹細胞移植時における移植片対宿主病(GVHD)，血栓性微小血管症(TMA)，肝静脈閉塞症(VOD)などの早期認識，診断などに有用とされている．

異常値を生じるメカニズム

トロンビンが活性化した状態を反映するとされており，過凝固状態あるいは血栓症をきたしている際に上昇する．しかし SFMC の生体内での動態はいまだ不明確なところもあり，臨床応用には検査の特徴を理解する必要がある．

異常値を示す疾患・病態

▶高値となる疾患
- DIC
- 血栓症，膠原病，腎炎，ネフローゼ症候群
- 糖尿病性網膜症，虚血性心疾患
- 手術後

検査のピットフォール

- 使用するモノクローナル抗体のエピトープが異なることから，試薬，測定機器間で結果判定に差がでることがあるため，施設が異なる場合のデータの解釈には注意を要する．
- 長時間の駆血下あるいは穿刺時間が長いと測定値が上昇する傾向があるため，適切な施行が求められる．

文献

1) 松本剛史, 他. 5. DVT/PE の診断・治療マーカー(フィブリン関連マーカーを中心に). 日血栓止血会誌. 2008; 19: 22-5.
2) Nakahara K, et al. Measurement of soluble fibrin monomer-fibrinogen complex in plasmas derived from patients with various underlying clinical situations. Thromb Haemost. 2003; 89: 832-6.
3) Watanabe R, et al. Good or poor responses of hemostatic molecular markers in patients with hematopoietic disorders after treatment of disseminated intravascular coagulation. Clin Appl Thromb Haemost. 2003; 9; 71-8.
4) Hosaka A, et al. Clinical implication of plasma level of soluble fibrin monomer-fibrinogen complex in patients with abdominal aortic aneurysm. J Vasc Surg. 2005; 42: 200-5.
5) Kodama J, et al. Changes in soluble fibrin levels during the perioperative period of gynecologic cancer surgery. Oncol Lett. 2012; 4: 1122-4.

〈福島伯泰〉

17 トロンボモジュリン(TM)

基準範囲（成人）

- 8.7〜22.7 U/mL（クエン酸加血漿）
- 12.1〜24.9 U/mL（血清）
- 31.3〜76.5 U/mgCr（随時尿）
  （測定キットにより基準値が異なる）

生理的変動

加齢に伴い増加傾向を示す．尿中トロンボモジュリン thrombomudulin（TM）は日中に高く，夜間に低下する傾向がある．性差，日内変動はない．

検査の概要・臨床的意義

TM は血管内皮細胞表面に存在するトロンビンレセプターの 1 つで，凝固抑制因子であるプロテイン C を活性化する．トロンビン・TM 複合体の限定分解を受けて生成される活性化プロテイン C は凝固カスケード補助因子の活性化第V因子と活性化第VIII因子を分解，失活化してトロンビンの生成を阻害する．また TM はそれ自体がフィブリノゲン凝固，第V因子活性化，血小板活性化などのトロンビンの凝固促進活性を阻害する作用を持つ[1]（図 4-7）．またトロンビン・TM 複合体はトロンビン活性化線溶阻害因子（TAFI）を活性化して線溶系も阻害し，フィブリンを安定化させる働きもある．TM は血管内皮が傷害されると活性化好中球由来のエラスターゼなどで分解されて血中に遊離し可溶性 TM となる．可溶性 TM は尿中にも排出される．血漿中 TM 濃度の増加は血管内皮細胞の損傷の程度を反映する．

血漿中 TM 濃度は通常免疫学的測定法（酵

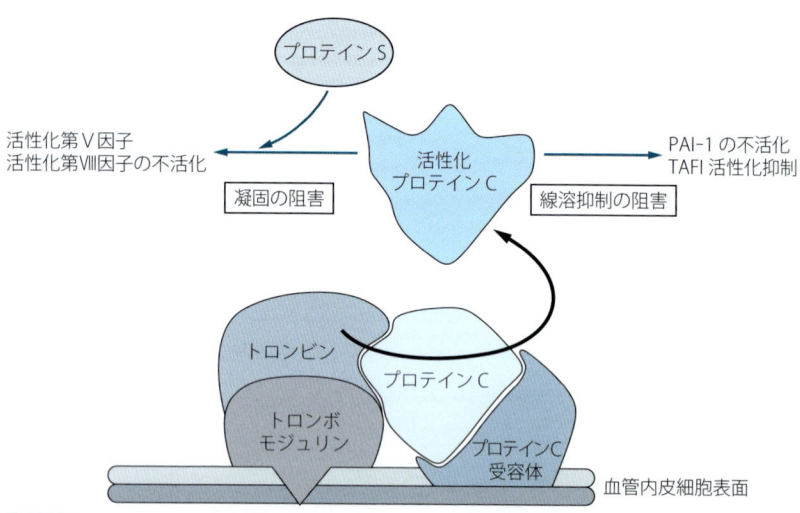

図 4-7 トロンボモジュリンとプロテイン C，S との相互関係

素免疫測定法，化学発光酵素免疫測定法など）が用いられる．TM 濃度は血清を被検検体として使用することも可能である．

TM は播種性血管内凝固症候群（DIC）や全身性エリテマトーデス（SLE）などの膠原病の活動期，糖尿病の微小血管障害，血栓性血小板減少性紫斑病（TTP），造血幹細胞移植時に血栓性微小血管症（TMA）を合併した移植片対宿主病（GVHD）[2]など血管内皮障害をきたす疾患に広く上昇を認める．局所的な血栓症である急性心筋梗塞，深部静脈血栓症や肺梗塞では上昇は認めない．一方，冠動脈硬化の重症度に応じて冠動脈血中の TM 濃度が上昇することが報告されており，狭窄病変の進行と内皮障害の程度との関連が示唆されている．また高脂血症において TM の上昇とスタチン投与による低下が指摘されている[3]．

TM はリコンビナント製剤が開発され，ヘパリンとの無作為化比較試験において DIC のコントロールや出血関連の有害事象の低減に優越性が示された[4]．

異常値を生じるメカニズム

炎症や凝固の亢進などで血管内皮が傷害されることにより細胞膜表面にある TM が血中に遊離することで可溶性 TM が上昇する．SLE などの自己免疫疾患では高値を示すことがあるが，免疫複合体の形成に伴う補体活性化による血管内皮障害が関連すると考えられている[4]．尿中 TM は血中 TM と相関するが，腎障害がある場合，尿中排泄が障害されることで血中 TM は上昇，尿中 TM は低下する．一方，ネフローゼ症候群の場合は尿中 TM の増加を認める．

異常値を示す疾患・病態

▶高値となる疾患

- 自己免疫性疾患（SLE，リウマチ熱）
- DIC，多臓器不全
- 急性呼吸促拍症候群（ARDS）
- TTP，溶血性尿毒症症候群（HUS），TMA
- 糖尿病（血管障害，腎症を伴うもの），肝硬変（非代償期）
- 末梢動脈病変
- 腎障害
- 高血圧[5]

検査のピットフォール

- 通常は血漿を用いて測定するが，血清を用いた TM の測定の場合凝固剤による希釈がないことから，測定値，基準値の評価に注意する．
- 採血時過度の駆血は避けた方が望ましい．

参考文献

1) 鈴木宏治．7 血液製剤輸血の適応と使用法 3．トロンボモジュリン製剤：リコモジュリン．日血栓止血会誌．2009；20；9-11．
2) Kanamori H, et al. Diagnostic value of hemostatic parameters in bone marrow transplant-associated thrombotic microangiopathy. Bone Marrow Transplant. 1998；21：705-9.
3) 矢冨 裕．広範囲血液・尿科学検査 免疫学的検査 Ⅵ．血液凝固・線溶系検査 トロンボモジュリン．日本臨牀．2010；68 Suppl 1：812-14．
4) Saito H, et al. Efficacy and safety of recombinant human soluble thrombomodulin (ART-123) in disseminated intravascular coagulation: results of a phase Ⅲ, randomized, double-blind clinical trial. J Thromb Haemost. 2007；5：31-41.
5) Bulur S, et al. Efficacy of olmesartan therapy on fibrinolytic capacity in patients with hypertension. Blood Coagul Fibrinolysis. 2011；22：29-33.

〈福島伯泰〉

18 組織プラスミノゲンアクチベーター(t-PA)，プラスミノゲンアクチベーターインヒビター1(PAI-1)，t-PA/PAI-1複合体

基準範囲

- 活性型 PAI-1：6 μ/mL 前後
  総 PAI 抗原：≦50 ng/mL
- t-PA/PAI-1 複合体：男性 17 ng/mL
  　　　　　　　　　女性 10 ng/mL

生理的変動

- t-PA 活性：午前中に低値，夕方から夜にかけて増加，激しい運動で高値
- tPA 抗原：午前中に高値
- PAI-1：午前中に高値，肥満，高脂血症，妊娠，加齢（女性では閉経後）で増加，手術後で高値

検査の概要・臨床的意義

組織プラスミノゲンアクチベーター tissue plasminogen activator(t-PA)は血管内皮で産生され，血液凝固で生じたトロンビンの刺激で放出される．フィブリン血栓上でフィブリンに結合したプラスミノゲンに直接作用しプラスミンへの転化を促進する．プラスミノゲンアクチベーターインヒビター 1 plasminogen activator inhibitor-1(PAI-1)も血管内皮細胞のほか，平滑筋細胞，脂肪細胞，巨核球，肝細胞で産生される．血漿中の t-PA やウロキナーゼ型プラスミノゲン活性化因子 urokinase-PA(u-PA)と複合体(t-PA/PAI 複合体)を形成し，それらの働きを抑制して，フィブリン血栓の溶解を阻害する．つまり t-PA と

プラスミノゲンが結合・濃縮することで生じる線溶反応を制御している(p.348，「プロトロンビンフラグメント1+2」の図 4-5 を参照)．PAI-1 の欠乏は出血傾向が，過剰になると血栓傾向が生じることになる．なおフィブリンと結合している t-PA に対しては，血漿中 t-PA に対するほどの効果はない．PAI の測定には活性型 PAI の測定と，抗原量を測定する免疫学的測定法(ELISA)がある．前者は一定量の t-PA を被検血漿に添加し反応後，残存 t-PA 活性を測定する方法，後者は t-PA を固相化したマイクロプレートに被検血漿を添加して，生成した t-PA/PAI-1 複合体を抗 PAI 抗体を用いた ELISA で測定する方法がある．PAI-1 は血漿中では多くが tPA/PAI-1 複合体の形であったり，潜在型として存在していることから，総 PAI-1 抗原(t-PA/PAI-1 複合体，活性化 PAI-1，潜在型 PAI-1，ビトロネクチン結合 PAI-1，酸化 PAI-1)として測定することが多い．一方，t-PA/PAI-1 複合体そのものの測定では，t-PA の濃度を推測することができる．これは血管内皮細胞から血中に放出された t-PA の大部分が PAI-1 と即時的に結合するからである．しかし PAI-1 濃度に影響を受けることから，線溶亢進のマーカーというより血管内皮細胞機能を反映するマーカーとされている．PAI-1 は凝固線溶系の役割のみならず，肥満・メタボリックシンドローム，鼻アレルギーや気管支喘息などとの関与が報告されている[1]．また一部の悪性腫瘍におい

てPAI-1高値は予後不良因子とされている[2]．

異常値を生じるメカニズム

t-PAもPAI-1も血管内皮に存在していることから，血管内皮損傷によりそれぞれの因子が血中に放出されて増加する．PAI-1は脂肪細胞にも含まれており，脂質異常症や肥満で産生亢進が生じ高値となる．敗血症では細菌より放出されたエンドトキシンが直接的あるいは炎症性サイトカインを介してPAI-1を上昇させる．一方，PAI-1をコードする*SERPINE1*遺伝子の異常により正常PAI-1の生成が欠損することで，血漿PAI-1の低下が生じる[3]．

異常値を示す病態・疾患

▶t-PA 高値となる疾患・病態[4]
- 血管内皮からのt-PAの過剰放出：激しい運動，静脈うっ滞，バソプレシン投与による分泌促進
- t-PAのクリアランスの低下：肝硬変，劇症肝炎
- PAI-1活性の低下：蛋白同化ホルモン
- 凝固亢進状態に続いて起きる二次性線溶亢進：播種性血管内凝固（DIC）

▶t-PA 低値となる疾患・病態
- 血管内皮細胞からのt-PA放出低下：先天性t-PA放出障害，血管内皮細胞の剝離・脱落
- PAI-活性の上昇：感染症，エンドトキシン血症，グルココルチコイド，手術

▶PAI-1 高値となる疾患・病態
感染症，血栓性疾患（心筋梗塞など），DIC，血栓性血小板減少性紫斑病，溶血性尿毒症症候群[5]，造血幹細胞移植時の肝静脈閉塞症（VOD），悪性腫瘍，妊娠，肥満，脂質異常症，腎障害，気管支喘息

▶PAI-1 低値となる病態
先天性PAI-1欠損症[3]

▶tPA/PAI-1 複合体高値となる疾患・病態
血栓性疾患（心筋梗塞など），DIC，多臓器不全，肝硬変，敗血症

検査のピットフォール

- PAI-1は日内変動がみられ，血小板活性化に伴い放出されることから，正確な測定のためには採血は早朝空腹時に行い採血に時間をかけない，長時間の駆血をしないなどの配慮が必要である．
- PAI-1は血中半減期が短く，不安定であることから採血後に室温で放置したり，凍結融解を繰り返すと失活するので注意する．
- 他の凝固因子検査と同様，穿刺時における血管内皮障害による影響を低減するため，他の検査の採血の後に採取する方が望ましい．

文献

1) 三室 淳．広範囲血液・尿科学検査 免疫学的検査 VI．血液凝固・線溶系検査 プラスミノーゲンアクチベーターインヒビター1．日本臨牀．2010; 68 Suppl 1; 767-71.
2) Harbeck N, et al. A new look at node-negative breast cancer. Oncologist. 2010; 15 Suppl 5: 29-38.
3) Iwaki T, et al. Life-threatening hemorrhage and prolonged wound healing are remarkable phenotypes manifested by complete plasminogen activator inhibitor-1 deficiency in humans. J Thromb Haemost. 2011; 9: 1200-6.
4) 三室 淳．広範囲血液・尿科学検査 免疫学的検査 VI．血液凝固・線溶系検査 組織型プラスミノゲン・アクチベータ(t-PA)，ウロキナーゼ型プラスミノゲン・アクチベータ(u-PA)．日本臨床．2010; 68 Suppl 1; 764-66.
5) Bergstein JM, et al. Role of plasminogen-activator inhibitor type 1 in the pathogenesis and outcome of the hemolytic uremic syndrome. N Engl J Med. 1992; 327: 755-9.

〈福島伯泰〉

4. 血液学検査　B. 凝固・線溶・その他

19 アンチトロンビン(AT)，トロンビン・アンチトロンビン複合体(TAT)

基準範囲

- AT：70〜130％（活性値）
  23〜31 mg/dL（抗原値）
- TAT：≦3.0 ng/mL

生理的変動

- TAT：妊娠末期に増加

検査の概要・臨床的意義

アンチトロンビン antithrombin(AT)は活性化した第XII，XI，X，IX因子，トロンビン，カリクレイン，プラスミンなどのセリンプロテアーゼ型の活性凝固因子を不活化して凝固亢進を抑制する生理的凝固阻止因子である．特にトロンビン，活性化第X因子に対する阻害作用が強い．単独ではゆっくりとした阻害反応を示すが，ヘパリンの存在下では約1,000倍に加速する．測定は発色性合成基質を用いた抗トロンビン活性や抗活性化第X因子活性の測定の測定法と抗原量を測定する免疫学的測定法(SRID法，EIA法)がある．ATの低下はトロンビンの機能抑制を低下させるため，血栓症のリスク因子となる．原因不明の血栓症に遭遇した場合はAT活性の測定を行うことが重要である．また先天性AT欠損症や播種性血管内凝固(DIC)においてヘパリンと併用してAT補充療法が考慮される．

トロンビンは内皮細胞上のヘパリン様物質の上でアンチトロンビンと1対1の複合体を形成しトロンビンは不活化される．これがトロンビン・アンチトロンビン複合体 thrombin-antithrombin III complex(TAT)である(p.348，「プロトロンビンフラグメント1+2」の図4-5を参照)．トロンビンは寿命が短いため直接測定することは困難であるが，TATを測定することで凝固亢進状態を診断することができる．TATの半減期は10〜15分である．TATはELISA法などで測定される．TATの上昇はDICの診断において重要とされている[1]．また血栓症や人工透析，体外循環で上昇を認める．

異常値を生じるメカニズム

ATは肝臓で生成されるため，肝硬変や慢性肝炎などの肝機能低下時には低値となる．DICや重症感染症では消耗性に低下する．先天性AT欠損症や異常症は第1染色体に有するAT遺伝子の異常により活性値，抗原値ともに低下する type 1 と抗原量は正常であるが活性値が低下する type 2 がある．AT欠損症は常染色体優性遺伝形式をとる．type 2 はさらにプロテアーゼ阻害活性が低下するタイプ(reactive site, RS)，ヘパリン結合能が低下するタイプ(heparin biding site, HBS)，双方が低下するタイプ(pleiotropic effect, PE)がある[2]．

トロンビンの生成増加によりTATが増加することから，凝固活性化を生じる因子の増加によっても増加する．

異常値を示す疾患・病態

▶AT低値
- 先天性アンチトロンビン欠乏症(type 1, 2, 3)(表4-7参照)

表 4-7 先天性凝固抑制因子欠乏症の分類

異常蛋白	AT	Protein C	Protein S
遺伝子座	1q23-25	2q13-14	3p11
人口に対する頻度(%)	0.02	0.2-0.4	0.7-2.3
蛋白の機能	トロンビンとFXaの抑制	FVaとFVIIIaの不活化によるトロンビンの生成減少	
VTEのリスク	x10	x4-5	x4-5

AT：アンチトロンビン，FXa：活性化第X因子，FVa：活性化第V因子，FVIIIs：活性化第VIII因子，
VTE：静脈血栓塞栓症
(Aiach M, et al. Thrombophilia genetics, section D: Vascular biology, embryogenesis, development, and disorders. In: Colman RW, et al. Hemostasis and thrombosis. 5th ed. Philadelphia: Lippincott Williams & Wilkins; 2006. p.779-94 を改変)[4]

- DIC
- ネフローゼ症候群
- 慢性肝炎，肝硬変
- L-アスパラギナーゼ投与

▶ TAT 高値
- DIC
- 血栓症，心筋梗塞
- 敗血症，急性前骨髄性白血病
- 多臓器不全
- 体外循環時，血液透析時
- 妊娠，妊娠中毒症

⚠ 検査のピットフォール

過度な駆血時間や採血が困難で複数回の穿刺により，凝固が活性化されてトロンビンが生じ，採血管内でTATが上昇し偽高値を示す[3]．

文 献

1) 林 朋恵, 他. 5. DICの病態・診断. 日血栓止血会誌. 2008; 19: 344-7.
2) 小嶋哲人. 臨床検査の新時代II. 各論6. 血栓症・血栓性素因の臨床検査. 日内会誌. 2013; 102: 3147-53.
3) Omote M, et al. Changes in molecular markers of hemostatic and fibrinolytic activation under various sampling conditions using vacuum tube samples from healthy volunteers. Thromb Res. 2008; 123: 390-5.
4) Aiach M, et al. Thrombophilia genetics, section D: Vascular biology, embryogenesis, development, and disorders. In: Colman RW, et al. Hemostasis and thrombosis. 5th ed. Philadelphia: Lippincott Williams & Wilkins; 2006. p.779-94.

〈福島伯泰〉

20 プロテイン C(PC)，プロテイン S(PS)

基準範囲

- プロテイン C 活性：64～146%
- プロテイン C 抗原量：70～150%
- プロテイン S 活性：60～150%
- プロテイン S 総抗原量：65～135%
  遊離型 PS 抗原量：60～150%

生理的変動

- プロテイン C：加齢，性差，日内変動はみられない
- プロテイン S：女性は性周期による変動がある．また妊娠[1]，経口避妊薬服用中でプロテイン S の活性低下

検査の概要・臨床的意義

プロテイン C protein C(PC)は肝臓で合成されるビタミン K 依存性蛋白である．PC はトロンビンと血管内皮表層のトロンボモジュリン(TM)との複合体により活性化プロテイン C(APC)とプロテイン S protein S(PS)の補助因子作用によって活性化第Ⅴ因子と活性化第Ⅷ因子を選択的に不活化することで，凝固反応の促進に必要なトロンビンの生成を阻害することで抗凝固作用を示す(p.356, 図 4-7 を参照)．PS もビタミン K 依存性蛋白であり，肝細胞と骨髄巨核球で生合成される．

PC の測定法は凝固時間法と免疫学的測定法があり，前者は蛇毒 *Agkistrodon c. contortrix* 由来の PC 活性化物質で活性化し PC 除去血漿中の活性化第Ⅴ因子と活性化第Ⅷ因子の阻害効果を APTT の凝固時間の延長で測定する．先天性 PC 欠乏症で低下する．後者は抗 PC 抗体を用いて ELISA 法やラテックス比濁法などの免疫学的測定法で抗原量を測定する．凝固能に関係なく蛋白量を測定するため PC 欠損症と異常症との鑑別に有用である．

PS の測定も同様に凝固時間法と免疫学的測定法があり，前者は PS 除去血漿に被検血漿，APC およびその基質である活性化第Ⅴ因子を加えて，PS の補助効果を APC の活性化第Ⅴ因子阻害作用として APTT による凝固時間で測定する．先天性 PS 欠乏症で活性が低下する．免疫学的測定法は ELISA 法で抗原量測定を行う．PS は補体制御因子の C4b 蛋白と結合した複合型と遊離型が平衡状態で存在しているが，複合型としての総 PS 抗原量測定と APC コファクター活性を有する遊離 PS 抗原量測定の 2 者がある．こちらも PC 欠損症と同様異常症との鑑別診断に役立つ．

PS, PC 欠乏症は高頻度に血栓症を認める．若年者の原因不明の血栓症を認めた際に，原因検索として測定することが重要である．PC ヘテロ接合体患者では一般人口の 7 倍の血栓症のリスクがあるとされ，ホモ接合者は新生児期に電撃性紫斑病を発症して発見されることがある[2]．ワルファリン服用中の患者で PC, PS 活性の評価を行う際には，治療が安定した時期に他のビタミン K 依存性因子，特にⅦ因子を同時に測定して評価する．PC の場合では抗原量の比により判断する(PC/Ⅶ因子比 0.7 以下なら PC 欠乏症)．必要であれば遺伝子検査にて確定診断を考慮する．

異常値を生じるメカニズム

PC 欠損症の原因となる PROC 遺伝子変異

によりPC産生が低下する．いくつかのホットスポットはあるが，基本的にはそれぞれの家系で異なっている[3]．本邦でのPC欠乏者の割合は500～600人に1人の頻度と考えられる[2]．PS欠損症の原因であるPS遺伝子異常も多種多様であるが，日本人にはtypeⅡ PS欠損症を示すPS K196E変異（PS Tokushima）が約2～3％でヘテロ接合体として存在する[4,5]．発生頻度はアンチトロンビン欠乏症，PS欠乏症より頻度が高い．PS，PCともにビタミンK依存性蛋白であるためワルファリンの服用時やビタミンK欠乏時には低下する．

異常値を示す疾患・病態

▶PC低下

- 先天性PC欠乏症（type 1；活性・抗原量が低下，type 2；活性のみ低下）（p.361，表4-7参照）
- ビタミンK欠乏症，ワルファリン服用中
- 播種性血管内凝固（DIC）
- 肝機能障害
- ネフローゼ症候群，重症あるいは慢性炎症[1]

▶PS低下

- 先天性PS欠乏症（type 1；総PS量低下，type 2；総PS量に比べてAPC補助因子活性が低下，type 3；総PSと遊離PS抗原量は基準範囲であるがAPC補助因子活性が低下）（p.361，表4-7参照）
- ビタミンK欠乏症，ワルファリン服用中
- DIC
- 肝機能障害
- ネフローゼ症候群，重症あるいは慢性炎症[1]
- 後天性免疫不全症候群，水痘ウイルス感染症

⚠ 検査のピットフォール

- PC分子異常症，PS分子異常症ともに免疫学的測定値に比較して活性値が低値を示す場合がある．
- ワルファリン服用患者ではPC抗原値は活性値より高値を示す場合がある（PIVKA-PCも包有して測定するため）．

文献

1) Wypasek E, et al. Protein C and protein S deficiency-practical diagnostic issues. Adv Clin Exp Med. 2013; 22: 459-67.
2) 山本晃士．プロテインC（PC）欠乏症．日血栓止血会誌. 2001; 12: 149-53.
3) 小島哲人．血栓止血の臨床―研修医のために―血栓性疾患 先天性凝固阻止因子欠乏症（antithrombin, protein C, protein S欠損症）．日血栓止血会誌. 2009; 20: 484-6.
4) Kimura R, et al. Protein S-K196E mutation as a genetic risk factor for deep vein thrombosis in Japanese patients. Blood. 2006; 107: 1737-8.
5) Ikejiri M, et al. The association of protein S Tokushima-K196E with a risk of deep vein thrombosis. Int J Hematol. 2010; 92: 302-5.

〈福島伯泰〉

21 FDP（フィブリン・フィブリノゲン分解産物），Dダイマー

基準範囲

- FDP：≦4 μg/mL
- Dダイマー：＜1.0 μg/mL

生理的変動

- FDP：月経期に上昇，激しい運動で上昇，HAMA（human anti-mouse antibody）陽性者で非特異反応により高値．
- Dダイマー：妊娠で上昇，HAMA，リウマトイド因子，IgM高値例，高ガンマグロブリン血症で偽高値．

検査の概要・臨床的意義

　フィブリノゲンやフィブリンは線溶亢進によって生じたプラスミンにより分解される．フィブリノゲンの分解（FgDP）を一次線溶と定義し，X・Y・D・E分画が形成される．一方，フィブリンの分解を二次線溶と定義し，狭義のフィブリン分解産物としている．これらを総称してフィブリン・フィブリノゲン分解産物 fibrin/fibrinogen degradation products（FDP）とし線溶亢進の指標としている．FgDPのD分画がモノマーなのに対して，狭義のフィブリン分解産物は必ずD分画が2つつながったダイマーを形成している（Dダイマー）．Dダイマーを測定することで生体内にフィブリン血栓ができ，二次線溶が生じていることを認知することができる．FDPは，免疫学的手法を用いた測定が行われるが，使用される検査法によってはフィブリノゲンに交差反応を示すので，検体からフィブリノゲンを完全に除去する必要がある．一方，血清中にも残存フィブリノゲンや，血餅成分にフィブリン塊が取り込まれ，検査値に影響を及ぼす場合がある．またフィブリノゲンと交差反応を示さず血漿でフィブリン分解産物を特異的に認識するモノクローナル抗体を使用する場合は正確に生体内の線溶状態を把握できるとされる．Dダイマーも同様に特異的なモノクローナル抗体を使用して検出するが，各メーカーが開発した抗体のエピトープや反応性には差があるため，解釈には注意を要することがある．測定に用いられる検体は，フィブリノゲンとの交差反応がないため，血漿でも測定が可能である．

　前述したように，それぞれの検査項目は生体内の線溶状態を評価することができるが，特に播種性血管内凝固症候群（DIC）においては，診断を行うにあたり重要な項目となっている．またDダイマーは血栓症の診断にも有効であり，深部静脈血栓症における診断に対する感度は90％半ばであり特異度は40％半ばである[1]．また高感度Dダイマー測定系における陰性適中率は94％程度とされ，除外診断に有用とされる[2]．検査前診断においてDVTの可能性が少なくDダイマーが低い患者は不要な検査を省略できる可能性がある[3]．なおDVTの陽性適中率，陰性適中率を判断するcut-off値の設定には本邦のメーカーであると4.0 μg/mLが考えられる[4]．

　FDPもDダイマーもDICの診断にとって不可欠な線溶マーカーである．厚生労働省をはじめとする各種DIC診断基準にはFDPの

上昇の程度によりポイントが高く設定されており，Dダイマーの上昇も診断を行う上で参考となる所見である．またFDPとDダイマーを同時算出し，その比を測定することで，線溶の活性化度合いを推定する指標があり，線溶優位型DICではFDP/Dダイマー比が上昇しやすい．

異常値を生じるメカニズム

生体内に過剰な血栓が生成されると，線溶亢進が生じることでFDPやDダイマーが増加する．前骨髄性白血病は著しいDICを生じることが知られているが，その線溶亢進のメカニズムは細胞膜上に存在するannexin II（プラスミノゲンや組織プラスミノゲンアクチベーターの受容体となる）の増加や後天的に生じた$α_2$-アンチプラスミン低下に関連する正常レベルのアンチトロンビンが関与するとされている[5]．

異常値を示す疾患・病態

▶FDP上昇
- DIC，線溶亢進時（白血病，悪性腫瘍，線溶薬投与時），血栓症（深部静脈血栓症，肺塞栓症など），動脈瘤，血栓性血小板減少性紫斑病，溶血性尿毒症症候群
- 胸水，腹水出現時

▶Dダイマー上昇
- DIC，血栓症（深部静脈血栓症，肺塞栓症），腎障害，出血時，心房細動，動脈瘤，血栓性血小板減少性紫斑病，溶血性尿毒症症候群
- 胸水，腹水出現時

検査のピットフォール

Dダイマーが高値でFDPが正常の場合はHAMA陽性，IgM高値が考えられるが，この場合希釈再検や抗フィブリノーゲン抗体による吸収試験を行う必要がある．

文献

1) Wells P, et al. The diagnosis and treatment of venous thromboembolism. Hematol Am Soc Hematol Educ Program. 2013; 2013: 457-63.
2) Wilbur J, et al. Diagnosis of deep venous thrombosis and pulmonary embolism. Am Fam Physician. 2012; 86: 913-9.
3) Wells PS, et al. Evaluation of D-dimer in the diagnosis of suspected deep-vein thrombosis. N Engl J Med. 2003; 349: 1227-35.
4) 松本剛史, 他. 5. DVT/PEの診断・治療マーカー（フィブリン関連マーカーを中心に）. 日血栓止血会誌. 2008; 19: 22-5.
5) Avvisati G, et al. Coagulopathy in APL: a step forward? Blood. 2012; 120: 4-6.

〈福島伯泰〉

22 血小板第4因子(PF4), β-トロンボグロブリン(β-TG)

基準範囲

- 血小板第4因子：20 ng/mL
- β-トロンボグロブリン：50 ng/mL
  尿中≦0.20 ng/mL

生理的変動

- PF4：妊娠で上昇

検査の概要・臨床的意義

血小板内には種々の顆粒が内在するが，血小板第4因子(PF4)，β-トロンボグロブリン(β-TG)はその中のα顆粒内に含まれ，血小板が活性化すると放出される．PF4はCXCケモカインに属する70アミノ酸残基の蛋白である．血小板以外に肥満細胞にも認められる．PF4はヘパリンおよびその類似物質と結合し，トロンビンを不活化する作用を遅延させる．そのほとんどは血管内皮表面上のヘパリン様物質と吸着により，速やかに血漿中から消失する．β-TGは血管内皮に結合しプロスタグランジンI_2の産生を抑制する働きがある．β-TGの半減期は100分ほどと短く，健常人では極めて低い血漿濃度を示し，尿中より排泄される．PF4やβ-TGは血小板放出能の亢進を反映する．血小板中には双方ともほぼ同量存在するが，PF4の半減期の方がβ-TGより短く，血漿濃度比は約1：3〜5である[1]．ともに酵素免疫測定法や放射免疫測定法などで測定される．

storage pool deficiencyや放出機能異常症ではPF4やβ-TGの放出が低下し，播種性血管内凝固症候群(DIC)や各種血栓形成準備状態の際には上昇する．PF4はある種の癌においては，生存や深部静脈血栓症の発症に関連するとの報告がある[2]．しかしながら採血操作などによる修飾が現れやすく，実際に検査することはほとんどない．またヘパリン起因性血小板減少症はヘパリンとPF4の複合体に対する抗体が生成され，PF4/ヘパリンと抗体の免疫複合体を形成する．免疫複合体のFc部分と血小板膜上のFc受容体が結合することで血小板の活性化と凝集が生じ，血小板減少症を起こす[3]．

異常値を生じるメカニズム

PF4の欠損をきたす疾患において，転写因子である*RUNX1*の変異がPF4の発現を低下させるとの報告がある[4]．一方PF4やβ-TGの上昇は，血栓形成や血小板の活性化が引き金となり，α顆粒からの放出が亢進することによって生じる．

異常値を示す疾患・病態

▶PF4，β-TG 低下
- 血小板放出顆粒異常症，gray platelet症候群
- 巨核球減少性血小板減少症

▶PF4，β-TG 上昇
- 心筋梗塞，脳梗塞，深部静脈血栓症，DIC，人工弁，血栓性血小板減少性紫斑病，骨髄増殖性疾患，悪性腫瘍
- Crohn病[5]，ヘパリン投与時(PF4のみ)
- 腎障害(β-TGのみ)

表4-8 PF4とβ-TG同時測定の臨床的意義

	PF4	β-TG
in vivo 活性化	正常〜軽度上昇	上昇
in vitro 活性化	上昇	上昇
ヘパリン投与	上昇	正常
腎不全	正常	上昇

⚠ 検査のピットフォール

- 血管内皮細胞の機能が正常である場合, PF4は速やかにヘパリン様物質と吸着することから, in vivo において血小板が活性化した場合 PF4 の正常〜軽度上昇し, β-TG は上昇する. 一方採血時や採血間内での in vitro での活性化を生じた場合は双方とも同程度に上昇する(表4-8).
- 駆血等の採血手技などによる偽高値を起こしやすいため, できる限り駆血をせず, 1回の採血で手技を終える. また採血後も検体の取扱が不適切であると, 偽高値を示すことがある.

📖 文 献

1) 内海英貴. 広範囲血液・尿科学検査 免疫学的検査 VI. 血液凝固・線溶系検査 β-トロンボグロブリン (β-TG). 日本臨牀. 2010; 68 Suppl 1; 805-8.
2) Poruk KE, et al. Serum platelet factor 4 is an independent predictor of survival and venous thromboembolism in patients with pancreatic adenocarcinoma. Cancer Epidemiol Biomarkers Prev. 2010; 19: 2605-10.
3) 松雄武文. Ⅲ 4. ヘパリン起因性血小板減少症 (Heparin-induced thrombocytopenia: HIT)の診断. 日血栓止血会誌. 2008; 19: 191-4.
4) Aneja K, et al. Mechanism of platelet factor 4(PF4) deficiency with RUNX1 haplodeficiency: RUNX1 is a transcriptional regulator of PF4. J Thromb Haemost. 2011; 9: 383-91.
5) Simi M, et al. Raised plasma concentrations of platelet factor 4(PF4)in Crohn's disease. Gut. 1987; 28: 336-8.

〈福島伯泰〉

23 凝固因子定量

基準範囲

- 第V因子：70〜135％
- 第VII因子：75〜140％
- 第VIII因子：60〜150％
- 第IX因子：70〜130％
- 第X因子：70〜130％
- 第XI因子：75〜145％
- 第XII因子：50〜150％
- 第XIII因子：70〜140％
- プレカリクレイン：102±23％
- 高分子キニノゲン：99±25％
- von Willbrand 因子：活性 60〜170％
  　　　　　　　　　抗原量 50〜155％

生理的変動

- 運動により第VIII，IX，X，XI，XII因子の活性が上昇する．
- 出生直後は低値：第V，VII，IX，XI，XII因子，プレカリクレイン，高分子キニノゲン．
- 妊娠により活性亢進：第VII，XI，XII因子
  妊娠中低下：XI因子，プレカリクレイン．
- 東洋人は低値：第XII因子．
- von Willbrand 因子抗原は O 型血液者では他血液型者に比しやや少ない．

検査の概要・臨床的意義

スクリーニング検査として行った PT，APTT が異常を示した場合，クロスミキシングテストで凝固因子の欠乏が疑われた際は，各凝固因子定量の測定を行う．活性値を求める場合と蛋白量(抗原量)を求める免疫学的測定法がある．前者では第V因子，第VII因子，第X因子は PT を，第VIII因子，第XII因子(Hageman 因子)，プレカリクレイン(PK；Fletcher 因子)，高分子キニノゲン(HMWK；Fitzgerald 因子)の凝固活性は APTT を用いて測定する．von Willbrand 因子(vWF)活性は血漿成分を含まない洗浄血小板浮遊液を作成したもので，健常人および被検者の血漿の存在下でリストセチン凝集を計測しリストセチンコファクター活性を評価する方法を用いる．いずれの凝固因子も当該凝固因子欠乏血漿を基質として，被検血漿中の凝固因子による補正効果で定量を行う．抗原量を測定する場合，異種特異抗原を用いた単純放射免疫法(SRID 法)，ロケット免疫電気泳動法(Laurell 法)あるいは，ELISA 法により行われる．患者血漿中の凝固因子抗原量は希釈した被検血漿と段階希釈した基準血漿を同時に測定して，基準血漿の吸光度に相当する凝固因子量から求める．基準血漿の凝固活性を100％として測定される．凝固因子欠乏は先天性凝固因子欠乏およびビタミン K 欠乏・肝疾患などによる後天性複合要因がある．主な先天性凝固因子欠乏の頻度・遺伝様式・凝固因子の半減期を表 4-9 に示す．最も頻度の高い先天性凝固因子欠乏症は第VIII因子欠乏症(血友病 A)である．一方後天的に凝固因子活性を低下させるインヒビターが出現することにより，凝固時間が延長し出血傾向を生じる．この場合クロスミキシング試験にて凝固時間が補正されない(p.344，図 4-4 参照)．

第XI，XII因子，PK，HMWK は内因系凝固相の接触系に属する．先天性欠乏患者では著明な APTT の延長にもかかわらず第XI因子を

表 4-9 主な先天性凝固因子欠乏症

欠乏凝固因子	頻度	遺伝様式	分子量(KDa)	濃度(μg/mL)	半減期
フィブリノゲン	1/1,000,000	常染色体劣性	330	30,000	3日
プロトロンビン	1/2,000,000	常染色体劣性	72	90	3日
第V因子	1/1,000,000	常染色体劣性	330	10	36時間
第VII因子	1/500,000	常染色体劣性	50	10	5時間
第VIII因子	1/10,000	X連鎖性劣性	320	0.5	12時間
第IX因子	1/50,000	X連鎖性劣性	56	0.1	24時間
第X因子	1/1,000,000	常染色体劣性	59	5	2日
第XI因子	1/1,000,000*	常染色体劣性	160	8	2日
第XIII因子	1/1,000,000	常染色体劣性	300	5	11日

*アシュケナージ系ユダヤ人には高頻度
(大森 司. 臨床血液. 2013; 54; 1888-96 を改変)[5]

除いて出血傾向はほとんど認めない．むしろ血栓症の関与が示されている[1,2]．

第XIII因子は PT，APTT ともに正常で，血小板数・機能にも異常がないにもかかわらず出血傾向を認める時に測定が考慮される．測定法として，前述した方法のほか A サブユニット抗原量の測定にラテックス凝集法，活性定量には合成基質法が用いられている．

異常値を生じるメカニズム

先天性凝固因子欠乏症の場合，おのおのの責任遺伝子の異常により凝固因子抗原量が低下し活性低下を生じる．後天性凝固因子欠乏症の場合，肝機能低下による凝固因子産生能の低下，ビタミン K 依存性凝固因子の場合はビタミン K 欠乏により活性が低下する．また播種性血管内凝固症候群（DIC）のような凝固因子消費亢進時にも低下を認める．後天性凝固因子インヒビターは免疫システムの異常により各血液凝固因子に対して自己抗体（インヒビター）が出現し凝固因子活性が低下する．特に第VIII因子に対するインヒビターの頻度が多いが，その背景には，加齢に伴う免疫制御機能の低下，遺伝的要因（CTLA-4 遺伝子のSNP の関与）が指摘されている[3]．インヒビターの出現者には膠原病，悪性疾患，糖尿病

などの基礎疾患を有することが多い[4]．

異常値を示す疾患・病態

▶凝固因子欠乏

主な先天性凝固因子欠乏症
表 4-9 を参照．

他の先天性凝固因子欠乏症
先天性第XII因子欠乏症，先天性プレカリクレイン欠乏症，先天性高分子キニノゲン欠乏症

von Willebrand 病
- 1 型：vWF の量的減少
- 2 型：vWF の質的異常
- 2A 型：高分子 vWF マルチマーの欠損
- 2B 型：血小板膜 GPIb に対する結合能の異常亢進
- 2M 型：高分子 vWF マルチマーの欠損はないが機能低下を認める
- 2N 型：第VIII因子結合能異常
- 3 型：vWF の完全欠損

後天性な凝固因子の欠乏・活性低下
糖尿病，DIC，重症肝疾患，ビタミン K 欠乏・ワルファリン投与（第II，VII，XI，X因子），各凝固因子インヒビター（第VIII因子が最も多い）

▶凝固因子増加

血栓症,妊娠後期,経口避妊薬服用時,バソプレシン投与時(第Ⅷ因子,vWF),運動時

⚠ 検査のピットフォール

稀に第ⅦとⅩ因子,第ⅦとⅨ因子,あるいはすべてのビタミンK依存性凝固因子の遺伝性欠損症がある.また類似した蛋白構造を有する第Ⅴ因子と第Ⅷ因子は細胞内輸送の問題のため両者の欠乏症を発症することがある[6].

文 献

1) Girolami A, et al. Comparative incidence of thrombosis in reported cases of deficiencies of factors of the contact phase of blood coagulation. J Thromb Thrombolysis. 2011; 31: 57-63.
2) Fukushima N, et al. A novel frameshift mutation in exon 4 causes deficiency of high molecular weight kininogen patient with splenic infarction Intern Med. 2014; 53: 253-7.
3) 野上恵嗣.後天性凝固因子インヒビターの基礎と病態.臨床血液.2013; 54; 1907-14.
4) 久保田寧,他.免疫抑制療法で抗体は消失するも重篤な日和見感染症を併発した高力価後天性第Ⅷ因子インヒビター陽性症例.臨床血液.2004; 45; 1023-7.
5) 大森 司.出血性疾患の診断アプローチ.臨床血液.2013; 54; 1888-96.
6) 長江千愛,他.出血性疾患 その他の先天性凝固因子欠損症の診断と治療.日血栓止血会誌.2010; 21: 297-300.

〈福島伯泰〉

24 プラスミノゲン，α_2プラスミンインヒビター(α_2PI)，プラスミン・α_2プラスミンインヒビター複合体(PIC)

基準範囲

- プラスミノゲン：75〜125％（発色性合成基質法），抗原量 9.8〜14.6 mg/dL
- α_2プラスミンインヒビター：85〜115％（発色性合成基質法）
- プラスミン・α_2PI 複合体：≦0.8 μg/mL

生理的変動

- プラスミノゲン：新生児は成人の50％で乳幼児期に正常となる．男性は 30〜40 歳代にわずかに増加した後下降する．女性は50歳代まで増加した後低下する．日内変動はない[1]．
- α_2プラスミンインヒビター：生理的変動は少ない．
- プラスミン・α_2PI 複合体：生理的変動は少ない（健常人ではほとんど検出されない）．

検査の概要・臨床的意義

血液凝固反応が活性化しフィブリンが析出するが，フィブリンを溶解する反応を線維素溶解（線溶）という．線溶の中心をなすのがプラスミノゲンアクチベータ・プラスミン反応系である．プラスミノゲンは通常血漿中に存在するが，活性化因子（アクチベータ）によってアミノ酸残基結合の一部が切断され，酵素活性のない中間体を経て広範なプロテアーゼ活性を有するプラスミンに転化される．フィブリンと結合したプラスミンはα_2プラスミノゲンインヒビター(α_2PI)の結合部位をフィブリンとの結合で占拠されており阻害を受けず，フィブリンを分解しフィブリン分解産物(FDP)が生成される．一方血漿中にはα_2PI が存在し，液相中のプラスミンを即時的かつ不可逆的に不活化し，プラスミン・α_2PI 複合体(PIC)を形成する．α_2PI の半減期は約2.5日でPICの半減期は約6時間である[2]．生じたPICは網内系組織で代謝され血中から消失する．プラスミノゲンは生物学的測定法（発色合成基質法），免疫学的測定法（単純放射免疫拡散法，ラテックス凝集免疫比濁法，ロケット免疫電気泳動法）などで測定される．α_2PI 活性は合成基質法，抗原量はELISAで測定される．PICはELISAもしくはラテックス凝集法で測定される．

プラスミノゲンは潜在的に存在する線溶活性および血栓症や出血傾向時の線溶状態を評価することができる．またα_2PI の低下とPICの増加は線溶活性の亢進（プラスミン生成亢進）が推察される．特に播種性血管内凝固症候群(DIC)においてα_2PI の著明な低下（＜50％）は線溶亢進型であることが示唆され，重症出血をきたしやすい．そして線溶亢進型DICではPICの上昇が著明であるが，線溶抑制型DICではトロンビン・アンチトロンビン複合体(TAT)の上昇に対して，PICの上昇は軽度にとどまることから，基礎疾患に起因するDICの病態を理解するのに重要な検査項目である．

異常値を生じるメカニズム

プラスミノゲンの減少は先天的なものと，後天的なものとに大別される．先天性プラス

ミノゲン欠乏症は量・質ともに低下する type Ⅰ と抗原は正常だが，質的異常のため活性が低下している type Ⅱ が認められる．本邦におけるプラスミノゲン遺伝子のヘテロ接合体変異は type Ⅰ は 0.42％ であるが，type Ⅱ は 3.83％ と報告され諸外国に比べ頻度が高い[1,3]．後天的に欠乏する原因として，プラスミノゲンは肝臓で産生されることから，肝硬変などの高度な肝機能低下により産生能が低下する．また DIC や血栓症によるプラスミノゲンの消費亢進が原因となる．一方妊娠末期，炎症，悪性腫瘍を発症した場合，プラスミノゲンは高値をとる．

$α_2$PI にもプラスミノゲンと同様先天性 $α_2$PI 欠乏症があり，type Ⅰ（欠乏型）と type Ⅱ（異常型）に分類される．ホモ接合体における $α_2$PI は極めて強い出血傾向を示す[4]．$α_2$PI 欠乏症では「後出血」とされる血栓形成後の溶解による特徴的な出血症状がみられる．後天性に欠乏する場合もプラスミンと同様消費の亢進もしくは産生（肝臓で産生）の低下・障害で生じる．

PIC はプラスミンの生成量を反映する．したがって線溶亢進状態時に増加を認める．

異常値を示す疾患・病態

▶プラスミノゲン低値
先天性

先天性プラスミノゲン欠乏症（type Ⅰ），先天性プラスミノゲン異常症（type Ⅱ）

後天性
- 産生低下：肝障害（肝硬変，劇症肝炎），新生児期
- 消費亢進：DIC，血栓症，ウロキナーゼ，組織プラスミンアクチベーター（t-PA）による血栓溶解療法後，手術時，出血時

▶プラスミノゲン高値
妊娠末期，外傷，慢性炎症，悪性腫瘍，ストレス，薬剤（経口避妊薬，蛋白同化ステロイドホルモン，糖尿病治療薬）

▶$α_2$PI 低値
先天性

先天性 $α_2$PI 欠乏症（type Ⅰ），先天性 $α_2$PI 異常症（type Ⅱ）

後天性
- 産生低下：肝障害（肝硬変，劇症肝炎），L-アスパラギナーゼ
- 消費亢進：DIC，血栓症，血栓溶解療法後

▶PIC 高値
DIC，血栓症，血栓溶解療法後，膠原病，大動脈瘤

検査のピットフォール

採血操作や抗凝固剤との混和不十分で検査値に影響を及ぼす．検体中に凝血塊がみられると，二次線溶が亢進し PIC が高くなり，生体内のプラスミン生成を正しく判断することができなくなる．

文　献
1) 森下英理子, 他. 広範囲血液・尿科学検査 免疫学的検査Ⅵ. 血液凝固・線溶系検査 プラスミノーゲン（Plg），プラスミン（Pln）. 日本臨牀. 2010; 68 Suppl 1; 761-3.
2) 坂田洋一. 広範囲血液・尿科学検査 免疫学的検査Ⅵ. 血液凝固・線溶系検査 プラスミン・α2プラスミンヒビター複合体（PIC）. 日本臨牀. 2010; 68 Suppl 1; 777-9.
3) Mehta R, et al. Plasminogen deficiency. Haemophilia. 2008; 14; 1261-8.
4) Carpenter SL, et al. Alpha2-antiplasmin and its deficiency: fibrinolysis out of balance. Haemophilia. 2008; 14; 1250-4.

〈福島伯泰〉

4. 血液学検査　C. 輸血関連検査

25 血液型

検査の概要・臨床的意義

血液型には多くの系があり，29系列239抗原が公認されているが，本稿では輸血検査において最も重要な血液型であるABO血液型とRh血液型について概説する．

安全な輸血医療のためには受血者の血液型に適合する輸血製剤を選択することが必要である．血液型とは赤血球膜上の抗原性の相違に基づく赤血球型を指すが，赤血球抗原とそれに対する抗体の反応性を血球凝集の有無によって判定することが血液型検査の基本である．赤血球抗原のうちABO血液型は糖鎖系，Rh血液型は蛋白系に分類され，いずれも遺伝性である[1]．血液型検査は既知の抗体または既知の血球抗原を用いて，それに対する検体の血球抗原，血清抗体との反応による血球凝集の有無をガラス板法，試験管法，カラム凝集法などの方法で判定する．

- ABO血液型では既知の抗血清を用いて赤血球上のA抗原，B抗原を同定する検査をオモテ試験という．A抗原とB抗原の有無によりA型，B型，AB型，O型の4型に大別され，日本人でのおよその頻度は順に4割，2割，1割，3割である．ABO血液型では自己の持たないA，B抗原に対する抗体を有するが（Landsteinerの法則），これらは妊娠や輸血という明確な感作を受けなくても自然に発生する自然抗体であること，主体がIgM抗体であることが特徴である．既知のA血球，B血球を用いて血清中の抗体を同定する検査をウラ試験と呼ぶ．
- Rh血液型には49の抗原が存在するが，輸血療法で重要なのはD, C, c, E, eの5種類の主要抗原である．Cとc，Eとeはそれぞれ対立遺伝子であるがDに対するd抗原は同定されていない．これらの3抗原はハプロタイプとして遺伝され各々においてホモとヘテロが存在する．

Rh血液型の主要抗原のうち最も免疫原性が強いのがD抗原であり，日常臨床ではその有無によりRh陽性，陰性と分類する．ABO血液型と同様に既知の抗D抗体試薬を用いて血球D抗原を同定するが，日本人では陽性99.5％，陰性0.5％である．Rh陰性者は輸血や妊娠を契機としたD抗原の感作により高頻度で高力値の抗D抗体を保持するようになり，次回の輸血，妊娠の際に問題となる．

異常値を生じるメカニズム

ABO血液型検査で例えばA型の場合，オモテ試験では赤血球膜上のA抗原，ウラ試験では血清中の抗B抗体が同定され，その両者の結果をもって血液型が確定されるが，稀にオモテ試験とウラ試験の結果が合致しないことがある．血液型検査の基本は抗原抗体反応であり，オモテウラ試験不一致となる原因は抗原（赤血球）側，抗体（血清）側の問題と検査手技や試薬の問題に分けられる（表4-10）[2]．

異常値を示す疾患・病態

オモテウラ不一致となる赤血球側の原因の代表はvariantである．A抗原，B抗原の抗原性が弱い場合をvariant（変異型，亜型）と称し，種々のvariantが知られている（表4-11）[3]．通常ABO血液型検査で用いる抗A抗体試薬，

表4-10 オモテウラ試験不一致となる原因

1) 抗原（赤血球）側の原因
   - 亜型（変異型）
   - 抗原量の一時的な減弱
   - 後天性B
   - 自己抗体の存在
   - 汎血球凝集
   - キメラ, モザイク
   - ABO不適合輸血直後
   - ABO不適合造血細胞移植後
2) 抗体（血清）側の問題
   - 不規則抗体
   - 連銭形成
   - 寒冷凝集素
   - 不活化不良による溶血反応
   - 母親由来抗A, 抗B抗体の存在（新生児）
   - 高分子血漿増量剤, 造影剤の影響
   - ABO不適合輸血直後
   - ABO不適合造血細胞移植後
   - 亜型（変異型）
3) 検査手技や試薬の問題
   - 血球濃度の調整不良
   - 抗血清の保管条件不良など
   - 血球試薬の保管不良など

(浅井隆善. 第7章輸血検査. In: 池田久實, 監修. 輸血学. 北海道大学図書刊行会; 2000. p.60-7 を改変)[2]

抗B抗体試薬に反応しないためオモテ試験は陰性と判断されオモテウラ不一致の原因となる.

血清側に原因があるのは抗A抗体, 抗B抗体以外の要素による血球凝集のメカニズムによることが多く, 不規則抗体の存在や寒冷凝集素症などがあげられる.

Rh血液型にもvariantが存在し, RhD抗原発現量の少ないWeak D, 極めて弱い抗原活性のDel, 抗原エピトープが欠損しているPartial Dによるものがある[4].

⚠ 検査のピットフォール

- 新生児では抗A抗体, 抗B抗体の産生が不十分であるためオモテウラ不一致となる.
- ABO不適合のドナーからの造血細胞移植症例では, 長期間オモテウラ不一致の状態が持続する.
- ABO不適合輸血は往々にして致死的な合併症を生じる. 血液型は異なるタイミングで採血された検体による2回以上の検査の一致をもって確定とする必要がある.
- RhD variantが受血者の場合はRhD陰性血

表4-11 日本人で認められる亜型

亜型	赤血球の反応					血清中抗体	唾液中型物質	型転移酵素
	抗A	抗B	抗A, B	抗A₁	抗H			
A_1	+	0	+	+	+	抗B	A, H	A
A_2	+	0	+	0	+	(抗A_1)+抗B	A, H	A/−
A_3	+mf	0	+mf	0	+	(抗A_1)+抗B	A, H	時にA
Ax	−/+w	0	+w	0	+	抗A_1+抗B	H	−
Am	0	0	0	0	+	抗B	A, H	A
Ael	0	0	0	0	+	抗A<抗B	H	−
B	0	+	+	+	+	抗A	B, H	B
B_3	0	+mf	+mf	0	+	(抗B)	B, H	時にB
Bx	0	−/+w	+w	0	+	抗A+抗B	H	−
Bm	0	0	0	0	+	抗A	B, H	B
Bel	0	0	0	0	+	抗A>抗B	H	−
A_2B_3	+	+mf	+	0	+	(抗A_1)+抗B	A, (B), H	

(谷 慶彦, 高橋聡順子. III-1-1. ABO血液型. 日本輸血・細胞治療学会認定医制度審議会カリキュラム委員会, 編. In: 新版 日本輸血・細胞治療学会認定医制度審議会カリキュラム. 東京: 杏林社; 2012. p.74-7 より)[3]

を輸血することが基本とされる点に注意が必要である．

文 献

1) 内川　誠．第Ⅲ章-A 赤血球型．In: 遠山　博，編著．輸血学　改訂第3版．東京: 中外医学社; 2004. p.160-3.
2) 浅井隆善．第7章輸血検査．In: 池田久實，監修．輸血学．北海道大学図書刊行会; 2000. p.60-7.
3) 谷　慶彦，高橋聡順子．Ⅲ-1-1. ABO血液型．日本輸血・細胞治療学会認定医制度審議会カリキュラム委員会，編．In: 新版　日本輸血・細胞治療学会認定医制度審議会カリキュラム．東京: 杏林舎; 2012. p.74-7.
4) 伊藤道博　第Ⅳ章　輸血検査と制度管理 A-2 Rh血液型 d Rh血液型検査．認定輸血検査技師制度協議会カリキュラム委員会，編．In: スタンダード輸血検査テキスト　第2版．東京: 医歯薬出版; 2007. p.68-74.

〈井関　徹〉

26 不規則抗体検査と交差適合試験

検査の概要・臨床的意義

医療機関で行う重要な輸血検査には血液型検査の他に不規則抗体検査と交差適合試験がある[1]．どちらも赤血球膜上の抗原と抗体との結合性により判定する原理は血液型検査と共通である．

- ABO血液型における抗A，抗B以外の赤血球抗原に対する抗体を不規則抗体と総称し，通常は輸血や妊娠などの感作の結果として生じる免疫抗体(Ig-G)であるが，一部には自然抗体も存在する．不規則抗体の一部は輸血に際して臨床的な問題の原因となり得るため，輸血前にその有無を知ることは必須である．不規則抗体スクリーニング検査は既知の抗原を有するO型赤血球試薬を複数本用いて，受血者の血清中の不規則抗体の有無を検査する[2]．
- 交差適合試験は受血者と実際に輸血される製剤を用いた最終的な適合検査である．受血者血清ないしは血漿と輸血製剤赤血球との反応をみる主試験，輸血製剤血漿と受血者赤血球との反応をみる副試験がある．ABO不適合輸血の場合はIg-M抗体である抗A抗体，抗B抗体が関与するため，特に凝集を促進する過程を含まない「生理食塩水法」による交差適合試験で凝集の判定が可能である．

異常値を生じるメカニズム

輸血や妊娠で発生する抗D，抗EなどのRh式，自然抗体である抗Le^a，抗Le^bなどのLewis式の両系が不規則抗体の90％を占める．極めて多種の不規則抗体が存在するが，本邦で比較的よくみられる臨床的に意義のある不規則抗体と輸血製剤の選択を示す(表4-12)[3]．

Ig-G抗体である不規則抗体が赤血球抗原に結合しても，それだけでは血球の凝集を生じない場合が多い．そのため不規則抗体検査でも交差適合試験でも，抗原抗体反応の有無の判定のためには抗体が結合した血球の凝集を促進することが必要となり，そのため「酵

表4-12 日本人で臨床的に問題となる主な不規則抗体血液型特異性と血液製剤の選択

抗体の特異性	臨床的意義	血液製剤の選択
Rh	あり	抗原陰性血
Duffy	あり	抗原陰性血
Kidd	あり	抗原陰性血
Diego	あり	抗原陰性血
S, s	あり	抗原陰性血
Kell	あり	抗原陰性血
A_1, P_1, N	まれ	抗グロブリン試験による交差適合試験適合血
M	まれ	抗グロブリン試験による交差適合試験適合血
M (37℃反応)	時に	抗原陰性血
Le^a, Le^{ab}	まれ	抗グロブリン試験による交差適合試験適合血

(田村 眞，他．日輸血会誌．2003; 49; 398-402を改変)[3]

素法」,「間接抗グロブリン法」などの検出感度を増強する過程を加えた検査が必要となる. 不規則抗体スクリーニング検査が陽性となれば不規則抗体の同定検査が必要となる[4].

受血者の ABO 血液型と Rh-D 抗原の有無が確定し,臨床上問題となる不規則抗体を有していない場合には受血者と血液製剤の血液型の適合性を確認することで,交差適合試験を省略して輸血することも可能である(コンピュータクロスマッチ).

異常値を示す疾患・病態

- 不規則抗体に起因する溶血反応は ABO 血液型不適合によるそれと比較して軽度であることが多く,また血管外溶血であることが多い.
- 不規則抗体により,輸血後 24 時間以内に生じる急性溶血性反応は緊急輸血で不規則抗体検査や交差適合試験が省略された場合,またはそれらの検査が不適切で不規則抗体の存在が見逃された場合に生じ得る.
- 輸血後 24 時間以降〜2 週間以内に生じる遅発性溶血性反応は輸血時には抗体が検出されなくても発症する. 輸血時にまったく未感作のケースもあるが,臨床的に問題となるケースの多くは,以前の輸血または妊娠による感作で産生された不規則抗体の抗体価が輸血前検査時には低下しているため検出不能となり,輸血された血球による新たな感作がブースターとなり抗体価が急上昇することで発症する.
- 母体の抗体が胎盤を通過し胎児の溶血を惹起する新生児溶血性疾患の原因としては ABO 不適合が最も頻度が高いが通常は軽症である. Rh 陰性母体の抗 D 抗体に起因する Rh 陽性胎児の新生児溶血性疾患は重症度が高いが, Rh 式血液型の理解と抗 D ヒト免疫グロブリンによる母体の抗 D 抗

体産生の抑制によりその発症頻度は低下している.

検査のピットフォール

- 不規則抗体の有無は予測が困難であり,また抗 A, 抗 B 抗体に比較し一般に反応が弱く検出が困難である. 遅発性溶血性副作用を確実に予防し得る方法はないが,特に複数回輸血を繰り返す場合は輸血直前の新鮮な検体を用いて感度の高い方法で検査することが必要である.
- 通常,不規則抗体スクリーニング検査に用いる市販の血球試薬は輸入品であり,必ずしも日本人の血液型抗原と一致しておらず,特に日本人で発生頻度が高い Diego 式血液型の Di^a(+)抗原が含まれていないことがある点に注意が必要である.
- 不規則抗体同定試験はスクリーニング検査よりさらに多くの既知血液型赤血球試薬からなるパネルを用いて検査するが,複数の抗体を保持している場合にはその同定が困難であり,吸収操作や解離試験などの手技が必要となる.

文献

1) 谷 慶彦, 高橋聡順子. III-1. 赤血球の抗原と抗体. In: 日本輸血・細胞治療学会認定医制度審議会カリキュラム委員会, 編. 新版 日本輸血・細胞治療学会認定医制度審議会カリキュラム. 東京: 杏林舎; 2012. p.65-99.
2) 内川 誠. 第III章-B-3 ABO/Rh 血液型検査, 抗体スクリーニング, 不規則抗体の同定, 交差試験. In: 遠山 博, 編著. 輸血学 改訂第3版. 東京: 中外医学社; 2004. p.415-27.
3) 田村 眞, 他. 赤血球型検査(赤血球系検査)ガイドライン. 日輸血会誌. 2003; 49; 398-402.
4) 比留間潔. 第IV章 輸血検査と制度管理 C 交差適合試験. In: 認定輸血検査技師制度協議会カリキュラム委員会, 編. スタンダード輸血検査テキスト 第2版. 東京: 医歯薬出版; 2007. p.102-105.

〈井関 徹〉

27 HLA 検査

検査の概要・臨床的意義

　HLA とはヒト白血球抗原 human leukocyte antigen の頭文字であり，当初はヒト白血球上の抗原と認識されていたが，現在ではより多くの細胞に分布することが知られている．ヒトの主要組織適合遺伝子複合体であり，広くまた強力に免疫に関与し，特に免疫的に自己と非自己を識別する際に中心的役割を果たす．HLA-A，B，C からなるクラス I と HLA-DR，DP，DQ からなるクラス II に分類され，いずれも極めて多型性に富み（日本組織適合性学会ホームページ参照：http://jshi.umin.ac.jp/what_hla/what_hla2.html），第 6 染色体短腕上にコードされている．クラス I はほとんどすべての細胞に発現しているが，クラス II はマクロファージ，樹状細胞，単球，B 細胞，活性化 T 細胞，血管内皮などに発現している[1]．

　古典的な HLA のタイピングである血清学的方法，細胞学的方法（混合リンパ球反応）はリンパ球を用いて検査する．遺伝子増幅を用いた DNA タイピングにはいくつかの方法があるが，いずれも古典的方法に比較して詳細なサブタイプの分類が可能である．また DNA タイピングではリンパ球以外の細胞を用いた検査も可能であり，実臨床でも頬粘膜の拭い液などを用いた検査が増えている．

異常値を生じるメカニズム，異常値を示す疾患・病態

　HLA 検査には特に異常値という概念は存在しない．通常 HLA タイピングを臨床的に利用するのは，個体識別，疾患感受性，移植医療，輸血医療の 4 項目である．

- **個体識別**：HLA は極めて多型性に富んでおり，日本人で非血縁者同士が同一の HLA を有する確率は 1/10 万以下といわれている．そのため法医学的に個人識別のツールとなり，特に haplotype の解析は親子鑑別に有用である[1]．

- **疾患感受性**：HLA と疾患感受性については多くの報告があり，人種によっても異なる[2]．強直性脊椎炎やナルコレプシーは古くから HLA との関連がよく知られているが，それらやインスリン自己免疫症候群のように疾患と HLA の間に極めて高い相関を認める疾患においては診断における有用性が高い（表 4-13）．

- **移植医療**：HLA は主要組織適合遺伝子複合体であり，腎，心，肺移植においてドナーとレシピエントの HLA 適合度は移植片の生着率に関与し，免疫抑制療法の進歩により生着不全のリスクが下がってきた現在でも長期予後と関係するとされる．造血細胞移植においては移植後に再構築されるドナー由来の免疫が宿主の各組織を非自己と認識して攻撃する移植片対宿主病という合併症が問題となり，他の臓器移植と比較して HLA の一致度が移植後の病態により深く関与している．

- **輸血医療**：繰り返された輸血の結果，血小板輸血不応症を生じることがあるが，その原因となるアロ抗原の感作のうち HLA クラス I 抗原に対する抗体産生が約 80％ を占める[3]．抗 HLA 抗体を生じる場合，複数

表 4-13 HLA と疾患感受性（日本人）

疾患	HLA	オッズ比
強直性脊椎炎	HLA-B27	>1,000
ナルコレプシー	HLA-DRB1＊15：01	>1,000
	HLA-DQB1＊06：02	>1,000
インスリン自己免疫症候群	HLA-DRB1＊04：06	>1,000
Behçet 病	HLA-B51	9.3
高安動脈炎	HLA-B52	3.2
	HLA-B＊39：02	8.5
亜急性甲状腺炎	HLA-B＊35：01	18
	HLA-B＊67：01	11.2
	HLA-B54	2.5
Buerger 病	HLA-DRB1＊15：01	2.7
	HLA-DRB1＊16：02	10.7
尋常性乾癬	HLA-Cw6	1.7
	HLA-Cw7	1.5
関節リウマチ	HLA-DRB1＊04：05	4.4
	HLA-DQB1＊04：01	4.4
	HLA-B54	4.8
糖尿病Ⅰ型	HLA-DRB1＊04：05	4
	HLA-DQB1＊04：01	4.3
	HLA-DRB1＊09：01	1.3
多発性硬化症（大脳，小脳型）	HLA-DRB1＊15：01	3.1
多発性硬化症（眼神経，脊髄型）	HLA-DPB1＊05：01	9
Graves 病	HLA-A2	2
	HLA-DPB1＊05：01	4.2
橋本病	HLA-A2	2.1
	HLA-DRw53	4.5
原発性胆汁性肝硬変	HLA-DR8(DRB1＊08：03)	2.2
	HLA-DR2(DRB1＊16：02)	5.9
全身性エリテマトーデス	HLA-B39	6.3
	HLA-DR2(DRB1＊15：01)	3
Crohn 病	HLA-DRB1＊04：05	2
	HLA-DQB1＊04：01	2
	HLA-B52	4.1
潰瘍性大腸炎	HLA-DR2	4.5
	HLA-DPB1＊09：01	4.8
混合結合組織病	HLA-DRB1＊04：01	5
川崎病	HLA-DPB1＊02：02	3.7

(佐治博夫. 第 2 章 HLA と病気. In: 佐治博夫. HLA の不思議. 東京: 悠飛社; 2009. p.65-99 を改変)[2]

の HLA クラスⅠ抗原に対する抗体を産生する場合が多く，ランダムな供血者からの血小板輸血には高い確率で不応となるため HLA 適合血小板の輸血を実施する必要がある．

以前は造血細胞移植後と同様の機序で，HLA の組み合わせにより（HLA one way match），輸血製剤中の供血者リンパ球が受血

者組織を非自己と認識して攻撃する輸血後移植片対宿主病が致死的な副作用の1つであったが，リンパ球不活化を目的とした血液製剤への放射線照射の完全導入後にはその発症は報告されていない．

⚠ 検査のピットフォール

- 血清学的方法，細胞学的方法によるHLAタイピングに際しては使用するリンパ球の生細胞率，純度を維持することが重要である．
- 血清型によるHLAタイピングでは同一と認識される抗原であっても，DNAタイピングの差異によって疾患感受性が異なることに注意が必要である．
- 初期の同種造血細胞移植においては血清型によるクラスⅠ抗原のA，B抗原とクラスⅡのD抗原，合わせて6座の一致を重視していたが，現在ではC抗原の組み合わせやDNAタイピングによる相違が移植成績，特に移植片対宿主病に強く関与していることが知られている．
- 臍帯血移植ではHLA不一致移植でも他の造血細胞移植より重症GVHDのリスクが低いことが知られているが，レシピエントの抗HLA抗体に対応するHLAを有する臍帯血では生着不全のリスクが高まる[4]．
- HLA適合血小板輸血でも受血者のHLAに完全に一致した供血者を複数見出すことは困難であり，受血者抗体の対応抗原陰性，かつHLAタイプが近い供血者から選択される．そのためHLA適合血小板輸血継続中の新たな抗HLA抗体の出現に注意が必要である．

📖 文 献

1) 前田平生，平田蘭子．第Ⅲ章-C HLA抗原と検査法，臨床応用．In: 遠山 博，編著．輸血学 改訂第3版．東京: 中外医学社; 2004. p.428-61.
2) 佐治博夫．第2章 HLAと病気．In: 佐治博夫．HLAの不思議．東京: 悠飛社; 2009. p.65-99.
3) 梶原道子．第Ⅶ章．その他の血液検査．In: 日本検査血液学会．スタンダード検査血液学 第2版．東京: 医歯薬出版; 2008. p.309-23.
4) 高梨美乃子．臍帯血移植と抗HLA抗体．血液内科．2011; 63; 298-304.

〈井関　徹〉

5

免疫学的検査・炎症マーカー

5. 免疫学的検査・炎症マーカー　A. 自己抗体・細胞免疫・血液型

1 抗核抗体（ANA）

基準範囲

- ＜40倍または＜80倍（間接蛍光抗体法）
- ＜20.0倍（cut off index）（ELISA）

生理的変動

女性や高齢者を中心に，健常人でも検出されることがある．

検査の概要・臨床的意義

真核細胞核内の抗原物質（DNA，RNA，核蛋白など）を患者血清と反応させ，それらに対する抗体群を検出する．測定法には間接蛍光抗体法 indirect immunofluorescence（IIF法）と ELISA法の2つがある[1-3]．IIF法は，ヒト喉頭癌上皮細胞由来の HEp-2細胞を基質として測定する．検出される抗核抗体 antinuclear antibodies（ANA）は FANA（fluorescent antinuclear antibody）と呼ばれ，対応抗原の分布パターンにより特徴的な蛍光像が観察され，ANA 同定の目安となっている．ELISA法は，各抗体の対応抗原を，カクテルとしてマイクロプレートウェルに固相化し ANA を測定する．自動化が可能で多検体の処理ができ，吸光度測定で評価するため主観が入らない利点がある一方，反応像が観察できない難点がある．

異常値を生じるメカニズム

陽性の場合，核酸や核蛋白質と反応する自己抗体が存在することを示す．基本的に下記5種類の染色パターンに分類される．

1) **Homogeneous型**：DNA-ヒストン複合体など，DNAおよびDNA結合性蛋白質に対する抗体の存在を示唆する．LE細胞（またはLE因子）を検査することで診断効率が高まる．
2) **Peripheral型**：核質も染色されるが，特に辺縁部が強く染まる．高力価の抗dsDNA抗体の存在を示唆する．
3) **Speckled型**：核小体以外の部分の核質が斑点状に染色される．抗ENA（Sm，RNP，SS-B，トポイソメラーゼⅠなど）抗体の多くがこのパターンを呈する．
4) **Nucleolar型**：RNAおよびRNA結合性蛋白質に対する抗体によって，核小体のみが染色される．
5) **Discrete speckled型**：抗セントロメア抗体による微細顆粒状の染色パターンである．

これらの他，細胞質に染色を認めた場合には，抗ミトコンドリア抗体，抗リボソームP抗体，抗Jo-1抗体など，細胞質成分に対する自己抗体の存在を示唆する．

異常値を示す疾患・病態

各種疾患における陽性率を表5-1に示す[4]．異常値がみられた場合は，症状，身体所見，他の検査所見などを総合的に判断して病態を診断する．

検査のピットフォール

IIF法によるFANA抗体価は疾患の活動性と必ずしも相関しない．ELISA法では，抗Jo-1抗体，抗Scl-70抗体の陽性率が比較的低く，一部の抗U1-RNP抗体，抗SSA/Ro抗

表 5-1 抗核抗体の陽性率

全身性自己免疫疾患

全身性エリテマトーデス	93%
強皮症	85%
多発性筋炎・皮膚筋炎	61%
混合性結合組織病	93%
Sjögren 症候群	48%
関節リウマチ	41%
リウマトイド血管炎	33%
薬剤誘発性ループス	100%
円盤状ループス	15%
若年性関節リウマチ	71%

臓器特異的自己免疫疾患

慢性甲状腺炎	46%
Graves 病	50%
自己免疫性肝炎	63〜91%
原発性胆汁性肝硬変	10〜40%
自己免疫性胆管炎	100%
特発性肺高血圧症	40%

(Peter HS. Measurement and clinical significance of antinuclear antibodies. In: UpToDate® より)[4]

体で陰性化することがある．

表 5-1 に示す疾患のほか，感染症（C 型肝炎，結核，ヒト免疫不全ウイルス感染症，伝染性単核球症，亜急性細菌性心内膜炎など）やリンパ増殖性疾患などの疾患でも陽性となることがある．また，健常人でも低力価（40〜160 倍程度）の抗核抗体を検出することは稀ではない[5]．

文 献

1) 熊谷俊子. 抗核抗体. In: 金井正光, 他編. 臨床検査法提要 第33版. 東京: 金原出版; 2013. p.825-30.
2) Solomon DH, et al. Evidence-based guidelines for the use of immunologic tests: antinuclear antibody testing. Arthritis Rheum. 2002; 47: 434-44.
3) Kavanaugh A, et al. Guidelines for clinical use of the antinuclear antibody test and tests for specific autoantibodies to nuclear antigens. American College of Pathologists. Arch Pathol Lab Med. 2000; 124: 71-81.
4) Peter HS. Measurement and clinical significance of antinuclear antibodies. In: UpToDate®. http://www.uptodate.com/contents/measurement-and-clinical-significance-of-antinuclear-antibodies
5) 窪田哲朗. 膠原病の臨床検査の進歩　診断・治療への正しい使い方　膠原病検査の進歩と診断・治療への応用　抗核抗体・抗 DNA 抗体. 日内会誌. 2003; 92: 1921-25.

〈山端潤也〉

2 リウマチ関連自己抗体(リウマトイド因子, MMP-3, 抗CCP抗体, 抗ガラクトース欠損IgG抗体)

リウマトイド因子 rheumatoid factor(RF), マトリックスメタロプロテアーゼ-3 matrix metalloproteinase-3(MMP-3), 抗シトルリン化ペプチド cyclic citrullinated peptide(CCP)抗体, 抗ガラクトース欠損 IgG 抗体は, いずれも関節リウマチ rheumatoid arthritis(RA)をはじめとした関節疾患の鑑別に有用な臨床検査項目である.

リウマトイド因子

基準範囲

- ≦15 U/mL

生理的変動

健常者でも高齢者を中心に高値を示す.

検査の概要・臨床的意義

変性した IgG の Fc 部分に対する, 主として IgM タイプの自己抗体である. 測定にはヒト IgG を結合させたラテックス粒子を用いた定性法(RA テスト), ゼラチン粒子を用いた半定量法(RAPA)が用いられてきたが, 定量性が高い変性ヒト IgG との免疫複合体を検出する免疫比濁法が現在の主流である. IgG クラスの RF(IgG-RF)は, RA に対して陽性率は低いものの特異性は高く, 疾患活動性を反映する. RF は治療により疾患活動性が低下すると徐々に抗体価は低下し, 長期的な治療効果の判定に使用できる.

異常値を生じるメカニズムおよび疾患・病態

表 5-2 に RA, 膠原病, 慢性炎症性疾患における各種検査の陽性頻度を示す[1]. 2010 年に改訂された米国リウマチ学会 American College of Rheumatology(ACR)/ヨーロッパリウマチ学会 European League Against Rheumatism(EULAR)の新分類基準でも血清学的検査として採用されている[2]. RA における感度は 70%程度である.

検査のピットフォール

RA の約 10〜20%は経過を通じて RF が陰性で, seronegative RA と呼ばれる.

表 5-2 各種 RF 検査, 抗 CCP 抗体の RA および他疾患, 健常者での陽性率

	RF 定量(%)	IgG-RF(%)	抗 CCP 抗体(%)
RA	69	24	76
RA 以外の膠原病[a]	23	11	7.6
慢性炎症性疾患[b]	24	1.4	2.1
健常者	3.5	2.0	3.0

[a] RA 以外の膠原病: SLE, 全身性強皮症, 多発性筋炎/皮膚筋炎, 混合性結合組織病, Sjögren 症候群
[b] 慢性炎症性疾患: ウイルス性肝炎, 悪性腫瘍など
(熊谷俊一. 日本臨牀. 2010; 68: 244-7 より)[1]

健常者，特に高齢者でもRFの陽性者が存在することに注意が必要である．また，RFは各種膠原病や慢性炎症性疾患で陽性例が多い．Sjögren症候群（50％以上）や全身性エリテマトーデス（SLE），全身性強皮症などの膠原病，ウイルス性慢性肝炎，肝硬変，肝癌，血管炎症候群，慢性腎臓病でも陽性となる．特にリウマチ性多発筋痛症では800 ng/mL以上の高値を示すことも多い．

MMP-3

基準範囲

- 男性：＜121.0 ng/mL
- 女性：＜59.7 ng/mL

検査の概要・臨床的意義

関節滑膜で産生される蛋白分解酵素である．測定には酵素免疫測定法が用いられてきたが，最近は汎用分析装置で短時間に測定できるラテックス凝集比濁法が主流となっている．両測定法の結果は高い相関を示す．臨床的に，CRPや赤沈と組み合わせて測定することで，疾患活動性上昇か感染症などとの鑑別，疾患活動性の評価が可能となる．CRPが正常化してもMMP-3高値が持続する場合は滑膜炎が残存している可能性を示唆する．

異常値を生じるメカニズムおよび疾患・病態

関節滑膜で産生される蛋白分解酵素であり，滑膜増殖を反映するマーカーとして，RAの病態を直接的に反映する．

検査のピットフォール

MMP-3高値単独例でのRA診断における有用性は低い．RFや抗CCP抗体とともに検査することにより，診断効率が上昇する．またRAに限らず滑膜炎をきたす膠原病や関節炎，腎疾患，リウマチ性多発筋痛症，血管炎症候群でも高値を示すことがある．

抗CCP抗体

基準範囲

- ≦5 U/mL（ELISA）

検査の概要・臨床的意義

シトルリン化されたペプチドに対する抗体 anti-cyclic citrullinated peptide antibody（ACPA）である．RA患者血清に高頻度に認識されるシトルリンを含んだペプチドをS-S結合で人工的に環状化した抗原を用いたキットが主に用いられている．

最近は抗CCP抗体陽性のRAと陰性のRAは異なる病型と考えられている．抗CCP抗体陽性例では関節破壊の進行が早いことが示されており，関節予後を予測するマーカーと考えられる．

異常値を生じるメカニズムおよび疾患・病態

抗CCP抗体のRAに対する感度は60〜80％，特異度は90〜95％と高く報告され[1]，ACR/EULARの新分類基準でも血清学的検査として採用されている[2]．RFと比べると，感度は同等であるが，特異度が高い．また関節炎出現前から陽性となり，診断確定前にRA発症を予測できると考えられている．抗CCP抗体はRAの活動性とは相関しないという報告が多いが，治療により寛解が維持できた症例では抗体価の低下が期待される．

検査のピットフォール

RA の 10％以上は RF，抗 CCP 抗体のいずれか一方のみが陽性である．両者を同時に測定することで診断精度を上げることが可能となる．

抗ガラクトース欠損 IgG 抗体

基準範囲

- ＜6.0 AU/mL

検査の概要・臨床的意義

ヒト Gal 欠損 IgG を結合したビーズを固相とし，電気化学的変化で発光するルテニウム（Ru）錯体を標識したレクチンを用いたサンドイッチ法による電気化学免疫測定法（ECLIA）を原理としている．

異常値を生じるメカニズムおよび疾患・病態

RA 血清患者の IgG は健常者と比べてガラクトース（Gal）が顕著に欠損している．この糖鎖異常が RA の発生や RF の産生に関与している可能性が報告されている．

従来の RF よりも活動性を鋭敏に反映し，高い陽性率を示す．早期 RA では RF 定量に比べて陽性率が高い．RA（90.9％），RA 以外の自己免疫疾患（14.0％），肝疾患（30.0％）などで陽性となる．

検査のピットフォール

RA 以外の自己免疫疾患や慢性炎症性疾患でも陽性となり，RA に対する特異性は高くない．陽性の場合には他疾患との鑑別が必要である．

文献

1) 熊谷俊一．関節リウマチ（第 2 版） 寛解を目指す治療の新時代 関節リウマチの検査・診断 免疫・血清学的検査 リウマトイド因子．日本臨牀．2010；68：244-7．
2) Aletaha D, et al. 2010 Rheumatoid arthritis classification criteria: an American College of Rheumatology/European League Against Rheumatism collaborative initiative. Arthritis Rheum. 2010; 62: 2569-81.

〈山端潤也〉

3 抗DNA抗体

基準範囲

- 抗DNA抗体：<80倍（PHA）
  ≦6 IU/mL（RIA）
- 抗二本鎖(ds)DNA抗体：
  <40.0 IU/mL（ELISA）
- 抗一本鎖(ss)DNA抗体：
  <40.0 AU/mL（ELISA）

生理的変動

抗ssDNA抗体は稀に，健常人においても陽性となることがある[1]．

検査の概要・臨床的意義

染色体の主成分であるデオキシリボ核酸（DNA）に対する自己抗体である．全身性エリテマトーデス（SLE），およびオーバーラップ症候群に高率に出現し，診断と疾患活動性のモニタリングのために使用される．

抗DNA抗体は多様であり，対応抗原の違いにより3種の抗体が存在する（表5-3）[2]．測定法としては4種類用いられている．抗dsDNA抗体の測定にはRIA，ELISA，およびcrithidia luciliaeのキネトプラストに存在するDNAを抗原としたクリチジア法がある．抗ssDNA抗体に対してはELISAと受身赤血球凝集反応（PHA）がある．

RIA法に主に用いられるのはFarr法である[3]．血清中の抗DNA抗体とプラスミドDNAより得たdsDNAの複合体を高塩濃度下で沈殿させて測定するため，検出されるのは比較的高親和性の抗体である．すべての免疫グロブリンクラスの抗DNA抗体を検出する．ELISA法は，固相化した抗原に反応する抗体はすべて捉えるため，低親和性から高親和性の抗体まで広汎に測定される．そのためcut off値は病原的に意義がある抗体に対する特異度を高められる値に設定されている．高親和性抗体の検出としてはRIA法が適しているが，放射性同位元素を用いなければならないことや免疫グロブリンクラスの測定ができない点などから，近年ではELISA法にてIgGクラスの抗dsDNA抗体を測定することが多い．

異常値を生じるメカニズムおよび疾患・病態

表5-4に抗dsDNA抗体が陽性となる疾患を示す[3]．抗dsDNA抗体はSLEに特異性が高く[4]，SLEの診断基準に取り上げられてい

表5-3 DNA抗体の種類と反応性，特徴

抗体の種類	抗原認識部位	DNAとの反応	特徴
抗dsDNA抗体	高次らせん構造	二本鎖DNA	SLEに特異的
抗ds/ssDNA抗体	糖・リン酸骨格構造	二本鎖と一本鎖DNA	SLEに特異的，活動期に出現 IgGクラスの抗体価が最も病勢を反映
抗ssDNA抗体	塩基または塩基配列	一本鎖DNA	SLEの活動期，寛解期に出現するが，SLE以外の膠原病や慢性疾患でも陽性となる

表5-4 抗dsDNA抗体の陽性率

全身性エリテマトーデス	45%
強皮症	3%
多発性筋炎・皮膚筋炎	0%
混合性結合組織病	10%
関節リウマチ	15%
Sjögren症候群	3%

(窪田哲朗. 日内会誌. 2003; 92: 1921-5 より)[3]

る．活動性の臨床指標(発熱, 紅斑, 関節炎など)に先だって抗体価の上昇がみられ, 活動期のSLEでは約80%で本抗体が陽性となる．また, 急性増悪やループス腎炎の先行指標としても意義がある．治療によりSLEの活動性が鎮静化すると抗DNA抗体価は速やかに減少することが多い．

抗ssDNA抗体はSLEにおいて有意に高値を示すが, 感度と特異度は抗dsDNA抗体よりも劣る．しかし維持量のステロイド投与を受けている患者の再燃や疾患活動性上昇時に, 抗dsDNA抗体の上昇を伴わずに抗ssDNA抗体のみが上昇する例がある．

SLE以外の疾患では, SLE様, 強皮症様および多発性筋炎様の症状が混在するMCTDで比較的陽性率が高いが, SLEとの関連が弱い疾患での陽性率は低い．

⚠ 検査のピットフォール

抗DNA抗体は感染症や原発性Sjögren症候群を代表とした, B細胞が活性化される病態でみられることがある．腎症増悪時に抗dsDNA抗体価の上昇をみない例で, 抗ssDNA抗体や補体測定(CH50やC3の低下)などが参考になる場合がある．

また, 抗DNA抗体陰性でもSLEは否定できない．SLEを疑って抗DNA抗体が陰性の場合は, 活動性が低いSLEか別の鑑別疾患を考える．臨床所見や抗Sm抗体など他の所見から総合的に判断する必要がある．

文献

1) Hahn BH. Antibodies to DNA. N Engl J Med. 1998; 338: 1359-68.
2) Isenberg DA, et al. Fifty years of anti-ds DNA antibodies: are we approaching journey's end? Rheumatology(Oxford). 2007; 46: 1052-6.
3) 窪田哲朗. 膠原病の臨床検査の進歩 診断・治療への正しい使い方 膠原病検査の進歩と診断・治療への応用 抗核抗体・抗DNA抗体. 日内会誌. 2003; 92: 1921-5.
4) Satoh T, et al. Clinical usefulness of anti-RNA polymerase Ⅲ antibody measurement by enzyme-linked immunosorbent assay. Rheumatology(Oxford). 2009; 48, 1570-4.

〈山端潤也〉

4 抗カルジオリピン抗体/抗 β_2-グリコプロテイン I 抗体，ループスアンチコアグラント

基準範囲

固相酵素抗体法 enzyme-linked immunosorbent assay（ELISA 法）
- 抗カルジオリピン抗体（IgG）：＜10 U/mL
- 抗カルジオリピン-β_2-グリコプロテイン I 複合体抗体（IgG）：＜3.5 U/mL

ループスアンチコアグラント
- 陰性：dRVVT（LA test Gradipore）＜1.1
  Staclot LA（確認試験）＜8.0 秒
- 陽性：dRVVT（LA test Gradipore）≧1.3
  Staclot LA≧8.0 秒

生理的変動

食事，時間などの影響は少ない．ELISA 法では抗凝固療法中においても測定できる．抗カルジオリピン抗体については，健常人でも数％に認められ，高齢ほどその頻度が上がるとされている．ただし健常人では陽性となっても低値を示すことが多く，一過性であることも多いとされている．ループスアンチコアグラントも健常人で認める場合がある．

検査の概要・臨床的意義

抗リン脂質抗体 antiphospholipid antibodies（aPL）とは，広義には種々のリン脂質そのものあるいはリン脂質と血漿蛋白の複合体に結合する自己抗体を指す．抗リン脂質抗体症候群 antiphospholipid syndrome（APS）に関連する主な aPL には，カルジオリピン抗体 anti-cardiolipin antibodies（aCL），抗 β_2-グリコプロテイン I 抗体 anti-β_2-glycoprotein I antibodies（aβ_2GP I），ループスアンチコアグラント lupus anticoagulant（LA）と，ホスファチジルセリン依存性抗プロトロンビン抗体 phosphatidylserine-dependent antiprothrombin antibodies（aPS/PT）などがある．

2006 年に APS の分類基準が改変（札幌クライテリア・シドニー改変）された[1]．臨床基準として動静脈血栓症か妊娠合併症が存在し，かつ検査基準として LA，中等度以上の IgG または IgM 型の aCL，中等度以上の IgG または IgM 型の aβ_2GP I のうち 1 項目以上が，12 週間以上の間隔で 2 回以上証明されるときに APS と分類できる．

aCL はリン脂質であるカルジオリピンを ELISA プレートに固相化して検出される．APS で検出されるいわゆる病的な aCL は，実際にはカルジオリピンに結合して構造変化をきたした β_2GP I に結合する抗体であるとされ，β_2GP I 依存性 aCL と呼ばれる．aCL の検査は，ブロッキングや検体の希釈に用いるウシ胎児血清に含まれる β_2GP I が実際の対応抗原である．現時点では IgG 型のみ保険収載されているが，IgM 型も分類基準に含まれている．IgA 型抗体の測定意義については，議論のあるところである[2]．

aβ_2GP I の測定は，陰性荷電リン脂質を使用せず，γ線照射などにより陰性荷電した ELISA プレートに精製ヒト β_2GP I を固相化し，構造変化を起こした β_2GP I に対する抗体を測定することで行われる．しかし，わが国では測定キットが発売されておらず，保険未収載である．これとは異なる方法として，

カルジオリピンを ELISA プレートに固相化し，精製ヒト β_2GP I を検査過程で添加して，カルジオリピン-β_2GP I 複合体を作成し，その複合体に結合する抗体を測定する方法があり，抗カルジオリピン-β_2GP I 複合体抗体検査と呼ばれ，保険収載されている．厳密にはこれらの2つの方法が同じ抗体を測定しているのかは明らかではないが，いずれも基本的には前述の β_2GP I 依存性 aCL と同じ抗体を検出するものと考えられている．いずれも血栓症と相関するとされている．

LA は，個々の凝固因子を阻害することなく，リン脂質依存性の凝固時間を延長させる免疫グロブリンであり，aβ_2GP I と aPS/PT が多くを占めると考えられている．前者がより血栓症のリスクと相関するとされている[3]．

LA の測定は国際血栓止血学会の標準化委員会が推奨する以下の4段階の方法に従って実施される[4]．

1) 高感度スクリーニング検査でリン脂質依存性凝固時間の延長を確認する．LA のスクリーニング検査法には，APTT，希釈 Russell 蛇毒試験 diluted Russell viper venom time(dRVVT)，カオリン凝固時間などがある．APTT と dRVVT の2つの方法は必ず行う必要がある．APTT については日本血栓止血学会標準化委員会が添加リン脂質濃度の低い PTT-LA を推薦している．これは保険適応があり，この検査で APTT の延長がなければ LA 陰性と判断し，確認検査は行わなくてもよいとされている．dRVVT については，LA test Gradipore がスクリーニングから確認試験までの一連を行える．

2) リン脂質依存性凝固時間の延長を認めたら，正常人血漿とのミキシング試験を行い，凝固時間延長が凝固因子欠乏ではなく阻害因子によることを確認する．多くの正常血漿の添加が凝固時間の是正に必要な場合はリン脂質依存性凝固反応を阻害する因子 LA の存在が疑われる．

3) 過剰のリン脂質添加によりスクリーニング検査での凝固時間延長が是正されることで，この阻害因子がリン脂質依存性であることを確認する．Staclot LA が有用である．反応系に正常血漿を加えることにより，凝固因子欠乏の際の影響を補正している．

4) ヘパリン投与中であることや第VIII因子などの個々の凝固因子に対するインヒビターの存在などの他の凝固異常を否定する．

これらの条件を満たすときに LA 陽性と診断する．

🏥 異常値を示す疾患・病態

aPL のうち，aCL，aβ_2GP I，LA は APS の診断基準に含まれる．APS は基礎疾患のない原発性と全身性エリテマトーデス systemic lupus erythematosus(SLE)などに伴う二次性に分類される．aPL は SLE で陽性率が高く(40〜80％)，SLE の分類基準にも含まれている．また aPL 陽性 SLE の42％が APS を合併する[5]．その他，特発性血小板減少性紫斑病 idiopathic thrombocytopenic purpura(ITP)(約30％)，自己免疫性溶血性貧血，Sjögren 症候群，Behçet 病などでも認めることがある．ITP の治療に伴い血小板数が回復した場合に血栓症を起こす危険性があり，注意が必要である．自己免疫疾患以外にも，悪性リンパ腫などの悪性腫瘍や感染症(梅毒，結核，AIDS，肝炎，肝硬変，伝染性単核球症，マラリアなど)，薬剤(クロルプロマジン，プロカインアミド，ヒドララジンなど)の使用で陽性をみることがある．感染症で陽性となる aCL は低力価あるいは一時的のことが多く，またカル

ジオリピンに直接結合するため，β_2GPⅠ非依存性 aCL である．一方，感染症や悪性腫瘍などで検出される LA は，血栓症のリスクファクターとなるとされている．また LA 陽性は，aCL や aβ_2GPⅠ陽性よりも，血栓症や妊娠合併症に対する強いリスクファクターであるとされている[3]．LA，aCL，aβ_2GPⅠのすべての陽性例は血栓症のリスクが高く，このような例が初回の血栓症イベントを起こすリスクは，年間 5.3％ とされている[3]．

⚠ 検査のピットフォール

aCL，aβ_2GPⅠについては，検査としての陽性の基準と APS の分類基準を満たす基準は異なることに注意が必要である．またサンプルの凍結・融解を繰り返すと，aCL，aβ_2GPⅠの抗体価が低下したり，残存血小板由来のリン脂質の混入が起こり LA が偽陰性となる可能性がある．前述のように，LA の検査の手順は非常に複雑である．また用いるキット，試薬におけるリン脂質の由来，濃度や活性化剤の種類などにより検出感度や特異性は変わってくる．しかしこのような問題に対し，測定法の標準化には至っていない．リン脂質の供給源となる血小板の混入を防ぐために，患者血漿および正常プール血漿は二重遠心処理を行う．フィルター処理については，それによる凝固因子低下も指摘されているが，LA 検査の感度が上昇するという報告もあり，検討すべきである．LA については，ヘパリン，ワルファリンなどの投与下では，不正確となる．

📖 文 献

1) Miyakis S, et al. International consensus statement on an update of classification criteria for definite antiphospholipid syndrome（APS）. J Thromb Haemost. 2006; 4: 295-306.
2) Meijide H, et al. The clinical relevance of IgA anticardiolipin and IgA anti−β_2 glycoproteinⅠ antiphospholipid antibodies. A systematic review. Autoimmunity Rev. 2013; 12: 421-5.
3) Giannakopoulos B, et al. The pathogenesis of the antiphospholipid syndrome. N Engl J Med. 2013; 368: 1033-44.
4) Brandt JT, et al. Criteria for the diagnosis of lupus anticoagulants: An update on behalf of the subcommittee on lupus anticoagulant/antiphospholipid antibody of the scientific and standardization committee of the ISTH. Thromb Haemost. 1995; 74: 1185-90.
5) 立石睦人. 抗リン脂質抗体症候群. 膠原病・リウマチ診療 第3版. 東京: メジカルビュー社; 2013. p.298-305.

〈久田幸正〉

5 抗RNP抗体, 抗Sm抗体

抗RNP抗体（抗U1-RNP抗体）

基準範囲（測定キットにより異なるが，代表例を示す）

- 二重免疫拡散法 double immunodiffusion（DID法）：陰性
- 固相酵素抗体法 enzyme-linked immunosorbent assay（ELISA法）：
  陰性＜15.0 index，陽性≧22.0 index
- 蛍光酵素免疫測定法（fluorescence enzyme immunoassay：FEIA法）：
  陰性＜5 U/mL，陽性＞10 U/mL

生理的変動

健常人において認めることはほとんどない．時間，食事などの影響はない．解凍凍結を繰り返すと抗体価が低下する可能性がある．

検査の概要・臨床的意義

snRNP（small nuclear ribonucleoprotein）は，核内に存在する低分子RNA small nuclear RNA（snRNA）と複合体を形成する核蛋白で，生体内でmRNA前駆体のスプライシングに関与している．またsnRNPは代表的な可溶性核抗原 extractable nuclear antigen（ENA）の1つである．snRNPの1つであるU1-RNPは，U1-snRNAとそれに結合する9個の蛋白（70 kDa, A, B/B', C, D, E, F, G）から構成される．抗U1-RNP抗体は，このうち70 kDa, A, Cを認識するとされている[1]．抗U1-RNP抗体は，抗ENA抗体の1つであり，受身赤血球凝集 passive hemagglutination（PHA）反応において，RNase感受性抗ENA抗体として検出される．また同抗体は，混合性結合組織病 mixed connective tissue disease（MCTD）の診断基準の必須項目である．厳密には，抗RNP抗体とはいずれかのsnRNPsを認識する抗体であり，抗U2-RNP抗体なども含むが，通常は抗U1-RNP抗体を指すことが多い．

異常値を示す疾患・病態

通常，MCTDが疑われる患者で，抗核抗体（speckled型）が陽性を示す場合に本検査を行う．抗U1-RNP抗体単独強陽性の場合はMCTDの可能性が高いが，本抗体の疾患特異性は低い．全身性エリテマトーデス systemic lupus erythematosus（SLE）患者の30〜40％で陽性となり，次いで，全身性強皮症，多発性筋炎／皮膚筋炎 polymyositis/dermatomyositis（PM/DM），Sjögren症候群などにおいても認められる[1]．抗Sm抗体陽性例では，ほぼ常に抗U1-RNP抗体陽性となり，両抗体陽性の場合はSLEの可能性が高い．本抗体陽性の全身性強皮症は限局性皮膚硬化型（抗Scl-70抗体陰性が多い）であることが多く，本抗体陽性のPM/DMでは，一般にステロイド反応性が良好である[2]．本抗体陽性例は，Raynaud現象や手指・手背腫脹などの症状が高頻度に認められる．腎障害の頻度は高くなく，発症した場合でもその程度は軽症であることが多いとされている．一方，頻度は高くはないが，肺高血圧症とも相関し，合併した場合は突然死の原因となることを含めて予後を規定する合併症であるため，早期発見，治療が重要である．中枢神経症状を有する抗U1-RNP抗体

陽性の SLE および MCTD において，髄液中に抗 U1-RNP 抗体が高濃度に認められ，中枢神経の病変での同抗体の産生および病態への関与を示唆したという報告がある[3]．また抗 RNP 抗体陽性症例には，非ステロイド系抗炎症薬（NSAIDs）などの薬剤による無菌性髄膜炎の合併を認めることが知られているが，近年 ST 合剤による発熱を主体とした副作用発現のリスクファクターであることが報告されている[4]．一般に抗 U1-RNP 抗体の抗体価は疾患活動性とは相関しないと考えられている[1]．

検査のピットフォール

検出キットに含まれる抗原に対して標準化はなされていない．リコンビナント 70 kDa，A および C 蛋白を抗原源とするものが一般的だが，そのうち，1 つのみを含むもの，複数を含むものがある．また抗 U1-RNP 抗体には，U1RNA と蛋白との結合によって生じる立体構造を認識するものもある[1]．このためキットの抗原と血清の組み合わせによっては偽陰性になりうる．

ELISA 法は感度が高いが偽陽性例があり，抗体価が低い場合には DID 法で確認する必要がある．逆に，ELISA 法で陰性であっても，speckled 型の抗核抗体を認め，臨床症状から抗 U1-RNP 抗体の存在を疑う場合は，DID 法や他の方法で確認する．両測定法では DID 法の結果を優先する．

抗 Sm 抗体

基準範囲（測定キットにより異なるが，代表例を示す）

- DID 法：陰性
- ELISA 法：
  陰性＜7.0 index，陽性≧30.0 index
- FEIA 法：陰性＜5 U/mL，陽性＞10 U/mL

生理的変動

健常人において認めることはほとんどない．時間，食事などの影響はない．解凍凍結を繰り返すと抗体価が低下する可能性がある．

検査の概要・臨床的意義

抗 Sm 抗体は，SLE の症例の血清から見出された自己抗体であり，その患者の名前 Smith から抗体名が由来している．抗 Sm 抗体は，抗 ENA 抗体の 1 つであり，PHA 反応において，RNase 抵抗性抗 ENA 抗体として検出される．抗 Sm 抗体は，snRNP のうち，U1，U2，U4/6，U5-snRNP に共通して存在する蛋白（B/B'，D1，D2，D3，E，F，G）に対する抗体である．そのうち B/B'，D1，D3 が認識されていることが多い．抗核抗体の染色型は speckled pattern を示す．SLE に対する疾患標識抗体と考えられており，米国リウマチ協会による改訂 SLE 分類基準の 1 項目に採用されている．抗 Sm 抗体の陽性頻度には人種差がある．抗 Sm 抗体は SLE において約 15〜30％に検出されるが，SLE 以外の膠原病で陽性となることは 5％以下と少ない[5]．従来は，抗 Sm 抗体陽性 SLE では，中枢神経系ループス，ループス腎炎（遅発性腎症），漿膜炎，高疾患活動性などとの関連性が報告されてきたが，その後否定的な報告もある[6]．臨床的に SLE が考えにくい症例で，本抗体が陽性である場合，経過中 SLE と診断される可能

性があるので，臨床経過を追う必要がある[5]．一般には疾患活動性の変化と抗体価は相関しないとされている[6]．しかし経過中に本抗体が陽転化した場合などでは活動性の亢進を考慮する必要がある．またSLEにおいて，抗Sm抗体と抗dsDNA抗体の動きは平行しないことがあり，注意を要する．

異常値を示す疾患・病態

SLEに対する疾患特異性が高い．SLEの病態を包含するオーバーラップ症候群で陽性になることがある．

検査のピットフォール

ELISA法では偽陽性例があり，DID法の結果を優先する．診断の基準はDID法である．

文 献

1) 髙崎芳成．抗U1 RNP抗体およびU2 RNP抗体．日本臨牀．2010；68：561-4．
2) 秋山雄次，他．抗RNP抗体(抗U1-RNP抗体)．In: 黒川 清，他編．臨床検査データブック2013-2014．東京：医学書院；2013．p.437．
3) Sato T, et al. Anti-U1 RNP antibodies in cerebrospinal fluid are associated with central neuropsychiatric manifestations in systemic lupus erythematosus and mixed connective tissue disease. Arthritis Rheum. 2012；62：3730-40．
4) Maezawa R, et al. Positivity for anti-RNP antibody is a risk factor for adverse effects caused by trimethoprim-sulfamethoxazole, a prophylactic agent for *P. jiroveci* pneumonia, in patients with connective tissue diseases. Mod Rheumatol. 2013；23：62-70．
5) 鏑木淳一．抗Sm抗体．日本臨牀．2010；68(Suppl 6)：530-2．
6) Benito-Garcia E, et al. Guidelines for immunologic laboratory testing in the rheumatic diseases: Anti-Sm and anti-RNP antibody tests. Arthritis Rheum. 2004；51：1030-44．

〈久田幸正〉

6 抗SS-A/Ro抗体，抗SS-B/La抗体，抗Scl-70(トポイソメラーゼⅠ)抗体

抗SS-A/Ro抗体

基準範囲(測定キットにより異なるが，代表例を示す)

- 二重免疫拡散法 double immunodiffusion (DID法)：陰性
- 固相酵素抗体法 enzyme-linked immunosorbent assay (ELISA法)：
  陰性<10 index，陽性≧30 index
- 蛍光酵素免疫測定法 fluorescence enzyme immunoassay (FEIA法)：
  陰性<7 U/mL，陽性>10 U/mL

生理的変動

時間，食事などの影響はない．妊娠，出産，産褥において抗体価が上昇することはないとされている[1]．

検査の概要・臨床的意義

抗SS-A/Ro抗体の対応抗原は，RNAポリメラーゼⅢ転写産物であるヒト細胞質の低分子RNA (hY1-hY5)と60 kDaおよび52 kDa蛋白との複合体である．SS-A/Ro抗原の存在部位は主に細胞質であるため，抗核抗体が陰性でも抗SS-A/Ro抗体は陽性となりうる．本抗体は乾燥症状と関連する症状特異的自己抗体とされている．また本抗体は乾燥症状以外に，環状紅斑，亜急性皮膚ループス(SCLE)，新生児ループス症候群などとの関連が報告されている．特に頻度は低いものの本抗体(特に52 kDaに対する抗体)陽性患者が妊娠した場合，16～24週齢の胎児に先天性完全房室ブロックが生じることがある(1～数%)．生涯ペースメーカー装着となりやすく，また死亡例もあるため，慎重な経過観察が必要である．52 kDaに対する抗SS-A/Ro抗体と48 kDaに対する抗SS-B/La抗体の両者が陽性の場合，先天性完全房室ブロック発症のodds比が35倍であったとされている[1]．抗SS-A/Ro抗体および抗SS-B/La抗体は，流産，早産，難産，帝王切開率，分娩時出血など母体の有病率に影響はしないとされている[1]．

異常値を示す疾患・病態

Sjögren症候群(SS)(50～70%)やSLE(約30%)で高頻度に認めるが，疾患特異性は低い．全身性強皮症 systemic sclerosis (SSc)，PM/DM，MCTD，関節リウマチ，原発性胆汁性肝硬変などでも検出されることがあるが，二次性SSの合併が多い．また無症候女性の約1%が本抗体を有しているとされている[2]．SLEやSSにおいては60 kDa蛋白に対する抗体と52 kDa蛋白に対する抗体をともに認めることが多いが，60 kDa抗体のみの陽性はSLE，52 kDa抗体のみの陽性はSSに対し特異性が高いとされている．

検査のピットフォール

臨床上SSの可能性を考えた時，抗核抗体が陰性の場合でも抗SS-A/Ro抗体を検査してみる必要がある．抗SS-A抗体のELISAキットで用いられている抗原については，nativeな60 kDa抗原を採用しているキットが

多いが，52 kDa 抗原は採用しているものとしていないものがある．測定法によって結果が異なる場合は，このことを考慮する必要がある[2]．最近の FEIA 法では，60 kDa 蛋白のみならず，52 kDa 蛋白も抗原として採用している．

抗 SS-B/La 抗体

基準範囲(測定キットにより異なるが，代表例を示す)

- DID 法：陰性
- ELISA 法：
  陰性<15 index，陽性≧25 index
- FEIA 法：陰性<7 U/mL，陽性>10 U/mL

生理的変動

時間，食事などの影響はない．妊娠，出産，産褥において抗体価が上昇することはないとされている[1]．

検査の概要・臨床的意義

抗 SS-B/La 抗体の対応抗原は，種々の核内の低分子 RNA と結合する分子量 48 kDa の核内蛋白であり，RNA ポリメラーゼⅢ転写終結因子である．また SS-B/La 抗原は，細胞質で hYRNA および SS-A/Ro 抗原と複合体を形成する．このため，抗 SS-B/La 抗体は抗 SS-A/Ro 抗体と同時に検出されやすく，抗 SS-B/La 抗体単独で検出されることは稀である．抗 SS-B/La 抗体陽性血清は抗核抗体が speckled pattern で陽性となる．

異常値を示す疾患・病態

SS の約 20〜30% で陽性となるが，抗 SS-B/La 抗体は疾患特異性が高く，陽性の場合 SS の可能性が高い．また乾燥症状と関連する症状特異的自己抗体とされている．さらに本抗体陽性例では，乾燥症状以外には再発性環状紅斑，紫斑などの皮疹，高γグロブリン血症が高率に出現する．また本抗体も新生児ループスや亜急性皮膚ループスとの関連性が報告されている．症状のない症例でも陽性となることがあるが，経過とともに乾燥症状が出現してくることがある．

検査のピットフォール

抗 SS-A/Ro 抗体とは異なり，抗核抗体が陰性の場合は原則として抗 SS-B/La 抗体は陰性である．

抗 Scl-70（トポイソメラーゼⅠ）抗体

基準範囲(測定キットにより異なるが，代表例を示す)

- DID 法：陰性
- ELISA 法：
  陰性<16 index，陽性≧24 index
- FEIA 法：陰性<7 U/mL，陽性>10 U/mL

生理的変動

健常人において認めることはほとんどない．時間，食事などの影響はない．

検査の概要・臨床的意義

トポイソメラーゼⅠは約 100 kDa の非ヒストン核内蛋白で，二本鎖 DNA のねじれを弛緩させる反応を触媒する酵素であり，DNA の複製，修復，転写に関わる．抗 ENA 抗体の1つである抗 Scl-70 抗体は，トポイソメラーゼⅠに対する自己抗体である．トポイソメラーゼⅠの実際の分子量は約 100 kDa であるが，精製過程で分解されやすく，当初は主要な分解産物である 70 kDa 蛋白が対応抗原と考えられ，抗 Scl-70 抗体と命名された[3]．

抗 Scl-70 抗体は SSc に特異的である．厚

生労働省調査研究班の診断基準や2012年に発表された欧州リウマチ学会議での早期SScの分類基準の1項目に採用されている．抗Scl-70抗体陽性例は皮膚硬化が四肢末梢から体幹および顔面の全身に及ぶびまん皮膚硬化型（diffuse型）が多く，指尖潰瘍や壊疽などの末梢血管障害，間質性肺疾患，消化器病変を高率に伴う．また腎クリーゼのリスクも高いとされている．一方，皮膚硬化が肘，膝を越えず，顔面，頸部に限局する限局皮膚硬化型（limited型）では，抗セントロメア抗体が高率に陽性となる．抗Scl-70抗体の陽性率については人種差が大きいとされている．日本人においては，126例のdiffuse型症例のうち44.4％が抗Scl-70抗体陽性であり，逆に84例の抗Scl-70抗体陽性症例のうち66.7％がdiffuse型であったと報告されている[4]．一方，229例のlimited型症例のうち12.2％が抗Scl-70抗体陽性であった．間質性肺疾患の合併が多いため，同抗体陽性は予後不良因子とされている．抗Scl-70抗体と抗セントロメア抗体の両者が同一患者で陽性となることは稀である．抗Scl-70抗体の抗体価を経時的に測定することは，疾患の重症度や活動性の評価において一般的には有益でないとされているが，ELISAで測定した抗体価と皮膚硬化の程度が相関したとの報告や，また同抗体の陰性化に伴い，症状が寛解したとする報告もある[5]．

異常値を示す疾患・病態

本抗体はSScに疾患特異的であり，他の膠原病で認めることは稀である．

検査のピットフォール

ELISAでは，偽陽性，偽陰性があり，測定結果が臨床症状と一致しない場合はDIDなど他の検出法で確認する必要がある．ELISAキットによって結果の乖離がみられることがあるが，使用する抗原の動物種，精製法の違いによるとされている[3]．

文献

1) 伊東宏晃．抗SS-A抗体，抗SS-B抗体陽性症例にはどう対応すべきか？ 分子リウマチ治療．2013; 6: 9-14.
2) 坪井洋人，他．抗SS-A抗体，抗SS-B抗体．内科．2013; 111: 1377-8.
3) 桑名正隆．抗トポイソメラーゼI抗体（抗Scl-70抗体）．日本臨牀．2010; 68: 545-7.
4) Hashimoto A, et al. Clinical features of 405 Japanese patients with systemic sclerosis. Mod Rheumatol. 2012; 22: 272-9.
5) Hamaguchi Y. Autoantibody profiles in systemic sclerosis: Predictive value for clinical evaluation and prognosis. J Dermatol. 2010; 37: 42-53.

〈久田幸正〉

7 血小板抗体

血小板抗体の検出法には患者血清中の血小板に結合可能な遊離の抗体(platelet bindable IgG, PBIgG)を検出する方法と生体内ですでに血小板に結合している抗体(platelet associated IgG, PAIgG)を検出する方法がある．

基準範囲

- PBIgG：陰性
- PAIgG：5.0〜25.0 ng/10^7血小板(MBC, SRL)

検査の概要・臨床的意義

抗血小板抗体には頻回の輸血や妊娠などによって産生される同種抗体と特発性血小板減少性紫斑病 idiopathic thrombocytopenic purpura(ITP)などの自己免疫疾患で認められる自己抗体に分けられる．同種抗体の対応抗原として血小板無力症における GP IIb/IIIa 複合体のように，その抗原が先天的に欠損している患者に生ずるイソ抗原-抗体系と HLA (human leukocyte antigen)-A, B などのアロ抗原-抗体系がある．自己抗体の対応抗原では，ITP における血小板膜糖蛋白である GP IIb/IIIa や GP Ib/IX などが知られ，ITP 患者のそれぞれ67.9％および17.6％に検出されている[1]．

自己抗体の検出は PBIgG あるいは PAIgG で行うが，臨床的に血小板減少症の原因に免疫学的な機序が関与しているか否かを明らかとするために施行する．ITP においては抗血小板抗体はすでに血小板に結合していて，血清中には親和性の弱い抗体しか存在していないことや，血清中に存在する抗血小板抗体の一部に血小板の崩壊後に生じた細胞内蛋白に対して二次的に産生された抗体も含まれていると報告され，PBIgG は正確に ITP の病態を反映しない可能性がある．実際，ITP におけるPBIgG の陽性率は50％以下である．

一方，PAIgG は血小板に結合している IgG を直接測定可能で，ITP においては血小板数と逆相関して変動し，ある程度 ITP の病勢を反映するといわれている．しかし，ITP の診断においては，PAIgG は感度は良好（90％以上の患者に検出）なものの，血小板に結合あるいは付着した非特異的な IgG も測定してしまうため，再生不良性貧血などの血小板減少時にも高値となり，その特異性は27％と低いことが問題点とされている．したがって，ITP の診断においては PAIgG 陽性を参考所見としつつ，血小板減少をきたしうる他の疾患の除外診断を十分に行うことが必要である．また，特定の血小板膜糖蛋白に対するモノクローナル抗体を用いた抗原特異的 EIA も開発され，ITP を含む免疫性血小板減少症に対する特異性は56.4〜92％まで改善されており[2]，まだ，測定キットとしての標準化までにはいたっていないが，ITP の診断において，今後期待される検査法と思われる．

また，同種抗体の検索は，血小板輸血を行っても期待された血小板増加が得られない場合や，血小板同種抗原の母児間不適合により生じる新生児同種免疫性血小板減少症を疑う際などに行う．同種抗体は自己の抗原には結合しないため，PBIgG で検査を行う．

異常値を生じるメカニズム

自己の血小板に対する抗血小板抗体が産生されるメカニズムは完全には解明されていない。二次性 ITP の 1 つであり，治療上も重要な意味を持つ *Helicobacter pylori* 感染症においては菌体抗原である CagA に対する抗体が血小板蛋白に対し，交差反応性を示すことが報告されている[3]。

いったん産生された自己抗体が自己の血小板と結合し，FC receptor を介して，脾臓の網内系のマクロファージに貪食され，分解される。その後，マクロファージ内において GPIIb/IIIa 由来のペプチドが，HLA クラス II 抗原上に提出され，これと CD4 陽性 T 細胞上のレセプター(TCR)とが結合し，T 細胞に情報伝達がなされ，さらに，この T 細胞が B 細胞を活性化し，抗 GP IIb/IIIa 抗体が産生される。すなわち，ITP において，網内系マクロファージは血小板の破壊と新たな抗血小板抗体産生において中心的な役割を演じている。さらに，ITP では，抗血小板抗体は骨髄の巨核球にも結合し，細胞障害性に働き，アポトーシスに導くなど，血小板産生抑制にも関与している可能性が示唆されている。また，ITP 患者では血小板造血因子であるトロンボポエチンも，相対的に低下していることも報告されている。

異常値を示す疾患・病態および検査のピットフォール

抗血小板抗体が陽性を示す病態を表 5-5 に示す。血小板減少を認める患者で，自己免疫を介する血小板減少を疑う例で検査を施行するが，免疫複合体病や高γグロブリン血症を伴う患者では，血小板への非特異的な IgG 結合が増加するため，PAIgG が高値を示す。よって，ITP と診断するためには，血小板減少をきたしうる白血病や再生不良性貧血などの他の血液疾患に加え，表 5-5 に示すごとく全身性エリテマトーデス(SLE)などの自己免疫疾患，リンパ増殖性疾患，HIV を含めた感染症，薬剤起因性血小板減少を十分に除外する必要がある。

表 5-5 抗血小板抗体が出現する疾患・病態

I．自己抗体が関与する疾患
1. 特発性血小板減少性紫斑病(ITP)
2. 二次性免疫性血小板減少症
   SLE，リンパ増殖性疾患など
3. HIV 起因性血小板減少症
4. 薬剤起因性血小板減少症(キニン-キニジン，ヘパリンなど)

II．同種抗体が関与する疾患
1. 血小板輸血不応状態
2. 新生児同種免疫性血小板減少症
3. 受動性同種免疫性血小板減少症
4. 移植後同種免疫性血小板減少症
5. 輸血後紫斑病

III．非特異的結合 IgG 増加によるもの
1. 免疫複合体病
2. 高γ-グロブリン血症(慢性肝疾患，骨髄腫など)

文献

1) McMillan R, et al. Prospective evaluation of the immunobead assay for the diagnosis of adult chronic immune thrombocytopenic purpura(ITP). J Thromb Haemost. 2003; 1: 485-91.
2) 渡邊直英, 他. 抗血小板抗体. 日本臨牀. 2010; 68 (増刊6): 691-3.
3) Cines DB, et al. Pathobiology of secondary immune thrombocytopenia. Semin Hematol. 2009; 46 (Suppl2): S2-S14.

〈大田　聡〉

5. 免疫学的検査・炎症マーカー／A. 自己抗体・細胞免疫・血液型

8 抗赤血球抗体（クームス試験）

基準範囲

- 直接クームス試験：陰性
- 間接クームス試験：陰性

生理的変動

高γグロブリン血症では，血漿中の免疫グロブリンが非特異的に赤血球表面に吸着され，クームス試験が陽性となる場合がある．

検査の概要・臨床的意義

クームス試験とは，1945年英国の免疫学者クームス Coombs が開発した抗赤血球抗体検出法である．抗グロブリン試験とも呼ばれ，生体内のすでに赤血球に結合している抗体や補体を検出する方法が直接クームス試験で，自己免疫性溶血性貧血 autoimmune hemolytic anemia（AIHA）や新生児溶血性貧血の診断に用いられる．一方，赤血球抗原と反応する血清中の遊離の抗体の有無を調べる検査が間接クームス試験で，血液型判定，不規則抗体の検出，交差適合試験などに応用されている．

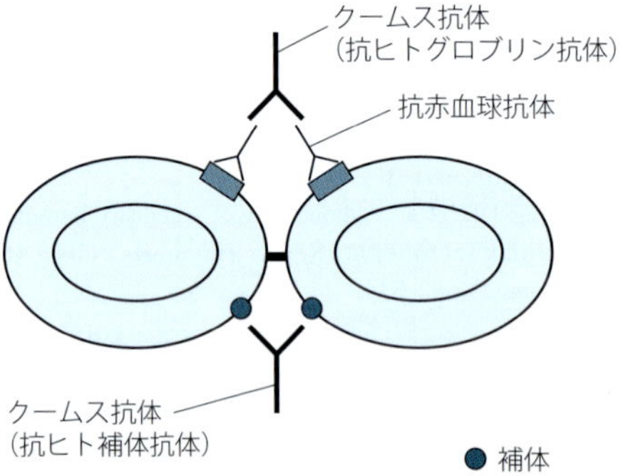

図 5-1　クームス試験

クームス試験の原理を図 5-1 に示す．赤血球膜は糖蛋白やシアル酸により陰性に荷電しており，その周囲に電気二重層（ゼータ電位）が生じるため，赤血球は互いに反発し，35 nm 以内に近づくことはできない．赤血球に対する抗体が IgG 抗体の場合は IgG 分子のサイズが 10 nm 未満であり，この距離を越えることができず，単独で赤血球を凝集させることができない（不完全抗体）．（抗赤血球抗体が IgM の場合は分子サイズが大きいため，単独で赤血球を凝集させることが可能である）．そこで，IgG 抗体の結合した赤血球に対し，ヒト免疫グロブリンに対する動物免疫抗体を反応させ，IgG 間を架橋することで生じる凝集の有無をみることで，抗赤血球抗体の検出が可能となる．クームス試験ではヒト IgG とヒト補体の両者に対する抗体を含んだ広範囲クームス血清を用いて検査を行い，陽性の場合は特異的クームス試験を行う．

異常値を生じるメカニズム

抗赤血球抗体には自己抗体と同種抗体に分類される．本稿では自己抗体を中心に述べる．自己抗体により引き起こされる疾患が AIHA であるが，自己抗体の産生には，遺伝的あるいは環境要因に加え，免疫応答系の異常といった多因子の過程が関与している．AIHA は抗体の作動域が 37℃の温式 AIHA と 4℃の冷式 AIHA に分類される．温式 AIHA における自己抗原のうち，赤血球上の Rh 抗原が重要とされ，Rh ペプチド断片に反応して活性化されるヘルパー T 細胞の存在が確認

されている[1]．そのほかにバンド3，グリコホリンAが自己抗原として同定されている[2]．冷式AIHAには寒冷凝集素性溶血性貧血 cold agglutinin disease（CAD）と発作性寒冷ヘモグロビン尿症 paroxysmal cold hemoglobinuria（PCH）が含まれる．CADの自己抗体はIgMクラスに属し，補体結合能を持ち，多くはABO血液型抗原の合成前駆体であるIi抗原を標的とする．しばしばマイコプラズマ肺炎や，EB，サイトメガロなどのウイルス感染に続発して発症し，Ii抗原はウイルスやマイコプラズマ抗原に対するレセプターとなっていることから，CADの発症には，これら外来性抗原の侵入に伴う免疫応答が深く関与すると考えられている．PCHにおいてもウイルス感染に続発するものがほとんどで，対応抗原はP式血液型のP抗原で，これが一部の病原微生物やその産生毒素のレセプターとなっており，Ii抗原と共通する生物学的特徴を有する．

異常値を示す疾患・病態

貧血に加え網状赤血球増加，血清LDH上昇（LDHアイソザイムでは1型と2型優位），間接ビリルビン上昇，血清ハプトグロビン低下，脾腫など溶血性貧血を示唆する症状を認める例で本検査を施行し，陽性であれば溶血の原因が自己抗体によるものであることが確認される．免疫性溶血性貧血の分類を表5-6に示す．

温式AIHAがAIHAの90％，溶血性貧血全体の47％を占める．温式AIHAには特発性と続発性があり，続発性にはSLEなどの自己免疫疾患，リンパ増殖性疾患，骨髄増殖性疾患，ウイルス感染に伴うものがある．直接クームス試験ではIgGと補体の両者陽性が70％，IgGのみが20％，補体のみが10％程度陽性を示し，間接クームス試験は約50％で陽性を示す．IgG抗体を結合した赤血球が主

表5-6 免疫性溶血性貧血の分類

I．自己免疫性溶血性貧血（AIHA）
　1．温式抗体によるAIHA
　　a．一次性（特発性）
　　b．二次性（リンパ腫，SLE，癌などと併存するAIHA）
　2．冷式抗体によるAIHA
　　a．寒冷凝集素症候群
　　　1）一次性（特発性）
　　　2）二次性（リンパ腫，肺炎，伝染性単核症などと併存するAIHA）
　　b．発作性寒冷色素尿症
　　　1）一次性（特発性）
　　　2）二次性（梅毒，ウイルス感染症などと併存するAIHA）
II．薬物起因性溶血性貧血
III．同種免疫性溶血性貧血
　1．新生児溶血性貧血
　2．溶血性輸血副作用

（AABB Technical Manual より）

に脾臓の貪食細胞のIgGFcレセプターを介して貪食を受けて崩壊する（血管外溶血）．

CADはAIHAの4％と稀な疾患で，続発性の場合は基礎疾患の発症から2～3週間後に発症し，通常は1ヵ月程度で治癒する．特発性では，慢性に経過し，貧血は冬季に増悪し，血球凝集のため，四肢末端のチアノーゼやレイノー現象を認める．末端部で赤血球に結合していたIgM抗体は体幹部での体温の上昇とともに赤血球から離れ，補体のみが赤血球表面に残存するため，直接クームスでは補体のみが陽性を示す．また，本疾患は寒冷凝集素価が512倍以上と高値を示す．

PCHはAIHAの1％とさらに稀な疾患である．自己抗体はIgGに属し，低温で自己赤血球に結合するが，体温付近では解離し，この際に補体を活性化し血管内溶血を引き起こす．クームス試験は発作直後に一過性の陽性を示す．本症ではDonath-Landsteiner抗体（二相性抗体）が陽性を示す．臨床的には冬季などの寒冷暴露によって，初めて赤血球が感

作され，赤褐色尿（ヘモグロビン尿）で発症する．

⚠️ 検査のピットフォール

溶血性貧血を認め，発作性夜間血色素尿症や，先天性赤血球膜異常症，酵素異常症，赤血球破砕症候群など，他の溶血の原因が除外され，AIHA の存在が疑われるにもかかわらず，クームス試験が陰性を示し，ステロイド治療への反応性から最終的に AIHA と診断される例が AIHA の 10% 程度に存在する[3]．このようなクームス陰性 AIHA の原因の1つに，クームス試験が陽性となる赤血球結合 IgG 量よりも少ない IgG 量で溶血が起こる場合があることがあげられる．亀崎らは赤血球表面の結合 IgG 量の精密定量を行い，クームス試験が陽性となるには赤血球1個あたり 250 個以上の IgG が必要となるが，クームス陰性 AIHA では 79 個の結合で溶血が生じたと報告している．また，クームス陰性 AIHA においては IgG サブクラスのうち補体の活性化能や脾臓での貪食細胞の Fc 受容体との親和性が高い IgG3 が優位に赤血球に結合している可能性が考えられている．

📖 文 献

1) Barker RN, et al. Identification of T-cell epitopes on the Rhesus polypeptides in autoimmune hemolytic anemia. Blood. 1997; 90: 2701-15.
2) Leddy JP, et al. Erythrocyte membrane proteins reactive with human (warm-reacting) anti-red cell autoantibodies. J Clin Invest. 1993; 91: 2701-15.
3) 亀崎豊実, 他. クームス陰性が陰性の AIHA. Modern Physician. 2011; 31: 651-2.

〈大田　聡〉

9 抗好中球細胞質抗体（ANCA）

基準範囲

抗好中球細胞質抗体 anti-neutrophilcytoplasmic antibody（ANCA）の測定法には大きく間接蛍光抗体法 imdirect immunofluorescene（IIF）と酵素免疫測定法 enzyme immunoassay（EIA）が用いられている．

▶IIF
- cytoplasmic pattern ANCA（C-ANCA）：陰性
- perinuclear pattern ANCA（P-ANCA）：陰性

▶EIA

従来から EIA のうち enzyme-linked immunosorbent assay（ELISA）法が用いられてきたが，近年蛍光および化学発光を利用した蛍光酵素免疫測定法 fluorescence enzyme immunoassay（FEIA），化学発光酵素免疫測定法 chemiluminescent enzyme immunoassay（CLEIA）も開発された．現在わが国では 2012 年 4 月現在 6 種類の ANCA 測定試薬が既承認となっているが，国際単位や標準血清が統一されていないため，試薬により基準値が異なる[1]．

- **ELISA 法**
  MPO-ANCA：＜20 EU（ネフロスカラー・MPO-ANCII）
  ≦20units（クアンタライト MPO）
  ≦20RU/mL（Premmune 抗 MPO 抗体 ELISA「コスミック」）
  ≦9 U/mL（MESACUP-2 テスト MPO-ANCA）
  PR3-ANCA：＜10 EU（ネフロスカラー・PR3-ANC）
  ≦20units（クアンタライト PR3）
  ≦20RU/mL（Premmune 抗 PR3 抗体 ELISA「コスミック」）
  ≦9 U/mL（MESACUP-2 テスト PR3-ANCA）

- **CLEIA 法**
  MPO-ANCA：≦3.5 IU/mL（ステイシア MEBLux テスト MPO-ANCA）
  PR3-ANCA：≦3.5 IU/mL（ステイシア MEBLux テスト PR3-ANCA）

- **FEIA 法**
  MPO-ANCA：＜3.5 IU/mL（エリア MPOs-ANCA）
  PR3-ANCA：＜3.5 IU/mL（エリア PR3s-ANCA）

生理的変動

70〜90 歳の高齢者においては非病的自己抗体として検出される頻度は 1％以下と極めて少ない[2]．また，ステロイドや免疫抑制薬投与中では陽性率が低下する．

検査の概要・臨床的意義

ANCA は 1982 年にオーストラリアの Daivies らが巣状壊死性糸球体腎炎（FNGN）と多発関節痛を有する症例で IIF を用いて見出したヒト好中球細胞質に特異的な IgG 型自己抗体である．ANCA は蛍光染色パターンにより，細胞質がびまん性に染色される細胞質型 cytoplasmic（C）-ANCA と核周辺に染色される核周辺型 perinuclear（P）-ANCA に分けられる．その後 1985 年 Woude により C-ANCA が多発血管炎性肉芽腫症 granuromatosis with polyangitis（GPA；Wegener 肉芽腫

症，WG）に高率に認められ，1988年アメリカのJannetteらはP-ANCAが顕微鏡的多発動脈炎microscopic polyangitis（MPA）に高率に陽性となることを見出した．また，1990年代にはANCAの対応抗原に関する分析が進み，C-ANCAは主として好中球細胞質のアズール顆粒中に存在するPR-3（proteinase3）を，P-ANCAはミエロペルオキシダーゼを対応抗原とすることがわかり，それぞれPR3-ANCA，MPO-ANCAと呼称されるようになった．MPO-ANCAは好酸球性多発血管炎性肉芽腫症eosinophilic granulomatosis polyangitis（EGPA；Churg-Strauss症候群，CSS）や，MPAの腎限局型と考えられる特発性壊死性半月体形成性腎炎でも認められる．これら，ANCAが陽性を示す原発性血管炎をANCA関連血管炎と総称し，病理学的には細動脈から毛細血管，細静脈を中心に壊死性血管炎像を認める．血管炎患者の予後改善のためには，少しでも早期に診断し，治療を開始することが重要である．厚生労働省のANCA関連血管炎の診断基準の1つにANCA陽性が組み込まれており，また，全身に多彩な症状を生じる本疾患の早期診断においても有用なマーカーと考えられる．また，ANCAの抗体価が疾患の活動性とある程度相関することが示されており，治療効果の評価にも有用である．ただ，吉田はANCA抗体価と疾患活動性が相関しない場合が20〜40％程度に認めると報告し[2]，鈴木はANCAの認識する抗原のエピトープの違いにより，病原性に差が生じる可能性を報告している[3]．

異常値を生じるメカニズム

生体内においてANCAが産生される機序は十分に解明されていない．近年Kainら[4]は好中球のアズール顆粒中に存在する糖蛋白lysosomal-associated membrane protein-2（LAMP-2）に対する自己抗体である抗LAMP-2抗体がほぼすべてのpuci-immune型FNGNの患者血清に存在し，新規なANCAサブタイプであることを報告した．また，LAMP-2と細菌の鞭毛中の抗原FimHのアミノ酸残基の一部に高度の相同性を認めており，FNGN発症前に高頻度に鞭毛を有する細菌の先行感染を認めることから，FimHによって惹起されるLAMP-2に対する自己寛容の破綻がLAMP-2-ANCAの産生に関与する可能性が示されている．また，抗甲状腺薬などの一部の薬剤あるいはシリカを含む粉塵曝露などの環境要因もANCA産生の誘因となる．ANCAが血管炎を引き起こす機序に関しては以下のように考えられている．MPO-ANCA関連血管炎では，腎炎に先行する感冒様所見を約60％に，GPAにおいても黄色ブドウ球菌の先行感染を約50％に認め，また，鼻腔保菌者に再燃が多いと報告されている．ANCAの対応抗原は通常は細胞質内に存在しており，血清中のANCAが直接反応することはないが，感染などで惹起されたTNF-αなどの炎症性サイトカインの刺激により細胞表面に表出されることでANCAと結合し，好中球が活性化される．活性化した好中球は血管内皮への遊走，種々の蛋白分解酵素や活性酸素の放出を介し，血管局所の組織障害を引き起こすと考えられている．さらに近年，補体の代替経路alternative pathwayの活性化の関与[5]に加えて，好中球から放出されるクロマチン線維であり，侵入微生物を補足する好中球細胞外補足neutrophil extracellular traps（NETs）がANCAにより刺激を受けた好中球から産生され，血管炎の増悪に関与する可能性が示されている[6]．

異常値を示す疾患・病態

MPA，GPA，EGPAが異常高値となる代表

的疾患である．MPA では MPO-ANCA が 90％，PR-3ANCA が 3％で陽性，GPA では PR-3 ANCA 陽性率は 60％程度，EGPA での MPO-ANCA 陽性率は約 50％と報告されている．特に発熱，体重減少に加え，咳，血痰などの呼吸器症状，蛋白尿，血尿，腎機能障害などの腎症状，関節痛，紫斑，末梢神経症状などの細動脈〜毛細血管レベルの血管炎を疑う症状を認める例で測定する．わが国では MPO-ANCA 関連血管炎と PR3-ANCA 関連血管炎の比率はおよそ 9：1 である．その他に，薬剤誘発性血管炎や潰瘍性大腸炎，自己免疫性肝炎や肺感染症，気管支拡張症において好中球細胞質の一次あるいは二次顆粒内のエラスターゼ，カテプシン G，ラクトフェリン，BPI（bactericidal permeability increasing protein），HMG（high mobility group box）1/2 などの MPO や PR-3 以外の抗原を標的として ANCA が産生されることが報告されている．これらは，多くは IIF で P-ANCA pattern を呈し，EIA では検出されず，double negative ANCA（PR-3 ANCA および MPO ANCA ともに陰性）とも呼ばれる．double negative ANCA の病態への関与や病因的意義については，まだ十分解明されていない部分も多い．

⚠ 検査のピットフォール

- IIF と EIA の結果が一致する場合が多いが，前述のごとく IIF と EIA の結果が乖離する例も稀に存在する．わが国では一般に EIA を中心に測定されているが，EIA 陰性でも，何らかの血管炎が疑われる例では，IIF でも評価することが望ましい．
- 血管炎症候群以外にも膠原病や炎症性腸疾患などの自己免疫疾患，結核，感染性心内膜炎，HIV，C 型肝炎，パルボウイルス感染などの感染症や悪性疾患などでも非特異的に ANCA が陽性となる場合がある．したがって，ANCA 陽性となった例では厚生労働省の血管炎症候群診断基準などを参考に，全体の病態を評価しつつ，可能な限り生検で病理組織学的な評価も行い，診断することが望ましい．ANCA 陽性のみで安易にステロイドや免疫抑制療法を施行することは慎むべきである．
- 患者間で比較した場合，発症時の ANCA の抗体価が血管炎の重症度を必ずしも繁栄しない場合がある．例えば，ANCA の値が 200 EU の患者よりも 50 EU の患者の方がより重症の場合もありうる．よって，血管炎の重症度評価には腎機能，CRP，肺病変の有無などをもとに総合的に行い，治療方針を決定する必要がある[7]．しかし，個々の患者内での ANCA の抗体価の変動は，活動性や治療効果の指標となる場合が多い．

📖 文 献

1) 猪原登志子．ANCA 検査の現状と問題点．日本臨牀．2013；71. Suppl 1：269-77.
2) 吉田雅治．ANCA 関連血管炎の病態の基礎．日胸．2008；67：181-8.
3) Suzuki K, et al. Analysis of risk epitopes of anti-neutrophil antibody MPO-ANCA in vasculitis in Japanese population. Microbial Immunol. 2007；51：1215-20.
4) Kain R, et al. A novel class of autoantigens of anti-neutrophil cytoplasmic antibodies in necrotizing and crescentic glomerulonephritis: the lysosomal membrane glycoprotein h-lamp-2 in neutrophil granulocytes and a related membrane protein in glomerular endothelial cells. J Exp Med. 1995；181：585-97.
5) Cees GM, et al. Complement is crucial in thepathogenesis of ANCA-associated vasculitis. Kidney Int. 2012；83：16-8.
6) Kessenbrock K, et al. Netting neutrophil in autoimmune small vessel vasculitis. Nat Med. 2009；15：623-5.
7) 松尾清一，他．急速進行性腎炎症候群の診療指針 第 2 版．日腎会誌．2011；53：509-55.

〈大田　聡〉

10 抗ミトコンドリア抗体(AMA)

基準範囲

- 蛍光抗体法：陰性（＜20倍）
- ELISA法，CLEIA法：＜7.0（Index値）
- FEIA法：≦10 U/mL

検査の概要・臨床的意義

抗ミトコンドリア抗体 anti-mitochondrial antibody（AMA）は原発性胆汁性肝硬変 primary biliary cirrhosis（PBC）患者の90％以上に陽性となり，疾患特異性も高い自己抗体である．そのため，AMA陽性は，ALP，γGTPの持続高値等の慢性の胆汁うっ滞所見，肝生検による慢性非化膿性破壊性胆管炎の組織所見と並び，PBCの診断の鍵となる検査所見である[1]．AMAの対応抗原はミトコンドリア内膜に存在する．M1からM9に分画される蛋白のうち，PBCと関連するのはM2分画に含まれることが明らかとなった．さらに，M2分画中の主要対応抗原として，ピルビン酸脱水素酵素複合体 pyruvate dehydrogenase complex（PDC），2-オキソグルタル酸脱水素酵素複合体 2-oxo glutarate dehydrogenase complex（OGDC），分枝鎖2-オキソ酸脱水素酵素複合体 branched chain 2-oxo acid dehydrogenase complex（BCOADC）のE2 componentが報告された．

AMAの測定法には，間接蛍光抗体法 indirect immunofluorescent assay（IIF法）とELISA法がある．IIF法はPBCに対する感度は高いものの，M2以外の分画に対するAMAでも陽性となる．ELISA法は，当初PDC-E2のみを固相化した系で検出していたが，3種類の抗原（PDC-E2，BCOADC-E2，OGDC-E2）を検出するELISA法が開発され，IIFと同等以上の高感度が報告されている[2]．近年，化学発光酵素免疫測定法 chemiluminescent enzyme immunoassay（CELIA法）や蛍光酵素免疫測定法 fluorescence enzyme immunoassay（FEIA）を用いた検出試薬（STACIA-M2，エリアM2抗体）が開発され，高感度・特異度であると同時に，迅速な検査が可能となった[3,4]．

AMAの抗体価とPBCの病勢についての関連は認められず，またAMA陽性例と陰性例の間には，疾患の重症度や薬剤反応性に差を認めないことが知られている．そのためAMAとPBCの病態との関係はいまだ明確ではない．

異常値を生じるメカニズム

PBCの胆管上皮細胞上にはPDC-E2の異所性発現が観察されている．アポトーシスに至った胆管上皮細胞をマクロファージが貪食することにより，アポトーシス小体内のPDC-E2を認識し，免疫反応が生じることによって自己抗体が産生されることが想定されている．

異常値を示す疾患・病態

AMAは橋本病，Sjögren症候群，限局型全身性強皮症などの自己免疫疾患でも検出されることがあり，この場合はPBCの合併の可能性を検討する必要がある．自己免疫性肝炎でAMAが陽性の場合は，PBCの病態を併発している可能性がある．そのほかに，全身性エ

リテマトーデス，全身性強皮症や，結核，ウイルス性肝炎などの感染症でも低力価で陽性となることがある[5]．

⚠ 検査のピットフォール

肝生検での組織所見で慢性非化膿性破壊性胆管炎が確認され，PBCと診断された例のうち，AMA陰性であるケースが約10%存在する．そのためAMA陰性でPBCを完全に否定することはできない．逆に，無症候かつ肝機能検査が正常でAMA陽性の場合，肝生検でPBCと診断されることがある．このようなケースは早期のPBCと考えられている．

抗核抗体で細胞質に陽性所見(anti-cytoplasmic pattern)を認めた場合は，AMAの存在を考慮する．

📖 文 献

1) 厚生労働省難治性疾患克服事業「難治性の肝・胆道疾患に関する調査研究」班．原発性胆汁性肝硬変(PBC)の診療ガイドライン(2012年)．2012.
2) 竹村真理, 他. MESACUP-2テスト ミトコンドリアM2の基礎的検討．医学と薬学．2001; 46: 809-16.
3) 丹野瑞木, 他. 新しい抗ミトコンドリア抗体検出試薬 ステイシア MEBLux テスト ミトコンドリアM2の基礎性能および臨床的有用性の検討．医学と薬学．2012; 67: 485-95.
4) 平田寛之, 他. 自己抗体測定試薬 エリア ミトコンドリアM2の基礎的検討．医学と薬学．2013; 69: 541-7.
5) Hu CJ, et al. Identification of new autoantigens for primary biliary cirrhosis using human proteome microarrays. Mol Cell Proteomics. 2012; 11: 669-80.

〈篠崎康之〉

11 抗アセチルコリン受容体抗体（抗AChR抗体）

基準範囲

- ＜0.2 nmol/L

検査の概要・臨床的意義

抗アセチルコリン受容体 acetylcholine receptor（AChR）抗体は，神経筋接合部のシナプス後膜に存在するニコチン性アセチルコリン受容体に対する自己抗体である．重症筋無力症 myasthenia gravis（MG）患者において，全身型 MG の 85％，眼筋型 MG の 50％が陽性となるため，MGの診断に有用な検査である．

本抗体は，AChR をブロックし，アセチルコリンと AChR との結合を阻害する作用，および AChR と結合し，補体活性化を介したシナプス後膜を破壊する作用により，神経筋接合部の刺激伝導を障害し，MG を発症させると考えられている．したがって，抗 AChR 抗体は MG の診断マーカーであると同時に，その病態にも深く関わっている．

AChR と特異的に結合するヘビ毒（α-bungarotoxin）との結合を減少させる阻害型 AChR 抗体を測定する方法と，AChR とα-bungarotoxin の複合体に結合する結合型 AChR 抗体を測定する方法があるが，現在の臨床検査では結合型 AChR 抗体を radioimmunoassay 法により測定している．

MG 患者に免疫吸着療法を行い，抗 AChR 抗体を除去すると臨床症状を早期に改善させることができる[1]．そのため，抗体価は病勢を反映する可能性が考えられる．しかし，受容体の破壊，減少の程度は抗体価によらないため，一般的に抗体価は必ずしも重症度と相関しない．

異常値を生じるメカニズム

自己抗体が産生される機序は明確にはなっていないが，抗 AChR 抗体陽性の MG 例の 10～20％に胸腺腫の合併を認めることから，胸腺の異常が自己抗体産生と関連していると考えられている[2]．胸腺腫合併 MG 例は，可能な限り早期に胸腺摘除術を行うことで，病態の改善が期待される．しかし，胸腺腫を伴わない MG 例においては有効性は認められていない[3]．

異常値を示す疾患・病態

抗 AChR 抗体は MG に特異的な抗体であり，健常人において偽陽性を認めることはほぼない．Lambert-Eaton 症候群で 5％，motor neuron disease で 3～5％，多発性筋炎で 1％未満が陽性となるとされる．

検査のピットフォール

抗 AChR 抗体は特異度の高い検査ではあるが，約 20％は陰性であるため，陰性であっても MG を否定することはできない．本邦の AChR 抗体陰性の MG 患者のうち，33％に MuSK（muscle specific tyrosine kinase）に対する抗体が陽性となることが知られている[4]．抗 MuSK 抗体陽性の MG は，眼症状，球麻痺，呼吸筋麻痺などを主症状とする重症例が多い．また胸腺腫を合併せず，従来のステロイド療法や免疫抑制薬の治療に抵抗性であることが特徴とされている[5]．抗 AChR 抗体，抗 MuSK 抗体とも陰性例のうち，抗 LRP4 （low-density lipoprotein receptor-related protein 4）抗体が陽性となる例も報告されている．

文献

1) 長根百合子．重症筋無力症治療の今後の方向性とアフェレシス．日アフェレシス会誌．2013; 32: 176-80.
2) Berrih-Aknin S, et al. Myasthenia gravis: A comprehensive review of immune dysregulation and etiological mechanisms. J Autoimmun. 2014; 52: 90-100.
3) Gronseth GS, et al. Practice parameter: thymectomy for autoimmune myasthenia gravis(an evidence-based review): report of the Quality Standards Subcommittee of the American Academy of Neurology. Neurology. 2000; 55: 7-15.
4) Shiraishi H, et al. Acetylcholine receptors loss and postsynaptic damage in MuSK antibody-positive myasthenia gravis. Ann Neurol. 2005; 57: 289-93.
5) 本村正勝, 他．重症筋無力症．医学と薬学．2012; 68: 421-6.

〈篠崎康之〉

12 抗GAD抗体，抗IA-2抗体

基準範囲

- 抗GAD抗体：<1.5 U/mL
- 抗IA-2抗体：<0.4 U/mL

検査の概要・臨床的意義

1型糖尿病患者の血清中には，抗glutamic acid decarboxylase（GAD）抗体，抗insulinoma-associated antigen-2（IA-2）抗体，インスリン自己抗体等の膵島関連自己抗体が高率に検出される．グルタミン酸デカルボキシラーゼ（GAD）はグルタミン酸から抑制性神経伝達物質であるγ-アミノ酪酸γ-aminobutyric acid（GABA）を合成する酵素である．GADは膵β細胞のほか，中枢神経組織や甲状腺，副腎皮質，精巣などに存在する．GAD65とGAD67の2つのアイソフォームがあり，膵ラ氏島のβ細胞に主に存在するのはGAD65である．抗GAD抗体はGAD65に対する自己抗体であり，1型糖尿病の診断マーカーとなっている．

インスリノーマ関連蛋白-2（IA-2）は979個のアミノ酸からなる糖蛋白である．膵α，β細胞のほか，副腎皮質，胃壁細胞など多くのホルモン分泌顆粒膜に存在し，分泌顆粒の安定化に関与していると考えられる[1]．

1型糖尿病発症時の抗GAD抗体，抗IA-2抗体の陽性率は，それぞれ小児例で83％，78％，成人例で80％，41％と報告されている[2]．抗GAD抗体は年齢を問わず，発症から時間が経過しても陽性率は30〜50％と高値を呈する．一方，抗IA-2抗体は，小児例の発症時には高率に陽性となるが，成人例では陽性率は低く，また発症後は経時的に陽性率が低下していく．膵島関連自己抗体の間には相関関係はなく，検出される自己抗体の種類は個々によって異なっている．そのため，1種類の自己抗体が陰性であっても1型糖尿病を否定できない点に注意が必要である．抗GAD抗体と抗IA-2抗体を組み合わせて測定することで，診断における自己抗体の有用性を高めることができる．

これらの抗体は1型糖尿病の発症を予知するマーカーとなる可能性もある．1型糖尿病患者の第一度近親者を調査した研究では，抗GAD抗体，抗IA-2抗体，インスリン抗体すべて陰性の場合は1型糖尿病を発症することはなく，抗GAD抗体のみ陽性の場合は5年以内に50〜70％，3つの抗体すべて陽性であれば100％が1型糖尿病を発症していた[3]．

異常値を生じるメカニズム

コクサッキーウイルスなどのエンテロウイルスに含まれる蛋白にはGAD65やIA-2と類似したアミノ酸配列が存在することが知られている．これらのウイルス感染を誘因として自己抗体が産生される可能性が報告されている[4]．

異常値を示す疾患・病態

2型糖尿病と思われている症例の8〜12％は膵島関連自己抗体が陽性であり，緩徐進行1型糖尿病と呼ばれる病態を呈する．これらは緩徐にインスリン分泌が低下し，最終的にインスリン依存状態に陥る．特に抗GAD抗体価が10 U/mL以上の場合は，経過でインスリン依存状態に至る確率が高い．早期から

のインスリン治療によりβ細胞障害を予防できる可能性が示されている[5]．

1型糖尿病は膵島β細胞を標的とする臓器特異的な自己免疫疾患と考えられているが，しばしばその他の自己免疫疾患の合併がみられる．自己免疫性甲状腺疾患との合併例が最も多く，この病態は多腺性自己免疫症候群 autoimmune polyendocrine syndrome（APS）3型と呼ばれる．

⚠ 検査のピットフォール

劇症型1型糖尿病は，1型糖尿病の中でも膵β細胞の破壊が特に急速に進行する病態である．本疾患の場合は膵島関連自己抗体が原則として陰性である．糖尿病症状が出現してから1週間前後でケトーシス，ケトアシドーシスに陥るため，早期に診断し，治療を開始する必要がある．

📖 文 献

1) Trajkovsk LM, et al. Regulation of insulin granule turnover in pancreatic β-cells by cleaved ICA512. J Biol Chem. 2008; 283: 33719-29.
2) Kawasaki E. Differences in the humoral autoreactivity to zinc transporter 8 between childhood- and adult-onset type 1 diabetes in Japanese patients. Clin Immunol. 2011; 138: 146-53.
3) Verge CF, et al. Late progression to diabetes and evidence for chronic β-cell auto-immunity in identical twins of patients with type I diabetes. Diabetes. 1995; 44: 1176-9.
4) Hober D, et al. Pathogenesis of type 1 diabetes mellitus: interplay between enterovirus and host. Nat Rev Endocrinol. 2010; 6: 279-89.
5) 小林哲郎. 緩徐進行1型糖尿病. 日内会誌. 2010; 99: 2252-6.

〈篠崎康之〉

13 T細胞・B細胞サブセット

基準範囲

- T細胞：66〜89%
- B細胞：4〜13%

生理的変動

採血の時間帯，季節，年齢，性別および食事などの影響を受ける．特に乳幼児や高齢者ではT細胞比率は低い．またリンパ球数も年齢によって変動するため，絶対値についても考慮が必要である[1]．CD4陽性T細胞にも日内変動があり，夕方で最高となり，朝の2倍となる[2]．モニタリングに使用する場合には，一定の時刻に採血を行うことが望ましい．

検査の概要・臨床的意義

末梢血白血球中のリンパ球は，主に獲得免疫を担うT細胞およびB細胞と，自然免疫に関与するNK細胞に分類される．T細胞は細胞性免疫の主体を担い，CD4陽性T細胞（helper/inducer）とCD8陽性T細胞（suppressor/cytotoxic）に大別されるが，さらに種々の機能を有したサブセットにも分類可能である．B細胞は主に液性免疫を担い，T細胞の働きによってさらに抗体産生細胞に分化し，抗体を産生・分泌する．末梢血中におけるT細胞・B細胞サブセットの割合は，細胞の特異抗原に対するモノクローナル抗体にて標識し，フローサイトメトリー法にて測定する．

T細胞の同定にはCD3もしくはCD2を，B細胞の同定にはCD19，CD20，あるいは免疫グロブリンを認識するモノクローナル抗体を用いることが多い．

末梢血中のT細胞およびB細胞の割合（T/B比）を知ることで，免疫不全症の原因診断の補助となる．特に，低γグロブリン血症患者において，その原因がT細胞由来なのかB細胞由来なのかを知る上でT/B比は重要である．

異常値を生じるメカニズム

B細胞，T細胞の分化異常や，B細胞，T細胞の活性化に伴う増殖，B細胞，T細胞由来のリンパ性悪性腫瘍などにより減少や増加がみられる．

異常値を示す疾患・病態

T細胞・B細胞サブセットは血液系腫瘍や免疫不全症の診断に有用である．また多くの感染症や自己免疫疾患においては，活動性や病態の把握に有効である．主な異常値と疾患との関連を表5-7に示す．

検査のピットフォール

T/B比として表示される場合，全T細胞数，全B細胞数としても把握する必要がある．複合型免疫不全症では，リンパ球数は減少するものの，T細胞，B細胞の比率は正常である場合がある．T細胞の同定にはCD3もしくはCD2を用いるが，CD2はNK細胞にも発現しているため，CD2陽性細胞の割合はT細胞とNK細胞を合わせたものになる．B細胞の同定においては，CD20は正常T細胞の一部でも発現しているため，CD19の方がよりB細胞特異的である．またB前駆細胞型

表 5-7 T 細胞および B 細胞の異常を示す疾患

T 細胞増加	T 細胞性白血病，悪性リンパ腫
B 細胞増加	B 細胞性白血病，悪性リンパ腫，多発性骨髄腫
T 細胞増加 B 細胞増加	伝染性単核球症
T 細胞増加 B 細胞減少	先天性免疫不全症（Bruton 型免疫不全症など），ウイルス感染症（麻疹，水痘，ヘルペスなど）
T 細胞減少	先天性免疫不全症（DiGeoge 症候群など），サルコイドーシス，重症筋無力症
B 細胞減少	薬剤（リツキサン）
T 細胞減少 B 細胞減少	AIDS，悪性腫瘍（進行癌，Hodgkin 病など），先天性免疫不全症（重症複合型免疫不全症，Wiskott-Aldrich 症候群など），薬剤（ステロイド，免疫抑制剤など）

白血病では，CD19 陽性，CD20 陰性であるため，注意が必要である．また免疫グロブリンは他の細胞にも Fc 受容体を介して結合していることがあり，そのような細胞も検出することがある．

文献

1) Comans-Bitter WM, et al. Immunophenotyping of blood lymphocytes in childhood. Reference values for lymphocyte subpopulations. J Pediatr. 1997; 130: 388-93.
2) Levi FA, et al. Circadian rhythms in circulating T lymphocyte subtypes and plasma testosterone, total and free cortisol in five healthy men. Clin Exp Immunol. 1988; 71: 329-35.

〈相良明宏，古市賢吾〉

14 リンパ球幼若化試験

基準範囲

- PHA：数十～数百（SI 値）
- Con A：数十～数百（SI 値）
- PWM：数十～数百（SI 値）

検査の概要

リンパ球幼若化試験は，非特異的 mitogen あるいは特異抗原によりリンパ球を刺激し，リンパ球が分裂・増殖する程度を測定してリンパ球機能の指標とするものである[1,2]．原発性および続発性免疫不全症のスクリーニングとして有用である．T リンパ球を刺激する mitogen として phytohemagglutinin（PHA），concanavalin A（Con A），B リンパ球の mitogen として lipopolysaccharide（LPS），T リンパ球および B リンパ球の mitogen として pokeweed mitogen（PWM）などを用いる．

末梢血から分離したリンパ球を，マルチウェルマイクロプレート上で培養し，各 mitogen を適正濃度にて添加する．3～5 日間 CO_2 インキュベーターの中で培養し，培養終了前の一定時間 ^{3}H–thymidine にてラベルする．シンチレーションカウンターを用いて放射活性を測定し，DNA 合成の指標とする．

判定には stimulation index（SI）を用いることが多い．抗原刺激下の放射活性（count per mimute，cpm）を抗原非存在下の cpm で割って SI とする[3]．培養条件などで測定値が大きく異なるので，健常人コントロールと比較することが重要である．

異常値を生じるメカニズム

原発性免疫不全症や基礎疾患から生じる続発性免疫不全症において低値を認める．またアレルギー疾患では高値を示すことがある．

異常値を示す疾患・病態

リンパ球幼若化試験にて異常を示す疾患を表 5-8 に示す．

検査のピットフォール

細胞数の不足，コンタミネーション，抑制因子（高濃度アルブミン，抗 HLA 抗体の存在

表 5-8　リンパ球幼若化試験にて異常を示す疾患

低値を示す疾患	原発性免疫不全症	原発性免疫不全症：重症複合型免疫不全症，DiGeorge 症候群，Wiskott–Aldrich 症候群，アデノシンデアミナーゼ欠損症など
	続発性免疫不全症	1) 悪性腫瘍（白血病，悪性リンパ腫など） 2) 自己免疫疾患（全身性エリテマトーデス，関節リウマチなど） 3) 感染症（AIDS，成人 T 細胞性白血病，サイトメガロウイルス感染症，EB ウイルス感染症，ヘルペス感染症，結核，梅毒など） 4) 薬剤（ステロイド，免疫抑制剤，抗がん剤など） 5) その他（腎不全，肝不全，熱傷，栄養障害など）
高値を示す疾患		1) アレルギー疾患（気管支喘息，アレルギー性鼻炎，接触性皮膚炎など） 2) 薬剤（ペニシリン，ストレプトマイシン，テトラサイクリン，イソニアジドなど）

など),薬剤(ステロイドや免疫抑制剤など)の影響により低値を示す場合がある.またリンパ球幼弱化試験は,生きたリンパ球の反応性をみる試験であることから,採血から培養にいたるまでの時間や,血液の保存状態によって測定値に影響を与える.常に健常ヒトリンパ球をコントロールにおいて結果を解釈する必要がある.

文 献

1) Hirshohorn K, et al. Immune response and mitosis of human peripheral blood lymphocytes in vitro. Science. 1963; 142: 1185-7.
2) Holland P, Mauer AM. Drug induced in vitro stimulation of peripheral lymphocytes. Lancet. 1964; 1: 1368-9.
3) 北見啓之,山口毅一.リンパ球を用いた薬剤アレルギーの診断.臨床免疫.1983; 15: 727-36.

〈相良明宏,古市賢吾〉

15 IgG・FcR 陽性 T 細胞百分率

基準値

- モノクローナル抗体法：Tγ　2〜23％[3]
- ロゼット形成試験：(表 5-9)

表 5-9 ロゼット法での Tγ, Tμ 百分率の正常値

Tγ(％)	Tμ(％)
15.3±3.0[4]	64.9±5.8[4]
28±8[5]	68±10[5]

(伊藤恭悟, 他. 臨床病理(特). 1981; 44: 120-32[4] および Lydyard PM, et al. Immunology. 1982; 47: 1-17[5])

生理的変動

- 日内変動：Tγ は日中高く，夜間低い傾向があり，その差は 2 倍近くに及ぶ．
- 年内変動：Tγ は冬に高く，夏に低い傾向がある．
  (これらの日内・年内変動に関してはステロイドホルモンの変動による可能性が指摘されている)
- 年齢差：新生児および高齢者では Tγ/Tμ 比が高い．
- 妊娠：妊娠中は Tγ の増加，Tμ の減少を認める．
- 薬剤：ステロイドは *in vitro* では Tγ を減少させるが，*in vivo*(静注)では Tγ の増加をきたし，Tμ は減少する[1,2]．

臨床的意義

T 細胞は細胞性免疫の調節機構において中心的役割を担っている．T 細胞は，B 細胞の抗原刺激に対する抗体産生を誘導するヘルパー T 細胞，宿主にとって異物となる細胞を障害する細胞障害性 T 細胞(キラー T 細胞)，他の T 細胞の活性を抑制する制御性 T 細胞(レギュラトリー T 細胞)などのサブセットに分類される．

免疫グロブリンの結晶性フラグメント fragment crystallizable(Fc)部分に対するレセプターは T 細胞・B 細胞のほか単球・好中球など種々の免疫細胞の表面に発現しており，免疫複合体と結合することによって様々な細胞活動が誘発される．一時，IgG の Fc に対するレセプター(IgG・FcR)陽性 T 細胞(Tγ)が細胞障害性 T 細胞の，IgM・FcR 陽性 T 細胞(Tμ)がヘルパー T 細胞の表面形質であると提唱された．しかしその後の研究によって，表出している FcR の種類とその T 細胞の機能との間には関係がないことが判明したため，現在では FcR 陽性 T 細胞百分率の測定は，T 細胞サブセットの検査としてはほとんど利用されなくなっている．

様々な疾患で Tγ や Tμ の増減が報告されているが，一定の見解が得られていないものや，増減の機序が不明なものも多い[1,2]．

測定法

FcR 陽性 T 細胞の検出は，末梢血中単核球に対して FcR および T 細胞に特異的な蛍光標識モノクローナル抗体を用いた二重染色を行い，フローサイトメトリーによって測定する．検体採取にはヘパリン加採血が必要である．

そのほかに，以前から行われていた方法として，抗体で感作したウシ赤血球を用いたロゼット法がある．

異常値を示す疾患・病態(表5-10)

- **原発性免疫不全症候群**: Tγが増加してTμが減少している場合が多いとされているが，合致しない場合もある．
- **リンパ増殖性疾患**: 悪性リンパ腫や多発性骨髄腫ではTγが増加していることが多い．成人T細胞性白血病や伝染性単核球症では，IgG・FcR，IgM・FcRいずれも発現していないT細胞が増加するため，Tγ・Tμ両者が減少するとされている．
- **その他の血液疾患**: 再生不良性貧血・赤芽球癆や好中球減少症ではTγの増加がみられることが多い．このことは，Tγが造血機構に対して抑制的に作用している可能性を示唆している．
- **自己免疫性疾患**: 全身性エリテマトーデスの活動期や特発性血小板減少性紫斑病においてTγは減少することが報告されている．関節リウマチでは報告によって異なっている．また，多発性硬化症では増悪期にTγが減少し，寛解期に増加することが報告されており，病勢を反映する指標となりうる．
- **その他の疾患**: サルコイドーシスではTγは増加するが，アトピー性疾患では一定の見解は得られていない．graft-versus-host (GVH)反応ではTγが増加してTμが減少するとされている．また，骨髄移植時にTγが増加している症例では，移植後の拒絶反応が高率にみられるという報告がある[1,2,5]．

表5-10 各疾患におけるTγ, Tμの変動

疾患名	Tγ	Tμ
原発性免疫不全症候群		
胸腺腫を伴う無γグロブリン血症	↑	→
ataxia telangiectasis	→	↓
慢性粘膜皮膚カンジダ症	↑	↓
リンパ増殖性疾患		
悪性リンパ腫	↑	↓
B細胞性慢性リンパ性白血病	↑	↓
多発性骨髄腫	↑	↓
成人T細胞性白血病	↓	↓
伝染性単核球症	↓	↓
菌状息肉症	↑	→
その他血液疾患		
重症再生不良性貧血	↑	
赤芽球癆	↑	
好中球減少症	↑	
自己免疫性疾患		
全身性エリテマトーデス(活動期)	↓	→
慢性関節リウマチ(活動期)	→↑	→
特発性血小板減少性紫斑病	↓	
重症筋無力症	↑	
多発性硬化症　増悪期	↓	
寛解期	↑	
慢性甲状腺炎	↑	
その他の疾患		
慢性肝疾患		↓
サルコイドーシス	↑	
アトピー性疾患	↑↓	
graft-versus-host (GVH)反応	↑	↓

(向田直史. 日本臨牀. 2010; 68 増刊号6: 865-8[1]および松井利浩, 他. 臨床医. 2002; 28 増刊号: 1176-7[2]およびLydyard PM, et al. Immunology. 1982; 47: 1-17[5]より改変)

検査のピットフォール

室温に長時間放置すると，IgG・FcRの発現が低下し，IgM・FcRの発現が亢進する[1]．

生理的変動の項で述べたように，測定値に影響を及ぼす因子が多いため注意が必要である．

表5-10に示したように種々の疾患で増減が報告されてはいるが，一定でないものもあり，FcRによるT細胞サブセット分類がほとんど行われていない現状を考えると，その診断的意義は参考程度と言わざるを得ない．

文 献

1) 向田直史. IX. 免疫学的検査 I. 細胞性免疫 IgG・FcR 陽性 T 細胞百分率, IgM・FcR 陽性 T 細胞百分率. 日本臨牀. 2010; 68 増刊号 6: 865-8.
2) 松井利浩, 他. V 免疫学的検査 13 IgG・FcR$^+$-T 細胞百分率. 臨床医. 2002; 28 増刊号: 1176-7.
3) Perussia B, et al. Human natural killer cells analyzed by B73.1, a monoclonal antibody blocking Fc receptor functions. I. Characterization of the lymphocytes subset reactive with B73.1. J Immunol. 1983; 130: 2133-41.
4) 伊藤恭悟, 他. 4. リンパ球表面マーカーの検査法 EA ロゼット試験. 臨床病理(特). 1981; 44: 120-32.
5) Lydyard PM, et al. Characteristics and function of Fc receptors on human lymphocytes. Immunology. 1982; 47: 1-17.

〈高枝知香子〉

16 B細胞表面免疫グロブリン

基準範囲

末梢血単核球に占めるsIg陽性細胞の割合(%)

- 総 sIg: 7〜20%
- sIgM: 3〜15%
- sIgD: 1〜10%
- sIgG: 1〜3%
- sIgA: 1〜3%
- sIgE: <1%
- sIgκ: 3〜10%
- sIgλ: 1〜5%

L鎖はκ鎖から再構成を行い,残りがλ鎖再構成を行うため,$\kappa:\lambda$はおおよそ1:1〜3:1の範囲となる.

臨床的意義

B細胞とは,細胞表面に免疫グロブリンimmunoglobulin(Ig)を発現する細胞で,骨髄の造血幹細胞から分化する.

Igは2本の重鎖 heavy chain(H鎖)と2本の軽鎖 light chain(L鎖)から構成されている.H鎖としてμ,δ,γ,ε,α鎖のいずれかを発現,L鎖としてκ,λ鎖のどちらかを発現し,H鎖とL鎖が結合してそれぞれIgM,IgD,IgG,IgE,IgAを構成する.

B細胞は分化の過程でその段階によって異なるIgを細胞表面に発現する.pre B細胞の段階までは表面免疫グロブリン(sIg)は発現していないが,未熟B細胞は細胞表面IgM(sIgM)を,成熟(抗原未感作)B細胞はsIgMあるいはsIgDを発現する.成熟B細胞がこのsIgをレセプターとして抗原を認識すると,細胞の活性化が誘導され,sIgG,sIgA,sIgEを発現する.さらに形質細胞に分化するとIgを分泌するようになる(表5-11).

sIgはB細胞のみに認められる構造であることから,B細胞の最も特異性の高いマーカーとなる.同時に,その発現状況を測定することによってB細胞の分化段階を判定し,分化段階の比率の増減やモノクローナルな増殖の有無を検出することが可能となる[1-3].

測定法

B細胞表面上のsIgM,sIgD,sIgG,sIgA,sIgEならびにκ鎖,λ鎖の検出は,末梢血中単核球を蛍光標識モノクローナル抗Ig抗体

表5-11 B細胞分化と表面免疫グロブリン発現

局在部位	骨髄				末梢血		リンパ組織
細胞名	造血幹細胞 →	pro B →	pre B →	未熟B →	成熟B →	活性化B →	形質細胞
表面Ig	なし	なし	なし	sIgM	sIgM sIgD	sIgM sIgD sIgG sIgA sIgE	なし
分化状態						クラススイッチ	Ig分泌

(松井良樹.臨床医.1993;19増刊号:877-8 を改変)[2]

で染色し，フローサイトメトリーを用いて測定する．

検体採取にはヘパリン加採血が必要である．リンパ球の減少している患者では多めに採血する．

生理的変動

B細胞の末梢血中の割合は冬が高く，夏は低い．

健常人でも生理的変動は少なくなく，特に幼少時では顕著である．

異常値を示す疾患・病態

▶増加する場合

- B細胞性急性リンパ性白血病：L鎖の欠如など，多様な変異がみられる．
- B細胞性慢性リンパ性白血病：H鎖は6割がμ鎖(sIgM)，L鎖は7割がκ鎖である．二重κ/λL鎖の発現も報告されている[4]．特にB-prolymphocytic leukemiaやhairy cell leukemiaでsIgが強陽性となる．
- H鎖病
- 非遺伝性原発性全身性アミロイドーシスの一部

▶減少する場合

- 複合免疫不全症：重症複合免疫不全症(常染色体性劣性)，細網異形成症，伴性無γグロブリン血症，アデノシンデアミナーゼ欠損症など
  → いずれもB細胞の分化阻害により，広汎なsIg産生障害が起きる．
- 抗体産生不全症：高IgM血症を伴う免疫不全症(sIgGとsIgAが欠損)，選択的IgGサブクラス欠損症，IgAサブクラス欠損症など
  → いずれもB細胞の内因性のクラススイッチ障害が原因．

※参考：リンパ組織内の増加を示す疾患(免疫組織化学的手法によるsIg検出)
- 悪性リンパ腫(B細胞性非Hodgkinリンパ腫)：一般に濾胞性リンパ腫はsIgが強陽性，びまん性リンパ腫は弱陽性である[1-3]．

検査のピットフォール

sIgそれぞれの陽性率が高くないために，確実に増減を判断するためには多くのリンパ球を測定する必要がある．

sIgM，sIgDが0%の場合は明らかに異常であるが，sIgGおよびsIgAが1%未満となった場合は有為な減少とすべきか否か悩ましい．血清IgG，IgA，IgMの値が判断の一助になる[3]．

sIg発現の検討は，CD19，CD20など他のB細胞表面抗原の同定や，種々の組織学的検査ならびに形態学的検査と組み合わせることによって有用なものとなる．

文献

1) 田中良哉．IX．免疫学的検査 I．細胞性免疫 B細胞表面免疫グロブリン．日本臨牀．2010; 68増刊号6: 869-72.
2) 松井良樹．B細胞表面免疫グロブリン．検査値のみかた V免疫学的検査 自己抗体，細胞免疫，血液型 B細胞表面免疫グロブリン．臨床医．1993; 19増刊号: 877-8.
3) 森尾友宏．検査値を読む2013 22章 細胞性免疫検査 Bリンパ球表面免疫グロブリン．内科．2013; 111: 1403.
4) Dongsheng Xu. Dual surface immunoglobulin light-chain expression in B-cell lymphoproliferative disorders. Arch Pathol Lab Med. 2006; 130: 853-6.

〈高枝知香子〉

5. 免疫学的検査・炎症マーカー　B. ウイルス関連検査

17 A型肝炎ウイルス関連検査

基準範囲（S/CO）

- HA抗体/HAV抗体（CLIA法）：
  陰性＜1.00，陽性≧1.00
- IgM-HA抗体/IgM-HAV抗体（CLIA法）：
  陰性＜0.80，保留0.80〜1.20，陽性≧1.21

検査の概要・臨床的意義

A型肝炎ウイルス（HAV）は Picornaviridae family に属する約7,600 nt. の一本鎖＋鎖RNA ウイルスであり，急性肝炎の主要な原因の1つである．主として魚貝類の生食，汚染水摂取等を介した糞口感染により感染する．血清HA抗体は糞便中のウイルスが消失する頃から上昇し，数ヵ月で最高値に達し，長期間検出される[1]．IgM-HA抗体出現は急性HAV感染を示唆し，通常は2〜6ヵ月間のみ検出されるが，稀に1年間ほど低力価で検出されることもある[1,2]．急性A型肝炎の診断はIgM-HA抗体の上昇により行う．急性肝炎患者における原因検索には必須検査である．またA型肝炎は通常慢性化しない．

IgG-HA抗体はA型肝炎発症4週間頃から血中に検出され，IgG-HA抗体の存在はHAVに対する免疫を持っていること，すなわちA型肝炎感染の既往を示す[3]．HA抗体はIgM-HA抗体，IgG-HA抗体ほかを合わせて測定していると考えられている．我々の検討[4]では，東京の一診療所通院中の日本人患者のHA抗体保有率は30歳未満，30〜39歳，40〜49歳，および50歳以上においてそれぞれ0％，7％，0％，33％であり，特に50歳未満の日本人ではHAVに対する免疫を持ってい

ない者が多く，今後のHAV流行が危惧される[5]．本邦では乾燥組織培養不活化A型肝炎ワクチン（エイムゲン®，化学及血清療法研究所）が，16歳以上の者には，A型肝炎の予防目的に使用可能である[6]．なお我々の研究室ではReal-time RT-PCRを用いたHAV RNA測定を行っているが日常臨床では用いられることは稀である．血中HA抗体出現後も血中HAV RNAはしばらく測定可能である．

異常値を示す疾患・病態

IgM-HA抗体の上昇は現在の感染を示し，HA抗体の上昇は現在または過去のHAV感染を示す．A型肝炎ウイルスのワクチン接種者でもHA抗体の上昇がみられる．

異常高値を示す場合（IgM-HA抗体）

A型肝炎

検査のピットフォール

A型肝炎の診断にIgM-HA抗体を用いる場合に注意すべき点は下記の通り．

- 発症早期のA型肝炎ではHAV抗体が陰性の場合がみられる．
- 入院後にIgM-HA抗体が陽転するA型肝炎が約6％みられる[7]．
- IgM-HA抗体が陰性であっても，臨床的にA型肝炎が疑われる症例では遅発性のIgM-HA抗体陽転化を否定するために，IgM-HA抗体を再検すべきである．

文 献

1) Karayiannis P, et al. Chapter 17. Enterically transmitted viral hepatitis: hepatitis A and hepatitis E. In: Dooley JS, et al. ed. Sherlock's Diseases of the Liver and Biliary system. 12th ed. Oxford: Wiley-Blackwell; 2011. p.353-66.
2) Inoue K, et al. Chronic hepatitis A with persistent viral reolication. J Med Virol. 1996; 50: 322-4.
3) 肝炎. net. HA抗体(IgM, IgG). http://www.kanen-net.info/resource/1396222903000/kanennet/bkanennet/inspection_13.html(accessed on 4/1/2014)
4) Yan J, et al. Hepatitis A, B, C and E virus markers in Chinese residing in Tokyo, Japan. Hepatol Res. 2012; 42: 974-81.
5) Tominaga A, et al. Hepatitis A outbreak associated with a revolving sushi bar in Chiba, Japan: Application of molecular epidemiology. Hepatol Res. 2012; 42: 828-34.
6) 神田達郎, 他. 乾燥A型肝炎ワクチン. 肝胆膵. 2010; 61: 1095-9.
7) Jung YM, et al. Atypical manifestations of hepatitis A infection: a prospective, multicenter study in Korea. J Med Virol. 2010; 82: 1318-26.

〈神田達郎, 横須賀　收〉

5. 免疫学的検査・炎症マーカー　B. ウイルス関連検査

18 B型肝炎ウイルス関連検査

基準範囲[1]

- HBs抗原(EIA/CLIA/PA/MAT法など)：陰性＜8(倍). (MAT法：最小検出感度4 IU/mL以上)
- HBs抗原定量(CLIA)：陰性＜0.05(IU/mL)
- HBs抗体(PA)：陰性＜8(倍)
- HBs抗体(CLIA)：陰性＜10.0(mIU/mL), 10.0 mIU/mLがHBVワクチンの再接種基準のためのカットオフ値(最小防御抗体価)
- HBe抗原(CLIA)：陰性＜1.00
- HBe抗体(CLIA)：陰性＜50(%)
- HBc抗体(PHA)：陰性＜64(倍)
- HBVコア関連抗原(HBcrAg)(CLEIA)：＜3.0(logU/mL)
- IgM-HBc抗体(CLIA)：陰性＜1.00
- HBV-DNA(リアルタイムPCR)：検出せず(logコピー/mL)
- HBV遺伝子型(ゲノタイプ)(EIA)：A～H, HBs抗原量の少ない検体は判定保留となる場合がある
- HBV遺伝子変異(プレコア/コアプロモーター変異)(PCR-シークエンス/特異的プローブ法)：野生型, 変異型
- HBV-DNAラミブジン耐性遺伝子(PCR-ELMA)：
  YMDD：野生型, Met
  YVDD：変異型, Val
  YIDD：変異型, Ile

検査の概要・臨床的意義, 異常値を示す疾患・病態[2]

B型肝炎ウイルス(HBV)は *Hepadnavirus* familyに属する約3,200 nt.の不完全二本鎖DNAウイルスであり, 劇症肝炎を含む急性肝炎, 慢性肝炎, 肝硬変, 肝細胞癌の原因として重要である. 母児感染および血液, 性的接触を介した水平感染が主要な感染経路である. 予防目的のワクチンが開発されており, 国内で使用可能である.

▶急性肝炎

高度のトランスアミナーゼ上昇を認め, IgM-HBc抗体が必ず陽性となる. HBs抗原は陽性の場合も陰性の場合もある. 過去の健診など以前の検査でHBs抗原が陰性で, HBs抗原が陽性となった場合も急性HBV感染症の可能性が高いので必ずIgM-HBc抗体を測定する. 劇症肝炎を含む特にHBe抗体陽性の重症肝炎ではHBV遺伝子変異(プレコア/コアプロモーター変異)検査で変異型が検出されることが多い[3].

▶HBe抗原陽性無症候性キャリア

20～30歳未満の無症候性HBVキャリアに多い. 通常HBs抗原(定量)は陽性, HBs抗体陰性である. HBe抗原陽性, HBe抗体陰性, HBV-DNAは高値であるが, トランスアミナーゼは正常である.

▶HBe抗原陽性慢性B型肝炎

抗ウイルス療法未施行であれば, 通常HBs抗原(定量)は陽性, HBs抗体陰性である. HBV-DNAは通常高値(4 logコピー/mL以上)でHBe抗原陽性, HBe抗体陰性, HBV-DNAは高値であるが, トランスアミナーゼは異常値を示す. HBe抗原陽性B型肝硬変, 肝細胞癌もHBVマーカーは慢性B型肝炎に準じる.

▶HBe抗原陰性(HBe抗体陽性)慢性B型肝炎

抗ウイルス療法未施行であれば，通常HBs抗原(定量)は陽性，HBs抗体陰性である．HBV-DNAは通常高値(4 logコピー/mL以上)でHBe抗原陰性，HBe抗体陽性，HBV DNAは高値であり，トランスアミナーゼは異常値を示す．HBe抗原陽性慢性B型肝炎と比較し，HBV-DNAは低いことが多い．HBe抗原陰性(HBe抗体陽性)B型肝硬変，肝細胞癌もHBVマーカーは慢性B型肝炎に準じる．

▶HBe抗原陰性(HBe抗体陽性)無症候性キャリア

30歳以降の無症候性HBVキャリアに多い．通常HBs抗原(定量)は陽性，HBs抗体陰性である．HBe抗原陰性，HBe抗体陽性，HBV-DNAは低値(通常4 logコピー/mL未満)であり，トランスアミナーゼは正常である．50歳以降ではHBs抗原の陰性化やHBs抗体の陽性化もみられるので少なくとも年に1回はHBs抗原定量およびHBs抗体を測定する．

▶B型慢性肝炎急性増悪

典型例では高度のトランスアミナーゼ上昇とHBs抗原およびHBc抗体は陽性であるがIgM-HBc抗体は陰性である．急性肝炎と比較すると通常HBV-DNAは高値であることが多い．HBe抗原やHBe抗体は陽性の場合も陰性の場合もある．

▶HBV感染の既往

HBs抗原陰性かつHBs抗体やHBc抗体陽性であるが，通常はHBV-DNA(リアルタイムPCR)は検出しない．HBV-DNAが検出される場合は後述する病態を考える．

▶HBV再活性化，de novo B型肝炎

厳密な定義は世界で様々である．狭義にはHBV感染の既往状態(HBs抗原陰性かつHBs抗体やHBc抗体陽性)にステロイドなどの強力な免疫抑制剤やリツキシマブをはじめとする抗癌剤を使用するとHBV-DNAが増加し，放置すると劇症肝炎など重篤な肝炎を起こす．救命率が低く予後不良となるため，その予防および対策に関しては早急に肝臓専門医にコンサルトする必要がある[4]．

▶抗ウイルス剤使用中のモニタリング[5]

ペグインターフェロンやテノフォビル，エンテカビル，ラミブジン，アデフォビルなどの核酸アナログ製剤使用前には，HBV遺伝子型(ゲノタイプ)，HBVコア関連抗原(HBcrAg)，HBs抗原定量(CLIA)やHBV-DNA(リアルタイムPCR)を測定する．ペグインターフェロンの治療効果はゲノタイプA，Bの方が，C，Dよりも優れている．一般的に抗ウイルス療法はHBVコア関連抗原(HBcrAg)，HBs抗原定量やHBV-DNAが低値の方が効果的である．

治療中も定期的にHBVコア関連抗原(HBcrAg)，HBs抗原定量やHBV-DNAを測定する．核酸アナログ製剤ラミブジンやエンテカビル使用時にHBV-DNAの減少を認めない場合やHBV-DNAが再上昇をみた場合には，HBV-DNAラミブジン耐性遺伝子の有無をチェックする．YMDD変異型を認めた場合は薬剤耐性変異なので，薬剤の追加などを検討する．また多剤耐性変異検出には高価であるが，INNO-LiPA HBV Multi-DR法という方法もある．

治療後も定期的にHBVコア関連抗原(HBcrAg)，HBs抗原定量(CLIA)やHBV-DNA(リアルタイムPCR)を測定する．特に核酸アナログ治療中止の際には信州大学の田中らが提唱しているリスクスコアが有用である[6]．

⚠ 検査のピットフォール

B型肝炎の診断にHBs抗原を用いる場合に注意すべき点は以下の通り．

- B型急性肝炎特に劇症肝炎ではHBs抗原が陰性のことも多いのでIgM-HBc抗体を必ず測定する.
- B型慢性肝炎でもHBs抗原の特に"a" loopに変異が入ると見かけ上HBs抗原が検出されなくなる場合があるので注意が必要である[7].

文献

1) SRL医療従事者サイト. http://www.srl.info/index.php(accessed on 4/6/2014)
2) 八橋 弘. HBV感染の診断法. In: 持田 智, 編. de novo B型肝炎HBV再活性化予防のための基礎知識. 大阪: 医薬ジャーナル社; 2013. p.55-67.
3) Omata M, et al. Mutations in the precore region of hepatitis B virus DNA in patients with fulminant and severe hepatitis. N Engl J Med. 1991; 324: 1699-704.
4) Harigai M, et al. A proposal for management of rheumatic disease patients with hepatitis B virus infection receiving immunosuppressive therapy. Mod Rheumatol. 2014; 24: 1-7.
5) 神田達郎, 他. B型肝炎のインターフェロン治療. Modern Physician. 2013; 33: 431-4.
6) Matsumoto A, et al. Combination of hepatitis B viral antigens and DNA for prediction of relapse after discontinuation of nucleos(t)ide analogs in patients with chronic hepatitis B. Hepatol Res. 2012; 42: 139-49.
7) Kato J, et al. A molecular analysis of viral persistence in surface antigen-negative chronic hepatitis B. Hepatology. 1996; 23: 389-95.

〈神田達郎, 横須賀　收〉

19 C型肝炎ウイルス関連検査

基準範囲[1]

- HCV抗体（第3世代）（CLEIA）：
  陰性（<1.0 COI）
- HCVコア抗原（コア蛋白質）（CLEIA）：
  陰性（<20 fmol/L）
- HCV RNA定量（RT-PCR/リアルタイムPCR）：検出せず（Log IU/mL）
- HCV群別（グルーピング）（EIA）：
  グループ1，グループ2
- HCV RNAジェノタイプ（RT-PCR）：
  HCVジェノタイプ
- HCV NS5A ISDR変異（Sanger法）：
  Wild type（変異数0），Intermeditate type（変異数1～3），Mutant type（変異数4以上）
- HCV Core変異（PCR-Invader法/Sanger法）：
  Core領域の70番目のアミノ酸変異（Arg→Gln, His）および91番目のアミノ酸変異（Leu→Met）
- IL28B SNPs解析（TaqMan SNP assay）：
  rs8099917（TT/TG/GG），rs12979860（CC/CT/TT）

検査の概要・臨床的意義，異常値を示す疾患・病態

C型肝炎ウイルス（HCV）は*Flaviviridae* familyに属する約9,600 nt.の一本鎖＋鎖RNAウイルスである．急性肝炎，慢性肝炎，肝硬変，肝細胞癌の原因として重要である．血液や汚染注射針を介した水平感染が主要な感染経路である．予防目的のワクチンは開発されていない．

▶健診時などのスクリーニング

通常はHCV抗体（第3世代）を用いる．陰性と判定できない場合は，必ずリアルタイムPCRによるHCV RNA検査を行う．HCV抗体が陽性であっても，自然治癒，抗ウイルス剤により治癒した者ではHCV RNAは陰性となる．

▶急性肝炎

急性C型肝炎初期（発症～45日以内）ではHCV抗体は陰性となる場合が多いため，急性肝炎患者ではリアルタイムPCRによるHCV RNA測定を行う[2]．過去の健診など以前の検査でHCV抗体が陰性で，HCV抗体が陽性となった場合も急性C型肝炎と診断する．

▶慢性肝炎

慢性C型肝炎は肝硬変，肝細胞癌に高率に進展することが知られている．特に適応禁忌などがなければペグインターフェロン，リバビリンやシメプレビルなどのdirect-acting antivirals against HCV（DAAs）を用いた抗ウイルス療法を行うことになる．HCVジェノタイプ1および2により保険適応となる治療法や治療効果がまったく異なるため，まず保険適応のあるHCV群別（グルーピング）検査を行う[3]．HCVには少なくとも6つのジェノタイプがあり，日本においては2つのグループ（ジェノタイプ）（グループ1，グループ2）に大別され，さらにそれぞれ2つのサブジェノタイプ（1a，1b，2a，2b）に分類可能である．この検査で判定不能な場合や治療効果が良くない場合などには，治療方針決定のためHCVジェノタイプを塩基配列レベルで決定する必要がある．残念ながら保険適応となっ

ていない．HCV RNAと比較すると感度は劣るものの，HCVコア抗原（コア蛋白質）は廉価であり，抗ウイルス剤治療を行わない者の経過観察時には用いてもよいかもしれない．

▶抗ウイルス剤使用前の特殊検査

以下に述べる検査は残念ながら保険適応となっていないが，ペグインターフェロン，リバビリンを含む抗ウイルス剤による治療方針を決定する上で重要である．2009年に本邦の田中・溝上らのグループを含む世界の研究グループからその有用性が報告されたIL28B SNPはHCVジェノタイプ1患者におけるペグインターフェロンを含む抗ウイルス剤による治療効果予測に極めて有用である[4]．rs8099917（トリプルナインSNP）とrs12979860（Duke SNP）が有名であり，Major SNP（それぞれTTとCC）であると治療効果が期待できる．ゲノム検査のため，各施設の倫理委員会の規定に従い，患者から同意書を得てから行うべきである．HCV NS5A ISDR変異[5]やHCV Core変異[6]もペグインターフェロンを含む抗ウイルス剤による治療効果予測に有用だが保険適応となっていない．

HCV NS5A ISDR変異検査はHCVジェノタイプ1 NS5A ISDR領域内の40アミノ酸（aa2209-2248）の解析を行い，HCV-Jの配列と比較し，アミノ酸の変異数を決定する．その結果はwild type（変異数0），intermeditate type（変異数1〜3），mutant type（変異数4以上）と分類され，Mutant typeであると治療効果が高いとされる[1,5]．HCV Core変異検査はHCVジェノタイプ1 core領域の70番目のアミノ酸変異（Arg→Gln, His）および91番目のアミノ酸変異（Leu→Met）を決定する．特にHCV Core 70番目がArg（wild type）であると治療効果が高いとされる[1,6]．

▶抗ウイルス剤使用後の検査

治療終了24週間後に必ずリアルタイムPCRによるHCV RNA検査を行う．HCV RNAが陽性であれば再治療を考慮する．抗ウイルス剤使用によりHCV RNAが陰性化しても肝細胞癌発症のリスクは低下するがゼロとはならないため，定期的な画像診断（腹部超音波検査ほか）や肝細胞癌の腫瘍マーカー（AFP, PIVKA-2, AFPL3）測定を行い肝細胞癌発症のスクリーニングを続ける必要がある．

⚠ 検査のピットフォール

HCV抗体を用いる場合に注意すべき点は以下の通り．
- 偽陽性もあるため，HCV抗体陽性の場合には必ずHCV RNAを測定，参考にする．
- 前述のように急性肝炎発症初期ではHCV抗体陰性となるため，必ずHCV RNAを測定する．

文献

1) SRL 医療従事者サイト．http://www.srl.info/index.php(accessed on 4/6/2014)
2) Kanda T, et al. Detection of GBV-C RNA in patients with non-A-E fulminant hepatitis by reverse-transcription polymerase chain reaction. Hepatology. 1997; 25: 1261-5.
3) Tanaka T, et al. Significance of specific antibody assay for genotyping of hepatitis C virus. Hepatology. 1994; 19: 1347-53.
4) Tanaka Y, et al. Genome-wide association of IL28B with response to pegylated interferon-alpha and ribavirin therapy for chronic hepatitis C. Nat Genet. 2009; 41: 1105-9.
5) Enomoto N, et al. Mutations in the nonstructural protein 5A gene and response to interferon in patients with chronic hepatitis C virus 1b infection. N Engl J Med. 1996; 334: 77-81.
6) Akuta N, et al. Association of amino acid substitution pattern in core protein of hepatitis C virus genotype 1b high viral load and non-virological response to interferon-ribavirin combination therapy. Intervirology. 2005; 48: 372-80.

〈神田達郎，横須賀 收〉

20 E型肝炎ウイルス関連検査

基準範囲

- IgG-HEV抗体定性（EIA法）：陰性
- IgM-HEV抗体定性（EIA法）：陰性
- IgA-HEV抗体定性/HE-IgA抗体定性（EIA法）：陰性
- HEV RNA（RT-PCR法）：陰性

生理的変動, 検査の概要・臨床的意義

E型肝炎ウイルス（HEV）は *Hepeviridae* family に属する約 7,200 nt. の一本鎖＋鎖 RNA ウイルスであり，急性肝炎の原因として重要である．主として糞口感染により感染する．アフリカ，中東，東南中央アジア諸国などの発展途上国では汚染水などからの感染がみられる．A型肝炎ウイルスと異なり，HEV に対するワクチンは開発されていないため，同地域への旅行者，出張者では特に注意する必要がある．本邦では Zoonosis（人間に伝染する動物の病気）として散発性に急肝炎発症が報告されている[1]．イノシシ，シカ，ブタなどは HEV のリザーバーとして知られ[2]，E型肝炎発症者ではこれら動物肉の不十分な加熱後の摂食や生食の既往がみられることがあるが，感染源が不明なことも多い[2]．

E型肝炎患者 15 名の検討[3]で，血清 HEV RNA は E型肝炎発症後 7～40 日後（平均 21.4 日）に検出され，IgM-HEV 抗体および IgA-HEV 抗体は 3 名の患者は E型肝炎発症後 37, 55, 62 日目，12 名の患者では 50～120 日目の経過観察終了時点まで検出されたとの報告がある．IgM-HEV 抗体は E型肝炎急性期の確実な，感度のよいマーカーであるが特異性に問題があり，特に血清中 IgM-rheumatoid factor を持つ患者で偽陽性となる場合がある[3]．IgA-HEV 抗体は E型肝炎急性期の確実な，感度のよいマーカーであり，IgM-HEV 抗体と同等に上昇し，IgM-HEV 抗体より偽陽性が少ないとされる[3,4]．本邦では E型肝炎の診断には IgA-HEV 抗体測定のみが保険適応となっている．血清 IgA-HEV 抗体と IgM-HEV 抗体は HEV RNA 検出と比較し，より長期間陽性となるため，E型肝炎の急性期の血清学的診断に有用である．血清 IgG-HEV 抗体はやや遅れて血清中に出現し，長期間陽性となるため，現在または過去の E型肝炎の感染の指標となる[5]．

異常値を生じるメカニズム

IgA-HEV 抗体，IgM-HEV 抗体の上昇は現在の感染を示し，IgG-HEV 抗体の上昇は現在または過去の HEV 感染を示す．

異常高値を示す場合（IgA-HEV 抗体）

E型肝炎

検査のピットフォール

E型肝炎の診断に IgA-HEV 抗体を用いる場合に注意すべき点は以下の通り．

- 偽陽性もあるため，HEV RNA，IgG-HEV 抗体，IgM-HEV 抗体などを参考にする．
- E型肝炎発症早期では IgA-HEV 抗体が陽性とならない場合もあるので，必要に応じて IgA-HEV 抗体再検したり，HEV RNA を測定するべきである．

文 献

1) Takahashi K, et al. Full-genome nucleotide sequence of a hepatitis E virus strain that may be indigenous to Japan. Virology. 2001; 287: 9-12.
2) Takahashi M, et al. Features of hepatitis E virus infection in humans and animals in Japan. Hepatol Res. 2014; 44: 43-58.
3) Takahashi M, et al. Simultaneous detection of immunoglobulin A(IgA) and IgM antibodies against hepatitis E virus (HEV) Is highly specific for diagnosis of acute HEV infection. J Clin Microbiol. 2005; 43: 49-56.
4) Takikawa Y, et al. Icteric acute hepatitis E with no response of immunoglobulin M class anti-hepatitis E virus antibody. Hepatol Res. 2012; 42: 1146-9.
5) 特殊免疫研究所. IgG/IgM anti-HEV EIA. http://www.tokumen.co.jp/?page_id=150(accessed on 4/6/2014)

〈神田達郎, 横須賀 收〉

21 ATLウイルス（HTLV-1）抗体

HTLV-1と疫学・感染経路

ヒトTリンパ球指向性ウイルス1型human T lymphotropic virus type-1（HTLV-1）はレトロウイルス科に属するウイルスで，主にCD4陽性細胞に感染してその細胞を腫瘍化させる．このHTLV-1によって引き起こされる末梢性T細胞腫瘍は，成人T細胞白血病・リンパ腫 adult T-cell leukemia-lymphoma（ATL）と呼ばれ，発症すると比較的治療が難しい部類の白血病である．もともと九州・沖縄地方でHTLV-1保因者（キャリア）が多く，かつてATLは風土病とされていたが，近年ではキャリア実数全体に占めるその他の地方の割合が増加し，50％を超えたことが報告された[1]．HTLV-1キャリアからのATL発症は40歳までにはほとんどないが，40歳を過ぎると年間キャリア1,000人に1人の割合で発症し，生涯発症率は約5％といわれている．

感染経路には，1）母子感染，2）輸血，3）性行為感染がある．日本では抗体スクリーニングの導入により輸血による感染は阻止された．性交渉で男性から女性への感染があることが知られている（10年で約60％）．母乳を与えることによる母児垂直感染が最も多く（約20％），子宮内感染も2～6％あるといわれている．また，母乳を与える期間が長くなれば児への感染率が上昇することもわかっている．そのため，HTLV-1キャリア妊婦には母児間の感染予防を目的に，1）人工乳哺育，または，2）凍結母乳，3）3ヵ月までの短期母乳の選択肢を勧める[2,3]．

HTLV-1関連疾患

HTLV-1関連疾患には，ATLのほかにHAM（HTLV-1 associated myelopathy），HTLV-1ぶどう膜炎があり，このような症例では全例抗HTLV-1抗体が陽性である．また，HTLV-1感染が関節炎，肺病変，Sjögren症候群などに関与している可能性もあり，そのような場合も抗HTLV-1抗体陽性である．

▶成人T細胞白血病/リンパ腫（ATL）

成熟T細胞（CD4$^+$，CD8$^-$，CD25$^+$）の白血病・リンパ腫で多発地域はキャリアの分布と一致する．白血化したものでは末梢血に核の切れ込みの強いATL細胞が出現する．初期症状はリンパ節腫脹，皮疹，高Ca血症に伴う意識障害，肝脾腫大などである．

▶HTLV-1関連ミエロパチー（HAM）

成人男女に発症する緩徐進行性の対称性ミエロパチーで，錐体路障害優位で軽度の膀胱障害を伴うことがある．血清中と髄液中の抗体価は高く，特に髄液中に高い．初発症状は歩行障害，排尿障害が多く，時に下肢の感覚障害，便秘，手指振戦などがある．

▶HTLV-1ぶどう膜炎（HU）

若年成人に多く，女性に多い．Behçet病やトキソプラズマ症などの既知のぶどう膜炎とは異なる眼科的臨床像を呈する．突発性に生じる飛蚊症，霧視，軽度の視力低下などの症状を呈する．

HTLV-1の検査

通常，健常人には抗HTLV-1抗体は検出されない．

21. ATL ウイルス（HTLV-1）抗体

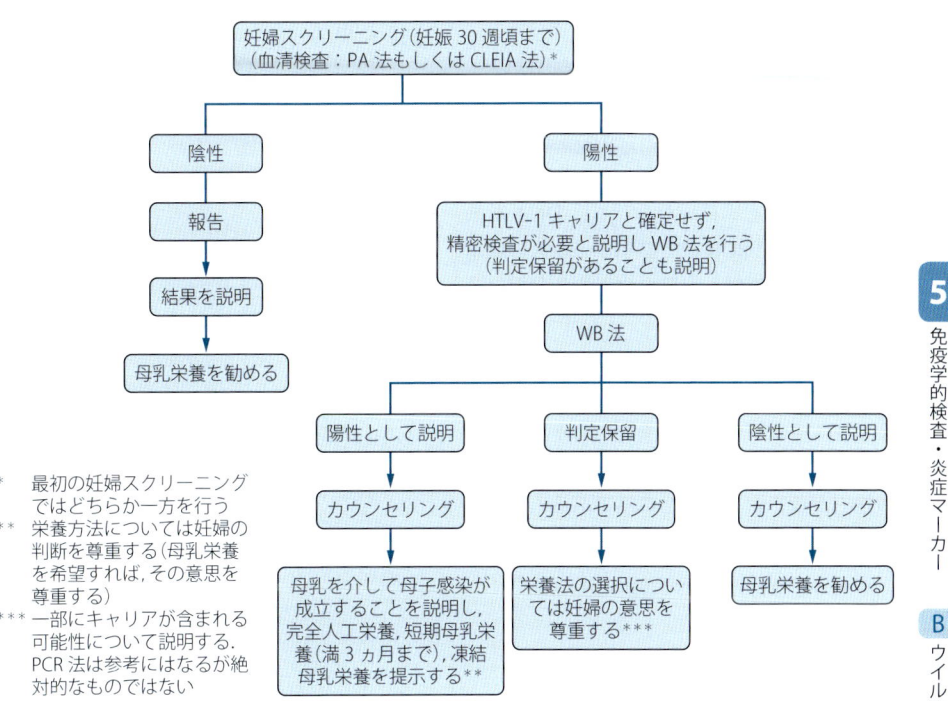

```
妊婦スクリーニング（妊娠30週頃まで）
（血清検査：PA法もしくはCLEIA法）*
  ├─ 陰性 → 報告 → 結果を説明 → 母乳栄養を勧める
  └─ 陽性 → HTLV-1キャリアと確定せず，精密検査が必要と説明しWB法を行う
            （判定保留があることも説明）
            └─ WB法
                ├─ 陽性として説明 → カウンセリング → 母乳を介して母子感染が成立することを説明し，完全人工栄養，短期母乳栄養（満3ヵ月まで），凍結母乳栄養を提示する**
                ├─ 判定保留 → カウンセリング → 栄養法の選択については妊婦の意思を尊重する***
                └─ 陰性として説明 → カウンセリング → 母乳栄養を勧める
```

* 最初の妊婦スクリーニングではどちらか一方を行う
** 栄養方法については妊婦の判断を尊重する（母乳栄養を希望すれば，その意思を尊重する）
*** 一部にキャリアが含まれる可能性について説明する．PCR法は参考にはなるが絶対的なものではない

図 5-2 HTLV-1 スクリーニングの進め方

　妊娠女性に対する HTLV-1 抗体検査は産婦人科診療ガイドラインで推奨レベルA「強く勧められる」であり，母子感染の予防のために妊婦全例でのスクリーニングが勧められている[4]．妊婦に対するスクリーニング検査の進め方を図 5-2 に示す[2]．

▶スクリーニング検査

　スクリーニング検査（PA，EIA，CLEIA）は感度に優れる（90％以上）が，逆に約 0.5％の偽陽性があるため十分注意する必要がある．

スクリーニング検査の測定法

- **ゼラチン粒子凝集法（PA）**：固相化したゼラチン粒子にHTLV-1抗原を吸着させて，抗HTLV-1抗体による凝集反応をみる．
- **酵素免疫抗体法（EIA）**：固相化したHTLV-1抗原と血清を反応させた後，結合した抗体と酵素標識ヒトIgG抗体を反応させて検出する．
- **化学発光酵素免疫法（CLEIA）**：EIAと同様，酵素基質として，酵素で分解されると化学発光する物質を用いる．

▶確認検査

- **ウエスタンブロット法（WB）**：ゲル電気泳動法でニトロセルロース膜に転写，膜上で血清を反応させ，結合した抗体に酵素標識抗ヒトIgG抗体を反応させ，特異的に反応する抗体を検出する．WB法ではHTLV-1のenv蛋白（gp46）とコア蛋白（gag：p19，p24，p53）の両方が陽性となった際に陽性と判定し，どちらも陰性なら陰性と判断される．どちらか一方のみが陽性の場合は判定保留となるが，10％以上（約10〜15％）で"判定保留"となる．そのため，最終判定として必要な場合にはPCR法を用いた

DNA 検査を行う.

▶PCR 法を用いたプロウイルス検出検査

確認検査の WB 法で判定保留となり,判定が難しい場合は宿主ゲノムに組み込まれたプロウイルスを PCR 法で検出することが必要となる.末梢血単核球からゲノム DNA を抽出し,1)nested PCR 法でプロウイルスの塩基配列の一部を増幅し,プロウイルスが組み込まれているかを確認するか,2)real-time PCR 法でゲノム DNA 中のプロウイルスを定量することにより,プロウイルス量を測定できる.HTLV-1 感染の確定診断となるが,検査可能な施設が限られており,また現在標準化の検討がなされているところである[5].

文 献

1) 厚生労働科学研究費補助金新型インフルエンザ等新興・再興感染症研究事業「本邦における HTLV-1 感染及び関連疾患の実態調査と総合対策」.平成 20 年度総括研究報告書.2009.
2) 厚生労働科学研究費補助金厚生労働科学特別研究事業「HTLV-1 の母子感染予防に関する研究」.平成 21 年度総括研究報告書.2010.
3) 厚生労働科学研究費補助金厚生労働科学特別研究事業「HTLV-1 母子感染予防のための保健指導の標準化に関する研究」.平成 22 年度総括研究報告書.2011.
4) 日本産婦人科学会・日本産婦人科医会.産婦人科診療ガイドライン―産科編2011.http://www.jsog.or.jp/activity/pdf/gl_fujinka_2011.pdf
5) Intra- and inter- laboratory variability in human T-cell leukemia virus type-1 proviral load quantification using real-time polymerase chain reaction assays: a multicenter study. Cancer Sci. 2010; 101: 2361-7.

〈小川孔幸〉

22 HIV関連検査

ヒト免疫不全ウイルス human immunodeficiency virus（HIV）感染症に関連する検査を大別すると，1）HIV感染症の確定診断のための検査（抗HIV抗体検査，抗原検査，RT-PCR法），2）HIV感染症の病状把握および治療方針決定・治療効果のモニタリングのための検査（CD4陽性Tリンパ球数，HIV RNA量，薬剤耐性検査）に分けられる．HIV感染症には，HIV-1，HIV-2の2種類のウイルスが知られているが，HIV-2はアフリカの一部の地域に存在するのみで，世界的に問題となっているのはHIV-1である．本邦ではHIV-2の感染の報告は数例のみである．

HIVの検査

▶確定診断のための検査

日本エイズ学会と日本臨床検査医学会から「診療におけるHIV-1/2感染症の診断ガイドライン2008」[1]が提唱されている．

スクリーニング検査

スクリーニング検査の目的は感染者すべてを拾い上げることであり，感度の向上を目指す性格上，妊婦健診などの低リスク群を対象とした場合に偽陽性反応の問題が付きまとう．0.1〜0.3％程度の偽陽性反応が発生するため，結果の解釈には注意を要し，スクリーニング検査陽性妊婦に対しては過剰な不安や誤解が生じないように充分に配慮した対応をとることが必要である．

抗HIV抗体検査としてELISA（enzyme-linked immunosorbent assay）法やPA（particle agglutination assay）法がある．また，近年15分ほどで結果の得られるイムノクロマト（IC）法を用いた簡易迅速検査キットも認可されて，「即日検査」として保健所などで実施されている．抗体のみの測定法ではウインドウピリオドが約32日とされている．HIV-1/2抗体と同時にHIV-1のコア抗原（p24）を測定する抗原抗体同時検査キットが登場し，ウインドウピリオドが約18日と大幅に短縮された．本邦のガイドラインでは原則としてスクリーニング検査には抗原抗体同時測定系の使用を推奨している（図5-3）．

確認検査

ウエスタンブロット（WB）法：HIV構成蛋白を分解，電気泳動して膜に転写し，患者血清と反応させることにより，HIVに対する特異抗体の存在を同定する検査法である[2]．結果の判定法には米国のCDC（Centers for Disease Control and Prevention）およびWHO（World Health Organization）の判定基準が知られている（表5-12）．エンベロープ由来の2本以上のバンドが出現することにより陽性と判定している[3]．特異度は高いが抗体の検出感度は低く，急性感染期には陰性あるいは判定保留となるため，核酸増幅検査と同時に実施する．

核酸増幅検査法：RT-PCR法による末梢血中のHIV RNAの定量を行う検査である．詳細は後述する．診断時には必ずWB法と合わせて判定する必要がある．

▶病状把握および治療効果のモニタリング

HIV感染症の自然経過を図5-4に示す．抗レトロウイルス療法 anti retrovirus therapy（ART）の開始基準については，表5-13[4]を参照いただきたい．また，ART開始前には薬剤

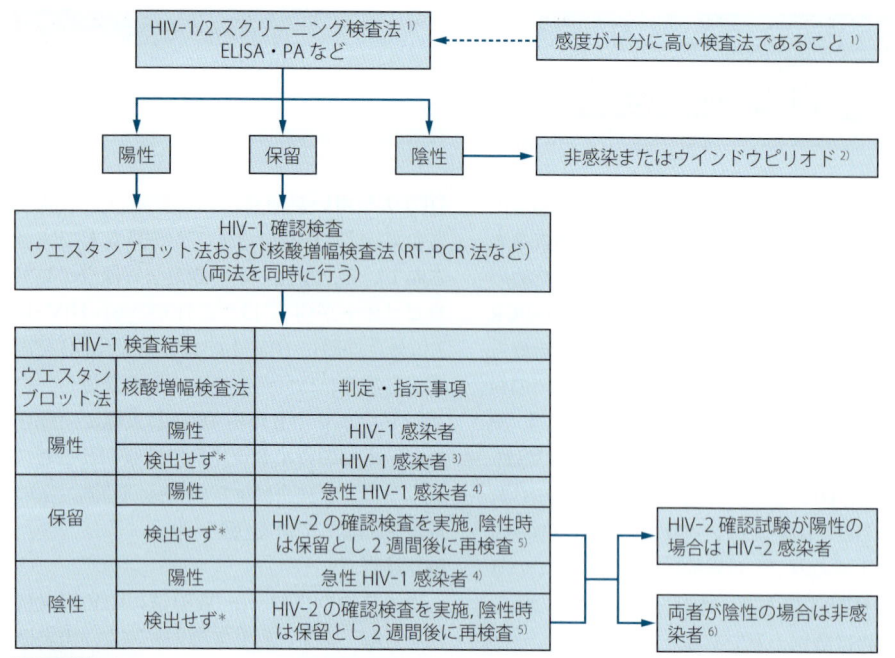

5. 免疫学的検査・炎症マーカー／B. ウイルス関連検査

```
                HIV-1/2 スクリーニング検査法 1)
                     ELISA・PA など        ←------  感度が十分に高い検査法であること 1)

           ┌──────────┼──────────┐
          陽性         保留        陰性 ──→ 非感染またはウインドウピリオド 2)
           │           │
           └─────┬─────┘
                 ↓
            HIV-1 確認検査
    ウエスタンブロット法および核酸増幅検査法（RT-PCR 法など）
                （両法を同時に行う）
```

HIV-1 検査結果		判定・指示事項
ウエスタン ブロット法	核酸増幅検査法	判定・指示事項
陽性	陽性	HIV-1 感染者
	検出せず*	HIV-1 感染者 3)
保留	陽性	急性 HIV-1 感染者 4)
	検出せず*	HIV-2 の確認検査を実施, 陰性時は保留とし2週間後に再検査 5)
陰性	陽性	急性 HIV-1 感染者 4)
	検出せず*	HIV-2 の確認検査を実施, 陰性時は保留とし2週間後に再検査 5)

→ HIV-2 確認試験が陽性の場合は HIV-2 感染者

→ 両者が陰性の場合は非感染者 6)

図 5-3 診療における HIV-1/2 感染症診断のためのフローチャート
(HIV-1/2 感染症の診断法 2008 年版；日本エイズ学会・日本臨床検査医学会 標準推奨法)

1) 明らかな感染のリスクがある場合や急性感染を疑う症状がある場合は抗原・抗体同時検査法によるスクリーニング検査に加え HIV-1 核酸増幅検査法による検査も考慮する必要がある.（ただし, 現時点では保険適応がない.)
2) 急性感染を疑って検査し, HIV-1/2 スクリーニング検査とウエスタンブロット法が陰性または保留であり, しかも, HIV-1 核酸増幅検査法（RT-PCR 法）が陽性であった場合は, HIV-1 の急性感染と診断できるが, 後日, HIV-1/2 スクリーニング検査とウエスタンブロット法にて陽性を確認する.
3) HIV-1 感染者とするが, HIV-1 核酸増幅検査法（RT-PCR：リアルタイム PCR 法または従来法の通常感度法）で「検出せず※」の場合（従来法で実施した場合は, リアルタイム PCR 法または従来法の高感度法における再確認を推奨）は HIV-2 ウエスタンブロット法を実施し, 陽性であれば HIV-2 の感染者であることが否定できない（交差反応が認められるため）. このような症例に遭遇した場合は, 専門医, 専門機関に相談することを推奨する.
4) 後日, 適切な時期にウエスタンブロット法で陽性を確認する.
5) 2週間後の再検査において, スクリーニング検査が陰性であるか, HIV-1/2 の確認検査が陰性/保留であれば, 初回のスクリーニング検査は偽陽性であり,「非感染(感染はない)」と判定する.
6) 感染のリスクがある場合や急性感染を疑う症状がある場合は保留として再検査が必要である. また, 同様な症状をきたす他の原因も平行して検索する必要がある.

注1 妊婦健診, 術前検査等の場合にはスクリーニング検査陽性例の多くが偽陽性反応によるため, その結果説明には注意が必要.
注2 母子感染の診断は, 移行抗体が存在するため抗体検査は有用でなく, 児の血液中の HIV-1 抗原, または HIV-1 核酸増幅検査法により確認する必要がある.
(日本エイズ学会誌. 2009; 11: 70-2) 1)

耐性検査を施行することが推奨されている 5). ART の目標は HIV-RNA 量を検出感度以下に抑え込み, それを継続していくことである. そのためには服薬順守が必要であるため, 治療開始前の患者教育と治療中の支援が必要である. 万が一, 治療失敗（ウイルス量の

表 5-12 ウエスタンブロット法の判定基準

	WHO	CDC
陰性	バンドが出現しない場合	左に同じ
陽性	3本のエンベロープバンドのうち2本が検出された場合	3本のエンベロープバンドおよびp24のバンドのうち2本が検出された場合
判定保留	バンドは存在するが陽性の判定基準に合わない場合	左に同じ

WHO: World Health Organization, CDC: Centers for Disease Control and Prevention

リバウンド)が生じた際には，薬剤耐性検査を行い耐性ウイルス出現の有無を確認すべきである．

CD4 陽性リンパ球数

　CD4 陽性リンパ球数は感染者の免疫状態を示す指標である．健康成人における基準範囲は 700〜1,300/μL であり，HIV に感染し 200/μL 未満になると免疫不全状態となり，種々の日和見疾患を発症しやすくなる[4]．

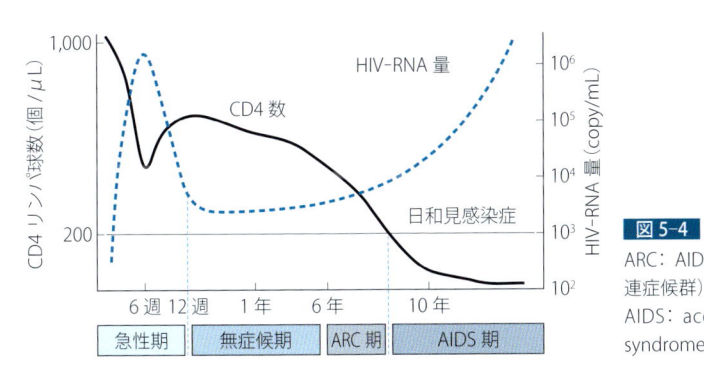

図 5-4 ウイルス量とCD4数の推移

ARC: AIDS-related complex（AIDS 関連症候群）
AIDS: acquired immunodeficiency syndrome（後天性免疫不全症候群）

表 5-13 未治療患者に対する抗HIV療法の開始基準
（CD4 陽性Tリンパ球数の単位：/mm²）

状態	抗HIV療法開始の推奨度
AIDS 発症(HIV 関連認知症を含む) CD4＜350	直ちに治療開始
CD4 が 350〜500	治療開始を強く推奨
CD4＞500	治療開始を推奨
妊婦，HIV 腎症，HBV 重複感染者	治療開始を強く推奨
急速な CD4 数減少(例えば年間 100 を超える CD4 数減少)	治療開始を強く推奨
HCV 重複感染者	治療開始を推奨
高ウイルス量(例えば HIV RNA 100,000 copy/mL を超える患者)	治療開始を推奨
急性 HIV 感染症/HIV 感染早期	治療開始を推奨
性的パートナーへの HIV の二次感染(伝播)リスクを有する患者	効果的な抗 HIV 療法は HIV 感染者から性的パートナーへの HIV 感染を予防することが示されているので，なんらかの二次感染リスクを有する患者には抗 HIV 療法が勧められるべきである

注) HIV 患者の治療における経済的負担軽減のための社会資源として「重度心身障害者医療費助成制度」と「障害者自立支援医療制度」がある．これらの制度の利用のためには身体障害者手帳(免疫機能障害)を取得する必要があり，その手帳の等級により助成の範囲や受けられるサービスの内容が異なる．また，治療開始時の CD4 陽性リンパ球数の値によっては助成制度が適用されない場合もある．

血中ウイルス量(HIV RNA 量)

　血中ウイルス量は HIV 感染症の進行速度を示す指標である．感染成立後に急激に増加した後に宿主の免疫応答により減少し，ある一定のレベルに保たれる．このウイルス量をセットポイントと呼び，高値であるほど病気の進行が早いとされる．現在は，多くの施設でリアルタイム PCR を原理とし高感度で広い測定域を持つコバス TaqMan HIV-1「オート」(タックマン法)を使用しており，検出せず(20 copies/mL 未満)から 10^7 copies/mL までの範囲で測定が可能である[4]．

文 献

1) 日本エイズ学会，日本臨床検査医学会．診療における HIV-1/2 感染症の診断ガイドライン 2008．日本エイズ会誌．2009; 11: 70-2.
2) Lundberg GD. Serological diagnosis of human immunodeficiency virus infection by Western blot testing. The Consortium for Retrovirus Serology Standardization. JAMA. 1988; 260: 674-9.
3) Centers for Disease Control(CDC). Interpretation and use of the Western blot assay for serodiagnosis of human immunodeficiency virus type 1 infection. MMWR. 1989; 38(S-7): 1-7.
4) HIV 感染症治療研究会．HIV 感染症「治療の手引き」．第 17 版．2013. http://www.hivjp.org/guidebook/hiv_17.pdf
5) Guidelines for the use of antiretroviral agents in HIV-1-infected adults and adolescents. http://aidsinfo.nih.gov/contentfiles/lvguidelines/adultandadolescentgl.pdf

〈小川孔幸〉

23 単純ヘルペスウイルス関連検査

5. 免疫学的検査・炎症マーカー　B. ウイルス関連検査

基準範囲

- EIA 法, CF 法, FA 法：陰性
- イムノクロマト法：陰性
- PCR 法, LAMP 法：陰性

検査の概要・臨床的意義

単純ヘルペスウイルス1型(herpes simplex virus-1：HSV-1), 単純ヘルペスウイルス2型(HSV-2)は潜伏感染するため, 初感染後, 一生涯感染は持続する.

一部のヘルペスウイルス感染症はウイルス学的な検査法を必要とせず, 臨床所見・経過のみで診断が可能である. HSV-1の初感染であるヘルペス性歯肉口内炎, 再活性化である口唇ヘルペスやカポジ水痘様発疹症も臨床診断が可能なことが多い. これら以外のヘルペス感染症としては新生児ヘルペス, 単純ヘルペス脳炎, 髄膜炎などがあるが, これらに対しては検査診断法が必要である.

▶血清学的検査法

EIA法(酵素抗体法), CF法(補体結合法), FA法(蛍光抗体法)あり, それぞれ利点と欠点がある. EIA法は感度に優れる反面, 非特異的反応による偽陽性がみられ, CF法は安価で簡便であるが感度は低い. EIA法やFA法ではIgGやIgMなどのクラス別抗体が測定できる.

HSV-1, HSV-2は極めて相同性が高いため, 型別抗体を測ることが困難である. NT法により型別抗体を測れることになっているが, 交差抗体の存在のため, 特異性は低い. 海外では, 型特異的抗原であるgG1, gG2を利用して型別抗体を測定するキットが販売されているが, 本邦では承認されていない.

▶病理組織学的検査

生検組織や細胞を用いて, ウイルス感染に特徴的とされる封入体や巨細胞を証明する. HSV-1, HSV-2, VZV感染が疑われる水疱性病変が存在する場合, 病巣部の塗抹標本を作成し, 乾燥, メタノール固定した後にGiemsa染色を行い検鏡する(Tzank試験). 蛍光標識モノクロナール抗体を用いると, HSVの場合, HSV-1, HSV-2の鑑別も可能である.

▶ウイルス分離

臨床検体, 組織から分離された時には診断的価値が高い. 特異性の高い検査法ではあるが, 特殊な施設に依頼が必要であり, 臨床応用には制限がある.

▶抗原検出法

抗原検出法は簡便かつ特異性が高いため, 臨床的に極めて有用であるが, 限られたウイルスでしか用いられていない. 近年, イムノクロマト法によるHSV抗原迅速検出キットが承認, 販売された. ベッドサイドや外来で検査・判定可能であり, 簡便性・迅速性に優れている. 一方, 短所としては, 多量の抗原が必要であり, 感度は高くないという点があげられる. また, 現時点では角膜ヘルペスにしか保険適応はない.

▶核酸診断法

核酸診断法としては, polymerase chain reaction(PCR)法, loop-mediated isothermal amplification(LAMP)法などがある. 血液, 尿, 気管支肺胞洗浄液, 髄液, 組織など幅広

い検体に応用でき，検体採取法，保存などに特殊な技術は要しない．
　LAMP法は本邦独自に開発された技術であり，高い特異性と感度に優れているという利点を有する[1]．また，近年，HSV-1/HSV-2に対するLAMP法検出キットが研究用試薬ついて承認販売された．このキットは1型/2型の型別判定も可能であり，性器ヘルペスや新生児ヘルペスなど型別診断が臨床上重要な意味を持ち，かつ迅速性が要求される疾患に適している．

異常値を示す疾患・病態

　単に血清学的に抗体価の上昇を示したり，ウイルスを検出したりすること，すなわちウイルス感染を明らかにしても診断的意味はない．疾病と関連したヘルペスウイルスの増殖とそれに対する炎症反応，すなわち感染症の診断をすることが重要である．そのためには病変部位からの有意な量のウイルスを検出する，あるいは病理学的にヘルペスウイルスの増殖とそれに対する免疫反応を証明する必要がある．
　Tzankテストにて多角巨細胞を認めた時には意義があるが，HSV-1，HSV-2，VZVの鑑別はできない．また，免疫組織染色法を用いてウイルスを検出する，あるいは in situ hybridization法を用いてウイルス核酸を検出すれば，より特異的であるが，蛍光標識モノクロナール抗体を用いた場合，感染細胞が十分に得られないと偽陰性になりうること，感度が必ずしも高くないことが問題点である．
　単純ヘルペス脳炎では髄液からPCR法にてHSV-1の検出が，新生児ヘルペスでは，水疱，咽頭・結膜拭い液，血液，髄液などからHSV-1/HSV-2の検出が可能である．髄液のような通常ウイルスが存在しない部位からウイルスDNAが検出された場合には，ごく微量の核酸が検出されただけでも診断的意義がある[2]．しかしながら，髄液中のHSV-DNA量は極めて少ないので，鋭敏な方法が望まれる．

検査のピットフォール

　リアルタイムPCR法をはじめとする，感度に優れ定量性のある核酸診断法が，ウイルス感染症診断のスタンダードとして普及しつつあるが，ヘルペスウイルスに関しては，体外診断法として承認されている核酸診断法は本邦には存在せず，保険収載もされていない．感度に劣るsingle PCRは単純ヘルペス脳炎診断には適さず，感度に優れるnested PCRもしくはリアルタイムPCR法が推奨される．
　一方，血液のように常時ヘルペスウイルスが潜伏感染している検体をPCR法に用いる際には注意が必要である．このような場合には定性的なPCR法により，微量なウイルスDNAが検出されても，臨床的意義は乏しい．単純ヘルペス脳炎などのように，極めて高い感度が必要とされる疾患にも応用可能かどうかは今後の課題である[3]．

文献

1) Notomi T, et al. Loop mediated isothermal amplification of DNA. Nucleic Acids Res. 2000; 28: E63.
2) 木村　宏. HSV, VZV, EBV, CMV, HHV-6, 7, 8. 臨床と微生物. 2012; 39: 699-704.
3) Kimura H, et al. Rapid detection of herpes simplex virus DNA in cerebrospimal fluid: comparison between loop-mediated isothermal amplificatiton and real-time PCR. Med Microbiol Immunol. 2005; 194: 181-5.

〈永井弥生〉

24 水痘・帯状疱疹ウイルス抗原・抗体

基準範囲

- 血清学的診断法：陰性
- 蛍光抗体法：陰性

検査の概要・臨床的意義

水痘・帯状疱疹ウイルス varicella-zoster virus（VZV）の初感染は水痘，再活性化が帯状疱疹である．通常は特徴的な水疱を有する臨床所見と経過から診断可能である．単純ヘルペスウイルス herpes simplex virus（HSV）とVZVは知覚神経節に潜伏感染することから，非常に似た臨床像を呈することがあるが，抗ヘルペスウイルス薬の量や薬剤の種類が異なる．したがって，臨床では30分以内に診断できる抗原検査が迅速診断として重要である[1]．

▶血清学的検査法

補体結合法（CF），中和反応（NT），酵素免疫測定法（ELISA），間接蛍光法（IFA），免疫粘着赤血球凝集法（IAHA）などがある．ELISA法が最も感度が高い．IgM抗体は初感染後7〜10日で上昇するので，VZV特異IgM抗体を証明するか，CF抗体価またはNT抗体価が急性期と比べ回復期に4倍以上の上昇を示せば診断できる[2]．

▶Tzank試験

HSV-1，HSV-2，VZV感染が疑われる水疱性病変が存在する場合，病巣部の塗抹標本を作成し，乾燥，メタノール固定した後にGiemsa染色を行い検鏡する（図5-5）．巨細胞が認められてもHSV-1，HSV-2，VZVの鑑別はできないが，免疫組織染色法を用いて抗原を検出する，あるいは in situ hybridization 法を用いてウイルス核酸を検出すればより特異的である[3]．

▶ウイルス抗原の検出

Tzank試験ではヘルペス疾患の診断はできるが，単純ヘルペスとの鑑別ができないため，確定診断にはモノクローナル抗体によるウイルス抗原の検出を行う．現在では蛍光抗体診断用キットが販売されており，迅速な確定診断ができる．塗抹標本を作り，アセトン固定後にFITC標識抗VZVモノクローナル抗体（VZV-FA「生研」，デンカ生研）を反応させ，蛍光顕微鏡で観察する．細胞質と核に顆粒状の特異蛍光を認めれば診断できる．

▶その他

単純ヘルペスウイルスと同様に，ウイルス分離培養やPCR法によるウイルスDNAを検出する方法もある．

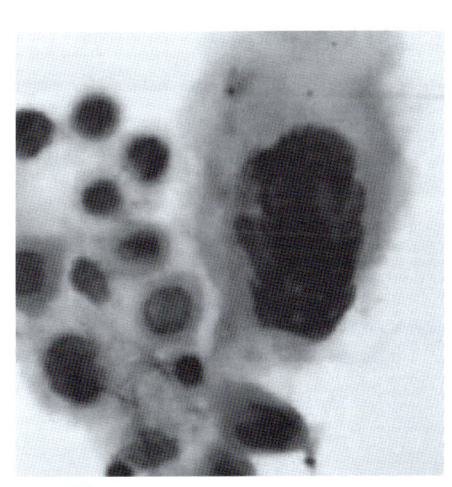

図5-5 Tzank試験でみられるウイルス性巨細胞

異常値を示す疾患・病態

単に血清学的に抗体価の上昇を示したり，ウイルスを検出したりすること，すなわちウイルス感染を明らかにしても診断的意味はない．疾病と関連したヘルペスウイルスの増殖とそれに対する炎症反応，すなわち感染症の診断をすることが重要である．そのためには病変部位からの有意な量のウイルスを検出する，あるいは病理学的にヘルペスウイルスの増殖とそれに対する免疫反応を証明する必要がある．

Tzank 試験にて多核巨細胞を認めた時には意義があるが，HSV-1，HSV-2，VZV の鑑別はできない．また，免疫組織染色法を用いてウイルスを検出する，あるいは in situ hybridization 法を用いてウイルス核酸を検出すればより特異的であるが，蛍光標識モノクロナール抗体を用いた場合，感染細胞が十分に得られないと偽陰性となり，感度が必ずしも高くない．単純ヘルペスウイルスと同様に，ウイルス分離培養やPCR法によるウイルスDNAを検出する方法もあるが臨床の場ではあまり行われていない．

検査のピットフォール

血清学的診断はあくまで補助診断である．VZVと単純ヘルペスウイルスは，抗原的に共通部分があるため，抗体価測定時に交差反応が起こり，双方の抗体価とも上昇することがあるので注意が必要である．

文 献

1) 本田まり子．ヘルペスウイルス抗原(上皮細胞中) In: Medical Practice 編集委員会, 編. 臨床検査ガイド 2013-2014. 東京: 文光堂; 2013. p.777-81.
2) 漆畑 修. 水痘. In: 玉置邦彦, 他編. 最新皮膚科学体系 15. 東京: 中山書店; 2005. p.25-39.
3) 木村 宏. HSV, VZV, EBV, CMV, HHV-6,7,8. 臨床と微生物. 2012; 39: 699-704.

〈永井弥生〉

25 EBウイルス関連検査

基準範囲

EBウイルス抗体検査: EBウイルス抗VCA IgM, EBウイルス抗VCA IgG, EBウイルス抗EBNA IgG, EBウイルス抗EA IgG
- FA(蛍光抗体法)
  基準値: <10倍
- EIA(酵素抗体法)
  基準値: <0.5(−), 0.5〜0.9(±), ≧1.0(+)

EBウイルスDNA定量
- PCR(リアルタイムPCR)
  基準範囲: $2.0 \times 10^1 <$ (コピー/10^6cells)
  　　　　　 <10(コピー/μg)
  　　　　　 $<2.0 \times 10^2$(コピー/mL),
  　　　　　　geniQ−EBVの場合

EBウイルスDNAクロナリティ
- サザンブロットハイブリダイゼーション
  基準範囲: ポリクローナル

検査の概要・臨床的意義

▶EBウイルスとは

Epstein−Barrウイルス(EBウイルス, EBV)は, アフリカに多いBurkittリンパ腫由来の培養リンパ球から1964年に発見された. ヒトヘルペスウイルス4型 human herpersvirus 4ともいう. γヘルペスウイルス亜科に分類され, 二本鎖DNAを持ち, 他のヘルペスウイルスとは違い, Bリンパ球に感染して不死化するという特徴を持っている. 唾液を介して鼻咽頭上皮細胞とBリンパ球に感染し, 生涯Bリンパ球に潜伏する. 通常は初感染で伝染性単核球症(IM)を起こすほかには臨床症状を示さないが, 同種造血幹細胞移植や再生不良性貧血に対するATG治療などの治療による免疫抑制状態, AIDS患者のような免疫不全者で, 再活性化することがある.

▶EBウイルス抗体検査

ウイルスに対する抗体検査には, 蛍光抗体法(FA), 酵素免疫法(EIA)がある. 蛍光抗体法(FA)は感染細胞中のウイルス抗原と抗体との反応を蛍光標識抗体で証明する方法で, 酵素抗体法(EIA)は固相化したウイルス抗原と抗体を反応させ, 酵素標識抗体との反応により証明する方法である. EIAは他法に比較して高感度で定量的なデータが得られるという特徴がある.

EBウイルス抗体はVCA(外殻抗原), EA−DR(早期抗原)およびEBNA(核内抗原)の3種類の抗原に対する抗体が存在する. VCAとEA−DRはEBウイルスが溶解感染を起こした時に発現し, EBNAは潜伏感染した時に発現する蛋白である.

抗VCA−IgM抗体の上昇は初感染を示唆する. 抗VCA−IgG抗体は急性期に次第に上昇, 回復した後も終生持続する. EBウイルスの初感染で発症する伝染性単核症 infectious mononucleosis(IM)の急性期ではVCA−IgM抗体が出現し確定診断に利用される. VCA−IgG抗体は既往感染で陽性となり, 再活性化により異常高値となる. EBNA抗体は初感染の回復期から陽性になり持続的に検出される. したがってEBウイルス感染症の診断では, VCA−IgM抗体とEBNA抗体または, VCA−IgG抗体のペア血清とEBNA抗体を検査する. EBウイルス関連疾患の診断には抗

体検査を組合せて行い，その結果から感染時期の推定を行うのが一般的だが，保険請求上は1項目しか算定できない．

抗VCA-IgA抗体はEBウイルス関連の上咽頭癌に特徴的であり，早期発見，治療効果，再発の指標になり得る．抗EADR抗体はウイルスの増殖の程度とよく相関する抗体である．初感染の急性期および回復期，持続感染，再活性化の時期に出現する．

▶EBウイルス検査

EBウイルスの診断目的として血清学的診断が行われてきたが，本邦の成人の95％以上が抗体陽性者であり，初感染のみならず再活性化での疾患も多く，血清学的診断では診断に苦慮する場合も少なくない．近年の分子生物学的手法の進歩により，EBウイルスDNAの検出が盛んに行われるようになった．しかしPCRのような高感度な方法を用いると，健常人でも検出されてしまうケースが存在し，定量的な測定法が必要となる．リアルタイムPCRを用いたEBウイルスDNAの定量解析では，対象群に対してIM，CAEBV，LPD患者末梢血中のEBウイルスDNAが有意に高いことが報告されている．潜伏EBウイルス感染，あるいは無症候性再活性化と症候性EBウイルス疾患とを区別する有効な手段と考えられる．EBウイルスDNA定量には，全血を用いて血液細胞中のウイルスDNAを定量する方法と，血漿中のウイルスDNAを定量する方法があり，後者はgeniQウイルス定量®と呼ばれている．geniQは，感染症関連遺伝子（核酸）をリアルタイムPCR法によって測定する検査で，血漿を検査材料とすることを特徴とする．通常，無症候のウイルスキャリア状態では血漿中にウイルスDNAは検出されず，再活性化などが起こると白血球内で多量に増幅産生されたウイルスDNAが血漿中に放出されることが想定されている．

EBウイルスDNA定量検査は臓器移植時のEBウイルス感染・再活性化のモニタリングなどに有用である．

大部分のEBウイルス関連腫瘍やEBウイルス関連リンパ球増多症においては，EBウイルス感染細胞のモノクローナルな細胞増殖が認められ，EBウイルスがそれらの原因ウイルスであることを強く示唆している．また，伝染性単核症や日和見リンパ腫では，その増殖はオリゴもしくはポリクローナルである場合が多いとされている．EBウイルスクロナリティ検査はウイルスDNAのターミナルリピートをサザンブロットハイブリダイゼーションにより解析し，モノクローナルかどうかの判定を行う検査法で，EBウイルス関連腫瘍の鑑別診断の指標として有用と考えられる．

異常値を示す疾患・病態

- 伝染性単核症（IM），Burkittリンパ腫，上咽頭癌，T/NK細胞性リンパ腫/白血病，血管免疫芽球型T細胞性リンパ腫（AITL），胃癌，Hodgkinリンパ腫，EBウイルスに特異的な免疫不全症Duncan病（X-linked lymphoproliferative syndrome, XLP），慢性活動性EBウイルス感染症chronic active EBV infection（CAEBV），EBウイルス関連血球貪食症候群（VAHS），移植患者やAIDS患者のような免疫不全者の日和見リンパ腫，リンパ増殖性疾患（LPD）．

EBウイルスが関与する予後不良疾患で，しばしば診断に苦慮する疾患としてCAEBVがあげられる．この疾患は，慢性または反復性の伝染性単核症様の症状が長期間継続し，抗EBウイルス抗体の異常なパターンを特徴とする疾患として同定された．腫瘍性疾患と異なり，明確な病理組織学的診断ができないため，これまでStrausやRichardsonなどが

EBウイルス抗体価の異常な上昇（EBウイルス-VCA IgG≧5,120倍，EBウイルス-EA IgG≧640倍，EBNA≦2倍など）と臨床症状をもとに診断基準を作成してきた．わが国ではEBウイルス感染症研究会がCAEBVの診断基準を2003年に発表している．これによると，1）持続的あるいは再発する伝染性単核症様症状，2）VCA，EA抗体高値を伴う異常なEBウイルス抗体反応，または病変組織（末梢血液を含む）におけるEBウイルスゲノム量の増加，3）慢性に経過し既知の疾患とは異なること，の3項目を満たすことを必要としている．EBウイルス抗体価はVCA IgG≧640倍，EA IgG≧160倍を1つの目安とし，EBウイルスDNA定量では$10^{2.5}$コピー/μg DNA以上が1つの目安となっている．

検査のピットフォール

伝染性単核症の急性期ではVCA-IgM抗体が出現し確定診断に利用されるが，発症の極初期にしか検出できないため，受診時にはすでに陰性となっていることが多い．

移植後などの免疫不全者では抗体価があまり上昇しない例があるので，DNA定量が必要．

文献

1) Epstein MA, et al. Virsu particles in cultured lymphoblasts from Burkitt's lymphoma. Lancet. 1964; 1: 702-3.
2) Henle G, et al. Relation of Burkitt's tumor associated herpes-type virus to infectious mononucleosis. Proc Natl Acad Sci U S A. 1968; 59: 94-101.
3) 脇口 宏．感染症診断のピットホール—EBウイルス感染症から学んだこと—．小児感染免疫．2008; 20: 213-8.
4) Kimura H, et al. Quantitative analysis of Epstein-Barr virus load by using a real-time PCR assay. J Clin Microbiol. 1999; 37: 132-6.
5) 河 敬世．いわゆる慢性活動性EBウイルス感染症の診断と治療．ウイルス．2002; 52: 257-60.

〈半田 寛〉

26 サイトメガロウイルス（CMV）関連検査

基準範囲

CMV 抗体検査：CMVIgM，CMV IgG
- EIA（酵素抗体法）
  基準値：<0.5（−），0.5〜0.9（±），
  　　　　≧1.0（＋）
- FA（蛍光抗体法）
  基準値：<10 倍

CMV pp65 抗原検査
- CMV アンチゲネミア法
  基準値：陽性細胞　0 個

CMV DNA 定量
- PCR（リアルタイム PCR）
  基準範囲：$<2.0\times10^1$（コピー/10^6cells）
  　　　　　$<2.0\times10^2$（コピー/mL），血漿中

検査の概要・臨床的意義

▶サイトメガロウイルス（CMV）とは

CMV は，ヒトヘルペスウイルス 6（HHV-6）やヒトヘルペスウイルス 7（HHV-7）と同じヘルペスウイルス科βヘルペスウイルス亜科に属する，ヒトヘルペスウイルス 5（HHV-5）である．直径約 180 nm，230 kbp からなる二本鎖 DNA ウイルスで，ヘルペスウイルス科の中では最大である．種特異性が強く，ヒト以外の動物には感染しない．ヒトの体内では広汎な組織に親和性があり，感染した細胞の核内で増殖する時，光学顕微鏡下で観察可能な「フクロウの目 owl eye」様の特徴的な核内封入体を形成する．

CMV は，幼少時に感染し，ほとんどが不顕性感染の形で，生涯その宿主に潜伏感染する．母乳を介した感染に加え，小児の唾液や尿には大量の CMV が検出されることから家族内での感染が主な感染経路と考えられる．このほか輸血による感染，性行為による感染もみられる．20〜30 年前の調査では，わが国の成人における CMV 抗体陽性率は 80〜90％であったが，現在若年者を中心に 60％台まで低下してきている．

▶CMV 感染症

CMV 感染症には，初感染と免疫不全時に再活性化する日和見感染とがあり，以下に示すような感染症がある．

- **CMV 網膜炎**：網膜出血などを生じる．後天性免疫不全症候群（AIDS）などに起こりやすい．
- **CMV 肺炎**：造血幹細胞移植後や AIDS など免疫不全状態で起こりやすい．
- **CMV 髄膜炎**：造血幹細胞移植後や AIDS など免疫不全状態で起こりやすい．
- **CMV 腸炎**：潰瘍性大腸炎などのステロイド治療中などに起こりやすい．

特殊な感染症として先天性 CMV 感染症があげられる．妊婦が CMV に初感染した場合，およそ 40％程度で胎盤を通して胎児の先天性感染が発生する．出生した先天性感染児の約 2 割に低体重出生，小頭症，点状出血，血小板減少，肝脾腫，黄疸，難聴，網膜炎などの臨床症状がみられ，脳内石灰化や脳室拡大などの頭部画像所見の異常を加えると約 3 割が症候性である．また，一部の感染児においては，出生時無症候性であっても，遅発性に難聴や精神発達遅滞が発症する．

▶CMV 抗原血症検査（CMV アンチゲネミア法）

CMV 感染同定の検査法としては種々ある

が，保険適用や感度，特異度などの点から，CMV抗原血症検査が臨床の場で広く用いられている．

この検査は，CMVのウイルス初期構造抗原であるlow matrix phosphoprotein 65(pp65)抗原に対するモノクローナル抗体を用いて，ペルオキシダーゼ法により末梢血中のCMV抗原陽性細胞（多形核白血球）を検出する．わが国では，抗体の種類が異なる2つの測定系がある（HRP-C7法とC10/11法）．いずれの方法も，末梢血より分離した多形核白血球15万個をスライドにサイトスピン処理し，HRP-C7法では，ペルオキシダーゼ標識ヒト抗CMVp65抗原モノクローナル抗体を，C10/C11法では，ヒト抗CMVp65抗原モノクローナル抗体とアルカリホスファターゼ標識2次抗体を用いて，白血球中CMV抗原を検出する．どちらも1スライド上に固定された30,000〜50,000個の白血球を光学顕微鏡で全視野を観察し，CMV抗原陽性細胞数を目視にてカウントする．

C7-HRP法では，スライドの全白血球あたりの陽性細胞数を検査毎のばらつきを考え，白血球50,000個あたりの陽性細胞数に換算して表現される場合が多い．C10/C11法では，2スライド作成して，それぞれのスライドあたりの陽性細胞数が報告され，スライドに固定されている白血球数は明記されない．CMV感染症の診断における感度および特異度が高く（>85％），CMV抗原陽性細胞数は，病勢や治療経過と相関し，宿主の免疫能と逆相関する．CMV感染症の発症に先行して陽性化すること，また定量性もあることから，CMV感染のモニタリング，治療開始および治療終了の指標として有効である．

▶CMV抗体検査

妊婦の抗体検査は，初感染予防，胎児感染ハイリスク（要精査・フォローアップ）出生児の抽出の目的などで行われる．2011年調査によれば，全国産科施設のうち4.5％が妊婦健診でCMV抗体検査を行っていた．妊婦健診でCMV抗体検査を行う目的は，以下に分けられる．
1) 抗体陰性者に感染予防啓発を行う．
2) 初感染の可能性が高い妊婦を抽出し，新生児精査，フォローアップと治療を行う．
3) 初感染妊婦に胎児感染予防の投薬や先天性感染児に治療を行う．

▶定量PCR法

血液，唾液，骨髄液，BAL液，羊水，尿，など各種の検体から，DNAを精製後，PCR増幅により定量的にCMVを検出できる．高い感度，特異性に加えて迅速に結果が得られる．欠点としては，血液検体を用いた場合に，活動性はなく潜伏感染している極めて低コピー数の状態のウイルスDNAまでもが検出可能となる．そのための血液の代わりに血漿を用いてウイルスDNAを検出し活動的な感染を明らかにすることが多い．しかしわが国では定量PCR法に保険適用がないことから，診断のためにはCMV抗原検査が多用されている．

▶同種造血幹細胞移植後

同種造血幹細胞移植後の患者については，CMV抗原血症検査によるモニタリングを行い，一定量以上でCMV抗原陽性細胞が検出された場合に抗ウイルス剤の投与を開始する先制治療（preemptive therapy）が主流となっている．その際の判定基準はガイドラインでは以下のように規定されている．

- **C10/C11法の場合**：低・中リスク群；2スライドで合計20個以上の陽性細胞，高リスク群；2スライドで合計3個以上の陽性細胞
- **C7-HRP法の場合**：低・中リスク群；10/50,000WBC以上の陽性細胞，高リスク群；

2/50,000WBC 以上の陽性細胞
- **PCR 法の場合**: 300 コピー/mL（血漿）

⚠ 検査のピットフォール

▶CMV アンチゲネミア法
- 末梢血液の多形核白血球が少ない場合には測定できず，感度も低下する．
- 目視で計測するため主観が入りこむ余地がある．
- 同じC10/C11抗体を用いた方法でも，固定法，染色法などによって感度，特異度が異なるため海外の臨床試験の結果を国内にあてはめる際には注意が必要．
- CMV 胃腸炎では，先行性は低く（20～30％），発症時にも陽性率は 50％程度と感度が低いため，注意が必要である[5]．同様に，CMV 網膜炎でも感度が低いとされる（～50％）．
- 先天性感染の場合，出生時に症候性でない場合には血中のウイルス量は少なく，偽陰性となる可能性がある．

▶ウイルス定量検査
- 血液検体を用いた場合に，活動性はなく潜伏感染している極めて低コピー数の状態のウイルス DNA までもが検出されるため，たとえ陽性の結果が出ても臨床的な意味づけが必要となってくる．

📖 文 献

1) 日本造血幹細胞移植学会，編．造血幹細胞移植ガイドライン—サイトメガロウイルス感染症．第2版．http://www.jshct.com/guideline/pdf/guideline_CMV_2.pdf
2) 日本臨床腎移植学会ガイドライン作成委員会，編．腎移植後サイトメガロウイルス感染症のガイドライン 2011. http://www.jscrt.jp/pdf-file/guide_cmv.pdf
3) 山田秀人，他．妊産婦の感染症とその対策 先天性サイトメガロウイルス感染症と免疫グロブリン療法．産婦治療．2008; 97: 485-93.
4) 厚生労働科学研究費補助金成育疾患克服事業次世代育成基盤研究事業．先天性サイトメガロウイルス感染症対策のための妊婦教育の効果の検討，妊婦・新生児スクリーニング体制の構築及び感染新生児発症リスク同定に関する研究．http://www.med.kobe-u.ac.jp/cmv/
5) Boeckh M, et al. Successful modification of a pp65 antigenemia-based early treatment strategy for prevention of cytomegalovirus disease in allogeneic marrow transplant recipients. Blood. 1999; 93: 1781-2.

〈半田　寛〉

27 ロタウイルス抗原，ロタウイルス抗体

5. 免疫学的検査・炎症マーカー　B. ウイルス関連検査

基準範囲

ロタウイルス抗原
- 検査材料：糞便
- 測定方法：ELISA，イムノクロマト法
- 基準値：陰性

ロタウイルス抗体
- 検査材料：血清　● 測定方法：CF
- 基準値：急性期および回復期の4倍未満の抗体価変動

検査の概要・臨床的意義

ロタウイルスは，1973年にオーストラリアのBishopが下痢症患者の便から発見したウイルスで，その形状からラテン語で「車輪」を意味する「ロタ」と命名された．ロタウイルスはレオウイルス科のロタウイルス属に分類され，二重鎖RNAゲノムを含む直径約100 nmの粒子である．ウイルス粒子の内殻蛋白質VP6の抗原性によりA～Gの7群に分類され，ヒトへの感染は主にAとC群である．外殻蛋白質VP7，VP4によって規定される血清型のGタイプ，Pタイプはそれぞれ27, 35種類報告されており，ヒトで多くみられるのはGタイプがG1～4とG9，PタイプがP[8]とP[4]で，これらの組み合わせで約88%のヒトにおけるロタウイルスの血清型をカバーする．

ロタウイルスの主な感染経路はヒトからヒトで起こる糞口感染である．ロタウイルスは感染力が極めて高く，ウイルス粒子10～100個で感染が成立すると考えられている．また，環境中でも安定なため，汚染された水や食物などを触った手からウイルスが口に入って感染が成立する可能性も指摘されている．したがって，衛生状態がよい先進国でもロタウイルスの感染予防はきわめて難しい．米国では，5歳未満のロタウイルス感染外来患者数は年間41万人，救急外来受診者が約20～27万人，入院が5.5～7万人，死亡例が20～60人と推計されている．わが国での流行時期は11～3月までの冬期であるが，夏期にも稀に発生する．通常2日間の潜伏期間をおいて発症し，主に乳幼児に急性胃腸炎を引き起こす．ロタウイルスは遺伝子型が異なってもある程度の交差免疫が成立するため，感染を繰り返すごとに症状は軽くなっていく．

ロタウイルスの検査は，直接検出する方法と血清抗体検査に分けられる．

▶ロタウイルス検出法

ウイルス分離培養，電顕法，酵素免疫法（EIA），ポリアクリルアミドゲル電気泳動法（PAGE），ラテックス凝集反応法（LA），イムノクロマト法（IC）などがあげられる．遺伝子検査は，ロタウイルス共通のプライマーでfirst PCRを行い増幅した後，遺伝子型特異プライマーを用いてsecond PCRを行い，型特異的遺伝子を増幅するsemi-nested RT-PCR法である．また，最近は複数のウイルスを同時に1つの検体から検出するmultiplex RT-PCR法も行われるようになっている．最近の臨床現場ではイムノクロマト法を用いた迅速診断キットが広く用いられている．便を用いてウイルス抗原を抗原抗体反応で検出する方法であり，15分程度で結果が判明する．遺伝子診断法をゴールドスタンダードとしてイムノクロマト法を評価した結果では，感度70～

98％，特異度71〜100％とかなり幅がある[1]．

▶血清診断法

ロタウイルス抗体は，補体結合反応(CF)により測定する血清学的検査である．ロタウイルスに初感染した後，血液中のロタウイルス抗体(CF)は3〜4週間後に上昇する．

異常値を示す疾患・病態

▶陽性を示す場合

以下のロタウイルス感染症の発症を疑う．

急性感染性胃腸炎（乳幼児冬期下痢症）

感染性胃腸炎は，世界における小児の死亡者，罹患者の最も多い原因の1つであり，5歳未満の小児の死亡者は年間180万人に上るという．その中で，ロタウイルスは特に乳幼児の重症急性胃腸炎の主要な原因病原体で，ロタウイルス感染症により世界では5歳未満の小児が約50万人の死亡があるとされ，その80％以上が発展途上国で起こっている．生後6ヵ月〜2歳をピークに，5歳までに世界中のほぼすべての児がロタウイルスに感染し，胃腸炎を発症するとされている．わが国におけるロタウイルス感染症による死亡者は稀ではあるが，それでも感染者数は非常に多いため，小児感染症における重要な病原体の1つであることは疑いない．

主症状は下痢(血便，粘血便は伴わない)，嘔気，嘔吐，発熱，腹痛であり，通常1〜2週間で自然に治癒するが，脱水がひどくなるとショック，電解質異常，時には死にいたることもある．通常は発熱(1/3の小児が39℃以上の発熱を認める)と嘔吐から症状が始まり，24〜48時間後に頻繁な水様便を認める．脱水の程度や臨床的重症度は他のウイルス性胃腸炎より重いことが多く，主に4〜23ヵ月児に重度の脱水症を認める．このほか，重度脱水症から生じる腎前性腎不全や高尿酸血症とそれに続く尿酸結石，腎後性腎不全の報告もなされている．成人も感染，発病しピークは20〜30歳代と50〜60歳代に認められる．

ロタウイルス脳炎・脳症

ロタウイルス感染症に伴う脳症では，MRIで可逆性脳梁膨大部病変を伴う軽症脳炎・脳症(MERS)を呈する症例が多く[2]，予後はおおむね良好であるが，小脳炎をきたすロタウイルス感染に伴う脳炎は予後不良・後遺症のリスクが高いとされる．ウイルス性脳炎・脳症の原因として，インフルエンザ，HHV-6・7(突発性発疹症)，ロタウイルス感染症の順に多い．その他の中枢神経障害として，髄膜炎，Reye症候群，Guillain-Barré症候群，出血性ショック脳症症候群を起こすこともある．

ロタウイルスを含む下痢性疾患には，「軽症胃腸炎に伴う痙攣 convulsion with mild gastroenteritis」があり，群発する傾向，カルバマゼピンが有効などの特徴がある．「軽症下痢に伴う痙攣」は，後遺症のない軽症の痙攣と考えられているが，脳炎の始まりの場合があり，慎重に経過観察していく必要がある．

検査のピットフォール[3]

受診のタイミングや便性により検体が得られない場合がある．また，直腸拭い液でも検査可能であるが，偽陰性もあり得る．

イムノクロマト法のキットはA群ロタウイルス特異抗体を使用しているため，B，C群のロタウイルスは検出できず，血清型の判定もできない．

文献

1) Bernstein DI. Rotavirus overview. Pediatr Infect Des J. 2009; 28: S50-3.
2) Hoshino A, et al. Epidemiology of acute encephalopathy in Japan, with emphasis on the association of viruses and syndromes. Brain Dev. 2012; 34: 337-43.
3) 田中孝明, 他. ロタウイルス. 小児科. 2012; 53: 431-6.

〈荒川浩一〉

28 ノロウイルス抗原, ノロウイルス抗体

ノロウイルス抗原

検査の概要・臨床的意義

ノロウイルスとはエンベロープを持たない単鎖RNAウイルスで, 冬季に生カキに起因する小規模な非細菌性食中毒を引き起こす病原体として知られてきた. ヒトに感染するノロウイルスは2つの遺伝子グループ, genogroup I (G I) および genogroup II (G II) に大別され, さらにG I には genotype 1-19, G II には genotype 1-22の遺伝子型が存在する[1]. そのため一度ウイルスに感染しても免疫獲得が低く, 何度でも感染することがある. 現在, ヒトへの感染動態ではGII.4が流行の主流となっており, GII.4は遺伝子変異を繰り返すことが特徴である. 60℃, 30分の加熱では感染性が保たれ, エタノールなどの消毒剤に抵抗性を示し, 環境中に安定して存在する. さらに非常に強い感染力を有し, 100コピー以下で感染が成立する上, 糞便や吐物の中にウイルスは大量に存在するため処理には注意が必要である. ノロウイルスの潜伏期は48時間以内と短いのが特徴であり, 症状は突然発症する下痢・嘔吐・腹痛・発熱である. 重症感があるが通常3~5日で緩解する. 予後は良好であるが, 高齢者では脱水や誤嚥性肺炎により死亡することがある.

診断は, 便もしくは吐物の電子顕微鏡法により小型球形ウイルスとして形態学的に診断する方法と, 遺伝子工学的手法を用いてRT-PCR法またはLAMP法により検出する方法がある. 2005年, 免疫学的診断法として酵素抗体法 (ELISA法) によるノロウイルス抗原検出キットが開発され, 体外診断薬として認可された. しかし, 特異度は98.9%と高いものの, 感度が62.8%と低く, 偽陰性の可能性があった. その後, より迅速性を持つ診断キットとしてイムノクロマト法 immunochromatograpy (IC法) が開発され, 2012年に保険収載された[2]. しかし, 保険適応となるのはノロウイルスのハイリスクグループである3歳未満の乳幼児, 65歳以上の高齢者を対象としている. RT-PCR法をゴールドスタンダードとした場合, IC法の感度81.6~94.2%, 特異度96.6%と報告されている. このキットはgenotype別を認識するものではなく, 2つのgenogroupに属するノロウイルス抗原を検出するキットである. ELISA法は測定時間が約2時間半必要だが同時に90検体以上測定できるのに対し, IC法は約15分と迅速に判定可能であるが多検体処理には不適である[1].

異常値を示す疾患

ノロウイルス感染症で陽性になる. ノロウイルスの発生状況をみると, 食中毒事例とウイルス感染症としての感染事例に分別できる. 発生場所も病院, 飲食店, 学校, 老人介護施設, ホテルなどで, 集団感染症から家族内感染など様々な規模での散発発生事例がある. 食中毒としては, 汚染された生カキが感染源である場合と, 感染した調理人などによる食材の汚染が原因の場合で最近急増している. ウイルス感染症としての感染経路は吐物などによるエアゾル感染, ヒト-ヒト接触感染である.

食中毒を含めた感染性胃腸炎患者には，細菌性胃腸炎，ウイルス性胃腸炎，その他の胃腸炎（自然毒，化学物質など）との鑑別が重要である．症状からのみでは鑑別は困難であるが，細菌性腸炎とウイルス性腸炎ではその後の治療内容が大きく異なるため鑑別診断が重要である．また，ノロウイルス感染症は感染力が強い上に，塩素にも比較的強くアルコールに抵抗性があることから，診断の遅れが病院内感染や施設内感染の拡大に直結しやすいため，迅速に診断し二次感染防止を図ることが肝要である．

⚠ 検査のピットフォール

ノロウイルスに感染しても症状の出ない，不顕性感染の場合もあり，知らない間にウイルスを排出して感染を引き起こしていることもある．さらに下痢や嘔吐の症状が消失した後でも，遺伝子学的には 1〜2 週間，長くて 1 ヵ月ウイルスが排出されていることが判明している．いずれの方法でも偽陰性，偽陽性の可能性を考慮して結果を解釈する必要がある[2]．

ノロウイルス抗体

臨床的に応用可能な確立した抗体検出法はない．

ノロウイルス感染症において血清抗体価測定の臨床的意義はあまりない．ノロウイルスに感染していったん抗体が産生されても，抗体の持続が短いので，同じ遺伝子型のノロウイルスに繰り返し感染する．また，抗体が存在していても異なった多くの遺伝子型がみられるため，交差反応が乏しい他の遺伝子型のウイルスに感染・発病する．ノロウイルスにいったん感染したら抗体ができ，その後感染しないということはない．ただし，既知の流行株など特定のgenotypeに対して，ある特定の集団や年齢層を対象に抗体保有率を調べることは疫学的には意義がある．

📖 文 献

1) 田中智之．新規に保険収載された検査法　ノロウイルス抗原迅速診断法．モダンメディア．2012; 58: 337-41.
2) Dolin R, et al. Noroviruses and other Calicivirus. In: Mandel GL, et al. ed. Principles and Practice of Infectious Diseases. 7th ed. Churchill Livingstone. Elsevier; 2010. p.2407-9.

〈徳江　豊〉

5. 免疫学的検査・炎症マーカー　B. ウイルス関連検査

29 HPV遺伝子型検査: ハイリスクHPVグルーピング検査, HPVタイピング検査

HPVと子宮頸癌について

ヒト乳頭腫(パピローマ)ウイルス human papilloma virus(HPV)は疣などの増殖性病変を形成するウイルスであり，DNA配列から型分類されている．HPVの中には長期潜伏することにより，子宮頸癌，皮膚癌，咽頭癌，陰茎癌，肛門癌などの悪性腫瘍を誘発するものがあり，これをハイリスクHPVと呼ぶ[1,2]．子宮頸癌の95％以上でハイリスクHPVが検出され，子宮頸部初期病変および子宮頸癌の発生にHPVが関わっていることがわかっている．本稿では子宮頸癌検診と子宮頸部初期病変管理におけるHPV遺伝子型検査について述べる．

HPVは性交渉経験のある女性の80％以上が50歳までに感染するといわれている．一方で90％において陰性化することもわかっており，持続感染する例で子宮頸部病変を経て子宮頸癌を生じる．

子宮頸部病変に関しては，軽度異形成は60～70％が2年以内に自然消退し，5年以内に進展するのは10％程度のため，経過観察してもよいとされる．高度異形成～上皮内癌は30％が2年以内に浸潤癌になることから治療の適応となる．中等度異形成では自然消退率の方が高く経過観察してもよいが，ハイリスクHPVが陽性の場合や年齢によっては30％近くが高度病変に進展するため治療を行う場合がある[2]．

検査の概要・臨床的意義

HPVの血清抗体による診断は開発途上であり，子宮頸部から採取した細胞からのDNA検出が主体となる．HPV遺伝子型検査はハイリスクHPVグルーピング検査とHPVタイピング検査に大別される．

ハイリスクHPVグルーピング検査は，子宮頸癌の原因となるハイリスクHPV(HPV16, 18, 31, 33, 35, 39, 45, 51, 52, 56, 58, 59, 68型)13タイプのうち，いずれかに陽性であるかどうかを判定する．どのタイプに感染しているかは判定できないが，比較的安価で検査が可能であり，日本ではASCUS(atypical squamous cells of undetermined significance；意義不明な異型扁平上皮細胞)の症例においてのみ適応がある[1,2]．

HPVタイピング検査は，複数のタイプの混合感染も含めてどのタイプに感染しているかを検出することができる．軽度～中等度異形成において今後の病変進展リスクを把握する目的で施行できるが，高価である[1,2]．

従来の子宮頸癌検診において，細胞形態による診断は感度・再現性が乏しく，見落としがみられるなど，細胞診のみの検診の限界も指摘されている．HPV遺伝子型検査の併用により中等度異形成以上の病変の検出感度を100％近くに上げることができるという報告が相次ぎ，従来の細胞診を補完する目的で利用され始めている[3]が，保険適応は上記に限られている．

陽性/陰性を示す場合

ハイリスクHPVグルーピング検査は細胞診でASCUSの場合施行できる．ASCUSは意義不明な異型扁平上皮細胞と訳され，量的・質的に軽度病変の定義を満たさない細胞変化を指し，細胞形態のみで病変の判断が困難である場合の仕分けのマーカーとしてHPVグルーピング検査を用いる．ASCUSの10～20％に高度異形成～上皮内癌が含まれているとされ，約50％でハイリスクHPVが陽性となる．このため陽性の場合は直ちにコルポスコピーを行い，異常があれば生検を行うことが推奨されている．陰性であれば12ヵ月後の細胞診再検でよい[3]．

HPVタイピング検査は子宮頸癌発症のリスクを評価でき，軽度～中等度異形成のフォローアップにおいて通院間隔を決める際に役立つ．今後高度異形成や浸潤子宮頸癌に進展する可能性の高いHPV16, 18, 31, 33, 35, 45, 52, 58が検出された場合は3ヵ月毎のフォローアップ，陰性の場合は軽度異形成では12ヵ月毎のフォローアップ，中等度異形成では6ヵ月毎のフォローアップとしてもよいとされる[3]．

ハイリスクHPVグルーピング検査とHPVタイピング検査はそれぞれ2010年4月，2011年5月に保険収載されたばかりであり，医療経済的側面からも有用性について検討中の部分が多い．しかし臨床的意義については以下のような報告もされている[2,3]．

30歳以上の女性に対して細胞診とハイリスクHPVグルーピング検査を併用して両方陰性の場合は，中等度異形成以上の病変が見逃されている可能性はほとんどないと考えてよく，米国ガイドラインでは次回のスクリーニングは3年後でよいとされている．

細胞診が陰性であるが，ハイリスクHPVグルーピング検査が陽性の場合は，病変が見逃されている可能性または今後病変を生じる可能性があるため，6～12ヵ月後に両方の再検査が推奨されている．

また円錐切除6ヵ月後にHPV遺伝子型検査を行い，陽性であった場合は陰性の場合よりも再発率が高く，再発の予測について有用とする報告がある．

検査のピットフォール

HPV遺伝子型検査において問題となるのが，検査陰性であった場合，HPVが体内から排除されたのか，潜伏しているのかという点である．最近はHPVが粘膜の基底層に潜伏感染するという考え方があり[1,4]，HPV遺伝子型検査が陰性化しても免疫抑制状態で再活性する可能性が報告されている．

また，HPV遺伝子型検査を施行することにより過剰診断が増える可能性がある[2]．最もハイリスクとされるHPV16, 18型が検出された場合でも中等度異形成から浸潤癌へ進展するのは5年間で40％未満であることがわかっており，適切な通院が可能な場合は直ちに手術加療が必要な状態ではない．過剰診断による過剰な加療を防ぐように心がけなければならない．

文献

1) 笹川寿之, 他. 子宮頸癌の検診・診断 遺伝子診断: ヒトパピローマウイルス(HPV)型判定. 日本臨牀 2012; 70(増刊号): 144-53.
2) 川名 敬, 他. ヒトパピローマウイルス. 臨床と微生物. 2012; 39: 705-11.
3) 日本産科婦人科学会. 産婦人科診療ガイドライン―婦人科外来編 2011. http://www.jaog.or.jp/all/document/guide_gyne2011.pdf
4) Brody H. Human papillomavirus. Nature. 2012; 488: S1.

〈尾池 妙, 峯岸 敬〉

5. 免疫学的検査・炎症マーカー　B. ウイルス関連検査

30 インフルエンザウイルス

基準範囲

インフルエンザ抗体
- 検査材料：血清
- 測定方法：補体結合法(CF)，赤血球凝集阻止反応(HI)など
- 基準値：急性期と回復期の抗体価の<4倍の抗体価変動

インフルエンザ検出
- 検査材料：鼻咽頭ぬぐい液，鼻咽頭吸引液，鼻汁鼻かみ液
- 測定方法：ウイルス分離，イムノクロマト法
- 基準値：陰性

検査の概要・臨床的意義

インフルザウイルスは，オルトミクソウイルス科に属する一本鎖RNAウイルスである．インフルエンザウイルスにはA，B，Cの3型があり，流行を示すのはA型とB型である．A型とB型のウイルス粒子表面には赤血球凝集素(HA)とノイラミニダーゼ(NA)という糖蛋白があり，これらが感染防御免疫の標的抗原となっている．A型ではHAには15種類，NAには9種類の抗原性の異なる亜型が存在し，これらの様々な組み合わせを持つウイルスが，ヒト以外にもブタやトリなど，その他の宿主に広く分布している．近年はA/H3N2(香港型)，A/H1N1(ソ連型)のA型2つの亜型と，B型の2つの系統(B/Victoria/2/87と，B/Yamagata/16/88)が流行を繰り返していた．2009年メキシコで発生したブタ由来のA/H1N1は，世界的大流行を引き起こし，感染症法第6条第7号に規定する新型インフルエンザ等感染症に位置づけられ，感染の拡大を防止する様々な対応が国際的な連携のもとに行われた．

インフルエンザは，毎年11月下旬～12月上旬頃に発生し，翌年1～3月頃に患者数が増加し，4～5月にかけて減少していく傾向を示す．夏季にも患者が発生し，ウイルスが分離されることもある．流行の程度とピークの時期，型はその年によって異なる．

インフルエンザ流行の大きい年には，インフルエンザ死亡者数および肺炎死亡者数が顕著に増加し，さらには各種の慢性基礎疾患を死因とする死亡者数も増加し，結果的に全体の死亡者数が増加することが明らかになっている(超過死亡)．特に高齢者がこの影響を受けやすい．

インフルエンザの検査は，血清抗体検査と直接検出する方法とに分けられる．

▶血清診断法

補体結合法(CF)，赤血球凝集阻止反応(HI)などがあるが，いずれも急性期と回復期の抗体価の4倍以上の上昇で診断するため確定診断には2～3週間を要する．CF抗体はウイルスの内部抗原を認識する抗体で，インフルエンザA，B，Cの型別はできるが，A型ウイルスの亜型の判別は不可能である．この抗体は感染後比較的速やかに消失することが多いので，比較的最近の感染の推定に利用することができる．HI抗体は感染後も長期にわたって検出され，また型別，亜型別の判定や抗原変異の程度を比較的簡単に測定することが可能であり，血清疫学調査やワクチンの効果を調べるのに有用である．

▶インフルエンザ検出法

ウイルス分離培養，酵素免疫法(EIA)，イムノクロマト法(IC)，遺伝子診断法(RT-PCR)などがある．ウイルス分離や遺伝子診断法は，ウイルスが少量でも検出可能であるが，手間，コスト，時間が必要とされる．最近は外来，あるいはベッドサイドで迅速簡便に病原診断が可能なイムノクロマト法によるインフルエンザ迅速診断キットが，臨床現場において普及している．インフルエンザの迅速診断検査の精度を検討した研究を対象としたメタ解析では，市販されている迅速診断検査全体の特異度は98.2%と高いが，感度は62.3%であるとの報告がある[1]．

異常値を示す疾患・病態

▶陽性を示す場合

インフルエンザ

A型やB型インフルエンザウイルスは，1～5日間(平均3日間)の潜伏期間の後に38～39℃を超える高熱，頭痛，全身倦怠感，筋肉痛や関節痛が突然現われ，鼻汁，咽頭痛，咳などの上気道炎症状が加わり，全身症状が強いことが特徴である．約1週間で軽快するのが典型的な経過である．高齢者や，年齢を問わず呼吸器や循環器，腎臓に慢性疾患を持つ患者，糖尿病などの代謝疾患，免疫機能が低下している患者では，原疾患の増悪とともに，呼吸器に二次的な細菌感染症を起こしやすくなり，入院や死亡の危険が増加する．小児では中耳炎の合併，熱性痙攣や気管支喘息を誘発することもある．

インフルエンザ脳炎・脳症

最近の臨床研究により，インフルエンザ脳症が早期に死亡にいたる重症例から，脳症かどうかの判断が難しい軽症例まで極めて多様であることが明らかになった．病型は，急性壊死性脳症(ANE)，遅発性拡散低下を呈する急性脳症(AESD)，可逆性脳梁膨大部病変を伴う軽症脳炎・脳症(MERS)[2]などに分類される．インフルエンザウイルス感染に伴う発熱後，数時間～1日以内に痙攣，意識障害，異常行動で発症する．インフルエンザ脳症の診断は，経過中あるいは回復期や死亡後に下されることもあり，必ずしも発症後早期に確定診断できるとは限らない．また，軽症のインフルエンザ脳症では，複雑型熱性痙攣や熱せん妄との境界は必ずしも明瞭ではない．

Reye症候群

6～12歳に好発し，B型インフルエンザが原因であることが多く，発熱して5～7日後に発症する．嘔吐，意識障害，痙攣を生じ，高度の肝機能障害や低血糖，高アンモニア血症を伴うことがある．解熱剤のアスピリンに含まれるサリチル酸がミトコンドリアを障害するという説がある．

検査のピットフォール

発症からの時間が短い場合や，検査する粘液などの採取が不十分な場合など，検体のウイルス抗原量が少ない場合は陽性にならないことがある[3]．また，鼻血や多量の血液が付着した場合にも偽陽性になる可能性がある．咽頭スワブでは鼻腔よりも感度が低い．一般に，成人と比較して小児の方が感度は高い

文献

1) Chartrand C, et al. Accuracy of rapid influenza diagnostic tests: a meta-analysis. Ann Intern Med. 2012; 156: 500-11.
2) Hoshino A, et al. Epidemiology of acute encephalopathy in Japan, with emphasis on the association of viruses and syndromes. Brain Dev. 2012; 34: 337-43.
3) 三田村敬子．インフルエンザウイルス．小児科. 2012; 53: 405-15.

〈荒川浩一〉

5. 免疫学的検査・炎症マーカー　B. ウイルス関連検査

31 麻疹・風疹

基準範囲

- 酵素免疫測定法(EIA)：cut off 未満
  （表 5-14 参照）
- 赤血球凝集抑制試験(HI)：<8 倍
- 補体結合反応(CF)：<4 倍
- RT-PCR 法：陰性

生理的変動

麻疹・風疹は，一度発症したことがある場合は終生免疫を獲得する．ただし，0 歳児での感染や 1 回のワクチン接種では抗体の産生が不十分である場合があり，経年による抗体価の低下がみられることがある．ワクチンが定期接種である麻疹の抗体保有率は，男女ともに 1 歳で約 70％，2 歳以上では 95％以上である[1]．風疹の抗体保有率は，小児は 0 歳で 30％，2 歳以上では 90％以上といわれる．成人では女性が 95％以上の保有率に対し，男性の 30 代，40 代は 80％程度である．50 歳以上では男女ともに約 90％である．ワクチン接種制度の移行期にあたる 30 代から 40 代の男性は，2 回のワクチン接種を受けていない可能性が高く，抗体の保有率が低いといわれる[2]．わが国では 2007 年に 10 代後半から 20 代にかけての麻疹流行があり，麻疹・風疹ワクチン接種が強化され，抗体保有率の改善が認められている[3]．

検体採取におけるポイント

▶抗体検査

遠心分離後の血清を用いる．すぐに検査をしない場合は，-20℃での保存が望ましい．

▶遺伝子検査（ウイルスの検出）

咽頭ぬぐい液，血漿（抗凝固剤として EDTA またはクエン酸を用いて採取．ヘパリンは不可），尿，脳脊髄液を用いる．すぐに検査をしない場合は，-80℃で保存する．

表 5-14　結果の判定

麻疹

	IgG 抗体 陰性	IgG 抗体 判定保留	IgG 抗体 陽性	IgM 抗体 陰性	IgM 抗体 判定保留	IgM 抗体 陽性
シーメンス社	<150	150≦測定値≦300	>300	ΔA<0.1	0.1≦ΔA≦0.2	ΔA>0.2
デンカ生研社	<2.0	2.0≦測定値<4.0	≧4	<0.8	0.8≦測定値≦1.2	>1.2
シスメックス・ビオメリュー社	<0.5	0.5≦測定値≦0.7	≧0.7	—	—	—

注）IgG は定量の場合の判定

風疹

	IgG 抗体 陰性	IgG 抗体 判定保留	IgG 抗体 陽性	IgM 抗体 陰性	IgM 抗体 判定保留	IgM 抗体 陽性
シーメンス社	<4	4≦測定値≦8	>8	ΔA<0.1	0.1≦ΔA≦0.2	ΔA>0.2
デンカ生研社	<2.0	2.0≦測定値<4.0	≧4.0	<0.8	0.8≦測定値≦1.2	>1.2
シスメックス・ビオメリュー社	<10	10≦測定値≦15	≧15	<0.8	0.8≦測定値≦1.2	≧1.2

注）IgG は定量の場合の判定

検査の概要・臨床的意義

EIA法は抗体をクラス別（IgG，IgM）に検出できるため汎用されている．IgM抗体は感染初期に上昇し早期に低下することから，IgM抗体が陽性となった場合は感染が疑われる．ただし弱陽性の場合は感染していない可能性もある．麻疹では他のウイルス感染により弱陽性となることがあり，風疹では再感染の場合でも50％くらいが陽性となる．IgM抗体強陽性あるいはウイルスの検出が陽性であれば感染と判定できる．IgG抗体は急性期，回復期のペア血清を用い，2または3倍以上の抗体価の上昇を認めた場合に感染を疑う．HI抗体も感染初期に上昇するが早期に抗体価の低下を認めないため，IgG抗体と同様にペア血清を用い4倍以上の上昇を認めた場合に感染を疑う[4]．ただし，ペア血清を用いなかった場合でもHI法の抗体価が256倍以上を示した場合は感染の可能性は否定できない．風疹感染ではHI法で512倍以上の場合，感染後7ヵ月以内または再感染によるブースター効果のどちらかの可能性がある．またHI法は妊婦の風疹抗体価検査で推奨されており，抗体価が16倍以下の場合ワクチン接種を推奨しているが，ガチョウ赤血球の供給が不安定なため，近年EIA法が普及している．風疹抗体価におけるEIA法との換算値を表5-15に示す．CF法は主にIgGの検出であり，感度・特異度ともに他の検査法に比べ劣るためあまり推奨されていない．また近年，風疹・麻疹ともに化学発光免疫測定法（CLIA）や化学発光酵素免疫測定法（CLEIA）を測定原理とする自動分析装置を用いた方法が利用されつつある．RT-PCR法はRNAを逆転写し，生成されたcDNAを増幅させて検出する方法である．風疹および麻疹ウイルスの感染の早期診断に有用であり，遺伝子型の特定も可能であるが，保険適用がなく一部の機関でしか実施できない．

異常値を示す疾患・病態

▶麻疹，亜急性硬化性全脳炎（SSPE）

麻疹ウイルス感染による．麻疹ウイルスは，パラミクソウイルス科モルビリウイルス属に分類され，8群（AからH），22の遺伝子型を持つRNAウイルスである．感染経路は，主に空気感染，飛沫感染である．潜伏期間は9〜11日間であり，発熱，倦怠感，咳嗽などの症状が出る前駆期（カタル期）を5日間経過した後に発疹が出現する．発疹が出現する1〜2日前にコプリック斑（口腔内粘膜の白色小斑点）が出現するのが特徴である．肺炎や脳炎を合併することもある．感染力はカタル期が最も強い．

▶風疹，先天性風疹症候群

風疹ウイルス感染による．風疹ウイルスは，トガウイルス科ルビウイルス属に分類され13の遺伝子型を持つRNAウイルスである．感染経路は主に飛沫感染であり，先天性風疹症候群では経胎盤感染する．潜伏期間は2〜3週間であり，軽度の発熱を伴いながら顔

表5-15 風疹HI抗体価のEIA法との換算表

	HI抗体価	≦16倍	≧256倍
EIA法（EIA価）	シーメンス社	<30 IU/mL	≧120 IU/mL
	デンカ生研社	<8.0 EIA-IgG価	≧45.0 EIA-IgG価
	シスメックス・ビオメリュー社	<45 IU/mL	≧120 IU/mL

注）EIA法は定量値
（国立感染症研究所のホームページより一部改変して引用）

や耳後部から全身に発疹が広がる．発疹出現後3日目くらいまでが感染力があり，発疹は3～5日程度で消失する．小児は症状が軽度であり，成人ではリンパ節腫脹や後頭部・耳後部の圧痛を伴う．妊婦が罹患すると胎児に先天性風疹症候群(先天性心疾患，難聴，白内障など)を引き起こす可能性があり，頻度は妊娠1ヵ月で50％以上，2ヵ月で35％，3ヵ月で18％，以降10％未満といわれる．

検査のピットフォール

HI抗体およびIgM抗体は発疹出現後3日間は検出されないことがあるため，4日目以降に検査をするのが望ましい．RT-PCR検査は発疹出現後1週間以上経過するとウイルスの検出率が低下し，陰性となっても感染を否定できないため，発疹出現後数日以内に検査するのが望ましい．RT-PCR検査では，ヘパリン加血を用いると偽陰性となる．

文献

1) 国立感染症研究所．IASR．2013；34：25-28
2) 国立感染症研究所．IASR．2013；34：105-107
3) Kimura T, et al. Seroprevalence of measles-and mumps-specific immunoglobulin G among Japanese healthcare students increased during 2007-2012. Jpn J Infect Dis. 2013; 66: 411-5.
4) 萩原董，他．ELISA法による風疹IgG，IgM抗体の診断的意義．臨床検査．1986；30：541-4.

〈須藤千秋，村上正巳〉

32 ムンプス

基準範囲

- 酵素免疫測定法(EIA)：cut off 未満
  (表 5-16 参照)
- 赤血球凝集抑制試験(HI)：＜8 倍
- 補体結合反応(CF)：＜4 倍
- ウイルス中和試験(NT)：＜4 倍
- RT-PCR 法：陰性

生理的変動

ムンプスは一度発症したことがある場合は通常終生免疫を獲得すると考えられていたが，近年ムンプスの再感染症例が報告されている[1]．本邦ではムンプスのワクチンは任意接種であり，20代のムンプスの抗体保有率は約80％といわれる[2]．ワクチン株の種類により効果が異なることや1回のワクチン接種では十分な抗体の獲得が得られないことから，2回以上のワクチン接種が望ましいとされる．しかしながら，ワクチン接種率は40％未満程度と推測されており，ムンプスの抗体を獲得していないケースも多いため抗体価が陰性となる例もしばしばみられる．

検体採取におけるポイント

▶抗体検査

遠心分離後の血清を用いる．すぐに検査をしない場合は，−20℃での保存が望ましい．

▶遺伝子検査(ウイルスの検出)

咽頭ぬぐい液，血漿(抗凝固剤としてEDTAまたはクエン酸を用いて採取．ヘパリンは不可)，尿，脳脊髄液を用いる．すぐに検査をしない場合は，−80℃で保存する．

検査の概要・臨床的意義

EIA法は抗体をクラス別(IgG, IgM)に検出でき，感度も高く手技も比較的容易であり，感染既往の判定に有用とされている．IgM抗体は感染初期に上昇し早期に低下することから，IgM抗体が陽性となった場合は感染が疑われる．ただし，再感染時にもIgM抗体が陽性となることがあるため，初感染と再感染の鑑別には研究的にはIgG抗体のavidity (結合力)を測定することが有用であると報告されている(初感染では急性期には弱いが経時的に強くなり，再感染では感染初期よりaviditityの強いIgG抗体を認める)．IgG抗体は急性期，回復期のペア血清を用い，2または3倍以上の抗体価の上昇を認めた場合に感

表 5-16 結果の判定

	IgG 抗体			IgM 抗体		
	陰性	判定保留	陽性	陰性	判定保留	陽性
シーメンス社	＜250	250≦測定値≦500	＞500	ΔA＜0.1	0.1≦ΔA≦0.2	ΔA＞0.2
デンカ生研社	＜2.0	2.0≦測定値＜4.0	≧4.0	＜0.8	0.8≦測定値≦1.2	＞1.2
シスメックス・ビオメリュー社	＜0.35	0.35≦測定値≦0.5	≧0.5	—	—	—

注) IgG は定量の場合の判定

染を疑う．HI法，CF法，NT法ではIgG抗体と同様にペア血清を用い4倍以上の上昇を認めた場合に感染を疑う．HI法とCF法は，他の検査法に比べ感度が劣る．NT法は感度・特異度ともに優れているが，細胞培養を行うため手技が煩雑で時間がかかり実用的でない．また，HI法，CF法およびNT法で陰性となっても感染既往の可能性は否定できない[3]．ムンプスのワクチン株は継代により弱毒化しやすく抗体誘導能が低いといわれ，そもそもムンプスウイルスのHI活性自体も低いといわれていることから，ワクチン接種後の抗体獲得の有無を確認するにはHI法，CF法およびNT法では感度が低く陰性となることがあり，EIA法を用いることが望ましい[4]．RT-PCR法はRNAを逆転写し，生成されたcDNAを増幅させて検出する方法である．ムンプスウイルスの感染や再感染の診断に有用で，遺伝子型の特定も可能であり，ワクチン株とウイルス株の鑑別にも有用である．

異常値を示す疾患・病態

- 流行性耳下腺炎，無菌性髄膜炎，難聴，精巣炎，卵巣炎

ムンプスウイルス感染による．ムンプスウイルスは，パラミクソウイルス科パラミクソウイルス亜科ルブラウイルス属に分類され，12の遺伝子型(AからN)を持つRNAウイルスである．感染経路は，主に飛沫感染，接触感染であり，潜伏期間は16～18日間である．現在は4～5年間隔で大流行を起こしており，主な症状は耳下腺，顎下腺，舌下腺の腫脹であるが，不顕性感染も多い(30～35％)．合併症には主に無菌性髄膜炎，難聴などがあり，成人の感染では精巣炎，卵巣炎を起こし不妊の原因となることがある[5]．また，ワクチンの副反応として無菌性髄膜炎があり問題となっている．

検査のピットフォール

ワクチン接種後の抗体獲得の有無を確認する場合，HI法，CF法，NT法では感度が低いため陰性と判定されることがある．IgM抗体は，初感染以外にも1次性ワクチン不全(PVF)や2次性ワクチン不全(SVF)および再感染時にも陽性となることがある[6]．RT-PCR検査は症状出現後1週間以上経過するとウイルスの検出率が低下し，陰性となっても感染を否定できないため，数日以内に検査するのが望ましい．RT-PCR検査では，ヘパリン加血を用いると偽陰性となる．

文献

1) 畑中章生, 他. ムンプスウイルスの再感染と考えられた耳下腺炎の3症例. 日耳鼻. 2012; 115: 787-90.
2) Kimura T, et al. Seroprevalence of measles- and mumps-specific immunoglobulin G among Japanese healthcare students increased during 2007-2012. Jpn J Infect Dis. 2013; 66: 411-5.
3) 国立感染研究所. おたふくかぜワクチンに関するファクトシート. 平成22年7月7日版.
4) 木所 稔. おたふくかぜの再感染とvaccine failureの基礎. 臨床とウイルス. 2008; 36: 39-49.
5) 国立感染研究所. IASR. 2013; 34: 219-20.
6) 庵原俊昭. おたふくかぜの再感染とvaccine failureの臨床. 臨床とウイルス. 2008; 36: 50-4

〈須藤千秋，村上正巳〉

33 クラミドフィラ・ニューモニエ抗体

基準範囲

MIF法
- IgG：＜16

ELISA法
- IgG index：＜1.0
- IgA index：＜1.0
- IgM index：＜1.0

急性感染の診断

MIF法
- ペア血清　IgG：≧4倍の上昇
- 単血清　IgM：≧32

ELISA法
- 単血清　IgM index：≧2.00
- ペア血清　IgG index：≧1.35の上昇
　　　　　　IgA index：≧1.00の上昇

現在の感染が疑われる

MIF法
- 単血清　IgG：≧512

ELISA法
- 単血清　IgM index：1.10～2.00
　　　　　IgG index：≧3.00
　　　　　IgA index：≧3.00

生理的変動

感染既往を示すIgG抗体は，幼稚園以降の学童期で陽性率が急上昇し，15歳以上で約60％，高齢者では約70％と報告されている．

検査の概要・臨床的意義

クラミジア Chlamydia は細胞内でのみ増殖する偏性細胞内寄生微生物で，代表的な4種が Chlamydia trachomatis（トラコーマ・クラミジア），Chlamydophila psittaci（オウム病クラミジア），Chlamydophila pneumoniae（肺炎クラミジア），Chlamydophila pecorum（クラミジア・ペコルム）である．C. trachomatis, C. psittaci, C. pneumoniae がヒトへの病原性が確認されている．

C. pneumoniae は，主に飛沫感染によりヒトからヒトに伝播する．多くは不顕性感染や感冒様症状にとどまるが，一部で3～4週程度の潜伏期の後に咽頭炎，扁桃炎，副鼻腔炎，中耳炎，気管支炎，肺炎などを引き起こす．C. pneumoniae は，市中肺炎の約10％，気管支炎の約6％の起因病原体といわれているが，マイコプラズマ肺炎と異なり，発症年齢が小児から高齢者まで全年齢層にみられる．家族内感染や集団内流行もしばしばみられる[1]．感染既往を示すIgG抗体保有率は幼稚園以降の学童期に急増し，成人では60～70％と高い．この抗体には感染防御の機能はなく，抗体保有者も何度でも感染し得る．

慢性咳嗽も特徴的な症状であり，マイコプラズマや百日咳との鑑別が必要となる．また，心筋梗塞や脳卒中といった動脈硬化症との関連を示唆する報告がなされている．

診断のための検査法としては，分離培養検査，抗体検査，遺伝子検査があるが，咽頭ぬぐい液などからの病原体の検出・分離は困難であり，抗体検査が主となる．間接蛍光抗体法 micro-immunofluorescence（MIF法），酵素抗体法（ELISA法）などが用いられる．MIF法は単離したクラミジアの基本小体を抗原としており，特異性が高いため標準法とされているが，わが国ではELISA法が普及し臨床の現

33. クラミドフィラ・ニューモニエ抗体

場で使用されている.

異常値を生じるメカニズム

初感染と再感染では抗体価の変化するパターンが異なっている(図 5-6)[2].

初感染では IgM 抗体が 2～3 週以降に上昇し,次いで IgG 抗体, IgA 抗体がさらに 2～3 週遅れて上昇する.

再感染では IgG 抗体, IgA 抗体が 1～2 週で上昇するが, IgM 抗体はほとんど上昇しない.

成人では, IgG 抗体が軽度上昇を示す頻度が高くなることから, IgG index 3.0 以上が「現在の感染」疑いの一応の目安となる[3]. しかし,感染後抗体が上昇するまでに時間がかかるため,発症時には軽度しか上昇していないことがしばしばあり,単血清での診断は推奨されない. 発症後早期に採取した急性期血清と発症後 2～4 週間後に得られた回復期血清のペア血清での上昇が診断上必要不可欠となる.

異常値を示す疾患・病態

C. pneumoniae による,咽頭炎,副鼻腔炎,中耳炎,気管支炎,肺炎など.

検査のピットフォール

クラミドフィラ・ニューモニエ IgA 抗体も日常臨床の中で一般的に使用されているが, IgA 抗体値に関しての解釈には一致した見解がないのが現状である.

他種のクラミジア感染でも交差反応のためある程度抗体価が上昇し偽陽性を示すことがある.

自己免疫疾患(全身性エリテマトーデス,関節リウマチなど)の場合, IgM が偽陽性になることがある.

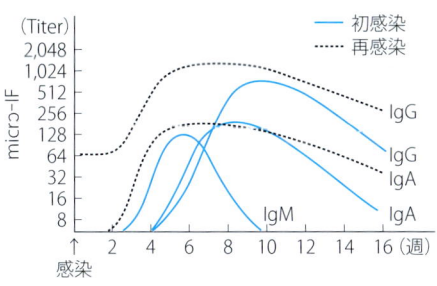

図 5-6 C. pneumoniae 感染症の血清抗体推移パターン
(岸本寿男,他. 日胸臨. 2008; 67: S9-15)[2]

文献

1) 老人保健施設における肺炎クラミジア感染症の集団感染―山口県. IASR. 2001; 22: 144-5.
2) 岸本寿男,他. 呼吸器疾患の臨床検査 up to date. 血液検査感染症の血清診断 クラミジア呼吸器感染症の血清診断. 日胸臨. 2008; 67: S9-15.
3) Kishimoto T, et al. Assay of Chlamydia pneumoniae-specific IgM antibodies by ELISA method—reduction of non-specific reaction and resetting of serological criteria by measuring IgM antibodies—. Jpn J Infect Dis. 2009; 62: 260-4.

〈前野敏孝〉

34 カンジダ抗原

基準範囲

陰性
- Cand-Tec：＜4倍
- パストレックスカンジダ：＜1倍
- プラテリアカンジダ：＜0.25 ng/mL
- ユニメディカンジダ（シカファンギンテストカンジダ，ユニメディ「カンジダ」モノテスト）：＜0.05 ng/mL

検査の概要・臨床的意義

カンジダ属 Candida の抗原を検出する血清学的検査である．カンジダ症の補助的診断法として，迅速かつ簡便で広く利用されている．診断に利用される抗原には，カンジダ属の易熱性蛋白やカンジダの細胞壁の主要構成成分であるマンナンなどが知られている．

Cand-Tec は，カンジダ属の易熱性蛋白をラテックス凝集反応によって検出する方法で，迅速かつ簡便に行われる．通常4倍以上を陽性とするが，特異性が低いため，スクリーニング検査として施行される．パストレックスカンジダはカンジダ属細胞壁の主要構成成分であるマンナンをラテックス凝集反応により検出する検査法であり，特異性は優れているが，感度は低い．プラテリアカンジダはカンジダ属細胞壁の主要構成成分であるマンナンを ELISA にて検出する検査法である．従来のラテックス凝集法と比較し，感度が鋭敏になった．しかし，原因菌種によって感度はばらつきがあり，Candida krusei では検出されない．ユニメディカンジダはサンドイッチ ELISA 法と酵素サイクリング増幅法を組み合わせた検査法である．広範囲のカンジダ属菌種に対して陽性反応を示す．シカファンギンテストカンジダ，ユニメディ「カンジダ」モノテストはユニメディカンジダの単検体用キットである．

異常値を示す疾患・病態

▶陽性を示す場合

以下のカンジダ症の発症を疑う．

カンジダ血症

血管内留置カテーテル，好中球減少，複数の抗菌薬の投与などがリスク因子となる患者に抗菌薬不応性発熱を認め，血液培養検査でカンジダ属が分離培養される．

慢性播種性カンジダ症（肝脾膿瘍）

急性白血病患者の好中球回復期に発症し，発熱，右季肋部痛を認め，血清アルカリホスファターゼ上昇を伴う．CT や MRI 検査で肝臓や脾臓に孤立性または多発性の小膿瘍による低吸収域（Bull's eye sign）を認める．

カンジダ性腹腔内感染

持続的腹膜透析，消化管穿孔性腹膜炎，壊死性膵炎，三次性腹膜炎患者に発症する．腹水からカンジダ属が分離培養される．

カンジダ眼内炎

抗菌薬不応性発熱，飛蚊症，視力低下，充血，眼痛などを認め，血液培養にてカンジダ属が分離培養された患者ではカンジダ眼内炎を疑い，眼底検査にて真菌性網脈絡膜炎や眼内炎を認める．

検査のピットフォール

- Cand-Tec ではリウマトイド因子の有無や

- カンジダ属の定着で偽陽性となるため，特異度にやや問題がある．
- カンジダ抗原の検査キットは*Candida albicans*マンナン抗原を検出するため，他の菌種が原因真菌の場合は陰性を示すこともある．
- カンジダ抗原のみでは診断感度が低いため，β-D-グルカンや抗カンジダマンナン抗体(本邦未承認)を組み合わせて診断する．

文 献

1) 深在性真菌症のガイドライン作成委員会，編．深在性真菌症の診断・治療ガイドライン 2014．東京：協和企画；2014．

〈前﨑繁文〉

35 アスペルギルス抗原

基準範囲

- カットオフインデックス：＜0.5

検査の概要・臨床的意義

アスペルギルス症の中で最も予後不良な疾患は，侵襲性アスペルギルス症である．固形癌や血液悪性腫瘍の化学療法による好中球減少症の患者や臓器移植患者，副腎皮質ステロイド剤の大量長期投与中などの患者に発症しやすい．一般に，診断には喀痰からの菌の分離，培養，または病理組織学的証明が必要とされるが，侵襲性アスペルギルス症の早期診断は困難であり，治療が遅れると致死的経過をたどる予後不良の疾患である．

ELISA法でアスペルギルスガラクトマンナン抗原を検出するキット（プラテリアアスペルギルス Ag EIA）が使用されている．臨床検体としては，血清および血漿，気管支肺胞洗浄液（BALF）または髄液を用いる．従来使用されてきたラテックス凝集法による抗原検出キットは感度が低く，現在では用いられていない．ELISA法を用いたキットは優れた感度と高い特異性を有しており，血液疾患患者に発症するアスペルギルス症の診断では，基準範囲のカットオフインデックスをより低く設定して，感度をより高める工夫もされている．

異常値を示す疾患・病態

▶陽性を示す場合
以下のアスペルギルス症の発症を疑う．

侵襲性肺アスペルギルス症

好中球減少を伴う血液悪性疾患や，高度の免疫不全患者に発症する．突然の発熱，咳嗽，喀痰，血痰，呼吸困難，胸痛などを認め，CT検査では浸潤影や halo sign を伴う結節影が認められる．アスペルギルスガラクトマンナン抗原が陽性を示すことも多く，早期診断・治療を行わないと予後不良の疾患である．

慢性肺アスペルギルス症

肺結核などの既存肺病変の遺残空洞内に典型的な菌球（fungus ball）を作る肺アスペルギローマと，何らかの既存肺病変を有し，数カ月から数年の経過で胸部X線上に浸潤影や空洞性病変を形成する慢性壊死性肺アスペルギルス症がある．いずれも，発熱などの症状に咳嗽，喀痰，血痰，呼吸困難，胸痛などの呼吸器症状を伴う．アスペルギルスガラクトマンナン抗原は陰性を示す症例も多いが，ほとんどの症例でアスペルギルス IgG 抗体が陽性となるため，アスペルギルス沈降抗体の検出は診断意義が高い．

副鼻腔・中枢神経アスペルギルス症

副鼻腔に定着した菌が発育・増殖し，局所的感染し，鼻閉，鼻出血，顔痛などを伴う．CT や MRI 検査で，副鼻腔に壁や頭蓋底の破壊を伴う膿瘍を認める．副鼻腔からの直接浸潤または，血行性播種によって，脳内に感染が波及すれば，中枢神経アスペルギルス症を発症する．

検査のピットフォール

アスペルギルス抗原にはこれまでに以下の偽陽性の要因が報告されている．

- タゾバクタム/ピペラシリン(ただし，本邦の製剤では報告はない)
- クラブラン酸/アモキシシリン
- ビフィドバクテリウム属の腸管内定着
- クリプトコックスのグルコロノキシロマンナン
- 大豆蛋白を含む経管栄養剤など：特に，様々な食品にアスペルギルスガラクトマンナン抗原が含まれており，例えばアイスクリームの添加剤に含まれるアスペルギルスガラクトマンナン抗原によって，アイスクリームを食べた骨髄移植患者で，アスペルギルス抗原が異常高値を示したとの報告があり，注意が必要である．

文 献

1) 深在性真菌症のガイドライン作成委員会，編．深在性真菌症の診断・治療ガイドライン2014．東京：協和企画；2014．

〈前﨑繁文〉

36 エンドトキシン，β-D-グルカン

基準範囲

- エンドトキシン：
  ≦5 pg/mL（比濁時間分析法）
- β-D-グルカン
  ファンギテック G テスト MKII「ニッスイ」：≦20 pg/mL
  β-グルカンテストワコー：≦11 pg/mL
  β-グルカンテストマルハ：≦11 pg/mL

検査の概要・臨床的意義

エンドトキシンは，グラム陰性桿菌の細胞壁の最外層を構成する成分で，lipid A と呼ばれる内側の脂質部分と菌種によって特異的な配列を持ち，菌体表面から外界に向かって長く伸びた多糖鎖からなるリポ多糖体である．血中では直ちに血漿蛋白の結合を受けて，大部分は不活性化されるが，一部が LPS binding protein（LBP）となり，マクロファージを活性化して，様々なサイトカインが放出され，発熱をはじめとする様々な炎症反応を引き起こす．

β-D-グルカンは，主要な病原真菌に共通する細胞壁構成多糖成分の1つである．そのため，抗原検査のように特定の属の病原真菌の検査はできないが，深在性真菌症全般のスクリーニング検査として位置づけられる．現在，わが国で使用可能な検査キットはファンギテック G テスト MKII「ニッスイ」（アルカリ処理-発色合成基質カイネチック法），β-グルカンテストワコー（希釈加熱-比濁時間分析法），β-グルカンテストマルハ（希釈加熱-発色合成基質エンドポイント法）の3種類である．それぞれの測定キットは測定方法，検体前処理，標準品，主剤原料などが異なっているため，測定基準値も異なっている．

異常値を示す疾患・病態

▶陽性を示す場合

エンドトキシン

DIC，SIRS，敗血症性ショック，血球貪食症候群，多臓器不全などの重篤な病態の比較的早期から血中エンドトキシンが検出される．血液培養検査を併せて実施すれば，グラム陰性桿菌が分離培養されることが多い．これらの重篤な病態では早期治療が重要であるため，陽性を認めた場合には直ちに適切な処置を行う．

β-D-グルカン

深在性真菌症のスクリーニング検査として有用である．血液悪性腫瘍や臓器移植患者などの重度の免疫不全患者では，継時的にβ-D-グルカンを測定することによって，陽性を示した場合には直ちに抗菌薬を投与する先制攻撃的な治療によって，予後が改善することが臨床的に示されている．また，呼吸器内科領域の患者など免疫状態が比較的保たれている患者では，検査の感度のみならず特異度に重きを置いて判断すべきあり，検査値の解釈は患者の状況を総合的に判断して行うべきである．

検査のピットフォール

エンドトキシンおよびβ-D-グルカンの測定ともに，検体や「検査器具の外部からの汚染には十分に注意する．またβ-D-グルカン

では，他に以下のような様々な要因によって，偽陽性を示すことが判明しているため，陽性を示した場合は，そのような要因の影響がないか十分に確認する必要がある．
- セルロース素材の透析膜を用いた血液透析
- 血液製剤（アルブミン製剤，グロブリン製剤など）の使用
- β-D-グルカン製剤の使用
- *Alcaligenes faecalis* による敗血症
- 測定中の振動（β-グルカンテストワコーに限る）
- その他の非特異的反応（溶血検体，抗グロブリン血症など）

文 献

1) 深在性真菌症のガイドライン作成委員会, 編. 深在性真菌症の診断・治療ガイドライン 2014. 東京: 協和企画; 2014.

〈前﨑繁文〉

37 梅毒血清反応

基準範囲

表 5-17[1,2]を参照．

検査の概要・臨床的意義

▶検査の概要

梅毒の血清学的検査は，抗原に梅毒トレポネーマ Treponema pallidum(TP)を用いた方法とカルジオリピンを用いた方法の2つに大別され，後者が狭義の梅毒血清反応 serological test for syphilis(STS)である．STS は血清学的機序から，沈降反応，凝集反応，補体結合反応があり，ガラス板法は沈降反応である．RPR(rapid plasma regain)card test は，脂質抗原を吸着したカーボン粒子沈降反応を利用した簡易検査法であり，最近はラテックス凝集反応を利用した RPR の自動定量法がある[3]．

TP 抗原を用いた代表的検査が梅毒トレポネーマ感作赤血球凝集試験 TP hemagglutination test(TPHA)である．ゼラチン粒子を用いたものが TP・PA 法(TP・passive particle agglutination test)，TPLA(TP・latex agglutination)はラテックス凝集反応を利用した自動定量法である．

FTA-ABS(flurescent treponemal antibody-absorbtion)test は TP を用いた間接蛍光抗体法であり，特異度が高く鋭敏なため，梅毒の最終確認法として推奨される．

▶検査を要する場合

1)手術前や内視鏡検査の前，その他のスクリーニング検査として，2)患者が梅毒に罹患する可能性のある行為があったことを訴えた場合，3)臨床的に梅毒を疑わせる症状がある場合，4)梅毒の治癒効果の判定，経過観察時，5)献血などで偶然 STS 陽性が判明し精査が必要な場合，6)特定の疾患の診断に生物学的疑陽性であることが参考になる場合，7)医療従事者が STS 陽性患者血液の汚染事故にあった場合，などがあげられる[4]．

画一的に検査を行うのではなく，表 5-18 を参考に目的に応じた検査を選択する．治療効果の判定には TPHA よりも STS が有用である．

表 5-17 梅毒血清学的検査法の種類および抗体価上昇の判断区分の1例

検査法		抗体価(血清希釈倍数，ただし RPR ラテックス凝集法と TPLA は独自の単位			
STS 非 TP 抗原法	VLDL	0	1〜4	8〜16	32≦
	RPR(炭素粒子凝集法)	0	1〜8	16〜32	64≦
	RPR(ラテックス凝集法)	0〜<1	1〜<10	10〜<40	40≦
TP 抗原法	TPHA	0	80〜320	1,280	5,120≦
	TPLA	0〜<20	20〜<900	900〜<3,500	3,500≦
	FTA-ABS	―	20〜80	320	1,280≦
抗体価が高いか低いかの目安		陰性(正常)	低い	中等度	高い

(濱松 優．Medicina．1999; 36: 552-5[1]および川井和久．試薬．2003; 26: 301-4[2]より改変)

表5-18 梅毒血清学的検査の組み合わせと結果の判定

STS	TPHA	FTA-ABS	判定
−	−	実施する必要なし	非梅毒・梅毒感染のごく初期
−	陽性	必要に応じて実施	梅毒の治療後・ごく稀に偽陽性
陽性	陽性	実施する必要なし	梅毒感染例
陽性	−	陽性	梅毒感染初期
陽性	−	−	生物学的偽陽性（BFP）

注）TPHAの代わりにTPLAなどを用いた場合も同様な判定となる．

異常値を示す疾患・病態

梅毒血清学的検査が陽性となった場合，梅毒を疑う．臨床的に梅毒が考えにくい場合は，BFPの可能性が高い．BFPは，全身性エリテマトーデス（SLE）などの膠原病，抗リン脂質抗体症候群，最近のウイルス性疾患または予防接種，陰部ヘルペス，マラリア，麻薬・覚せい剤の常用，妊娠，70歳以上の高齢者などで認められる．特にHIV感染者では梅毒が多いが，梅毒でなくてもSTSが陽性になるので注意が必要である．TP抗原を用いた検査では，TP以外のスピロヘータ感染症（レプトスピラ症，回帰熱，鼠咬症，Lyme病など）やSLEなどで疑陽性になる．

検査のピットフォール

STSの特異度は97～99％である．疑陽性反応が出るのは自己免疫疾患患者か注射薬を使用しているものに限られるが，抗体価が1：8を超えることはまずない．疑陽性反応は加齢とともに増加し，70歳以上では約10％以上に疑陽性が出る．

臨床的に梅毒が疑われ，結果が陰性の場合は再検する．感染初期の場合は，2週間ほど後に再検する．抗体が異常高値の場合，プロゾーン現象のためSTSの定性検査が陰性を示す場合がある[4]．

文献

1) 濱松 優．梅毒血清反応．これだけは知っておきたい検査のポイント（第6集）．Medicina．1999；36：552-5．
2) 川井和久，他．メディエースRPR，TPLAを用いた梅毒病期の判別可能性について―医療と検査機器．試薬．2003；26：301-4．
3) 尾上智彦，他．自動化STS検査．臨皮．2013；67：86-91．
4) 熊坂一成．梅毒血清学的検査．In: Medical Practice編集委員会，編．臨床検査ガイド2013-2014．東京：文光堂；2013．p.832-4．

〈永井弥生〉

38 マイコプラズマ・ニューモニエ抗体

基準範囲

- 粒子凝集法 particle agglutination（PA 法）：陰性
- CF（補体結合反応）：陰性
- イムノカードマイコプラズマ抗体：陰性

マイコプラズマ感染

抗体検査で以下の場合
- ペア血清で≧4倍の上昇
- 単血清
   PA 法：≧320倍
   CF 法：≧64倍

その他
- 培養法により，*Mycoplasma pneumonia* が分離同定された場合
- 遺伝子検出法で *M. pneumoniae* の DNA が検出された場合

検査の概要・臨床的意義

M. pneumoniae は，飛沫感染による経気道感染や，接触感染によって感染する．特に濃厚な接触が必要で，保育施設・幼稚園・学校などでの感染伝播は認めるが，短時間の接触では感染頻度は高くない．

マイコプラズマ肺炎の中心は小児であり，小児から30歳代の成人における呼吸器感染症の病原体として非常に重要である．40歳以下では，肺炎の起因菌としてマイコプラズマが肺炎球菌とほぼ同頻度になる．非定型肺炎に限れば60〜70％がマイコプラズマ肺炎になる．

慢性咳嗽も特徴的な症状であり，百日咳やクラミジア・ニューモニエとの鑑別が必要となる．

M. pneumoniae は細胞内寄生菌で，培養検査による検出率は低く，検査法としてはマイコプラズマ抗体の測定が広く行われている．粒子凝集法（PA 法）・補体結合反応法（CF 法）があるが，PA 法が主体である．

PA 法・CF 法はともに IgG と IgM の両者を反映しているが，PA 法は主に IgM を，CF 法は主に IgG を測定している[1]．PA 法も CF 法も，発症後早期に採取した急性期血清と発症後2〜4週間後に得られた回復期血清をペアで用いて，4倍以上の上昇の場合があれば有意な上昇と判定し，マイコプラズマ感染と診断する．単血清の場合，抗体の上昇を認めても急性期の感染かの判断は困難であるが，一応，PA 法で320倍以上，CF 法で64倍以上がマイコプラズマ感染の目安にはなっている．

迅速診断法であるイムノカードマイコプラズマもあるが，感度・特異度が低い点が問題である．

核酸検査の一種である LAMP（loop-mediated isothermal amplification）法は抗原を測定する検査で，マイコプラズマの早期診断に有用である．DNA を検出するので精度が高く，ペア血清を必要とする抗体検査と異なり，検査結果がマイコプラズマの感染を反映する点は利点である．

異常値を生じるメカニズム

マイコプラズマの感染に伴って，生体から IgM，IgG 抗体が産生される．

病初期には抗体は陽性にならないことが多く，IgM 抗体の上昇には早くても7〜10日を

異常値を示す疾患・病態

マイコプラズマ感染症(気管支炎・肺炎)

検査のピットフォール

マイコプラズマの迅速診断であるイムノカードマイコプラズマは，マイコプラズマが発症してからIgM抗体が産生されるまで7～10日かかるため，感染初期は陰性になることも多い．また，健常成人での陽性率は約30%と高く偽陽性が問題となる．さらには，マイコプラズマ感染後30日以上持続陽性を示す例が約70%に認められることから，陽性であった場合にも急性期の感染かどうかの判断が困難である．

近年，イムノクロマト法を用いたマイコプラズマの迅速診断キット"リポテスト®マイコプラズマ"や"プライムチェックマイコプラズマ抗原"が使用可能となった．細菌のリボソーム蛋白質"L7/L12"の中には，指紋のように菌固有の領域が存在し，リポテスト®マイコプラズマはマイコプラズマの"L7/L12"に固有な領域を識別するモノクローナル抗体を用いることで，マイコプラズマの迅速診断を可能としている．インフルエンザの迅速診断キットと同じように，綿棒で咽頭ぬぐい液を採取し，抽出液に綿棒を浸してから液をプレートに滴下することで，15分程で診断できる．

今後はマイコプラズマ迅速診断キットとマイコプラズマ抗体検査の併用が臨床上有益と考えられる．

文献

1) 成田光生. 肺炎マイコプラズマ感染症の血清学的診断法. 臨床とウイルス. 2013; 41: 294-301.

〈前野敏孝〉

39 抗ストレプトリジンO抗体(ASO)，抗ストレプトキナーゼ抗体(ASK)

基準範囲

ASO
- Rantz–Randall法：小児≦250 Todd単位
  　　　　　　　　　成人≦166 Todd単位
- ラテックス免疫比濁法：≦239 IU/mL
  （測定法，キットにより相違がある）

ASK
- 小児≦2,560倍，成人≦1,280倍

生理的変動

抗ストレプトリジン anti–streptolysin O antibody(ASO)抗体，抗ストレプトキナーゼ抗体 anti–streptokinase antibody(ASK)の値は年齢，季節，地域などにより変動する．健常者においては，乳幼児は低く，学童期が最も高くなり，以後，年齢があがるにつれて低下していく．またβ溶血性連鎖球菌(溶連菌)感染症の流行の状況などにより，季節，地域でも変動がみられる．

検査の概要・臨床的意義

ASO(ASLOとも呼ばれる)，ASKはA群，C群，G群溶連菌が産生する外毒素であるストレプトリジンO(SLO)，ストレプトキナーゼに対する抗体であり，溶連菌の感染に伴い抗体価が上昇する．ASOの測定については，これまではストレプトリジンOの溶血作用に対するASOの中和活性を測定するRantz–Randall法やマイクロタイター法で測定され，Todd単位で表示されてきた．しかし最近は免疫比濁法，ラテックス凝集法などによる自動分析装置を用いての定量法が普及している．結果は国際単位(IU/mL)で示され，測定法により基準値に相違があるが，Todd単位にほぼ近い数値となっている．ASKについては，以前はストレプトキナーゼの酵素活性に対するASKの中和活性により測定されていたが，現在はストレプトキナーゼを吸着させた人工担体などを用いて凝集反応を利用して測定される．凝集を起こす最終希釈倍数で示される．

溶連菌は迅速抗原検査や培養により咽頭・扁桃などの病変部位から検出しうるが，常在菌が検出される場合もある．よって後述のようにペア血清での変動が感染の傍証となる．またリウマチ熱や急性糸球体腎炎のような，溶連菌に対する抗原抗体反応により生じる疾患については，発症時に病変部から溶連菌が分離されることは通常なく，ASO, ASK値の変動が数ヵ月以内の溶連菌感染を支持するものとなる．なお，ASO, ASK抗体価と疾患の重症度には相関関係はない．

異常値を生じるメカニズム

咽頭・扁桃，皮膚などに溶連菌が感染すると，初感染の場合は1週間目頃より，ASO, ASK値が上昇し，3〜5週で最高値に達し，数ヵ月かけて低下する．一方，咽頭から溶連菌が分離されても単なる保菌者の場合は，ASO, ASK値は上昇しない．2〜3週間の間隔で，ペア血清の採血を行い，4倍以上の抗体価の上昇または下降がみられれば，最近，溶連菌感染があったものと考える．

異常値を示す疾患・病態

▶基準値以上の高値，またはペア血清による4倍以上の変動を示す場合

A群溶連菌による感染症（C群，G群のこともある）

急性咽頭・扁桃炎，猩紅熱，劇症型溶連菌感染症，感染性心内膜炎，敗血症，骨髄炎，丹毒，蜂窩織炎，伝染性膿痂疹，中耳炎，乳様突起炎，産褥熱など

A群溶連菌の感染に続発する疾患

急性糸球体腎炎，リウマチ熱，アレルギー性紫斑病，反応性関節炎など

検査のピットフォール

溶連菌感染者においてASOの陽性頻度は約80%である．溶連菌のSLO産生能が低い場合，免疫不全などにより感染者の抗体産生能が低い場合，早期に強力な抗菌薬の治療を行いSLOの産生が不十分な場合などでは，ASOの上昇がみられないこともある．よって，ASOが低値あるいは変動がみられなくても感染を否定するものではない．

またストレプトキナーゼ非産生株がしばしばみられることより，ASKの陽性頻度は低い．しかし，ASKのみ上昇する場合もあり，ASOとASKを合わせて測定することは溶連菌感染者の診断率の向上に役立つ．

ASOの測定において，Rantz-Randall法やマイクロタイター法など溶血を利用した測定法では，高脂血症が測定系に影響して偽陽性となることがあるが，自動分析装置では影響しない．また，多発性骨髄腫や良性M蛋白血症では，稀にSLOに対して反応するM蛋白により，ASOが偽陽性として高値を示すことがある．

文献

1) Rantz L, et al. Antistreptolysin O；a study of this antibody in health and in hemolytic streptococcus respiratory disease in man. Am J Med. 1948；5：3-23.
2) 加藤象次郎．レンサ球菌感染症の血清学的診断（ASO，ASK，AND-B，AHD，ASP）．日本臨牀．2005；63 増刊号7：127-36
3) 清水博之，他．化膿性レンサ球菌（A群レンサ球菌）感染症．In：日本臨牀 別冊感染症症候群第2版（上）．大阪：日本臨牀社；2013．p.48-51

〈廣村桂樹〉

40 百日咳抗体

基準範囲

● PT-IgG 抗体：＜10 EU/mL

検査の概要・臨床的意義

百日咳菌 Bordetella pertussis はグラム陰性桿菌で，飛沫感染でヒトからヒトへの感染を起こす．現在は，ワクチン（DPT ワクチン）が行われているが，未接種の乳幼児が百日咳菌に感染すると，脳炎や肺炎を発症し重症化することがある．

慢性咳嗽も特徴的な症状であり，マイコプラズマやクラミジア・ニューモニエとの鑑別が必要となる．

日本呼吸器学会から発行されている「咳嗽に関するガイドライン 第2版」では，14日間以上続く咳で，1）発作性の咳込み，2）吸気性笛声（whoop），3）咳込み後の嘔吐，のいずれかの症状を1つ以上伴う場合は，臨床的に百日咳とされる．

臨床的に百日咳とされた場合，その後の培養検査，また可能な施設では LAMP（loop-mediated isothermal amplification）法や抗体検査法で確定診断する．具体的には，発症後4週間未満なら培養検査や LAMP 法で，発症後4週間以上なら血清診断を行う．

培養検査で菌が分離されるのが最も確実な方法であるが，培養陽性率は9％と非常に低

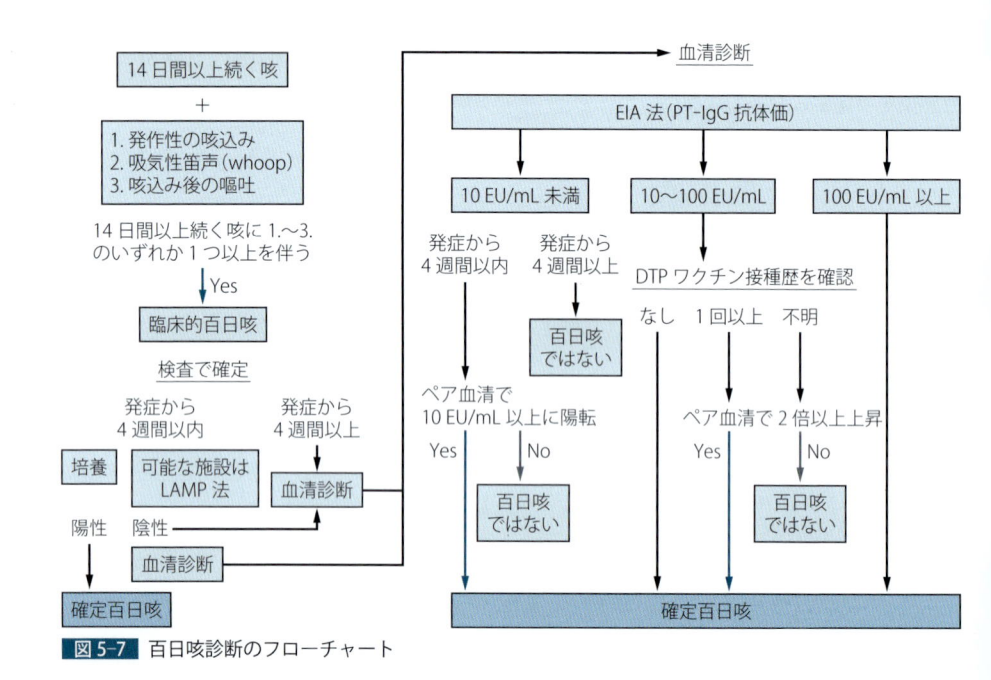

図 5-7 百日咳診断のフローチャート

く，PT-IgG抗体が100 EU/mL以上または，ペア血清で4倍の上昇であれば，百日咳と血清診断する[1]．

「咳嗽に関するガイドライン 第2版」では，図5-7のような診断のフローチャートを提唱している[2]．

ワクチンの施行により，百日咳の罹患率は減少したが，免疫効果が約10～12年で減弱することから，成人発症例が増加しているのが現在の問題点である．

百日咳と診断した場合，百日咳は感染症法における第5類であるため，届け出を行わなければならないので注意が必要である．

異常値を生じるメカニズム

百日咳菌が飛沫感染によりでヒトからヒトへ感染することで，生体内で百日咳抗体が産生される．

異常値を示す疾患・病態

百日咳感染症

検査のピットフォール

培養陽性率が低いため，ペア血清で診断されるケースが多いが，ペア血清の場合診断までに時間を要するため，診断が遅れ家族内などでの感染を拡大させてしまう危険がある．

文 献

1) 岡田賢治．百日咳における血清診断の意義と評価．臨床検査．2012；56：412-6．
2) 咳嗽に関するガイドライン第2版．日本呼吸器学会．2012．

〈前野敏孝〉

41 ヘリコバクター・ピロリ抗体，便中抗原，呼気テスト

基準範囲

- 血清ヘリコバクター・ピロリ抗体：
  ≦9.9 IU/mL，尿中ヘリコバクター・ピロリ抗体：（−）
- 便中抗原：（−）
- 呼気テスト：＜2.5‰（20分後）

検査の概要・臨床的意義

2013年2月末に胃炎患者に対するヘリコバクター・ピロリ *Helicobacter pylori* 感染症の診断と除菌治療の保険適用が認可された．ヘリコバクター・ピロリ陽性胃炎は胃癌の前癌病変であり，胃炎段階での除菌が胃癌減少に寄与されることが期待されている[1]．ヘリコバクター・ピロリ抗体，便中抗原，呼気テストは内視鏡を用いない非侵襲的な検査でヘリコバクター・ピロリの感染診断を行う方法であり，胃全体のヘリコバクター・ピロリ感染を反映する「面」での診断法である．簡便で被験者の受容性が高く，小児や妊婦にも行いやすく，スクリーニング検査に適している．単独でゴールドスタンダードとなる検査がないので，それぞれの特徴を理解して複数の診断法を組み合わせることで診断精度は向上する．「面」での診断となるため除菌終了後4週以上経過した時点で除菌判定としても有用な検査法である．

異常値を生じるメカニズム

▶ヘリコバクター・ピロリ抗体

ヘリコバクター・ピロリ感染により胃粘膜局所に免疫反応が惹起され抗体が産生される．この抗体を測定することにより感染の有無を診断する間接法である．通常血清や尿が用いられるが全血や唾液を用いても測定可能である．

▶便中抗原

胃から消化管を経由して排泄されるヘリコバクター由来抗原を検出する方法である．呼気テストで陰性となる球状形態の菌体においてもヘリコバクター・ピロリの抗原性は保持されるため検出可能である．

▶呼気テスト

^{13}Cで標識した尿素を内服し，胃内にヘリコバクター・ピロリが存在する場合にはそのウレアーゼ活性によって標識尿素が標識二酸化炭素（$^{13}CO_2$）とアンモニアに分解される．この$^{13}CO_2$が消化管から血中に入り，呼気中に排泄される．この呼気中の二酸化炭素に含まれる^{13}Cの増加率を測定する方法である．

異常値を示す疾患・病態

- ヘリコバクター・ピロリ感染症
  胃・十二指腸潰瘍，胃マルトリンパ腫，特発性血小板減少性紫斑病，早期胃癌の内視鏡的治療後胃，ヘリコバクター・ピロリ感染胃炎．

検査のピットフォール

- ヘリコバクター・ピロリ感染性胃炎は内視鏡でそれを疑わせる萎縮，ヒダ肥厚，点状発赤，過形成ポリープ，鳥肌胃炎，キサントーマといった所見[2]を認めた場合，保険

- 適用上感染診断を行うことが可能であることから，感染診断よりも先に内視鏡を行う必要がある．
- 血清ヘリコバクター・ピロリ抗体は除菌成功後も陰性化あるいは有意な低下には 1 年以上要することがあるため除菌判定を早く知りたい場合には適さない．除菌判定に用いる時は除菌前と除菌後 6 ヵ月以上経過時での定量的な比較を行い，抗体価が前値の半分以下に低下した場合に除菌成功と判断する．
- 高度に萎縮が進行し，ヘリコバクター・ピロリの菌数が減少した場合などヘリコバクター・ピロリ抗体，便中抗原，呼気テストの感染診断が偽陰性の可能性がある．内視鏡所見によりヘリコバクター・ピロリ感染が強く疑われるにもかかわらず感染診断が陰性の場合は他の検査も考慮すべきである．
- 保険適用上ヘリコバクター・ピロリの感染診断・除菌判定ともにヘリコバクター・ピロリ抗体，便中抗原，呼気テストより 1 つ検査を行い陰性であった場合は他の検査法が 1 つだけ行える．同時に実施した場合はヘリコバクター・ピロリ抗体＋便中抗原，便中抗原＋呼気テスト，呼気テスト＋ヘリコバクター・ピロリ抗体に限り同時算定可能である．
- PPI やウレアーゼ活性を有する防御因子製剤（プラウノトール，エカベトナトリウム，ソファルコン，ポラプレジンクなど）はヘリコバクター・ピロリに対する静菌作用を有するので呼気テストによる感染診断・除菌判定が偽陰性となる可能性があるので少なくとも 2 週間休薬する必要があるが，ヘリコバクター・ピロリ抗体は休薬を必要としない利点がある．便中抗原は PPI やウレアーゼ活性を有する薬剤の影響を受けにくいという報告[3]と PPI 使用後には 20〜30％偽陰性があるとの報告がある[4]．
- 除菌判定は保険適用上除菌終了 4 週以上経過した時点で可能であるが除菌治療で菌数が減るので実際にはヘリコバクター・ピロリが存在していても測定感度以下の偽陰性の可能性があるので除菌判定は除菌終了 3 ヵ月後がよいと思われる．もし，除菌 4 週後に除菌判定を行うならば 3〜12 ヵ月後にも除菌判定を行った方が望ましいと思われる．
- 便中抗原は下痢症では偽陰性の可能性がある．
- 除菌後の呼気テスト 2.5〜10‰のボーダーラインを呈した場合，検査値上は陽性であるが，高率に偽陽性であることが報告されている[5]．偽陽性はその他の検査を行うことが保険適用上認められていないので，内視鏡所見と合わせて判断する必要がある．
- 血清ヘリコバクター・ピロリ抗体の抗体価 3〜9.9 U/mL は検査値上は正常となるが，偽陰性の可能性があるので，内視鏡所見から，ピロリ感染を疑った場合は便中抗原，呼気テストなど他の検査を行った方が望ましい．

文献

1) Takenaka R, et al. *H. pylori* eradication reduced the incidence of gastric cancer, especially of the intestinal type. Aliment Pharmacol Ther. 2007; 25: 805-12.
2) Kato M, et al. Changes in endoscopic findings of gastritis after cure of *H. pylori* infection: multicenter prospective trial. Dig Endosc. 2013; 25: 264-73.
3) Shimoyama T, et al. Appticability of a monoclonal antibody-based sfool antigen test to evaluate the results of *Helicobacter pylori* eradication therapy. Jpn J Infect Dis. 2009; 62: 225-27.
4) 福田能啓, 他. ピロリ菌除菌治療ハンドブック. 東京: 先端医学社; 2013.
5) 間部克裕, 他. 尿素呼気試験における偽陽性の原因. Helicobacter Research. 2004; 8: 50-4.

〈下山康之〉

42 レジオネラ尿中抗原

生理的変動

- 症状出現2～3日後より尿中抗原量が検出感度以上に達するとされる[1,2,3]．
- 症例により抗原排泄期間が数日から数週間と異なる[3]．
- 病初期あるいは軽症の場合は，尿中抗原量が少なく検出感度に至らない場合がある．
- 喀痰培養よりも本検査の結果は抗菌薬の影響を受けにくい．

検査の概要・臨床的意義

Legionella 属はヒトの常在菌として存在することはなく，陽性であればレジオネラ感染症を意味する．

▶測定法

- **免疫クロマト法（ICA）**：BinaxNOW® レジオネラ，チェックレジオネラ，Qライン極東レジオネラの3種類がある．約15分で診断可能．
- **酵素抗体法（EIA）**：レジオネラ抗原「ミツビシ」の1種類がある．約3時間で診断可能．BinaxNOW® レジオネラは血清型7および9に交差反応を有し，ウサギ抗血清による治療を受けている患者では偽陽性になるおそれがある[1]．Qライン極東レジオネラは血清型7と交差反応を有する．レジオネラ抗原「ミツビシ」では血清型1以外の *L. pneumophila*，および *L. bozemanii*，*L. gromamii*，*L. micdadei* なども検出可能である[2]．

▶検体量

尿1 mLあれば，いずれも検査可能．
本検査は，検体採取の簡便さとその迅速性によりレジオネラ症の診断に有用である．しかし，レジオネラ症と確定診断された症例に対する感度は約40～95％と報告されており[4,5]，決して高くはない．一方で特異度は97～100％とされており良好である[4,5]．

異常値を生じるメカニズム

いずれの検査も尿中の *Legionella pneumophila* 血清型1 LPS抗原を検出する[1～5]．

異常値を示す疾患・病態

▶高頻度：レジオネラ肺炎

市中肺炎の原因菌として約4％を占め[4]，急速に症状が進行し重症化する可能性がある．致命率は15％にも達するとされ[3]，重症例の早期診断による適切な抗菌薬使用を開始する必要がある．レジオネラ属菌の中で，その他の血清型や *L. bozemanii*，*L. micadadei*，*L. longbeachae* など，少なくとも20菌種以上が人に病原性を持つが[3]，レジオネラ肺炎の約90％は *Legionella pneumophila* 血清型1によるとされる[3,5]．

▶陽性時の対応

全数報告対象（感染症法で4類感染症）であり，レジオネラ症と診断した医師は直ちに最寄りの保健所に届け出なければならない．治療にあたっては本菌が細胞内寄生菌であることからニューキノロン系抗菌薬，マクロライド系抗菌薬を使用する[3]．

▶レジオネラ症の宿主の危険因子

男性，喫煙者，慢性肺疾患，糖尿病，慢性心疾患，慢性肝疾患，大量飲酒者，末期腎不全患者，臓器移植後，免疫抑制剤使用者，免

疫抑制状態にある患者，担癌患者，自己免疫疾患，50歳以上など易感染状態にある人

▶レジオネラ曝露の危険因子

最近の1泊以上の旅行，井戸水の使用，上水道の破損，温泉やジャグジーなど循環式浴槽入浴歴，加湿器，ビル屋上に建つ冷却塔や噴水の存在など

⚠ 検査のピットフォール

- 感度が決して高くないため，陰性の結果であってもレジオネラ感染の可能性を完全に否定することはできない．
- 尿中抗原検査は *Legionella pneumophila* 血清型1を検出するものであり，レジオネラ症であっても，それ以外の型の検出感度は非常に低い．そのため，陰性だからといってレジオネラ症を除外することはできない．
- 病歴や身体所見，検査結果からレジオネラ肺炎が疑われる場合は，本検査だけではなく血清型1以外のレジオネラ属菌も検出できるLAMP法，ヒメネス染色，BCYE-α培地やWYO培地を用いた培養検査，ペア血清を用いた抗体検査などと組み合わせ解釈することが必要である．
- 治癒後も体内に菌体抗原が残存することから，症例によって陽性期間が異なり，本検査の結果を治療の指標にすることは困難である．

📖 文 献

1) BinaxNOW® レジオネラ添付文書．全面改訂（第1版）．アリーアメディカル；2012．
2) レジオネラ抗原「ミツビシ」添付文書．改訂（第2版）．三菱メディエンス；2010．
3) 日本呼吸器学会呼吸器感染症に対するガイドライン作成委員会．成人市中肺炎診療ガイドライン．東京：日本呼吸器学会；2007．p.14-35．
4) 吉岡浩明，他．レジオネラ肺炎診断法に関する検討．日臨微生物誌．2012；22：28-34．
5) Shimada T, et al. Systematic review and metaanalysis: urinary antigen tests for legionellosis. Chest. 2009; 136: 1576-85.

〈関 香織，久田剛志〉

43 尿中肺炎球菌莢膜抗原

生理的変動

- 肺炎球菌感染症では病初期から*Streptococcus pneumoniae*莢膜多糖が排泄されるが，軽症例や感染後早期では排泄される抗原量が少ないために偽陰性となる可能性がある[1,2]．
- 肺炎球菌ワクチンの接種後，肺炎球菌尿中抗原が陽性になることがあるため，ワクチンを接種後5日以上経過してからの検査が望ましいとされる[1,3]．
- 尿検体中に共通抗原を持つ*Streptococcus mitis*が存在すると偽陽性を呈することがある[1]．
- 月齢2〜60ヵ月の小児において，鼻咽頭に肺炎球菌が常在している場合には偽陽性を呈することがあり，小児では本検査の肺炎球菌肺炎の診断のための使用は推奨されていない[4]．

検査の概要・臨床的意義

尿中または髄液中の肺炎球菌莢膜抗原の存在を知るための検査である．迅速に肺炎球菌感染症の有無を診断できる．

- **免疫クロマト法(ICA)**：BinaxNOW® 肺炎球菌がある．約15分で診断可能．
- **検体**：尿または髄液(最小必要検体量 50 μL)．

成人における本検査の有用性はこれまでに多数報告されており，2013年に報告された3つのメタ解析によると，肺炎球菌肺炎と診断された症例に対する感度は74〜75%，特異度は94〜97%である[3]．

肺炎球菌は莢膜によって90種以上の血清型に分類されるが，本検査で検出可能な肺炎球菌莢膜血清型は1, 3, 4, 6B, 9N, 9V, 10A, 11A, 12F, 14, 15B, 18C, 19A, 19F, 20, 22F, 23F, 33Fである[1]．日本において2003〜2005年に実施された成人市中肺炎の検討では，血清型3型が26.9%と最も多く，続いて19F, 23F, 6B, 14型の順であった[5]．肺炎球菌は莢膜型を変化させるため分離株は毎年のように変化があるが，本検査により検出可能な血清型は肺炎球菌肺炎の分離株の約78%を占めていたことから[5]，感度も良好と判断できる．

尿中抗原検査では，肺炎球菌そのものではなく体内で分解濾過され尿中に排泄される莢膜抗原を検出することから自己融解酵素による影響を受けないとされる．

異常値を生じるメカニズム

尿中の肺炎球菌の莢膜多糖抗原を検出する．

異常値を示す疾患・病態

▶**高頻度：肺炎球菌肺炎，肺炎球菌髄膜炎**

肺炎球菌は市中肺炎の中でも最も多く分離され，22〜28%を占める原因菌である[2]．他にも副鼻腔炎，髄膜炎，中耳炎など遭遇する頻度の高い細菌感染症であり，一部で菌血症や敗血症を合併し劇症型の病像を呈する症例が認められるため迅速診断法は有用である．肺炎球菌は自己融解酵素を有しており，喀痰や血液などの採取状況や取扱によって検出不能となることもあるため，原因菌不明者(市中肺炎の26〜47%[2])の中にも肺炎球菌感染

例が多数含まれている可能性がある.

▶陽性時の対応
　肺炎球菌感染症を想定して抗菌化学療法を行う.

▶肺炎球菌感染が重症化しやすい患者
　慢性心疾患,慢性肺疾患,糖尿病,慢性肝疾患,アルコール中毒,膠原病,免疫抑制状態下,多発性骨髄腫,アミロイドーシス,機能的・解剖学的無脾患者,長期医療施設の居住者など.

▶低頻度:劇症型肺炎球菌感染症
　脾臓摘出者は経過中に overwhelming post-splenectomy infection(OPSI)として知られる劇症型感染症に陥り,数時間から数日で死にいたる場合があり,その致死率は50〜75%と報告されている.血液培養により同定される起因菌は *S. pneumoniae* が最も多く50〜90%と報告されている.初期から肺炎像を呈するとは限らないため,OPSIの鑑別診断時に尿中抗原検査を実施することで早期診断が得られる可能性がある.

⚠ 検査のピットフォール

- 検査結果が陰性であっても,肺炎球菌感染を完全に否定することはできない.
- 肺炎球菌はヒトの上気道に常在するため,喀痰培養で検出された場合,必ずしも肺炎の原因菌とは断定できない.検査結果は既往歴,発症日,症状,喀痰および血液培養結果などを十分に考慮した上での解釈が望ましい.
- 本検査では薬剤感受性は不明であるため,培養による感受性検査も同時に進めることが望ましい.
- 肺炎球菌感染症が臨床的に改善した後も数ヵ月にわたって陽性となる症例もあり,治療効果判定に使用するのは困難である.

📖 文 献

1) BinaxNOW® 肺炎球菌添付文書.全面改訂(第1版).アリーアメディカル;2012.
2) 日本呼吸器学会呼吸器感染症に対するガイドライン作成委員会.成人市中肺炎診療ガイドライン.東京:日本呼吸器学会;2007. p.14-35.
3) Bradley JS, et al. The management of community-acquired pneumonia in infants and children older than 3 months of age: clinical practice guidelines by the pediatric infectious diseases society and the infectious diseases society of America. Clin Infect Dis. 2011; 53: e25-76.
4) Horita N, et al. Sensitivity and specificity of the *Streptococcus pneumonia* urinary antigen test for unconcentrated urine from adult patients with pneumonia: a meta-analysis. Respirology. 2013; 18: 1177-83.
5) Isozumi R, et al. Genotypes and related factors reflecting macrolide resistance in pneumococcal pneumonia infectious in Japan. J Clin Microbiol. 2007; 45: 1440-6.

〈関　香織,久田剛志〉

44 ツベルクリン反応, クオンティフェロン® TB ゴールドおよび T-スポット®.TB

基準範囲

ツベルクリン反応
- 陰性: 発赤長径: ≦0～9 mm
- 陽性: 発赤長径: ≧10 mm
  - 硬結を伴う場合　中等度陽性(+)
  - 二重発赤・水疱などの副反応があるもの　強陽性(++)

インターフェロン-γ遊離試験(IGRA)

結核感染の既往がある者では結核菌特異抗原で末梢リンパ球を刺激することによりIFN-γ産生が惹起される. この反応を検査室で再現する検査がインターフェロン-γ遊離試験 interferon-gamma release assays(IGRA)である. クオンティフェロン® TB ゴールド(Quanti FERON® Gold in tube: QFT-3G と以下略す)とT-スポット®.TB(T-スポットと以下略す)がこれに該当する.

1) QFT-3G

末梢静脈血に結核菌特異抗原(TB7.7, ESAT-6 および CFP-10)を添加して培養し末梢血中のリンパ球から産生されるインターフェロン-γ(IFN-γ)量を測定し判定する.
- 陽性: ≧0.35 IU/mL
- 判定保留: ≧0.1 IU/mL, <0.35 IU/mL
- 陰性: <0.1 IU/mL

2) T-スポット®

全血から末梢単核球を分離し結核菌特異抗原(ESAT-6 および CFP-10)を添加して培養しIFN-γを産生する細胞数を算定し判定する(添付文書より).
- 陽性: EAST-6 刺激で得られたスポット数と陰性コントロールのスポット数の差(①)およびCFP-10刺激で得られたスポット数と陰性コントロールのスポット数の差(②)の双方, あるいはどちらか一方が6スポット以上
- 陰性: ①および②の双方が5以下
- 判定保留: ①および②双方の最大値が5～7. この場合, 陽性および陰性の結果判定は有効であるが, ①, ②の値が4以下または8以上の場合に比べ信頼性が低下するため再検査が望ましい.

生理的変動

▶ツベルクリン反応

ツベルクリン反応はBCG接種後1～12ヵ月の間に最大反応を示し, その後減弱していくためBCG接種から長期間経過すると弱い反応を示すことがある. 弱い反応を示したものに対して1～3週間後に再検査(2段階ツベルクリン反応)を実施すると1回目より強い反応を示す(ブースター現象)ことがある. このようにツベルクリン反応は結核菌感染とBCG接種による反応との鑑別が問題となる[1].

▶IGRA

QFT-3G, T-スポットともに結核感染後8～10週で陽性化するが, さらに時間が経過した後に陽性化することもある. 全血を使用して検査を行うQFT-3Gでは全血中のIFNの日内変動の影響を受けるとの報告があるが, T-スポットは採取した末梢血から単核球を分離した後に結核特異抗原で刺激するため生理変動が問題になることはない(添付文書

検査の概要・臨床的意義，異常値を生じるメカニズムおよび疾患・病態

▶ツベルクリン反応

　結核菌感染の有無を調べる検査法．結核菌の培養液から精製した数種類の蛋白質(purified protein derivative)をMantoux法で皮内に注射し48時間後に発赤径を測定する．結核菌やBCGに感作された細胞性免疫を司るTリンパ球と抗原物質であるツベルクリンとの特異的結合によって，抗原を皮内注射した部位に発赤が生じる[2]．細胞性免疫が低下した状態では陰性になることがある．ツベルクリン反応が陽性を示した場合，結核菌感染，非結核性抗酸菌感染およびBCG接種の影響であるかの区別は判断できないので喀痰検査や画像診断も同時に実施する．本邦では2005年4月から生後6ヵ月までの定期接種時はツベルクリン反応検査を行わずにBCG接種を行い，生後6ヵ月以後の乳幼児ではツベルクリン反応陰性者にBCG接種を実施している[1]．

▶IGRA

　活動性結核の診断補助として結核を疑う者に対して喀痰検査，画像検査に加えて実施する．また潜在性結核診断補助としても利用されている．この場合は感染性結核患者の接触者に対しての接触者検診に加え，感染性結核患者との接触機会の多い医療従事者に対する潜在性結核のスクリーニングと雇い入れ時の基礎値として検査の実施が推奨されている．BCG接種や一般的な非結核性抗酸菌感染の影響を受けないため特異度が高く，ツベルクリン反応に代わる検査として測定頻度が増加している[1-3]．QFT-3Gは全血を3種の結核菌特異抗原(TB7.7，ESAT-6およびCFP-10)で刺激した後，分離した血漿中のINF-γをELISA法で測定する．妊婦や17歳以下の被験者についての有用性は未確立である(添付文書より)．T-スポットは全血から末梢単核球を分離して2種(ESAT-6，CFP-10)の結核特異抗原で刺激しIFN-γを産生するリンパ球をスポットとして算定し判定値を得る(添付文書より)．

検査のピットフォール

　ツベルクリン反応，QFT-3GおよびT-スポットいずれの検査でも結核感染の既往を調べることはできるが新たな感染か長期間経過しているものかを判断することはできない．T-スポットとQFT-3Gの両者で用いられている結核特異抗原ESAT-6とCFP-10は *M. kansasii*, *M. szulgai*, *M. marinum*, *M. gordonae* にも認められるため，これらの感染でも陽性を示すことがある[3,4]．免疫抑制状態の患者検体では偽陰性を示すことがある．

文献

1) 金井正光, 監. 臨床検査法提要 改訂第33版. 東京; 金原出版; 2010. p.815-6.
2) Chapman AL, et al. Rapid detection of active and latent tuberculosis infection in HIV-positive individuals by enumeration of Mycobacterium tuberculosis-specific T cells. AIDS. 2002; 16: 2285-93.
3) Andersen P, et al. Specific immune-based diagnosis of tuberculosis. Lancet. 2000; 356: 1099-104.
4) Behr MA, et al. Comparative genomics of BCG vaccines by whole-genome DNA microarray. Science. 1999; 284: 1520-3.

〈木村孝穂，村上正巳〉

45 マラリア検査

検査の概要・臨床的意義

マラリアはハマダラカが媒介する *Plasmodium* 属原虫による感染症で，2013年現在，熱帯並びに亜熱帯を中心に100を超える国や地域で流行しており，WHOによると2012年には2億人を超える感染者と60万人を超える死者が発生している[1]．本邦では，2006～2009年に輸入感染症として226例の発生の報告があり，死亡例は1例であった．渡航地域別にみると，半数を超える127例がサハラ以南のアフリカへの渡航者であり，55例が南アジア並びに東南アジアへの渡航者であった[2]．

これまで，ヒトに感染するマラリア原虫は熱帯熱マラリア *P. falciparum*，三日熱マラリア *P. vivax*，四日熱マラリア *P. malariae*，卵形マラリア *P. ovale* が知られていたが，近年になり，サルマラリア原虫の一種である *P. knowlesi* による感染症の例が東南アジアで比較的多くみられることが明らかとなり，本邦でも2012年に1例目が報告されている[3]．

マラリアの診断において，流行地への渡航歴の有無の聴取が重要であるが，三日熱マラリアでは潜伏期の長い例があり注意が必要である．臨床症状のみからではほかの発熱性疾患との区別はできないため，血液の塗抹標本を染色し光学顕微鏡で検査する形態学的診断法が必須である．耳朶，指頭血，静脈血のいずれかを用いた厚層標本と薄層標本を作製し，pH 7.2～7.4に調製したリン酸バッファーを用いた Giemsa 液で染色し検鏡観察する．厚層標本はマラリア原虫の有無を効率よく確認するのに適し，薄層標本はマラリア原虫の種類の確認と寄生率を求めるのに適している．

このようにマラリアの診断には血液塗抹標本の顕微鏡を用いた観察が必須であるものの，寄生するマラリア原虫の数が少ない場合や虫体像が非典型である場合には，検査者の技量によっては確定診断に困難が伴う．そのような場合，それぞれのマラリア原虫に特異的なプライマーを使用したPCR法を用いた原虫遺伝子の検出が有用である[4]．

また，簡便かつ迅速にマラリア原虫の有無を検査できるイムノクロマト法を用いた迅速診断キット（RDT）も開発されている．マラリア原虫のHRP（histidinerich protein）-2やpLDH（plasmodium lactose dehydrogenase）を検出するものがあり，検査者の技量に左右されることなく，迅速に判定できることから有用であると考えられるが，本邦では診断用試薬として認可されておらず，これを用いての診断はできない[4]．

輸入感染症には全身倦怠感，発熱など類似の症候を示す疾患が多数あるものの，マラリアは特異的な治療薬があり，診断，治療の遅れから重症化することもあり，早期の診断，治療は重要である．また，熱帯熱マラリアは他のマラリアと異なり薬剤耐性が問題となっており治療薬が異なることから，正確な診断が求められる．

異常値を生じるメカニズム

マラリア原虫は終宿主であるハマダラカの唾液腺にスポロゾイトとして集積しており，雌のハマダラカが産卵のためにヒトから吸血

する時にスポロゾイトが注入され，血流を通じて肝細胞に達する．肝細胞において分裂を開始し，感染性を有するメロゾイトが形成され，それが肝細胞を破壊して再び血中に放出され，赤血球に侵入する．赤血球内で輪状体，栄養体，分裂体の経過をたどった後に赤血球を破壊し放出され，新しい赤血球に侵入し上記のサイクルを繰り返す．このような機序でマラリア原虫は赤血球に感染し，感染した赤血球が検鏡にて確認される．また，三日熱マラリアや卵形マラリアでは肝細胞内に休眠体を形成し再発の原因となる一方，熱帯熱マラリアや四日熱マラリアでは休眠体は形成せず，末梢血中に残存したマラリア原虫が増殖し再燃の原因となる．

HRP-2は熱帯熱マラリア原虫においてのみ産生され，赤血球サイクルの期間を通して熱帯熱マラリア原虫に感染した赤血球から放出される．一方，pLDHは解糖系に関与するマラリア原虫に特異的な酵素で，そのエピトープや酵素学的特徴からヒトLDHと区別される．pLDHはヒトに感染しうるマラリア原虫のすべてに存在し，原虫が血中に存在する期間にわたり原虫中に強く発現し，その活性は血中に存在する原虫数と関連している．

HRP-2を検出するキットは熱帯熱マラリアの検出感度がpLDHを検出するものに比べて優れているが，プロゾーン現象（十分な原虫の数がありながら偽陰性を示す）があることや，熱帯熱マラリア以外のマラリア原虫の検出感度が低いとされ注意を要する．一方，HRP-2は治療後数週間は陽性が持続するものの，pLDHは原虫の消失に伴い速やかに陰性化するので，pLDHを検出するキットは治療効果の判定に有用である．

⚠ 検査のピットフォール

形態学的診断法は安価である上に，寄生したマラリア原虫の種類の確認と寄生率を求めるのに適しており，繰り返し検査を行うことによって治療効果の判定にも有用である一方，判定に時間を要し，判定が検査者の技量に依存するといった問題がある．また，形態学的にマラリア原虫の種類の判定が困難である場合はPCR法を用いた遺伝子検査が有用であるが，特定の医療機関や地方衛生研究所などに依頼せねばならず，普及しているとは言いにくい．さらに，RDTは本邦において診断試薬としては認可されておらず，これを用いての診断はできない．

📖 文献

1) WHO. World malaria report 2013. Geneva: WHO press; 2013. p.1-2.
2) 国立感染症研究所感染症情報センター：マラリア 2006-2009年（2010年6月1日現在）. http://dsc.nih.go.jp/disease/malaria/2010week38.html
3) Tanizaki R, et al. First case of *Plasmodium knowlesi* infection in a Japanese traveller returning from Malaysia. Malaria Journal. 2013; 12: 128.
4) 狩野繁之．わが国のマラリア―いまどのようにして診断して治療するか―．モダンメディア．2011; 57: 299-308.

〈荻原貴之，村上正巳〉

46 寒冷凝集反応

基準範囲

- <256倍

検査の概要・臨床的意義

　寒冷凝集素は，4℃前後の低温で自己の赤血球またはO型赤血球を凝集させる抗体であり，赤血球膜表面のIまたはi抗原を認識する．寒冷凝集反応は自己免疫性溶血性貧血の鑑別診断およびマイコプラズマあるいは他のウイルス疾患の診断の参考として用いられる．寒冷凝集素の免疫グロブリンクラスはほとんどの場合IgMである．マイコプラズマ肺炎では発病2週間前後より凝集価は上昇し，6週頃には低下または消失する．しかしながら陽性率は30～40％といわれ，他の感染症や自己免疫疾患によっても上昇することがあること，マイコプラズマ特異的抗体の同定法の普及により，現在ほとんどマイコプラズマ肺炎の診断には用いられない[1]．

　自己免疫性溶血性貧血の一病型である寒冷凝集素症では，Iまたはi抗原に対するIgM抗体が低温条件でもC1qを結合し，再加温でIgMは赤血球から遊離するが，古典経路による補体の活性化が続き，直接Coombs試験は陽性を示す．臨床症状の発現には力価より凝集素価は低くても体温で活性を示す反応温度域の広い異常な凝集素が重要とされており，産生されると強い溶血症状を起こす．稀ではあるがIgGやIgA寒冷凝集素による症例も知られている．原因不明の特発性のほか，続発性寒冷凝集素症では，マイコプラズマ，EBウイルスなどの感染に伴う場合や悪性リンパ腫に続発する場合がある．マイコプラズマでは抗I，EBウイルスやサイトメガロウイルスでは抗iが多く，またリンパ腫の場合は単クローン性でi特異性が多い．i特異性の場合，i抗原は成人赤血球では発現が弱いため溶血を起こしにくいとされている[2]．

異常値を示すメカニズム

　寒冷凝集素の発生機序については不明な点が多いが，続発性寒冷凝集素症はマイコプラズマ肺炎をはじめとする感染症や自己免疫性疾患に伴って認められる場合と，リンパ腫など腫瘍性疾患に合併して認められる場合がある．感染症に伴って生じる寒冷凝集素は，ほとんどがポリクローナルで小児に多い．一方，リンパ増殖性疾患や悪性腫瘍に認められる寒冷凝集素は，モノクローナルで高齢者に多い傾向がある．原因となる血液腫瘍としては，単クローン性γグロブリン血症 monoclonal gammopathy (MGUS) が最も多く，その他種々のリンパ増殖性疾患にも認められることが報告されている[3]．

異常値を示す疾患・病態

▶異常高値を示す場合

　マイコプラズマ肺炎（原発性異型肺炎），伝染性単核症，サイトメガロウイルス，レジオネラ，自己免疫性疾患，自己免疫性溶血性貧血，MGUS，悪性リンパ腫などリンパ増殖性疾患，種々の悪性腫瘍

検査のピットフォール

　寒冷凝集素の検出には，採血後の検体の取

表 5-19 寒冷凝集素による血球数および赤血球指数への影響

	加温前	加温後
WBC	↑	→
RBC	↓	→
Hb	→↑	→
Ht	↓	→
MCV	↑↑	→
MCH	↑↑	→
MCHC	↑↑	→

り扱いが重要である．あらかじめ20〜37℃に温めた注射器およびスピッツで採血し，直ちに検査室にて血清分離をする（血清分離までは37℃保存）（表5-19）．また，被検血清中に不規則抗体が併存する場合には37℃でも解離しない凝集が起き，判定保留となる．これを異種凝集という．

文 献

1) 成田光生．マイコプラズマ感染症診断におけるIgM抗体迅速検出法の有用性と限界．感染症誌．2007; 81: 149-154.
2) 特発性造血障害に関する調査研究班．自己免疫性溶血性貧血診療の参照ガイド．2005.
3) Swiecicki PL, et al. Cold agglutinin disease. Blood. 2013; 122: 1114-21.

〈末岡榮三朗〉

47 C反応性蛋白

基準範囲

- ≦0.30 mg/dL

検査の概要・臨床的意義

C反応性蛋白 C-reactive protein（CRP）は肺炎球菌菌体のC多糖体と沈降反応を示す蛋白として見出された．CRPは5個のサブユニットが輪状に結合した分子量約23 kDの多量体蛋白である[1]．CRPの発現制御は詳細に解析されており，炎症や癌などの障害組織で活性化された単球/マクロファージは様々なインターロイキン類によって誘導される．特にIL-6は肝細胞におけるCRPの発現を転写レベルで誘導し，IL-1βはIL-6の作用を増強する．炎症性や細胞障害性疾患において血中CRPレベルは鋭敏に上昇し，病態の改善後に速やかに低下するため急性炎症を反映するバイオマーカーとして汎用されてきた．特に，敗血症や肺炎などの細菌感染症では著しく上昇し，ウイルス感染，悪性腫瘍，膠原病でも炎症性サイトカインを誘導するような活動性を反映して上昇する．また，最近高感度CRPの測定が可能となり，CRPのわずかな上昇と心血管障害のリスクが相関するとの結果が蓄積してきている．さらにCRPの動脈硬化の進展に対する直接関与を示唆する報告もあり，CRPの検査の新たな意義が確立しつつある[2]．

一方で，CRPの値を感染症の重症度や治療経過の指標として安易に用いることに対して，臨床サイドより注意喚起がなされてきている．CRPの値はあくまでも臨床所見や治療経過を総合的に判断する際の参考には有用であるが，CRPの値にとらわれすぎて臨床所見をおろそかにしたり，有用性の少ない場面でのCRPの過剰な測定は避けるべきである[3]．

異常値を示す疾患・病態

▶異常高値を示す場合

多発性動脈炎など自己免疫疾患，胆嚢炎，胆管炎など各種細菌感染症，肺結核，胆石症，悪性腫瘍（腫瘍量が多い場合や臓器浸潤を伴う場合），肝膿瘍

▶上昇が認められない，または上昇が軽度の場合

ウイルス感染症（陰性～弱陽性），心不全（陽性の場合はリウマチ熱再燃，血栓，梗塞，気管支感染の合併），皮膚筋炎（初期を除く）

検査のピットフォール

CRPは炎症性サイトカイン，特にIL-6の作用により誘導されるが，IL-6の産生が誘導されるのは感染症のみならず，悪性腫瘍やリンパ増殖性疾患（Castleman病など）においても産生が亢進する．また，CRPの上昇の程度は炎症の程度とは必ずしも相関しないことも多く，炎症性サイトカインの誘導パターン（IL-10など抑制性サイトカインの誘導など）や衰弱状態や肝機能障害を有する場合には，臨床上の炎症像とは乖離することも稀ではない．そのような際には臨床所見や他の検査所見を参考にして，病態を評価することが重要である．

文献

1) Black S, et al. C-reactive protein. J Biol Chem. 2004; 279: 48487-90.
2) Jialal I, et al. C-Reactive protein: risk marker or mediator in atherothrombosis? Hypertension. 2004; 44: 6-11.
3) 青木　眞．感染症診療の原則とガイドライン．臨床血液．2004; 45: 446-8.

〈末岡榮三朗〉

48 可溶性インターロイキン-2 受容体(sIL-2R)

基準範囲

- 122〜496 U/mL

検査の概要・臨床的意義

インターロイキン-2 受容体は，α(CD25, TAC)，β(CD122)およびγc(CD132)の3種類のサブユニットから構成されている[1]．免疫防御機構の活性化およびT細胞系およびB細胞系などの活性化に伴い，単核球膜表面のインターロイキン-2 受容体の発現亢進が生じ，α鎖(CD25)の膜外部分が切断されて，血中に可溶性インターロイキン-2 受容体(sIL-2R)として遊離される[2]．

sIL-2R は当初報告された成人T細胞白血病・リンパ腫(ATL)，非 Hodgkin リンパ腫，Hodgkin リンパ腫，慢性リンパ性白血病など，各種リンパ増殖性疾患で高値を示す[3]．腫瘍性疾患のみならず，成人 Still 病や，SLE，Crohn 病などでも高値を示し，特に血球貪食症候群では 5,000 U/mL を超えることも稀ではない[4]．したがって疾患特異性やリンパ系悪性腫瘍の診断マーカーとしての意義は少ないが，リンパ網内系の活性化の程度とはよく相関するため病勢を把握する上での有用性は高い．

また，sIL-2R はリンパ系腫瘍性疾患においては，腫瘍量や病勢を反映し増加するため，疾患の進行度や予後との関連が注目されている．これまで ATL をはじめ，びまん性大細胞型B細胞性リンパ腫，濾胞性リンパ腫においても予後予測因子となることが報告されている[5]．また，sIL-2R は発症時に上昇を認めた症例においては，治療経過をよく反映し，治療反応性をモニターする上で有用なマーカーである．

異常値を示す疾患・病態

▶異常高値を示す場合

- リンパ増殖性疾患：ATL，非 Hodgkin リンパ腫，Hodgkin リンパ腫，慢性リンパ性白血病，急性リンパ性白血病
- 非腫瘍性疾患：血球貪食症候群，成人 Still 病，SLE，Crohn 病，関節リウマチなど

検査のピットフォール

sIL-2R の上昇する疾患は多岐にわたり，非腫瘍性疾患においても網内系の活性化によって上昇している場合には病勢や治療に対する反応性のマーカーとして有用であるが，注意を要するのは腎機能障害に伴う sIL-2R の上昇である．腎臓のクリアランスの低下の際には sIL-2R も上昇傾向を示すことが報告されており，結果の評価には注意を要する．

文献

1) Rubin LA, et al. Soluble interleukin 2 receptors are released from activated human lymphoid cells in vitro. J Immunol. 1985; 135: 3172-7.
2) Rubin LA, et al. The molecular basis for the generation of the human soluble interleukin 2 receptor. Cytokine. 1990; 2: 330-6.
3) Wagner DK, et al. Soluble interleukin-2 receptor levels in patients with undifferentiated and lymphoblastic lymphomas: correlation with survival. J Clin Oncol. 1987; 5: 1262-74.
4) Tsuji T, et al. A high sIL-2R/ferritin ratio is a useful marker for the diagnosis of lymphoma-associated hemophagocytic syndrome. Ann Hematol. 2014; 93: 821-6.
5) Katsuya H, et al. Prognostic index for acute- and lymphoma-type adult T-cell leukemia/lymphoma. J Clin Oncol. 2012; 30: 1635-40.

〈末岡榮三朗〉

5. 免疫学的検査・炎症マーカー　D. 炎症関連マーカー

49 赤血球沈降速度(ESR)

基準範囲

- 男性 0～7 mm/時
- 女性 2～16 mm/時

検査の概要・臨床的意義

　赤血球沈降速度 erythrocyte sedimentation（赤沈；ESR）とは抗凝固剤を加えた血液中の赤血球が沈むスピードを測定する検査である．男女ともに1時間値が20 mmを超える場合には異常とみなす．Westergren法がゴールドスタンダードとなっているが，International Council for Standardization in Haematology（ICSH）では抗凝固剤として EDTA を用いた採血による変法を検討し勧告を行っている[1]．2011年の勧告では，1）EDTA 採血後の全血をクエン酸もしくは生食で4：1に希釈して測定する．2）測定管はガラスでもプラスチックでも可とする．3）測定管は無色で，内径 2.55±0.15 mm，最短でも全長 200±1.0 mm のものを用いる．実際の測定では Westergren 管に血液を吸い上げ，正確に垂直に立てて 18～25℃に静置し，1時間後に赤沈地を記録する[2]．

異常値を示すメカニズム

　赤血球は負に帯電しており，電気的反発力により凝集塊の形成が妨げられている．赤血球数が増加すると，赤血球同士が反発し合うことで赤沈が遅れ，赤沈が減少する．アルブミンは負に帯電しており，赤血球同士を反発させることで凝集を妨げる．これにより赤沈が遅れ，赤沈が減少する．

異常値を示す疾患・病態

▶ESRの亢進をきたす状態

赤血球数の減少
- 血液希釈状態
- 循環血漿量の増加：妊娠
- 貧血

フィブリノゲン・αグロブリンの増加
- 妊娠
- 炎症性疾患：感染症，膠原病活動期，Crohn病，悪性腫瘍など
- ストレス：大手術，外傷，熱傷など

免疫グロブリンの増加
- 多クローン性増加：肝疾患，慢性感染症，膠原病，悪性腫瘍，その他
- 単一クローン性増加：骨髄腫，マクログロブリン血症，良性M蛋白血症

アルブミンの減少・消失
- ネフローゼ症候群

▶赤沈の遅延をきたす状態

赤血球数の増加（血液濃縮状態：脱水症）
- 多血症

フィブリノゲンの減少
- 無フィブリノゲン血症（線溶亢進）
- 播種性血管内凝固症候群 DIC

免疫グロブリンの減少
- 化学療法後
- リツキシマブ投与

検査のピットフォール

　赤沈も炎症状態の指標として用いられるが，CRPと比べては反応が正常化するまでの時間が長いため炎症状態を迅速には反映しな

い．実際，炎症が治まっても赤沈の値が正常に戻るまでには数日かかる．また，腸の慢性炎症性疾患である，潰瘍性大腸炎と Crohn 病では赤沈の反応も異なり，潰瘍性大腸炎の方が炎症の活動状態と赤沈の間には良い相関がみられる[3]．希釈性低蛋白血症の際には，アルブミン濃度の減少により凝集しやすいが同時にグロブリン，フィブリノーゲン濃度も減少するため結果としてフィブリノーゲン低下の影響が強く，全体として遅延する方向になると考えられる．また胆汁酸には表面張力を低下させる作用があるため赤血球の表面膜を安定化し凝集に阻害的に働くと考えられる．

文 献

1) Jou JM, et al. International Council for Standardization in Haematology. ICSH review of the measurement of the erythrocyte sedimentation rate. Int J Lab Hematol. 2011; 33: 125-32.
2) Thomas RD, et al. Calibration and validation for erythrocyte sedimentation tests: Role of the International Committee on Standardization in Hematology reference procedure. Arc Pathol Lab Med. 1993; 117: 719-23.
3) Talstad I, et al. The disease activity of ulcerative colitis and Crohn's disease. Scand J Gastroenterol. 1976; 11: 403-8.

〈末岡榮三朗〉

50 プロカルシトニン(PCT)

基準範囲

- 0.05 ng/mL
- 敗血症(細菌性)鑑別診断のカットオフ値: <0.50 ng/mL
- 敗血症(細菌性)重症度判定のカットオフ値: ≧2.00 ng/mL

検査の概要・臨床的意義

プロカルシトニン procalcitonin(PCT)は116個のアミノ酸で構成される分子量130 kDの蛋白質でカルシトニンの前駆体として甲状腺C細胞で産生される.しかし,TNF-αなどの炎症性サイトカインの誘導を伴うような重症細菌感染症の際には,肺・肝臓・腎臓・筋肉など全身の細胞で産生される[1].PCTはマクロファージからも産生されるが,血中に存在するマクロファージからの産生は一過性で,組織内に存在する時に発現が持続することが報告されている.その反応は敗血症の発症から2~4時間と早く,発現のピークは24~48時間と考えられている.一方,インターフェロンはPCTの産生に抑制的に働くため,ウイルス感染症や真菌感染症などでは増加しにくいことが知られている[2].

PCT測定の臨床的意義は,細菌性敗血症の診断マーカーと,細菌性敗血症の重症度の評価マーカーとしての有用性である.細菌性敗血症のマーカーとしての閾値はこれまでの評価では0.5 ng/mL以上が用いられているが,逆に0.25 ng/mL未満では敗血症の可能性は低くなり除外診断マーカーとしても有用と考えられている[2].CRPや他の炎症性疾患マーカーと比較しても,細菌感染症による敗血症での感度,特異度および重症度の評価に関しては有用性が高いと評価されている[3].

PCT値を用いて細菌性敗血症の際の治療介入のタイミングを決定するためのアルゴリズムの提案もなされている(表5-20)[4].

異常値を示すメカニズム

生理的な条件においてPCTはほとんど検出されないが,細菌性敗血症において肺・肝臓・腎臓・筋肉など様々な臓器から誘導される.特に単核球が組織において脂肪細胞と接触した際にPCTは強く,持続的に誘導される.ピークに達してからのPCTの半減期は1~1.5日とされ,高度腎機能障害の際の消失速度はやや遅くなるが,血中内蓄積による増加は認められない.また,細菌性敗血症によるPCTの上昇は感染症のコントロールがつくまで継続するため,治療効果のマーカーとしても用いられる.また,非ステロイド性抗炎症薬(NSAIDs)の影響を受けにくいとされ,全身炎症性疾患に合併する細菌性敗血症の診断においても有用性は高い.

表5-20 プロカルシトニン値による抗菌薬投与のためのデシジョンメイキング

PCT値	<0.25 ng/mL	0.25~0.5 ng/mL	0.5 ng/mL<1 ng/mL	≧1 ng/mL
抗菌薬を	投与すべきでない	投与しなくてもよい	投与を勧める	投与すべきである

異常値を示す疾患・病態

▶異常高値を示す場合
1) 高度上昇；2 ng/mL 以上
- 重症細菌性敗血症

2) 軽度から中等度上昇
- 細菌性敗血症
- 肝移植後，心原性ショック，横紋筋融解症，重症膵炎，活動性自己免疫性疾患

検査のピットフォール

PCTの細菌性敗血症の診断マーカーとしての有用性は高いが，臨床的に敗血症が強く疑われる場合はPCTを再検しつつ治療を優先すべきとされている[2]．また，敗血症以外のPCTの上昇をきたす病態として，肝移植後，心原性ショック，横紋筋融解症，重症膵炎などが挙げられるが，それらの病態では2 ng/mLを超えることは稀と考えられる．特殊な病態として，造血幹細胞移植後の移植片対宿主病 graft vs host disease(GVHD)や抗リンパ球グロブリン，インターロイキン-2投与などの免疫療法においても上昇することが報告されているが，上昇の程度については確立していない．

文 献

1) Assicot M, et al. High serum procalcitonin concentrations in patients with sepsis and infection. Lancet. 1993; 341: 515-8.
2) Meisner M. Update on procalcitonin measurements. Ann Lab Med. 2014; 34: 263-73.
3) Castelli GP, et al. Procalcitonin and C-reactive protein during systemic inflammatory response syndrome, sepsis and organ dysfunction. Crit Care. 2004; 8: R234-42.
4) Bouadma L, et al. Use of procalcitonin to reduce patients'exposure to antibiotics in intensive care units (PRORATA trial): a multicentre randomised control trial. Lancet. 2010; 375: 463-74.

〈末岡榮三朗〉

5. 免疫学的検査・炎症マーカー　D. 炎症関連マーカー

51 サイトカイン(IL-6, IL-2, IL-4, IL-8, IL-12, TNF, IL-1, VEGF など)

基準範囲

- IL-6： ≦4.0 pg/m
- IL-1β： ≦10 pg/mL(参考値)
- IL-2： ≦0.8 U/mL(参考値)
- IL-4： ≦6.0 pg/mL(参考値)
- IL-8： ≦2.0 pg/mL(参考値)
- TNF-α： ≦4.0 pg/mL(参考値)
- VEGF： ≦38.3 pg/lmL(参考値)

検査の概要・臨床的意義

様々なサイトカインの発見と生理的な機能の解明が進んでおり、それぞれのサイトカインの臨床病態への関与が示唆されている。そのなかで、病態においての直接的関与が証明されているサイトカインとしてインターロイキン-6(IL-6)がある。IL-6は184個のアミノ酸からなる分子量21〜28 KDの糖蛋白で、顆粒球コロニー刺激因子(G-CSF)と有意なホモロジーを有している。IL-6は炎症過程において、T細胞やB細胞、線維芽細胞、単球、内皮細胞、メサンギウム細胞などの様々な細胞により産生され、様々な炎症性サイトカインやケモカインの発現誘導、肝細胞でのCRPの産生促進、アルブミンの産生抑制、免疫グロブリンの産生促進など全身性炎症状態において重要な生理作用を有している。IL-6が直接関与する疾患群として、関節リウマチ、若年性関節炎、非腫瘍性リンパ増殖性疾患であるCastleman病、多発性骨髄腫などが挙げられる。関節リウマチやCastleman病においてはIL-6受容体に対する抗体(トシリツマブ)が治療に用いられており、特にCastleman病においてIL-6の上昇は診断上重要である[1]。

そのほかのサイトカインについては、それぞれが臨床病態に重要な役割を果たしていることは間違いはないが、炎症の程度や炎症の局在する組織により、誘導されるサイトカインのプロファイルに違いがあり、またサイトカイン間での相互作用により血液中濃度も複雑な制御を受けている。したがって、本稿では病態において重要な役割を果たすと考えられるサイトカインの主な作用について述べるにとどめる。

▶ IL-1β

腫瘍壊死因子(TNF-α)とともに様々な炎症の場で、主に単球やマクロファージから産生される分子量約17 kDの糖蛋白質である。IL-1βの生物活性として、T細胞、B細胞、NK細胞、内皮細胞などの活性化、好中球増加、接着分子の発現促進 TNF、インターフェロン、G-CSFなどの誘導作用が知られている。Crohn病や関節リウマチにおいては病態において中心的な役割を持つ[2]。

▶ IL-2

IL-2は主に抗原刺激を受けたT細胞から産生される分子量約15 kDの糖蛋白質で、T細胞、B細胞、NK細胞などの増殖促進、単球の活性化、γ-インターフェロンの産生促進作用を持つ。生理的な血中濃度に関しては意義が確立していない。一方、臨床現場においては細胞障害性T細胞やNK細胞の活性化による腫瘍免疫効果を期待して、IL-2製剤が腎細胞癌や血管肉腫に対して治療薬として用い

られている[3]．

▶IL-4

分子量約20 kDの糖蛋白質で，主に活性化T細胞，肥満細胞より産生され，B細胞，T細胞，肥満細胞，マクロファージなど種々の細胞に作用する．特に重要な生理作用として，IgE産生促進作用，CD23の誘導，好酸球の成熟などの作用から気管支喘息などアレルギー疾患の発症と密接に関係していると考えられている．血液中のIL-4値の基準値や意義に関しては確立していない．

▶IL-8

分子量8 kDのポリペプチドで，好中球，Tリンパ球に選択時に働く走化性因子であり，白血球をはじめとして線維芽細胞や内皮細胞など種々の細胞から産生される．主な生理作用と病態への関与としては，好中球の浸潤を伴う炎症疾患，関節リウマチ，痛風，喘息発作，Crohn病，急性呼吸促迫症候群（ARDS）などへの関与が考えられている．

▶TNF-α

IL-1とともに様々な炎症の場で，主に単球やマクロファージから産生される．細菌性敗血症性ショック，血球貪食症候群，マラリア，潰瘍性大腸炎，Crohn病，関節リウマチ，全身性エリテマトーデス，川崎病などの病態に関与していると考えられている．生理的な血中濃度については確立していないが，TNF-α抗体が関節リウマチ，Crohn病，Behçet病による難治性網膜ぶどう膜炎などの治療に用いられている[4]．

▶VEGF（vascular endothelial growth factor）

主に血管内皮細胞表面にあるVEGF受容体に結合し，細胞分裂や遊走，分化を刺激したり，微小血管の血管透過性亢進に関与する．正常な血管新生の他，腫瘍の血管形成や転移など悪性化の過程にも関与している．

VEGFファミリー分子にはVEGF-A，VEGF-B，VEGF-C，VEGF-D，VEGF-E，PlGF（胎盤増殖因子 placental growth factor）-1，PlGF-2の7つがあり，それぞれに対応する受容体に結合し生理作用を示す．VEGFの病態への関与と治療対象として重要な点は，腫瘍血管造成作用の阻害を目的として，悪性腫瘍に対する抗VEGF抗体療法が，再発大腸癌，肺癌，乳癌を対象に実施されている．またVEGF受容体を介するシグナルを阻害するスニチニブ，ソラフェニブ，パゾパニブなどが消化管間質腫瘍（GIST），腎細胞癌，膵神経内分泌腫瘍などに用いられている．また，網膜血管増殖を伴う疾患群に対して，抗VEGF療法も行われている[5]．

⚠ 検査のピットフォール

サイトカインの血中濃度や体液中の濃度は個体間差や生理的変動の程度が大きく，また各サイトカインの制御機構の差により，基準値を設定することが困難である．本稿ではそれぞれのサイトカインの血中濃度の参考値として記載した．

📖 文献

1) Tanaka T, Kishimoto T. The biology and medical implications of interleukin-6. Cancer Immunol Res. 2014; 2: 288-94.
2) Dinarello CA. Interleukin-1 in the pathogenesis and treatment of inflammatory diseases. Blood. 2011; 117: 3720-32.
3) Bayer AL, et al. The IL-2/IL-2R system: from basic science to therapeutic applications to enhance immune regulation. Immunol Res. 2013; 57: 197-209.
4) Chu WM. Tumor necrosis factor. Cancer Lett. 2013; 328: 222-5.
5) Kieran MW, et al. The VEGF pathway in cancer and disease: responses, resistance, and the path forward. Cold Spring Harb Perspect Med. 2012; 2: a006593

〈末岡榮三朗〉

5. 免疫学的検査・炎症マーカー　D. 炎症関連マーカー

52 エリスロポエチン(EPO)

基準範囲

- 4.2〜23.7 mIU/mL

検査の概要・臨床的意義

エリスロポエチン erythropoietin(EPO)は約90%が腎臓の尿細管間質細胞で作られ、一部肝臓でも産生される分子量34,000〜46,000の糖蛋白である。EPOは赤血球系幹細胞(前駆細胞)に対して分化誘導を刺激し、赤血球産生を促進する[1]。EPOの産生は腎臓での酸素センサーにより調整され、貧血等で酸素供給能の低下が生じた場合には転写因子であるHIF-1(hypoxia inducible factor-1)など低酸素応答遺伝子の活性化によりEPOの産生が促進する。一方、HIF-1は酸素濃度が高い時には分解され、EPOの産生は低下する。このように酸素センサーによるフィードバックにより赤血球の産生は制御されている[2]。

このように一般的に貧血の状態では腎臓でのEPOの産生は亢進するが、腎機能障害においては尿細管間質細胞のEPO産生能も障害され腎性貧血の状態となる。一方、骨髄での自律性造血能の亢進における多血症(真性多血症、骨髄増殖性疾患)においては、EPOの値は有意に低下し、ストレスなどにおける二次性多血症との鑑別に有用である[3]。

異常値を示すメカニズム

EPOの産生が低下する機序として最も重要なのは、腎機能障害による産生低下であるが、それ以外にも慢性炎症性疾患の一部で、炎症性サイトカインの作用によりEPOの産生が低下することも報告されている。そのほかプラチナ系抗癌剤やカドミウム中毒などでもEPOの産生は低下する。また、自律的な赤血球の産生亢進状態である、真性多血症ではフィードバックによりEPOは低下する。

産生が亢進する状態としては、腎性貧血以外のほとんどすべての原因による貧血や二次性多血症、EPO産生腫瘍、cytochrome b5 reductase欠乏症など酸素供給能の異常を伴う先天性疾患などが挙げられる。von Hippel-Lindau遺伝子に変異を有するWilms腫瘍では、HIF-1の安定化によるEPOの産生亢進が生じる。また、酸素濃度の薄い高地での生活では一過性にEPOの産生が亢進し赤血球量を増加させるような生体反応が生じる。

異常値を示す疾患・病態

▶異常高値を示す場合

腎癌、貧血、二次性赤血球増加症、EPO産生腫瘍

▶異常低値を示す場合

真性赤血球増加症、腎不全

検査のピットフォール

EPOの血中濃度は、貧血の程度や病態により変動するが腎機能障害においてはGFRと相関するとされているが、個々の症例においてはクリアランスの低下の進行にはあまり相関しないとされている。したがって、腎性貧血の診断後にEPO値を繰り返し測定する意義は少ない。また、稀ではあるが、EPO治療中の患者においてEPOに対する抗体の産生による赤芽球癆の病態を呈することがある。

EPOの投与にかかわらず貧血の改善がなく血中EPO値の増加が認められない場合には抗体の出現を考慮する必要がある.

文 献

1) Jacobson LO, et al. Role of the kidney in erythropoiesis. Nature. 1957; 179: 633-4.
2) Semenza GL, et al. Hypoxia-inducible nuclear factors bind to an enhancer element located 3′ to the human erythropoietin gene. Proc Natl Acad Sci. 1991; 88: 5680-4.
3) Bunn HF. Erythropoietin. Cold Spring Harb Perspect Med. 2013; 3: a011619

〈末岡榮三朗〉

6
腫瘍マーカー

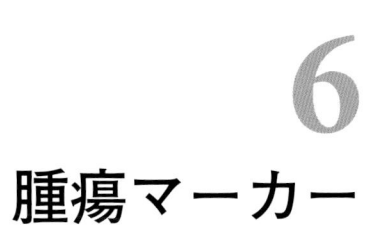

6. 腫瘍マーカー

1 α-フェトプロテイン(AFP)，AFP L3 分画(フコシル化 AFP 分画)

カットオフ値

- AFP：20 ng/mL
- AFP L3 分画：7%[1]

生理的変動

慢性 C 型肝炎と C 型肝硬変の 10 例の α-フェトプロテイン alpha-fetoprotein(AFP)の個体内変動は 52.1%，個体間変動は 113.1%，固体性指数は 0.461 であり，比較的変動は大きい[1]。一方，AFP-L3(Lens culinaris agglutinin-reactive fraction of AFP 絶対値)の個体内変動は 42.4%，個体間変動は 122.0%，固体性指数は 0.348 であるのに対し，AFP L3 分画(%)の個体内変動は 29.0%，個体間変動は 63.5%，固体性指数は 0.457 のため AFP L3 分画(%)が用いられる[2]。

検査の概要・臨床的意義

AFP は分子量約 7 万で 4%の糖を含む糖蛋白であり，胎生期には生理的に体内に存在するが，通常成人ではほとんど認められない。組織学的に診断された慢性肝炎 71 例，肝硬変 90 例，異型結節 13 例，早期肝細胞癌(高分化型肝細胞癌)14 例，進行肝細胞癌(最大径 3 cm 以上，中・低分化型肝細胞癌)82 例を用いたわれわれの検討では，カットオフ値を 20 ng/mL とすると，慢性肝炎，肝硬変，異型結節，早期肝細胞癌および進行肝細胞癌の陽性率はそれぞれ 9/71(12.7%)，17/90(18.9%)，5/13(38.5%)，3/14(21.4%) および 37/82(45.1%)で，感度 41.7%，特異度 82.2%であった。一方，カットオフ値を 200 ng/mL とすると，慢性肝炎，肝硬変，異型結節，早期肝細胞癌および進行肝細胞癌の陽性率はそれぞれ 0/71(0.0%)，0/90(0.0%)，1/13(7.7%) および 0/14(0.0%)，10/82(12.2%)で，感度 10.4%，特異度 99.4%であった。カットオフ値を上げることによって特異度は増したが，感度が著しく低下した[3]。このように AFP は慢性肝疾患など種々の状態で増加するため，軽度上昇の場合には，肝細胞癌との鑑別には他の血清学的検査の動態および画像診断などを参考とする必要があり，かつ経過を追うことが重要である[4]。

最近，高感度 AFP L3 分画の測定が可能となり，完全に従来法と置き換わった。従来法では AFP L3 分画の測定が可能な AFP 下限は 10 ng/mL であったが，高感度法では 2 ng/mL となった。AFP 低値例でも AFP L3 分画の測定が可能となり，AFP が 20 ng/mL 未満で Child-Pugh A もしくは B の肝細胞癌 270 例のわれわれの検討[5]ではカットオフ値を 7%とした場合，従来法の AFP-L3 では感度 5.2%，特異度 98.7%であったのに対して高感度法では感度 26.7%，特異度 92.4%であり，高感度法の感度が従来法と比べて有意に高い結果となった。しかし，従来法の利点であった特異性の低下を認めており，7%のカットオフ値の設定には議論の余地がある[6]。

異常を生じるメカニズム

AFP は肝細胞癌，肝芽腫，ヨークサック腫瘍で産生される。稀に胃癌，肺癌などでも産

生される．AFP L3 は AFP の特異性を向上させることを目的として AFP の複合型糖鎖の癌性変化の1つを捉えたものである．

異常を示す疾患・病態

▶異常高値を示す場合
肝細胞癌
AFP，AFP L3 分画ともに腫瘍サイズが増すにつれて，stage が進行するにつれて高値を示し，陽性率が上昇する．AFP L3 分画高値は，AFP の値にかかわらず悪性度が高いことを示す指標と考えられている．

慢性肝疾患，特に C 型肝炎関連肝疾患
AFP は慢性肝疾患の種々の状態で増加するために軽度の上昇の場合の解釈には注意が必要である．このような場合には AFP L3 分画を測定すると有用な場合がある．また最近では AFP が 10 ng/mL 以上を示す場合は高発癌状態であるのでより慎重なサーベイランスが必要と考えられている[7]．

胃癌，肺癌など
頻度としてはそれほど多くはないが胃癌，肺癌で AFP が上昇することが知られている．一般に AFP の上昇した胃癌は予後不良とされる．

肝不全
肝不全，急性肝炎などで AFP L3 分画の増加が知られている．

検査のピットフォール

肝細胞癌の早期の診断には適していない．また超音波などで腫瘍が検出されなくても腫瘍マーカーが高い場合は dynamic CT/MRI を考慮する．一方，AFP は種々の状態で高値を示すことがあるので以下の点の確認が必要である．

慢性肝疾患の活動性確認
AFP は肝再生の時に上昇することがよく知られている．AFP 上昇の前にトランスアミナーゼなどの上昇がなかったかをチェックする

肝不全などの確認
AFP L3 分画は肝不全時に上昇するので，基礎の肝臓の状態をチェックする．

文献

1) Tamura Y, et al. Clinical advantage of highly sensitive on-chip immunoassay for fucosylated fraction of alpha-fetoprotein in patients with hepatocellular carcinoma. Dig Dis Sci. 2010; 55: 3576-83.
2) Kanke F, et al. Reference change values for lens culinaris agglutinin-reactive α-fetoprotein and des-γ-carboxy prothrombin in patients with chronic hepatitis C. Clin Chem Lab Med. 2012; 50: 957-60.
3) 熊田 卓, 他. 第 5 章 肝癌の診断 A 腫瘍マーカー. In: 日本肝臓学会, 編. 肝癌診療マニュアル 第 2 版. 東京: 医学書院; 2010. p.32-5.
4) Taketa K. α-fetoprotein: reevaluation in hepatology. Hepatology. 1990; 12: 1420-32.
5) Toyoda H, et al. Clinical utility of highly sensitive Lens culinaris agglutinin-reactive alpha-fetoprotein in hepatocellular carcinoma patients with alpha-fetoprotein<20 ng/ml. Cancer Sci. 2011; 102: 1025-31.
6) Toyoda H, et al. Highly sensitive Lens culinaris agglutinin-reactive-fetoprotein: a new tool for the management of hepatocellular carcinoma. oncology. 2011; 81 suppl 1: 61-5.
7) Kumada T, et al. Predictive value of tumor markers for hepatocarcinogenesis in patients with hepatitis C virus. J Gastroenterol. 2011; 46: 536-44.

〈熊田　卓〉

6. 腫瘍マーカー

2 CEA（carcinoembryonic antigen）

基準範囲

- ≦5.0 ng/mL

生理的変動

CEAは健常者においても，喫煙や加齢，妊娠などで上昇することがある．また，良性疾患においても上昇することが知られているが（表6-1），こうした場合の上昇は基準値の2倍以内であることが多い[1]．悪性疾患以外での上昇を示す偽陽性率は5%程度とされている．

検査の概要・臨床的意義

癌胎児性抗原 carcinoembryonic antigen（CEA）は1965年にGoldによって胎児の腸管および成人大腸癌組織よりの抽出が報告された分子量18～20万の糖蛋白で，当初大腸癌の特異性抗原として期待されたが，その後他の癌腫や正常組織でも発現していることが知られるようになった[2]．CEAは免疫グロブリンスーパーファミリーに属しており，細胞間接着分子として癌細胞同士の接着に働くとともに，細胞の分化，増殖などにも関与していることがわかっている．

CEAの測定は通常血清を用いるが，胆汁，胸水，腹水，乳汁などを用いての測定も行われる．現在の測定法の主流は，chemiluminescence immunoassay（CLIA）またはchemiluminescence enzyme immunoassay（CLEIA）などであり，CEA以外のCEA遺伝子ファミリーとの交差反応性は除外されている測定キットがほとんどである．

表6-1 CEAが疑陽性を呈する良性疾患や要因

健常者	加齢，喫煙
消化管疾患	潰瘍性大腸炎，Crohn病，胃潰瘍
胆道疾患	肝硬変，慢性肝炎，胆管炎，閉塞性黄疸，慢性膵炎
呼吸器疾患	肺炎，慢性気管支炎，間質性肺炎，結核
婦人科疾患	子宮内膜症，卵巣腫瘍
その他	糖尿病，慢性腎不全，甲状腺機能低下症，乳腺症

(小西洋之．臨床と研究．2011; 88: 945-8)[1]

異常値を生じるメカニズム

CEAは正常組織においても産生されているが，粘膜の管腔側表層の糖鎖抗原中に発現しているため，通常は血中に流出することはなく管腔側から体外へと排泄され，血中濃度は低値で保たれている．悪性腫瘍においては，CEAの発現は極性を失い全周性に発現するようになり，血液中への流出により濃度が上昇する[3]．また，個々の癌細胞におけるCEA産生量の増加や，癌細胞数自体の増加，血中へ流入した癌細胞からの遊離などにより血中濃度の上昇をきたす．さらに，CEAの異化を担っている肝臓の障害や胆道からの排泄障害，正常時に発現している上皮組織の炎症でも上昇しうる．

異常値を示す疾患・病態

CEAが上昇する悪性疾患としては，大腸癌のほか，胃癌，膵癌，胆道癌，肺癌，乳癌，肝細胞癌，卵巣癌，膀胱癌，甲状腺癌などが知られている．最も陽性率が高いのは大腸癌であるが，30～70%と報告されており，臓器

表6-2 CEAの上昇する悪性腫瘍

疾患	陽性率(%)	疾患	陽性率(%)
大腸癌	30〜70	肺癌	30〜60
胃癌	30〜50	乳癌	10〜30
食道癌	10〜20	甲状腺癌	10〜20
膵癌	50〜60	膀胱癌	10〜30
胆道癌	40〜60	卵巣癌	30〜40

(小西洋之. 臨床と研究. 2011; 88: 945-8)[1]

特異性は低い(表6-2).

⚠ 検査のピットフォール

CEAは早期癌においての感度は低く,悪性腫瘍のスクリーニング検査として用いることは適当ではない.診断的には,何らかの検査で悪性疾患の疑いが生じた場合に補助的検査として行い,高値であった場合は進行癌の可能性を考え転移の存在を想定した精査を進めることになる.逆にCEA上昇がまず認められた場合は,表6-2に示した疾患のうち可能性の高いものからそれぞれに必要な検査を行う必要がある.臓器特異性が低いため,診断能向上のためには他の腫瘍マーカー測定を併用して臓器の特定を目指すことも診断の一助となる.上昇が軽度の場合,表6-1に上げた状態の有無を検討する必要がある.診断がつかない場合は1ヵ月程度開けて再検査を行い,低下するようであれば疑陽性を考えるがそのような場合でもある程度の継続測定が望ましい.

診断以外の意義としては,手術や化学療法,放射線照射などの治療後の効果判定や再発評価に用いられる.術後の測定の際はCEAの半減期が4〜7日であることを考慮に入れる必要がある.また,化学療法や放射線照射においては腫瘍崩壊により治療後に一過性にCEA値が上昇することがある[4].いったん下がったCEA値が上昇した場合は腫瘍の再発,再燃を考えて検査や治療を進めなければならない.大腸癌治療ガイドラインでは大腸癌の治癒切除術後3年間は3ヵ月ごと,その後術後5年目まで6ヵ月ごとのCEA測定が推奨されている[5].大腸癌,胃癌,肺癌などでは,術前のCEA値が高いほど予後が不良であるとして,予後規定因子の1つとして挙げられている[6〜8].

📖 文献

1) 小西洋之. 腫瘍マーカーの種類と特徴CEA. 臨床と研究. 2011; 88: 945-8.
2) Gold P, et al. Demonstration of tumor-specific antigens in human colonic carcinoma by immunological tolerance and absorption techniqurs. J Exp Med. 1965; 121: 439-62.
3) Dennis J, et al. Ultrastructural localization of carcinoembryonic antigen in normal intestine and colon cancer. Cancer. 1982; 49: 2077-90.
4) Locker YG, et al. ASCO 2006 update of recommendations for the use of tumor markers in gastrointestinal cancer. J Clin Oncol. 2006; 24: 5313-27.
5) 大腸癌研究会. 大腸癌治療ガイドライン. 東京: 金原出版; 2014.
6) Zorcolo L, et al. Biomolecular prognostic factors in colorectal cancer. Chir Ital. 2006; 58: 733-42.
7) Kochi M, et al. Evaluation of serum CEA and CA19-9 levels as prognostic factors in patients with gastric cancer. Gastric Cancer. 2000; 3: 177-86.
8) Okada M, et al. Prognostic significance of perioperative serum carcinoembryonic antigen in non-small cell lung cancer: analysis of 1,000 consecutive resections for clinical stage I disease. Ann Thorac Surg. 2004; 78: 216-21.

〈宮内英聡,松原久裕〉

6. 腫瘍マーカー

3 CA19-9

基準範囲

- ≦37.0 U/mL

生理的変動

10歳以下で50 U/mL程度の軽度高値を示す例が多く，若年女性でも高い傾向があるとの報告はあるが，正常値範囲内であることが多い．性差は明らかでない．同一個体では食事，運動の影響は受けず，日内変動も認めない．

検査の概要・臨床的意義

CA19-9(carbohydrate antigen 19-9)とは，もともとヒト結腸癌細胞株SW1116をマウスに免疫して作成されるモノクローナル抗体(NS19-9)が認識する抗原で，血液型抗原Lewis Aの糖鎖のN末端にシアル酸が結合したⅠ型糖鎖抗原である．シアリル抗原などの糖鎖抗原は細胞の癌化により発現が亢進し，血液中にも増加を認めるため，腫瘍マーカーとして開発された．CA19-9は消化器癌，特に膵・胆道系悪性腫瘍で増加し，膵癌では80～90％，胆道癌で60～70％，大腸癌で40％程度の陽性率であるため，膵癌，胆道癌の重要な腫瘍マーカーとして使用される．

ただし，CA19-9が認識している糖鎖抗原はもともと正常細胞にも広く存在しているため，炎症などにより膵管や胆管が閉塞し，内圧が上昇することによっても血中に逸脱し値が上昇する．したがって悪性腫瘍のみでなく急性膵炎や慢性膵炎，胆石などによる閉塞性黄疸，急性胆嚢炎，慢性胆嚢炎などでも偽陽性を示すことがある．他にも急性肝炎，慢性肝炎，肝硬変，糖尿病，肺結核，気管支拡張症，子宮内膜症などでも偽陽性を示すことが知られている．

臨床的意義としては前述のように消化器癌，特に膵・胆道系悪性腫瘍の腫瘍マーカーとしての意義が重要であり，診断，再発，治療効果判定としての有用性が高い．残念ながら早期癌での陽性率は高くないため，早期発見マーカーとしての有用性は低いが，画像上癌を疑うが確診困難である場合などCA19-9の値により診断率を向上する一助となる．また，もともとCA19-9陽性である癌腫においては，手術などによる治療を行った際にCA19-9値の下降の程度により治療効果や遺残の可能性の判断が可能であり，さらには治療により腫瘍マーカーが低下した場合，再上昇を認めた場合に再発を疑う指標として用いる際にも非常に有用なマーカーとなる．

異常値を生じるメカニズム

CA19-9が認識している糖鎖抗原は正常な膵管，胆管，胆嚢，胃，大腸，唾液腺，気管支，子宮内膜などの上皮細胞に存在しており，これらの部位の癌化により発現が亢進することで血中高値を認める．また，悪性疾患以外でも局所炎症反応やそれに伴う血管透過性亢進，閉塞に伴う内圧亢進などでも血中での高値を認める．

異常値を示す疾患・病態

▶ <100 U/mL（軽度増加）

- **高頻度**：急性膵炎，慢性膵炎，急性肝炎，

慢性肝炎，肝硬変，胆石症，胆囊炎，胆管炎，閉塞性黄疸，子宮内膜症，卵巣嚢腫，子宮筋腫，慢性呼吸器疾患，コントロール不良な糖尿病
- **可能性あり**：膵癌，胆道癌，胃癌，大腸癌，卵巣癌，子宮体癌，肺癌

▶ ≧100U/mL（高度増加）
- **高頻度**：膵癌，胆道癌，卵巣癌，進行胃癌，進行大腸癌，進行肺癌
- **可能性あり**：胆石症，胆管炎，卵巣嚢腫，気管支嚢胞，気管支拡張症

⚠ 検査のピットフォール

CA19-9はマウスモノクローナル抗体を使用するために，抗マウスグロブリン抗体を持った人では上記の疾患の有無にかかわらず偽陽性が出ることがある．また，CA19-9の合成には糖転移酵素の1つであるLe酵素が必要であり，日本人の5〜10％に存在するとされているLe酵素を欠損しているLe(a⁻b⁻)の人はCA19-9を産生できないため，癌があってもCA19-9は測定感度以下となり腫瘍マーカーとして使用できない．対策としてはCA19-9の前駆体であるDUPAN-2やLe酵素欠損下でもFUT6酵素にても合成されるSLXなどを代用することが推奨される．

検査手技上の注意点としては，唾液中にも多く存在するため，検査者の唾液の血清検体への混入に注意する．

実際にCA19-9高値を認めた場合でも，CA19-9の値のみでは悪性疾患の証明にはならず，腹部エコーやCTなどの画像診断，内視鏡検査，血液学的検査，他の腫瘍マーカーの測定などを行い，画像や組織所見で癌の診断を行う必要がある．膵・胆道系悪性腫瘍の診断には，癌特異性が高いSLXやST-439，さらにDUPAN-2やCEAのいずれかを組み合わせた検査が推奨される．CA19-9の上昇を認めるにもかかわらず，各種画像検査でも異常を認めない場合は，良性炎症性疾患において病状悪化の際に上昇を認め，病状軽快とともにCA19-9の低下や正常化を認める例が多いため，CA19-9を再検し値の推移をフォローすることが肝要である．経過観察中にも上昇を続ける場合は膵癌を中心とした消化器癌および女性においては婦人科領域疾患検索を再度行い，定期的な追跡を続ける必要があり，測定値に自信が持てない場合も含め，画像診断の見落としの可能性も考えて患者を専門医療機関に紹介することも重要である．

〈岡村大樹，宮崎　勝〉

4 CA125

基準範囲

- 成人女性：≦35 U/mL
  （閉経前≦40 U/mL，閉経後≦15(25)U/mL）
- 成人男性：≦15(25)U/mL

生理的変動

女性では，月経周期や年齢に伴って大きく変動する．したがって，女性では，生理的変動を勘案して測定値を評価する必要がある．男性では生理的変動はみられず，各年代を通じて閉経後女性に相当する低値を示す．

- **月経周期**：月経期に高値を示す．特に，子宮腺筋症合併例では高値(100〜300 U/mL)を示すことがある．
- **閉経**：閉経前には20±15 U/mL（平均値±SD）であったものが，閉経後には10±5 U/mL程度にまで低下する．
- **妊娠分娩**：妊娠初期に一過性に上昇し，妊娠13週頃までに基準値に復する．妊娠のみに関連した上昇の上限は，およそ300 U/mLである．分娩直後にも一過性の上昇をきたすことがある．

検査の概要・臨床的意義

上皮性卵巣癌細胞の細胞膜に高発現する糖鎖抗原（モノクローナル抗体OC125が認識するコア蛋白関連抗原）を，2種のモノクローナル抗体（固相化抗体，酵素標識抗体）を用いて血清検体で測定する．

漿液性卵巣癌の90％，粘液性卵巣癌の60％が陽性となる．測定値は，おおむね癌の臨床進行期に応じて上昇する．化学療法の効果に応じて低下するので，治療効果の評価・寛解の判定に用いられる．

寛解後に3ヵ月ごとにCA125を測定することで，臨床症状や徴候により再発を診断する場合に比べて，3ヵ月早く再発を検知できる（マーカー再発）．

子宮内膜症，特に腺筋症で高値を示し，治療により低下することから，治療前後で測定し，治療効果の評価に用いられている[1]．

CA125値単独で卵巣癌のスクリーニングを行うことは適切ではない[2]．また，良悪の鑑別診断に用いることも適切ではない．

なお，CA130およびCA602が認識する抗原も，細胞膜上で同一のコア蛋白内に存在しているため，CA125・CA130・CA602の変動はほぼ一致する．したがって，これらの検査を重複して測定する意義はない．

異常値を生じるメカニズム

成人では，Müller管由来の卵管上皮・子宮内膜上皮，子宮頸管上皮のほか，腹膜・胸膜・心嚢膜の中皮細胞にも生理的な発現が認められる．

これらの組織・細胞に由来する腫瘍性病変と炎症性疾患で増加する．

腫瘍性病変では，癌細胞による産生亢進により，高値を示す．特に，卵巣・卵管・腹膜由来の漿液性腺癌では，高値(＞10,000 U/mL)を示すことがある．子宮内膜症や腺筋症においても病巣からの産生亢進により，高値(＜300 U/mL)を示す．

腫瘍性病変を伴わない腹水貯留や胸水貯留でも，体腔上皮あるいは中皮における産生が

亢進して，上昇を示す．

　分娩直後や羊水塞栓症における血中CA125値の増加は，脱落膜や羊水に多量に存在するCA125抗原が子宮内膜血管を通じて血中に移行したことによるものと考えられている．

⊕ 異常値を示す疾患・病態

▶悪性腫瘍
卵巣癌・卵管癌・腹膜癌(特に漿液性腺癌)，子宮体癌・子宮頸癌，消化器癌(胃・肝臓・膵臓・直腸)

▶良性腫瘍・類腫瘍
良性卵巣腫瘍(奇形種，嚢胞性腺種など)，卵管留水腫，子宮内膜症，卵巣チョコレート嚢胞，子宮腺筋症

▶その他
卵巣過剰刺激症候群，妊娠初期(第1三半期)，羊水塞栓症，分娩直後，腹水，胸水，膵炎，胆嚢炎，心不全

⚠ 検査のピットフォール

　超音波検査と組み合わせて卵巣癌スクリーニングへの応用が検討されている．これまでのところ一般集団を対象とした場合にスクリーニングによる死亡率の低下は示されておらず，むしろ偽陽性者への手術侵襲などの健康被害の方が大きいとされる．

　卵巣癌寛解後の再発の早期発見を目的として，CA125を頻回に反復測定することには注意が必要である．いわゆるマーカー再発の段階で，早期にセカンドラインの抗癌薬治療を開始することが必ずしも予後の改善に寄与しない，QOLの観点からはむしろ害が大きいとの指摘がある．一方で，再発病巣が切除可能な症例や，新たにセカンドラインの化学療法レジメンが予定されている症例では，早期発見のメリットが生かされる可能性もある[3]．また，「マーカー陰性」が患者の精神状態に好ましい効果をもたらす症例もあり，あらかじめ個別の事情を勘案して，モニタリングの適否を決定しておく必要がある．

　女性では，月経期に最高値を示し，その後卵胞期前半に漸減して基準値に復する．内膜症などで治療効果の評価を目的に測定する場合には，月経周期の何日目に測定するのか決めておく必要がある．異なるタイミングで測定された値での比較は困難である．

📖 文 献

1) Díaz-Padilla I, et al. Prognostic and predictive value of CA-125 in the primary treatment of epithelial ovarian cancer: potentials and pitfalls. Clin Transl Oncol. 2012; 14: 15-20.
2) Menon U, at al. Ovarian cancer screening-Current status, future directions. Gynecol Oncol. 2014; 132: 490-5.
3) Verheijen RH, et al. Cancer antigen 125: lost to follow-up?: a European society of gynaecological oncology consensus statement. Int J Gynecol Cancer. 2012; 22: 170-4.

〈生水真紀夫〉

6. 腫瘍マーカー

5 BCA225

基準範囲

- ≦160 U/mL

生理的変動

性別・年齢・喫煙の有無・閉経前後での変動は認められていない．妊娠後期(妊娠33週以降)では高値を示す[1]．

検査の概要・臨床的意義

BCA225(breast cancer antigen 225)は，乳癌細胞株T47Dの培養上清中のウイルス様粒子分画を免疫抗原として作成された2種類のモノクローナル抗体(CU18およびCU46)によって認識される腫瘍マーカーである．乳癌の腫瘍マーカーの1つであるCA15-3が認識する抗原と類似したムチン型の糖蛋白で，電気泳動上は分子量225 kDaと250 kDaの2本のバンドからなると報告されている[2]．

乳腺疾患の中でも乳癌に対する特異性が高く，健常者・良性乳腺疾患・乳癌術後の非再発例では高値を示す例が少ないが，原発性局所進行乳癌および転移再発乳癌では陽性率が高くなる．乳癌の病期が進行するに伴って陽性率の上昇を認め，再発乳癌では極めて高い陽性率を示す[1](図6-1)．転移再発部位に対する臓器特異性は認められていないが，軟部組織転移での陽性率は35％程度とやや低く，骨や内臓への遠隔転移を有する症例では60％以上の陽性率となる[3](表6-3)．乳癌以外の悪性腫瘍での陽性率は，肺癌で10％，胃癌6％，大腸癌7％，肝細胞癌26％，卵巣癌10％程度と報告されている[4]．

異常値を生じるメカニズム

乳癌の病期が進行するに伴って，あるいは転移再発とともに極めて高い陽性率を示すことから，乳癌原発巣や転移巣における癌細胞の自然崩壊によって生じたフラグメントや，癌細胞自体が血中へ流出する頻度が増加する

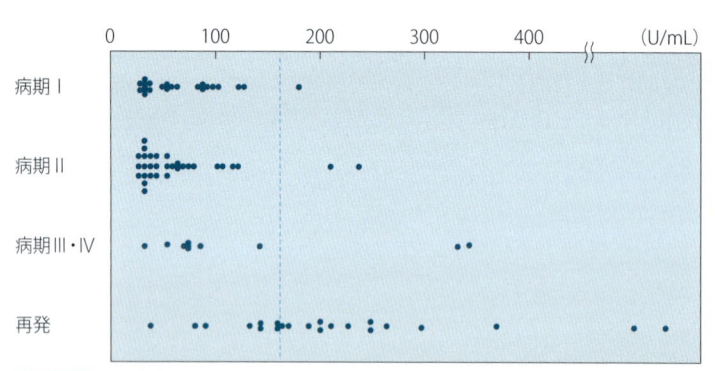

図6-1 乳癌病期別BCA225分布
(杉山和義．日臨外医会誌．1990; 51: 1380-8を改変)[1]

表6-3 再発部位別 BCA225 陽性率

再発部位	症例数	平均値 (U/mL)	陽性数	陽性率 (%)
再発なし	229	65.1	10	4.4
軟部組織	48	320.3	17	35.4
骨	68	813.3	41	60.3
内臓	41	4357.1	27	65.9

(妹尾亘明, 他. 乳癌の臨床. 1992; 7: 601-13 を改変)[3]

ことを反映しているものと推測される.

異常値を示す疾患・病態

局所進行乳癌, 転移性乳癌, 再発乳癌

検査のピットフォール

乳癌診療に用いられる他の腫瘍マーカーと同様に, 早期乳癌での陽性率は決して高くないため, 検診目的など乳癌のスクリーニングのための指標とはならない. また乳癌手術後の症例に対して, 再発を早期に発見するためのモニタリングとして使用することも積極的には推奨されないが, 診断時に異常高値を呈していた症例において病勢の把握と治療効果判定のために用いることは臨床上有益である. ただし, 治療奏効例の初期に一過性の濃度上昇を認めることがあるので注意すべきである. これは治療による癌細胞の崩壊に伴って, 認識抗原が急激に血液中へ放出されるためと考えられている.

文献

1) 杉山和義, 他. 乳癌における新しい腫瘍マーカー BCA225 の有用性の検討. 日臨外医会誌. 1990; 51: 1380-8.
2) Mesa-Tejada R, et al. Immunocytochemical distribution of a breast carcinoma associated glycoprotein identified by monoclonal antibodies. Am J Pathol. 1988; 130: 305-14.
3) 妹尾亘明, 他. 乳癌診断における腫瘍マーカー BCA225 の有用性に関する検討. 乳癌の臨床. 1992; 7: 601-13.
4) 石 和久, 他. 新しい乳癌腫瘍マーカー BCA225 の臨床応用に関する検討(第1報). 臨床病理. 1989; 37: 301-5.

〈長嶋 健〉

6 SCC抗原

基準範囲

- 血清：≦1.5～2.0 ng/mL[1]

生理的変動

性別・加齢・喫煙・性周期・妊娠の影響は受けないが，生後数日の新生児での高値(6～8 ng/mL)，その後2年間の軽度高値(2～3 ng/mL)となる[1,2]．同一個体においては，日内変動が24％の範囲でみられるとされている[3]．

検査の概要・臨床的意義

SCC抗原(squamous cell carcinoma associated antigen)はセリンプロテアーゼインヒビターファミリーに属し，加藤らによって子宮頸癌(扁平上皮癌)から同定された分子量42,000～48,000の蛋白質である[3]．正常扁平上皮の中層域の細胞および扁平上皮癌の細胞質に存在している[3,4]．SCC抗原は，抗癌薬や放射線による腫瘍細胞のアポトーシスに対して抑制的に作用する．さらに，natural killer細胞の遊走を阻害，腫瘍細胞への障害作用を低下させ，腫瘍の増殖や進展を促進することが明らかとなっている[5]．

扁平上皮癌におけるマーカーとして臨床利用されているが，早期癌での陽性率が低いためスクリーニングマーカーとしての価値は低い．子宮頸癌，肺癌，食道癌などの扁平上皮癌で病期の進行とともに感度が上昇する[5～7]．

SCC抗原の血中半減期は約72時間であり，ほかの腫瘍マーカーと比較して短く，外科的に完全切除が行われた場合などに速やかな血清濃度の低下が得られるため，治療効果の早期判定や再発時の検出に有用である[5,8]．

表6-4 SCC抗原高値をきたす疾患

悪性腫瘍	非腫瘍性疾患
子宮頸癌	天疱瘡
食道癌	多形滲出性紅斑
肺癌	アトピー性皮膚炎
頭頸部癌	尋常性乾癬
皮膚癌	気管支喘息
肛門癌	サルコイドーシス
膣癌	肺炎
外陰部癌	肺結核
膀胱移行上皮癌	慢性腎不全

(横堀武彦, 他. 日本臨牀. 2005; 63 増刊8: 684-6を改変)[1]

異常値を生じるメカニズム

SCC抗原は18番染色体上に存在するSERPINB3(SCCA1)，SERPINB4(SCCA2)という2種類の遺伝子にコードされており，扁平上皮癌においてはSCCA2分画が腫瘍組織中に増加して血中に移行することによって上昇すると考えられている[3,4]．また，炎症性疾患などで皮膚扁平上皮に広範な異常が生じている場合にも血清濃度が上昇する．

異常値を示す疾患・病態

扁平上皮癌において高値を示すが，皮膚や呼吸器の非腫瘍性疾患，慢性腎不全症例においても高値となる(表6-4)．アトピー性皮膚炎症例で30 ng/mLを超える血清濃度を示すことがあり[9]，広範な皮膚炎症性疾患を有する症例においては，さらに高値となることもある．腎不全症例の64.0％で基準値を上回ったとする報告がある[10]．

⚠ 検査のピットフォール

正常皮膚扁平上皮はSCC抗原を高濃度に産生している．唾液，汗などの分泌物もSCC抗原を高濃度に含有しているため，検体採取時，測定の際にこれらの成分が混入することによって偽陽性を呈することがあるので注意が必要となる．

前述のように，良性疾患においても異常高値を示すことがあるため，悪性腫瘍の可能性のみを考慮することなく合併症や良性疾患の病勢を考慮して検査結果を解釈する必要がある．また，悪性腫瘍の存在が明らかとなっている症例においても，SCC抗原は臓器特異性に乏しいため，臨床経過と相反する検査結果が得られた場合には，扁平上皮癌の重複（例：肺扁平上皮癌と食道癌など）の可能性についても検討する必要がある．

📖 文献

1) 横堀武彦，他．SCC抗原．臨牀と研究．2011；88：960-2.
2) 縄田修吾，他．広範囲 血液・尿化学検査，免疫化学検査―その数値をどう読むか― 扁平上皮癌関連抗原（SCC抗原）．日本臨牀．2005；63（増刊8）：684-6.
3) Kato H. Squamous cell carcinoma antigen. In: Serological Cancer Markers. Totowa: Humana Press; 1992. p.437-51.
4) Schneider SS, et al. A serine proteinase inhibitor locus at 18q21.3 contains a tandem duplication of the human squamous cell carcinoma antigen gene. Proc Natl Acad Sci U S A. 1995; 92: 3147-51.
5) Suminami Y, et al. Suppression of a squamous cell carcinoma(SCC)-related serpin, SCC antigen, inhibits tumor growth with increased intratumor infiltration of natural killer cells. Cancer Res. 2001; 61: 1776-80.
6) Shimada H, et al. Prediction of survival with squamous cell carcinoma antigen in patients with resectable esophageal squamous cell carcinoma. Surgery. 2003; 133: 486-94.
7) Takeshima N, et al. The value of squamous cell carcinoma antigen as a predictor of nodal metastasis in cervical cancer. Gynecol Oncol. 1998; 68: 263-6.
8) 関戸好孝．肺癌の診断；腫瘍マーカー．日本臨牀．2002；60（増刊5）：229-32.
9) Mitsuishi K, et al. The squamous cell carcinoma antigens as relevant biomarkers of atopic dermatitis. Clin Exp Allergy. 2005; 35: 1327-33.
10) Molina R, et al. SCC antigen measured in malignant and nonmalignant diseases. Clin Chem. 1990; 36: 251-4.

〈岩澤俊一郎，滝口裕一〉

6. 腫瘍マーカー

7 cytokeratin 19 fragment

基準範囲

- 血清　IRMA 法：≦2.0 ng/mL
　　　ECLIA 法：≦3.5 ng/mL

生理的変動

性別・喫煙による影響はない．加齢による影響は明らかにはなっていない．

検査の概要・臨床的意義

サイトケラチンは，上皮細胞の細胞骨格を形成する中間径フィラメントである複数の蛋白質ファミリーの総称である．上皮細胞のタイプにより含有されるサイトケラチンの種類は異なっており，由来を同じくする上皮細胞においても分化度や成熟度によって含有されるサイトケラチンは異なる[1,2]．cytokeratin 19 fragment(CYFRA もしくは CYFRA 21-1)は，サイトケラチンのサブファミリーの1つサイトケラチン19の可溶性フラグメントであり，肺癌の血清腫瘍マーカーとして見出された分子である．

血清 CYFRA 値は肺癌の進行とともに上昇する傾向があり，リンパ節転移・遠隔転移を伴う症例においてより高値を示し，進行病期・予後と相関する[2〜4]．外科的切除後の再発の検出や，放射線療法，化学療法などの治療効果の評価にも用いられる．また，悪性胸水中では CYFRA 値は血清値以上の高値をとることが多く，肺癌や悪性胸膜中皮腫での悪性胸水の診断に有用である[5]．

異常値を生じるメカニズム

一般に，サイトケラチンは難溶性であり，生細胞から外に遊離することはない[2]．担癌症例では，腫瘍細胞内プロテアーゼによるサイトケラチンの分解亢進と腫瘍細胞の壊死が起きており，可溶性フラグメントである CYFRA が細胞外に遊離することによって高値を呈すると考えられている．

異常値を示す疾患・病態

肺癌の腫瘍マーカーとして見出された経緯より，肺癌を対象とした検討が多くなされている．特に扁平上皮癌では，感度60〜70％，特異度90％以上という優れたマーカーである(表6-5)[4]．しかしながら，臓器特異性は低く，頭頸部・食道・子宮頸部などの扁平上皮癌でも高値を示し，卵巣癌・乳癌・膀胱癌・大腸癌・胃癌などでも高値となることが知られている．

高い特異度を持つ CYFRA であるが，非腫瘍性疾患，特に良性肺疾患において血清高値を示すことがある．本邦における報告では，特発性肺線維症(9/18例，50％)，膠原病関連肺線維症(4/12例，33.3％)をはじめとして，肺炎，気管支拡張症，肺結核，慢性閉塞性肺疾患(COPD)，塵肺症，肺胞蛋白症で CYFRA の上昇が認められた[6]．さらに，肺疾患以外でも肝硬変，胆石症などでも血清濃度が上昇することがある[2]．

胸水中の CYFRA については，カットオフ値を41.9 ng/mL とした場合に，悪性胸水としての感度が肺癌(69.6％)，悪性胸膜中皮

表6-5 肺癌におけるCYFRAの感度・特異度

著者 (発表年)	組織型	感度(%)	特異度(%)
Pujol ら (1993)	非小細胞肺癌	56	89
	扁平上皮癌	63	91
	小細胞肺癌	46	89
Ebert ら (1993)	非小細胞肺癌	—	—
	扁平上皮癌	67	96
	小細胞肺癌	68	96
Striber ら (1993)	非小細胞肺癌	49	95
	扁平上皮癌	60	95
	小細胞肺癌	34	95
Wieskopf ら (1995)	非小細胞肺癌	89	94.4
	扁平上皮癌	68	94.4
	小細胞肺癌	19	94.4

(Wieskopf B, et al. Chest. 1995; 108: 163-9を改変)[4]

(87.5%)であり,特異度は80%であったと報告されている[5].

⚠ 検査のピットフォール

肺癌,特に肺扁平上皮癌において,CYFRAは治療効果を反映し,予後とも相関する優れた腫瘍マーカーである.しかしながら,感度は60%程度にとどまり,早期癌発見のマーカーとしての有用性には乏しい.さらに,肺癌以外の悪性腫瘍においても高値を示すことがあるため,臨床経過と相反する検査結果が得られた場合には,他の悪性腫瘍重複の可能性についても検討する必要がある.

上述のように,良性肺疾患においても血清高値を示すことがあるが,その最高値は特発性肺線維症の20.3 ng/mLであったとする報告がある.良性肺疾患合併例において,これを上回る異常高値が認められた場合や,経時的な測定値の上昇がみられる場合には,肺癌などの悪性腫瘍の存在を疑って精査を行うべきである.

📖 文 献

1) Moll R, et al. The catalog of human cytokeratins: patterns of expression in normal epithelia, tumors and cultured cells. Cell. 1982; 31: 11-24.
2) 正岡 昭, 他. ヒトサイトケラチン19フラグメント(CYFRA 21-1)の肺癌血清腫瘍マーカーとしての臨床的有用性. 肺癌. 1994; 34: 209-21.
3) Pujol JL, et al. Serum fragment of cytokeratin subunit 19 measured by CYFRA 21-1 immunoradiometric assay as a marker of lung cancer. Cancer Res. 1993; 53: 61-6.
4) Wieskopf B, et al. Cyfra 21-1 as a biologic marker of non-small cell lung cancer. Evaluation of sensitivity, specificity, and prognostic role. Chest. 1995; 108: 163-9.
5) Paganuzzi M, et al. Diagnostic value of CYFRA 21-1 tumor marker and CEA in pleural effusion due to mesothelioma. Chest. 2001; 119: 1138-42.
6) Nakayama M, et al. Cytokeratin 19 fragment in patients with nonmalignant respiratory diseases. Chest. 2003; 123: 2001-6.

〈岩澤俊一郎,滝口裕一〉

6. 腫瘍マーカー

8 pro GRP

カットオフ値

- 血漿：81 pg/mL
  血清：46 もしくは 72 pg/mL
  （測定条件によって異なる．詳細については，「検査の概要」を参照）

生理的変動

性別・喫煙による影響はなく，日内変動も認められない．成人では加齢による影響はない．ただし，胎生期から幼児期までの肺神経内分泌細胞では pro GRP が盛んに産生されており，乳児では 300 pg/mL を上回ることもある．加齢とともに減少するが，5 歳未満までは高値となることがある[1]．

検査の概要・臨床的意義

ガストリン放出ペプチド gastrin-releasing peptide（GRP）は，小細胞肺癌症例で高頻度に血清濃度が上昇することが知られており，腫瘍マーカーとして注目されていたが，血中での安定性が低いために臨床応用が困難とされていた．しかし，GRP の前駆体であり，より安定的な pro GRP が小細胞肺癌のマーカーとして有用であることが明らかとなった後，本邦で効率的な測定法が確立され[2,3]，世界的に臨床応用されるようになっている．

カットオフ値について，2011 年に ProGRP 研究会が国内で市販されているすべての検査試薬についての比較検討を行い，統一値の設定を行っている．この報告では，血漿・血清検体の新たなカットオフ値をそれぞれ設定し，血清中の pro GRP の安定性を考慮して，血清分離までの時間や分離後の保存時間が長時間である場合には，従来のカットオフ値 46 pg/mL を使用すべきであるとしている[4]．

小細胞肺癌における pro GRP の感度は 65.6%〜76.0%，特異度は 96〜97% である[2,3,5,6]．Pro GRP の有用性が確立される以前から小細胞肺癌のマーカーとして用いられていた NSE（neuron specific enolase）との比較検討が複数行われたが，おおむね pro GRP が感度・特異度で上回っていた．特に限局型 limited disease（LD）症例での感度が pro GRP 56.9〜59.5%，NSE 40.3〜43.1% であり，早期症例で pro GRP の感度が高い傾向が認められた[2,6]．さらに，小細胞肺癌症例における平均値/カットオフ値が pro GRP 21.0，NSE 2.8 であることより，pro GRP でより顕著な上昇がみられる傾向がある[2]．治療による腫瘍縮小効果を鋭敏に反映した減少がみられることから，治療後もカットオフ値を上回る場合には腫瘍残存の可能性を考慮するべきである．

予後予測因子として有用である可能性があり，初回治療例においては，治療後に 50% 以上の減少が得られた群で，そうでなかった群に比べて予後が良好であったとする報告がある[7]．治療後の再発マーカーとしては，身体所見や画像所見により再発が確認される 35 日前（中央値）に上昇が認められ，NSE に比べて有意に早期であったとする報告があるが[8]，測定頻度に違いがあるものの身体所見や画像所見と検出時期に差がなかったとする報告もある[9]．

小細胞肺癌に伴う悪性胸水においても pro GRP が上昇することが報告されており，中央

値 687 pg/mL であったのに対して，非小細胞肺癌・炎症性胸水では 15〜25 pg/mL ほどであったとされている[10]．

異常値を生じるメカニズム

GRP は，ガストリン分泌促進作用を有する 27 個のアミノ酸よりなる脳腸ペプチドであり，ヒト胎児肺に存在する神経内分泌細胞などに存在している．この神経内分泌細胞を由来とする小細胞肺癌などで高率に産生・分泌されており，その前駆体である pro GRP も腫瘍細胞から分泌もしくは細胞破壊による逸脱血中濃度が上昇すると考えられている．

異常値を示す疾患・病態

小細胞肺癌において極めて高い特異性があるが，同じく神経内分泌細胞由来の大細胞神経内分泌癌，カルチノイド，甲状腺髄様癌，膵内分泌腫瘍などで高値をとることがある．神経芽細胞腫や褐色細胞腫での上昇はあっても軽度とされている．

非腫瘍性疾患においても高値となることがある（表6-6）．pro GRP は腎で代謝されるとされており，腎機能障害がある場合に高値を示す．さらに，良性肺疾患においても上昇することがある．

検査のピットフォール

pro GRP は，小細胞肺癌のマーカーとして極めて優れた特異性を有しているが，非腫瘍性疾患，特に腎機能障害がある場合には，表6-6 に示したように 71.4％と高率に異常値を示す．腎不全症例においては，200 pg/mL を超える上昇をきたすこともあり，血清クレアチニン値などをもとに，小細胞肺癌などの腫瘍性疾患の検索の必要性を検討する．

良性肺疾患の場合には，100 pg/mL を上回ることは稀であるため，腎障害がない場合に

表6-6 pro GRP 高値をきたす非腫瘍性疾患

疾患名	陽性率(%)	最大値(pg/mL)
腎疾患	71.4	149.5
間質性肺炎	16.2	82.3
胸膜炎	15.4	72.1
肺炎	6.7	76.9

カットオフ値：46.0 pg/mL
（児玉哲郎．医学と薬学．1994；32：87-97 を改変）[6]

は，積極的に小細胞肺癌などの腫瘍性疾患の可能性を考慮すべきである．

文献

1) Adachi N, et al. Age-related changes of serum progastrin-releasing peptide levels during childhood. Acta Paediatr Jpn. 1997; 39: 336-8.
2) Yamaguchi K, et al. Enzyme-linked immunosorbent assay of pro-gastrin-releasing peptide for small cell lung cancer patients in comparison with neuron-specific enolase measurement. Jpn J Cancer Res. 1995; 86: 698-705.
3) Aoyagi K, et al. Enzyme immunoassay of immunoreactive progastrin-releasing peptide(31-98)as tumor marker for small-cell lung carcinoma: development and evaluation. Clin Chem. 1995; 41: 537-43.
4) ProGRP 研究会．ProGRP の基準値及びカットオフ値に関する情報提供．2011.
5) Miyake Y, et al. Pro-gastrin-releasing peptide(31-98) is a specific tumor marker in patients with small cell lung carcinoma. Cancer Res. 1994; 54: 2136-40.
6) 児玉哲郎，他．ELISA 法による血清 ProGRP 測定の臨床的意義．医学と薬学．1994；32：87-97.
7) Sunaga N, et al. Serum pro-gastrin-releasing peptide is a useful marker for treatment monitoring and survival in small-cell lung cancer. Oncology. 1999; 57: 143-8.
8) Okusaka T, et al. Serum levels of pro-gastrin-releasing peptide for follow-up of patients with small cell lung cancer. Clin Cancer Res. 1997; 3: 123-7.
9) Hirose T, et al. Are levels of pro-gastrin-releasing peptide or neuron-specific enolase at relapse prognostic factors after relapse in patients with small-cell lung cancer? Lung Cancer. 2011; 71: 224-8.
10) Shijubo N, et al. Elevated progastrin-releasing peptide(31-98)concentrations in pleural effusions due to small-cell lung carcinoma. Respiration. 1996; 63: 106-10.

〈岩澤俊一郎，滝口裕一〉

6. 腫瘍マーカー

9 前立腺特異抗原

基準範囲

- 成人男性：0.0〜4.0 ng/mL

生理的変動

射精後や前立腺の炎症，物理的刺激などによって一時的な上昇をきたすことがある．また加齢や前立腺容積の増大に伴い上昇がみられる．

検査の概要・臨床的意義

前立腺特異抗原 prostate-specific antigen（PSA）は前立腺癌の早期発見および経過観察において最も有用な腫瘍マーカーである．

早期の前立腺癌は固有の自覚症状がほとんどなく，また確定診断にまでいたるような有用な画像検査が存在しないため，発見，診断には血清 PSA 値によるスクリーニングによって疑い症例を拾い上げ，それらの症例に対して前立腺の系統的 6 ヵ所〜多ヵ所生検を行って組織学的に確定診断をつける方法が一般的である．通常血清 PSA 値が高値であるほど，前立腺癌の陽性率は高くなるが，PSA は癌に特異的なマーカーではないため，血清 PSA 値が比較的低値の症例においてはその特異度の低さが問題となる．

前立腺生検における癌陽性率は通常血清 PSA 値 4.0〜10.0 ng/mL で 30％程度，血清 PSA 値 10.0〜20.0 ng/mL で 50％程度といわれ，血清 PSA 値が高くなるほど癌陽性率は高くなり，血清 PSA 値＞100.0 ng/mL ではほぼ 100％となる．また PSA が 4.0 ng/mL 未満でも約 15％程度の癌陽性率があるとされ，基準値以下でも前立腺癌の症例が存在する．本邦の多くの前立腺癌検診では PSA 4.0 ng/mL の基準値が使用されている場合が多いと考えられるが，年齢階層別 PSA 基準値（50〜64 歳：0.0〜3.0 ng/mL，65〜69 歳：0.0〜3.5 ng/mL，70 歳以上：0.0〜4.0 ng/mL）を用いる検診も増加している[1]．このように PSA 4.0 ng/mL という前立腺癌スクリーニングにおける基準値は必ずしも絶対的な基準とはいいにくく，また前立腺生検は血尿や感染，排尿障害などの合併症のリスクを伴う侵襲的な検査であること，前立腺癌の一部に臨床的に問題とならない癌が存在することなどから，泌尿器科専門医は様々な要素を総合的に判断した上で，個々の症例に前立腺生検を行うかどうかを判断することとなる．

PSA は診断，治療後の経過観察や再発チェックなどにも用いられるが，その場合の基準値は状況によってそれぞれ異なることに注意が必要である．例えば前立腺全摘除術後の生化学的再発の目安は血清 PSA 値 0.2 ng/mL 以上とされており，根治的放射線外照射後の再発目安は血清 PSA nadir 値から＋2.0 ng/mL 以上の上昇とされる[2]．

異常値を生じるメカニズム

PSA は分子量 34 kDa，237 個のアミノ酸からなる単糖状糖蛋白で，セリンプロテアーゼに分類される蛋白分解酵素の一種であり，前立腺から分泌され精液中に含まれる生理物質である．その働きについては不明な点も多いが，精液の粘度調整に関与し精子の運動を補助しているのではないかと考えられている．

PSA は本来精液中に排出される蛋白分解酵素であるが，前立腺癌組織においては，その腺管構造，血管の未熟さから正常前立腺に比して血中に移行しやすく，そのため前立腺癌症例では血清 PSA 値が高値をきたすと考えられている．

PSA は血中ではその 80〜90％が α_1-antichymotrypsin(ACT)と結合した結合型 PSA(PSA-ACT)として存在し，酵素活性を発揮できない状態で存在する．一方，酵素活性を失活した PSA は，ACT とは結合せず遊離型 PSA(free PSA)として存在する．通常血清 PSA 値といわれているものはこれらを併せた総 PSA(total PSA)値のことであり，補助診断目的に free PSA 値を同時に測定する場合もある．

PSA の測定キットは数多く存在し，1990年代に測定キット間での測定値の差の問題が浮上し，1990年代後半から PSA の標準化の試みが行われてきた．現在ではキット間差の問題はほぼ解消されている．

異常値を示す疾患・病態

- 前立腺癌
- 前立腺肥大症
- (急性，慢性)前立腺炎

PSA は前立腺癌の腫瘍マーカーであるが，癌特異的ではなく，前立腺組織に特異的な蛋白であるため，直腸内触診などによる前立腺への物理的な刺激や，前立腺の炎症，前立腺肥大症などによっても，その値は上昇する．

検査のピットフォール

- 前述のように直腸診による物理的刺激によって PSA の一時的な上昇をきたしうるため，直腸診を行う場合 PSA 採血は事前に行うべきである．
- 前立腺肉腫や神経内分泌癌と呼ばれるような，PSA の上昇を伴わない前立腺悪性腫瘍も存在するため，このような症例の発見には PSA スクリーニングだけではなく専門医による直腸診を併せて行うことが重要である．

文献

1) 日本泌尿器科学会，編．前立腺がん検診ガイドライン 2010 年増補版．東京：金原出版；2010．
2) 日本泌尿器科学会，編．前立腺がん診療ガイドライン 2012 年版．東京：金原出版；2012．

〈川村幸治，今本　敬，市川智彦〉

10 NSE

基準範囲

- 血清　ECLIA 法：≦16.3 ng/mL

生理的変動

性別・加齢・喫煙による影響はない[1]．

検査の概要・臨床的意義

エノラーゼは全身の組織に分布しており，α，β，γの3つのサブユニットにより構成される二量体の解糖系酵素である．ヒトには5つのアイソザイムが存在しているが，γサブユニットを含むαγ，γγエノラーゼは神経組織に特異的に存在することより神経特異エノラーゼ neuron specific enolase（NSE）と呼ばれている．

NSE は神経組織に分布する神経細胞末端に存在しており，神経内分泌細胞においても産生されている．神経内分泌細胞を由来とする小細胞肺癌，神経芽細胞腫などで高頻度に発現することによって血中濃度が上昇することが明らかとなっており，これらの腫瘍に対する診断，治療経過モニタリングの有用なマーカーとして臨床応用されている[2]．

小細胞肺癌と神経芽細胞腫においては，血清 NSE 高値で予後が不良であったとする報告があり，予後予測因子としても有用な可能性がある[3,4]．

異常値を生じるメカニズム

NSE は細胞質内に存在しており，正常神経細胞や腫瘍細胞の崩壊により血中に放出される逸脱酵素である．腫瘍細胞の増殖速度が速い場合や，腫瘍が増大するに伴って細胞の壊死が生じることによって血清 NSE 濃度が上昇すると考えられている．化学療法や放射線療法が奏効した場合にも，腫瘍崩壊が起こることによって血清濃度が一過性に上昇することがある．

異常値を示す疾患・病態

神経内分泌細胞を由来とする腫瘍性疾患で増加する．

小細胞肺癌では感度50〜80％とされているものの，非小細胞肺癌でも10％前後で高値となるため，血清NSE値は肺癌の組織診断については補助的に用いるべきである．

また，手術前診断などで非小細胞癌と診断されていても，術後に小細胞癌を含む混合型小細胞癌と診断されることがある．NSE高値例においては，より慎重な病理診断が必要となる．同じく小細胞肺癌のマーカーである pro GRP と比べて，感度・特異度がやや低いとする報告があるが[5]，特に限局型 limited disease（LD）症例での感度が NSE で40％ほどと，pro GRP の60％と比して低い傾向がある．しかし，NSE か pro GRP のどちらか一方のみ上昇する症例も多く，NSE の腫瘍マーカーとしての意義を pro GRP がすべて代替するものではない．

小細胞癌は肺以外の臓器にも発生し，肺外小細胞癌と総称されるが，これら腫瘍においても血清NSE値が上昇することがあり，診断の一助となることがある．

神経芽細胞腫では感度が80〜90％と極めて高く，尿中カテコールアミン代謝産物陰性

例においても血清 NSE 値が高値となることがあり, 診断に有用である. また, 病期の進行とともに高値となる傾向があり, 予後と相関する.

10～50％と頻度には大きなばらつきがあるものの, 神経細胞もしくは神経内分泌細胞由来の網膜芽細胞腫, 甲状腺髄様癌, 褐色細胞腫, 膵内分泌腫瘍, カルチノイドなどでも血清 NSE 濃度が上昇する.

そのほか, 消化器癌, 乳癌, 卵巣癌, Merkel 細胞癌, Wilms 腫瘍, 横紋筋肉腫など様々な腫瘍においても血清 NSE 値が上昇する場合がある.

保険適応は認められていないものの, 心肺停止後の蘇生後脳症などの広範な神経細胞傷害により逸脱酵素である NSE の血清・脳脊髄液濃度が上昇する場合があることが示されており, NSE が予後予測因子となる可能性が示唆されている[6].

⚠ 検査のピットフォール

NSE は, 微量ではあるものの赤血球, 血小板, リンパ球にも含まれており, 溶血検体では測定値が上昇することが示されている. 溶血によるものと考えられているが, 採血から遠心処理までの時間が長くなるにつれて測定値が上昇する傾向があり, 採血後は検体をすみやかに遠心処理する必要がある[1]. また, 検体を緩やかに凍結した場合には, NSE の立体構造に変化が生じることにより測定値が低下するため, 検体の速やかな凍結保存が必要である[7].

測定試料の性質から, ビオチンが測定値に影響を与える可能性があり, ビオチンを 5 mg/日以上投与されている症例では投与後少なくとも 8 時間あけて検体を採取することが推奨されているが, 日常臨床で問題となることはほとんどない.

📖 文 献

1) 堀田多恵子, 他. 神経特異エノラーゼ(NSE)測定における基準範囲の検討. 生物試料分析. 2011; 34: 345-53.
2) Muley T, et al. Technical performance and diagnostic utility of the new Elecsys neuron-specific enolase enzyme immunoassay. Clin Chem Lab Med. 2003; 41: 95-103.
3) Evans AE, et al. Prognostic factor in neuroblastoma. Cancer. 1987; 59: 1853-9.
4) Jorgensen LG, et al. Serum neuron-specific enolase (S-NSE) and the prognosis in small-cell lung cancer (SCLC): a combined multivariable analysis on data from nine centres. Br J Cancer. 1996; 74: 463-7.
5) 児玉哲郎, 他. ELISA 法による血清 ProGRP 測定の臨床的意義. 医学と薬学. 1994; 32: 87-97.
6) Shinozaki K, et al. S-100B and neuron-specific enolase as predictors of neurological outcome in patients after cardiac arrest and return of spontaneous circulation: a systematic review. Crit Care. 2009; 13: R121.
7) 花田浩之, 他. 全自動電気化学発光免疫測定法(ECLIA)「エクルーシス試薬 NSE」による神経特異性エノラーゼ(NSE)測定試薬の基礎的および臨床的性能評価. 医学と薬学. 2008; 60: 657-63.

〈岩澤俊一郎, 滝口裕一〉

11 PIVKA-II

カットオフ値

- 40 mAU(arbitrary unit)/mL

生理的変動

慢性C型肝炎とC型肝硬変の10例の個体内変動は24.6%，個体間変動は40.4%，固体性指数は0.609であり，比較的変動は少ない[1]．

検査の概要・臨床的意義

PIVKA-II(protein induced by vitamin K absence or antagonist-II)はdes-γ-carboxy prothrombin(DCP)とも呼ばれ，凝固活性のない異常プロトロンビンである．プロトロンビンは構造上2つのkringleドメインと2つのhinge regionという4つのアミノ酸部分を介して41個のアミノ酸からなるGla(γ-カルボキシルグルタミン酸)ドメインが結合している．カルシウムとの結合能を有する正常のプロトロンビンではGlaドメインの10個のグルタミン酸残基(Glu)がγ-carboxylationされてすべてGlaとなっている[2]．このGla化にはビタミンKが必要である．一方，肝細胞癌では一部のみGla化されている異常プロトロンビンであるPIVKA-IIが増加するため，これに反応する抗体を用いて測定することで肝細胞癌の診断が行われる[3]．ビタミンK欠乏，ビタミンK拮抗薬剤，肝実質障害などで上昇してくる．

本邦では和光純薬(スフィアライトPIVKA-II)およびエーディア(各種PIVKA-IIキット)の2社からキットが発売されており，互いのキット相関は良好である．

異常を生じるメカニズム

肝細胞癌でPIVKA-IIが産生されるメカニズムとして最近では，epithelial mesenchymal transition(EMT)の関係が注目されている[4]．すなわち，肝細胞癌がPIVKA-IIを積極的に産生するのではなく，EMTの過程においてアクチン線維が断裂することにより脂溶性ビタミンであるビタミンKの取り込みが不良となり，プロトロンビン前駆体から活性型プロトロンビンへの変換が不良となるため，PIVKA-IIが産生されると説明されている．

異常を示す疾患・病態

▶異常高値を示す場合[5]

肝細胞癌

腫瘍サイズの大きい例，門脈腫瘍塞栓を有する例，個数の多い例，すなわちstageの進行に従いPIVKA-IIは高値となる．肝切除例では，被膜浸潤，隔壁形成，門脈侵襲，肝静脈浸潤，肝内転移を有する例でPIVKA-IIは高値となる．

ビタミンK欠乏状態

長期の黄疸(閉塞性黄疸，肝内胆汁うっ滞，原発性胆汁性肝硬変，急性肝炎，肝内胆管癌など)，食事摂取不良などの低栄養状態

ビタミンKサイクルの阻害

ワルファリンの投与，一部のセフェム系の抗生物質(methyltetrazolethiolを有する)の投与，抗結核薬の投与

アルコール性肝障害，特にアルコール性肝硬変

アルコール性肝障害の時に上昇し，特に肝

硬変を伴っている場合の上昇は，肝細胞癌の有無の解釈に注意を要する．

⚠ 検査のピットフォール

肝細胞癌の早期の診断には適していない．また超音波などで腫瘍が検出されなくても腫瘍マーカーが高い場合はdynamic CT/MRIを考慮する．一方，PIVKA-IIは特異性の高い肝細胞癌の腫瘍マーカーと考えられてきたが，各種状態で高値を示すことがあるので，検査値を判断するには以下の点の確認が必要である．
- 黄疸があるかどうかの確認
- 服用薬剤の確認（ワルファリン，抗生物質，抗結核剤，ビタミンKが投与されている場合は肝細胞癌でも低下するので注意）
- アルコール歴の確認
- 栄養状態の確認

PIVKA-IIはその多様性から肝細胞癌産生のPIVKA-IIとビタミンK欠乏性のPIVKA-IIではそのタイプが異なることがわかっており，肝細胞癌産生のPIVKA-IIと反応性が高い抗体を使用した従来法に対して，ビタミンK欠乏性のPIVKA-IIと反応性が高い抗体を使用したNX-PIVKA法が最近開発され，ビタミンK欠乏との鑑別に有用である[6]．

📖 文献

1) Kanke F, et al. Reference change values for lens culinaris agglutinin-reactive α-fetoprotein and des-γ-carboxy prothrombin in patients with chronic hepatitis C. Clin Chem Lab Med. 2012; 50: 957-60.
2) Fujiyama S, et al. Plasma abnormal prothrombin (des-gamma-carboxy prothrombin) as a marker of hepatocellular carcinoma. Cancer. 1988; 61: 1621-8.
3) Uehara S, et al. Distribution of theheterogeneity of des-gamma-carboxy prothrombin in patients with hepatocellular carcinoma. J Gastroenterol Hepatol. 2005; 20: 1545-52.
4) Suzuki H, et al. Phenotype-dependent production of des-c-carboxy prothrombin in hepatocellular carcinoma. J Gastroenterol. 2011; 46: 1219-29.
5) 熊田　卓, 他. 第4章 肝癌の診断　3. 腫瘍マーカーの診断と予後推定における意義(2)PIVKA II. 臨消内科. 2006; 21: 923-30.
6) Toyoda H, et al. Novel method to measure serum levels of des-gamma carboxy prothrombin for hepatocellular carcinoma in patients taking warfarin: a preliminary report. Cancer Sci. 2012; 103: 921-5.

〈熊田　卓〉

12 p53抗体

基準範囲

- ≦1.30 U/mL

生理的変動

年齢・性別・炎症などでほとんど影響を受けず，日内変動もない．通常のIgG抗体の半減期は30日前後とされているが，p53抗体では，再発のない治癒切除症例においても半減期は2ヵ月以上のことが多い．

検査の概要・臨床的意義

固形癌の過半数では，癌抑制遺伝子である p53遺伝子の異常があり，変異型p53蛋白が出現する．この変異型蛋白に対して癌患者血清中に抗p53IgG抗体が出現する．p53抗体検査はこのIgG抗体を検出する検査法である．

比較的早期の癌であっても血清p53抗体は陽性となり，従来の分泌型腫瘍マーカーであるCEAやCA19-9などと比較して診断上の有用性が高い．また，従来の腫瘍マーカーとまったく異なる動態を示すため両者を併用することで陽性率が高くなる．

化学療法や手術の前後での変化をモニタリングすることで治療効果や再発のリスクを評価することができる．手術後に抗体が陰性化しない場合には遺残癌細胞の存在リスクがある．

異常値を生じるメカニズム

癌細胞におけるp53遺伝子異常に起因するp53蛋白構造に変異が起こる．この変異蛋白は，半減期が長いため核内に大量に蓄積する．この過剰に蓄積した変異蛋白に対してIgG抗体が誘導される．

理論的には，p53遺伝子異常のある癌細胞においてp53蛋白過剰発現がある場合に自己抗体が誘導されると推測されている．

異常値を示す疾患・病態

異常値を示す疾患は，「p53蛋白過剰発現を伴う癌」である．陽性率が20％以上を示した癌種は，頭頸部癌，食道癌，大腸癌，子宮癌であり，10～20％の陽性率の腫瘍は，子宮頸癌，乳癌，前立腺癌，胆管癌，肺癌，膀胱癌，胃癌，膵癌であった[1]．CEAと同様に多くの癌種で陽性となる（図6-2）．Stage I 食道癌においても23％の陽性率であり，既存の腫瘍マーカーより陽性率が高い[2]．

大腸癌においても早期症例での陽性率がCEAなどの既存腫瘍マーカーと比較して高く，リンパ節転移陽性症例での陽性率が高い傾向がある[3]．

治療前p53抗体が陽性であった症例では，治療後・手術後にも抗体が持続的に陽性である場合は，再発の危険性が高い[4]．

検査のピットフォール

健常者の陽性率は5％未満であるが，一定の頻度で偽陽性症例がある．悪性腫瘍に起因する抗体の場合には徐々に上昇するため，1ヵ月後の再検査で抗体価が上昇していない場合には癌細胞に起因する抗体ではない可能性が高い．

手術後に抗体価の半減期が1ヵ月以上である症例がしばしばあり，再発との鑑別が困難

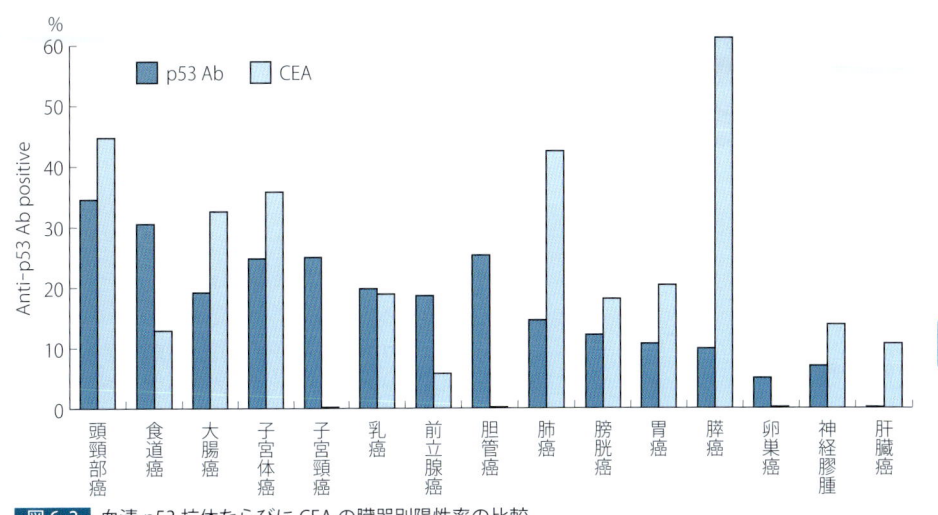

図6-2 血清 p53 抗体ならびに CEA の臓器別陽性率の比較

なこともあるが，一貫して低下傾向を示す場合には再発の可能性は低い．

文献

1) Shimada H, et al. Titration of serum p53 antibodies in 1085 patients with various cancers. a multi institutional analysis by Japan p53 Antibody Research Group. Cancer. 2003; 97: 682-9.
2) Shimada H, et al. Serum p53 antibody is a useful tumor marker in the patients with superficial esophageal cancer. Cancer. 2000; 89: 1677-83.
3) Takeda A, et al. Serum p53 antibody as a useful marker for monitoring of treatment of superficial colorectal adenocarcinoma after endoscopic resection. Int J Clin Oncol. 2001; 6: 45-9.
4) Shimada H, et al. Perioperative changes of serum p53 antibody titer is a predictor for survival in patients with esophageal squamous cell carcinoma. World J Surg. 2009; 33: 272-7.

〈谷島 聡, 島田英昭〉

13 エラスターゼ1

基準範囲

- 100〜400 ng/dL：RIA
- 300 ng/dL以下：ラテックス免疫比濁法

生理的変動

健常者では年齢差，性差はほとんど認められない．日内変動もわずかであり，食事，運動，抗凝固剤による影響は認められない．

検査の概要・臨床的意義

エラスターゼは，結合組織成分であるエラスチンを分解するセリンプロテアーゼである[1]．エラスチンは主に軟骨，腱，靱帯，血管壁に含まれ，黄色で水に不溶性のゴム様弾性線維を形成しており，エラスターゼによりその堅固な線維成分が主に分解される．エラスターゼは膵臓にその大部分が存在し，白血球，血小板，脾臓，動脈壁に少量存在する．膵臓では腺房細胞内に前駆体(プロエラスターゼ)として存在し，膵液として分泌された後，トリプシンにより活性化を受ける．

膵エラスターゼには，分子量，酵素的性質が異なり，免疫学的交叉性を示さない2種類のエラスターゼ(エラスターゼ1，エラスターゼ2)が存在する[2]．エラスターゼ1は分子量約30,500で，電気泳動上 anionic であり，酵素的にはむしろ esterolytic な作用をする．一方，エラスターゼ2は分子量約24,500で，電気泳動上 cationic であり，こちらの方が elastolytic に作用することが知られている[3]．現在，膵エラスターゼの臨床検査項目としてはエラスターゼ1を検出する測定系が実用化されている[4]．

血液中のエラスターゼ1はその大部分が膵由来である．血液中ではプロテアーゼ阻害剤である α_1-アンチトリプシンや α_2-マクログロブリンと結合しており，遊離型としてはほとんど存在しない．このためアミラーゼのような酵素活性による定量的な測定は困難で，免疫化学的方法により測定される．

異常値を生じるメカニズム

各種膵疾患に伴い血液中に逸脱し高値を示す．血中エラスターゼ1値は膵から血液中への膵酵素の逸脱量を反映し，膵障害のマーカーとして用いられる．また，膵癌による随伴性膵炎，膵液うっ滞によっても高値となるため，腫瘍マーカーとしても用いられている．

異常値を示す疾患・病態

▶異常高値を示す場合

急性膵炎，慢性膵炎の急性増悪期，膵癌，膵嚢胞，膵外傷，胆管癌，十二指腸乳頭部癌，肝疾患，消化管穿孔，腎不全

エラスターゼ1はアミラーゼに比べ膵に特異的である．また主に肝臓で代謝されるため血中停滞時間が長く，他の膵逸脱酵素に比べて高値を持続する特徴がある．急性膵炎症例では発症後48〜96時間経過しても高値を示すことが多く診断に有用とされる．膵炎回復期での血清値の正常化は他の膵酵素より遷延する．一方，慢性膵炎では急性増悪期に高値をとり，発作寛解期には正常域内の値をとることが多い．

膵癌では随伴性の膵炎を反映し高値例が多

い（陽性率70％前後）．部位別では膵頭部癌で高値を呈する頻度が高く，比較的進行の少ない段階から高値を示す．

　膵疾患以外では，胆管癌，十二指腸乳頭部癌などにより膵管開口部の閉塞機転が存在する場合に高値を示す．エラスターゼ1の主な代謝臓器である肝臓の疾患（慢性肝炎，肝硬変，肝癌など）で高値をとることがある．その他，消化管穿孔，腎不全での高値例も報告されている．

▶異常低値を示すもの

　膵外分泌機能が高度に低下していても血清エラスターゼ1値は正常域内のことが多く，臨床的意義は少ないとされる．

検査のピットフォール

　エラスターゼに対する自己抗体（IgG）の存在が報告されており，同抗体存在下ではRIAによる測定値は高値となる[5]．ラテックス免疫比濁法では自己抗体の影響は認められていない．

文献

1) Banga I. Isolation and crystallization of elastase from the pancreas of cattle. Acta Physiol Acad Sci Hung. 1952; 3: 317-22.
2) Largman C, et al. Purification and characterization of two human pancreatic elastases. Biochemistry. 1976; 15: 2491-500.
3) 早川哲夫. エラスターゼ. 広範囲血液・尿化学検査, 免疫学検査（上巻）. 1985; 43: 220-2.
4) Geokas MC, et al. Pancreatic elastase in human serum. determination by radioimmunoassay. J Biol Chem. 1977; 10: 61-7.
5) Asada H, et al. Presence of human immunoglobulin G anti serum pancreatic elastase 1 autoantibodies and their influence on elastase 1 radioimmunoassay. Biochem Biophy Acta. 1991; 1080: 34-9.

〈石原　武〉

7 尿・便・穿刺液検査

7. 尿・便・穿刺液検査

1 尿比重，尿浸透圧

基準範囲

尿比重
- 随時尿：1.010〜1.030
- 水制限時：＞1.030
- 水負荷時：＜1.010

尿浸透圧
- 随時尿：200〜800 mOsm/kg H_2O
- 水制限時：＞800
- 水負荷時：＜200
（おおむね 50〜1300 mOsm/kg H_2O の範囲で変動する）

生理的変動

健常者では，飲水量や発汗量，尿量などによって，おおむね，尿比重は 1.001〜1.035，尿浸透圧は 50〜1,300 mOsm/kg H_2O の範囲内で変動する．

尿比重，尿浸透圧の数値のみで，正常あるいは異常な状態であるかどうかは判定できない．水分摂取状況や投与薬剤，腎機能などと，尿比重・尿浸透圧値を総合的に考慮して体液バランスの状態を判定する[1]．

検査の概要

尿比重は，尿と，尿から溶質を取り除いた水との重量の比を反映している．

尿比重の最も簡便な測定方法は試験紙法である．試験紙に含まれるメトキシエチレン無水マレイン酸共重合体に，尿中に含まれる陽イオンが反応し，その結果発生した水素イオンが試験紙に含まれる pH 指示薬であるブロムチモールブルーと反応することによって生じる色調変化によって判定する．より正確な比重を求める場合は比重計や屈折計を用いて測定する．

尿浸透圧は尿中の溶質の分子数を反映する．浸透圧計により，氷点降下法を用いて測定する．

一方，他の尿生化学検査がなされている場合，尿浸透圧 =2(尿 Na [mEq/L] + 尿 K [mEq/L])+尿中尿素窒素 [mg/dL]/2.8+尿 glucose [mg/dL]/18 の計算式にて求めることもできるが，尿浸透圧測定値と計算値との違いを尿浸透圧ギャップといい，正常な状態において，10〜100 mOsm/kg H_2O 程度，開大している．

通常，尿比重と尿浸透圧は比例する．尿比重の下 2 桁に 35 を乗ずることで，尿浸透圧を概算することができる（例：尿比重 1.014 の場合，14×35＝尿浸透圧約 490 mOsm/kg H_2O）．

臨床的意義

尿比重，尿浸透圧の測定によって，尿の濃縮能を知ることができる．

生体は血漿浸透圧を一定程度に保つために，尿量の調節と尿の希釈あるいは濃縮を行う．尿濃縮に作用するものは，腎機能，抗利尿ホルモン antidiuretic hormone（ADH），口渇中枢の 3 者である．すなわち，水負荷により血漿浸透圧が低下した場合，ADH 分泌量は低下し，そのため腎臓の尿細管における水分再吸収が抑制され，尿は希釈されるため，尿比重や尿浸透圧が低下する．逆に，脱水状態など水制限により血漿浸透圧が上昇した場

合，ADHが分泌され，尿細管での水再吸収が促進されるため，尿は濃縮され，尿比重や尿浸透圧が上昇する[2,3]．

すなわち，尿比重や尿浸透圧の数値自体は正常か異常かを意味せず，体液バランスの状態を判別することに利用できる．一方，上記に述べた体液バランスに対する生理的調節が破綻している場合は，病的状態であると捉えることができる．

また，尿浸透圧ギャップは，尿中の酸の排泄量(主として尿中アンモニウム塩；NH_4の2倍値)を反映している．代謝性アシドーシスの際に，尿浸透圧ギャップを算出することで，尿の酸性化障害の有無を調べることができる．すなわち，代謝性アシドーシスにもかかわらず，尿浸透圧ギャップが上昇しない場合は，尿酸性化障害の存在が示唆され，遠位尿細管アシドーシスなどが疑われる．

異常値を生じるメカニズム

前述の通り，健常者においては，水制限時には，尿比重・尿浸透圧は上昇し，水負荷にて低下する．

腎機能が低下している場合，尿細管における尿濃縮能が低下する．そのため，尿量が少ない状態であっても尿比重・尿浸透圧が上昇しない．

また，ADHの産生や作用低下によっても，尿比重・尿浸透圧は低下する．すなわち，視床下部や下垂体後葉の障害が原因となる中枢尿崩症はADH産生が低下し，また，腎性尿崩症では，腎集合管のV2受容体へのADHの作用が低下するため，尿細管での尿濃縮能が低下する．そのため，血漿尿浸透圧が上昇する方向にもかかわらず，尿量が増加し，尿比重・尿浸透圧が低下する．

表7-1 尿比重と尿量から考えられる主な病態

尿量	比重・浸透圧	考えられる病態
尿量低下	低値	慢性腎不全末期
		腎性急性腎不全
		腎後性腎不全
		尿路閉塞
	高値	脱水，腎前性腎不全
正常	低値	(腎濃縮尿低下をきたす疾患の可能性がある)
	正常	
	高値	造影剤使用後*
		糖尿病*，腎性糖尿*
		ネフローゼ症候群*
尿量増加	低値	尿崩症(中枢性・腎性)
		心因性多飲
		急性腎不全利尿期
		尿路閉塞解除後の利尿期
		高Ca血症，低K血症
	高値	造影剤使用後*
		糖尿病*
		浸透圧利尿薬*(グリセリン，マンニトール)

*尿浸透圧では高値とならない

異常値を示す疾患・病態

尿比重，尿浸透圧が低下する代表的な疾患として下記のものがある．

慢性腎不全，急性腎不全利尿期，尿路閉塞解除後の利尿期，利尿薬投与後（浸透圧利尿薬を除く），心因性多尿，Sjögren症候群，尿崩症，副腎不全，間質性腎炎，多発性囊胞腎，多発性骨髄腫，アミロイドーシス，電解質異常（低K血症，高Ca血症），薬物（利尿薬リチウム，コルヒチン，アムホテリシンBなど）．

また，尿比重，尿浸透圧が上昇する代表的な病態は，脱水（尿崩症を除く）である．他に高度の心不全やバゾプレシン分泌過剰症（SIADH）などがあげられる．また，造影剤や浸透圧利尿薬使用後，糖尿病，ネフローゼ症候群などでは，尿比重が高値を呈するが，尿浸透圧は上昇しない．

尿比重と尿量から考えられる主な病態を，表7-1に示す．

検査のピットフォール

尿比重は誤差が大きく，尿中に重い物質，すなわち，糖や蛋白，造影剤，浸透圧利尿薬などの高分子物質が投与されている場合，尿量が多い場合でも尿比重は高くなり，正確に尿濃縮能を反映しない．尿浸透圧の方が，尿比重に比べて，高分子物質の影響を受けにくい分，尿濃縮能をより正確に反映する．

文 献

1) 安本博晃. 尿検査各論 尿の物理学的検査 色調，尿量，尿比重，尿浸透圧，pH. 総合臨牀. 2009; 58: 1212-6.
2) Sinke AP, et al. The physiological implication of novel proteins in systemic osmoregulation. FASEB J. 2011; 25: 3279-89.
3) Stockand JD. Vasopressin regulation of renal sodium excretion. Kidney Int. 2010; 78: 849-56.

〈吉本敬一〉

7. 尿・便・穿刺液検査

2 尿蛋白

基準範囲

- 試験紙法：陰性
- 定量法：＜150 mg/日（尿蛋白・尿 Cr 比：＜150 mg/gCr）
  （小児の慢性腎臓病においては，尿蛋白・尿 Cr 比：2 歳以上＜0.2 g/gCr，2 歳未満＜0.5 g/gCr）

生理的変動

健常者であっても，尿中にわずかな蛋白が排出されている．通常は 1 日 40～80 mg であり，100 mg を超えることは稀である．1 日あたりの尿蛋白が 150 mg 以上の場合，病的と定義される．尿蛋白の組成は，通常，ほとんどが血漿由来である．健常者ではアルブミンが約 30％を占めており，他は遠位尿細管から分泌されるタム蛋白や $α_1$ ミクログロブリンなど低分子蛋白，下部尿路由来の蛋白などである[1]．

水分摂取量により，尿蛋白濃度は変化する．すなわち，希釈尿では尿蛋白濃度は低く，濃縮尿では高くなるため，解釈に注意を要する．尿比重を参考にするとよい．また，蛋白尿は日内変動があり，夜間は日中に比べて少ない．

起立性蛋白尿，発熱の影響を受ける熱性蛋白尿，激しい運動後に認められる運動性蛋白尿などは，生理的蛋白尿とされ，病的蛋白尿とは区別される．生理的蛋白尿の可能性を除外するために，複数回検査し，一度は早朝尿で評価するのが望ましい．

検査の概要

試験紙法やスルホサリチル酸法でスクリーニングし，それらの陽性症例など，より詳しい評価が必要と考えられる症例では定量検査を行う．

試験紙法は最も簡易で，すべての患者や検診などにおけるスクリーニングテストとして推奨される測定方法である．アルブミンを検出しており，検出感度は 10～20 mg/dL 以上であり，特異性は高い．したがって，アルブミンが主体を占める糸球体性蛋白尿に対する検出精度は高い．一方で，Bence Jones 蛋白やグロブリンはほとんど検出されない．また，微量アルブミン尿は検出感度以下であり，評価できない．

自然排尿による中間尿を検体として用いる．清潔な容器を用いるが，防腐剤が加えられた検体や，洗剤が残存する容器は用いてはならない（防腐剤や洗剤が混入すると偽陽性の原因となる）．カテーテルにて排出された尿を検体として用いる場合は，カテーテルのロックをはずし，最初に流出する尿を廃棄し，その後の中間尿を採尿する．

尿に，試験紙を浸した後，尿を振り切り，水平位にて既定の時間がきたら，試験紙の色調変化で（−），（±），（＋），（2＋），（3＋），（4＋）に判定される．濃度との関係は，販売各社によって異なるため注意が必要であるが，およそ，±；15 mg/dL，1＋；30 mg/dL，2＋：100 mg/dL，3＋；300 mg/dL，4＋；300～1,000 mg/dL 前後である．特に 3＋～4＋では，メーカー間でばらつきがある．

スルホサリチル酸法は，測定感度は 5 mg/dL 以上と鋭敏であり，試験紙法では検出されない Bence Jones 蛋白やグロブリンも検出できる．通常，等電点よりも酸性側において，尿蛋白は陽性に荷電しているが，そこに陰性に荷電しているスルホサリチル酸を加えると，両イオンが結合し不溶性の塩が析出し，沈殿する．本法ではその試験管内の反応を半定量的に判定する．したがって，弱酸性化した尿を用いて検査する必要があり，中性尿やアルカリ尿の場合は 5％酢酸を添加して弱酸性（pH≒5）とする．

試験紙法をはじめとするスクリーニング検査にて陽性となった場合や，腎臓疾患を有する症例では，尿蛋白の定量検査を行う．測定法は，一般に，色素比色法（PR 法；Pyrogallol Red 法）を用い，その測定値は尿中総蛋白量を反映している．この検査方法は，種々の蛋白の組成に影響を受けにくく，蛋白検出感度が高い．

随時尿を用いて評価する場合は，水分摂取量や，採尿時間の影響を補正する必要があるため，尿蛋白量とともに，尿中クレアチニン（Cr）を測定し，尿蛋白・尿クレアチニン比（g/gCr）を算出する．筋肉量などによって個人差はあるが，健常者の 1 日尿中 Cr 排泄量は，およそ 1 g であることから，この比で，1 日当たりの蛋白尿量を概算できる．

尿蛋白量は，時間，体位，食事，運動などによる日内変動があるため，より正確に評価するには 24 時間蓄尿を行い，尿蛋白量を測定することが望ましい．蓄尿バッグ，自動採尿器，あるいは採尿のたびに 1/50 の尿を蓄尿できるユリンメート®を用いて測定する．検査当日の定刻に完全排尿し，以後尿意があるごとに採尿コップにとり蓄尿バッグなどにためる．翌日の前日と同じ時刻に最終の採尿をする．同時に，尿中 Cr や他の電解質も測定し，蓄尿が正確に行われたかどうかや，その他の指標を同時に評価する．

臨床的意義

150 mg/日，あるいは 150 mg/gCr 以上の尿蛋白が持続して検出される場合は，病的蛋白尿と考えられ，特に 3 ヵ月以上継続する場合は，慢性腎臓病（CKD）と診断される（糖尿病症例では，尿アルブミン 30 mg/日，あるいは 30 mg/gCr 以上）．CKD の重症度分類では，糸球体濾過率の測定で求められる腎機能と，尿蛋白量（尿アルブミン量）の 2 つの区分を合わせたステージで，死亡，末期腎不全，心血管死亡発症の危険度を評価する[2]（p.27, 表1-10 参照）．

また，定量検査と試験紙法の結果に乖離があれば，Bence Jones 蛋白など低分子蛋白尿の存在が疑われる．

蛋白尿の増加は，腎予後や生命予後の危険因子であるため，詳細に蛋白尿の原因を調べ，治療する必要がある．特に，尿蛋白が 0.5〜1.0 g/日以上，または，それ以下であっても血尿や細胞性円柱が合併する場合には腎生検を考慮する．

異常値を生じるメカニズムおよび病態・疾患

病的蛋白尿は，その生成機序によって，大きく下記に分類される．

▶腎前性蛋白尿

血中に大量に増加した異常な蛋白質が糸球体で濾過され，かつ，尿細管での再吸収量を超えている場合（Bence Jones 蛋白；多発性骨髄腫，ミオグロビン；横紋筋融解症，ヘモグロビン；溶血性貧血など）．

▶腎性蛋白尿

糸球体性蛋白尿

病的蛋白尿の主体を占める．糸球体基底膜

の charge barrier, size barrier の障害を生じ, アルブミンを主体とした正常蛋白が糸球体を透過し尿中に排出される. ネフローゼ症候群では, 3.5 g 以上の尿蛋白を認める(急性・慢性糸球体腎炎, 糖尿病性腎症, ループス腎炎など).

注) 一般に糸球体基底膜の初期の障害や charge barrier のみの障害では, アルブミンが主体となる選択的蛋白尿であるが, size barrier に障害が及ぶと, アルブミン以外の蛋白も漏出し, 非選択的蛋白尿をきたす. その指標として, selectivity index がある. 非選択的尿蛋白の指標としての尿中 IgG と, 選択的尿蛋白の指標として, 尿中トランスフェリン(TF)(アルブミンと同様の動態を示す)とのクリアランスの比で求めることができる(尿中 IgG/血清 IgG)/(尿中 TF/血清 TF). selectivity index が 0.2 以上では選択性が低い(巣状分節性糸球体硬化症など), 0.1 以下では選択性が高い(微小変化型ネフローゼ症候群など)と判定する[3].

尿細管性蛋白尿

糸球体を濾過された α_1 ミクログロブリンや β_2 ミクログロブリンなど低分子量蛋白質が, 尿細管の障害のために再吸収されず, 尿中に排出される. 近位尿細管上皮細胞に高濃度に局在する酵素である, N-acetyl-β-D-glucosaminidase(NAG)が, 尿細管障害の指標として用いられる(尿細管間質性腎炎, 急性尿細管壊死, 移植腎の拒絶反応, 痛風腎, 尿細管性アシドーシス, Fanconi 症候群など).

注) 腎臓の障害が進行した場合, 糸球体性蛋白尿と尿細管性蛋白尿は, 混在してくる.

▶腎後性蛋白尿

腎盂以下の上下部尿路など, 血漿濾過以外の部位より炎症や腫瘍などにより発生した蛋白が尿中に排出される場合(尿路感染症, 悪性腫瘍, 尿路結石など).

⚠ 検査のピットフォール

前述のように, 生理的蛋白尿や, 水分摂取量や時間帯などによる変動を考慮する必要がある.

また, 検出方法によって, 誤反応をきたすことがあるため注意が必要である. すなわち, 試験紙法では, Bence Jones 蛋白, グロブリン, 強い酸性尿では偽陰性を呈するが, 強いアルカリ尿や, 逆性石鹸で偽陽性を呈する. スルホサリチル酸法では, その原理から, 酸に反応して沈殿する物質が尿中に排出されている場合は, 偽陽性を呈する(ムチン, 造影剤, ペニシリン系抗生物質など).

文献

1) 伊藤喜久. 尿蛋白個別測定総論. Mod Physician. 2009; 29: 1527-30.
2) 日本腎臓学会, 編. CKD 診療ガイド 2012. http://www.jsn.or.jp/guideline/pdf/CKDguide2012.pdf
3) 坂爪 実. 尿蛋白・アルブミン測定の臨床的有用性. 生物試料分析. 2011; 34: 106-10.

〈吉本敬一〉

3 微量アルブミン尿

基準範囲

	24時蓄尿 Alb(mg/日)	夜間蓄尿 Alb(μg/分)	随時尿 尿中 Alb/Cr(mg/gCr)
正常	<15	<10	<10
正常高値	15〜29	10〜20	10〜29
微量アルブミン尿	30〜299	20〜199	30〜299
顕性アルブミン尿	300≦	200≦	300≦

生理的変動

前項「尿蛋白」と同様である．尿中アルブミン(Alb)は，水分摂取量，時間帯(夜間では少ない)による変動がある．運動，発熱，体位などによる生理的蛋白尿にも注意する必要がある．

検査の概要

尿中アルブミンは，日内変動や水分摂取量の影響があることから，アルブミンと同時に尿中クレアチニン(Cr)も測定し，24時間尿中排泄量や，午前中の随時尿を用いて尿中アルブミン・クレアチニン比(mg/gCr)を測定する．

尿中アルブミンの測定は一般的に，抗原抗体反応を用いた比濁免疫法によって，定量的に測定されている．

近年では，high performance liquid chromatography(HPLC)法による測定法が開発されており，抗体に反応しない尿中アルブミンも測定可能になってきている．そのため，より正確に尿アルブミンを測定することが期待できる一方，他の蛋白質も測定してしまうことで，過剰に高く評価してしまう可能性もある[1]．

臨床的意義

尿中アルブミン測定の目的は，糖尿病性早期腎症の診断である．

本邦においては，糖尿病患者に限り，3ヵ月に1回の尿中アルブミン測定が認められている．試験紙法による尿蛋白定性検査で，(−)から(±)であった症例に，3〜6ヵ月に1回，尿中アルブミンの定量検査を行い，3回中2回，微量アルブミン尿が検出できれば，糖尿病性早期腎症(糖尿病性腎症第2期)と診断できる．その段階での早期治療介入によって，腎症の進展を抑制することができると考えられている．一方，その段階で未治療であれば，年間10〜20％程度のアルブミン排泄量の増加をきたし，10〜15年で顕性蛋白尿に至ると考えられている．

慢性腎臓病(CKD)の重症度分類における蛋白尿区分では，原疾患が糖尿病の場合，尿中アルブミンで分類する[2] (p.27，表1-11参照)．

一方，尿中アルブミンは，糖尿病のみなら

ず，高血圧などにおいても出現することがある．糖尿病，非糖尿病にかかわらず，尿中アルブミンが多いほど，心血管イベントの発症率が上昇すると報告されている[3]．尿アルブミンを減らすことで，腎症進展を抑制するのみならず，心血管イベントのリスクも抑制できると考えられる．

なお，試験紙法などのスクリーニング検査で蛋白尿の存在が明らかになっている症例には，尿中アルブミンの測定は行わない．

異常値を生じるメカニズム

尿中アルブミンが出現する機序は様々な要素が複雑に絡み合っていると考えられ，その正確な機序はいまだ明らかになっていない．現在のところ，糸球体内皮細胞の障害により，蛋白の透過性が亢進することが微量アルブミン尿出現の主因と考えられている[4]．内皮細胞障害には，持続する高血圧，高血糖，インスリン抵抗性，食塩感受性などが影響を及ぼしていると考えられる．

また，血行動態の観点から，尿中アルブミンの原因となる糸球体は一様ではなく，傍髄質糸球体がまず損傷を受けていると報告されている[5]．

異常値を示す疾患・病態

糖尿病性腎症，高血圧症，肥満，メタボリック症候群，糸球体腎炎など．

うっ血性心不全や尿路感染症などでも尿アルブミンが出現することがある．

検査のピットフォール

本邦では，尿アルブミン定量精密測定の保険適応は，前述のごとく，糖尿病症例（なかでも腎症1期あるいは2期）に限られている．高血圧症やメタボリック症候群などでは，現時点で保険適応とはなっておらず，注意が必要である．

一方，糖尿病性腎症以外でも微量アルブミン尿が認められるため，早期腎症以外の糸球体腎炎や腎硬化症など，他疾患の可能性も否定できない．

文献

1) 栗原由利子, 他. 糖尿病患者尿中アルブミンのフラグメント化と免疫反応性. 臨床病理. 2009; 57: 124-30.
2) 日本腎臓学会, 編. CKD 診療ガイド 2012. http://www.jsn.or.jp/guideline/pdf/CKDguide2012.pdf
3) Tani Y, et al. The clinical applicability of albuminuria testing in Japanese hypertensive patients: the AVA-E study. Intern Med. 2013; 52: 425-30.
4) Ballermann BJ. Contribution of the endothelium to the glomerular permselectivity barrier in health and disease. Nephron Physiol. 2007; 106: 19-25.
5) Nagasawa T, et al. Albuminuria indicates the pressure-associated injury of juxtamedullary nephrons and cerebral strain vessels in spontaneously hypertensive stroke-prone rats. Hypertens Res. 2012; 35: 1024-31.

〈吉本敬一〉

7. 尿・便・穿刺液検査

4 尿中および血中 Bence Jones 蛋白（BJP）

生理的変動

正常では検出されない〔正常な状態でも，免疫グロブリンL鎖はH鎖よりもやや多めに合成されるため，ごく微量の多クローン性遊離L鎖は尿中に排泄されている（Bence Jones 蛋白は単クローン性）〕．

検査の概要・臨床的意義

Bence Jones 蛋白（BJP）はイギリスの医師 Henry Bence Jones の名前にちなんでつけられた異常蛋白である．1847年に Henry Bence Jones が，骨髄腫患者の尿中に56℃に加熱すると白濁沈殿し，100℃以上に煮沸すると再溶解する温度依存性蛋白が存在することを報告した[1]．その後，1962年に Edelman らにより BJP の本態が，免疫グロブリンL鎖の二量体であり，分子量4.4万であることが解明された[2]．

BJPは均一な単クローン性蛋白であるので，その出現は背景にB細胞の単クローン性増殖が存在することが示唆される．BJP，すなわち遊離L鎖はB細胞のみで産生されるため，BJPは特異性の高いB細胞性腫瘍のマーカーとなる．最も頻度が高いものは多発性骨髄腫であり，その40〜60％でBJPが検出される．多発性骨髄腫の中には，BJPのみを認める病型（BJP型骨髄腫）も多発性骨髄腫の約10％にみられる．多発性骨髄腫のほかには，原発性マクログロブリン血症の約20％でBJPが検出されるとされ，慢性リンパ性白血病や悪性リンパ腫でもBJP尿がみられることがある．慢性リンパ性白血病では約65％にBJPがみられるとの報告[3]もあり，しかもBJPの定量は腫瘍量や悪性度のマーカーとなる可能性が示されている．H鎖病の1つであるμ鎖病でもBJPが検出されることがある．これはH鎖とL鎖のS-S結合の異常に起因するものと推測されている．また，B細胞や形質細胞の悪性増殖を伴わない monoclonal gammopathy of undetermined significance（MGUS）で，BJP尿がみられることもある．さらにはBJP尿が検出されるにもかかわらず，長期にわたって治療なしで安定した経過を示すBJP単独型の症例が稀にあり，特発性BJP尿症と呼ばれる[4,5]．

近年，高感度のアッセイ法の開発にて正常ヒト血清中にも7〜13 mg/Lの単クローン性免疫グロブリン遊離L鎖 immunoglobulin free light chains（FLCs）が存在することが明らかになっている．M蛋白を産生する一般的な多発性骨髄腫はもちろん，従来M蛋白が検出されないかあるいは検出が困難であった非分泌型骨髄腫およびアミロイドーシスなどの種々のB細胞系腫瘍においても，血清中単クローン性FLCs（すなわちBJP）が定量が可能となっている．その変動は病勢を反映し，治療反応性の指標としても有用である．また，FLCsの増加はMGUSから骨髄腫への進展の危険因子でもある．

異常値を生じるメカニズム

正常の免疫グロブリン産生細胞では，免疫グロブリンL鎖とH鎖は異なるリボソームで合成され，会合して免疫グロブリンが完成し，血中に放出される．腫瘍化などにより免

疫グロブリンあるいはその不完全な分子が異常に産生されると，短いL鎖の方が長いH鎖に比べて合成が速いため，L鎖が過剰となる．過剰のL鎖は互いに会合して二量体を形成する．その分子サイズは腎糸球体の分子量通過閾値約50 kDよりも小さく，陰性荷電が弱いことからチャージバリアも通過しやすいため，BJPとして尿中に検出される．

りやすく，スルホサリチル酸法や加熱法，総蛋白定量試験の結果と解離することがある．このような解離がみられた際には，積極的にBJPの存在を疑う必要がある．

骨髄腫腎や軽鎖沈着症など骨髄腫に関連した腎障害でクリアランスが低下した場合は尿中BJPが高くないこともあるので注意が必要である．

異常値を示す疾患・病態

▶BJPが陽性の際に疑われる疾患
- 多発性骨髄腫（BJP型，IgG，IgA，IgD，IgE）
- 原発性マクログロブリン血症
- H鎖病（γ鎖病，μ鎖病）
- 慢性リンパ性白血病，hairy cell leukemia
- non-Hodgkinリンパ腫
- 原発性アミロイドーシス
- monoclonal gammopathy of undetermined significance（MGUS）

検査のピットフォール

尿試験紙法においては，グロブリン尿はアルブミン尿より感度が悪いため，偽陰性とな

文献

1) Bence Jones H. Papers on chemical pathology, lecture III. Lancet. 1847; 2: 88-92.
2) Edelman GM, et al. The nature of Bence-Jones proteins. Chemical similarities to polypetide chains of myeloma globulins and normal gamma-globulins. J Exp Med. 1962; 116: 207-27.
3) Pezzoli A, et al. Monoclonal Bence Jones proteinuria in chronic lymphocytic leukaemia. Scand J Haematol. 1986; 36: 18-24.
4) Kanoh T, et al. A case of idiopathic Bence Jones proteinuria. Some note on the clinical significance of Bence Jones proteinuria. Nihon Naika Gakkai Zasshi. 1985; 74: 462-6.
5) Audard V, et al. Idiopathic light-chain proteinuria: Case report and review of the literature. Am J Hematol. 2004; 76: 293-4.

〈奥村利矢〉

5 尿糖

基準範囲

- 定性・半定量検査（試験紙法）：陰性
- 定量検査　随時尿：≦20 mg/dL
  　　　　　1日量：40〜85 mg/日

生理的変動

健常人でも尿中にグルコースは微量に存在する．その濃度は2〜20 mg/dL，1日排泄量は40〜85 mg程度である．

同一個体でも一時に大量の糖質を摂取することで，糖尿が起こる（食餌性糖尿）．健常人では一時に200 g以上の糖質を摂取することでみられる．また，精神的ストレス時や運動後に一過性に陽性となる場合がある．

検査の概要・臨床的意義

尿中で重要な糖質は主としてグルコースであり，稀に乳糖，果糖，五炭糖，ガラクトースなどが検出される．通常，グルコース尿を尿糖という．血液中のグルコースは分子量が小さいため，糸球体で自由に濾過されるが，生理的にはそのほとんどが近位尿細管で再吸収されている．近位尿細管上皮細胞の管腔側のS1セグメントには低親和性・高輸送能のNa$^+$ glucose cotransporter（SGLT2）が存在する[1]．一方，S3セグメントには高親和性・低輸送能のNa$^+$ glucose cotransporter（SGLT1）[2]が存在し，グルコースの再吸収に関わることが知られている．尿細管での再吸収能には限度があり，これをTm$_G$（tubular maximum for glucose，グルコース尿細管再吸収極量）と呼ぶ．Tm$_G$の正常値は男性で375±80 mg/分/1.73 m^2，女性で303±55 mg/分/1.73 m^{2}である[3]．これ以上のグルコースが糸球体濾液に移行すると，再吸収されずに残ったグルコースが尿中に排泄されて糖尿となる．正常な腎では血糖値が160〜180 mg/dL以上となると，Tm$_G$を超えて糖尿が認められ，これが腎での糖排出閾値である．尿糖が陽性となる場合には，1) Tm$_G$および閾値は正常で，高血糖を呈する場合と，2) Tm$_G$もしくは閾値が低下する場合が考えられる．Tm$_G$が正常な場合，どのような原因であっても血糖値が160〜180 mg/dL以上の高血糖となれば糖尿が出現する．糖尿病を主とし，内分泌疾患や膵疾患，肝障害，薬剤などによる二次性糖尿病が考えられる．

一方で，Tm$_G$もしくは閾値が低下する場合を腎性糖尿と呼ぶ．Marbleの定義に準じれば，1) 早朝空腹時尿でも尿糖が陽性，2) 耐糖能は正常，3) グルコース以外の尿細管再吸収能が正常，4) 糖質の貯蔵および利用は正常，5) 尿糖を示す他の原因が存在しない，を満たすものである[4]．腎性糖尿にはTm$_G$および閾値がともに低下するType Aと閾値低下とTm$_G$正常を示すType Bの病型がある．そのほか，稀に尿細管での糖吸収がまったく欠如したType Oがある．Type Aは尿細管のグルコース輸送のキャリア蛋白の減少に由来し，Type Bはキャリア蛋白との親和性低下に由来する[5]．家族性腎性糖尿の家系ではSGLT1遺伝子あるいはSGLT2遺伝子の異常が確認されており，常染色体劣性遺伝形式を示す．

グルコース以外に尿中にみられる糖質は乳糖，果糖，五炭糖（ペントース），ガラクトース等である．乳糖は妊娠末期や授乳期に生理

的にみられる．果糖尿は健常人でも果糖の大量摂取後にみられることがある．五炭糖で主に尿中に出現するのはL-アラビノースとL-キシロースである．果物など五炭糖を多く含む食品を多量に摂取した後に一過性にみられる．また，先天性ペントース尿症ではL-キシロースからキシリトールへの変換酵素の欠損により多量のキシロースが尿中に排泄される．ガラクトースは重症肝障害や乳児栄養障害，ガラクトキナーゼ欠損症やガラクトース-1-リン酸ウリジルトランスフェラーゼ欠損などガラクトース血症を呈する場合にみられる[6]．

異常値を生じるメカニズム

Tm_Gが正常である場合でも，血糖値が160〜180 mg/dL以上になれば，高血糖の原因によらず糖尿が認められる．一方，血糖値の上昇がなくても腎臓での糖排出閾値が低下した場合にも糖尿が認められる．

異常値を示す疾患・病態

▶糖尿病
▶器質的な原因によるもの
- 膵組織(Langerhans島)の荒廃(膵炎，膵癌，膵摘出後，流行性耳下腺炎など)
- 肝疾患(慢性肝炎，肝硬変)
- 内分泌疾患
  1) 成長ホルモンの分泌増加(先端巨大症，Morgagni症候群)
  2) グルココルチコイドの過剰(Cushing症候群，ACTH産生腫瘍，副腎皮質ステロイド剤，ACTH薬)
  3) 副腎髄質ホルモンの分泌過剰(褐色細胞腫)
  4) グルカゴンの分泌過剰(グルカゴノーマ)
  5) 甲状腺ホルモンの分泌過剰(甲状腺機能亢進症)
- 中枢神経系疾患(脳腫瘍，脳血管障害，髄膜炎，頭部外傷)

▶機能的な原因によるもの
- 糖質の過剰摂取
- 胃切除後
- 運動後
- 全身性痙攣

▶腎性糖尿
- 腎性糖尿
- Fanconi症候群
- Wilson病
- 慢性カドミウム中毒

⚠ 検査のピットフォール

検査前の食事時間や内容，採尿してから検査までの時間などに注意する．空腹時ならびに血糖が最も高くなる食後2時間値を合わせて評価する．

グルコースの腎排出閾値は個人差があり，尿糖と血糖値は必ずしも相関しないため，血糖値やHbA1c，糖負荷試験などにて総合的に判断する．

試験紙法ではアスコルビン酸(ビタミンC)などの還元剤にて偽陰性に，過酸化水素，次亜塩素酸ナトリウム，さらし粉などの酸化剤で偽陽性になることがある．血糖値などの結果から，偽陰性や偽陽性が疑われる場合には上記薬剤の関与がないか調べる必要がある．

📖 文献

1) Kanai Y, et al. The human kidney low affinity Na⁺/glucose cotransporter SGLT2. Delineation of the major renal reabsorptive mechanism for D-glucose. J Clin Invest. 1994; 93: 397-404.
2) Hediger MA, et al. Homology of the human intestinal Na⁺/glucose and Escherichia coli Na⁺/proline cotransporters. Proc Natl Acad Sci U S A. 1989; 86: 5748-52.
3) Smith HW, et al. The application of saturation methods to the study of glomerular and tubular function in the human kidney. J Mt Sinai Hosp.1943; 10: 59-108.
4) Marble A. Non-diabetic melitura. In: Joslin EP, et al, ed. The treatment of diabetes mellitus. 1959. p.717-38.
5) 浦上達彦．腎性糖尿．In: 日本臨牀 別冊 新領域別症候群シリーズ No.17 腎臓症候群(第2版)上．大阪：日本臨牀社; 2012. p.846-9.
6) 金井正光，監．臨床検査法提要 改訂第33版．東京：金原出版; 2010. p.104-7.

〈奥村利矢〉

6 尿ケトン体

基準範囲

- 定性検査(試験紙法)：陰性
- 定量検査(尿)　アセトン：5 μg/mL
　　　　　　　　アセト酢酸：≦5 mg/dL

[参考]
- 定量検査(血中ケトン体)
　アセト酢酸：41±1.4 μmol/L
　3-ヒドロキシ酪酸：34±2.1 μmol/L
　総ケトン体：74±2.4 μmol/L
- 血中ケトン体比(3-ヒドロキシ酪酸/アセト酢酸)：0.91±0.07

生理的変動

生理的変動として空腹時や運動後にはケトン体濃度が上昇することに注意する．

検査の概要・臨床的意義

　ケトン体とは，アセトン，アセト酢酸および 3-(もしくは β-)ヒドロキシ酪酸 3-Hydroxybutyric acid(3-OHBA)を総称したものである．主として肝で脂肪酸の酸化によりアセチル CoA を経て生成される(図7-1)．一次的に生成するのはアセト酢酸であり，その還元により生じた 3-OHBA とともに血中に放出される．アセトンはアセト酢酸の脱炭酸にて生じる．血中に放出されたアセト酢酸と 3-OHBA は心筋や骨格筋など肝以外の臓器で代謝され，エネルギー源として利用される．ケトン体は糸球体で濾過されるが，尿細管で大部分(70〜95％)が再吸収され，尿中への排泄はごく一部である[1]．アセトンは尿中

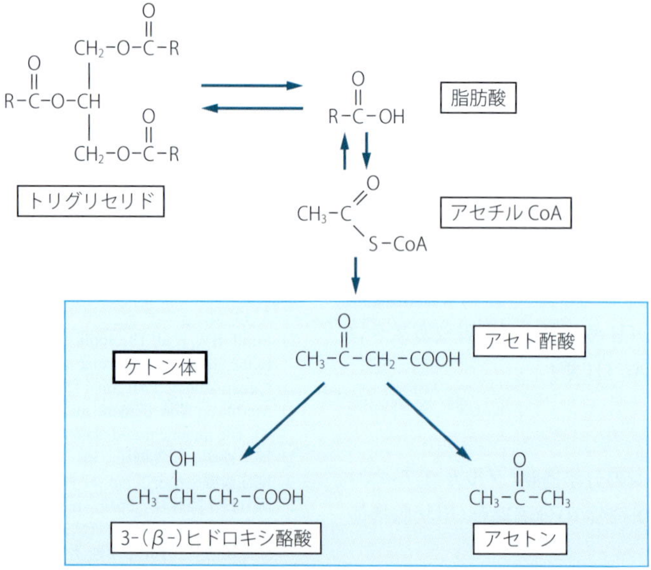

図 7-1 ケトン体の生成

に排泄されるほか，呼気中へも排泄される．尿細管での再吸収は 3-OHBA が良好であることが知られており，血中のケトン体が少ない時はアセト酢酸が主に尿中に排泄される．しかしながら血中のケトン体が多量になると，3-OHBA の排泄が著明に増加する．尿ケトン体は血中ケトン体に由来するので，その高値は血中ケトン体の増加を意味する．血中ケトン体の増加は，グルコース利用が低下し，脂肪酸の酸化が亢進した状態，すなわち生体がエネルギー源として糖質よりも脂質を利用している状態である．その原因としては，糖質の利用障害や相対的・絶対的な糖質摂取不足，内分泌疾患などがあげられる．

臨床では，糖尿病性ケトアシドーシスの診断や治療効果の把握および，sick day など糖尿病のコントロール悪化時におけるインスリン投与量決定の指標，さらには飢餓状態の評価などに用いられる．

異常値を生じるメカニズム

ケトン体は生体がエネルギー源として糖質よりも脂質を利用している状態にて血中濃度が高くなり，尿中に出現する．したがって，脂質の過剰あるいは糖質の絶対的・相対的不足，利用障害がケトン体の基本的な出現機序である．

異常値を示す疾患・病態

▶糖代謝異常
- コントロール不良の糖尿病，糖尿病性ケトアシドーシス
- 糖原病

▶相対的・絶対的な糖質摂取不足
- 高脂肪食
- 絶食，飢餓，摂食障害
- 周期性嘔吐，下痢，脱水
- 妊娠悪阻

- 消化吸収障害

▶内分泌疾患
- 甲状腺機能亢進症
- 先端肥大症
- 褐色細胞腫
- グルカゴノーマ
- Cushing 症候群

検査のピットフォール

汎用される試験紙法の感度はアセト酢酸に最も鋭敏で，アセトンの感度はその 1/10〜1/20 である．3-OHBA は試験紙法には反応しないため，注意を要する．糖尿病性ケトアシドーシスでは尿中 3-OHBA とアセト酢酸の比は，10：1 といわれており[2]，病態の把握には血中ケトン体分画測定や 3-OHBA の定量が必要となる．

尿中のアセト酢酸は脱炭酸を受け，急速にアセトンに変わる．アセトンは揮発性があるため，新鮮尿での測定が望ましい．

試験紙法では，セフェム系抗菌薬や L-DOPA，エパルレスタット，カプトプリル，バルプロ酸ナトリウム，グルタチオンなど SH 基を有する薬剤で偽陽性となる[3]．また，フェニルケトン尿症で出現するフェニルピルビン酸でも偽陽性を呈することに注意する必要がある．

文献

1) 佐藤祐造，他．臨床病理臨時増刊号．特集 100 号．臨床病理刊行会；1995．p.134-9．
2) Laffel L. Ketone bodies: a review of physiology, pathophysiology and application of monitoring to diabetes. Diabetes Metab Res Rev. 1999; 15: 412-26.
3) 伊藤機一，他．ケトン体．In：金井正光，監．臨床検査法提要．改訂第 33 版．東京：金原出版；2010．p.107-8．

〈奥村利矢〉

7 尿ウロビリノーゲン，尿ビリルビン

基準範囲

- 尿ウロビリノーゲン定性：
  (±)（感度 0.1 mg/dL）
- 尿ビリルビン定性：(−)

生理的変動

▶尿ウロビリノーゲン

健常人のウロビリノーゲンの尿中排泄は日内変動が大きい．夜間，午前中は少なく，午後に急速に増加し，午後2～4時ごろに最高（0.03～1 mg/dL）となる．また，個人差が大きく，食事，疲労，便秘などの影響を受ける[1]．

酸性尿では，尿細管でのウロビリノーゲンの再吸収が増加するため，排泄量が低下し，アルカリ尿では再吸収が減少するため，排泄量が増加する．

▶尿ビリルビン

通常，正常人の尿中ビリルビン排泄は微量であり，検出されない．

検査の概要・臨床的意義

ウロビリノーゲンは，肝より胆汁として排泄された直接型ビリルビンが，腸内細菌により還元されて生成される．生成されたウロビリノーゲンは腸管より再吸収され，一部が尿中に排泄される．

尿中に排泄されるビリルビンは，水溶性である抱合型（直接型）ビリルビンのみである．尿中にビリルビンが検出された場合は，血中の直接型ビリルビンが高値であることを示している．

ウロビリノーゲンとビリルビンの組み合わせにより，肝胆道系障害の有無の判断がなされる．

異常値を生じるメカニズム

ウロビリノーゲンの一部は腸管より再吸収され肝に戻り，ビリルビンとなる．再吸収されたウロビリノーゲンの一部が大循環に入り，尿に排泄される．したがって，ウロビリノーゲンは，1）溶血による間接型ビリルビンの産生，2）肝における直接型ビリルビンへの代謝，3）腸管へのビリルビン排泄，4）腸管でのビリルビンからウロビリノーゲンへの代謝，5）腸管からのウロビリノーゲンの吸収，6）ウロビリノーゲンの肝への取り込み，7）腎からのウロビリノーゲンの排泄などの因子の影響を受ける．

▶尿ウロビリノーゲン

- **低値**：腸内へのビリルビン排泄が起きない，腸内でのウロビリノーゲン生成減少，腸での再吸収減少，多尿による希釈，酸性尿による再吸収増加，腎不全による排泄障害
- **高値**：ビリルビンの排泄増加，腸管からのウロビリノーゲン吸収増加，肝での処理能低下，乏尿による濃縮，アルカリ尿による再吸収減少

▶尿ビリルビン

- **高値**：血中の直接型ビリルビン高値

異常値を示す疾患・病態

▶尿ウロビリノーゲン低値

胆道閉塞，重症肝疾患，腎不全，新生児（腸内細菌欠如），抗菌薬投与，下痢

▶尿ウロビリノーゲン高値
溶血性貧血，体内出血巣の存在，便秘，肝疾患，アルカリ尿

▶尿ビリルビン高値
閉塞性黄疸（腫瘍，結石などによる肝外胆管閉塞），肝細胞性黄疸（肝炎，薬物中毒など）

⚠ 検査のピットフォール

尿中に排泄されたウロビリノーゲンは，日光曝露，放置によりウロビリンに変換される．このため，直ちに検査を行わなければ，偽陰性になりやすい．

抗菌薬投与による腸内細菌叢の変化により，ウロビリノーゲン産生が低下することがあり，必ずしも肝障害を検出できるとは限らない．

便秘によりウロビリノーゲンの吸収率が増加し尿中排泄が増加したり，運動，発熱などでも一過性に陽性となるため，ウロビリノーゲン高値が肝障害との断定には結びつかない．

ビリルビンは放置すると酸化されてビリベルジンとなるため，新鮮尿で検査する．

ビリルビンは，試験紙法ではアスコルビン酸で反応阻害を受け，偽陰性を呈することがある．また，エパルレスタット，クロルプロマジン，メフェナム酸などで偽陽性となることがある．

📖 文 献
1) 金井正光, 他. 尿検査. In: 金井正光, 監. 臨床検査法提要. 改訂第33版. 東京: 金原出版; 2012. p.110-2.

〈清水和朗，和田隆志〉

8 尿潜血

生理的変動

随時，早朝，食事の影響はないが，女性の場合は月経血の混入に注意を要する．運動後，外傷後に陽性となることがある．

検査の概要・臨床的意義

日本臨床検査標準協議会(JCCLS)は，2004年に尿試験紙の潜血1+についての統一的な基準として，ヘモグロビン濃度は0.06 mg/dL，赤血球数に換算すると約20個/μLと定めた[1]．

尿潜血反応は，ヘモグロビンのペルオキシダーゼ様活性を利用して遊離ヘモグロビンを検出し，尿中赤血球の有無について調べる簡易検査である．ヘム蛋白のペルオキシダーゼ様活性を測定する原理上，ヘモグロビン尿，ミオグロビン尿があれば，尿中に赤血球がなくとも陽性となる．

尿潜血反応陽性の場合には尿沈渣検査を行い，内科的疾患，泌尿器科的疾患を鑑別し，血液検査，画像診断などにより診断を進める．

偶発的発見による無症候性血尿は非血尿例に比べ，長期的には末期腎不全への進展リスクである．沖縄の健診受診血尿例の末期腎不全への進展リスクは，検尿異常のない例に比べて，1.18倍高いことが知られている[2]．

異常値を生じるメカニズム

赤血球尿の場合，尿中で溶血した赤血球由来のヘモグロビンを検出し，尿潜血陽性となる．血管内溶血による腎前性の遊離ヘモグロビン増加の結果，尿中にヘモグロビンが排泄されたヘモグロビン尿，筋肉から遊離したミオグロビンが尿中に排泄されるミオグロビン尿でも潜血反応陽性となる．

異常値を示す疾患・病態

▶赤血球尿
- **非特異的反応**：月経血，痔核などからの混入
- **腎**：糸球体腎炎，腎梗塞，腎盂腎炎，腎腫瘍，特発性腎出血など
- **尿路**：尿管結石，腫瘍(腎盂，尿管，膀胱，尿道)，ナットクラッカー現象，膀胱炎，尿道炎など
- **その他**：凝固異常，出血傾向，尿路外からの腫瘍浸潤など

▶ヘモグロビン尿
溶血性貧血，異型輸血，重症感染症など

▶ミオグロビン尿
挫滅症候群，筋炎など

検査のピットフォール

赤血球尿(血尿)の検出のために用いる場合，測定原理上赤血球が存在しない場合でも，尿中にヘム蛋白関連としてヘモグロビン，ミオグロビン，ヘム蛋白の代謝産物として，ホモゲンチジン酸，ポルフィリン，メラニン，その他酸化物質があれば陽性となる．

薬剤では，サリチル酸，サルファ剤，メチルドパ，レボドパ，メトロニダゾール，次亜塩素酸ナトリウムなどがあげられる[3]．

一方，還元作用のある物質が存在すると偽陰性となる．日常生活の中で尿中に排泄されやすい還元物質として，アスコルビン酸(ビ

タミンC)がよく知られている．したがって，検査前日の夜にアスコルビン酸を多く含む食品の摂取は控えるべきである[3]．このほか，カプトリル，尿酸，亜硝酸炎などは反応を阻害する．

文 献

1) JCCLS尿検査標準化委員会．「尿試験紙検査法」JCCLS提案指針(追補版)．尿蛋白，尿ブドウ糖，尿潜血試験部分表示の統一化．日臨検標準会誌．2004; 19: 53-65.
2) Iseki K, et al. Proteinuria and the risuk of developig end-stage renal disease. Kidney Int. 2003; 63: 1468-74.
3) 血尿診断ガイドライン編集委員会．血尿診断ガイドライン2013．日腎会誌．2013; 55: 872-81.

〈清水和朗，和田隆志〉

7. 尿・便・穿刺液検査

9 尿中ポルフィリン体

基準範囲

定性
- ポルフォビリノーゲン(PBG)：陰性
- ウロポリフィリン(UP)：陰性
- コプロポルフィリン(CP)：陰性

定量
- デルタアミノレブリン酸(δ-ALA)：0.7～2.5 mg/gCr
- ポルフォビリノーゲン(PBG)：≦2.0 mg/gCr
- ウロポルフィリン(UP)：2～44 μg/gCr
- コプロポルフィリン(CP)：250 μg/日

表7-2 ポルフィリン尿症の原因となる疾患と薬物

体質性黄疸	Dubin-Johnson症候群，Rotor病
肝疾患	閉塞性黄疸，胆汁うっ滞，アルコール性肝障害，肝炎，原発性胆汁性肝硬変，肝癌，ヘモクロマトーシスなど
血液疾患	悪性貧血，溶血性貧血，白血病など
代謝疾患	糖尿病，甲状腺機能亢進症，ナイアシン欠乏，ビタミンB_2欠乏，ビタミンB_6欠乏など
薬剤，金属	重金属(鉛，水銀，砒素，銅，鉄，錫，銀，金，亜鉛，タリウムなど) 多ハロゲン化芳香族化合物(PCBなど) グリセオフルビン 四塩化炭素 フェノバルビタール，カルバマゼピン，フェンスクシミド アルコール，トリクロロエチレンなど

生理的変動

乳幼児期には，UP，CPは高値を呈する．
尿量の多寡，朝夕での若干の日内変動がみられる．
健常人においても，1日に60～180 μgのCP，15～30 μgのUPが排泄される．

検査の概要・臨床的意義

ポルフィリンはヘムの前駆物質で，主に肝臓と造血細胞で合成される．グリシンとサクシニルCoAよりδ-ALAが合成され，各種酵素によりδ-ALA→PBG→UP→CP→PP→ヘムとなる．このうち，UPは尿中に，CPは尿，胆汁，PPは胆汁中に排泄される．
ポルフィリン体および前駆物質自体には生理活性はないが，その蓄積は生体に障害をもたらす．
δ-ALAはヘム合成経路の最初の代謝物であり，急性ポルフィリン症の診断，予後判定，鉛曝露指標として重要である．
ポルフィリン体は，ポルフィリン代謝異常症の確定診断に必須である．急性ポルフィリン症は，急性期には急性腹症，腸閉塞，虫垂炎，ヒステリー，急性膵炎，妊娠悪阻などと誤認されることが多く，原因不明の消化器症状，光線過敏症がみられる場合に検査を行う．
ポルフィリン症の症状がなく，尿中のポルフィリン体が増加するものをポルフィリン尿症という．表7-2にポルフィリン尿症の原因となる疾患，薬物を示す[1]．

異常値を生じるメカニズム

ヘム合成経路の酵素の先天的な欠損や鉛中毒などの後天的な酵素阻害により，欠損，阻害部位に応じて，ポルフィリン体，前駆物質の蓄積が生じ，ALA，PBG，UP，CPが様々な組み合わせで尿中に排泄される．

表 7-3 ポルフィリン症の病型と高値を示す主な尿中ポルフィリン

病型	δ-ALA	PBG	URO	CP
急性間欠性ポルフィリン症(AIP)	↑	↑	→～↑	→～↑
遺伝性コプロポルフィリン症(HCP)	↑	↑	↑	↑
異型ポルフィリン症(VP)	↑	↑	↑	↑
先天性骨髄性ポルフィリン症(CEP)	→	→	↑	↑
骨髄性プロトポルフィリン症(EPP)	→	→	→	→
晩発性皮膚ポルフィリン症(PCT)	→	→	↑	↑

急性間欠性ポルフィリン症(AIP)は, 酵素の遺伝的異常に加えて, 薬剤, 月経, 感染, 飢餓などの誘因が加わった場合に発症する. これは, チトクロム P450 を誘導する因子やヘム分解酵素産生を促進する因子によりヘム産生量が減少し, ヘム合成における負のフィードバック機構の解除により, ALA 合成, PBG 合成が活性化するため, ALA, PBG が増加することによる.

異常値を示す疾患・病態

- 鉛中毒では, ALA 脱水酵素などが阻害されるため, δ-ALA の尿中濃度が上昇する.
- AIP では, 寛解期でも尿中の ALA, PBG が増加しており, 診断的意義が高い. また, 寛解期では CP は増加していない.
- ALA, PBG の上昇に加え, UP, CP も増加している場合には, 異型ポルフィリン症 variegate porphyria(VP), 遺伝性コプロポルフィリン症 hereditary coproporphyria(HCP)が疑われる.
- ALA, PBG の上昇がなく, UP, CP の増加がみられる場合は, 晩発性皮膚ポルフィリン症 porphyria cutanea tarda(PCT), 先天性赤芽球性ポルフィリン症 congenital erythropoietic porphyria(CEP)が疑われる.
- 表 7-3 にポルフィリン症の病型と高値を示す主なポルフィリンを示す.

検査のピットフォール

ポルフィリン体は光により分解しやすいため, 遮光, 冷所保存が必要である.

ポルフィリン・ヘム合成系の障害部位の基質が尿中に最も多く出現するが, ポルフィリン代謝系全体が崩れるため, 多数のポルフィリンが出現する. 異常高値を示す疾患では, 特定のポルフィリンのみを測定するだけではなく, 他のポルフィリン体の測定が必要である.

文 献

1) 木村健二郎. 尿中ポルフィリン体. In: 中井利昭, 他編. 検査値のみかた. 改訂 3 版. 東京: 中外医学社; 2006. p.774-6.

〈清水和朗, 和田隆志〉

10 尿中・血中 β_2-ミクログロブリン(β_2-MG)およびβ尿中 α_1-ミクログロブリン(α_1-MG)

基準範囲

- 尿中 β_2-MG：≦230 µg/L
- 血中 β_2-MG：0.8～2.0 mg/L
- 尿中 α_1-MG：男性 1.0～15.5 mg/L
  　　　　　　　女性 0.5～9.5 mg/L

生理的変動

尿中・血中 β_2-MG は小児期，成人ともに同程度の値をとる[1]．

尿中 α_1-MG：出生時は低値で，年齢とともに増加し思春期以降は成人と同程度となる[2]．

検査の概要・臨床的意義

β_2 ミクログロブリン（β_2-MG）は 99 個のアミノ酸からなる分子量 11,800 の単鎖のポリペプチドで，HLA 抗原クラス I の L 鎖として H 鎖と非共有結合し，赤血球を除くすべての有核細胞膜表面に広く分布している．特にリンパ球や単球などに豊富に存在して免疫応答に重要な役割を果たす．また β_2-MG は体細胞から 1 日に 150～200 mg 程度血清中に放出されている．低分子量のため腎糸球体基底膜を容易に通過し，近位尿細管で大部分が再吸収され，その後アミノ酸やオリゴペプチドに異化される．

血清 β_2-MG は糸球体濾過量の低下に伴い上昇するので腎糸球体障害の指標となりうるが，炎症や肝機能障害などの影響を受けるため，現在では糸球体濾過機能の指標としてはあまり使用されていない．悪性腫瘍，特に網内系腫瘍では β_2-MG 産生が亢進し血中濃度が上昇するため腫瘍マーカーとして利用される．一方，尿中 β_2-MG に関しては，尿細管障害において β_2-MG の再吸収が障害され尿中排泄が増加するため，尿中 β_2-MG を測定することにより尿細管機能，とりわけ近位尿細管機能の指標となる[3]．このように血中ならびに尿中 β_2-MG の測定はおよその糸球体機能と，尿細管機能の評価に有用である．ただ β_2-MG は pH 5.5 以下の酸性尿中では蛋白分解酵素の作用を受け壊れやすく不安定なため[4]，欧米では β_2-MG は血清マーカーとしてだけ測定され，尿中 β_2-MG 測定はほとんど行われず，かわりに α_1 ミクログロブリン（α_1-MG）を測定するのが一般的である．

α_1-MG は分子量約 3 万の低分子蛋白であり，血中では低分子遊離型と高分子 IgA 型とがほぼ同率で存在する．α_1-MG は主に肝臓で産生され腎糸球体基底膜を容易に通過し，近位尿細管で再吸収されるため正常では尿中にはほとんど排泄されない．尿細管機能障害においては尿中への排泄が増えるため尿細管機能の指標として尿中 α_1-MG の測定が有用である[5]．

異常値を示す疾患・病態

- 血中 β_2-MG：糸球体腎炎，炎症（感染症，膠原病など），悪性腫瘍（骨髄腫，悪性リンパ腫など），肝疾患（急性・慢性肝炎，肝硬変など）
- 尿中 β_2-MG，尿中 α_1-MG：各種の尿細管障害（重金属中毒，薬剤性腎障害，急性尿細管壊死，Fanconi 症候群，腎移植後の拒絶

反応,痛風腎,自己免疫疾患など)

⚠ 検査のピットフォール

尿中 β_2-MG は酸性尿中では不安定なので臨床現場では随時尿を用いて複数回測定し最も高い値を採用するなどの工夫が必要である．尿中 α_1-MG は濃度の変動幅が小さいので，バイオマーカーとしては使いづらいという欠点がある．

文 献

1) 今井圓裕. β_2-ミクログロブリン，α_1-ミクログロブリン，NAG，シスタチン C［成人］. In: 日本医師会, 編. 腎・泌尿器疾患診療マニュアル—小児から成人まで. 東京: 日本医師会; 2007. p. S88-9.
2) 川村尚久. β_2-ミクログロブリン，α_1-ミクログロブリン，NAG［小児］. In: 日本医師会, 編. 腎・泌尿器疾患診療マニュアル—小児から成人まで. 東京: 日本医師会; 2007. p. S90-1.
3) 千葉敏也. 尿中 β_2-マイクログロブリン（β2MG）測定の問題点について. 医学と薬学. 1991; 25; 1315-20.
4) 百瀬育子, 他. 尿中 α_1, β_2-マイクログロブリン測定の検体保存安定性に関わる検討. 日臨検自動化会誌. 2006; 31; 683.
5) 渡邉和子, 他. 慢性腎不全患者の経過観察における尿中 α_1MG の有用性. 予防医学. 2000; 42; 99-103.

〈内藤毅郎〉

11 尿中NAG(*N*-アセチル-β-D-グルコサミニダーゼ)

基準範囲

- 尿中NAG： ≦7 U/gCr(随時尿)
  ≦7 U/L(蓄尿)

生理的変動

1歳以下では高値を示すが，2歳以上では男女差はない[1]．

尿中NAG活性は朝高く，日中から夜にかけて低くなる傾向がある．

検査の概要・臨床的意義

N-アセチル-β-D-グルコサミニダーゼ(NAG)は分子量が11.2万と推定されるリソゾーム中に含まれる加水分解酵素である．腎尿細管(近位尿細管細胞刷子縁)に多く含まれるが，前立腺や脳，甲状腺，膵臓などにも存在する．分子量が比較的大きいため血清中のNAGは通常尿中にはほとんど排泄されない．NAGは尿細管障害時に尿細管上皮中のNAGが逸脱して尿中に出現するようになる．この尿への逸脱は軽度の尿細管障害の際にもみられるため腎尿細管病変の早期発見に有用である[2,3]．このように尿中NAGは尿細管の器質的障害を反映しているが，この点では尿細管の機能的な障害(再吸収機能障害)を示すβ$_2$-MGやα$_1$-MGとは若干動態が異なる[4]．尿細管障害が高度になるとNAGの供給源である細胞が破壊されるため，尿中NAGは基準値以下に低下するが，この点において腎障害が高度になると高値となる尿中β$_2$-MGとは対照的である．

異常値を示す疾患・病態

糸球体腎炎，ネフローゼ症候群，糖尿病性腎症，尿細管障害(重金属中毒，薬剤性腎障害，急性尿細管壊死，Fanconi症候群，腎移植後の拒絶反応，痛風腎，自己免疫疾患など)

検査のピットフォール

尿中NAG活性は朝高く，日中〜夜にかけて低くなる傾向があるので24時間蓄尿するか早朝尿で測定することが望ましい．また室温保存では1〜2日で活性が半減するので，検体を保存する場合には冷蔵または冷凍保存する必要がある．男性患者では前立腺液や精液の混入により高値となることがあるので注意を要する．

文献

1) 川村尚久．β$_2$-ミクログロブリン，α$_1$-ミクログロブリン，NAG［小児］．In: 日本医師会，編．腎・泌尿器疾患診療マニュアル—小児から成人まで．東京: 日本医師会; 2007. p. S90-1.
2) 堀越 哲．尿細管マーカーの現状と問題点．生物試料分析. 2002; 25: 38.
3) 黒本光一．尿細管障害の指標としての尿中β$_2$-mGとNAG活性測定の評価．日臨検自動化誌. 2012; 37; 155-9.
4) 今井圓裕．β$_2$-ミクログロブリン，α$_1$-ミクログロブリン，NAG，シスタチンC［成人］．In: 日本医師会，編．腎・泌尿器疾患診療マニュアル—小児から成人まで．第1版．東京: 日本医師会; 2007. p. S88-9.

〈内藤毅郎〉

12 便潜血(便中ヒトヘモグロビン)

基準範囲

- 定性：陰性
- 定量：＜100 ng/mL

生理的変動

消化管粘膜上皮は，常に腸内細菌叢あるいは物理的・化学的に消化管粘膜を刺激しうる食事からの刺激を受けている．したがって，消化管粘膜上皮に微小な障害が生じ，粘膜上皮下の毛細血管が破綻し，生理的にごく少量の血液が消化管内に放出されている可能性がある．

検査の概要・臨床的意義

便潜血検査は，消化管粘膜上皮を破綻させる疾患に由来する，肉眼的に診断することができない程度少量だが，上記の生理的微小出血を上回る病的消化管出血の検出を目的として行われている．

異常値を生じるメカニズム

便潜血検査には，化学的方法と免疫学的方法とがある．化学的方法の原理は，ヘモグロビンの有するペルオキシダーゼ様活性により，過酸化水素が分解する際に基質を酸化する性質を利用するもので，基質の種類によりグアヤック法，オルトトリジン法などがある．免疫学的方法は，ヒトヘモグロビンAに特異的な抗体などを用いた抗原抗体反応を利用するものであり，ラテックス凝集法，金コロイド比色法などがある．

表7-4に，化学的方法と免疫学的方法の比較を示すが，近年は特異度が高い免疫学的方法の施行が主流になっている．

表7-4 化学的方法と免疫学的方法の比較

方法	化学的方法	免疫学的方法
原理	ヘモグロビンの有するペルオキシダーゼ様活性を利用	ヒトヘモグロビンAに対する特異的抗体を利用
感度	高い（ただしグアヤック法はやや低い）	高い
特異度	高くない	高い
食事制限	必要（血液が含まれる肉・魚料理，黄緑色野菜は採便前3日間摂取しない）	不要
検出される出血部位	全消化管	主として下部消化管（胃酸や高濃度の消化液により上部消化管由来のヘモグロビンは変性）

異常値を示す疾患・病態

現在一般化されている免疫学的方法が異常値を示す可能性のある疾患を表7-5に列挙す

表7-5 免疫学的方法により便潜血反応が陽性となる主な疾患

小腸	小腸腫瘍，小腸潰瘍，小腸びらん，Crohn病，腸管型Behçet病など
大腸	大腸腫瘍（大腸癌など），大腸腺腫，潰瘍性大腸炎，Crohn病，腸結核など
肛門	痔核，痔瘻など

る．免疫学的方法では，胃酸や高濃度の消化液により上部消化管由来のヘモグロビンが変性を受けるため，上部消化管出血は偽陰性となる．したがって，免疫学的方法陽性時は，腫瘍や炎症など消化管粘膜上皮の破綻をきたす下部消化管疾患が存在する可能性を示唆する．

近年，上部消化管および大腸粘膜に出血源が認められないにもかかわらず，消化管からの出血を認める状態がOGIB（obscure gastrointestinal bleeding）と呼ばれるようになった[1]．明らかな顕血便を認める場合を overt OGIB，顕血便は認められないが便潜血陽性を認める場合を occult OGIB と呼び，小腸粘膜からの出血も疑って，各種小腸内視鏡を用いた検査を施行する適応となる．

また，Nakaraiらは，潰瘍性大腸炎患者の大腸粘膜の内視鏡的重症度が，免疫学的方法により測定された便中ヒトヘモグロビン量と有意に相関することを見出し，粘膜治癒というためには 100 ng/mL が cut-off 値になることを報告している[2]．

⚠ 検査のピットフォール

▶採便の回数

大腸癌などからの出血は一般的に間欠的なため，化学的方法と免疫学的方法共に，時間を置いて採取する複数検体による検査が感度の点で望ましく，採便は通常 2 日法で行われることが多い．特異度は 2 日法で若干低下するが，感度の上昇の利点のほうが有益と考えられる．

▶便検体の保管について

腸内細菌が活動する室温で検体を保管すると，細菌による便中ヘモグロビンが分解されるため，化学的方法と免疫学的方法共に，結果が偽陰性となる可能性がある．そこで，採取した便は冷暗所で保管する必要がある．

▶食事制限について

化学的方法では，ペルオキシダーゼ様活性を持つ血液が含まれる肉・魚料理，黄緑色野菜（ブロッコリーなど），ビタミンCは採便前3日間は摂取しない．免疫学的方法では，食事制限は不要．

📖 文 献

1) Raju GS, et al. American Gastroenterological Association (AGA) Institute technical review on obscure gastrointestinal bleeding. Gastroenterology 2007; 133: 1697-717.
2) Nakarai A, et al. Evaluation of mucosal healing of ulcerative colitis by a quantitative fecal immunochemical test. Am J Gastroenterol. 2013; 108: 83-9.

〈勝野達郎〉

7. 尿・便・穿刺液検査

13 寄生虫（虫卵・原虫）

検査の概要・臨床的意義

　人体に寄生する蠕虫（線虫，吸虫，条虫）と原虫は，虫体が腸管に寄生するものが多く，糞便から虫卵や原虫を検出することで寄生虫症の確定診断ができる．

　検査法は，直接塗抹法とホルマリン・エーテル法medical general laboratory method（MGL法）を併用するが，患者情報や糞便の性状から疑われる寄生虫がある場合は，目的の寄生虫に適した検査法を選択する[1〜3]．クリプトスポリジウムのオーシストの検出は，直接塗抹法やMGL法などでは検出できないため，ショ糖遠心沈殿浮遊法を用いる[4,5]．また，蟯虫検査には雌虫体の産卵の特徴を考慮して肛門周囲法（セロファンテープ法）を用いる（表7-6）．

　わが国では，公衆衛生対策の徹底や意識の向上で寄生虫症[1]が激減したが，熱帯や亜熱帯の衛生状態の悪い地域では赤痢アメーバやクリプトスポリジウム，ジアルジア（ランブル鞭毛虫）などの原虫症が蔓延していて旅行者が感染するケースがみられる．下痢や腹痛，貧血，好酸球増多などの症状がある場合に，細菌性腸管炎とともに寄生虫症も疑う必要がある．的確な検査を行うためには，患者の渡航歴や食習慣（寄生虫症に結びつく食事内容）などの情報の共有化が早期診断につながる（図7-2）．

届出が義務づけられている寄生虫症

　届出が義務づけられている5類感染症に赤痢アメーバとクリプトスポリジウム，ジアルジアがある．これらの原虫症は，インドやネパールなどに渡航した旅行者が感染することが多い．また，AIDSなどの日和見感染症の合併症としても注目されていて，激しい下痢が長期間続き，重症化することもあるので，迅速に検査を行い診断することが重要である．感染症疫学センターからの原虫症の届出数に関する報告や，汚染された飲料水が感染源になることを考えると，爆発的な集団発生に対応できるように寄生虫症に関する意識を持つことが大切である（図7-3）．

検査のピットフォール

　下痢便や水様便の場合は，病歴を注意深く聞き，鑑別診断に原虫症を含める必要がある．赤痢アメーバやジアルジアの栄養体は，直接塗抹法で運動性の有無を確認するために，排便後速やかに検査を行うことが重要である．便が低温になると，栄養体は運動性が低下し，やがて壊れるので検出が困難になる．クリプトスポリジウムは，ショ糖遠心沈殿浮遊法（比重1.2）で浮遊したオーシストを顕微鏡で観察するが，ピントをカバーガラスの最下に合わせることが重要である[2,4,5]．蟯虫は，夜間睡眠中に肛門周囲で産卵するので，早朝起床時にセロファンテープ法を用いて効率的に集卵し，検出率を高めるためには2日間連続検査が望ましい．虫卵や原虫の大きさや色調，卵殻，卵蓋，内容物などの特徴を知ることが検出率を高めることになる（表7-6）．

　寄生虫症や原虫症の診断で，虫卵や原虫が検出できなくても寄生虫に感染していないとはいえない．産卵数が少ない寄生虫や雄虫だ

表7-6 検出率の高い虫卵と原虫

寄生虫名	虫卵・原虫	検査法	特徴
蟯虫	無色 柿の種型 幼虫包蔵	セロファンテープ法	自家感染
日本海裂頭条虫	黄褐色 大型 卵蓋	MGL法	サケ, マスの生食
横川吸虫	淡黄色 小型 卵蓋	MGL法	アユ半生食
肝吸虫	淡黄色 小型 徳利型 卵蓋	MGL法	コイ, フナ半生食
回虫	黄褐色 卵殻厚い 蛋白膜	直接薄層塗抹法 MGL法	受精卵と不受精卵
鉤虫	無色 卵殻薄い 低比重	硫苦食塩水浮遊法	フィラリア型幼虫の経口摂取, 貧血
有(無)鉤条虫	黄褐色 円形 六鉤幼虫	MGL法	豚肉, 牛肉の半生食
鞭虫	黄褐色 グラタン皿型 卵殻厚い 卵栓	MGL法	
赤痢アメーバ	栄養体: 無色 運動性	シスト: 4核	MGL法	多発国渡航 5類感染症
ジアルジア (ランブル鞭毛虫)	栄養体: 無色 運動性	シスト: 楕円形 軸索	MGL法	多発国渡航 5類感染症
クリプトスポリジウム	オーシスト: 無色 小型	ショ糖遠心沈殿浮遊法	多発国渡航 5類感染症

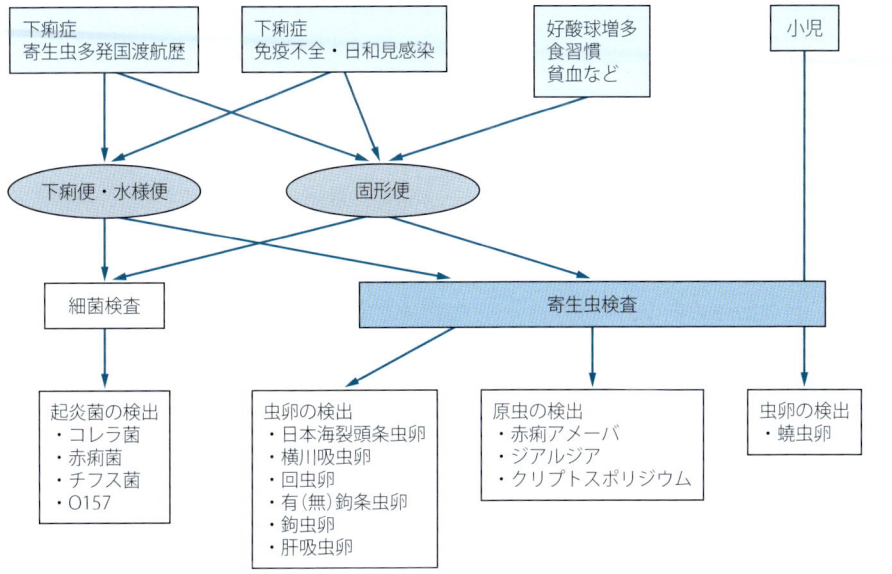

図7-2 患者情報からみた寄生虫検査の進め方

```
[下痢症 寄生虫多発国渡航歴] [下痢症 免疫不全・日和見感染] [好酸球増多 食習慣 貧血など] [小児]
        ↓                      ↓                              ↓                           ↓
   (下痢便・水様便)          (固形便)
        ↓                      ↓
   [細菌検査]              [寄生虫検査]
        ↓                      ↓
```

- 起炎菌の検出
  - コレラ菌
  - 赤痢菌
  - チフス菌
  - O157

- 虫卵の検出
  - 日本海裂頭条虫卵
  - 横川吸虫卵
  - 回虫卵
  - 有(無)鉤条虫卵
  - 鉤虫卵
  - 肝吸虫卵

- 原虫の検出
  - 赤痢アメーバ
  - ジアルジア
  - クリプトスポリジウム

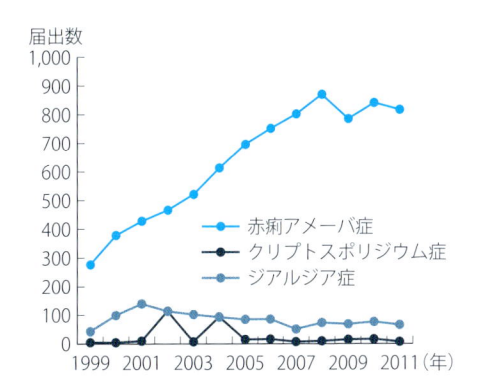

- 虫卵の検出
  - 蟯虫卵

図7-3 原虫症の発生動向

（感染症疫学センター調査報告から）

赤痢アメーバ症、クリプトスポリジウム症、ジアルジア症（1999〜2011年）

けの寄生，未熟な雌虫寄生，異所寄生の場合は通常の検査では検出できないので免疫学的検査を必要に応じて併用する．また，寄生虫の駆虫後には陰性確認を行うことも重要である．

最後に，寄生虫症の患者や検体を取り扱う場合，検査担当者の感染には十分注意する必要がある．

文献

1) 吉田幸雄. 図説人体寄生虫学. 第6版. 東京: 南山堂; 2003.
2) 伊瀬恵子, 他. 次代に残したい用手法検査 寄生虫検査. 臨床検査. 2014; 58: 512-5.
3) 野崎 司, 伊藤機一. 検出を高める寄生虫検査のポイント 検体の取扱いと検査の進め方. 検査と技術. 2009; 37: 40-4.
4) 山本徳栄. 検出を高める寄生虫検査のポイント 日常検査で遭遇する原卵. 検査と技術. 2009; 37: 268-72.
5) 井関基弘. II. 原虫・寄生虫感染症の検査診断 原虫性疾患 d. クリプトスポリジウム症. 臨床病理. 1998; 108: 191-7.

〈伊瀬恵子〉

14 髄液検査

基準範囲[1〜3]

- 細胞数：≦5/mm^3
- 総蛋白：15〜50 mg/dL
- 糖：45〜80 mg/dL（血糖値の2/3）
- LD：≦50 IU/L
- CK：≦6 U/L

生理的変動

髄液蛋白は成人では10〜50 mg/dLであるが，新生児，小児では年齢により基準値がかなり変動するので注意が必要である．1歳までは100 mg/dLを超えることもあるが，2歳を過ぎると逆に低値（30 mg/dL以下）となる[1]．

検査の概要・臨床的意義

髄液は脳や脊髄を覆う無色透明で水様の液体である．脳や脊髄の変化を鋭敏に反映するため，その検査の意義は大きい．

髄液の採取は通常，腰椎穿刺により行われる．腰椎穿刺は，患者に左側臥位で膝を抱え，背中を突き出す姿勢をとってもらい，両腸骨稜の最上端を結んだJacoby線（L4の棘突起）を目印に，L3/4あるいはL4/5から穿刺を行い採取する[1〜3]．頭蓋内圧の亢進があり，脳幹圧迫症状がある場合は腰椎穿刺が禁忌であるため，検査前に頭部CTで頭蓋内占拠性病変がないこと，眼底検査でうっ血乳頭がないことを確認する．また，血小板が5万/mm^{3}以下で出血傾向がある場合や，抗凝固治療中も禁忌となる[2]．

検査は通常，細胞数，細胞の種類（単核球，多核球），総蛋白，糖について行う．髄液糖は血糖の影響を受けるため，血液も同時に評価する．細胞数と細胞の種類の検査は，髄液をサムソン液で染色しFuchs–Rosenthal計算盤を用いてカウントすることで行う．

髄液検査は，特に中枢神経感染症（髄膜炎・脳炎）の診断に有用である．髄膜炎・脳炎では，起因する病原体の違いにより治療法が異なるため，その鑑別が重要である．病原体の確定診断には培養検査やPCR検査などが必要だが，結果が出るのに時間がかかることが問題である．細菌性髄膜炎は死亡率が20〜30％と高く，重篤な後遺症を残すことも多い．一方，ウイルス性髄膜炎は予後良好で，安静と補液で後遺症を残さず自然治癒する[4]．細菌性髄膜炎と同様に，結核性髄膜炎やクリプトコッカス髄膜炎も急性期の死亡率が高く，1日の治療の遅れが予後を大きく左右する場合がある．早期診断が重要であり，髄液検査の結果を組み合わせて起因する病原体を推測し，直ちに治療を開始する必要がある．結核性髄膜炎の診断には髄液ADA（アデノシンデアミナーゼ adenosine deaminase）の測定が有用な場合がある．

中枢神経感染症以外の髄液検査の適応は，多発性硬化症，Guillain–Barré症候群，CNSループス，神経Behçet病，神経サルコイドーシスなどの炎症性疾患（細胞蛋白解離，オリゴクローナルバンド，IgG index，IL-6，ACEなど），中枢神経悪性腫瘍，転移性腫瘍など（腫瘍マーカー，髄液細胞診），くも膜下出血を疑う臨床経過だが頭部CTで異常がはっきりしない場合（血性髄液）がある．また，プリ

表 7-7 感染性髄膜炎の鑑別

	外観	髄液圧 (mmH$_2$O)	細胞数 (/mm^3)	主な細胞	総蛋白 (mg/dL)	糖 (mg/dL)
正常	透明	60〜200	5 以下	単核球	15〜50	45〜80
細菌性	混濁	上昇	200〜60,000 (1,000〜5,000が多い)	多核球(初期・抗菌薬投与後は単核球)	100〜500	5〜40
ウイルス性	透明/日光微塵	正常/軽度上昇	5〜300	単核球(初期には多核球の場合あり)	15〜100	正常
結核性	透明/キサントクロミー	上昇	25〜500	単核球(初期には多核球)	100〜500	45 以下
クリプトコッカス	透明/日光微塵	上昇	0〜800	単核球	20〜500	30 前後
癌性	透明/混濁	正常/上昇	0〜300	単核球/異型細胞	15〜500	正常/低下

オン病(14-3-3 蛋白)やミトコンドリア病(乳酸,ピルビン酸)の診断にも用いる.最近ではAlzheimer 病の診断(β アミロイド 1-42,リン酸化タウ)にも有用とされる.

異常値を生じるメカニズム

血液と髄液の間には血液脳関門があり,物質移行に制限があるが,神経疾患では血液脳関門の破綻や髄液腔内への細胞浸潤などが起こり,髄液検査の異常値となる.

▶細胞数

病原体が髄液内に侵入し感染すると,血中から白血球が動員されることで増加がみられる.

▶総蛋白

髄液蛋白は,1)感染や炎症性疾患による血液-脳関門の破壊や透過性亢進,2)くも膜下腔への出血による血中蛋白の流入,3)中枢神経組織内での免疫グロブリンの産生,4)髄液の循環や吸収の阻害により,増加がみられる[1].

▶糖

髄液糖は血糖値に依存する.また,髄液内の細菌などの酵素の解糖作用で消費される.

▶乳酸脱水素酵素(LD),クレアチンキナーゼ(CK)

髄膜炎,脳炎などによる脳組織の破壊に伴い増加する.細菌性髄膜炎での予後推定や治療効果の指標に役立つとされている[1].

異常値を示す疾患・病態

▶感染性髄膜炎・脳炎

起因する病原体の違いにより,細胞数,細胞の種類(単核球,多核球),総蛋白,糖の結果に違いがみられる(表 7-7)[2,3].細菌性,結核性,クリプトコッカス髄膜炎では,髄液糖の低下がみられるが,特に極端に低下している場合は緊急の対応を要する.

▶多発性硬化症,Guillain-Barré症候群など

炎症性疾患で総蛋白の上昇がみられる.

▶脊柱管狭窄

髄液循環不全により,総蛋白の上昇がみられる.

検査のピットフォール

▶検体採取から検査までの時間が長い場合

細胞は体外に取り出されるとすぐに変性するため,採取後は直ちに検査する必要がある[5].髄液糖も検体採取後に,解糖作用,微生物あるいは腫瘍細胞などのグルコース分解

作用により低下する[5].

▶感染性髄膜炎の治療による影響

ウイルス性髄膜炎でも病初期には多核球優位の場合があり，逆に細菌性では，病初期や抗生剤投与を受けていた場合に，単核球優位の場合がある[5].

▶免疫不全を伴う髄膜炎

結核性髄膜炎やクリプトコッカス髄膜炎は，免疫抑制剤投与やAIDSなどの日和見感染で多くみられ，臓器移植に伴う免疫抑制療法が増加するに伴い，今後感染が拡大する可能性がある．免疫不全では，細胞数や蛋白の上昇が軽度で，診断に苦慮することがある[1].

▶食事の影響

血糖値に依存するため，検査は4時間の絶食後に行い，同時に血糖を測定する[5]. 救急室で患者にグルコースの静注が行われた場合は，グルコースが血液と髄液の間で平衡に達するのに時間がかかるため，投与後30分までは髄液糖の結果に影響を与えない．

文献

1) 日本臨床衛生検査技師会, 編. 髄液検査法2002. 日本臨床衛生検査技師会; 2002.
2) Ropper AH, et al. Lumbar puncture and examination of cerebrospinal fluid: Special Techniques for Neurologic Diagnosis. In: Ropper A, et al. Adams and Victor's Principles of Neurology. 9th ed. New York: McGraw-Hill; 2009. p.13-9.
3) Fishman RA. Lumbar Puncture and Cerebrospinal Fluid Examination. In: Rowland LP, et al, ed. Merritt's Neurology. 12th ed. Philadelphia: Lippincott Williams & Wilkins; 2005. p.123-6.
4) 細菌性髄膜炎の診療ガイドライン作成委員会. 細菌性髄膜炎の診療ガイドライン. 臨床神経. 2007; 47: 243-306.
5) 森田 洋. 脳脊髄液(髄液)検査. In: 金井正光, 監. 臨床検査法提要. 改訂第33版. 東京: 金原出版; 2010. p.168-83.

〈澤井 摂〉

15 胸水・腹水

検査の概要

▶胸水

正常人でも片側の胸腔には約 2 mL の胸水が存在するが画像では認められない．一般的には呼吸苦があり通常の胸部 X 線立位正面にて肋横隔膜角の鈍化などで病的胸水の存在を疑うことが多い．この場合すでに 250 mL 程度の貯留があるとされる．胸壁に接した被包化された胸水の確認は超音波検査が，肺実質病変や癒着を伴う複雑な胸水は CT が有用である．胸水貯留の原因として，壁側・臓側胸膜の毛細管圧，血清浸透圧，胸腔内圧の変化による漏出液（心不全，低蛋白血症など），壁側・臓側胸膜の毛細血管透過性の高まり，あるいはリンパ管による胸水の排出障害がある場合にみられる浸出液（悪性腫瘍，胸膜炎など）に分けられる．

なお胸水・腹水の培養・細胞診については他の成書を参照されたい．

▶腹水

正常人でも約 20〜50 mL の腹水が存在しているが，病的に腹水が増加すると，体重増加と外観上蛙腹を呈するようになり，触診にて波動（flucutuation）を認めるようになる．

少量の腹水の確認には CT はもちろん有用であるが，超音波検査で簡単に確認ができる．一般的に腹水が 100 mL 程度あれば超音波検査にて認められる．排液する際にも超音波で確認しながら行うことが多い．非炎症性疾患による漏出液（肝硬変，ネフローゼ，心不全など），と漿膜の炎症に伴う浸出液（悪性腫瘍，腹膜炎など）に分けられる．

検体採取

▶胸水

左右とも後腋窩線付近・座位で行うとされている．実際には超音波で確認しながら，必要なら穿刺用プローブを用いて，気胸を起こさないように安全に行うことが大切である．神経・血管を傷つけないように肋骨上縁に沿って穿刺する．

▶腹水

穿刺部位は，通常 Monro–Richter 線（臍部と左腸骨前上棘を結ぶ線）の外側 1/3 の点で行うことが多い．なお胸水・腹水とも採取後温度低下により線維素が析出し，誤差を生じるので，採取後は速やかに測定する．穿刺時に血管を損傷すると血液混入により，漏出液・滲出液の鑑別が困難になることがある．

測定項目

▶比重・蛋白濃度

漏出液・浸出液の鑑別に役立つ（表 7-8）．胸水では，LDH を用いて鑑別することも報告されている（表 7-9）．漏出液・浸出液をきたす疾患を列挙した（表 7-10）．胸水の特殊な病態として乳糜胸水がある（表 7-11）

▶グルコース

滲出液では細菌や炎症などによる解糖のため低値となり，特に結核性胸膜炎，癌性胸膜炎，関節リウマチでは 60 mg/dL 以下になることがある．

▶CEA

胸水，腹水中の CEA が 10〜20 ng/mL を超える場合，90％の確率で悪性とされる（癌性

表 7-8 漏出液と浸出液の鑑別

	漏出液	浸出液
原因	非炎症性	漿膜の炎症，腫瘍
色調	淡黄色，透明	混濁，血性，膿性
比重	1.015 以下	1.018 以上
蛋白濃度	2.5 g/dL 以下	4.0 g/dL 以上
Rivalta 反応	−	＋
Runeberg 反応	−	＋
線維素	微量	多量
細胞	中皮細胞，組織球	多核白血球，リンパ球
細菌	−	＋のことあり

表 7-9 LDH による胸水の鑑別

以下の 1 項目以上満たせば浸出液である．漏出液ではいずれも認めない．
① 胸水の蛋白濃度÷血清の蛋白濃度＞0.5
② 胸水の LDH÷血清の LDH＞0.6
③ 胸水の LDH＞血清 LDH の正常上限×2/3

表 7-11 乳糜胸水の特徴

- 胸水中の中性脂肪＞110 mg/dL
- 色調が白濁（カイロミクロンによる）
- エーテル添加により透明化
- 基礎疾患＝胸管損傷
  悪性腫瘍（リンパ腫，転移性悪性腫瘍）が約 50%
  手術後，外傷性，先天性乳糜胸水

表 7-10 漏出液と浸出液をきたす疾患

	漏出液	浸出液
胸水	うっ血性心不全，肝硬変，ネフローゼ症候群，粘液水腫，上大静脈症候群	胸膜炎（細菌性，結核性，癌性など），肺血栓塞栓症，自己免疫・アレルギー疾患，外傷
腹水	うっ血性心不全，肝硬変，ネフローゼ症候群，粘液水腫，蛋白漏出性胃腸症，Budd-Chiari 症候群	腹膜炎（細菌性，結核性，癌性など），腹腔内出血（外傷など）

胸膜炎，癌性腹膜炎）．

▶アミラーゼ

胸水中アミラーゼが高値の場合，膵炎（膵性胸水），癌性胸膜炎，食道破裂の可能性が高い．肺癌による癌性胸膜炎，食道破裂では，唾液腺型アミラーゼアイソザイムが高値となる．

▶ADA

胸水中 ADA が 50 U/L 以上では，結核性胸膜炎の可能性がある．胸水中の結核菌培養や，PCR を併用して確認する必要がある．

〈須永雅彦〉

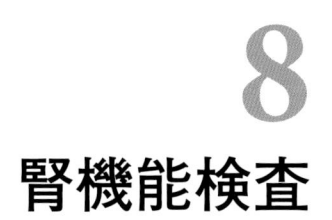

8
腎機能検査

8. 腎機能検査

1 クレアチニンクリアランス（内因性，簡易法）

基準範囲

- クレアチニンクリアランス（Ccr）：
  80〜120 mL/分/1.73 m^2

生理的変動

成人期以降は加齢により糸球体濾過量 glomerular filtration rate（GFR）が1年で0.3〜0.5 mL/分程度低下するとされている．したがって高齢者におけるCcrの標準値については，年齢の要素を考慮して評価する必要がある．

検査の概要・臨床的意義

腎臓の主要な働きは血液中の老廃物を尿中に排泄して体内環境の恒常性を維持することであるが，その働きの良し悪しを表す基本的指標としてGFRがある．GFR測定において最も正確な方法はイヌリンクリアランス（1%イヌリンを含む生理的食塩水を持続静注し，30分間隔で蓄尿と中間点採血を3回行い，3回のクリアランスの平均値を求める方法）であるが，日常臨床で実施しやすい簡便な方法として内因性クレアチニンクリアランス（Ccr）測定がある．クレアチニン（Cr）は主に筋肉から生成され，糸球体で濾過された後，ほとんど再吸収されず尿に排泄される．イヌリンと似た動態をとるのでCrのクリアランスを測定することでGFRに近似でき，GFRのよい指標となりうる．ただ実際にはイヌリンと異なり一部は尿細管からも分泌され，腎機能障害のある患者ではこの尿細管からの分泌が亢進する．このためCcrはイヌリンクリアランスで測定した真のGFR値よりも高く算出されるという欠点がある．

24時間内因性Ccrは以下の公式で計算される．

Ccr（mL/分）＝Ucr×V/Scr×1440
　Ucr：尿中Cr濃度（mg/dL），Scr：血清Cr濃度（mg/dL），V：尿量（mL/分）

なお蓄尿は24時間法のほかに1〜2時間で行う短時間法もある．いずれの方法をとる場合でも蓄尿開始前に完全排尿し，蓄尿開始後はすべての尿を溜め正確な尿量を測定する．Crの尿細管からの分泌によりCcrが実測GFR値よりも約30%高く産出されるので，GFRへの変換にはCcr値に0.715を掛けてGFR値を算出する必要がある[1]．

イヌリンクリアランスや内因性Ccr測定が困難な場合に，蓄尿を行わず血清Cr値からGFRを推測（estimated GFR, eGFR）することもできる．その場合は以下の公式によりGFR値を算出する．

eGFRcreat（mL/分/1.73 m^2）
　＝194×Cr$^{-1.094}$×年齢（歳）$^{-0.287}$（女性は×0.739）
　Cr：血清Cr濃度（mg/dL），Crは酵素法により測定されたもので小数点以下2桁表記
　（この推定式は18歳以上に適応する．それ以下の小児では小児の評価法を用いる）

このGFR推算式はあくまでも簡易法であり，主として疫学的研究などに用いることを目的とするため，個々の患者で正確にGFR

を算出する場合にはイヌリンクリアランスや内因性Ccrの実測値で評価することが望ましい．

この他，体重も考慮したCcrの推算式としてCockcroft–Gault式がある[1]．

Ccr（mL/分）＝（140－年齢）×体重/（72×Cr）（女性は×0.85）
Cr：血清Cr濃度（mg/dL），年齢（歳），体重（kg）

異常値を生じるメカニズム

腎糸球体が炎症や循環障害などの様々な障害因子により機能障害をきたすと，糸球体での濾過機能が障害され，その障害度に応じてCcr値が低下する．また病態によっては異常に機能亢進する（糸球体過剰濾過）こともあり，この場合も長期的な腎臓機能保持という観点からは非生理的状態と判断されることがある．

異常値を示す疾患・病態

腎糸球体機能低下をきたす病態のすべて（一次性および二次性糸球体疾患）

検査のピットフォール

蓄尿による内因性Ccr測定においては不完全な蓄尿（例：排便時の尿を捨ててしまう）により誤差が生じるので注意を要する．この際，蓄尿が完全に行われたか否かはある程度は尿中Cr排泄量で評価できる．すなわち尿中Crの排泄量はほぼ一定であるので，これが少ない時には蓄尿が不十分であった可能性を示している．

eGFRcreatは四肢欠損，筋肉疾患，長期臥床，担癌患者などで筋肉量が減少している症例では実際のGFR値よりも高く算出される．また標準的な体型（身長170 cm，体重60 kg）の対表面積1.73 m^{2}に補正した場合のGFR値が算出されるので，薬剤投与量の決定などに用いる場合にはこの対表面積補正をしない値に変換して用いる必要がある．

Cockcroft–Gault式によるCcr推測値も基本的にGFRよりも高めに推算される．また体重のみで身長が考慮されず肥満度が反映されないため肥満例では高めに，低体重や高齢者では低めに算出される傾向がある．

文献

1) 腎機能の評価法：成人．In：日本腎臓学会，編．CKD診療ガイド2012．東京：東京医学社；2012．p.18–21．

〈内藤毅郎〉

9

膵外分泌機能検査

9. 膵外分泌機能検査

1 PFD テスト

基準範囲

- 71％以上

生理的変動

70歳以上では低値となることが報告されている[1]．機序として加齢による腎機能低下が示唆されている．

検査の概要

膵臓の機能のうち，消化酵素を含む膵液を十二指腸へ分泌する働きは膵外分泌機能と総称される．膵外分泌機能を評価する検査法として，十二指腸液もしくは膵液を採取して行う有管法（パンクレオザイミン・セクレチン試験，セクレチン試験，内視鏡的純粋膵液採取法など）と，血液，尿あるいは便検体を採取して行う無管法（PFDテスト，便中キモトリプシン，便中エラスターゼ1，呼気試験など）がそれぞれ開発されてきた．しかしながら有管法は手技が煩雑であること，被検者への負担が大きいこと，使用する検査薬（パンクレオザイミン，セクレチン）が製造中止になっていることなどから，本邦では一般的な検査法ではなくなっている．また無管法であっても，便中キモトリプシンの測定は本邦では施行困難となり，便中エラスターゼ1，呼気試験はともに保険適応がないことなどから，PFDテストによる膵外分泌機能評価が主に施行されているのが現状である．

PFD は pancreatic functional diagnostant の略語であり，一般的には BT-PABA 試験あるいはベンチロミド bentiromide 試験と呼称される膵外分泌機能検査法の本邦における商標名である．この PFD テストの原法は 1971 年 Imondi らにより報告された[2]．

▶原理

ベンチロミド（N-benzoyl-L-tyrosyl-p-amino benzoic acid：BT-PABA）は，生体内物質の安息香酸，チロジン，パラアミノ安息香酸 p-aminobenzoic acid（PABA）から成る合成ペプタイドである．このペプタイドは，経口投与してもほとんど消化管から吸収されず便中に排泄されるが，膵酵素の一つであるキモトリプシンによって容易にしかも特異的に加水分解を受け，PABA と BT（N-benzoyl-L-tyrosine）とを遊離する．PABA は物性上，小腸でほぼ完全に吸収され，肝で抱合（主にグリシン抱合）を受けて腎より尿中に排泄され代謝される物質である．膵外分泌機能が障害されると，膵液中のキモトリプシン量も減少することよりベンチロミドは十分に分解されず，PABA 抱合物の尿中排泄が減少する．したがって一定量のベンチロミドを経口投与し，一定時間内の尿中 PABA 量を測定してその排泄率を求めれば，その値は膵外分泌機能を反映していることになり，膵外分泌機能を評価することが可能となる．

▶方法

検査薬（PFD）

ベンチロミド 500 mg（PABA 量として 169.5 mg）を含有する無色澄明の液体（10 mL）である．添加物として亜硫酸水素ナトリウム，エタノール，D-ソルビトール液，pH調整剤が含有されている．原液のままでは甘苦い味が強いため水で希釈して服用する．

用法・用量

早朝空腹時に検査開始することが一般的である．検査前に排尿（採尿検体①）し，膀胱内の残尿を可及的に排出してから，検査薬を 200 mL 以上の水とともに服用させる．利尿を図る目的で服用から約1時間後に最低約 200 mL の水を飲用させるが，それ以後の飲水は自由とする．検査開始より3時間以上経過した後は食事も許可する．尿は検査薬服用から6時間後に排尿させるまでの全尿を蓄尿する．蓄尿された尿量を測定し，その一部（約 10 mL）を採取（蓄尿検体②）する．蓄尿検体②で PABA 濃度をジアゾカップリング法または DACA（p-dimethyl-aminocinnamaldehyde）法で測定し，蓄尿量を乗じることで PABA の6時間排出量を算出し，BT-PABA 投与量との比から6時間尿中 PABA 排泄率（%）を算定する．早朝採取尿①は対照として用いる．採取した尿検体は測定時まで冷所保存（4℃）する．

$$6\text{時間尿中 PABA 排泄率(\%)} = \frac{6\text{時間尿中 PABA 排泄量(mg)}}{169.5} \times 100$$

禁忌・副作用

検査の禁忌は高度の腎機能障害，急性膵炎急性期，急性肝炎急性期である．検査薬にエタノールを含むため，エタノールに対する過敏な体質がある場合，副作用症状が現れやすい．主な副作用としては頭痛，悪心，顔面潮紅，下痢，腹痛，ふらつき，心悸亢進，嘔吐，発疹，瘙痒感などで，いずれも頻度は 0.1% 台かそれ以下である．

臨床的意義

膵外分泌機能検査としては有管法であるパンクレオザイミン・セクレチン試験（PS 試験）が最も信頼性の高い検査法である．この PS 試験では，胆汁，膵液を含む十二指腸液を胃液と混合しないように採取可能な特殊なチューブ（Dreiling tube，Barterheimer tube など）を一定時間十二指腸内に留置し，採取した十二指腸液の液量，最高重炭酸塩濃度，アミラーゼ排出量の3因子を測定し，1因子低下，2因子低下，3因子低下に分けて評価していた．

PFD テストの診断能として，PS 試験と比較した検討からは，PS 試験の1因子低下群と正常群との間で PFD 値には有意な差は示されなかったが，PS 試験2因子以上の膵外分泌機能低下がある場合，正常群に比べて PFD 値は有意に低下するとされている[3]．

PFD テストは膵外分泌機能をキモトリプシンの消化能で代表させ評価するため，簡便ではあるが間接的な検査法である．また，小腸の吸収能，肝機能，腎機能，膀胱排尿能の影響を受けることから，純粋に膵外分泌機能の試験とはいえない一面もあり，結果の解釈にあたっては前述した各種要因を考慮する必要がある．

異常値を生じるメカニズム

膵障害により膵外分泌機能が低下すると，膵より産生されるキモトリプシン量が低下し，経口投与された検査薬である BT-PABA の腸管内での加水分解率が低下し，分解産物である PABA の産生量も低減し，最終的に6時間蓄尿中の PABA 排泄量の低下につながる．検査薬である BT-PABA は腸管からほとんど吸収されないため，投与した BT-PABA 量に対する尿中 PABA 排泄量の比がキモトリプシンの活性を反映する．

異常値を示す疾患・病態

▶異常低値を示す場合
- 尿中 PABA 6時間排泄率 70% 未満の場合，異常低値と判定する．

- 慢性膵炎，膵癌，急性膵炎後，膵広範囲切除後.

現行の慢性膵炎臨床診断基準 2009 では，慢性膵炎の診断項目として膵外分泌機能障害を挙げており，BT-PABA 試験（PFD テスト）で明らかな低下（70%以下）を複数回認めると定めている[4]．

PS 試験で 2 因子以上の低下は膵外分泌機能としては中等度以上の機能低下であり，このような症例で PFD 値は低値となることが多い．

膵疾患以外では，消化吸収障害を呈する病態（下痢，吸収不良症候群，炎症性腸疾患，消化管広範切除後など），腎機能低下（血清クレアチニン 2 mg/dL 以上あるいは PSP 15 分値 10%以下），肝機能低下（ICG 15 分値 20%以上）で低値となることがある．

▶異常高値を示す場合

尿中 PABA 6 時間排泄率 70〜100%は正常域であるが，時として 100%を超える測定値となることがある．原因不明の測定上の問題のことが多いが，薬剤による影響も無視できない．キモトリプシンを含む消化酵素剤，利胆剤のほか，尿中 PABA 測定時に PABA 陽性反応を示す薬剤として，アセトアミノフェン，イソニアシド（INH），パラアミノサリチル酸（PAS），塩酸プロカインアミド，リドカイン，フロセミド，サイアザイド，スルホニル尿素剤などがある．これらの薬剤は見かけ上 PFD 値を高くするため，検査 3 日前より休薬する必要がある．

⚠ 検査のピットフォール

検査中の尿量が少ないと測定誤差が大きくなることが知られている．尿量を確保するため十分量の飲水を促すとともに，精確に蓄尿し，特に検査終了時の 6 時間後に排尿させることが重要である．

📖 文　献

1) 衣笠勝彦, 他. PFD 試験. 胆と膵. 1986; 7: 595-603.
2) Imondi AR, et al. A new test for exocrine pancreatic function. Pharmacologist. 1971; 13: 290.
3) 衣笠勝彦, 他. PFD の慢性膵炎における診断能と限界. In: 竹内　正, 他編. 慢性膵炎. 東京: 医学図書出版; 1983. p.1-18.
4) 厚生労働省難治性膵疾患に関する調査研究班, 日本膵臓学会, 日本消化器病学会. 慢性膵炎臨床診断基準 2009. 膵臓. 2009; 24: 645-6.

〈石原　武〉

9. 膵外分泌機能検査

2 セクレチン試験

基準範囲(表9-1)

セクレチン投与後に採取された十二指腸液の液量,重炭酸塩濃度,アミラーゼ量の3因子で判定される.

検査の概要

膵臓の機能のうち,消化に必要な膵酵素と消化酵素が作用するために消化管内のpHを調節する重炭酸塩を分泌する働きは膵外分泌機能と総称される.膵外分泌機能を評価する検査法は,十二指腸液もしくは膵液を採取して行う有管法(パンクレオザイミン・セクレチン試験,セクレチン試験,内視鏡的純粋膵液採取法など)と,血液,尿あるいは便検体を採取して行う無管法(PFDテスト,便中キモトリプシン,便中エラスターゼ1,呼気試験など)に大別される.

有管法のうち,パンクレオザイミン・セクレチン試験(pancreozymin-secretin test:PS test)あるいはセクレチン試験(secretin test:S test)は,パンクレオザイミンやセクレチンなどの膵液分泌を刺激する消化管ホルモンを静注し,十二指腸内に分泌された膵液を特殊なゾンデ(Dreiling型二重管,Bartelheimer型二重バルーン付三重管)で採取し,定量的な分析を行う検査法である.このうちPS testは,膵外分泌機能として最も信頼性が高く,1960年代より臨床導入され標準的な検査法とされてきたが,1984年パンクレオザイミン製剤(Boots社,イギリス)の製造中止に伴い施行困難な状況になった.

日本消化器病学会に設置された膵液測定検討小委員会は,臨床認可された製剤のみ使用すべきであるとの判断から,当時国内で製造されていたセクレチン剤のみを負荷するセクレチン試験を標準法と提案した[1,2].以後2005年に同製剤が製造中止になるまでセク

表9-1 セクレチン試験の基準範囲

判定因子	セクレチン静注法*	セクレチン持続静注法**
液量(mL)[a]	163〜279	81〜127
液量(mL/kg)[a]	2.8〜5.0	1.5〜2.3
最高重炭酸塩濃度(mEq/L)[b]	78〜142	
平均重炭酸塩濃度(mEq/L)[b]		74〜134
重炭酸塩量(μEq)[a]	14,703〜26,701	7,871〜14,137
重炭酸塩量(μEq/kg)[a]	251〜467	152〜244
アミラーゼ量(SU)[c]	79,433〜199,526	23,628〜129,426
アミラーゼ量(SU/kg)[c]	1,349〜3,631	416〜2,421

[a] Mean±SD, [b] Mean±2SD, [c] 対数変換後,Mean±SD, *n=148, **n=81
判定因子の略号を用いる場合には,液量:VO,最高重炭酸塩濃度:Max BC,平均重炭酸塩濃度:Mean BC,重炭酸塩量:BO,アミラーゼ量:AOとする.
(日消誌.1987;84:1920-4より)[2]

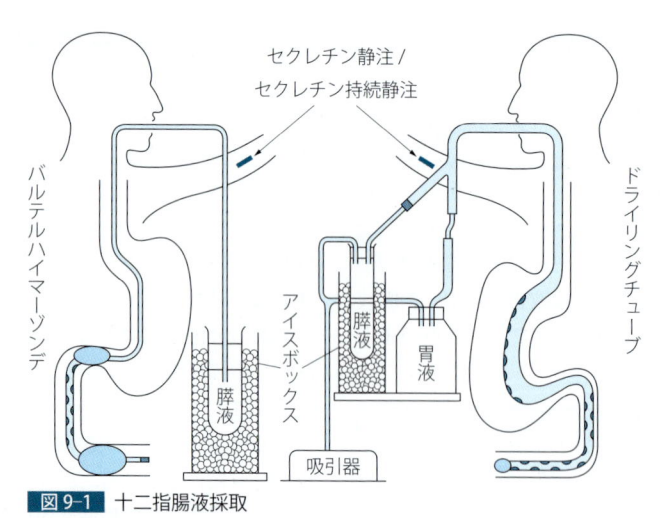

図9-1 十二指腸液採取
(中井利昭, 他編. 検査値のみかた. 改訂第3版. 2006. p.824を改変)[3]

レチン試験は膵外分泌機能検査法として行われてきた.

▶原理

セクレチンは消化管ホルモンで, 膵外分泌腺の導管細胞からの水と重炭酸塩分泌を促す作用がある. 同じく消化管ホルモンであるパンクレオザイミンは強力な胆嚢収縮作用を有するコレシストキニンと同一物質であり, 膵腺房細胞からの膵酵素分泌を促進する作用がある.

▶方法

十二指腸液採取用チューブ(図9-1)

膵外分泌機能を評価するためには, 胃液と十二指腸液とを分離して採取する必要がある. この目的のために, 十二指腸まで挿入可能な先端形状で, 透視下に視認できる素材でできた側孔(採液孔)付きのチューブが開発された. 代表的なチューブ(ゾンデ)としてBartelheimer型二重バルーン付三重管とDreiling型二重管が用いられた.

Bartelheimer型二重バルーン付三重管は十二指腸液採液孔の前後にバルーンが1個ずつ装着されており, バルーンの送気・脱気用のチューブと併せて三重管構造となっていた. 透視下に採液孔がVater乳頭部近傍に位置するようにチューブを調整し, 先端(肛門側)のバルーンを十二指腸水平脚で, 後端(口側)のバルーンを胃前庭部でそれぞれ膨らませ, 十二指腸液の取りこぼしと胃液の混入を防いで固定する仕組みであった.

Dreiling型二重管は十二指腸と胃にそれぞれ側孔(採液孔)が位置するチューブを2重に束ねて, 胃液と十二指腸液とを別々に吸引可能な二重管構造となっていた. 十二指腸採液孔と胃液採液孔がそれぞれ十二指腸, 胃内に留置するよう固定するだけなので簡便で, Bartelheimer型に比べてバルーンがない分挿入しやすかったが, 胃液の混入を防ぐために検査中は胃液を持続吸引する必要があった.

いずれのチューブでも十二指腸液の採取には40〜60 mmHg圧の持続吸引をかけ, 集められた十二指腸液は氷冷下に保管する必要がある.

検査方法(セクレチン試験)

早朝空腹時に検査開始することが一般的である．胃液の混入を少なくするために検査の前夜と当日の朝に H_2ブロッカーを内服させることが推奨されていた[2]．透視下に十二指腸液採取用チューブを留置し，仰臥位にて20分以上前に採液し，十二指腸液が透明かつアルカリ性になった後にセクレチンを投与する．

① セクレチン静注法：セクレチン100単位を体重に関係なく静注する．十二指腸液を10分毎に分画採取し60分間，計6分画採取する．全分画を判定の対象とし，液量，重炭酸塩量，アミラーゼ量は体重kgあたりで，また重炭酸塩濃度は最高値で表現する．

② セクレチン持続静注法：セクレチン100単位を体重に関係なく60分間持続静注する．十二指腸液を10分毎に分画採取し60分間，計6分画採取する．後半の3分画を判定対象とし，液量，重炭酸塩量，アミラーゼ量は体重kgあたりで，また重炭酸塩濃度は平均値で表現する．

判定

セクレチン静注法では全分画にて，セクレチン持続静注法では後半3分画を用いて液量，最高重炭酸塩濃度，アミラーゼ排出量の3因子を測定し，正常域下限値より低い因子数を算定し，1因子低下，2因子低下，3因子低下と評価する．

禁忌・副作用

消化管再建術施行例では十二指腸液採取チューブ挿入が困難なことがある．セクレチン製剤の禁忌は，総胆管閉塞，膵管閉塞，急性膵炎，急性肝炎，セクレチンに対して過敏症の既往などである．セクレチンによる副作用は，頻度 0.1〜5%未満のものが，発疹，嘔気，下痢，肝障害，血中・尿中アミラーゼ上昇，頻度 0.1%未満が腹鳴，軟便である．

臨床的意義

適応は慢性膵炎の診断，膵炎，膵外傷，膵癌，膵腫瘍，膵手術などによる膵機能評価である．

異常値を生じるメカニズム

▶最高重炭酸濃度

最高重炭酸濃度は膵管上皮細胞の機能を反映し，通常，セクレチン投与後10〜20分で最高値となる．低値の場合は胃液の混入のないことを確認する．慢性膵炎，特に膵の広範囲な膵管系の障害や線維化が高度の場合に低下する．膵癌でも膵機能が荒廃した進行癌で低下する．

▶液量

膵管上皮細胞の機能を反映する．低値の場合は採液不良を確認し，高値の場合は胃液，胆汁の混入の有無を確認する．膵実質の減少，膵管閉塞による膵液の流出障害がある場合に低下する．慢性膵炎や膵癌，膵管狭窄で低下する．

▶アミラーゼ排出量

膵腺房細胞の機能を反映する．低値の場合は採液不良を確認し，胃液・胆汁の混入の有無を確認する．データのばらつきが大きく，再現性も低い．膵腺房細胞の広範な障害か，膵液流出障害の場合に低下する．

上記3因子のうち，低値を示す因子数が多いほど，それぞれの因子の数値が低いほど膵外分泌機能障害は高度であると判定される．因子ごとの信頼度は，最高重炭酸濃度，液量，アミラーゼ排出量の順とされる．

異常値を示す疾患・病態

▶慢性膵炎

セクレチン製剤の国内製造中止に伴いセク

レチン試験の実施が困難になった状況が反映されたため，現行の慢性膵炎臨床診断基準2009[4]では膵外分泌障害の項目にセクレチン試験は言及されていない．

旧診断基準（慢性膵炎臨床診断基準2001）では以下のごとく記載されている[5]．
①確診所見：セクレチン試験において，重炭酸塩濃度の低下に加えて，膵酵素分泌量と膵液量の両者あるいはいずれか一方の減少が存在する．
②準確診所見：セクレチン試験において，重炭酸塩濃度の低下のみ，あるいは膵酵素分泌量と膵液量が同時に減少する．

▶他疾患における異常値

膵癌では膵管閉塞による液量の減少が特徴的であり，重炭酸塩濃度やアミラーゼ排出量は正常のことが多い．ただし随伴性膵炎の有無，膵癌の進行度によりばらつきが大きいとされる．胆道疾患に合併する膵機能障害は軽度のことが多い．肝硬変では液量の過分泌がみられることがあり，肝でのセクレチンの代謝遅延が原因と考えられている．

検査のピットフォール

検査中は十二指腸液の色調，流出量に注意する．チューブ先端の接触により粘膜から出血した場合には血性になることがあるので，適宜透視下にチューブの位置を修正する．健常な場合，膵液は透明色であり，胆汁が混じると黄色〜黄緑色調となる．胃液は白濁していることが多いので，色調変化や流出量増加により胃液混入が疑われた場合には試験紙を用いてpHをチェックする．pH 8以下の場合，胃液混入が疑われる．

文献

1) 膵液測定検討小委員会中間報告．日消誌．1985; 82: 3051-2.
2) 膵液測定検討小委員会最終報告．日消誌．1987; 84: 1920-4.
3) 中井利昭，他編．検査値のみかた．改訂第3版．2006. p.824.
4) 厚生労働省難治性膵疾患に関する調査研究班，日本膵臓学会，日本消化器病学会．慢性膵炎臨床診断基準2009．膵臓．2009; 24: 645-6.
5) 日本膵臓学会．慢性膵炎臨床診断基準2001．膵臓．2001; 16: 560-1.

〈石原　武〉

10
細菌検査

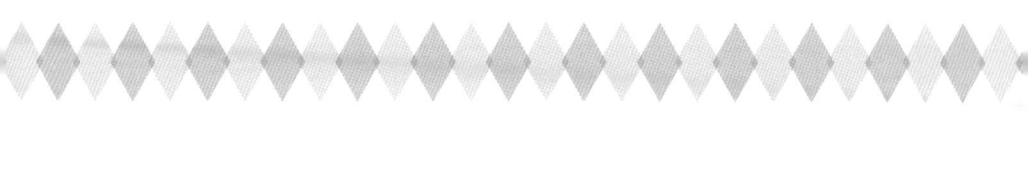

10. 細菌検査

1 グラム染色

検査の概要・臨床的意義

グラム染色では，検体を直接観察することにより病態を反映した様々な情報を得ることができる．これらの情報から菌属（菌種）の推定，炎症像の有無の推定，治療効果の判定などが可能であり，細菌検査の方向性を決めるだけでなく，感染症の迅速診断や治療に貢献することができる[1]．また，安価で簡便な手技で実施可能であり迅速に結果を得られるが，検出可能な菌数に限界があること（$\geqq 10^5$/mL），鏡検の解釈には熟練が必要であること，また難染性の微生物や検出不可能な微生物があることも念頭におく必要がある．

グラム染色の対象となる検体は，喀痰・尿・髄液などの穿刺液や組織材料など様々であり，検体を採取する際に注意する点として，以下のようなことがあげられる．

- 部位を消毒していた場合に，消毒薬が付かないように採取する．
- 創部や潰瘍など開放性の病巣は表面部からでなく，深部を綿棒でぬぐって分泌物を採取する．
- 膿瘍の場合は穿刺部位を消毒し注射器などで穿刺して膿瘍壁に近い部分から採取する．
- 創部を覆っていたガーゼでの提出は，消毒薬の付着や雑菌混入の可能性があるので避ける．
- 常在菌の混入は検査を煩雑化し起炎菌の推定を困難にするため，喀痰の採取前にうがいを行い口腔内を清潔にする．
- 室温放置で菌数が著しく増加するため，採取後は速やかに提出するか冷蔵保存する必要があるが，*Neisseria gonorrhoeae*，*Neisseria meningitidis* など低温で死滅しやすい微生物感染が疑われる場合，孵卵器で保存する．

グラム染色は以下のような手順で行う．

1) **塗抹標本の作製**：検体の塗抹は厚すぎても薄すぎても標本として適さない．膿性の強い材料は薄く，透明な材料は厚く塗抹する．

2) **乾燥・固定**：塗抹標本は自然乾燥させる．固定はメタノール固定（メタノールに1〜2分浸した後，完全に乾燥させる）または火炎固定（塗抹面を上にしてガスバーナーの炎にゆっくり3回通過させる）を行う．患者検体の場合は生体細胞が観察しやすいメタノール固定が推奨される．

3) **染色**：グラム染色には主に3つの方法がある（表10-1）．ハッカーの変法は標準的な方法である．分別にアセトン・アルコールを用いると時間短縮になる．バーミー法はハッカーの変法に似ているが，クリスタル紫液に媒染剤として重炭酸Naを添加する点が異なる．フェイバー法は媒染・分別操作が同時に可能であることから，他の方法に比べて1ステップ少なくて済む．その一方，血液成分や膿汁などでは染色性が劣ることがあるため，水洗により分別液を十分に除くと鏡検しやすい標本を作ることができる．

異常値を示す疾患・病態

喀痰の品質評価は100倍で行うが，鏡検は通常1,000倍で行う．また，喀痰においては

1. グラム染色

表10-1 グラム染色法の種類

	ハッカーの変法	バーミー法	フェイバー法
グラム陽性菌の染色	クリスタル紫液	クリスタル紫液	ビクトリアブルー液
グラム陽性菌の媒染	ルゴール液	ヨウ素・水酸化Na水溶液	媒染・分別は脱色・後染色液で同時に行う
分別	エタノールまたはアセトン・アルコール	エタノール・アセトン混合液	ピクリン酸・エタノール液
後染色	サフラニン液またはパイフェル液	フクシン水溶液	サフラニン液またはパイフェル液

表10-2 喀痰の鏡検による品質管理―Gecklerの分類（100倍で鏡検）

グループ	細胞数/1視野（100倍）	
	白血球（好中球）	扁平上皮細胞
1	<10	>25
2	10〜25	>25
○3	>25	>25
◎4	>25	10〜25
◎5	>25	<10
6	<25	<25

グループ1と2は検査に不適当な検体と判断される．
◎：品質管理上，最もよいもの
○：好中球は多いが，唾液の混入が疑われるもの

表10-3 喀痰性状の肉眼的分類（Miller & Jonesの分類を一部改変した分類）

喀痰の性状表示とその説明	
唾液性S痰	漿・唾液性の部分のみ
粘性M痰	濃い粘性な痰で膿性部分なし
膿性P1痰	膿性部分が1/3以下
膿性P2痰	膿性部分が1/3〜2/3
膿性P3痰	膿性部分が2/3以上

検体の質が検査結果に影響するため，検査に適した検体であるかどうか表10-2, 10-3に従って判断する．細菌の貪食像，フィブリン，壊死物質などの背景および細菌の観察と量的評価を行うとともに，可能ならば菌種や菌属の推定を行う．感染症が急性期の検体の場合，新しい炎症細胞が多くみられ，病原菌が検出される可能性が高く，感染症が慢性化している際は新しい炎症細胞と古い炎症細胞が混在して観察される．また，感染症が治まってくると炎症細胞と病原菌は急速に消失するため，炎症細胞がみられないか古い炎症細胞のみがみられ，病原体も観察されない場合が多い．無菌材料以外は標本上に認められる菌が原因菌と限らないので背景を考慮に入れて判断する[2]．検出菌は染色所見から以下の菌属（菌種）が推定できる．グラム陽性菌は，

1)ブドウ球菌系統(Cluster, 四連状：*Staphylococcus* spp., *Micrococcus* spp.など), 2)レンサ球菌系統(*Streptococcus*, *Enterococcus*など), 3)桿菌(棍棒状, V・N・Y字状配列：*Corynebacterium*など), 4)桿菌(中型から大型：*Bacillus*, *Clostridium*), 5)桿菌(長方形状, 短い〜中程度の連鎖：*Lactobacillus*など), 6)分枝のある桿菌(*Nocardia*, *Actinomyces*など)におおまかに分けられる．グラム陰性菌は，1)球菌(*Neisseria*, *Veillonella*など), 2)球桿菌(*Moraxella*, *Acinetobacter*, *Haemophilus*など), 3)桿菌(側面がまっすぐ：*Enterobacteriaceae*, 非発酵菌, *Capnocytophaga*など), 4)桿菌(湾曲：*Campylobacter*, *Vibrio*など)に分けられる．また，*Enterobacteriaceae*では太く，非発酵菌では細い形状を示す傾向がある．莢膜を有する菌は菌体周囲が抜けて観察される．芽胞も染色されず，菌体内に不染部位として観察されることが多い．

⚠ 検査のピットフォール

　グラム染色では細菌，真菌のほか好中球や扁平上皮細胞などの生体細胞が正しく染色されているかどうかが鏡検結果に影響する．細菌によってはグラム染色性が不定の菌種もあるが，脱色不十分や脱色過剰，結晶の析出などがあると細菌の見逃しや誤判定の恐れがある．正しい結果を得るために，1)検体は適度な薄さで均一に塗抹されている，2)染色色素の結晶や顆粒がみられない，3)生体細胞(白血球，赤血球，上皮細胞など)はグラム陰性に染色されている，4)粘液物質，フィブリンもグラム陰性に染色されている，5)細胞はよく伸びており，縮んでいない，6)酵母はグラム陽性に染色されている，ことなどを目安にするとよい．

📖 文　献

1) 相原雅典．Ⅱ微生物検査　1．感染症と顕微鏡検査の所見　1―呼吸器感染症．検査と技術．2009；37：935-9．
2) 相原雅典．Ⅱ微生物検査　2．染色法の原理と特徴　1―グラム染色．検査と技術．2009；37：897-900．

〈岡﨑瑠海，村上正巳〉

2 髄液培養検査

検査の概要・臨床的意義

▶どういう検査か

髄液培養は，細菌性髄膜炎の原因細菌・真菌を検出し，薬剤感受性試験を行う検査である．培養検査を実施する前に必ず肉眼的所見の観察と塗抹鏡検検査を行い，可能な限り抗原検査や核酸増幅検査法（PCR法）を併せて実施する．そのほかの検査として髄液初圧，一般検査の細胞数と分画，ブドウ糖定量，蛋白定量も必ず実施する．結核性髄膜炎を疑う場合は，抗酸菌検査を実施する必要があるため，検査室にその旨を伝える．

細菌性髄膜炎は，抗菌薬療法の発達した現代においても致死率が高く，重篤な後遺症を残すことがあるため，迅速な検査結果の報告が予後に直結する．

▶どんな時検査するか

発熱，頭痛，嘔吐，意識障害，項部硬直，痙攣など髄膜炎を示唆する症状のある場合や鑑別診断の必要がある場合に実施する．この場合，菌血症を伴うことが多いため血液培養検査も必ず実施する．

▶検体採取条件

化学療法開始前に採取を行う．採取部位の十分な消毒を行い，第3～4腰椎間をルンバール針にて穿刺し採取する．培養検査には1～2 mLが必要である．採取した髄液は速やかに検査室に提出する．室温での保存では1時間で32％，2時間で50％の細胞数が減少するとの報告がある．細菌性髄膜炎の主要原因菌の一つである*Neisseria meningitidis*や*Haemophilus influenzae*は低温に弱く死滅しやすいため，すぐに検査を開始する．*Mycobacterium tuberculosis*や真菌による髄膜炎を疑う時には，菌量が比較的少量であるため，定期的な複数回の採取が必要である．細菌が髄腔にいたるには，敗血症を発症して脈絡叢から髄腔内に侵入するか，ほかの部位の血液脳関門の透過性を変えて侵入し，髄膜炎にいたるため，血液培養を実施することは非常に重要である．新生児では母親の腟，小児では上気道分泌液の培養検査を併せて実施すると診断の補助となる[1]．

異常値を生じるメカニズム

髄液から細菌・真菌が検出された場合は極めて緊急性が高く，速やかに適切な抗菌薬の投与を開始する必要があるため，検査情報を迅速に主治医に伝えることが重要である．

細菌性髄膜炎は5歳未満（0歳および1～4歳）の報告が多く，全体の約半数を占める[2]．それ以降の年齢で減少するが，70歳以上で再び増加する．季節による発症の差はほとんどみられない．細菌性髄膜炎の大部分は内因感染で，原因菌によって好発年齢が異なる（表10-4）．新生児から生後4ヵ月頃までは，*Streptococcus agalactiae*（B群連鎖球菌），*Escherichia coli*によることが多く，原因としては出産時の産道感染が多い．乳幼児から小児では*H. influenzae*（多くはb型）による髄膜炎が最も多く，次いで*Streptococcus pneumoniae*が起炎菌であることが多い．これらは上気道分泌液由来である．近年は両菌種とも薬剤耐性株であるβ-ラクタマーゼ非産生ABPC耐性菌（BLNAR），ペニシリン耐性菌

表 10-4 髄膜炎の主な原因菌

主な原因菌	好発年齢
Streptococcus agalactiae Escherichia coli	新生児〜生後4ヵ月
Haemophilus influenzae Streptococcus pneuminiae	乳幼児〜小児
Streptococcus pneuminiae	成人
Listeria monocytogenes	新生児〜乳幼児，高齢者
Neisseria meningitidis	全年齢層（新生児を除く）
Pseudomonas aeruginosa Staphylococcus aureus Mycobacterium tuberculosis Cryptococcus neoformans	易感染患者
Staphylococcus aureus Staphylococcus epidermidis	脳外科手術，脳室シャント後

（岡田 淳，他．臨床検査学講座 微生物学/臨床微生物学．第3版．東京：医歯薬出版；2011．p.404-7より一部改変）[2]

(PRSP)の分離頻度が高く抗菌薬の選択には注意を要する．成人では，S. pneumoniaeによることが多い．Listeria monocytogenesは新生児期から乳幼児期と高齢者に，N. meningitidisは新生児期を除く全年齢層にみられるが，両菌種ともわが国における分離頻度は低い．また，化学療法下や免疫不全などの易感染患者では通常の起炎菌に加え，Pseudomonas aeruginosaなどのグラム陰性桿菌や，Staphylococcus aureus，M. tuberculosis，Cryptococcus neoformansなども原因菌となりうる．脳外科手術や脳室シャント後にはS. aureus，Staphylococcus epidermidisなどが多くみられる．真菌性髄膜炎の原因菌としては小児ではCandida，成人ではC. neoformansが多い．髄膜炎の診断には迅速性が要求されるため塗抹検査が重要な位置を占めるが，これらの原因菌と患者背景の関係を念頭におくことで菌種の推定がしやすくなり，抗菌薬の選択に役立つ検査に結びつく．

M. tuberculosisは発育が遅いため，PCR法が有用である．また，迅速診断として，ラテックス凝集法による抗原診断も実用化されており，S. pneumoniae，S. agalactiae，H. influenzae b 型，A・B・C 群 N. meningitidis，K1抗原陽性 E. coli などがこの対象となっている．PCR法や抗原検査は，抗菌薬投与のために検鏡で菌が確認できない場合や，培養陰性の場合などにも有用である．

臨床症状は，新生児・乳児・幼児では必ずしも明瞭ではない．細菌性髄膜炎の確定診断のためには，髄液培養による原因細菌・真菌の検出が必要となる．

髄液から細菌・真菌が検出されることは重篤な疾患であるため，すべてパニック値として扱う．H. influenzae, N. meningitidis, S. pneumoniae の3菌種を検出し侵襲性感染症と診断した場合は，それぞれ五類感染症である侵襲性インフルエンザ菌感染症，侵襲性髄膜炎菌感染症，侵襲性肺炎球菌感染症として行政への届け出を行う必要がある．また，N. meningitidis を原因菌とする髄膜炎菌性髄膜炎は，飛沫感染による大規模な流行を起こす恐れがあるため，患者接触者などへの感染対策対応が必要である[3]．

⚠ 検査のピットフォール

検査に先立って抗菌薬が投与されている場合は原因菌の検出が不可能な場合が多い．またグラム染色の検出感度は 10^5 CFU/mL とされている．遠心を行うと検出率が上がるが検出されないことが細菌性髄膜炎の否定にはならない．PCR法が実施可能であれば検出感度は非常に高く，塗抹検査や培養検査で検出不可能な場合も診断に大きく寄与する．PCR法の感度は91〜98％，特異度は96〜98％と報告されている[4]．

細菌や真菌が検出されれば原則として原因菌と考えられるが，血液培養検査と同様に採取時の不十分な消毒により皮膚常在菌の混入が起こりうる．特にBacillus属などが検出さ

れた際には汚染の可能性を考慮する必要がある．

抗原検査は検出可能な菌種が限られている点と偽陽性を示す場合があることも考慮する必要がある．

文 献

1) 病原体検出マニュアル．細菌性髄膜炎検査マニュアル．国立感染症研究所; 2011.
2) 岡田 淳, 他. 臨床検査学講座 微生物学/臨床微生物学. 第3版. 東京: 医歯薬出版; 2011. p.404-7.
3) 小栗豊子, 他. 臨床微生物検査ハンドブック. 第4版. 東京: 三輪書店; 2011.
4) 細菌性髄膜炎の診療ガイドライン作成委員会, 編. 細菌性髄膜炎の診療ガイドライン. 東京: 医学書院; 2007.

〈細谷隆一, 村上正巳〉

3 一般細菌・抗酸菌の喀痰検査（塗抹，培養）

生理的変動

喀痰は呼吸器系の粘膜分泌物で，肺や気管支などの気道から剥離した細胞とそこに存在する微生物を含んでいる．自然喀出された痰への上気道の細胞や常在菌の混入は避けられない．気管支炎や肺炎などの細菌感染があるときには黄色く膿性となる．気管支拡張症や肺化膿症では量が増加し，病巣に出血がある場合は血痰となる．

検査の概要・臨床的意義

▶どういう検査か

呼吸器感染症の診断と治療を行うために原因菌を検索し，薬剤感受性検査を実施する検査である．喀痰の肉眼的所見の観察を行い，Miller & Jones の分類（表10-5）に基づき評価を行う．検査に適した喀痰について塗抹検査と培養検査を行う[1]．膿性部分がほとんど含まれない M1, M2 の材料は検査を行う意義は低く，誤った結果報告につながるので，可能な限り検体の採り直しを行う．

● 一般細菌

塗抹検査は基本的にはグラム染色，必要に応じてその他の染色標本を作製する．弱拡大で Gecklerらの分類（表10-6）に基づき顕微鏡的な評価を行い，強拡大で細菌とその背景に認められる細胞を詳細に観察する[1]．細菌の染色性と形態学的特徴から菌種を推定し，白血球などの炎症細胞の数や貪食像の有無から視野に認められる細菌が起炎菌であるかを判断する．培養は，臨床医からの目的菌に関する情報も加味して培地を選択する．発育したコロニーを詳細に観察し，塗抹検査の結果を考慮して，起炎菌と思われるものについて同定検査，薬剤感受性検査を行う．特殊な検査法が必要なレジオネラ，マイコプラズマ，百日咳菌，抗酸菌などによる感染症を疑う場合には，その旨を検査室に伝達しておく必要がある．

● 抗酸菌

塗抹検査は抗酸菌を検出する上で最も手軽で迅速であり，排菌量の把握，治療経過の評価，退院時期の判断などで必要不可欠な検査法である[2]．検査の精度を高めるために，均質化遠心集菌検体を用いることが推奨されている．抗酸菌染色には一般的に蛍光法とチール・ネールゼン法が使用される．蛍光法は検体に含まれる菌量が少ない場合も見落としが

表10-5 miller & Jones の肉眼所見に基づく分類

分類	肉眼的性状
M1	膿性成分を含まない粘液性痰
M2	膿性成分がわずかに認められる粘液性痰
P1	膿性成分が 1/3 以下
P2	膿性成分が 1/3～2/3
P3	膿性成分が 2/3 以上

（岡田 淳, 他. 臨床検査学講座 微生物学/臨床微生物学. 第3版. 東京: 医歯薬出版; 2011. p.409-13 より）[1]

表10-6 Gecklerらの顕微鏡的所見に基づく分類

群	×100 での細胞数/視野	
	白血球	扁平上皮
1	<10	>25
2	10～25	>25
3	>25	>25
4	>25	10～25
5	>25	<10
6	<25	<25

（岡田 淳, 他. 臨床検査学講座 微生物学/臨床微生物学. 第3版. 東京: 医歯薬出版; 2011. p.409-13 より）[1]

少なく，観察に要する時間も短い．

培養法は抗酸菌の検出感度が塗抹検査よりも高く，分離菌を用いて同定や薬剤感受性検査を実施することができる．検体中の雑菌を除去するために水酸化ナトリウムなどによる前処理を行った後に固形培地または液体培地を用いて8週後まで観察を行う．液体培養は感度，迅速性において固形培養よりも優れ，結核菌群 (Mycobacterium tuberculosis complex) は約2週間で陽性となる．また薬剤感受性検査にも迅速性に優れた液体培養を用いた方法が推奨されている．

検体からの直接検出が可能である核酸増幅法 (PCR 法など) を塗抹検査，培養検査と組み合わせることで，迅速診断法としてたいへん有用である．また同定検査にも，DND–DNAハイブリダイゼーション法やPCR法などが用いられている．

これら一連の抗酸菌検査は，安全装備を着用の上，クラスIIの安全キャビネットを備えたバイオセーフティレベル2以上の設備で細心の注意の下に実施しなければならない．

▶どんな時検査をするか

呼吸器感染症（特に肺炎等の下気道感染）を疑う場合や鑑別診断が必要な場合に実施する．

▶検体採取条件

検査に適した喀痰を得るためには病巣部を含む肺深部からの喀痰を採取する必要がある．患者に検査の意義を十分に説明し，良質な喀痰が採取できるように以下のような採痰指導を行う[3]．

数回深呼吸を繰り返す．数分間歩き回って身体を動かす．コップで数杯水を飲む．深い咳をする．3～6%の高張食塩水を20 mL程度，超音波ネブライザーで吸入すると，加湿と刺激により良好な喀痰が得られる．頭を低くする姿勢や臥位が有効なこともある．採痰は換気の良い室内で行う．介助が必要な場合はN95マスクを着用し感染を防ぐ．

室温放置された喀痰は患者状態を反映していないため，採取後は速やかに検査室に提出する．やむを得ない場合は冷蔵で保存する．また，発熱を伴う肺炎では血液培養を必ず実施する．抗酸菌検査では，陽性率を向上させるため，連続3日間の採取が推奨されている．患者の状態によっては喀出痰の他に気管カニューレからの採取痰や気管支肺胞洗浄液 bronchoalveolar lavage (BAL) を検体とする場合もある．抗酸菌や真菌感染症が疑われる場合にはBALが有効である．

📈 異常値を生じるメカニズム

●一般細菌

検出菌は必ずしも原因菌ではなく，単に定着している場合もあるため，抗菌薬投与に際しては菌の分離状況と患者の症状などを十分に考慮する必要がある．また急性下気道感染症と慢性下気道感染症，市中肺炎と院内肺炎では検出される菌種に違いがある（表10–7）．炎症像を伴った塗抹検査結果に一致する菌種や血液培養からも同一菌が検出された場合，同一菌種が繰り返し検出された場合は，検出菌が原因菌である可能性が高い．検査結果を待たずに抗菌薬投与が開始されている場合は，薬剤感受性結果に沿って狭域の抗菌薬に変更し，薬剤耐性菌の増加を防止する．

検出菌が臨床医の想定した目的菌ではない場合，検体の品質や採取条件，培養方法などを再確認する必要がある．また，易感染患者での常在菌による感染症，菌交代症などにも注意を払い総合的に判断する必要がある．同一病棟内で複数患者から同一菌種，同一耐性型の菌が分離された場合は，原因を探るとともに感染対策に努める．

●抗酸菌

結核は結核菌群を検出して初めて確定診断

表 10-7 喀痰より検出される主な原因菌

疾患	主な原因菌	感染経路など
急性下気道感染症	Haemophilus influenzae Streptococcus pneumoniae Moraxella catarrhalis	内因性二次感染
慢性下気道感染症	Pseudomonas aeruginosa Klebsiella pneumoniae Haemophilus influenzae Streptococcus pneumoniae Moraxella catarrhalis	内因性感染
市中肺炎	Streptococcus pneumoniae Haemophilus influenzae Staphylococcus aureus Mycoplasma pneumoniae Legionella Chlamydophila psittaci Aspergillus Cryptococcus neoformans Pneumocystis jiroveci (carinii)	内因性感染 飛沫感染 易感染者 感染鳥由来 易感染患者
院内肺炎	Klebsiella pneumoniae Enterobacteriaceae Pseudomonas aeruginosa 非発酵性グラム陰性桿菌 Staphylococcus aureus Streptococcus pneumoniae Haemophilus influenzae	内因性感染・院内感染

(岡田 淳, 他. 臨床検査学講座 微生物学/臨床微生物学. 第3版. 東京: 医歯薬出版; 2011. p.409-13 より一部改変)[1]

となる.結核菌群は空気感染を起こす病原体であるため,十分な感染防止対策を行う必要性があるが,非結核性抗酸菌はヒト-ヒト感染を起こさないといわれている.このため両者を速やかに鑑別することが重要となる.また結核は一度の検出で確定診断となるが,非結核性抗酸菌症の診断には患者状態や菌の検出状況を加味して慎重に行う必要がある.菌種によっては,水などの環境からの汚染が検査に影響を与えている場合もあるので注意を要する.非結核性抗酸菌の多くは抗結核薬に耐性のことが多く,治療が困難なことが多い.

結核菌群が検出された場合は,感染防止対策の面からも迅速な結果報告が必要である.結核は二類感染症であるため,医師は結核患者と診断した場合には直ちに保健所への届出を行わなければならない.

⚠ 検査のピットフォール

医師と検査室間の双方向の十分な情報共有が検査の精度を上げることにつながる.適切な品質の材料が採取できない場合,塗抹検査,培養検査ともに偽陰性となることが多い.複数回の検体採取や,気管支鏡を用いた検体採取も検討する必要がある.抗酸菌検査では,前処理などの検査過程でのコンタミネーションにより偽陽性となることがあるので注意が必要である.

文献

1) 岡田 淳, 他. 臨床検査学講座 微生物学/臨床微生物学. 第3版. 東京: 医歯薬出版; 2011. p.409-13.
2) 日本結核病学会 抗酸菌検査法検討委員会, 編. 結核菌検査指針2007. 結核予防会; 2007.
3) 小栗豊子, 他. 臨床微生物検査ハンドブック. 第4版. 東京: 三輪書店; 2011.

〈細谷隆一, 村上正巳〉

10. 細菌検査

4 血液培養検査

生理的変動

抜歯などにより一過性に血液中に菌が流れることがあるが、速やかに網内系で処理されるため、生体に影響を及ぼすことはない。

検査の概要・臨床的意義[1,2)]

▶検体採取条件

無菌的に血液を採取することが極めて重要である。採血部位は消毒用アルコールと10％ポビドンヨードまたは1％クロルヘキシジングルコン酸塩エタノールで二重に消毒を行う。

採血は原則として抗菌薬投与前に行う。抗菌薬が投与されている場合は次回の抗菌薬投与前（濃度が最も低い時期）に採血を行う。血液中の菌数は悪寒戦慄時や発熱の初期が最も多く、時間の経過とともに検出しにくくなるとされている。

好気ボトルと嫌気ボトルを1セットとし、1回の検査で2セット採取する。各セットは別々の部位（通常、左右の正肘静脈）から採血し、すべてのボトルに規定量の血液を接種する。この時、十分に採血量があれば、まず嫌気ボトルに、その後好気ボトルに接種する。逆に十分な採血量がなければ、好気ボトルに規定量接種し、残りを嫌気ボトルに接種するようにする。複数セット検査することにより検出率が向上する。また、検出菌が起炎菌か汚染菌かを判断するのにも有用である。

ボトルは静かに転倒混和し、速やかに検査室に提出する。すぐに提出できない場合は一時的に室温で保存（2時間以内）し、冷蔵してはならない。

▶どういう検査か

血液培養は、菌血症や重症細菌感染症の診断に不可欠の検査である。何らかの原因で血液中に流出した細菌および真菌を検出同定し、薬剤感受性検査を実施する。

▶どんな時に検査するか

- 敗血症や菌血症、感染性心内膜炎が疑われる場合。
- 全身性炎症反応症候群（SIRS）の基準を満たす場合。
  1) 高熱（>38℃）または低体温（<36℃）
  2) 心拍数（>90/分）
  3) 呼吸数（>20/分）または $PaCO_2$<32 mmHg
  4) 白血球増多（>12,000/μL）または減少（<4,000/μL）
- 局所感染（肺炎、腎盂腎炎、髄膜炎など）がある場合。

異常値とその後の診断プロセス[1)]

菌が検出された場合は緊急性が高いと考えられる。しかし、分離された菌すべてが起炎菌とは限らないため慎重に検討する必要がある。判断は難しいが、菌種、発育本数、陽性時間（ボトルを装置にセットしてから菌発育を検知するまでの時間）などが参考になる。

皮膚の常在菌であるコアグラーゼ陰性ブドウ球菌coagulase-negative staphylococci（CNS）、*Corynebacterium* spp.、*Propionibacterium* spp.、*Bacillus* spp. などは汚染菌の可能性が高い。しかし、これらの菌が複数のボトルから繰り返し検出された場合は原因菌の可能性がある。それとは逆に、皮膚に存在しない

表 10-8 血液培養分離菌種

順位	菌種	分離率(%)
1	Staphylococcus aureus	14.7%
2	E. coli	13.2%
3	Staphylococcus epidermidis	11.3%
4	CNS	9.5%
5	Klebsiella pneumoniae	6.0%
6	Enterococcus faecalis	3.4%
7	P. aeruginosa	3.4%
8	Enterococcus faecium	2.3%
9	Candida albicans	2.2%
10	Enterobacter cloacae	2.1%

Salmonella spp., *Listeria monocytogenes*, *Escherichia coli*, *Pseudomonas aeruginosa* などが検出された場合は1本だけでも起炎菌の可能性が高い．また同様にα-溶血連鎖球菌やCNSが検出された場合も患者の背景(血管カテーテル留置，人工弁，骨髄移植，免疫不全)によっては血流感染の可能性がある．

2012年のJANISサーベイランスによると血液培養の陽性率は13.1%であった．主な分離菌種を表10-8に示す．

血液培養が陽性となった場合はボトル内の菌液でグラム染色を行い，主治医に速やかに報告する．その際，いつ提出された検体か，提出セット中の何本陽性か，グラム陽性か陰性か，球菌か桿菌か，可能であれば所見から推定される属名を報告する．血液培養と同時に広域スペクトラムの抗菌薬が投与されていることが多いが，必要に応じて薬剤を検討する．

血液培養陽性はすべてパニック値として扱う．

三類感染症(腸チフス)，四類(ブルセラ症，炭疽)などの届出を要する菌を検出した場合は担当医を通じて保健所に届け出を行う．

検査のピットフォール

検査を行う上で偽陽性や偽陰性が起こりうる．

偽陽性の主な原因は，血液採取時の不十分な消毒による皮膚や周囲の菌の混入が考えられる．カテーテルからの採取は汚染率が高くなる傾向があるため避ける．また消毒液，器具，環境を介してボトルが汚染されることもある．偽陰性の主な原因は，抗菌薬使用による菌の発育阻害，ボトルへの接種血液量の過不足，装置にセットするまでに長時間経過した場合などがあげられる．

これらの原因を理解して適切に採取，検査されれば偽陽性や偽陰性は減ると考えられる．また検査室と主治医が連絡を密にし，情報を共有することも重要である．

文献

1) 検査法マニュアル作成委員会・血液培養検査ガイド作業部会. 血液培養検査ガイド第1章〜第5章. 日臨微生物誌. 2013; 23: 15-119.
2) 小栗豊子, 他. 血液培養. In: 小栗豊子, 編. 臨床微生物検査ハンドブック. 第4版. 東京: 三輪書店; 2011. p.84-92.

〈高橋美紀，村上正巳〉

10. 細菌検査

5 尿培養検査

🧍 生理的変動

採尿の際に外陰部などの常在菌が混入する可能性がある.

🧪 検査の概要・臨床的意義

▶ **どういう検査か**

尿路感染症の診断にあたり原因菌の検索を行う検査である. 提出された尿検体の肉眼的性状を観察する. 色調, 混濁, 臭気, 膿様部分の有無, 血液混入の有無, 量を観察して記録する. 次に塗抹検査を行う. 通常はグラム染色を行い, 菌の形態観察により菌種をある程度推定し, 背景の所見(炎症の有無など)を含めて報告する. 原因菌を決定するために定量培養を行い, 一般的には $10^4 \sim 10^5$ CFU/mL 以上を尿路感染の原因菌と考え薬剤感受性検査を行う.

▶ **どんなときに検査するか**

尿路感染症を起こしていると医師が判断した場合に行う. 特に基礎疾患を有する場合の尿路感染症では治療に対する反応性が必ずしも良好とはいえないので, 適切な抗菌薬の選択には原因菌の同定と薬剤感受性検査が必須である.

▶ **検体採取条件**[1]

原則として抗菌薬投与前に中間尿かカテーテル尿を滅菌容器に採取する. ただし, *Neisseria gonorrhoeae*, *Chlamydia trachomatis*, *Trichomonas vaginalis* などが疑われる場合は, 菌が最も多く存在する初尿を採取する. 外陰部などの常在菌が混入しないよう適切な採尿が必要である. 尿は室温に放置すると細菌が増殖し, 混入菌が原因菌と誤認される可能性があるので, 速やかに検査室に提出する. 直ちに検査できない場合は冷蔵保存する. ただし, *N. gonorrhoeae* が疑われる場合は低温で死滅してしまうので冷蔵してはならない.

中間尿の採取手順を示す.

男性の場合
1) 石鹸でよく手を洗う.
2) 包皮を十分に反転させ, 亀頭を露出させる. 尿道口の付近を消毒綿で消毒し, 滅菌水で濡らした綿で2〜3回拭く.
3) 出始めの尿を便器に排出し, 中間の尿を採尿コップに採る.

女性の場合
1) 石鹸でよく手を洗う.
2) 便器に座り, 両足をできるだけ大きく開く. 外尿道口を消毒綿で消毒し, 滅菌水で濡らした綿で2〜3回拭く. この際, 前から後へ清拭する.
3) 片方の手で陰唇を開いたまま排尿する. 採尿方法は男性と同様である.

中間尿の採取は, 患者に採取法をよく説明し, 協力を得る必要がある.

自然排尿が困難な場合は, カテーテル採尿を行うが, カテーテルの挿入により常在菌を膀胱内に押し込み尿路感染を起こす危険があるため注意が必要である.

📈 異常値とその後の診断プロセス[2]

肉眼的性状では, 細菌が存在する尿はスリガラス様の淡い混濁を呈することが多いが, 白血球が著しく増多している場合には膿汁様

の外観を呈する場合もある．

　尿路感染症は，感染の部位により腎臓および尿路などの上部尿路と膀胱から尿道に至る下部尿路に分類され，臨床経過により急性と慢性，発症に関わる基礎疾患の有無により単純性と複雑性に分類される．単純性の場合には急性，複雑性の場合には慢性の臨床経過をとることが多く，それぞれ検出される菌種にも相違がみられる．

　女性の急性単純性膀胱炎をはじめとする単純性尿路感染症の原因菌の大半は *Escherichia coli* で，*Klebsiella pneumoniae*，*Proteus* spp. などの腸内細菌科が約8割を占め，残りが *Enterococcus faecalis* や *Staphylococcus* spp. などである．

　複雑性尿路感染症の原因菌は病態が複雑化するにつれて菌種の多様化が進み，*Pseudomonas aeruginosa* などの弱毒菌の分離頻度が増加する．分離される菌も単一ではなく複数菌感染も少なくない．カテーテル留置患者では細菌の慢性持続感染が起こり，抗菌薬投与により菌の耐性化が進んでいる場合も多い．

　有症状患者では培養結果が出る前に治療を開始することとなる．塗抹検査の結果を参考に原因菌を予測し，各施設におけるアンチバイオグラムを考慮して治療薬を選択する．培養結果や薬剤感受性結果が出た時点で治療を再検討する．尿路感染症の病態は多彩であるため，病態に応じた治療を選択する必要がある．また，重症例では敗血症の原因となる場合もあるので注意が必要である．

　検査の結果，三類感染症である腸チフス，五類感染症であるバンコマイシン耐性腸球菌感染症などの届出が必要な感染症と診断された場合は保健所に届出をする．

　尿路感染症に対し適切に対応することは病院感染対策としても重要である．同一病棟または診療科で複数患者から同一菌種，特に同一薬剤耐性型の菌が分離された場合はアウトブレイクの可能性がある．

⚠ 検査のピットフォール[3]

　尿は採尿時に常在菌の混入が避けられない．原因菌と常在菌の鑑別のために尿中菌数を定量培養する．*E. coli* などの主要原因菌は 10^4 CFU/mL 未満であっても尿路感染症が強く疑われる場合は汚染菌としない．また，*Mycobacterium tuberculosis*，*Salmonella* spp.，*Leptospira interrogans* などは少量でも検出されれば原因菌と判断する．グラム陽性球菌では 10^5 CFU/mL 以上であっても必ずしも原因菌とせず，臨床症状と併せて判断する必要がある．室温放置された尿では細菌が増殖するので，汚染菌であっても 10^5 CFU/mL 以上となる場合がある．

　膿尿から細菌が検出されない場合は *C. trachomatis*，*Ureaplasma urealyticum*，*M. tuberculosis* などの感染も考慮する．このような微生物が疑われる場合は，特別な塗抹検査や培養検査が必要となるので検査室と緊密に連絡をとる必要がある．

📖 文 献

1) 小栗豊子, 他. 検査材料別検査法と検出菌. In: 小栗豊子. 臨床微生物検査ハンドブック. 第4版. 東京: 三輪書店; 2011. p.52-4.
2) 掘 光広. 臨床材料から分離される微生物と検査法・尿検査. In: 堀井俊伸. 微生物検査ナビ. 東京: 栄研化学; 2013. p.26-62.
3) 荒川創一. 尿路感染症. In: 日本臨床検査医学会ガイドライン作成委員会. 臨床検査のガイドラインJSLM2012 検査アプローチ/症候/疾患. 東京: 宇宙堂八木書店; 2012. p.296-9.

〈内田　梓，村上正巳〉

10. 細菌検査

6 便培養検査

生理的変動

細菌性下痢症では症状が激しい急性期の糞便中に高い濃度の原因菌が含まれる．抗菌薬投与や自然治癒により原因菌は急速に減少するので検出が困難になる．

検査の概要・臨床的意義

▶どういう検査か[1]

腸管感染症原因菌検索のために行われる．原因菌の種類によっては通常の培地・培養法では検出が困難なものもあるので，患者背景に合わせて検査目的と推定される原因菌を検査室に詳しく伝えることが重要である．表10-9に主な腸管感染症の原因菌とその特徴を，表10-10に食中毒の発生頻度の上位原因菌を示した．

糞便中から毒素あるいは菌体抗原を検出できる迅速検査には Escherichia coli の O157抗原およびその毒素であるベロ毒素，Clostridium difficile 抗原およびその毒素である CD トキシン，Helicobacter pylori 抗原，ウイルス (rotavirus, enteric adenoviruses, norovirus) などがある．

便塗抹検査は特徴的な形態を示す Campylobacter spp. や多数の好中球と共に C. difficile が観察された場合や原虫類が疑われる場合のみ有効である．抗菌薬関連下痢症が疑われる場合は，CD トキシン迅速検査と C. difficile の培養検査を依頼する．

培養検査では医師からの依頼内容，患者背景，便性状，塗抹検査所見などを参考に，腸管感染症の一般的原因菌を検出可能な選択分離培地を組み合わせて検査を進める．同定結果から必要に応じて血清型別試験(Salmonella spp., Shigella spp., 病原大腸菌)，毒素試験(ベロ毒素，CDトキシン)，薬剤感受性検査を行う．

▶どんなとき検査するか

腸管感染症が疑われる場合に行う．病院感染対策上 VRE などの薬剤耐性菌の監視培養を行う場合もあるが，基本的には抗菌薬関連下痢症が疑われる場合を除き，入院患者の便培養検査は目的とする菌が明確でない場合は臨床的有用性は少ない．

▶検体採取条件[2]

検体の採取時期と採取法が極めて重要で原因病原体の検出の成否を左右する．原則として抗菌薬投与前の症状が激しい急性期に採取する．抗菌薬投与後の場合は1～2日間抗菌薬の投与を中止した後に採取する．自然排便が望ましく，清潔に洗って乾燥させたポータブル便器に排便させる．原因菌を推定可能な所見も含まれるため，色調や性状(固形便，軟便，泥状便，水様便，粘血便，タール便など)のほか，血液混入の度合いなどを観察する．血液，膿，粘液部分があれば，その部分を採便容器に採取し速やかに検査室に提出する．検査までに6時間以上かかる場合は輸送培地である Cary-Blair 培地を使用する．Shigella spp., 一部の Salmonella spp., Campylobacter spp., Vibrio spp. や Entamoeba histolytica は低温で死滅する可能性があるので，これらが疑われる場合には室温で速やかに検査する．C. difficile が疑われる場合には，空気に触れると死滅するので，嫌気ポータなどの専用容

表10-9 主な腸管感染症の原因菌とその特徴

	症状	潜伏期間
Campylobacter jejuni/coli (カンピロバクター)	下痢(水様性，時に粘血便)，発熱(38〜39℃)，腹痛	2〜7日
Staphylococcus aureus (黄色ブドウ球菌)	下痢，激しい嘔吐，腹痛	1〜6時間
Salmonella spp. (サルモネラ属菌)	下痢(黒緑色の粘血便)，発熱(38〜40℃)，腹痛	12〜24時間
Clostridium perfringens (ウエルシュ菌)	下痢(水様便)，腹痛(症状軽く，一過性)	6〜18時間
Escherichia coli (病原大腸菌)	腸管出血性大腸菌：下痢(鮮血便)，激しい腹痛，発熱(軽微)， 　重症例では溶血性尿毒症症候群(HUS)を起こす	3〜7日
	毒素原性大腸菌：下痢(米のとぎ汁様水様便)，腹痛(軽微)，嘔吐	12時間〜2日
	腸管侵入性大腸菌：下痢(粘血便)，発熱，腹痛，嘔吐	2〜3日
	その他の病原大腸菌：下痢(水様便)，腹痛	2〜6日
Vibrio parahaemolyticus (腸炎ビブリオ)	下痢(水様血便)，激しい腹痛(上腹部)，発熱(軽微)，嘔吐	3〜20時間
Yersinia enterocolitica (エルシニア)	下痢，嘔気，腹痛	2〜11日
Bacillus cereus (セレウス菌)	下痢，嘔気，腹痛	6時間
Clostridium botulinum (ボツリヌス菌)	神経症状(視覚異常，言語障害，呼吸困難，嚥下困難など) (神経症状の前に嘔吐，下痢，便秘を起こすこともある) 重症例は死亡	12〜36時間
Salmonella Typhi (チフス菌)	下痢(血便)，腹痛，発熱，関節痛，頭痛，食欲不振，咽頭炎， 　空咳，鼻血，便秘，バラ疹	7〜14日
Salmonella Paratyphi A (パラチフスA菌)	発熱で発症(比較的徐脈)，バラ疹，脾腫，時に便秘・下痢	1〜3週間
Plesiomonas shigelloides	下痢(水様便，1日1回程度)，腹痛	10〜20時間
Edwardsiella tarda	下痢，腹痛	不明
Vibrio cholerae (コレラ菌)	下痢(米のとぎ汁様)	1日以内

(浅利誠志，他．In: 検査法マニュアル作成委員会・腸管感染症検査ガイドライン委員会．腸管感染症ガイドライン．東京：離される微生物と検査法・糞便検査．In: 堀井俊伸．微生物検査ナビ．東京：栄研化学；2013. p.64-104[4])より)

器に採取する．

　乳幼児など糞便の採取が困難な場合には，直腸粘液を用いることがある．滅菌綿棒を肛門から数cm挿入し，肛門括約筋の奥の直腸粘液を採取する．この際，綿棒の表面に糞便が付着していることを確認する．

原因	分布と特徴
食肉(鶏肉,豚肉),飲用水	鳥の腸管をはじめ自然界に広く分布する.加熱・乾燥に弱い.低温で長時間生存し,少量の菌量でも発症する.
おにぎり,弁当,生菓子	ヒトの手の傷,化膿巣に分布し,鼻腔,咽頭,手指,髪の毛などにも存在する.菌体は熱に弱いが,エンテロトキシンは熱に強い.5℃以下ではほとんど増殖しない.
鶏卵,食肉などの畜産食品,うなぎ,スッポン	ヒト,動物,河川水など広く分布している.熱に弱いが乾燥に強い.推奨薬剤はアンピシリン,ホスホマイシン,フルオロキノロン.
大量に調理され,長時間室温放置された食品に多い	ヒトや動物の腸管内や,自然環境に広く分布する.芽胞を形成するので熱に非常に強い.
家畜などの糞便に汚染された食品,食肉,水	ヒトや動物の腸管内など自然界に広く分布する.腸管出血性大腸菌(O157, O26, O111などが多い)はベロ毒素を産生し,少量の菌で発症する.毒素原性大腸菌は毒素(エンテロトキシン)を産生し,コレラに似た症状を起こす.腸管侵入性大腸菌は腸管の細胞に侵入して赤痢様症状を起こす.
生鮮海産物およびその加工品,漬物	海水中や海泥中に分布している.真水や加熱に弱い.
飲食物を介して経口摂取(ブタ,イヌ,ネコ,ネズミに注意)	健康保菌獣の糞便に常在.4℃でも発育可能.軽症例は自然治癒.β-ラクタマーゼを産生する.
加熱不足の食品	自然界に存在する.嘔吐毒素は加熱,胃酸に耐性.菌が体内で増殖する下痢型と,菌が産生する毒素を大量摂取して発症する嘔吐型があるが,日本では嘔吐型が多い.人から人へは感染しない.自然治癒する.
いずし,缶詰,びん詰食品,レトルト食品	海水,河川などの泥砂や,魚介類などに広く分布する.嫌気性菌であるので,空気のない場所でのみ発育する.毒素を産生する.芽胞を形成するので熱に強い.低温でも発育できる.
汚染された飲み水や食物	腸管から腸管膜リンパ節に侵入し,マクロファージ内に感染する.マクロファージがリンパ管から血液に入り,全身に移行し,菌血症を起こす.その後,チフス菌は腸管に戻り,腸炎様の症状を起こし,糞便中に排泄される.
患者および無症状保菌者の糞便と尿,それらに汚染された食品,水,手指による経口感染	チフス菌と同様.
淡水魚介類	軽症例は自然治癒.多くの抗菌薬に感受性.
爬虫類の腸内細菌	軽症例は自然治癒.腸管外感染症は致命率が高い.多くの抗菌薬に感受性.
汚染された水や食物	熱帯・亜熱帯のコレラ流行地域からの輸入感染症.治療は対症療法中心.重症者にはニューキノロン,テトラサイクリン,ドキシサイクリン投与.

日本臨床微生物学会;2010[2)]および大西健児.細菌性腸炎.感染症道場.2013; 2: 4-8[3)]および犬塚和久.臨床材料から分

異常値とその後の診断プロセス[3,4)]

　腸管感染症のうち感染性腸炎の多くは自然治癒傾向を持つ.治療は輸液,食事療法,対症薬物療法が優先される.その上で患者背景,症状により必要と判断された場合には抗菌薬投与を行い,原因菌が判明した時点で抗菌薬を調整する.

表 10-10 微生物による食中毒発生状況

	事件数	患者数
ノロウイルス	416	17632
カンピロバクター・ジェジュニ/コリ	266	1834
ブドウ球菌	44	854
サルモネラ属菌	40	670
ウェルシュ菌	26	1597
腸管出血性大腸菌(VT産生)	16	392
腸炎ビブリオ	9	124
その他の細菌	6	132
その他の病原大腸菌	5	219
エルシニア・エンテロコリチカ	3	135
セレウス菌	2	4

(平成24年. 厚生労働省. 病因物質別食中毒発生状況より)

S. Typhi, S. Paratyphi A は感染初期に消化管からリンパ組織を経由して血液に入り菌血症を起こして全身に散布されるため, 糞便から検出される前に血液から検出されることが多い. よって, 血液培養を同時に行う必要があり, 対症療法とともに抗菌薬療法が必須である. サルモネラ腸炎は易感染患者に重症化傾向があり, 腸管出血性大腸菌腸炎は小児では溶血性尿毒症症候群を併発, 高齢者では致命的になる可能性があるため注意が必要である.

三類感染症であるコレラ, 細菌性赤痢, 腸管出血性大腸菌感染症, 腸チフス, パラチフスと診断された場合は, 直ちに保健所に届出をする. 三類感染症は入院を強制することはできないが, 特定の業務への就業制限が必要である. このほか, 食品衛生法により *Salmonella* spp., *Staphylococcus aureus*, *C. botulinum*, *V. parahaemolyticus*, 病原大腸菌, *C. perfringens*, *Bacillus cereus*, *Yersinia enterocolitica*, *C. jejuni/coli*, *V. cholerae* non-O1 による食中毒患者を診断した場合には保健所への届出が必要である.

⚠ 検査のピットフォール

症状があるにもかかわらず原因菌が検出されない場合には, 寄生虫や原虫が原因である可能性もある. また, 冬季は norovirus や rotavirus, 秋季はきのこによる食中毒も多くなるため季節を考慮する. 腸内細菌叢のバランスが崩れることにより下痢を起こすこともある.

文 献

1) 小栗豊子, 他. 検査材料別検査法と検出菌. In: 小栗豊子. 臨床微生物検査ハンドブック. 第4版. 東京: 三輪書店; 2011. p.55-61.
2) 浅利誠志, 他. In: 検査法マニュアル作成委員会・腸管感染症検査ガイドライン委員会. 腸管感染症ガイドライン. 東京: 日本臨床微生物学会; 2010.
3) 大西健児. 細菌性腸炎. 感染症道場. 2013; 2: 4-8.
4) 犬塚和久. 臨床材料から分離される微生物と検査法・糞便検査. In: 堀井俊伸. 微生物検査ナビ. 東京: 栄研化学; 2013. p.64-104.

〈内田 梓, 村上正巳〉

7 薬剤感受性検査

検査の概要・臨床的意義

薬剤感受性検査は，感染症治療に有効な抗菌薬の選択のため抗菌力を in vitro で測定する検査である．

▶測定法

日常検査に用いられる薬剤感受性検査法には米国の CLSI（Clinical and Laboratory Standards Institute）の基準に則した微量液体希釈法とディスク拡散法，スウェーデンで開発された E テスト法がある．いずれの方法も抗菌薬存在下で菌の発育をみるため，結果が出るまでに 16〜24 時間かかる．

希釈法[1,2]

希釈法は被検菌の増殖を抑制する薬剤の最小濃度，すなわち最小発育阻止濃度 minimum inhibitory concentration（MIC）を測定する検査法で，液体培地を用いる液体希釈法と寒天培地を用いる寒天平板希釈法がある．液体希釈法には試験管を用いる試験管法とマイクロプレートを用いる微量液体希釈法がある．現在は自動機器を用いた微量液体希釈法が主流である．測定原理は抗菌薬存在下における菌の発育や濁りを濁度計や目視により観察し MIC を求める．

ディスク拡散法[1,3]

ディスク拡散法は，抗菌薬を含ませたディスクを被検菌を塗布した寒天培地に置き，培養後ディスク周囲に形成された阻止円径を測ることで，臨床的に有効な薬剤かを判断する．

E テスト法[1,4]

ディスク拡散法同様，被検菌を寒天培地に塗布する．そこに抗菌薬が高濃度から低濃度まで濃度勾配をもたせて塗布されている E test ストリップを置く．20 時間培養後，楕円形の阻止円とストリップの交点との目盛りを読み MIC 値とする．

▶判定基準[1]

希釈法，E テストで得られた MIC 値とディスク拡散法で得られた阻止円径は CLSI で設定された 3 つの判定基準に分類される．

S：susceptible（感性）

感染症の治療に推奨される抗菌薬であれば，投与することにより適切に治療が可能である．

I：intermediate（中間または中等度耐性）

S および R にまたがる状態．尿路感染症など抗菌薬が高濃度に移行する部位の感染症や大量投与が可能な抗菌薬では治療が可能である．

表 10-11 PK-PD パラメーター

time above MIC	MIC を超える血中濃度が維持される時間．1 回の投与量を増やすより 1 日量を分割し，十分な血中濃度を長時間保つことで効果を示す．
C_{max}/MIC	最高血中濃度（C_{max}）と MIC の比．1 回投与量を増やし，高い血中濃度を得ることが重要．
AUC/MIC	体内に取り込まれた薬の量を表す指標と MIC の比．目標値に達しない場合は投与量を増やす必要がある．
PAE	抗菌薬が菌に接した後，血中濃度が MIC 以下あるいは消失してもしばらくの間存続する菌増殖抑制作用．

10. 細菌検査

表 10-12 抗菌薬と PK-PD パラメーターの関係

特性	抗菌薬	対応パラメーター	PAE
時間依存型	βラクタム系	time above MIC	なし
	マクロライド系,テトラサイクリン系,グリコペプチド系	AUC/MIC	あり
濃度依存型	キノロン系,アミノグリコシド系	C_{max}/MIC, AUC/MIC	あり

表 10-13 感染症法による届出菌種

感染症名	対象	届出に必要な検査所見
バンコマイシン耐性腸球菌感染症	全点	バンコマイシン(VCM)の MIC 値が 16 μg/mL 以上
バンコマイシン耐性黄色ブドウ球菌感染症	全点	バンコマイシン(VCM)の MIC 値が 16 μg/mL 以上
ペニシリン耐性肺炎球菌感染症	定点	ペニシリンの MIC 値が 0.125 μg/mL 以上, または,オキサシリン感受性ディスク(KB)の阻止円の直径が 19 mm 以下
メチシリン耐性黄色ブドウ球菌感染症	定点	オキサシリンの MIC 値が 4 μg/mL 以上, または,オキサシリン感受性ディスク(KB)の阻止円の直径が 10 mm 以下
薬剤耐性緑膿菌感染症	定点	以下の 3 つの条件をすべて満たした場合 1. カルバペネムの MIC 値が 16 μg/mL 以上,または,カルバペネムの感受性ディスク(KB)の阻止円の直径が 13 mm 以下 2. アミカシンの MIC 値が 32 μg/mL 以上,または,アミカシンの感受性ディスク(KB)の阻止円の直径が 14 mm 以下 3. フルオロキノロンの MIC 値が 4 μg/mL 以上,または,フルオロキノロンの感受性ディスク(KB)の阻止円の直径が 15 mm 以下
薬剤耐性アシネトバクター感染症	定点	以下の 3 つの条件をすべて満たした場合 1. カルバペネムの MIC 値が 16 μg/mL 以上,または,カルバペネムの感受性ディスク(KB)の阻止円の直径が 13 mm 以下 2. アミカシンの MIC 値が 32 μg/mL 以上,または,アミカシンの感受性ディスク(KB)の阻止円の直径が 14 mm 以下 3. フルオロキノロンの MIC 値が 4 μg/mL 以上,または,フルオロキノロンの感受性ディスク(KB)の阻止円の直径が 15 mm 以下

(厚生労働省ホームページ届出基準より)

R:resistant(耐性)

通常の投与方法および投与量では菌の増殖を阻止できず,臨床的な効果は望めない.

▶**PK-PD 理論**[5]

抗菌薬の効果が最大限得られるよう,最適な用法・用量を設定するための指標として,抗菌薬の体内動態 pharmacokinetics(PK)と薬力学 pharmacodynamics(PD)とを組み合わせた考え方である.抗菌薬投与効果は time above the MIC,C_{max}/MIC,AUC/MIC のいずれかの PK-PD パラメーター(表 10-11, 10-12)と相関することで,その薬剤が濃度依存型か時間依存型に分類される.また,MIC 値より低い濃度になっても抗菌効果が持続す

る作用をPAEといい,薬剤により効果の高いものと低いものがある.

抗菌薬とPK-PDパラメーターとの関係を表10-12に示す.

異常値とその後の診断プロセス

薬剤感受性試験のパニック値は多剤耐性菌である.感染症法で五類に分類され全点または定点報告する必要がある耐性菌について表10-13にまとめた.このほかに第3世代セフェム系薬,モノバクタム系薬まで加水分解するESBL産生菌やカルバペネム系薬まで加水分解するメタロβラクタマーゼ産生菌は病院感染対策上重要であるため,検出された場合は主治医や病棟看護師,ICT(infection control team)などに報告し,感染対策を実施する.

文 献

1) 小栗豊子, 他. CLSI薬剤感受性測定法の特徴. In: 小栗豊子, 編. 臨床微生物検査ハンドブック. 第4版. 東京: 三輪書店; 2011. p.258-61.
2) 小栗豊子. 微量液体希釈法. 臨床と微生物. 2009; 36: 525-35.
3) 岡田潤平, 他. ディスク拡散法. 臨床と微生物. 2009; 36: 515-24.
4) 川上小夜子, 他. Eテスト. 臨床と微生物. 2009; 36: 536-43.
5) 三鴨廣繁. 抗菌薬の効果を最大にするコツ. In: 戸塚恭一, 他編. 抗菌薬のPK/PDデータブック. 東京: ユニオンエース; 2007. p.5-24.

〈高橋美紀,村上正巳〉

8 ベロ毒素産生性大腸菌同定

検査の概要・臨床的意義

　ベロ毒素は腸管出血性大腸菌 enterohaemorrhagic Escherichia coli(EHEC)が産生する毒素で，その作用により溶血性貧血や急性腎不全，溶血性尿毒症症候群 hemolytic uremic syndrome(HUS)などを引き起こし，アフリカミドリザルの腎臓細胞に由来する細胞(ベロ細胞)に傷害性を示すものとして発見されたことから命名された．VT1〔志賀赤痢菌が産生する志賀毒素と同一のため Shiga toxin (STX1)とも呼ばれる〕と VT2(STX2)があり，VT1 よりも VT2 の細胞毒性が強い．EHEC は VT1 または VT2 のどちらか，あるいは両方を産生する．EHEC は三類感染症に指定されており，病原菌の分離と同定および VT の確認がされた症例と，HUS 発症例に限り，菌が分離されなくても便からの VT 検出または患者血清中の O 抗原抗体または抗 VT 抗体検出によって診断された症例については全数届け出が義務づけられている．
　検体からの EHEC の分離と同定は以下のような手順で行う．

1) 検体の採取と保存

　患者の糞便から EHEC を分離することが主であるが，感染源と推定された食品なども検査対象になる．糞便は急性期の抗菌薬投与前に採取することが望ましいが，採取できない場合は直腸粘液をスワブで採取する．糞便以外の材料は無菌的に採取し，乾燥しないように注意して検査室に提出する．

2) 培養法

　EHEC 分離用の選択培地と一般的な分離培地の併用が望ましい．日本において分離頻度の高い O 抗原型については，糖(ソルビトール，ラムノース，ソルボース)分解や発色基質を利用した EHEC 検出用選択分離培地も有用である．また，食品や下痢で糞便が希釈されている時には増菌培養を実施する．分離培養後，EHEC が疑われるコロニーから確認培地や各種性状確認キットを用いて E. coli であることを確認する．検査対象の EHEC の血清群が明らかな場合は，免疫磁気ビーズを用いて増菌培養液から集菌し分離培地に塗抹する．

3) 毒素検出法

- **免疫学的 VT 検出**：逆受身ラテックス凝集反応(RPLA)法，イムノクロマト法(IC 法)，酵素抗体法(ELISA)法がある(表10-14)．
- **VT 遺伝子検出法**：VT 遺伝子の相同性の高い塩基配列に対してデザインされたプライマーセットを利用する．LAMP 法，リアルタイム PCR 法も利用でき，Loopamp 腸管出血性大腸菌検出試薬キット(栄研化学)，CycleavePCR-O157(VT gene)Screening Kit(タカラバイオ)，CycleavePCR-O157(VT1/VT2)Detection Kit Ver. 2.0(タカラバイオ)などの VT 遺伝子検出キットが販売されている．また，VT1 と VT2 をコードする VT 遺伝子には VT1 は vtx1a, vtx1c, vtx1d, VT2 は vtx2a, vtx2b, vtx2c, vtx2d, vtx2e, vtx2f, vtx2g の亜型(サブタイプ)が存在し，それぞれデザインされたプライマーを用いることによりサブタイプ別の検出が可能である[1]．VT 遺伝子はファージ上に存在し，継代培養により欠落することが

表 10-14 免疫学的 VT 検出法

測定原理	商品名(メーカー)	検出毒素	所用時間	操作法と判定法
RPLA 法	VTEC-RPLA (デンカ生研)	VT1/VT2	16 時間	階段希釈した被検液 25 μL を試薬と混合する. 凝集価 1:4 以上で陽性
IC 法	キャピリア VT (タウンズ)	VT (VT1 と VT2 の区別はできない)	15 分	被検液 100 μL を滴下する ラインの有無で判定
IC 法	Duopath Verotoxins (Merck)	VT1/VT2	20 分	被検液 160 μL を滴下するラインの有無で判定
IC 法	NH イムノクロマト VT1/VT2 (日本ハム)	VT1/VT2	15 分	被検液 100 μL を滴下する ラインの有無で判定
ELISA 法	オーソ VT1/VT2 (オーソ)	VT (VT1 と VT2 の区別はできない)	3 時間	被検液,一次抗体,二次抗体,基質液を順次反応させる.(各操作毎に洗浄操作が必要) 測定波長 450 nm,対照波長 630 nm で吸光度を測定し,0.150 以上で陽性

(各社添付文書より)

頻繁に報告されていることから,できるだけ早い段階で検出を行う.

4) 血清型別

EHEC などの病原性大腸菌は特定の血清型に集属する傾向があるため,同定の補助的手段として行われる.病原性大腸菌はリポ多糖(O 抗原)と鞭毛(H 抗原)の組み合わせにより血清型が分類される.現在,O 抗原は O1〜O187 まで(欠番あり)の合計 181 種類,H 抗原は H1〜H56 まで(欠番あり)の合計 53 種類が存在する.病原大腸菌免疫血清「生研」では,抗原抗体法を原理とした凝集反応により,糞便から分離された大腸菌について O 抗原は 50 種類,H 抗原は 22 種類の血清型別を検出できる.選択培地を用いて培養した菌株では,抗原の産生が不十分であったり自己凝集が起きやすいため,非選択培地を用いて培養した菌株を使用する.EHEC は O157:H7 が約 7 割を占め,残りは O26,O111 などが多い.

異常値を示す疾患・病態

EHEC はウシ,ヒツジ,ヤギ,シカなどの反芻獣が保菌しており,保菌動物の糞便で直接または間接的に汚染された加熱不十分な食品を介する経口感染でヒトに感染する.約 100 個の菌量でも感染が成立するためヒトからヒトへの二次感染もあり,無症候性保菌者が潜在的な感染源となる場合もある.EHEC に感染すると,3〜7 日の潜伏期間の後に強い腹痛と水溶性下痢を発症し,次第に水溶鮮紅色の血便となり,重症では便成分が少なく,血液がそのまま便として出るような鮮血便を呈する.血便は 7〜14 日間続く.小児や高齢者では溶血性貧血,血小板減少,急性腎傷害(急性腎不全)を三主徴とする溶血性尿毒症候群(HUS)や血栓性血小板減少性紫斑病(TTP)などの合併症による死亡例も報告されている[2].HUS 発症と相前後して痙攣や意識障害を伴った急性脳症を合併することがある.また,消化管の著しい浮腫,腸重積,直腸脱,腸管壊死・穿孔,腹膜炎などの消化管合併症を生じることもある.

検査のピットフォール

VT2 バリアントのうち,O157 に多い VT2c

はVT2に比べてRPLA法の検出感度が低く，IC法やELISA法では検出されないことがあるため，偽陰性となる[3]．また，抗菌薬投与後など検体の採取時期が適切でなかった場合にも偽陰性となる．*E. coli*以外にも*Enterobacter cloacae*, *Citrobacter freundii*などでベロ毒素産生株があることが知られており，菌種の同定に誤りがあった場合や複数の検体を一度に処理した際のコンタミネーション，またIC法やEIA法で菌の濃度が極端に濃い場合などベロ毒素が偽陽性となってしまう可能性がある．さらに，糖非産生を指標とする選択培地では，EHEC以外の非分解・遅分解菌を選択する場合があるので注意を要する．コロニーの密集した部分では説明書どおりの色調を示し難く，どの培地においても特徴的な色調のコロニーがすべてEHECであるとは限らない．血清型別を優先した同定を行うと代表的血清型（O157, O26, O111）以外のEHECを見逃す危険性がある．米国のCenters for Disease Control and Prevention（CDC）は，血清型O157以外のEHECを見逃さないために，便中のVTを検査することを勧めている．O157にもVT非産生株が存在するため各種方法を用いたVTの確認は不可欠である．

文献

1) 腸管出血性大腸菌（EHEC）検査・診断マニュアル 国立感染症研究所（平成24年6月改訂）．http://www.nih.go.jp/niid/images/lab-manual/EHEC.pdf
2) 有満秀幸, 他. 下痢原性大腸菌感染症. 臨床と微生物. 2013; 40: 129-34.
3) 瀬戸和子. 腸管出血性大腸菌（志賀毒素産生性大腸菌）. モダンメディア. 2010; 56: 35-38.

〈岡﨑瑠海，村上正巳〉

9 CDトキシン

検査の概要・臨床的意義

Clostridium difficile 感染症（CDI）は，抗菌薬関連下痢症 antibiotic associated diarrhea（AAD）の主要な原因菌であり，AAD のうち 10〜30％が C. difficile によるものとされる。C. difficile の病原因子としてトキシンAとトキシンBがあり，トキシンBはトキシンAの 100〜1,000 倍の細胞毒性を持つ．しかし，トキシンB単独での細胞傷害性は弱く，トキシンAにより細胞透過性が亢進した状態でトキシンBが細胞内に入り込み，強い細胞傷害性を発揮する．トキシンAとトキシンBの検出は細胞毒性試験が gold standard であるが，検査日数を要し，細胞維持の高い技術が求められる．このため，短時間で結果が得られ，複雑な操作の必要ないイムノクロマト法が日常検査法として広く用いられている．また，最近では C. difficile が産生する酵素であるグルタミン酸脱水素酵素 glutamate dehydrogenase（GHD）抗原を同時に検出できる検査キットも販売されている．培養法との一致率は 97％であり陰性適中率が高く，糞便中の GDH が陰性であれば CDI を否定できるとされ，CDI のスクリーニング検査として有用であることが報告されている[1]（表 10-15）．

異常値とその後の診断プロセス

C. difficile を消化管内に保菌している健常人は 7〜8％と少ないが，抗菌薬投与時などに

表 10-15 各種トキシン検出キットの比較

キット	イムノカード CD トキシン A & B	X/Pect トキシン A/B	C. DIFF QUICK CHEK COMPLETE
測定原理	EIA	ICA	EIA
検出対象	toxinA/toxinB	toxinA/toxinB	GDH/toxinA/toxinB
検出感度	toxinA 3 ng/mL toxinB 3 ng/mL	toxinA 0.12 ng/test toxinB 0.76 ng/test	GDH 0.8 ng/mL toxinA 0.63 ng/mL toxinB 0.16 ng/mL
操作法	検体希釈液 200 μL に酵素標識抗体 3 滴を加える →便検体 25 μL を加え，10 秒間混和後，5 分間以上反応させる →再度，混和した後に 150 μL を検体窓へ滴下し，5 分間放置 →洗浄液を 3 滴，反応窓へ滴下 →基質液を 3 滴，反応窓へ滴下 →5 分間反応させ，30 秒以内に判定	性状に応じて希釈した便検体 0.1 mL に，ラテックス標識抗体 5 滴と酵素標識抗体 5 滴を加える →よく混和した後，0.2 mL をサンプル窓に滴下する →20 分後に判定する	性状に応じて調整した便検体 500 μL を検体添加部に加え，室温で 15 分間静置 →洗浄液 300 μL を判定部に加え，完全に吸収されるのを待つ →基質液 2 滴を判定部に加え，10 分後に判定する
販売元	テイエフビー	関東化学	アリーア・メディカル

（各社の添付文書より）

より腸内細菌叢が攪乱している場合に曝露すると保菌しやすくなる．CDI を発症するかどうかは宿主側の要因に影響され，抗菌薬投与時や基礎疾患の状態など抵抗力の低下やその他の危険因子があると菌交代現象が起き，*C. difficile* が過増殖して毒素が産生され，CDI が起きる．*C. difficile* を保菌していても十分な免疫を有している場合は発症せず，無症候キャリアとなると考えられている[2]．また，*C. difficile* は芽胞を形成するため乾燥に強く，ほとんどの消毒薬に抵抗性であり，一度環境を汚染すると長期間残存する．このため環境に残った *C. difficile* に感染し腸管に達すると，宿主の状態によって保菌状態や CDI を引き起こすことがある．CDI の臨床症状は無症状のものから軽度の下痢，水溶性〜血性の下痢，一過性の下痢や 1 日に 20 回以上の下痢を伴うものまで多様である．また，腹痛や発熱を伴うこともあり，腸閉塞をきたす例や死亡する例もある．20％の症例に再発が認められる[3]．

⚠ 検査のピットフォール

検体の品質は検査結果に影響するため，検体は検査開始までは冷蔵保存する．輸送培地での提出は便検体の性状や適切な検体量であるか確認できない．原則として下痢を疑わせる性状の検体が検査対象であるが，固形便が提出される場合もある．固形便で検査を行う場合は糞便中で *C. difficile* が均一に分布していない可能性を考慮し，検体を十分に混和して検査に供する[4]．CDI を疑わせる臨床症状があるにも関わらず培養検査陰性，トキシン検出陰性となった場合は検体量の不足が原因で偽陰性となった可能性も考慮する．また，培養陽性でトキシン陰性であった場合はトキシン検査の感度不足やトキシン非産生株であった可能性などが考えられるが，培養されたコロニーを用いてトキシン検査を行い，トキシン産生の有無を再度確認する．さらに，*C. sordellii* が産生するトキシンは *C. difficile* が産生するトキシンと交差反応を示すため，臨床症状を踏まえて培養検査を併用するなど適切に検査を進めることが重要である．

📖 文 献

1) 澤辺悦子, 他. *Clostridium difficile* 感染症の迅速診断における糞便中 *Clostridium difficile* 抗原およびトキシン A/B 同時検出キット C. DIFF QUIK CHEK COMPLETE の有用性に関する検討. 日臨微生物誌. 2011; 21: 253-9.
2) 田中香お里. *Clostridium difficile*. 臨床検査. 2013; 57: 1114-8.
3) Do AN, et al. Risk factors for early recurrent *Clostridium difficile*-associated diarrhea. Clin Infect Dis. 1998; 26: 954-9.
4) 金山明子, 他. *Clostridium difficile* 感染症の臨床検査. 臨床検査. 2013; 57: 1119-24.

〈岡﨑瑠海，村上正巳〉

10 MALDI-TOF MS による細菌・真菌の迅速同定

検査の概要

近年質量分析技術の臨床検査への応用が多方面で加速している[1]．特に急速に普及しているのが，マトリックス支援レーザー脱離イオン化 matrix-assisted laser desorption/ionization (MALDI) と飛行時間型 time-of-flight (TOF) 質量分析計を組み合わせた MALDI-TOF MS による微生物の迅速同定である．本技術による同定法は従来法に比して簡便性，正確性に優れ，迅速 (10 分以内) かつ低ランニングコストで多くの分離菌種の同定が可能である．また，一般細菌のみならず，真菌，抗酸菌のデータベースも充実しつつあり，臨床微生物検査に大きなパラダイムシフトが起きている[2]．

質量分析技術の微生物同定への応用は 1975 年に端を発するが，1980 年代になり MALDI-TOF MS 技術の導入に伴い発展し，1990 年代後半には実用化レベルに達した．基本原理は MALDI-TOF MS により得られる菌体の蛋白質成分 (主としてリボソーム蛋白) のマススペクトルを用いて菌種名を知る方法である．わが国では解析ソフトと分析機器が一体となった MALDI Biotyper (Bruker Daltonics) と VITEK MS (Sysmex-Biomerieux) が市販されている．いずれも保険診療の枠組みで利用が可能である．

解析の流れ

▶コロニーからの同定

コロニーの一部を MALDI plate に塗布し，ギ酸の添加による on plate 前処理の後あるいは前処理なしにマトリックスを滴下した後にイオン化させて，TOF-MS 解析を行い，得られた MS スペクトルをデータベースのスペクトル情報と比較することでマッチングを行うものである．多くの文献で一般細菌 (一部の真菌を含む) の同定率は種レベルで 85～95％，属レベルでは 95％以上となっている．同定率が 100％とならない理由は主として 3 つある．

第 1 は解析結果がデータベースの質と量に大きく左右される点である．すなわちその菌種がデータベースに存在しないあるいはデータ量が不十分な場合は MS スペクトルが得られても同定に至らない．筆者らも市販のデータベースに当施設での分離株のスペクトルを追加した強化データベースを用いることにより，同定率が上昇することを確認しているが，市販のライブラリーと解析ソフトウェアには定期的な改良が行われているので，ユーザー側も常に最新情報を得る必要がある．詳細については Bruker-Daltonics 社，Sysmex-Biomerieux 社に直接確認するのがよい．

第 2 は菌種によっては適切な前処理が必要な点である．ブドウ球菌などではプレート上での処理が可能であるが，マイコバクテリウム属，ノカルジア属などではより強力な抽出処理が必要である．

さらに第 3 の理由として，遺伝子レベルでも極めて近縁の菌種の区別が難しいという点が挙げられる．

▶菌体からの直接同定

本技術による同定のためには一定量以上の菌量が必要なことからコロニー形成をみてから利用される場合が多いが，特に迅速性が求められる血液培養では培養陽性と判明した時点で培養液から直接同定作業に入ることが可能であり80%前後の同定率が得られている．血液培養結果の報告時間はMALDI-TOF MS導入後に著明に短縮しているが，血液培養液にはヘモグロビンをはじめとして細菌以外の蛋白質が大量に含まれているので，それらを排除しつつ，菌体を選択的に回収するための工夫が必要である．

尿や髄液が検体の場合も菌量が十分でかつ単一菌種による場合は直接同定が可能である．

⚠ 検査のピットフォール，今後の課題と解決のための方策

本法のピットフォールと今後の課題を表10-16にまとめた．データベースの充実のためには実施施設間の連携が必要である．感受性・耐性に関する情報を広く得られるようにすることも大きな課題であるが，そのためにはMALDI-TOF MSだけでなくLC-MS/MSなど質量分析技術を幅広く活用することも必要と思われる．いずれにしても，本技術は臨床細菌検査の専門家が従来法と適切に組み合わせて実施することが望ましい．臨床微生物検査に限らず今後は質量分析技術の臨床検査応用が加速化すると予想される．それに備えて2013年より医用質量分析認定士制度(日本医用マススペクトル学会 http://www.jsbms.jp/)がスタートしている．

表10-16 MALDI-TOF MSによる微生物迅速同定のピットフォールと課題

1) コマーシャルデータベースがまだ万全ではない．
2) 菌種によっては強力な前処理(蛋白質抽出)が必要である．
3) 遺伝子レベルで相同性が高い場合は同定困難．
4) 株レベルで同定が可能な菌種が限られる．
5) ムコイド株は同定できない．
6) 特殊なケース以外は現時点では感受性・耐性の判断ができない．
7) 複数菌が同時存在する場合の対応が容易でない．

📖 文 献

1) 野村文夫．質量分析の臨床検査分野への導入．日内会誌．2013; 102: 3096-102.
2) Nomura F. Proteome-based bacterial identification using matrix-assisted laser desorption ionization-time of flight mass spectrometry(MALDI-TOF MS): A revolutionary shift in clinical diagnostic microbiology. Biochim Biophys Acta. 2014 Nov 1. [Epub ahead of print]

〈野村文夫〉

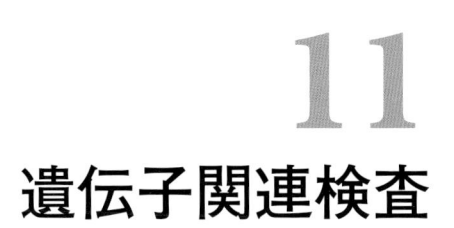

11
遺伝子関連検査

1 診療目的の遺伝学的検査のミニマムエッセンシャル

遺伝子関連検査の分類と遺伝学的検査情報の特殊性

▶遺伝子関連検査の分類

遺伝子関連検査は,
1) 外来病原体の検出・解析を行う病原体核酸検査
2) 癌細胞など特定の細胞のみでみられる遺伝子変異や発現異常を調べる体細胞遺伝子検査
3) 遺伝学的検査(生殖細胞系列遺伝子検査)

に分けられる[1]. より広義には遺伝子発現に関連するDNAメチル化解析, microRNAの解析なども遺伝子関連検査に相当する. 上記の2)の体細胞遺伝子検査は後天的な変異を検出するものであり, 次世代に遺伝するわけではないので, 基本的には一般の臨床検査と同様に扱ってよい. 本稿は次世代に遺伝する3)を対象としている.

遺伝学的検査を検査が行われる時期で分類したものを表11-1に示した. 先天代謝異常のスクリーニングのように, 直接遺伝子を解析しない場合でも, 遺伝性疾患の診断に関わる検査は遺伝学的検査に含まれる. 常染色体劣性遺伝病のヘテロ接合体やX連鎖劣性遺伝病の女性保因者のように原則として発症しない人を対象とする場合が保因者診断であるのに対して, 浸透率が高い常染色体優性遺伝病の未発症者の検査の場合は発症前診断と呼ばれる.

なお, 未成年者に対する保因者診断や, 成年期以降に発症する疾患の発症前診断については, 原則として本人が成人し自律的に判断できる年齢になってから行うべきで, 早期の検査を必要とする医学的な理由がない限り, 両親等の代諾で安易に実施すべきではない.

表11-1 遺伝学的検査の分類

着床前～新生児期
- 着床前診断
- 無侵襲的出生前遺伝学的検査 non-invasive prenatal testing(NIPT；いわゆる新型出生前診断)
- 絨毛や羊水を用いる出生前検査
- 先天代謝異常の新生児スクリーニング検査

小児期, 成人期
- 発症者を対象とする確定診断・鑑別診断・除外診断

成人期
- 保因者診断(常染色体劣性遺伝病, X連鎖劣性遺伝病)
- 発症前診断(神経・筋疾患や家族性腫瘍など浸透率の高い常染色体優性遺伝病)
- 予測的診断(多因子疾患の易罹患性, 感受性の推測)
- 薬理遺伝学的検査(小児期に実施される場合もある)

▶遺伝学的検査情報の特殊性

日本医学会による「医療における遺伝学的検査・診断に関するガイドライン」[2]では, 遺伝学的検査を実施する際に考慮すべき遺伝情報の特殊性として, 不変性, 予見性(発症前診断やリスク診断が可能), 共有性(検査結果が血縁者にも影響する)があげられている.

以上に加えて, 遺伝学的検査は毛髪, 唾液, 口腔ぬぐい液など血液を用いずに実施可能, すなわち医療機関を介さない検査が行われやすいことも特徴である. また, 診療上必要と

なる検査が生み出されるスピードが他の臨床検査よりも格段に速い点も大きな特性であり，最新の情報の把握に努めることが求められる．

薬理遺伝学検査は，生殖細胞系列の遺伝情報を取扱うものであるが，単一遺伝子疾患の遺伝情報とは異なるので，診療の場においては，関連のガイドラインを参照しながら，通常の診療情報と同様に扱う傾向にある．

診療における遺伝学的検査の流れ

診療における分子遺伝学的検査について，検査前プロセス，検査（遺伝子解析）プロセス，検査後プロセス（結果の解釈）に分けて述べる．

▶検査前プロセス（遺伝カウンセリング，サンプル採取など）

遺伝学的検査の実施に際しては，遺伝情報の持つ特殊性を考慮した遺伝カンセリングが必要である．上記ガイドラインではすでに発症している患者を対象とした確定診断，除外診断などを実施する場合の事前の説明や同意などは主治医が行うが，非発症保因者診断，発症前診断，出生前診断を目的に行われる遺伝学的検査の場合は専門家による遺伝カウンセリングを実施することが推奨されている．しかし，確定診断が目的であってもその血縁者の発症前診断につながる場合も少なくなく，遺伝学的検査に関わるすべての医療従事者が遺伝情報の特殊性を理解できる遺伝医学マインドを持つことが求められている．

遺伝学的検査の妥当性・有用性の検討

遺伝学的検査の妥当性・有用性は分析的妥当性，臨床的妥当性，臨床的有用性の観点から判断される[2]．

分析的妥当性とは，検査法が確立しており，再現性が高い結果が得られるなど精度管理が適切に行われていることを意味している

が，検査をオーダーする側からこの点を確認することは容易でない．遺伝学的検査のうち体外診断用医薬品 in vitro diagnostics（IVD）として承認を受けた試薬キットはごくわずかであり，大多数は研究室や検査機関で開発された laboratory-developed test（LDT；in-house 法，home-brew 法とも呼ばれる）で実施されている．諸外国のように，わが国でも LDT による遺伝学的検査の精度を保証するための体制整備が求められている．

臨床的妥当性とは，検査結果の意味づけが十分になされていることを意味する．感度（疾患がある時の検査の陽性率），特異度（疾患がない時の検査の陰性率），陽性的中率（検査が陽性の場合に疾患を持つ割合），陰性的中率（検査が陰性の場合に疾患を持たない割合），遺伝型と表現型の関係などの情報に基づいて評価される．感度と陽性的中率を明確に区別することが肝要である．ここで注意すべきは，感度・特異度は対象集団が変わっても変化しない検査固有の数字であるのに対し，陽性的中率，陰性的中率は対象集団における有疾患者の割合（有病率）に大きく左右される点である．

遺伝性疾患のうち多数例を対象とした感度，特異度などのデータが整備されているものは一部に過ぎない．稀少遺伝性疾患の場合は，特定の遺伝子変異と疾患発症との因果関係が複数の文献により明らかになっていることが必要である．

臨床的有用性とは，検査の対象となっている疾患の診断がつけられることにより，今後の見通しについての情報が得られること，適切な予防法や治療法に結びつけられること，など，臨床上のメリットがあることを意味している．

検査依頼先の決定

遺伝学検査項目は多岐にわたるので，自施

設で一部の検査を実施している場合でも他施設に依頼する場合も多い．国内の依頼先として複数の大手臨床検査センター，Orphan Net Japan[3]などがある．各施設が独自のルートで検査の依頼先を確保している場合も多いが，何らかの共通情報源が必要である．全国遺伝子医療部門連絡会議のホームページ[4]に検査への対応（自施設で解析そのものを実施しているという意味ではない）が可能な施設の一覧が掲載されているので参考になる．国内での実施が困難な場合には海外の施設への依頼を検討する．

検体の採取と輸送

遺伝学的検査の試料としては血液（白血球）が用いられることが多い．抗凝固剤としてはEDTA（2Naまたは2Kなど）を用いる．ヘパリンはPCR反応を阻害する可能性があるので用いない．原則として全血を4℃以下に冷蔵して解析施設に発送する．サザンブロット法など高分子DNAを用いる場合は通常のPCRの場合よりもより速やかにDNA抽出を行う必要がある．DNAだけでなくRNAの解析も行われる可能性がある場合は全血の凍結を避ける．検体の採取・輸送の条件については解析担当者に事前に直接確認するのがよい．検体の採取，輸送などについては「遺伝子関連検査 検体品質管理マニュアル」[1]が参考になる．血液以外にも唾液，毛根，口腔粘膜細胞，濾紙血も解析対象となるが，検体が本人のものであることの確認が重要である．

▶検査プロセス（遺伝子解析）

遺伝学的検査では，従来は細胞遺伝学的検査と分子遺伝学的検査の境界が明瞭であったが，CGHアレイ，MLPA法など両者の中間に位置するものが多数登場している．図11-1に染色体・遺伝子の異常の大きさとそれに対応する検出方法を示した．以下に分子遺伝学的検査技術の概要を示すが，詳細は成

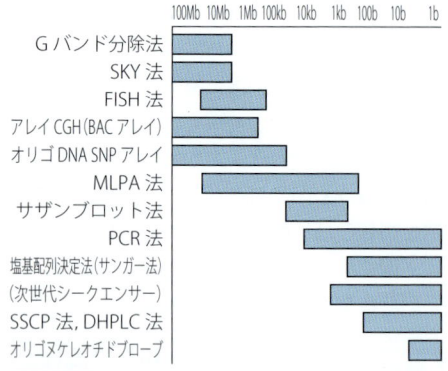

図11-1 染色体・遺伝子異常の大きさ・範囲とその検出方法
（岡本伸彦．小児科．2009; 50: 834-41を一部改変）[9]

書[5,6]を参照いただきたい．

核酸の抽出

遺伝子解析の第一歩である．DNAの抽出は細胞膜・核膜の破壊→除蛋白→RNAseによるRNA除去→DNAの分離の流れで行われるが，最近は核酸抽出キット，さらには自動核酸抽出装置が普及している．

ハイブリダイゼーションによる核酸の検出

RNAを検出するノーザンブロット法，DNAを検出するサザンブロット法がよく知られる．DNAマイクロアレイ（DNAチップ）技術は網羅的遺伝子発現解析，遺伝子多型解析，コピー数多型解析に利用される．

核酸の増幅

PCR法以外にLAMP法，ICAN法などがある．TMAはRNAに特化した増幅法である．

遺伝子変異の検出

● 塩基配列の異常部位が特定されていない場合：変異のスクリーニング

PCRダイレクトシークエンス法が標準であるが，より簡便な方法として，かつてはPCR-SSCP，現在はDHPLC法やHRM法が使われている．従来の遺伝子解析法では検出しにくい大きな領域の遺伝子の欠失/重複変

異の解析にはMLPA法が有用であり，Duchenne/Becker型筋ジストロフィーにおけるジストロフィン，家族性乳癌・卵巣癌(HBOC)におけるBRCA1，BRCA2の解析などで利用されている．

トリプレットリピート病ではPCR産物のフラグメント解析，ダイレクトシークエンスによりリピート数をみるが，先天型筋強直性ジストロフィーなどでみられる極めて高度のリピート数の増加の評価にはサザンブロット法が必要となる．

- 塩基配列の異常部位が特定されている場合
  一塩基多型の同定の場合が多い．PCRと組み合わせる方法としてPCR-RFLP法，SNaPshot法などがある．一方，Invader法，SMAP法などはPCRを必要としない．

今後の方向性─次世代シークエンサーと全自動簡易装置

1990年代後半に登場した次世代シークエンサーはその後も急速に進化を続け，ついに遺伝学的検査として利用できる段階となった．次世代シークエンサーの遺伝学的検査への応用は，ゲノムワイドの解析と解析対象を特定の疾患群の原因遺伝子に絞ったターゲットリシークエンシング(パネル診断)である．従来の遺伝学的検査は目標をできる限り絞り，確定診断的に行われていたが，次世代シークエンサーと疾患群パネルを用いて，広く鑑別診断的に実施することが技術的に可能となっている．しかし，incidental findingsの取り扱いや検出された変異の病的意義の正確な判定など課題も多い．

一方，全血などの試料から核酸抽出，核酸増幅，複数の特定の遺伝子の変異を高速度かつ全自動で検出できる簡易装置も普及しつつある．

▶検査後のプロセス

検査結果の解釈と説明

遺伝学的検査の結果は，わかりやすく説明する必要がある．そして診断は遺伝学的検査の結果のみにより行われるのではなく，臨床医学的な情報を含め総合的に行われるべきである．新規の変異などその病的意義を確定することが困難な場合や，浸透率が必ずしも100％でないと考えられる場合などにおいては，検査結果を解釈する際に，特段の注意が求められる．

遺伝子変異の判定は大きく下記の5段階に分類される

1) **病的変異**
2) **病的と強く疑われる変異**：病的変異に準じた対応が必要
3) **非病的変異**：一般の人々と同じ健康管理が必要
4) **非病的変異に準ずる変異**：判定不能変異に準じた対応が必要
5) **判定不能変異**：上記の1)～4)に分類できないもの．医学の進歩により病的・非病的のどちらかに区別されるもの．定期的なフォローが必要

多因子疾患の発症予測目的で実施される遺伝学的検査結果の解釈にあたっては，

- 多因子疾患の発症には複数の遺伝要因が複雑に関わること．
- 得られる結果は，疾患発症に関わるリスク(確率)であること．
- 遺伝型に基づく表現型の予測力が必ずしも高くないこと．
- 疾患発症には遺伝要因のみならず，環境要因の関与もあり得ること．
- 疾患により，遺伝要因や環境要因の寄与度は多様であること．

などを考慮した慎重な対応が必要である[2]．

なお，すでに発症している患者の診断を目

的として行われた遺伝学的検査の結果は，原則として，他の臨床検査の結果と同様に，患者の診療に関係する医療者が共有する情報として診療録に記載する必要がある[2]．

遺伝子変異の種類

- **サイレント変異**：翻訳領域の DNA 配列の変化がアミノ酸配列に影響を及ぼさない場合の変異．予測されるアミノ酸配列は変化しなくても，スプライシング異常や発現量

表 11-2 DNA レベルでの表記法

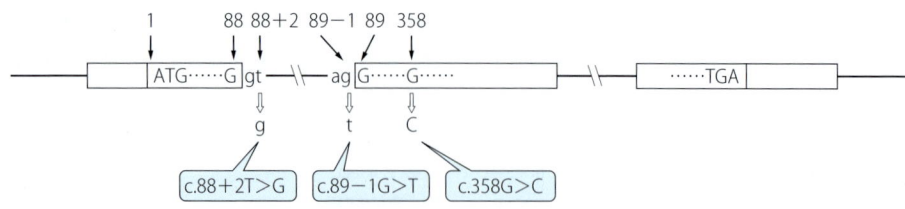

1. 塩基置換（Substitution）の場合

c.358G>C	coding DNA の 358 番目の塩基が G から C に換わっている．
c.88+2T>G	88 番目で終わるエクソンがあった場合，そこから 3′ 側に数えて 2 番目の塩基が T から G へ換わっている．
c.89-1G>T	89 番目で始まるエクソンがあった場合，そこから 5′ 側に数えて 1 番目の塩基が G から T へ換わっている．

2. 塩基の欠失（deletion）の場合
2-1. 1 塩基欠失の場合

c.13delG c.13del	coding DNA の 13 番目の塩基 G が欠損している．

2-2. 数塩基の欠失の場合

c.92_94del c.92_94delGAC c.92_94del3	coding DNA の 92 番目から 94 番目の 3 塩基が欠失している．

3-1. 1 塩基重複の場合

c.13dupT c.13dup	coding DNA の 13 番目の塩基 T が重複している．

3-2. 数塩基の重複の場合

c.92_94dup c.92_94dupGAC c.92_94dup3	coding DNA の 92 番目から 94 番目の 3 塩基が重複している．

4. 塩基の挿入（insertion）の場合
4-1. 1 塩基挿入の場合

c.51_52insT	coding DNA の 51 番目と 52 番目の塩基の間に塩基 T が挿入されている．

4-2. 数塩基の挿入の場合

c.51_52insGAGA	coding DNA の 51 番目と 52 番目の塩基の間に 4 塩基 GAGA が挿入されている．

5. 挿入と欠失の組合せの場合（Deletion/insertion，Indel）

c.112_117delinsTG c.112_117del6insTG c.112_117delAGGGCAinsTG	coding DNA の 112 番目から 117 番目までの 6 塩基が欠失し，さらにそこに 2 塩基（TG）が挿入されている．

表11-3 蛋白質レベルでの表記法

1. アミノ酸置換の場合

p.Trp26Cys p.W26C	26番目のトリプトファンがシステインに換わっている.

1-2. 終止コドンに置換する場合（ナンセンス変異）

p.Trp26* p.W26*	26番目のトリプトファンが終止コドンに換わっている.

2. アミノ酸の欠失の場合

p.Lys2del p.K2del	2番目のアミノ酸（リシン）が欠失している.
p.Gly4_Gln6del p.G4_Q6del	4番目のアミノ酸（グリシン）から6番目のアミノ酸（グルタミン）までが欠失している.

3. アミノ酸の重複の場合

p.Gln8dup p.Q8dup	8番目のアミノ酸（グルタミン）が重複している.
p.Gly4_Gln6dup p.G4_Q6dup	4番目のアミノ酸（グリシン）から6番目のアミノ酸（グルタミン）までが重複している.

4. アミノ酸の挿入の場合

p.Lys2_Leu3insGlnSer p.K2_L3insQS	2番目のアミノ酸（リシン）と3番目のアミノ酸（ロイシン）の間にグルタミンとセリンが挿入している.

5. フレームシフト変異の場合

5-1. 短い表記法

p.Arg97fs p.R97fs	97番目のアミノ酸（アルギニン）にフレームシフト変異が起きたことを表す.

5-2. 長い表記法

p.Arg97Profs*23	フレームシフト変異の結果97番目のアルギニン以下に変化が起きて, プロリンで始まる新たなリーディングフレームができ, そこから数えて23番目のリーディングフレームが終止コドンとなる.

の異常を引き起こす場合があるので, 非病的変異かどうかの判定には注意を要する.

- **ミスセンス変異**: 翻訳領域のDNA配列の変異によって, 翻訳されるアミノ酸が別のアミノ酸に置き換わる場合の変異. アミノ酸が変化しても蛋白質の機能は変わらない場合もあるので, 病的変異と決まったわけではない. 同じ変異でも, 変異の場所, アミノ酸の変化の仕方によって影響は異なるので, その解釈が困難であることが少なくない. また, スプライシング異常や発現量の異常を引き起こすものもある.

- **ナンセンス変異**: 翻訳領域のDNA配列の変異によって, 翻訳されるアミノ酸が停止コドンに変わり, 翻訳が終了する変異. 蛋白質が短くなる（トランケーション）タイプの変異であるので, 病的原因となりやすい.

- **フレームシフト変異**: 微小欠失, 微小挿入, 重複, 増幅, 逆位などによりアミノ酸の読み枠が変化する変異. 多くは変異下流で停止コドンが早期に現れる. 病的変異であることが多い.

- **スプライス変異**: スプライスに異常をきたす変異. 多くの場合エクソン・イントロン接合部周囲の異常であることが多いが, それ以外の場所でも起こり得る. 病的変異であることが多い.

- **ゲノムの大きな構造の変化**: ゲノムの一部

の数十から数万塩基の欠失,挿入,重複や増幅,逆位,組み換えによる再配列,染色体転座までその大きさや変異のタイプは様々である.病的変異である可能性が高い.

変異の記載方法[7,8]

塩基配列変化で記載する方法とアミノ酸配列変化で記載する場合がある.代表的な例を表11-2, 11-3に示した.

文献

1) 日本臨床検査標準協議会遺伝子関連検査標準化専門委員会. 遺伝子関連検査 検体品質管理マニュアル(承認文書). 2011.
2) 日本医学会. 医療における遺伝学的検査・診断に関するガイドライン. 2011. http://jams.med.or.jp/guideline/genetics-diagnosis.pdf
3) NPO法人オーファンネット・ジャパン. http://onj.jp/
4) 全国遺伝子医療部門連絡会議. http://www.idenshiiryoubumon.org/
5) 金井正光, 監. 臨床検査法提要. 改訂第33版. 東京: 金原出版; 2010.
6) 日本臨床検査自動化学会遺伝子・プロテオミクス技術委員会. 検査室のためのわかりやすいSNP解析マニュアル. 日臨検自動化会誌. 2011; 36 Suppl 1.
7) Human Genome Variation Society: Nomenclature for the description of sequence variants. http://www.hgvs.org/mutnomen/
8) 北里大学医学部分子遺伝学. http://www.med.kitasato-u.ac.jp/~molgen/sub4.html
9) 岡本伸彦. 遺伝学的検査アップデート. 小児科. 2009; 50: 834-41.

〈野村文夫〉

2 造血器腫瘍関連染色体・遺伝子検査

造血器腫瘍における染色体・遺伝子検査

▶染色体・遺伝子検査の位置づけ

　造血器腫瘍は白血病，リンパ腫，骨髄腫，骨髄異形成症候群，真性赤血球増加症など多種の疾患からなる．造血器腫瘍は従来，細胞や組織の形態所見に基づく分類法で診断されてきた．2001年以降はWHO分類に基づいて，形態学的所見に，免疫学的表現型や染色体・遺伝子所見を加えて診断されるようになった．さらにその後に解明された分子病態などの知見を取り入れて，2008年にWHO分類第4版[1]に改訂され現在に至っている．そのため，造血器腫瘍の診断には染色体・遺伝子検査が必須である．造血器腫瘍の主な疾患でみられる染色体・遺伝子異常を表11-4に示す．

▶保険収載されている染色体・遺伝子検査

　以下で解説する染色体検査，FISH(fluorescence in situ hybridization)法，サザンブロット法(免疫グロブリン遺伝子やT細胞受容体遺伝子の再構成に限る)，TMA(transcription-mediated amplification)法(Amp-CML法としての BCR-ABL1 mRNA の定量に限る)，種々の融合遺伝子や WT1 mRNA などの定量もしくは定性RT-PCR(reverse transcription-polymerase chain reaction)法，PCR法は保険収載されており，検査センターへの外注も可能である．点突然変異を検出するための塩基配列決定法は保険未収載である．

表11-4 造血器腫瘍の主な疾患でみられる染色体・遺伝子異常

病型	染色体異常	関与する遺伝子
急性骨髄性白血病		
顆粒球系分化を伴う急性骨髄性白血病	t(8;21)(q22;q22)	RUNX1-RUNX1T1
急性前骨髄球性白血病	t(15;17)(q22;q12)	PML-RARA
好酸球増加を伴う急性骨髄単球性白血病	inv(16)(p13q22)	CBFB-MYH11
急性リンパ性白血病		
Bリンパ芽球性	t(9;22)(q34;q11)	minor-BCR-ABL1
Tリンパ芽球性	t(1;14)(p34;q11)	TAL1-TRD
慢性骨髄性白血病	t(9;22)(q34;q11)	Major-BCR-ABL1
真性赤血球増加症	―	JAK2 の点突然変異
骨髄異形成症候群	del(5q)	RPS14 など
悪性リンパ腫		
びまん性大細胞型B細胞リンパ腫	t(3;14)(q27;q32)	BCL6-IGH
濾胞性リンパ腫	t(14;18)(q32;q21)	IGH-BCL2
Burkittリンパ腫	t(8;14)(q24;q32)	MYC-IGH
マントル細胞リンパ腫	t(11;14)(q13;q32)	IGH-CCND1
MALTリンパ腫	t(11;18)(q22;q21)	BIRC3-MALT1
未分化大細胞型リンパ腫	t(2;5)(p23;q35)	ALK-NPM1
多発性骨髄腫	t(11;14)(q13;q32)	IGH-CCND1

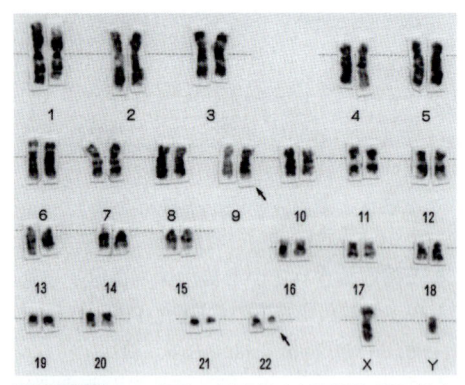

図 11-2 CML 細胞の核型（左）と間期核 FISH 法（single FISH）による *BCR-ABL1* 融合遺伝子の検出の模式図（右）

染色体・遺伝子検査の実際

▶染色体・遺伝子検査の方法

染色体検査

　造血器腫瘍のすべての症例の診断時には，染色体の構造異常や数の異常を網羅的に調べるため，G 分染法による核型解析を行う．疾患や病型に特異的な核型が認められれば診断に有用であり，特異的でなくとも，クローン性の異常，すなわち，2 細胞以上での同一の構造異常や過剰染色体，3 細胞以上での同一染色体の消失が認められれば，腫瘍性である根拠となる．

FISH 法

　FISH 法は，対象とする遺伝子の融合，分離，重複，欠失の情報を簡便に得られる．間期核 FISH は G 分染法と異なり，分裂能を有する細胞を必要としないため，分裂像が得られず核型解析が実施できなかった症例でも，Carnoy 固定細胞の残りがあれば，FISH 法を実施できる．慢性骨髄性白血病（CML）に対するチロシンキナーゼ阻害薬（TKI）の細胞遺伝学的効果の評価のため，骨髄検体でのフィラデルフィア（Ph）染色体を有する細胞比率の代わりに，血液検体での *BCR-ABL1* 融合遺伝子の FISH が行われる（図 11-2）．この検査での従来の single fusion プローブは，両遺伝子シグナルの偶然の重なりによる偽の融合シグナルが数％みられたが，現在は，切断点を跨ぐプローブを用いる工夫（dual fusion プローブ）により偽陽性率は低下している．また，G 分染法でマーカー染色体（由来不明の染色体）が認められた場合は，24 種の染色体を異なった色で塗り分ける SKY（spectral karyotyping）法を行う．

サザンブロット法

　リンパ節腫脹が反応性か腫瘍性かが断定できない場合，サザンブロット法による免疫グロブリン重鎖遺伝子 *IGH* または T 細胞受容体 β 鎖遺伝子 *TRB* の単クローン性再構成の検出は，腫瘍性である証拠となる．また，HTLV-1 キャリアに生じた T 細胞性腫瘍が，成人 T 細胞性白血病/リンパ腫（ATLL）か，HTLV-1 とは無関係な T 細胞性腫瘍かを鑑別するのに，サザンブロット法による HTLV-1 プロウイルス DNA の単クローン性の組込みの検索が必要である．

PCR 法

　融合遺伝子を検出するのに，ゲノム DNA を用いる PCR 法は，イントロンの介在がある

ため実施可能な対象が限られる．例えば，濾胞性リンパ腫などで *IGH–BCL2* 遺伝子再構成を有する症例の一部では，両遺伝子の限られた領域で再構成するため，ゲノム DNA を用いた PCR 法が可能である．また，前記の *IGH* や *TRB* の単クローン性再構成の検出において，これらの CDR3 領域を PCR で増幅し，その産物をキャピラリー電気泳動法で解析する方法も用いられている．

RT–PCR 法

RNA から合成した cDNA を用いて，疾患特異的な融合遺伝子の検出を定性 RT–PCR 法で行う．この融合遺伝子を有する腫瘍細胞の治療による減少を real–timePCR を用いた定量 RT–PCR 法で評価する．CML の TKI による治療中には *BCR–ABL1* mRNA の定量 RT–PCR を定期的に行う．定性 RT–PCR では，1 回目の PCR で得られた産物を鋳型とし，内側に設定したプライマーで 2 回目の PCR を行うことで感度と特異度を高める nested PCR が行われる．この方法の検出感度は定量 RT–PCR よりも優れ，CML の分子学的完全寛解の判定に用いる．

TMA 法

BCR–ABL1 mRNA の定量を行うために，早期に保険収載された TMA 法による Amp–CML が定量 RT–PCR の代わりとして，日本では広く利用されてきた．定量 RT–PCR 法では同時に測定した内部標準遺伝子の発現量との比をとることによって，検体の逆転写の効率などのばらつきを補正できるが，TMA 法ではこれが行われないという短所がある．

塩基配列決定法

真性多血症における *JAK2* 遺伝子 V617F 変異や急性骨髄性白血病（AML）での *NPM1* 遺伝子変異のような塩基の置換，欠失，挿入などの遺伝子変異は，ダイレクトシークエンス法が標準的な検査法である．DNA シークエンサーのない施設では，代替法として PCR を用いて，アレル特異的 PCR 法，制限酵素断片長多型解析法，融解曲線解析法，蛍光消光プローブ（quenching probe）法などを用いて変異を検出する．

▶染色体・遺伝子検査の目的

染色体・遺伝子検査は主に以下のような目的で行われる．

診断や病型の確定

WHO 分類 4 版では染色体・遺伝子所見が急性白血病の中の病型の名称に組込まれていたり，真性赤血球増加症での *JAK2* V617F 変異や Burkitt リンパ腫での *MYC* 再構成のように診断基準に含まれているものがあり，これらを確定するために染色体・遺伝子検査を行う．

予後の予測

近年，疾患特異性の高い新たな遺伝子変異が見出され，これらの変異の予後に与える影響が解析されている．AML において European LeukemiaNet により，染色体所見に *FLT3*–ITD，*NPM1*，*CEBPA* の変異の有無を組み込んだ予後分類[2]が報告されている．

治療効果の指標

治療効果の指標として遺伝子検査が高頻度に用いられるのは，TKI 治療中の CML であり，*BCR–ABL1* mRNA を TMA 法や RT–PCR 法で検査する．定量 RT–PCR による検査では，*BCR–ABL1* の発現量を *GAPDH* の発現量で補正して，コピー/μgRNA 単位で報告する施設が多いが，欧米では International scale（IS）に基づいて報告されている．すなわち，IRIS 試験での未治療 CML 30 例の末梢血での *BCR–ABL1* のコピー数を内部標準遺伝子（当初は *BCR*，現在は *ABL1* が多い）のコピー数で割った値の平均値を 100％と定め，各検体でこの比を求め，これに各施設ごとの差を補正するための conversion factor（CF）を掛け合

表11-5 染色体・遺伝子検査の各方法の長所と短所

方法	長所	短所	使い分け
染色体検査 (G-分染法)	・網羅的に染色体異常がわかる ・低コスト	・分裂期細胞のみが対象 ・検出感度は分裂期20細胞に1細胞以上 ・解析に日数と熟練を要する	診断時,再発時,CML急転時,細胞遺伝学的効果判定
間期核FISH	・分裂細胞が不要 ・簡便に数日で結果が出る ・転座相手が不明でも検査できる(例: MLLの分離FISH) ・細胞形態と対応できる	・特定の遺伝子異常しかわからない ・数%の偽陽性が出るため,MRD検出に不適	診断時(予想する核型が得られない,結果を急ぐ),効果判定
定性RT-PCR	・分裂細胞が不要 ・高感度に検出(10^5に1細胞) ・産物長により切断点を区別できる	・定量性がない ・ゲル作成や写真撮影の手間がかかる	MRD検出,診断時(予想する核型が得られない,結果を急ぐ,切断点を知りたい)
定量RT-PCR	・高感度に,短時間で検出 ・定量性がある ・ゲル作成が不要	・検出感度が定性より若干落ちる ・切断点を区別できない	MRD検出,効果判定
サザンブロット	・診断に不可欠な疾患あり	・手技が煩雑で日数を要する ・検出感度は5~10%以上 ・定量性がない	ATLLの診断,クローン性解析

わせた数値がIS(%)である.分子学的大寛解(major molecular response)の基準であるIS 0.1%は,Amp-CMLの50コピー/アッセイ,定量RT-PCRの100コピー/μgRNAにおおよそ相当するとされている.2010年以降,日本でもISの国際機関に申請してCFを取得する施設が現れ始めた.定性RT-nested PCRで検出されなくなれば,分子学的完全寛解といい,ISでは0.0032%以下に相当するとされるが,その定義の仕方にはいまだ議論がある[3].急性白血病で疾患特異的な遺伝子異常を有さない症例では,定量RT-PCRによる *WT1* mRNAの経時的な推移が治療の効果判定や再発の発見に有用である.

▶造血器腫瘍の染色体・遺伝子検査の使い分け

染色体・遺伝子検査の長所,短所と使い分けを表11-5にまとめた.診断時には染色体検査だけで充分であるが,結果を得るのに日数を要するため,染色体・遺伝子所見が治療法の決定に必要な症例では,予想される遺伝子異常に対するFISH法やRT-PCR法を当初から実施することもある.

文献

1) Swerdlow SH, et al, ed. WHO Classification of tumours of haematopoietic and lymphoid tissues. 4th ed. Lyon: IARC Press; 2008.
2) Mrózek K, et al. Prognostic significance of the European LeukemiaNet standardized system for reporting cytogenetic and molecular alterations in adults with acute myeloid leukemia. J Clin Oncol. 2012; 30: 4515-23.
3) European LeukemiaNet コンセンサス日本語版策定委員会,編.慢性骨髄性白血病治療の実践マニュアル改訂版.東京:エルセビア・ジャパン社; 2012.

〈東田修二〉

11. 遺伝子関連検査

3 固形腫瘍関連体細胞遺伝子検査

　固形腫瘍関連体細胞遺伝子検査は，いわゆるファーマコゲノミクス（PGx）におけるコンパニオン診断（分子標的薬剤などの治療薬の選択に必須の診断）や疾患の病態把握に重要である．そのために一部の固形腫瘍関連体細胞遺伝子検査は保険適応となっており，日常診療に不可欠な臨床検査となっている．本稿では，現在本邦で保険適応されて臨床検査として行われている固形腫瘍関連体細胞遺伝子検査のうち重要と思われる項目について概説する．本稿で述べる固形腫瘍関連体細胞遺伝子検査は薬剤選択などの診療上に必要な体細胞の遺伝子検査である（表 11-6）．

各種固形腫瘍関連体細胞遺伝子検査

▶保険適応となっている検査

　近年の医薬品の承認には薬剤使用の可否や有効性を判断するために必要なバイオマーカー（いわゆるコンパニオンバイオマーカー）が要求される場合がある（表 11-6）．遺伝子検査を薬剤選択のための診断薬として使用する際には，特定の検出法に限って保険適応とされることもある．難治性の CCR4（C-C chemokine receptor type 4，CD194）陽性の成人 T 細胞性白血病・リンパ腫の治療薬である抗 CCR4 モノクローナル抗体の検出（免疫染色，フローサイトメトリー法）には 10,000 点の保険点数がついて話題となった．本稿では抗 EGFR モノクローナル抗体薬における *KRAS* 遺伝子検査，EGFR TK（thymidine kinase）阻害剤における *EGFR* 遺伝子検査，ALK TK（thymidine kinase）阻害剤における *ALK* 融合遺伝子などについて概説する．

***KRAS* 遺伝子変異（大腸癌および非小細胞肺癌）**

　非小細胞肺癌治療における EGFR チロシンキナーゼ阻害薬（ゲフィチニブ）による治療で

表 11-6 医薬品承認の際にコンパニオン診断が必要であった例

医薬品名* （申請者）	成分概要	効能効果など	診断薬 販売名 （申請者）
ベクティビックス （タケダ）	抗 EGFR モノクローナル抗体	*KRAS* 遺伝子野生型の治癒切除不能な進行・再発の結腸・直腸癌	TheraScreen *KRAS* 変異検出キット （キアゲン）
イレッサ （アストラゼネカ）	EGFR TK 阻害剤	*EGFR* 遺伝子変異陽性の手術不能または再発非小細胞肺癌 （効能追加の一部変更承認）	TheraScreen *EGFR* 変異検出キット RGQ「キアゲン」 （キアゲン）
ポテリジオ （協和キリン）	抗 CCR4 モノクローナル抗体	再発または難治性の CCR4 陽性の成人 T 細胞白血病リンパ腫	ポテリジオテスト FCM （協和メディックス）
ザーコリ （ファイザー）	ALK TK 阻害剤	*ALK* 融合遺伝子陽性の切除不能な進行・再発の非小細胞肺癌	Vysis ALK Break Apart FISH プローブキット （アボットジャパン）

*医薬品名はブランド名のみの簡略記載
〔独立行政法人 医薬品医療機器総合機構（PMDA）．「コンパニオン診断薬に関するガイダンス案について」コンパニオン診断薬プロジェクトチーム（平成 25 年 9 月 25 日）．第 6 回科学委員会・医薬品・バイオ製品専門部会報告書より〕

表 11-7 日本で個別化医療に用いられる分子標的薬と検査費用

対象疾患	薬剤名(一般名)	効果予測のための検査
乳癌	ハーセプチン(トラスツズマブ)	癌細胞でのHER-2蛋白/遺伝子の過剰発現/増殖(690点/2,700点)
胃癌		
肺癌	イレッサ(ゲフィチニブ) タルセバ(エルロチニブ)	癌細胞での*EGFR*遺伝子の変異(2,000→2,100点)
	ザーコリ(クリゾチニブ)	癌細胞での*ALK*キメラ遺伝子の存在(6,520点)
大腸癌	アービタックス(セツキシマブ) ベクティビックス(パニツマブ)	癌細胞での*KRAS*遺伝子の変異がない(2,000→2,100点)
慢性骨髄白血病	グリベック(イマチニブ) タシグナ(ニロチニブ)	癌細胞での*BCR-ABL*キメラ遺伝子の存在(1,200/2,000点)
成人T細胞白血病	ポテリジオ(モガムリズマブ)	リンパ組織中または血液中のCCR4蛋白の存在(10,000点)

2012(H24)年10月時点
〔ロッシュ・ダイアグノスティクス 田澤義明氏より改変〕

は,腫瘍縮小効果に加えて,生存率においても*EGFR*遺伝子の変異陽性群の方がwild typeよりも良好であるとされている[3].最近では,抗EGFR抗体医薬であるセツキシマブを大腸癌患者に投与する際には,*KRAS*遺伝子変異の検索が必須の状況となっている[4].すなわち*KRAS*遺伝子のコドン12またはコドン13にミスセンス変異がみられる大腸癌においては,セツキシマブ(アービタクス®)やパニツムマブ(ベクティビックス®)など抗上皮成長因子受容体 epidermal growth factor receptor (EGFR)抗体薬による腫瘍縮小効果は期待できない.現在KRAS(コドン12またはコドン13),BRAFの遺伝子検査は大腸癌や肺癌の分子標的薬使用の可否を決めるコンパニオン診断として多くの施設で行われている.一方,2013年,欧州での臨床試験(OxaliPlatin and cetUximab in firSt-line treatment of mCRC study, OPUS)において,*KRAS*遺伝子のエクソン3, 4, あるいは*NRAS*遺伝子のエクソン2, 3, 4のマイナーミューテーションと分子標的薬の効果の関連についてのエビデンスが集まりつつある.今後はKRAS(コドン12またはコドン13),BRAFに加えて,次々に新しい遺伝子変異が臨床の現場に登場し保険適応となっていくことが予想される.これまでの本検査は医科診療報酬点数表では測定方法によらず区分「D004-2 悪性腫瘍遺伝子検査(2,100点)」に該当する(表11-7).腫瘍細胞(組織)を検体とし,直接塩基配列決定(DNAダイレクトシークエンス)法により変異塩基配列を決定方法が標準的であるが,*EGFR*遺伝子検査と同様に変異配列検出感度が十分でないこと,などのためにPCRをベースとした代替法にて検査されることがある.すなわち抗EGFR抗体薬の薬理効果が*KRAS*遺伝子変異の有無により有意に異なり*KRAS*遺伝子ミスセンス変異が認められると薬理効果が期待できない.

*EGFR*遺伝子検査

腫瘍細胞(体細胞)において*EGFR*遺伝子のエクソン18 G719*(ストップコドン),エクソン19欠失変異,エクソン21 L858Rなどの変異がみられる場合,EGFRのチロシンキナーゼ活性阻害剤(EGFR-TKI)に対する高い奏効率が期待できる.一方エクソン20 T790Mの変異は治療抵抗性に関わるといわれている.直接塩基配列決定(DNAダイレク

トシークエンス)法により変異塩基配列を決定する方法が標準的であるが，変異配列検出感度が十分でないこと，高コスト，解析時間の長さなどのために PCR をベースとした代替法を用いて検査されることがある．EGFR 遺伝子変異は腫瘍細胞に存在するので，検査に用いる材料には十分な腫瘍細胞が含まれる必要がある．なぜなら検査材料に非癌部の細胞が含まれていると，正常配列のシグナルが強くなり，腫瘍細胞の変異が検出されにくいためである．そのために臨床検査で遺伝子変異を検出する場合には，腫瘍細胞と非腫瘍細胞の割合における検出系における感度・特異度を事前に検討する必要がある．非小細胞肺癌の治療に用いられる抗癌剤ゲフィチニブ（イレッサ®）やエルロチニブ（タルセバ®）は，EGFR のチロシンキナーゼ活性阻害剤（EGFR-TKI）であり，細胞増殖を抑制しアポトーシス誘導によって抗癌作用を発揮する薬剤である．EGFR 遺伝子変異検査は肺癌の治療開始前に，本薬剤の効果予測のために実施される．EGFR-TKI の適応は「EGFR 遺伝子変異陽性の手術不能または再発非小細胞肺癌」とされ，特に，非喫煙女性，腺癌症例に有効性が高い．EGFR 遺伝子変異検査は，ほかの抗癌剤の治療効果が期待できず，手術が不可能な再発した非小細胞肺癌患者が対象となる．

ALK 融合遺伝子

染色体転座による ALK 融合遺伝子は癌細胞に認められ正常細胞には存在しない．ALK は受容体型チロシンキナーゼをコードしている．本邦の間野らが，ALK 融合遺伝子の1つである EML-ALK が第2染色体短腕内で反対向きに存在すること，すなわち EML4 遺伝子と ALK 遺伝子との間で逆位で転座を起こして形成される融合型癌遺伝子を見出し，さらに染色体転座による遺伝子融合による活性化を報告した[1]．非小細胞肺癌（NSCLC）患者，悪性リンパ腫，軟部腫瘍，腎臓癌などの原因となることが知られている．NSCLC 患者より driver mutation である ALK 融合遺伝子を検出することで，ALK 阻害剤治療に役立てることができる（ALK 陽性肺癌）．FISH（fluorescence in situ hybridization）法，RT（reverse transcription）-PCR（塩基配列決定法を含む）法，免疫組織化学染色法 immunohistochemistry（IHC）法などにより測定が可能である．検査材料として，IHC 法と FISH 法はパラフィン包埋（FFPE）標本，RT-PCR 法はそれ以外の胸水・洗浄液などの細胞診検体や新鮮凍結標本などを用いる．FFPE 標本を用いる場合は適切な固定条件での処理が必要となる．RT-PCR 法では，採取後，直ちに凍結や RNA 分解阻害剤で処理する必要がある．ALK 陽性肺癌では ALK 阻害剤（クリゾチニブ）の適応となる．

p53 遺伝子検査

p53 遺伝子は多くのヒトの癌や肉腫で変異が認められている．p53 遺伝子変異の検出方法は，体細胞変異の場合には抽出した同遺伝子の mRNA を cDNA に変換して PCR 法でエクソン部分を増幅した後，DNA シークエンス法や SSCP（single strand conformation polymorphism）解析を用いて遺伝子変異を同定する．p53 遺伝子変異には現在 1,000 種類を超える変異が知られている．抗 p53 抗体検査は保険適応（乳癌，食道癌，大腸癌）になっている（平成 25 年 4 月 16 日）．癌細胞に認められる p53 遺伝子変異は P53 蛋白質の機能欠損を惹起し（loss-of-function）癌化を誘導するというメカニズムが考えられている．p53 遺伝子に突然変異が生じることにより半減期が延長し，変異 p53 蛋白質が細胞核内に蓄積することが示唆されており，抗 p53 抗体の出現は腫瘍細胞における p53 遺伝子の突然変異ある

いはp53蛋白質の細胞内への蓄積の結果であると考えられている．*p53*遺伝子は多くの場合は，癌においてその機能が喪失あるいは低下していると考えられている．近年，myelodysplastic syndrome(MDS)や種々の白血病において，*p53*遺伝子と遺伝子のエピジェネティック変異に関わるいくつかの遺伝子の変異が見出されている．

マイクロサテライト不安定 microsatellite instability(MSI)検査

1997年のNCI(National Cancer Institute)コンセンサス会議で，主要な5つマイクロサテライト反復配列を含む領域(BAT25, BAT26, D2S123, D5S346, D17S250)をマーカーとして使用することが推奨され，2つ以上のマーカーで腫瘍部での長さが変化している場合をMSI-H(high-frequency MSI)，1つのマーカーで変化している場合をMSI-L(low-frequency MSI)，いずれも変化していない場合をMSS(microsatellite stable)と判定することが提案された．検体からDNAを抽出した後，マイクロサテライト反復配列を含む領域をPCR増幅する．DNA修復蛋白質の発現低下を免疫組織学的染色により確認するなど，他の方法との併用が推奨される．MSI検査はミスマッチ修復機構の異常を検出する検査であり，Lynch症候群のスクリーニングに用いられる．Lynch症候群の大腸癌では90％以上にMSI-Hを認めることが報告されている．散発性大腸癌では欧米の報告で12〜16％，わが国の報告で6〜7％程度である．MSI検査はLynch症候群の原因であるミスマッチ修復遺伝子診断の対象を絞り込むためのスクリーニング検査として有用であり保険収載されている．偽陽性を示す例として散発性MSI-H大腸癌がある．MSI-Hを示す主な原因は*MLH1*遺伝子のプロモーター領域の後天的なメチル化である．このような腫瘍では免疫染色でMLH1蛋白の欠失を認める．MSI-Hを示す散発性大腸癌では，*BRAF*遺伝子の体細胞変異(V600E)を高頻度に認めるが，Lynch症候群ではほとんど検出されないため，*BRAF*遺伝子変異の有無が両者の鑑別に利用されることがある．偽陰性を示す例としては，MSI-HとならないLynch症候群例があることが明らかになっており，その1つは*MSH6*遺伝子に変異がある場合である．*MLH1*をはじめとするDNA修復遺伝子のプロモーターのメチル化が同遺伝子群の発現低下を惹起することが報告されている．そのためLynch症候群の正確な診断にはMSI検査に加えて，関連する修復蛋白質の免疫組織学的(IHC)染色(DNA修復蛋白質であるMSH2, MSH6, PMS2, MLH1の発現低下の確認)と関連するDNA修復遺伝子プロモーターのメチル化を考慮する．また，米国のNCCNガイドライン(2011年，第2版)では，Lynch症候群のリスクがある個人を同定するために，診断時年齢または家族歴にかかわらず，すべての大腸癌にMSI/IHCスクリーニングを行っても費用対効果が高いことが示されている[5]．変異が見つからなかった場合，遺伝子の一部が大きく欠失・重複している可能性がありMLPA(Multiplex Ligation-dependent Probe Amplification)法やサザンブロット法などを用いて解析する．遺伝子診断の結果，Lynch症候群と診断された場合，定期的な検査(サーベイランス)を行い，大腸やそのほかの臓器の癌の早期発見・早期治療に役立てることができる．

*c-kit*遺伝子検査

通常の孤発性(非遺伝性)の消化管間質腫瘍gastrointestinal stromal tumor(GIST)の場合には腫瘍細胞(体細胞)における*c-kit*遺伝子のエクソン9, 11, 13, 17の遺伝子変異をPCRダイレクトシークエンス法により検出する[2]．GISTにおける*c-kit*遺伝子の変異の

情報は，分子標的薬（イマチニブ）の適応の可否や治療法の選択，薬効評価の指標として臨床応用されている．イマチニブ耐性の GIST では 2008 年 6 月にスニチニブの適応が承認された．GIST は食道，胃，小腸，大腸などの消化管壁に発生する腫瘍で全消化管腫瘍の 0.2〜0.5% の頻度である．切除不能 GIST や術後再発例が一般に *c-kit* 遺伝子検査の対象となっている．手術材料や生検標本のホルマリン固定パラフィン包埋組織（FFPE）が検査材料となる．GIST の確定診断において CD117 の免疫組織学的染色よる検索は必要不可欠である．免疫組織学的検査ではコントロールに比較して同等の CD117 の発現レベルである（増大がない）こと．またアミノ酸変異を伴わない場合でもあっても，スプライシングサイトに影響する遺伝子変異（エクソン-イントロン接合部の配列など）はスプライシングに影響して *c-kit* の発現を変化させる可能性がある．以上のように *c-kit* 遺伝子の変異の解析は GIST 症例の治療方針決定の補助手段として有効であると言える．

▶**保険適応となっていない検査**

エピジェティクス関連検査（DNA メチル化の検出）

DNA のメチル基修飾，ヒストンのアセチル化などが代表的であるが，DNA メチル化異常は特に癌領域において存在診断，病態診断，発癌リスクの評価などへの臨床検査への応用が期待される．さらには遺伝子上の CpG 配列に認められるメチル化や DNA に結合するヒストン蛋白質のアセチル化（DNA そのものの変異ではなく，DNA 周囲環境のエピジェネティックな変化）を癌の検出の指標にしようとする方法も検討されている．臨床的には DNA 修復蛋白質である MLH-1 の発現低下が免疫染色で確認された場合に，MLH-1 のプロモーターの DNA メチル化が原因である場合がある．

その他：乳癌における遺伝子発現プロファイルを用いた分子診断・薬効・予後の予測

DNA チップ/マイクロアレイ技術の発達により，癌組織などをゲノムワイドな遺伝子発現プロファイルで解析し，診断・薬効・再発リスク・予後予測などへの応用することが現実のものとなってきた．原発性乳癌ではいくつかの遺伝子発現を RT-PCR 法で測定し，再発リスクを予測する Oncotype DX™ と凍結標本を用いて発現遺伝子を DNA マイクロアレイで解析する MammaPrint® がすでに商品化され，原発性乳癌の化学療法に際して使用され始めている．

⚠ 臨床検体採取の注意点および解析方法の概略・要点[6]

検体の採取・保存・管理・試薬の調整

臨床検体の採取，保存については，コンタミネーションや検体の取り違えのないように細心の注意が必要であることはいうまでもない．また臨床検体の管理では，連結可能匿名化と連結不可能匿名化の 2 つの方法があり，目的に応じて倫理審査が行われる．臨床検体を解析する試薬類についての知識・技術も必要である．

バイオハザード

臨床検体を取り扱う際には，感染病原体の危険性をよく理解，認識する必要がある[6]．

遺伝子増幅法（PCR 法；PCR-RFLP 法，PCR-SSCP 法，real-time PCR 法，その他の技術；LAMP 法）

遺伝子増幅の技術は PCR 法が広く用いられている．その他の遺伝子増幅技術としては PCR 法を用いない，LAMP 法（鎖置換反応を利用して，温度変化を必要とせずに，遺伝子を増幅できる）がある．

核酸検出法(サザンブロット法,ノーザンブロット法,DNAマイクロアレイ法,一塩基多型SNP解析 −PCR−RFLP, TaqMan PCR, Invader法,HRM法)

- サザンブロット法は,目的とするDNAを,ノーザンブロット法はRNAを検出する方法である.サザンブロット法は,1975年,Southernにより開発された.
- DNAマイクロアレイ(DNAチップ)法は,基盤上に,数千から数万の遺伝子を固定化して,サンプル中の標識DNAをハイブリダイゼーションして,それぞれのスポットのシグナルから,塩基配列の違い(SNPを含む)や遺伝子の発現変化を網羅的に調べることができる.
- Invader法はPCR増幅によらない,SNP検出法である.DNAの二重鎖構造を特異的に認識して切断するクリベース(エンドヌクレアーゼの一種)を利用した,二段階のホモジニアスな等温反応からなる遺伝子多型の判定法である.
- HRM(high resolution melting)法は,塩基変異がある場合の,Tm値のわずかな違いをコンピューターで解析して遺伝子変異を迅速,簡便,安価に検出できる方法である.

マイクロサテライト解析

マイクロサテライト配列は,ゲノム上に存在する2-4塩基の繰り返し配列simple sequence repeat(SSR)を指す.このSSRは,メンデル遺伝形式をとることから,親子鑑定にも使われる.このSSRをはさんでPCR増幅して正常組織と比較することにより,癌由来DNAのLOH(loss of heterozygosity)の解析にも用いられる.さらにマイクロサテライト不安定性micosatellite instability(MSI)の検出の有無を正常組織と比較することにより,Lynch症候群(遺伝性非ポリポージス性大腸癌)の診断にも用いられる.

DNAシークエンス解析(ダイデオキシ法,サイクルシークエンス反応)

DNAの塩基配列の決定には,化学分解法であるマキサム・ギルバート法とDNAポリメラーゼを用いるサンガー法(酵素法)の2つがある.サンガー法は,ダイデオキシヌクレオチド(ddNTP)を用いて塩基の伸張を停止させることにより,塩基配列を決定する(ダイデオキシ法).現在は,4つのddNTPをそれぞれ異なる蛍光色素で標識して,レーザー光とCCDカメラで蛍光ピークを検出する次世代(次々世代)シークエンサー(NGS)も登場している.DNAシークエンス解析は,現代の先端テクノロジーが集められ,急速に進歩している.

まとめ

▶個別化医療に用いられる分子標的薬と検査費用

本邦において個別化医療に用いられる分子標的薬と検査費用の一覧を表11-7に示す(2012月10月現在).近年成人T細胞性白血病におけるCCR4蛋白質の検出に10,000点の保険点数がついた.しかし一般の遺伝子検査の保険点数は2,100点であり,臨床上の有用性が高く,費用対効果も優れていることに比較して十分とはいえない.今後の個別化医療,限られた医療資源をより有効に活用するためにも遺伝子検査の占める役割はますます重要になるものと考えられる.そのため本稿で紹介した検査項目をはじめとする固形腫瘍関連体細胞遺伝子検査がより適正に行われて継続的に社会に役立てられるためにも,保険点数による医療機関などに対する医療経済的な裏付けが必要であろう.

▶固形腫瘍の診断・治療に役立つ新しいバイオマーカー探索のための基盤整備

臨床的に役立つバイオマーカー探索のため

には，質の高い臨床データが詳細に記録された臨床検体の保存（いわゆるバイオバンク）が重要である．本邦でも多くのバイオバンクが立ち上がりつつある．われわれの施設でも「癌の診断や治療に役立つ臨床検体のバイオバンク」の立ち上げをめざしている．その意義や利用方法，運営の仕方など，共通のものはなく，各自の施設で独自のやり方を考えていく必要がある．ポストゲノム時代となり種々の遺伝子解析技術の進歩は瞠目するべきものがある．このような状況の中，疾患関連遺伝子やファーマコゲノミクスの新知見も加速度的に増えている．検査部細菌検査室からの検査結果が抗菌剤の選択に一般的に利用されているように，悪性腫瘍を初めとする多くの疾患の治療薬の適切な選択のために，遺伝子検査・遺伝学的検査が必須となる時代となりつつある．今後数年以内に次世代DNAシークエンサー（NGS）が実地臨床の現場に利用されることは間違いない．癌の個別化医療に役立つ固形腫瘍関連体細胞遺伝子検査をはじめとするバイオマーカーの開発とそのための基盤整備は本邦の国際競争力を維持する上でも重要な課題である．

文献

1) 間野博行．ALKに対する分子標的薬剤の開発．実験医学．2012; 30(増5): 849-53.
2) 金井正光, 監．臨床検査法提要．改訂第33版．東京　金原出版; 2010. p.1193-5.
3) Sutani A, et al. Gefitinib for non-small-cell lung cancer patients with epidermal growth factor receptor gene mutations screened by peptide nucleic acid-locked nucleic acid PCR clamp. Br J Cancer. 2006; 95: 1483-9.
4) 日本臨床腫瘍学会 KRAS 遺伝子変異検討小委員会．大腸がん患者における KRAS 遺伝子変異の測定に関するガイダンス第1版．日本臨床腫瘍学会; 2008. http://www.jsmo.or.jp/about/doc/20090128Daichogan.pdf
5) Evaluation of Genomic Applications in Practice and Prevention (EGAPP) Working Group. Recommendations from the the EGAPP Working Group: genetic testing strategies in newly diagnosed individuals with colorectal cancer aimed at reducing morbidity and mortality from Lynch syndrome in relatives. Genet Med. 2009; 11: 35-41.
6) 日本臨床検査同学院，遺伝子分析科学認定士制度委員会，編．遺伝子検査技術—遺伝子分析科学認定士テキスト—．東京: 宇宙堂八木書店; 2007.

〈松下一之，野村文夫〉

11. 遺伝子関連検査

4 生殖細胞系列 PGx

生殖細胞系列変異診断における PGx 検査

▶PGx 検査

　生殖細胞系列変異 germline mutation の診断は，ごく稀な突然変異を起源とし，特定の家系や民族で濃縮され，世代を越えて受け継がれる単一遺伝子疾患の確定診断のために主として行われてきた．しかしながら，ヒトゲノム解析研究が進んだ今日では，単一遺伝子疾患の原因遺伝子変異だけではなく BRCA1/2 変異検査のように，遺伝的素因の高い疾患を将来発症するリスクが，ある確率で予測可能とされている疾患感受性遺伝子変異を必要に応じて検査できるようになっている．さらに近年は，次世代シークエンサーに代表されるDNA 解析技術の飛躍的進歩を背景として，生活習慣病など易罹患性の多因子性疾患のリスクや肥満などの体質にとどまらず，個人の潜在能力や性格などとの関連性が示唆された生殖細胞系列変異の検査結果が，その検査の妥当性は不透明なまま医療機関を介さずに，主として健常者である依頼者に直接提供される消費者直販型 direct-to-consumer(DTC) 検査がビジネスとして国内外で拡大しつつある．しかし本項で取り上げるのは，疾患に関わる生殖細胞系列変異の検査ではない．

　PGx とは，pharmacogenomics（ファーマコゲノミクス；ゲノム薬理学）の略語であり，PGx 検査は，薬物治療において薬物応答性（効果や副作用）に関連した遺伝子変異を解析する検査である．したがって，PGx 検査そのものには，薬物応答性に関与する体細胞変異

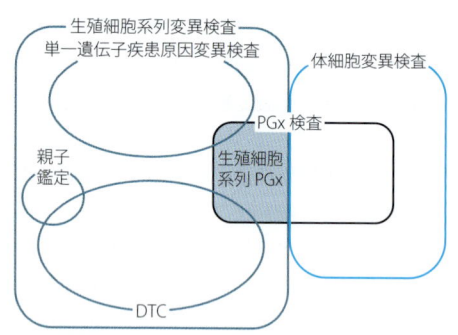

図 11-3 変異検査における生殖細胞系列 PGx 検査の位置づけ

診断も含まれる（図 11-3）が，本項でとり上げるのは，生殖細胞系列の PGx 検査であるため，体細胞変異診断は含まず，遺伝子多型診断を意味する．

▶PGx 検査に関する指針

　生殖細胞系列の PGx 検査に関しては，様々な指針の中に記載されているため，PGx 検査を行う場合には，それらについて熟知しておく必要がある．後述するように，生殖細胞系列の PGx 検査のほとんどは，現状，保険適用となっていないため，医療現場では，自主研究や治験で行われることが多い．自主研究における生殖細胞系列 PGx 検査の場合は，「ヒトゲノム・遺伝子解析研究に関する倫理指針」が最も核となる指針であり，指針に準拠した倫理委員会の承認と個々の被験者からの文書での同意取得が必須である．一方，治験の場合は，厚生労働省から発出された「ゲノム薬理学を利用した治験について」（薬食審査発第 0930007 号）において，ゲノム薬理学を利用した解析を行う治験は，「医薬品の臨床

試験の実施の基準に関する省令」(GCP 省令)に従う必要があると明記されており,「ヒトゲノム・遺伝子解析研究に関する倫理指針」は参考事項とされている．また，抗癌薬イリノテカン塩酸塩による重篤な好中球減少などとの関連性から保険適用となっている *UGT1A1* 多型診断については診療の一環として行っている医療機関もある．この場合は上述した指針の適用範囲ではないため，別途，様々な指針を参照する必要がある．診療における PGx 検査に特化した内容が簡潔に記載されている指針は，「ファーマコゲノミクス検査の運用指針」(2012 年 7 月改訂)であり，まずは本指針の参照が必要である．本指針では，検査実施前のインフォームド・コンセント，検査前後の説明，遺伝情報の保護，検査前後の検体の取扱いなどについて書かれている．なお，本指針の冒頭には，PGx 検査は，遺伝学的検査(生殖細胞系列遺伝子検査)に相当するため，検査の運用にあたって適切な診療体制を整えるためには，「医療における遺伝学的検査・診断に関するガイドライン」(2011 年)や，「遺伝学的検査に関するガイドライン」(2003 年)などの指針を参照にする必要がある，と明記されており，必要に応じて適宜これらの指針を参考することが望ましい．

✏️ PGx 検査の実際

▶診療における PGx 検査の目的と運用

PGx 検査の目的は，主として治療薬の選択，副作用予測や投与量の調節とされている．後述するように日本における PGx 検査の最初の承認は 2008 年であり，薬物応答性を予測する遺伝子変異検査として近年急速に普及した EGFR や KRAS などの体細胞変異診断よりも早い．しかしながら保険が使用可能な PGx 検査は増えていないのが現状である．またすでに保険適用となっている *UGT1A1* 多型診断でも，薬物投与前の検査が必須とはされておらず，また検査の実施も医療機関や医師の判断に委ねられている．これらの主たる理由は，遺伝子型に基づく表現型の予測力が必ずしも高くない[1]ためと考えられる．したがって，現時点において診療の現場でルーチンに PGx 検査が行われ，その結果によって別の薬剤への変更，あるいは投与量の調節などが積極的に行われている例は多くはない．
また，この予測力が必ずしも高くないことが，次に述べる検査結果の取扱いにも反映されている．

上述したように，PGx 検査の対象となる遺伝子多型は，生殖細胞系列変異であるため，単一遺伝子疾患と直接関連する可能性を潜在的に有している．この点について「ファーマコゲノミクス検査の運用指針」(改訂版)では，「3. 個人の遺伝情報の保護」の中で，「ただし単一遺伝子疾患が考えられる場合でも，原則として健康障害をもたらさない場合は，匿名化の必要性や電子カルテあるいは紙カルテでの取扱い方はその限りではない」との文言が追加されている．すなわち，以下で紹介する *UGT1A1* 多型は，Gilbert 症候群の原因の 1 つとしてすでに知られている生殖細胞系列変異であるが，無症状で軽度の非抱合型(間接)ビリルビン血症以外明らかな異常を認めず健康障害がないため，こうした場合の PGx 検査の結果は一般の診療情報と同様な扱いをしてよい，と解釈できることを意味している．一方，抱合型(直接)ビリルビン優位となるが，同じく通常，軽度で無症候性の黄疸の一つとして Dubin-Johnson 症候群(DJS)が知られており，これは抱合型ビリルビンを肝臓から胆汁中に排泄する役割を担っているトランスポーター ABCC2 の遺伝子変異に起因している．この場合も *ABCC2* は，DJS の原因遺伝子であるが，その変異の取扱いに関しては，健康

障害をもたらす他の単一遺伝子疾患と同じレベルである必要はないと解釈できる．

▶UGT1A1 多型検査

UGT1A1 は，ヒトにおける主要な薬物代謝反応の1つであるグルクロン酸抱合反応を触媒する UDP グルクロン酸転移酵素（UGT）の1ファミリーに属する分子種であり，本来，生体内では，主としてビリルビンの代謝を担っているが，様々な医薬品の代謝にも関わっている．肺癌，子宮頸癌，卵巣癌，胃癌，結腸・直腸癌，乳癌，膵癌など様々な癌への適応を有し汎用されているイリノテカン塩酸塩（以下，イリノテカン）は，複数の UGT 分子種で代謝されることが知られており，中でも UGT1A1 の寄与が最も大きい．イリノテカンの重篤な副作用と UGT1A1 多型の関連性は，わが国から発信[2]された後，国内外で追認され 2005 年に米国で遺伝子多型診断が承認となった．次項に記すように，その後日本でも同じ原理で多型を判定する試薬が承認となったが，米国で承認された試薬と異なり，検査できる多型が1つ追加されている．すなわち米国で発売されている試薬は UGT1A1 遺伝子上流のプロモーター領域の2塩基（TA）挿入型多型である UGT1A1*28 のみの診断用であるのに対し，日本で発売されている試薬は，UGT1A1*28 に加えて，白人種にはほとんど認められないエクソン1領域のアミノ酸置換（G71R）を伴う多型 UGT1A1*6 も診断できる仕様となっている．なお，イリノテカンの添付文書では Grade 3 以上の重篤な好中球減少等は，これら多型のいずれかをホモ接合体で有する患者（*6/*6 あるいは*28/*28），あるいは，これら多型を複合ヘテロ接合体で有する患者（*6/*28）において高い確率で起きるとされている．

▶UGT1A1 多型検査の試薬・原理

わが国において初のヒト遺伝子多型を判定する体外診断用医薬品として 2008 年に保険適用となった検査試薬は「インベーダー® UGT1A1 アッセイ」（積水メディカル株式会社）であるが，2014 年に『アイデンシーパック UGT1A1（*28/*6）』（アークレイ株式会社）が発売された．現在は，これら試薬を用いて検査を行い，結果に基づき投与方針を決定した場合に診療報酬の算定ができる．したがって医療機関で UGT1A1 多型検査を行う際に，診療報酬を算定する方針である場合には，これら試薬の購入が必要である．いわゆる home-brew assay や laboratory-developed test（LDT）で検査した場合は診療報酬の算定はできないため，本検査を受注している検査会社も，国に承認された方法を用いて解析を行っている．

前者の原理は，米国 Third Wave Technologies 社が開発した Invader® assay であり，原則的に PCR による遺伝子増幅反応は不要であるが蛍光検出器が必要である．試薬には，野生型アレルと多型アレルにそれぞれ特異的な allele probe と Invader® oligo，Cleavase® enzyme と，各 allele probe から酵素的に切断された flap 部分と結合して蛍光色素を遊離する FRET probe が含まれている．これら一連の相補結合，invasion，三重鎖部分の酵素的切断はすべて 63℃で進むため，サンプルと試薬をマイクロプレートに分注し，等温の恒温槽に4時間放置しておくだけでよく，後は室温に戻して蛍光プレートリーダーで蛍光強度を測定する．測定原理ならびに方法（手順）の詳細は，試薬の製造・販売会社のホームページ（http://www.sekisuimedical.jp/business/diagnostics/others/invader/index.html）に記載されているため，本項では図示しない．

一方，後者の原理は，PCR と，増幅産物の判定に産業技術総合研究所と日鉄住金環境株式会社とが共同開発した QP（Quenching Probe

表 11-8　イリノテカン単剤使用時の UGT1A1 多型と重篤な好中球減少発現率

遺伝子多型	遺伝子型#	Grade 3 以上の好中球減少発現率 (例数)
*6と*28をともに持たない	*1/*1	14.3% (3/21)
*6または*28をヘテロ接合体として持つ	*1/*6 or *1/*28	24.1% (7/29)
*6または*28をホモ接合体として持つ，もしくは*6と*28をヘテロ接合体として持つ	*6/*6 or *28/*28 or *6/*28	80.0% (4/5)

便宜上，*6または*28ではない対立遺伝子を野生型(*1)とした．
イリノテカン単独投与(55例)(イリノテカン添付文書を改変)

表 11-9　シスプラチン・イリノテカン併用時の UGT1A1 多型と重篤な好中球減少発現率

遺伝子多型	遺伝子型#	Grade 3 以上の好中球減少発現率 (例数)
*6と*28をともに持たない	*1/*1	57.1% (20/35)
*6または*28をヘテロ接合体として持つ	*1/*6 or *1/*28	70.0% (14/20)
*6または*28をホモ接合体として持つ，もしくは*6と*28をヘテロ接合体としてもつ	*6/*6 or *28/*28 or *6/*28	100.0% (7/7)

便宜上，*6または*28ではない対立遺伝子を野生型(*1)とした．
シスプラチン併用例(62例)(Minami H, et al. Pharmacogent Genomics. 2007; 17: 497-504 を改変)[3]

法を組み合わせたものである．試薬は，PCR用 primer と蛍光標識された C 塩基を末端に持つ QProbe のみである．専用の遺伝子解析装置が必要であるが DNA からは 80 分，全血からも 90 分で解析結果が得られる点を特徴としている．測定原理や方法の詳細については，ホームページ(http://i-densy.arkray.co.jp/jpn/)をご参照いただきたい．

▶UGT1A1 多型検査の課題

上述したように生殖細胞系列の PGx 検査では，遺伝子型に基づく表現型の予測力が必ずしも高くない．例えばイリノテカンの添付文書に記載されている UGT1A1 多型とイリノテカン単剤投与時の Grade 3 以上の好中球減少との関連性[3]をみると，高リスク患者である "多型を両アレルに有する(*6/6 or *28/*28 or *6/*28)患者" では，80% もの高い確率で Grade 3 以上の好中球減少がみられている(表 11-8)．一方，上記以外の遺伝子型を有する患者の Grade 3 以上の好中球減少発現率は約 20% と低いため，一見予測力は高いようにみえる．しかし実際は Grade 3 以上の好中球減少を呈した患者の 71%(14 例中 10 例)は，遺伝子型では高リスクと判断されない患者(*1/*1 or *1/*6 or *1/*28)である．すなわち，低リスク遺伝子型の患者が，重篤な好中球減少を起こした患者の過半数を占めるという事実を考えると，遺伝子型に基づく好中球減少の予測力は高いとはいえない．また，イリノテカンは治療の効果をより高めるため，他の抗癌薬と併用する機会が増えている．特に好中球減少の副作用を有する抗癌薬と併用した場合，遺伝子型では，高リスクと判断されない患者の好中球減少発現率が顕著に上昇するため，見かけ上，高リスクの患者と低リスクの患者間の差が縮まる(表 11-9)．さらなる問題は，事前に多型検査し，患者が高リスクの遺伝子型であった場合に，投与量をどう調節すべきかに関する明確な根拠がない点も課題である．

表 11-10 日本において保険適用外の代表的な生殖細胞系列 PGx 検査のターゲット遺伝子

遺伝子	翻訳産物	日本人での主な多型	薬物動態，あるいは効果・副作用に影響があるとされている薬物
CYP2A6	DME	SNP，遺伝子全欠損	テガフール，アロマターゼ阻害薬の一部
CYP2B6	DME	SNP	シクロホスファミド，エファビレンツ，プロポフォール，セレギリンなど
CYP2C9	DME	SNP	フェニトイン，ワルファリン，SU 薬の一部，ARB の一部，NSAID の一部
CYP2C19	DME	SNP	PPI の一部，クロピドグレル，ボリコナゾール，クロバザムなど
CYP2D6	DME	SNP，遺伝子全欠損	抗うつ薬の一部，β遮断薬，コデイン，タモキシフェン，トラマドールなど
CYP3A5	DME	SNP	タクロリムスなど
NAT2	DME	SNP	イソニアジド，サラゾスルファピリジンなど
ALDH2	DME	SNP	ニトログリセリンなど
DPD	DME	SNP	フルオロウラシル，カペシタビンなど
TPMT	DME	SNP	アザチオプリン，メルカプトプリンなど
ABCB1	DT	SNP	抗癌薬，ジゴキシン，ベラパミル，シクロスポリンなど多数
ABCG2	DT	SNP	イマチニブ，ゲフィチニブ，ミトキサントロンなど抗癌薬多数
SLCO1B1	DT	SNP	スタチンの一部，イリノテカンなど
IL28B	cytokine	SNP	インターフェロン
VKORC1	enzyme	SNP	ワルファリン
HLA	MHC	SNP	カルバマゼピン，アバカビルなど

DME：drug metabolizing enzyme, DT：drug transporter, MHC：major histocompatibility complex, SNP：single nucleotide polymorphism

▶その他の PGx 検査対象（表 11-10）

UGT1A1 多型検査以外の生殖細胞系列 PGx 検査対象の中には保険適用となっていないが，インターフェロンの応答性を調べるための IL28B やタクロリムスの薬物動態予測のための CYP3A5 などを診療の中で自主的に取り入れている医療機関もある．一方で，ワルファリン感受性のように，VKORC1 のエビデンスレベルは高いものの，併用薬や食事等の環境要因の影響もかなり大きいため PGx 検査だけでは予測精度が不十分なものや，DPD，TPMT など重篤な副作用が懸念される多型の頻度が日本人では極めて低いもの，あるいは NAT2 のように，多型が原因で NAT2 活性の低い患者に副作用が起こりやすい傾向があるものの，副作用の内容が患者によって様々であり重篤な副作用は少ないものなどは，診療でルーチンに行っている医療機関は少ないようである．表 11-10 に示していないものも多数あるが，多くは研究レベルである．しかし症例や使い方によっては，診療での診断で価値の高いものも存在している[4]．

📖 文 献

1) 医療における遺伝学的検査・診断に関するガイドライン．日本医学会．2011.
2) Ando Y, et al. Polymorphisms of UDP-glucuronosyltransferase gene and irinotecan toxicity: a pharmacogenetic analysis. Cancer Res. 2000; 60: 6921-6.
3) Minami H, et al. Irinotecan pharmacokinetics/pharmacodynamics and UGT1A genetic polymorphisms in Japanese: roles of UGT1A1*6 and *28. Pharmacogenet Genomics. 2007; 17: 497-504.
4) 有吉範高．簡易遺伝子診断法の開発・実臨床への適用による医薬品適正使用の推進．医療薬学．2013; 39: 61-76.

〈有吉範高〉

11. 遺伝子関連検査

5 神経疾患

遺伝性神経疾患の遺伝学的検査

▶遺伝学的検査の位置づけ

　神経疾患には遺伝子異常により引き起こされる疾患が多いが（表11-11），症状や画像検査だけでは診断が困難なものが少なくない．近年の分子生物学の進歩により，数多くの原因遺伝子が明らかにされ，遺伝学的検査が疾患の診断に重要な役割を果たすようになってきている．また，脊髄小脳変性症，Parkinson病，筋萎縮性側索硬化症などは，孤発性と遺伝性の病型からなり，さらに遺伝性は様々な遺伝子変異により引き起こされており，heterogeneousな疾患群となっている．これらの疾患は，発見された遺伝子変異により再分類が行われており，ますます遺伝学的検査の意義が大きくなってきている．

　その一方，このような遺伝性神経疾患では，有効な予防法や治療法が存在しない疾患が多いため，遺伝学的検査により確定診断がつく利益より，遺伝病であることがはっきりすることで生じる患者や家族の遺伝に関する悩みという不利益の方が大きい場合がある．遺伝学的検査の施行には遺伝カウンセリングを行うなどの倫理面への配慮が必要となる．

▶保険収載されている遺伝学的検査

　遺伝性神経疾患で，遺伝学的検査が保険収載されているのはごく一部しかないが，最近では，平成22年にHuntington病と球脊髄性筋萎縮症が加わり，本領域でも遺伝学的検査が一般診療に必要とされるようになってきた表れと考えられる．

　しかし，検査は個々の機関が独自の手法で行っているのが現状で，今後は，検査の標準化が必要とされる．保険収載されていない疾患については，非保険診療として研究機関などが先進医療や研究目的で検査を行っている場合が多い．解析に大きな労力を必要とする検査もあり，技術の進歩による検査の簡便化も課題である．

遺伝学的検査の実際

　前述のように診療の中で遺伝学的検査が必要となる神経疾患は数多いが，本稿では鑑別診断において遺伝学的検査の役割が大きい疾患の代表例として，脊髄小脳変性症（SCD）とCharcot–Marie–Tooth病を取り上げ，診断の過程における遺伝学的検査の位置づけと検査法の概要について述べる．

▶脊髄小脳変性症（SCD）

疾患について

　脊髄小脳変性症 spinocerebellar ataxia（SCD）は，慢性経過で進行する，歩行時のふらつきや呂律不良などの小脳性運動失調を主症状とする疾患の総称である．ただし，病型によっては，小脳だけでなく，大脳や脊髄などの幅広い範囲に障害をきたす場合がある．本邦での頻度は10万人当たり5〜10人程度と考えられている．

　全体の約70％は非遺伝性（孤発性）であり，残りの約30％は遺伝性である．孤発性SCDには，小脳性運動失調に錐体外路症状と自律神経障害を呈する多系統萎縮症や，小脳性運動失調のみを呈する皮質性小脳萎縮症がある．一方，遺伝性SCDは異なる遺伝子変異で症状や進行の早さなどが異なり，わかって

表 11-11 代表的な遺伝性神経疾患

疾患	遺伝形式	原因遺伝子
脊髄小脳変性症		
SCA1	AD	Ataxin 1 (ATXN1)
SCA2	AD	Ataxin 2 (ATXN2)
SCA3	AD	Ataxin 3 (ATXN3)
SCA4	AD	16q22.1
SCA5	AD	Spectrin β, non-erythrocytic 2 (SPTBN2)
SCA6	AD	P/Q type, voltage-dependent Ca channel, α1A subunit (CACNA1A)
SCA7	AD	Ataxin 7 (ATXN7)
SCA8	AD	Ataxin 8 (ATXN8)
SCA9	AD	
SCA10	AD	Ataxin 10 (ATXN10)
SCA11	AD	Tau tubulin kinase 2 (TTBK2)
SCA12	AD	Protein phosphatase 2, regulatory subunit B (PPP2R2B)
SCA13	AD	Potassium voltage-gated chanel, Shaw-related subfamily, member 3 (KCNC3)
SCA14	AD	Protein kinase C, gamma (PRKCG)
SCA15	AD	Inositol 1, 4, 5-triphosphate receptor (ITPR1)
SCA16	AD	
SCA17	AD	TATA box binding protein (TBP)
SCA18	AD	7q22-q32
SCA19/22	AD	Potassium voltage-gated chanel, Shal-related subfamily, member 3 (KCND3)
SCA20	AD	11q12
SCA21	AD	spinocerebellar ataxia 21 (SCA21)
SCA23	AD	Prodynorphin (PDYN)
SCA25	AD	spinocerebellar ataxia 21 (SCA21)
SCA26	AD	Eukaryotic trans lation elongation factor 2 (EEF2)
SCA27	AD	Fibroblast growth factor 14 (FGF 14)
SCA28	AD	AFG3-like AAA ATPase2 (AFG3L2)
SCA29	AD	Inositol 1, 4, 5-triphosphate receptor (ITPR1)
SCA30	AD	4q34.3-q35.1
SCA31	AD	Brain expressed associated with NEDD4 (BEAN), thymidine kinase2 (TK2)
SCA32	AD	
SCA33	AD	
SCA34	AD	ELOVL fatty acid elongase4 (ELOVL4)
SCA35	AD	Transglutaminase 6 (TGM6)
SCA36	AD	Nucleolar protein 56 (NOP56)
SCA37	AD	1p32
DRPLA	AD	DRPLA protein, atrophin 1 (ATN1)
Huntington 病	AD	Huntingtin (HTT)
脊髄性筋萎縮症	AR	Survival of motor neuron 1 (SMN1)
球脊髄性筋萎縮症	X-linked	Androgen receptor (AR)
家族性痙性対麻痺		
SPG1	X-linked	L1 cell adhesion molecule (L1CAM)
SPG2	X-linked	Proteolipid protein (PLP1)
SPG3A	AD	Atlastin GTPase 1 (ATL1)
SPG4	AD	Spastin (SPAST)
SPG5A	AR	Cytochrome P450, family 7, subfamily B, polypeptide 1 (CYP7B1)
SPG6	AD	Non imprinted in Prader-Willi/Angelman syndrome 1 (NIPA1)
SPG7	AR	Paraplegin
SPG8	AD	KIAA0196
SPG9	AD	10q23.3-q24.1
SPG10	AD	Kinesin family member 5A (KIF5A)
SPG11	AR	Spatacsin
SPG12	AD	Reticulon-2 (RTN2)

(次頁につづく)

表 11-11 つづき

疾患	遺伝形式	原因遺伝子
SPG13	AD	Heat shock 60kDa protein 1 (HSPD1)
SPG14	AR	3q27-q28
SPG15	AR	Zink finger FYVE domain containing protein 26 (ZFYVE26)
SPG16	X-linked	Xq11.2
SPG17	AD	BSCL2
SPG18	AR	Erlin-2 (ERLIN2)
SPG19	AD	9q
SPG20	AR	spartin
SPG21	AR	maspardin
SPG22	X-linked	Solute carrier family 16, member 2 (SLC16A2)
SPG23	AR	1q24-q32
SPG24	AR	13q14
SPG25	AR	6q23-q24.1
SPG26	AR	12p11.1-q14
SPG27	AR	10q22.1-q24.1
SPG28	AR	DDHD1
SPG29	AD	1p31.1-21.1
SPG30	AR	KIF1A
SPG31	AD	Receptor accessory protein 1 (REEP1)
SPG32	AR	14q12-q21
SPG33	AD	Zink finger FYVE domain containing protein 27 (ZFYVE27)
SPG34	X-linked	Xq24-q25
SPG35	AR	Fatty acid 2-hydroxylase (FA2H)
SPG36	AD	12q23-q24
SPG37	AD	8p21.1-q13.3
SPG38	AD	4p16-p15
SPG39	AR	Neuropathy target esterase (NTE)
SPG40	AD	
SPG41	AD	11p14.1-p11.2
SPG42	AD	Acetyl-coenzyme A transporter (SLC33A1)
SPG43	AR	C19orf12
SPG44	AR	Gap junction protein, gamma-2 (GJC2)
SPG45	AR	10q24.3-q25.1
SPG46	AR	Non-lysosomal gulcosylceramidase (GBA2)
SPG47	AR	AP-4 complex subunit beta-1 (AP4B1)
SPG48	AR	AP-5 complex subunit zeta-1 (AP5Z1)
SPG49	AR	Tectonin beta-propeller repeat-containing protein 2 (TECPR2)
SPG50	AR	AP-4 complex subunit mu-1 (AP4M1)
SPG51	AR	AP-4 complex subunit epsilon-1 (AP4E1)
SPG52	AR	AP-4 complex subunit sigma-1 (AP4S1)
SPG53	AR	Vascuolar protein sorting-associated protein 37A (VPS37A)
SPG54	AR	DDHD2
SPG55	AR	C12orf65
SPG56	AR	Cytochrome P450 2U1 (CYP2U1)
Charcot-Marie-Tooth 病		
CMT1A	AD	Peripheral myelin protein 22 (PMP22)
CMT1B	AD	Myelin protein zero (MPZ)
CMT1C	AD	Lipopolysaccharide-induced TNF-α factor (LITAF)
CMT1D	AD	Early growth response-2 (ERG2)
CMT1E	AD	PMP22
CMT1F	AD	Neurofilament light chain (NEFL)
CMT2A1	AD	Kinesin family member 1Bβ (KIF1B)
CMT2A2	AD	mitofusin 2 (MFN2)

（次頁につづく）

表 11-11 つづき

疾患	遺伝形式	原因遺伝子
CMT2B	AD	Ras-related protein Rab-7 (RAB7)
CMT2B1	AD	Lamin A/C (LMNA)
CMT2B2	AD	Mediator of RNA polymerase II transcription subunit 25 (MED25)
CMT2C	AD	Transient receptor potential cation channel subfamily V member 4 (TRPV4)
CMT2D	AD	Glycyl tRNA synthetase (GARS)
CMT2E	AD	Neurofilament light chain (NEFL)
CMT2F	AD	Heat shock 27kD protein 1 (HSPB1)
CMT2G	AD	12q12-q13
CMT2H/2K	AR	Ganglioside-induced differentiation-associated protein 1 (GDAP1)
CMT2I	AD	Myelin protein zero (MPZ)
CMT2J	AD	Myelin protein zero (MPZ)
CMT2L	AD	Heat shock 22kD protein 8 (HSPB8)
CMT2N	AD	Alanyl-tRNA synthetase, cytoplasmic (AARS)
CMT2O	AD	Cytoplasmic dynein 1 heavy chain 1 (DYNC1H1)
CMT2P	AD	E3 ubiquitin-protein ligase LRSAM1 (LRSAM1)
CMT4A	AR	Ganglioside-induced differentiation-associated protein 1 (GDAP1)
CMT4B1	AR	Myotubularin-related protein-2 (MTMR2)
CMT4B2	AR	SET binding factor 2 (SBF2)
CMT4C	AR	SH3 domain and tetratricopeptide repeats-containing protein (2SH3TC2)
CMT4D	AR	N-myc Downstream-Regulated Gene 1 (NDRG1)
CMT4E	AR	Early growth response-2 (ERG2)
CMT4F	AR	Periaxin (PRX)
CMT4H	AR	FYVE, RhoGEF, and PH doamin-containing protein 4 (FGD4)
CMT4J	AR	FIG4 homolog (FIG4)
CMTX1	X-linked	Connexin-32 (GJB1)
DI-CMTA	AD	10q24.1-q25.1
DI-CMTB	AD	dynamin 2 (DNM2)
DI-CMTC	AD	tyrosyl-tRNA synthetase (YARS)
DI-CMTD	AD	Myelin P0 protein (MPZ)

Parkinson 病

疾患	遺伝形式	原因遺伝子
PARK1	AD	synuclein, alpha (SNCA)
PARK2	AR	parkin RBR E3 ubiquitin protein ligase (PARK2)
PARK3	AD	Parkinson disease 3 (Parkinson disease 3)
PARK4	AD	synuclein, alpha (SNCA)
PARK5	AD	ubiquitin carboxyl-terminal esterase L1 (UCHL1)
PARK6	AR	PTEN induced putative kinase 1 (PINK1)
PARK7	AR	DJ-1
PARK8	AD	leucine-rich repeat kinase 2 (LRRK2)
PARK9	AR	ATPase type 13A2 (ATP13A2)
PARK10	AD	
PARK11	AD	GRB10 interacting GYF protein 2 (GIGYF2)
PARK12	X-linked	TATA box binding protein (TBP)-associated factor (TAF1)
PARK13	AD	HtrA serine peptidase 2 (HTRA2)
PARK14	AR	phospholipase A2, group VI (PLA2G6)
PARK15	AR	F-box protein 7 (FBX07)
PARK17	AD	vacuolar protein sorting 35 (VPS35)
PARK18	AD	eukaryotic translation initiation factor 4 gamma, 1 (EIF4G1)
PARK19	AR	DnaJ (Hsp40) homolog, subfamily C, member 6 (DNAJC6)
PARK20	AR	synaptojanin 1 (SYNJ1)

筋萎縮性側索硬化症

疾患	遺伝形式	原因遺伝子
ALS1	AD	Superoxide dismutase-1 (SOD1)
ALS2	AR	Alsin (ALS2)
ALS3	AD	18q21

(次頁につづく)

表 11-11 つづき

疾患	遺伝形式	原因遺伝子
ALS4	AD	Senataxin (SETX)
ALS5	AR	15q15.1-q21.1
ALS6	AD	Fused in sarcoma/translocated in liposarcoma (FUS/TLS)
ALS7	AD	20p13
ALS8	AD	Vesicle associated membrane protein-associated membrane protein B (VAPB)
ALS9	AD	angiogenin, ribonuclease, RNase A family, 5 (ANG)
ALS10	AD	TAR DNA binding protein (TARDBP)
ALS11	AD	FIG4 phosphoinositide 5-phosphatase (FIG4)
ALS12	AD/AR	Optineurin (OPTN)
ALS13	AD	Ataxin-2 (ATXN2)
ALS14	AD	Vasolin-containg protein (VCP)
ALS15	X-linked	Ubiquillin 2 (UBQLN2)
ALS16	AR	Sigma nonopioid intracellular receptor 1 (SIGMAR1)
ALS17	AD	charged multivesicular body protein 2B (CHMP2B)
ALS18	AD	profilin 1 (PFN1)
ALS19	AD	v-erb-b2 avian erythroblastic leukemia viral oncogene homolog 4 (ERBB4)
ALS20	AD	heterogeneous nuclear ribonucleoprotein A1 (HNRNPA1)
ALS21	AD	matrin 3 (MATR3)
	AD	C9ORF72
Alzheimer 病		
AD1	AD	Amyloid beta precursor protein (APP)
AD3	AD	Presenilin 1 (PSEN1)
AD4	AD	Presenilin 2 (PSEN2)

いる病型だけでも 30 以上存在する（表 11-11）．遺伝性 SCD の多くは常染色体優性遺伝であり，そのほかの遺伝形式は少ない．

本邦で頻度の高い病型に SCA3（Machado-Joseph 病），SCA6，DRPLA，SCA1，SCA2 があるが，これらはいずれも原因遺伝子内に存在する塩基配列「CAG」の 3 塩基繰り返し配列が異常に伸長することによって起こる疾患であり，ポリグルタミン病と呼ばれる（表 11-12）．

SCA31 は純粋小脳型の症状を呈し，遺伝性 SCD の中で第 3 位または第 4 位を占める頻度の高い病型である．2009 年に BEAN（Brain expressed associated with NEDD4）遺伝子と TK2（thymidine kinase2）遺伝子の非翻訳領域に，塩基配列「TGGAA」の 5 塩基繰り返し配列を含む 2.8～3.5 kb の長い挿入変異を認め，これが疾患の原因とされる．

現時点では根本的な治療法はなく，対症的に運動失調や合併する筋緊張亢進などを緩和するために内服加療することや，嚥下障害や誤嚥性肺炎の予防に気管切開や胃瘻増設を行うことがある．

臨床における診断の流れ

小脳性運動失調を呈する疾患として，SCD の鑑別診断としてあげられるのは，脳梗塞・脳出血などの血管障害，脳腫瘍，アルコール性，フェニトインなどの薬物性，感染による小脳炎があり，さらに免疫性の機序で引き起こされる，傍腫瘍性小脳失調症，抗 GAD 抗体失調症，橋本脳症，グルテン失調症がある．

これらの鑑別には，まず病歴の聴取が大切である．SCD では小脳性運動失調が慢性経過で進行するが，感染性の小脳炎は急性，傍腫瘍性は亜急性の経過で進行し，症状の進行様式も重要な情報となる．これらの疾患は，病歴の聴取，頭部画像検査（CT, MRI），血液検査などで診断し除外する．

表 11-12 遺伝性脊髄小脳変性症の病型別特徴

病型	原因遺伝子	変異の種類	臨床的特徴
SCA1	ATXN1	CAG リピート	錐体路障害，筋萎縮，不随意運動，声帯麻痺
SCA2	ATXN2	CAG リピート	錐体路障害，筋萎縮，不随意運動，緩徐眼球運動，錐体外路障害
SCA3	ATXN3	CAG リピート	不随意運動，錐体路障害，末梢神経障害，錐体外路障害
SCA6	CACNA1A	CAG リピート	純粋小脳型
SCA7	ATXN7	CAG リピート	視力障害
SCA8	ATXN8	CAG・CTG リピート	錐体路障害，錐体外路障害
SCA10	ATXN10	ATTCT リピート	てんかん
SCA12	PPP2R2B	CAG リピート	錐体路障害，錐体外路障害，認知症
SCA17	TBP	CAG リピート	不随意運動，認知症
SCA31	BEAN, TK2	TGGAA リピート	純粋小脳型
SCA36	NOP56	GGCCTG リピート	筋萎縮
DRPLA	ATN1	CAG リピート	てんかん，認知症，不随意運動

　遺伝性疾患の診断に家族歴の聴取は重要であり，これによって遺伝形式が推測される．遺伝性 SCD で多い遺伝形式は常染色体優性遺伝であるため，家系内に同一疾患の患者が複数人いることが多いが，両親の症状が軽微で見逃されている場合，両親が早く亡くなっている場合，両親の離婚などで情報がない場合には，家族歴が十分に聴取できないことがある．また，SCA6 以外の多くの病型で表現促進現象があり，下の世代に疾患が引き継がれると発症年齢が若年化するため，両親に症状が顕在化していない場合もある．したがって，家族歴がない場合でも遺伝性 SCD は否定できない．

　遺伝性疾患で小脳性運動失調を呈する疾患には，SCD 以外に，ミトコンドリア脳筋症（MERRF），プリオン病（Gerstmann-Straussler-Scheinker 病），Alexander 病などがある．臨床症状や画像の特徴から丹念に鑑別する必要がある．

　小脳性運動失調以外の徴候（錐体路徴候，錐体外路徴候，自律神経症状，末梢神経症状など）を伴うかどうかを診察することは，SCD の除外診断や遺伝性 SCD の病型の推定に重要である（表 11-12）．遺伝性 SCD のうち，小脳性運動失調のみで他の徴候を示さない純粋小脳型に，SCA6 や SCA31 があり，この両者は本邦で頻度が高い病型である．遺伝学的検査を行う際に，症例が純粋小脳型である場合は，まずは SCA6 と SCA31 の検索を行う．他の本邦で頻度が高い病型では，SCA3（Machado-Joseph 病）が小脳性運動失調とともに痙性対麻痺や末梢神経障害を示し，DRPLA がミオクロニーてんかん，認知症などを示す．しかし，病初期には小脳性運動失調しか目立たない場合があり，臨床診断だけでは病型までの診断はできないため，広い範囲で病型の遺伝学的検査が必要となる．

検査の手法

　前述のように，本邦で頻度の高い SCA3（Machado-Joseph 病），SCA6，DRPLA，SCA1，SCA2 を含む多くの病型で，塩基配列「CAG」の 3 塩基繰り返し配列が原因遺伝子内で異常に伸長することで発症することが知られている（表 11-12）．これらの病型の解析方法は，遺伝子上で 3 塩基繰り返し配列を含む領域を，ポリメラーゼ連鎖反応（PCR）法で増幅し，増幅された PCR 産物をキャピラリー電気泳動することで行う（DNA フラグメント解析）．PCR 産物が正常よりも長い場合，その

5. 神経疾患

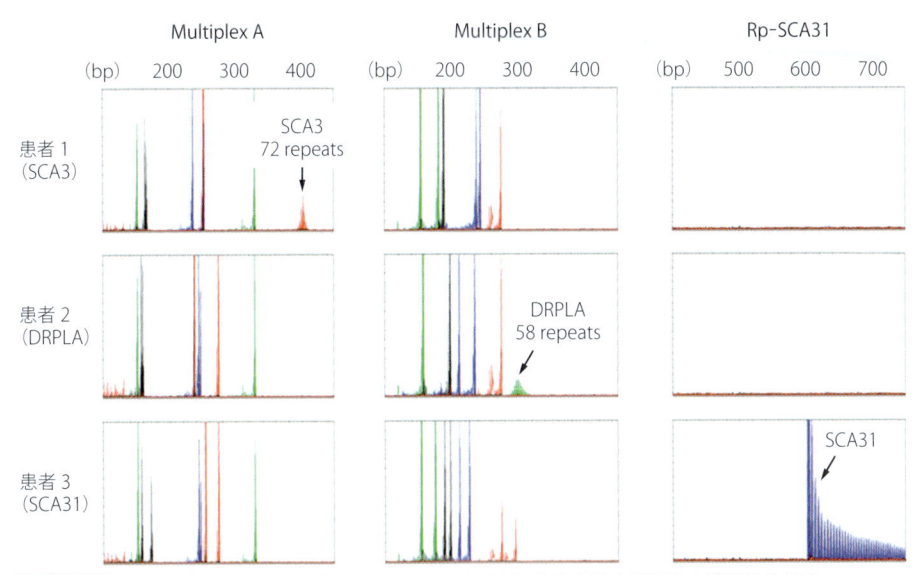

図11-4 マルチプレックスPCRとrepeat-primed PCRによる脊髄小脳変性症遺伝学的検査
(石毛崇之, 他. 日臨検自動化会誌. 2014; 39: 250-6より改変)[1]

遺伝子上の3塩基繰り返し配列は異常に伸長していることを意味し, 遺伝子変異として同定される.

当検査室では, 各病型の検査を個々に行うのではなく, PCRの条件を工夫することで, 9病型(SCA1, 2, 3, 6, 7, 8, 12, 17, DRPLA)を同時にマルチプレックスPCRとして行い, さらに, DNAフラグメント解析もそれぞれを識別できる異なった蛍光標識を使用している[1]. これにより9病型について一度に評価することができ, 採血から検査結果が出るまで, おおよそ1日で行うことが可能である(図11-4). 本検査のように, 一度に複数の遺伝性SCDの原因遺伝子を評価することで, 確定診断へと導かれることがあり, 実際に検査前には疑わなかった病型と判明したケースもあった.

SCA31では, 塩基配列「TGGAA」の5塩基繰り返し配列を含む2.8〜3.5 kbの長い挿入変異を検出する必要がある. サザン・ブロット法は特定の塩基配列を検出する標準的な手法で, TGGAA繰り返し配列の検出にも有用である. われわれはサザン・ブロット法よりも簡便な手法としてrepeat-primed PCR(RP-PCR)法を臨床検査に用いている[2]. RP-PCR法ではプライマーを3つ用いる. まず, 蛍光標識したForwardプライマーであるPrimer 1と, TGGAA繰り返し配列を認識するPrimer 2で増幅を行い, 次いで, Primer 1とPrimer 2の5'末端のテール部分に設計されたランダムな塩基配列を認識するPrimer 3で増幅を行う. TGGAAの繰り返し配列がみられると, 5塩基おきに階段状の特徴的な波形がみられることで, SCA31と診断できる(図11-4).

▶Charcot-Marie-Tooth病(CMT)

疾患について

Charcot-Marie-Tooth病(CMT)は遺伝性の

表 11-13 Charcot-Marie-tooth 病の病型分類

病型	遺伝形式	臨床的特徴	頻度
CMT1	AD	脱髄	約 50%
CMT2	AD	軸索障害	約 15%
CMT4	AR	脱髄・軸索障害	まれ
CMTX	X-linked	脱髄・軸索障害	約 15%
intermediate CMT	AD/AR	脱髄型と軸索障害型の中間	まれ

運動・感覚性ニューロパチーである．通常，10～20歳代に，左右対称性の四肢遠位筋の筋力低下および筋萎縮で発症し，緩徐に進行する．また，軽度から中等度の感覚喪失，腱反射の減弱，凹足を伴うことが多い．

CMTでは，臨床病態（脱髄型，軸索障害型）に遺伝形式（常染色体優性遺伝，常染色体劣性遺伝，X連鎖性遺伝）が加味された分類が中心に用いられている（表 11-13）．

脱髄型で常染色体優性遺伝形式を示す病型をCMT1，軸索障害型を示す病型をCMT2，脱髄と軸索障害の中間を呈する病型をintermediate CMT（DI-CMT），脱髄型で常染色体劣性遺伝形式を示す病型をCMT4，X連鎖性遺伝形式を示す病型をCMT-Xと分類する[2]．これがさらに，遺伝子異常の種類により分類され，現時点で少なくとも40以上の遺伝子および遺伝子座がCMTと関連があるといわれる．

CMT全体の約40%はCMT1Aであり，髄鞘構成蛋白質である*PMP22*のゲノムの重複により引き起こされる[3]．次に多いのが全体の約10%を占めるCMT-X1で，症状は女性に比べて男性に強く出現し，原因遺伝子は*GJB1*（gap junction protein, beta-1）で，髄鞘で軸索とのgap junctionを形成するconnexin-32の遺伝子異常が原因となる．続いて頻度が多い病型には，全体の約数%を占めるCMT1B（*MPZ*の遺伝子変異）やCMT2A2（*MFN2*の遺伝子変異）がある．

CMTは現時点では根本的な予防法，治療法はないが，CMT1Aではアスコルビン酸の投与によりPMP22の発現量が低下するため，その治療が試みられている．

臨床における診断の流れ

CMT患者は，緩徐進行性の四肢遠位筋の筋力低下を主訴に受診することが多い．このような患者に対して，病歴聴取，詳細な家族歴の聴取，診察，電気生理学的検査（神経伝導検査，筋電図検査），血液検査などが必要である．

電気生理学的検査では，CMTと臨床症状だけでは区別できない遠位型ミオパチーとの鑑別を行う．神経伝導検査で運動・感覚性の末梢神経障害を評価し，筋電図検査で神経原性変化か筋原性変化かをみる．

CMTは後天性ニューロパチーを引き起こす多くの原因と鑑別する必要がある．CMTの診断に，家族歴があるという情報は重要だが，*PMP22*, *GJB1*, *MPZ*の点変異では，患者の約3分の1は新生突然変異によるものといわれ[4]，家族歴を伴わない場合もCMTを否定できない．後天性ニューロパチーの原因には，大量飲酒，ビタミンB_{12}欠乏，甲状腺疾患，糖尿病，HIV感染，血管炎，Hansen病，神経梅毒，アミロイド沈着，傍腫瘍性，重金属中毒，慢性炎症性脱髄性多発神経炎などの炎症性免疫介在性ニューロパチーなどがある．これらの鑑別には血液検査や，必要に応じて神経生検が行われる．

ニューロパチーを呈する遺伝性疾患には，常染色体優性遺伝形式を示すものに，家族性腕神経叢ニューロパチー，遺伝性圧脆弱性ニューロパチー，アミロイドポリニューロパチーなどがあり，常染色体劣性遺伝形式を示すものに，Refsum病，異染性白質ジストロフィー，Krabbe病，Friedreich運動失調などがあり，X連鎖劣性遺伝形式を示すものに，

副腎脊髄ニューロパチー，Pelizaeus-Merzbacher 病，Lowe 症候群などがある．これらの鑑別には，病歴聴取，神経診察，画像検査などで，末梢神経障害に合併する症状を慎重に評価することが必要である．

検査の手法

本疾患群に関連する遺伝子は数多くのものが知られ，一つ一つを通常の解析法で行うには，多大な労力が必要である．そのために CMT における遺伝子病型の確定診断は，検査前に臨床症状などから病型を絞ることが必要である．

神経伝導検査で伝導速度が 38 m/秒未満のものが脱髄型と分類される．脱髄型の約 70％ は CMT1A であるため，脱髄型の CMT と判明した場合，まずは CMT1A の原因遺伝子変異である第 17 染色体上の PMP22 の重複を FISH（fluorescence in situ hybridization）法で解析する．本検査は保険収載されており，外注検査会社で検査可能である．

CMT1A 以外の病型については，一般的にはシークエンス解析で行われるが，臨床検査として提供されておらず，いくつかの研究施設が研究の一環として検査を行っている．脱髄型 CMT で CMT1A が否定された場合，頻度の高い MPZ や GJB1 などの解析を行い，軸索障害型であれば MFN2 などの解析を行う．複数の遺伝子変異を網羅的に解析できる DNA チップや次世代シークエンサーの実用化が期待される．

📖 文 献

1) 石毛崇之, 他. Multiplex PCR および Repeat-primed PCR による優性遺伝性脊髄小脳失調症 10 病型の遺伝学的検査. 日臨検自動化会誌. 2014; 39: 250-6.
2) Ishige T, et al. Pentanucleotide repeat-primed PCR for genetic diagnosis of spinocerebellar ataxia type 31. J Hum Genet. 2012; 57: 807-8.
3) Saporta AS, et al. Charcot-Marie-Tooth disease subtypes and genetic testing strategies. Ann Neurol. 2011; 69: 22-33.
4) Boerkoel CF, et al. Charcot-Marie-Tooth disease and related neuropathies: mutation distribution and genotype-phenotype correlation. Ann Neurol. 2002; 51: 190-201.

〈澤井 摂，野村文夫〉

6 筋疾患

はじめに

　ゲノム研究の進歩により，診療の現場において確定診断としての遺伝子検査がなされるようになった．大量の DNA 断片の並列シークエンスによる革新的な遺伝子解析技術である次世代シークエンサーの開発により個人ゲノム解析が格段にハイスループット化され，網羅的解析が臨床応用される時代となりつつある[1]．臨床検査や筋生検で診断をしていた時代から採血により正確な診断が早期に下せる時代へと変わってきているために，小児患者への侵襲が減少してきた．また，遺伝子変異の状態により，臨床的な重症度の判定を下し，適切な治療や療育の方針を立てることに貢献できるようになった．一方で，発症前診断，保因者診断，そして出生前診断が可能になるとともに，倫理的問題が生じ，遺伝カウンセリングの重要性が認識されてきている．本稿では，筋ジストロフィーと先天性ミオパチーなどの筋疾患における遺伝子検査について述べる．

Duchenne 型筋ジストロフィー，Becker 型筋ジストロフィー

　ジストロフィンの発見[2]をきっかけに，骨格筋細胞に関わる遺伝子が次々に同定され，責任蛋白質が明らかになり，筋細胞と膜のミクロの構造が解明された．骨格筋細胞における蛋白質の欠損や障害により筋ジストロフィーの各型が生じる．これらの遺伝子変異を同定することが筋ジストロフィーの各型の遺伝子診断である．ジストロフィンは巨大蛋白質であり，N 端が細胞質のアクチンフィラメントに結合し，C 端が β-ジストログリカンに結合して細胞膜に固定され，細胞膜の裏打ちをするようにして存在している．このジストロフィンの完全欠損によって Duchenne 型筋ジストロフィー（DMD）が，部分欠損によって Becker 型筋ジストロフィー（BMD）が生じる．遺伝子変異には，欠失 deletion，重複 duplication，挿入 insertion，置換 substitution などがあるが，DMD の場合，欠失が約 60％，重複が 10％，残りがスプライシング異常や点変異などの微小変異である．欠失と重複のスクリーニングとして，multiplex ligation-dependent probe amplification（MLPA）法[3]が有用である．DMD/BMD の遺伝子診断はすでに 10 年余の歴史がある．エクソンレベルの欠失と重複スクリーニング法は，同定が容易であり検査会社も実施しているが，微小変異については塩基配列同定の必要性があり，巨大なゲノムサイズである *DMD* 遺伝子においては，時間と手間がかかるため，診療において一般的には実施されず，研究の一端として実施されてきた．遺伝子変異が明らかになった家系においては，保因者診断，出生前診断が高い精度で実施可能である．

▶ポリメラーゼ連鎖反応（PCR）法

　目的とするエクソンを挟む形でプライマーを設計し，選択的に増幅させる方法である．極めて微量な DNA 量を用いて欠失の判定ができる．増幅に要する時間が 2 時間程度と短く，プロセスが単純で，全自動の卓上用装置で増幅ができる．DMD/BMD では，その約 60％を占めるエクソンレベルの欠失スク

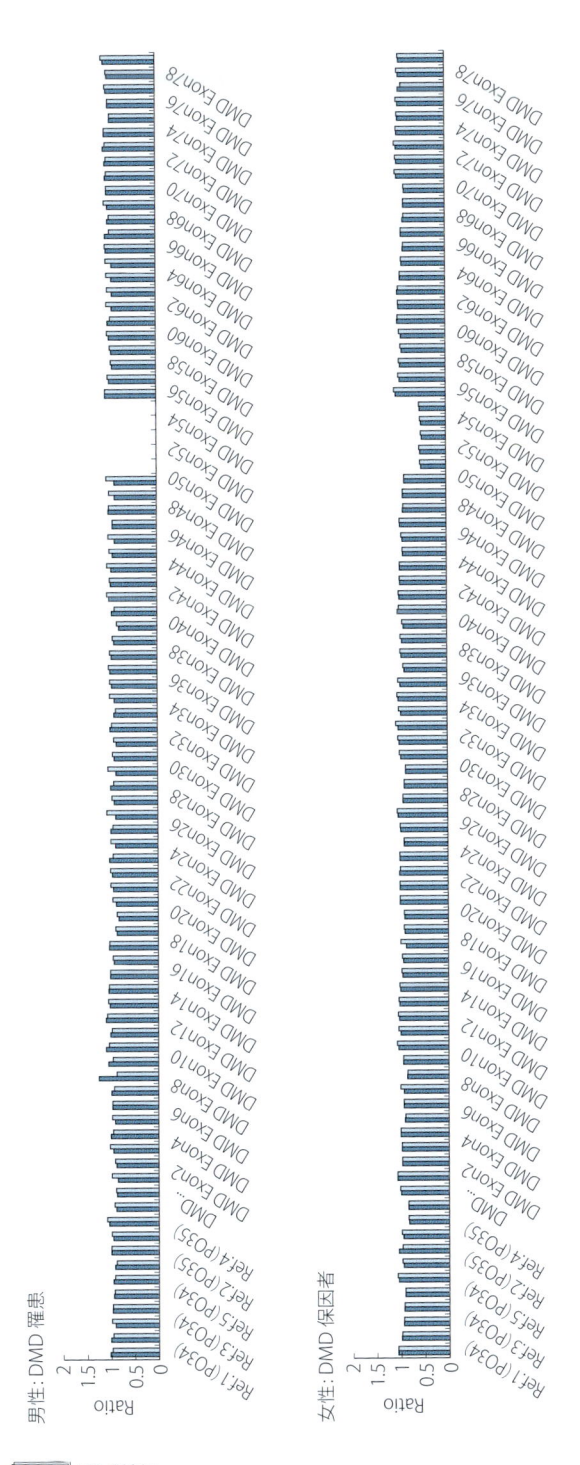

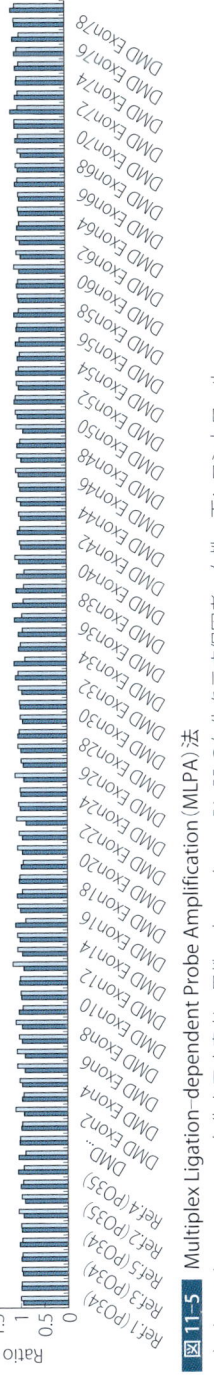

6. 筋疾患 | 635

図 11-5 Multiplex Ligation-dependent Probe Amplification（MLPA）法
a）上：エクソン 51-55 の欠失を示す患者．男性．中：エクソン 51-55 の欠失を示す保因者．女性．下：コントロール

636 | 11. 遺伝子関連検査

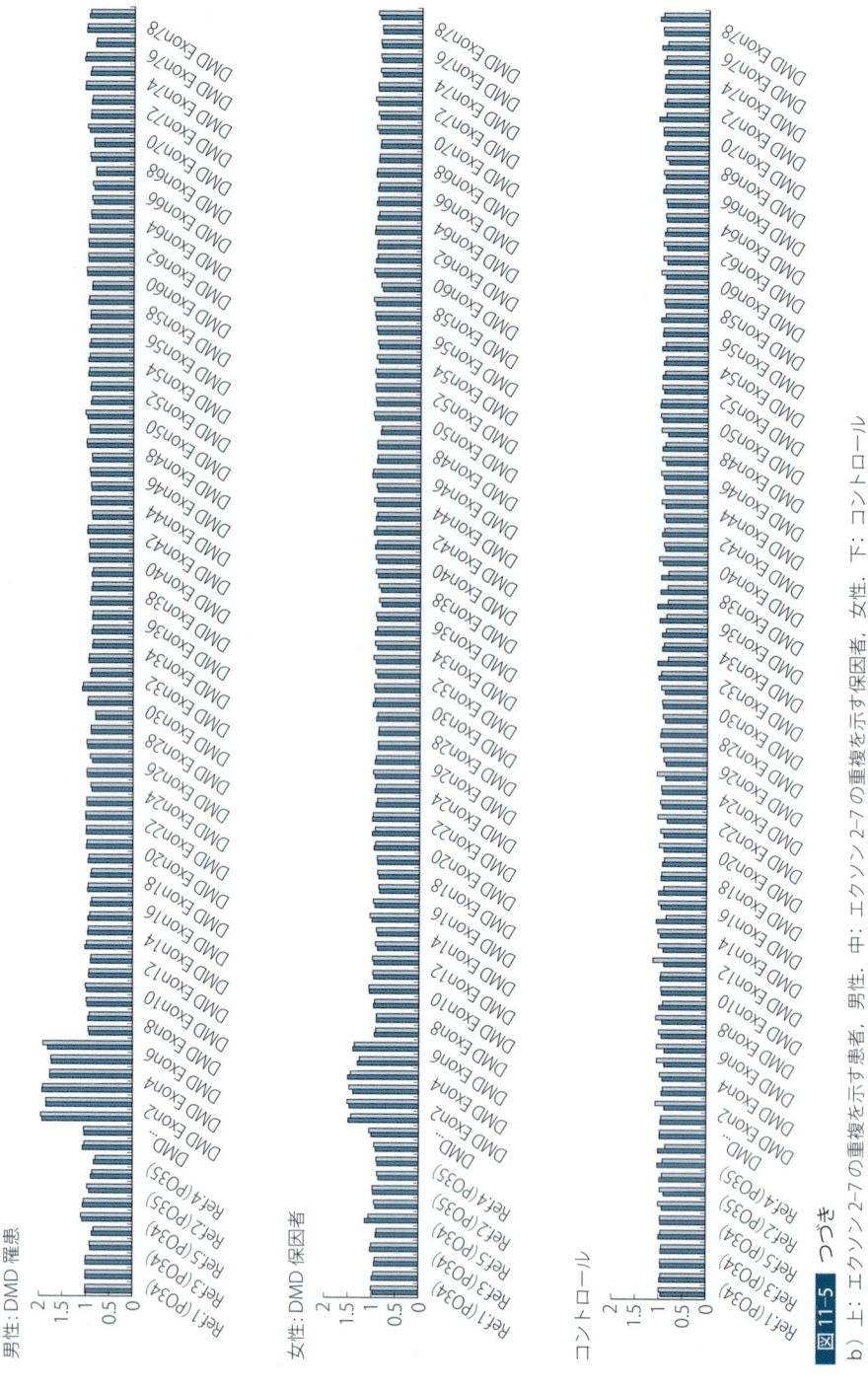

図11-5 つづき
b) 上: エクソン 2-7 の重複を示す患者. 男性. 中: エクソン 2-7 の重複を示す保因者. 女性. 下: コントロール

6. 筋疾患 | 637

リーニング法として実施される．PCR増幅産物は一定のところでプラトーに達するために，重複の判定は困難である．保因者診断におけるコピー数の減少については，PCR法により増幅した産物を gene scan にて半定量することもできる．

▶multiplex ligation-dependent probe amplification（MLPA）法[3]

欠失と重複のスクリーニングとして現在，一般に実用される．それぞれターゲットとする領域のDNAに対して特異的に結合する隣接した2つのプローブを用いる．各プローブにはユニバーサルプライマーによるPCR増幅を可能にする共通配列を結合させ，さらに，サイズ調節塩基配列を融合させることで，それぞれ異なる増幅断片長になるように設計されている．フラグメント解析の結果を描出して判定する．DMD遺伝子の79個のエクソンを同時に増幅し遺伝子欠失，重複を面積で比較評価できる方法である．図11-5aに示すように罹患男性はエクソン51-55の遺伝子欠失を示した．その家系の女性において保因者である場合は発端者における欠失エクソンは，非保因者の1/2量となる．この症例では，エクソン51-55において1コピー分の遺伝子量であったことから，保因者と判定できる．図11-5bは，エクソン2-7の遺伝子重複を示すDMD症例である．この領域がDMDの患者ではMLPA法で2コピー，保因者では健常なエクソンの1.5倍（3コピー）を示している．

▶シークエンス法

微小変異とは，1〜数塩基の置換，欠失，挿入をさす．前述のような欠失や重複のスクリーニング法で変異が見つからなかった場合には，個別に遺伝子変異を探し出す必要がある．翻訳領域のすべてのエクソンを両端のイントロンのスプライシング部位を含んで増幅し，直接シークエンス法により解析する方法である．これは血液由来のDNAで実施する．一方，血液または筋組織からmRNAを調製後，ジストロフィン遺伝子の全領域をカバーするプライマーを設計して，RT-PCR法によって増幅し，塩基配列決定（シークエンス）

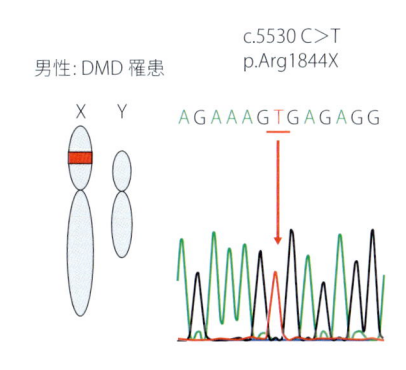

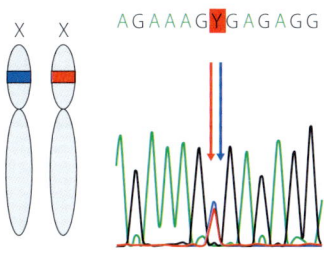

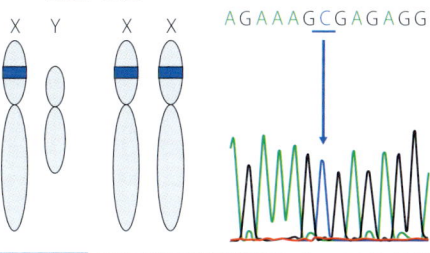

図11-6 DMD遺伝子変異解析：シークエンス法
exon 39における塩基置換 c.5530 C>T, p.Arg1844X ノンセンス変異である．女性のDMD保因者はC/Tの2種類を示す．

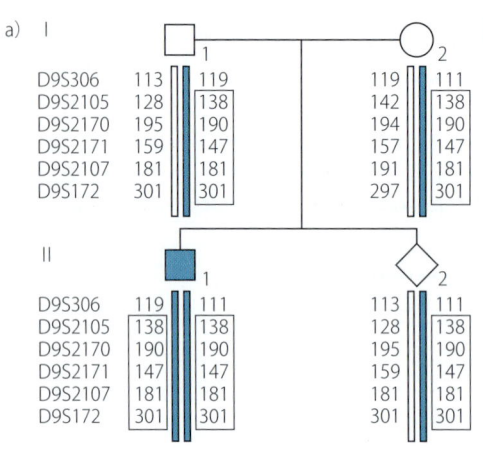

図 11-7 FCMD 家系における CA リピート多型を利用した出生前診断

a) ハプロタイプ解析結果

患者である第一子は，父由来，母由来とも D9S2105-D9S2170-D9S2171-D9S2107-D9S172 の領域で 138-190-147-181-301 というハプロタイプをホモ接合性にもっていた．このハプロタイプは FCMD 患者の染色体の約 80％に共通な創始者ハプロタイプである．出生前診断をした第二子は，このハプロタイプの染色体を父から受け継いでおらず，FCMD に非罹患であると判定できた．

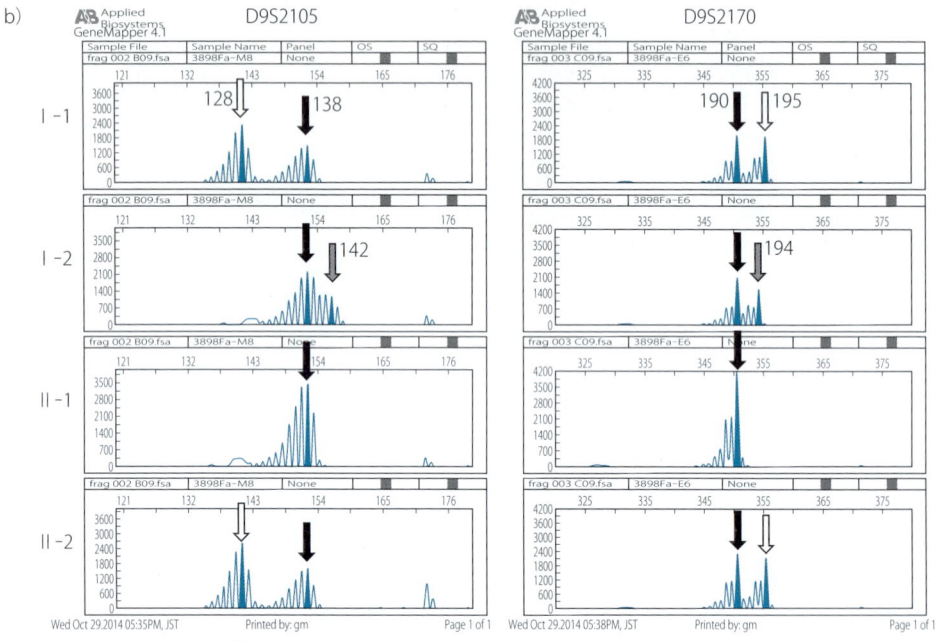

b) マイクロサテライト多型解析

この家系において，蛍光ラベルした CA リピート多型マーカー D9S2105 と D9S2170 を使用した時のパターンである．CA リピートマイクロサテライトは，それぞれのアレルにて，さまざまな回数の CA リピートを有するため，多型性に富みヘテロ接合性が高い．ホモ接合はピークが 1 本，ヘテロ接合はピークを 2 本認める．濃く塗ったメジャーピークの他に PCR の副産物がラダー状に見られる．

することも行われる[4]．後者は筋生検由来のサンプルで実施されることもある．図 11-6 は，前者の方法で同定した DMD 遺伝子変異である．c.5530C>T として示すように，正常では C（シトシン）であるところが，罹患男性では T（チミン）となっていた．その結果，

6. 筋疾患

a)

b)

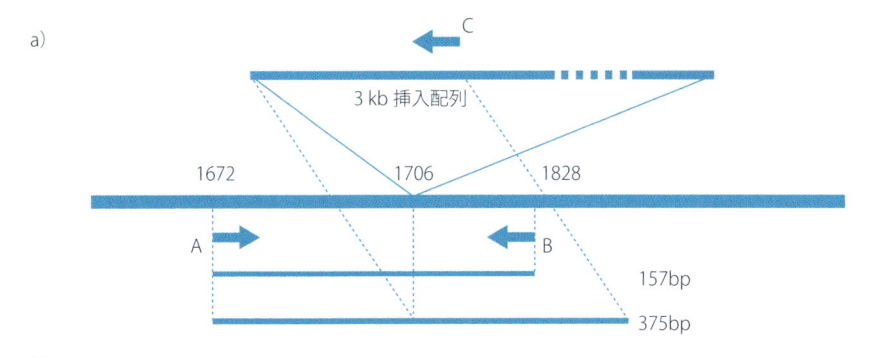

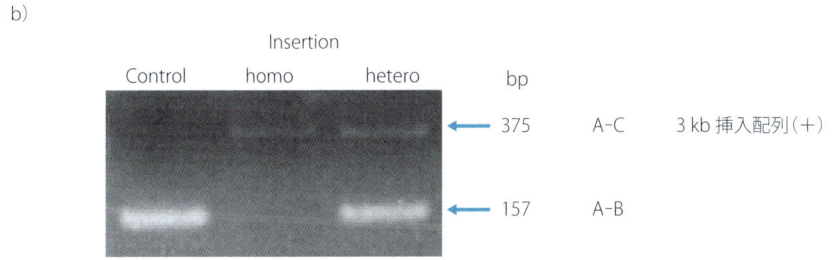

図11-8 FCMD における 3 kb 挿入配列の同定
a) 3 kb 挿入配列を挟んだ領域(A, B)と挿入配列の中(C)にプライマーを設計する．A，B，C のプライマーをいれて PCR 法にて増幅する．3 kb 挿入配列があるアレルは A-C のシグナルにて示され，挿入配列がないアレルは A-B のシグナルで示される．
b) 実例を示す．コントロールは A-B のシグナルのみ，3 kb 挿入のホモ接合では A-C のシグナルのみ，3 kb 挿入のヘテロ接合では A-B と A-C のシグナルを示すことで診断できる．
遺伝子型としては c.*4287_*4288ins3062 と示す．

p.Arg1844X のように，ストップコドンとなっていた．この家系の女性において，同部位に，C と T の両者が認められ，保因者であると判定した．

福山型筋ジストロフィー

先天型筋ジストロフィーのうち，福山型筋ジストロフィー(FCMD)はわが国の小児期発症の筋ジストロフィーの中で DMD に次いで多い疾患である．筋ジストロフィーとしての骨格筋病変とともに，神経細胞遊走障害に起因する中枢神経病変を特徴とする常染色体劣性遺伝性疾患である．原因遺伝子である FKTN 遺伝子は染色体 9q31 に存在し[5]，責任蛋白質はフクチン fukutin と名付けられた[6]．9q31 におけるマイクロサテライト DNA マーカーによる多型解析で，特定のハプロタイプが創始者変異を示すため遺伝子診断として利用される．次子の出生前診断を希望する場合には，限られた時間で正確な診断を下すことが求められるため，次子の妊娠前に，遺伝カウンセリングの下に，あらかじめマイクロサテライト DNA マーカーによる多型解析をしておくことが望ましい．図 11-7 に FCMD の出生前診断の例を示す．創始者変異は FKTN 遺伝子の 3' 端非翻訳領域に 3 kb の SVA 型レトロトランスポゾンの挿入という特徴的な配列を有し，スプライシング異常が起こること

がFCMDの病因である[6]．3 kbレトロトランスポゾン挿入配列をホモ接合性に有するか，ヘテロ接合性に有するかPCR法で同定可能であり（図11-8），検査会社が実施している遺伝子検査法である．

FCMD患児では，約80％が2本とも創始者変異を有し，ほぼ全例が染色体の2本のうち少なくとも1本に創始者変異を有している．ヘテロ接合である場合には，シークエンス法により，一方の変異を調べる．図11-9にエクソン3のc.139C>T，p.Arg47X（ノンセンス変異）（図11-9a）とエクソン6のc.748T>G，p.Cys250Gly（ミセンス変異）（図11-9b）を示す[7]．また，創始者変異をホモ接合に有する症例は臨床的に典型的または軽症であるのに対し，ヘテロ接合にノンセンス変異を示す例は重症の臨床像を示す傾向がある[8]．

先天性ミオパチー

先天性ミオパチーは，生下時または乳児期早期にフロッピーインファントとして発症し，筋力低下，筋緊張低下が続く筋疾患である．特徴的な骨格筋病理組織学的所見から，ネマリンミオパチー，ミオチュブラーミオパチー，セントラルコア病などが診断される．

共通の臨床的特徴として，以下のことがあげられる．

1) 生下時または乳児期早期からの筋力低下，筋緊張低下，運動発達遅滞
2) 乳児期に呼吸障害・嚥下障害を示すことがある
3) 非進行性または緩徐進行性の経過（例外はある）
4) 近位筋優位，痩せてきゃしゃな体つき
5) 細長い顔，ミオパチー顔貌，テント状の逆V字型上口唇（fish-like mouth）
6) 眼瞼下垂，眼球運動制限を示すこともあ

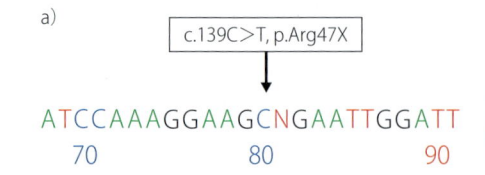

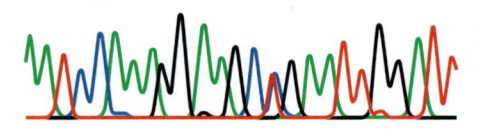

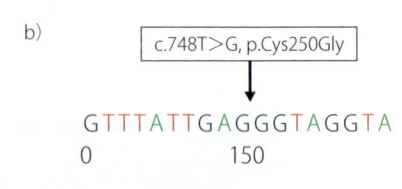

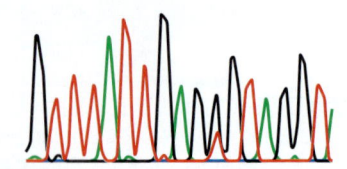

図11-9 FCMDにおける点変異の検出
直接シークエンス法にて塩基配列を解析した．
a）エクソン3においてCがTに置換するノンセンス変異(c.139C>T，p.Arg47X)が同定された．
b）エクソン6においてTがGに置換するミセンス変異(c.748T>G，p.Cys250Gly)が同定された．

る
7) 高口蓋，側弯，股関節脱臼，甲の高い足，漏斗胸などの骨格の異常を伴う
8) 腱反射は減弱または消失
9) 血清CK値は正常か軽度高値

先天性ミオパチーは，従来，筋生検により病理学的診断がなされて，その特徴によって命名されてきたが，同じ病理学的特徴を示しても，表11-14のように複数の原因遺伝子があり，それぞれに遺伝形式が異なる．臨床における方針決定，予後の予測，遺伝カウンセリングなどにおいて，原因遺伝子を明らかにすることが求められる．臨床像と筋病理学的

所見から原因遺伝子を推定し，Sanger法によるシークエンスをしてきたが，多大な労力と時間がかかる．最近は次世代シークエンサーによるターゲットリシークエンスを行い，原因遺伝子の網羅的解析による変異の同定が可能となってきた．

ネマリンミオパチー nemaline myopathy と筋生検により診断された症例の次世代シークエンサー解析について述べる．ネマリンミオパチーは，先天性ミオパチーの中で最も頻度が高く，病理組織的に Gomori-trichrome 変法染色で，筋線維内に紫色のネマリン小体 (rods) という構造物が認められることが特徴である．この微細構造は Z 帯と同様であり，生化学的にも Z 帯の主成分である α アクチニン蛋白を示している．NEM1 は染色体 1q21.3 に存在し，アクチンフィラメントに沿って結合する筋線維蛋白の1つであるトロポミオシン α3 鎖をコードする遺伝子 (TPM3) の変異が認められている[9]．一方，染色体 2q23.3 に存在するネブリン蛋白をコードする遺伝子 (NEB) の変異が見出され NEM2 と命名されている[10]．表 11-14 のように原因遺伝子が次々と同定され，現在，原因遺伝子によって7型までの分類となっている．常染色体優性遺伝形式をとる型と，常染色体劣性遺伝形式をとる型が存在している．

我々は，生下時より著明なフロッピーインファントで，身体所見から何らかの先天性ミオパチーが疑われていた2歳1ヵ月の男児例

表 11-14 先天性ミオパチーの原因遺伝子と原因蛋白質

臨床診断	型	遺伝子	蛋白質	染色体局在	遺伝形式
ネマリンミオパチー1型 先天性筋線維タイプ不均等症	NEM1 CFTD	TPM3	Tropomyosin 3	1q21.3	AD/AR
ネマリンミオパチー2型	NEM2	NEB	nebulin	2q23.3	AR
ネマリンミオパチー3型 先天性筋線維タイプ不均等症	NEM3 CFTD	ACTA1	actin α skeletal muscle 3	1q42.1	AD/AR
ネマリンミオパチー4型	NEM4	TPM2	tropomiosin2	9q13	AD
ネマリンミオパチー5型	NEM5	TNNT1	tropomin T1	19q13	AR
ネマリンミオパチー6型	NEM6	KBTBD13	Kelch repeat and BTB/POZ domains-containing protein 13	15q22.31	AD
ネマリンミオパチー7型	NEM7	CFL2	cofilin 2	14q13.1	AR
中心核ミオパチー1型	CNM1	DNM2 MTMR14	dynamin 2 myotubularin related protein 14	19p13.2 3p25.3	AD
中心核ミオパチー2型	CNM2	BIN1	bridging integrator 1	2q14	AR
中心核ミオパチー3型	CNM3	MYF6	myogenic factor 6	12q21	AD
中心核ミオパチー4型	CNM4	CCDC78	coiled-coil domain containing 78	16p13	AD
中心核ミオパチー5型	CNM5	SPEG	striated muscle preferentially expressed gene	2q36	AD/AR
X 連鎖性中心核ミオパチー ＝X 連鎖性ミオチュブラーミオパチー	MTM1 CNMX	MTM1	myotubularin	Xq28	XR
セントラルコア病 ミニコアミオパチー	CCD	RYR1	ryanodine receptor 1	19q13.2	AD/AR
先天性筋線維タイプ不均等症	CFTD	SEPN1	selenoprotein N, 1	1p36	AD/AR

AD: 常染色体優性遺伝，AR: 常染色体劣性遺伝，XR: X 連鎖性劣性遺伝

を経験した[11]．病理所見にてネマリン小体があったため，ネマリンミオパチーの遺伝子変異があると想定して，原因遺伝子の可能性のある遺伝子を1つずつシークエンサー解析していたが，変異は見出されなかった．我々は次世代シークエンサーでターゲットリシークエンスを行い，リアノジン受容体1型（*RYR1*）のエクソン33のc.4718C＞T, p.1573P＞Lとエクソン47のc.7585G＞A, p.2529D＞Nの複合ヘテロ接合を示していることが判明した．*RYR1*はセントラルコア病の原因遺伝子であり，また，すでに，外眼筋麻痺を有するミニコアミオパチーの症例においても*RYR1*変異が見出されて報告されている[12]．その報告ではネマリン小体の証明はない．外眼筋麻痺と筋線維タイプ不均等症を示すネマリンミオパチーとして，新たに*RYR1*が原因遺伝子であることを本症例において，日本人で初めて証明した．このように，臨床像が共通で，原因遺伝子が複数ある症例において，次世代シークエンサーによる網羅的解析は遺伝子診断として有用であると考えられる．

今後の展望

近年，筋疾患においても，多くの新たな原因遺伝子が同定され，病型と病態の概念が大きく変化した．筋疾患では，筋緊張低下，筋力低下，フロッピーインファントなど，疾患の間で共通の臨床症状を示すことが多いが，筋ジストロフィーや先天性ミオパチーの原因遺伝子は，数十個にわたる．筋疾患では，骨格筋の病理診断により，筋ジストロフィーや先天性ミオパチーの確定診断がなされてきているが，解析技術の進歩により，高速で網羅的な遺伝子解析が日常診療においても応用できるようになりつつある．

遺伝子検査の将来の展望としては，次世代シークエンサーを用いた既知の変異をハイスループットに同定する方法が，筋ジストロフィーや先天性ミオパチーの診断，病態の解明において多大な効力を発揮していくものと考えられる．さらに，変異が同定されていない筋疾患においても，全エクソン（エクソーム）解析により，原因遺伝子を発見する有力な方法となりつつある．

文献

1) Schuster SC. Next-generation sequencing transforms today's biology. Nat Methods. 2008；5：16-8.
2) Hoffman EP, et al. Dystrophin: the protein product of the Duchenne muscular dystrophy locus. Cell. 1987；51：919-28.
3) Gatta V, et al. Identification of deletions and duplications of the DMD gene in affected males and carrier females by multiple ligation probe amplification (MLPA). Human Genetics. 2005；117：92-8.
4) Flanigan KM, et al. Rapid direct sequence analysis of the dystrophin gene. Am J Hum Genet. 2003；72：4931-9.
5) Toda T, et al. Localization of a gene for Fukuyama type congenital muscular dystrophy to chromosome 9q31-33. Nature Genet. 1993；5：283-6.
6) Kobayashi K, et al. An ancient retrotransposal insertion causes Fukuyama-type congenital muscular dystrophy. Nature. 1998；394：388-92.
7) Kondo-Iida E, et al. Novel mutations and genotype-phenotype relationships in 107 families with Fukuyama-type congenital muscular dystrophy (FCMD). Hum Molec Genet. 1999；8：2303-9.
8) Saito K, et al. Haplotype-phenotype correlation in Fukuyama congenital muscular dystrophy. Am J Med Genet. 2000；92：184-90.
9) Ryan MM, et al. Nemaline myopathy: a clinical study of 143 cases. Ann Neurol. 2001；50：312-20.
10) Pelin K, et al. Mutations in the nebulin gene associated with autosomal recessive nemaline myopathy. Proc Natl Acad Sci U S A. 1999；96：2305-10.
11) Kondo E, et al. Recessive RYR1 mutations in a patient with severe congenital nemaline myopathy with ophthalomoplegia identified through massively parallel sequencing. Am J Med Genet A. 2012；158A：772-8.
12) Jungbluth H, et al. Minicore myopathy with ophthalmoplegia caused by mutations in the ryanodine receptor type 1 gene. Neurology. 2005；65：1930-5.

〈斎藤加代子，近藤恵里，北村裕梨，青木亮子〉

7 眼科疾患

眼感染症の遺伝子検査

▶遺伝学的検査の位置づけ

　感染性結膜炎は，一般的には症状と，細隙灯顕微鏡検査によって診断し，点眼薬などの投与により多くの症例が軽快する．症状がひどい時，再発した時，クラミジアや，淋菌が原因と考えられる場合には，眼脂の培養検査が行われることがある．また，単純ヘルペス（HSV）や，アデノウイルスの感染が疑われる場合には，HSV や，アデノウイルスの特異抗体による検査が行われる．しかし，ヘルペス性角膜内皮炎，ヘルペス性虹彩炎，急性網膜壊死，サイトメガロウイルス（CMV）網膜炎などは，ヘルペスウイルスが病因と疑われるが，診断が容易ではない．このような症例の前房水を前房穿刺，あるいは硝子体液を手術時に採取して，これらの眼内液から DNA を抽出し，HSV，帯状疱疹ウイルス（VZV），CMV などの DNA を，PCR 法によって増幅して同定することは治療法の選択に有用である．

　また，中心静脈カテーテル治療などによる真菌血症に合併した真菌性眼内炎や，内眼手術後の感染性眼内炎は，失明する危険性の高い疾患である．起因菌の迅速な同定と，早期の治療開始が視力予後に大きく影響するが，症例によって起因菌の予測が困難なことがある．このような症例の前房水を前房穿刺，あるいは硝子体液を手術時に採取して，これらの眼内液から DNA を抽出し，定量 PCR を用いて細菌や真菌などの rDNA を増幅して同定することは起因菌の迅速な同定に有用である．

▶保険適応と先進医療

　アデノウイルス，角膜 HSV 抗原検査は，保険適応となっている．前房水，硝子体液の HSV，VZV，CMV それぞれの DNA の PCR 法による検査は，検査会社に依頼可能である．難治性ウイルス眼感染疾患（ヘルペス性角膜内皮炎，ヘルペス性虹彩炎，急性網膜壊死，サイトメガロウイルス網膜炎，急性網膜壊死など）に対する包括的迅速 PCR 診断（HSV-1，HSV-2，VZV，EBV，CMV，HHV-6，HHV-7，HHV-8）と，重篤な眼内炎に対する難治性細菌・真菌眼感染疾患に対する包括的迅速 PCR 診断（細菌 16SrDNA，真菌 28SrDNA）は先進医療に含まれている．

遺伝性眼科疾患の遺伝学的検査

▶遺伝学的検査の位置づけ

　眼疾患は，細隙灯顕微鏡検査や眼底検査，最近では光干渉断層 optical coherence tomography（OCT）検査などにより，病変を直接観察することが可能なことが多い．また，視力，視野，色覚や，網膜電図など種々の機能検査が充実していて，遺伝性眼科疾患の診断は，遺伝学的検査を必要としないことが多い．一方で遺伝性眼疾患の原因遺伝子の知見は年々増加しており，現時点での対応を表 11-15 に示した．欧米で行われている，*RPE65* 遺伝子異常によるレーバー先天盲に対する遺伝子治療や，*OAT* 遺伝子異常による脳回状網脈絡膜萎縮に対するビタミン B_6 投与などがエビデンスのある治療と考えられる．しかし，わが国では *RPE65* 遺伝子異常によるレーバー先天盲はきわめて稀であり，脳回状網脈絡膜萎

表 11-15　遺伝性眼疾患とその原因遺伝子

	疾患名	遺伝形式	原因遺伝子		
角膜疾患	膠様滴状角膜ジストロフィ	常劣	*TACSTD2*(1p)		
	顆粒状角膜ジストロフィ	常優	*TGFBI*(5q)		
	格子状角膜ジストロフィ	常優	*TGFBI*(5q)		
	Avellino 角膜ジストロフィ	常優	*TGFBI*(5q)		
	Reis-Bücklers 角膜ジストロフィ	常優	*TGFBI*(5q)		
	Thiel-Behnke 角膜ジストロフィ	常優	*TGFBI*(5q)		
	Meesmann 角膜ジストロフィ	常優	*KRT3*(12q)	*KRT12*(17q)	
	斑状角膜ジストロフィ	常優	*CHST6*(16q)		
	Cornea farinata	X	*STS*(Xp)		
水晶体疾患	先天白内障	常優	*GJA8*(1q)	*CRYGC*(2q)	*CRYGD*(2q)
			BFSP2(3q)	*PITX3*(10q)	*CRYAB*(11q)
			MIP(12q)	*GJA3*(13q)	*HSF4*(16q)
			CRYBA1(17q)	*CRYAA*(21q)	*CRYBB1*(22q)
			CRYBB2(22q)		
		常劣	*FYCO1*(3p)	*LIM2*(19q)	*CRYAA*(21q)
	Marfan 症候群	常優	*FBN1*(15q)		
緑内障関連疾患	先天緑内障	常劣	*CYP1B1*(2p)		
	開放隅角緑内障	常優	*MYOC*(1q)	*WDR36*(5q)	*OPTN*(10p)
	Rieger 症候群	常優	*PITX2*(4q)	*FOXC1*(6p)	
	Iridogoniodysgenesis	常優	*PITX2*(4q)	*FOXC1*(6p)	
網膜・脈絡膜・硝子体疾患	常染色体優性網膜色素変性	常優	*RPE65*(1p)	*PRPF3*(1q)	*SEMA4A*(1q)
			SNRNP200(2q)	*RHO*(3q)	*PRPH2*(6p)
			GUCA1B(6p)	*KLHL7*(7p)	*RP9*(7p)
			IMPDH1(7q)	*RP1*(8q)	*TOPORS*(9p)
			PRPF4(9q)	*ROM1*(11q)	*BEST1*(11q)
			NRL(14q)	*RDH12*(14q)	*NR2E3*(15q)
			PRPF8(17p)	*CA4*(17q)	*FSCN2*(17q)
			PRPF31(19q)	*CRX*(19q)	*PRPF6*(20q)
	常染色体劣性網膜色素変性	常劣	*EMC1*(1p)	*DHDDS*(1p)	*RPE65*(1p)
			ABCA4(1p)	*CRB1*(1q)	*NEK2*(1q)
			USH2A(1q)	*ZNF513*(2p)	*C2orf71*(2p)
			FAM161A(2p)	*MERTK*(2q)	*CERKL*(2q)
			SAG(2q)	*IMPG2*(3q)	*RHO*(3q)
			CLRN1(3q)	*PDE6B*(4p)	*PROM1*(4p)
			GPR125(4p)	*CNGA1*(4p)	*LRAT*(4q)
			PDE6A(5q)	*TULP1*(6p)	*MAK*(6p)
			EYS(6q)	*KIAA1549*(7q)	*RP1*(8q)
			C8orf37(8q)	*RBP3*(10q)	*RGR*(10q)
			BEST1(11q)	*MVK*(12q)	*NRL*(14q)
			SPATA7(14q)	*TTC8*(14q)	*NR2E3*(15q)
			RLBP1(15q)	*ARL2BP*(16p)	*CNGB1*(16q)
			PRCD(17q)	*PDE6G*(17q)	*IDH3B*(20p)
	X 連鎖性網膜色素変性	X	*OFD1*(Xp)	*RP2*(Xp)	*RPGR*(Xp)
	Leber 先天盲	常優	*IMPDH1*(7q)	*OTX2*(14q)	*CRX*(19q)
		常劣	*NMNAT1*(1p)	*RPE65*(1p)	*CRB1*(1q)

(次頁につづく)

表 11-15 つづき

疾患名		遺伝形式	原因遺伝子		
網膜・脈絡膜・硝子体疾患（つづき）	Leber 先天盲（つづき）		*RD3*(1q) *LRAT*(4q) *CABP4*(11q) *RDH12*(14q) *AIPL1*(17p)	*KCNJ13*(2q) *TULP1*(6p) *CEP290*(12q) *SPATA7*(14q) *CRX*(19q)	*IQCB1*(3q) *LCA5*(6q) *RPGRIP1*(14q) *GUCY2D*(17p)
	黄斑変性	常優	*HMCN1*(1q) *PRPH2*(6p) *BEST1*(11q) *TIMP3*(22q)	*EFEMP1*(2p) *ELOVL4*(6q) *C1QTNF5*(11q)	*PROM1*(4p) *GUCA1B*(6p) *FSCN2*(17q)
		常劣	*ABCA4*(1p)	*CFH*(1q)	*CDH3*(16q)*
		X	*RPGR*(Xp)		
	オカルト黄斑ジストロフィ	常優	*RP1L1*(8p)		
	錐体(杆体)ジストロフィ	常優	*SEMA4A*(1q) *PRPH2*(6p) *AIPL1*(17p) *CRX*(19q)	*PROM1*(4p) *RIMS1*(6q) *PITPNM3*(17p)	*GUCA1A*(6p) *GUCY2D*(17p) *UNC119*(17q)
		常劣	*ABCA4*(1p) *ADAM9*(8p) *KCNV2*(9p) *CACNA2D4*(12p) *RAX2*(19p)	*CNNM4*(2q) *CNGB3*(8q) *PDE6C*(10q) *RDH5*(12q)	*CERKL*(2q) *C8orf37*(8q) *CDHR1*(10q) *RPGRIP1*(14q)
		X	*RPGR*(Xp)	*CACNA1F*(Xp)	
	先天停止性夜盲	常優	*GNAT1*(3p)	*RHO*(3q)	*PDE6B*(4p)
		常劣	*SAG*(2q) *CABP4*(11q) *TRPM1*(15q)	*GNAT1*(3p) *RDH5*(12q) *SLC24A1*(15q)	*GRM6*(5q) *GRK1*(13q) *GRP179*(17q)
		X	*CACNA1F*(Xp)	*NYX*(Xp)	
	小口病	常劣	*SAG*(2q)	*GRK1*(13q)	
	眼底白点症	常優	*PRPH2*(6p)		
		常劣	*RPE65*(1p)	*RDH5*(12q)	
	白点状網膜炎	常劣	*RHO*(3q)	*RLBP1*(15q)	
	クリスタリン網膜症	常劣	*CYP4V2*(4q)		
	脳回状網脈絡膜萎縮	常劣	*OAT*(10q)		
	コロイデレミア	X	*CHM*(Xq)		
	若年網膜分離症	X	*RS1*(Xp)		
	Enhanced S-cone 症候群	常劣	*NR2E3*(15q)		
	Goldmann-Favre 病	常劣	*NR2E3*(15q)		
	Sveinsson 乳頭周囲網脈絡膜変性	常優	*TEAD1*(11p)		
	その他の網脈絡膜変性	常劣	*PROM1*(4p)	*RBP4*(10q)	*RLBP1*(15q)
	Alström 症候群	常劣	*ALMS1*(2p)		
	Norrie 病	X	*NDP*(Xp)		
	家族性滲出性硝子体網膜症	常優	*TSPAN12*(7q)	*LRP5*(11q)	*FZD4*(11q)
		常劣	*LRP5*(11q)		
		X	*NDP*(Xp)		
	Stickler 症候群	常優	*COL11A1*(1p)	*COL11A2*(6p)	*COL2A1*(12q)
		常劣	*COL9A1*(6q)		

（次頁につづく）

表 11-15 つづき

疾患名		遺伝形式	原因遺伝子		
網膜・脈絡膜・硝子体疾患（つづき）	Usher 症候群	常劣	USH2A(1q) GPR98(5q) PCDH15(10q) MYO7A(11q)	ABHD12(2p) HARS(5q) CDH23(10q) CIB2(15q)	CLRN1(3q) DFNB31(9q) USH1C(11p) USH1G(17q)
	Bardet-Biedl 症候群	常劣	SDCCAG8(1q) BBS7(4q) TRIM32(9q) BBS10(12q) BBS4(15q) MKKS(20p)	BBS5(2q) BBS12(4q) INPP5E(9q) CEP290(12q) BBS2(16q)	LZTFL1(3p) BBS9(7p) BBS1(11q) TTC8(14q) MKS1(17q)
	Kearnes-Sayre 症候群	母系	（ミトコンドリア）欠失		
	Refsum 病	常劣	PEX7(6q) PHYH(10p)	PEX1(7q) PEX26(22q)	PEX2(8q)
	Batten 病	常劣	CLN3(16p)		
	無βリポ蛋白血症	常劣	MTTP(4q)		
	脊髄小脳変性 7 型	常優	ATXN7(3p)		
	網膜芽細胞腫	常優	RB1(13q)		
	第 1, 2 色覚異常	X	OPN1LW(Xq)	OPN1MW(Xq)	OPN1MW2(Xq)
	第 3 色覚異常	常優	OPN1SW(7q)		
	杆体 1 色型色覚	常劣	GNAT1(1p)	CNGA3(2q)	CNGB3(8q)
	遅視症	常劣	RGS9(17q)	RGS9BP(19q)	
視神経疾患	Leber 病	母系	（ミトコンドリア）		
	遺伝性視神経萎縮	常優	OPA1(3q)	OPA3(19q)	
		常劣	TMEM126A(11q)		
外眼筋疾患	先天性外眼筋線維症（1 型）	常優	KIF21A(12q)		
	先天性外眼筋線維症（2 型）	常優	PHOX2A(11q)		
	先天性外眼筋線維症（3 型）	常優	TUBB3(16q)		
	進行性外眼筋麻痺	常優	SLC25A4(4q) POLG(15q)	RRM2B(8q) POLG2(17q)	C10orf2(10q)
		常劣	POLG(15q)		
その他	小眼球症	常優	SOX2(3q) CRYBA4(22q)	PAX6(11q)	OTX2(14q)
		常劣	VSX2(14q)	RAX(18q)	
	眼白子	X	GRP143(Xp)		
	眼・皮膚白子症	常劣	SLC45A2(5q) OCA2(15q)	TYRP1(9p)	TYR(11q)
	無虹彩	常優	PAX6(11p)		
	腎コロボーマ症候群	常優	PAX2(10q)		
	結節性硬化症	常優	TSC1(9q)	TSC2(16p)	
	Waardenburg 症候群	常優	PAX3(2q) EDNRB(13q)	MITF(3p) EDN3(20q)	SNAI2(8p) SOX10(22q)
	von Hippel-Lindau 病	常優	VHL(3p)		
	von Recklinghausen 病	常優	NF1(17q)		

（ ）内は遺伝子の位置する染色体を示す．p: 染色体短腕，q: 染色体長腕，常優: 常染色体優性遺伝，常劣: 常染色体劣性遺伝，X: X 連鎖性遺伝
*乏毛症を伴う黄斑変性

縮もきわめて稀な疾患である．現状では，遺伝性眼科疾患の治療のための遺伝子検査は一般的に行われていない．一方で，非典型例や，遺伝性眼科疾患の保因者を診断するために遺伝子検査が行われることがあるが，遺伝カウンセリングの実施など，遺伝子検査前に適切な配慮が必要なことはいうまでもないことである．

▶保険適応と先進医療

現在保険収載されている遺伝性眼科疾患に対する遺伝学的検査は，網膜芽細胞腫の染色体検査である．網膜芽細胞腫の患者，遺伝性網膜芽細胞腫の患者の血縁者に対する RB1 遺伝子診断や，角膜ジストロフィに対する遺伝子診断が先進医療に含まれている．

遺伝性眼科疾患の遺伝学的検査の実際

RB1 遺伝子の欠失を FISH 法で検出することは，検査会社に依頼可能である．しかし，ほとんどの遺伝性眼科疾患の原因遺伝子検査は，保険収載されていないので，非保険診療として研究機関などが研究目的で検査を行っている場合が多い．Orphan Net Japan（ONJ）を通して一部の遺伝性眼底疾患の遺伝子検査が依頼可能になっている．

▶角膜ジストロフィ corneal dystrophy

表 11-15 に示すような疾患が知られており，角膜ジストロフィの多くの疾患の原因遺伝子がすでに同定されている[1]．TGFBI 遺伝子異常の R124C により I 型の格子状角膜ジストロフィ（図 11-10a），R555Q により Thiel-Behnke 角膜ジストロフィ（図 11-10b），R124H により Avellino 角膜ジストロフィ（図 11-10c），R555W により顆粒状角膜ジストロフィ，というように，遺伝子異常の種類によって疾患（表現型）が変わる．角膜ジストロフィの中では，Avellino 角膜ジストロフィが最も多いが，わが国では一般に顆粒状角膜ジストロフィと呼ばれてきた．膠様滴状角膜ジストロフィは稀な疾患で，TAC-STD2 遺伝子異常が原因であるが，わが国には p.Gln118X という高頻度変異がある．角膜ジストロフィは，比較的壮年にいたるまで視力が良好な例も多く，臨床的に特に問題になるのは，I 型の格子状角膜ジストロフィと，斑状角膜ジストロフィ，膠様滴状角膜ジストロフィであり，視力障害が進行すると角膜移植術などが行われる．Avellino 角膜ジストロフィや，格子状角膜ジストロフィでは遺伝子異常がホモ接合体になると症状が重篤になることが知られている（図 11-10d）．

▶網膜芽細胞腫 retinoblastoma

15,000 出生に 1 人の発症といわれ，腫瘍は，両眼性が約 2 割，片眼性が約 8 割である．約 3 割が遺伝性といわれている．本腫瘍では第 13 染色体短腕の欠失が知られていたが，癌抑制遺伝子 RB1 が同定された．白血球からはヘテロ接合体の異常が認められ，腫瘍細胞では 2 hit の結果，対立遺伝子の片方は欠失していることが多い．両眼性の網膜芽細胞腫は遺伝性のことが多く，RB1 遺伝子のヘテロ接合体の異常を持つ患児のかなりの症例が発症する．したがって，原因遺伝子がはっきりしていれば遺伝子診断によって発症リスクを知ることができる．

▶遺伝性視神経萎縮 inherited optic atrophy

遺伝性視神経萎縮のうち，わが国で臨床的に問題となるのは，ほとんどが Leber 病（Leber 視神経症）（図 11-11ab）と（常染色体）優性視神経萎縮である．Leber 病は重篤で予後不良の疾患であるが，ミトコンドリア遺伝子の 11778 番塩基変異が多く，稀な 3460 番塩基変異，14484 番塩基変異を合わせると，Leber 病の約 9 割が検出できる．Leber 病はほとんどが両眼性であるため，片眼に発症して

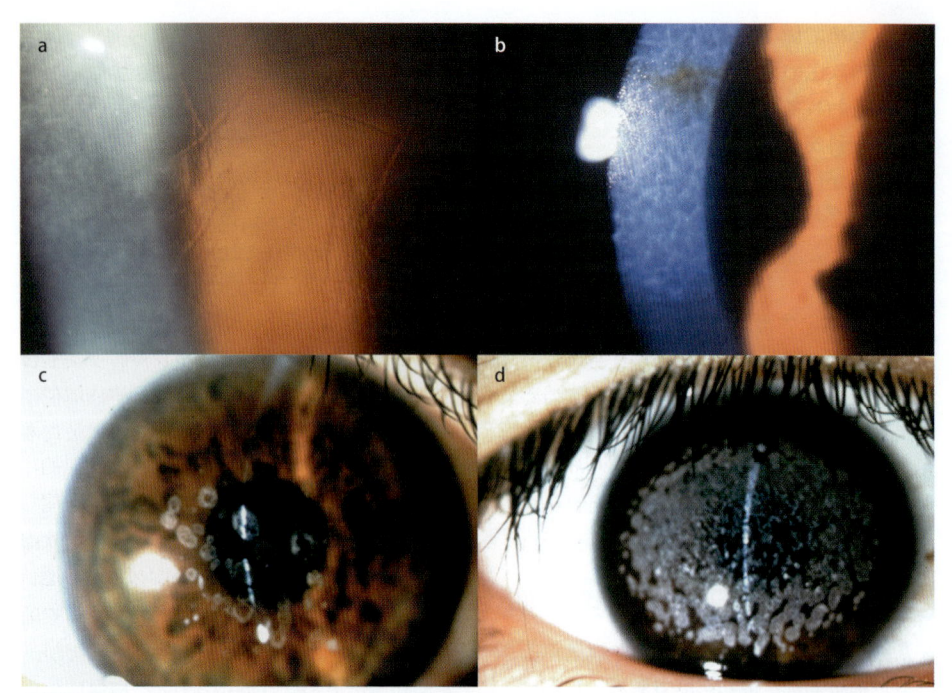

図 11-10 *TGFBI* 遺伝子異常による角膜ジストロフィ

a)R124C 異常(ヘテロ接合体)による I 型の格子状角膜ジストロフィ．b)R555Q 異常(ヘテロ接合体)による Thiel-Behnke 角膜ジストロフィ．c)R124H 異常(ヘテロ接合体)による Avellino 角膜ジストロフィ．d)*TGFBI* 遺伝子の R124H 異常(ホモ接合体)による重症な Avellino 角膜ジストロフィ．

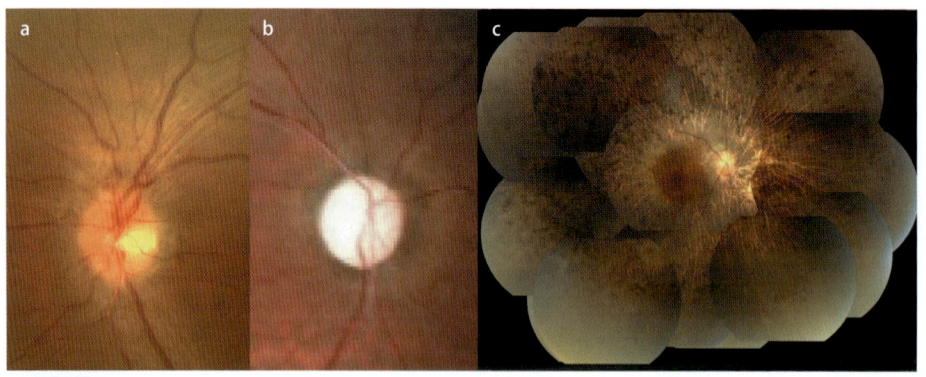

図 11-11 Leber 病

a)急性期の眼底像，乳頭が発赤，腫脹している．b)慢性期の眼底像．視神経乳頭蒼白を認める．c)*EYS* 遺伝子異常による網膜色素変性の右眼眼底写真．網膜血管の狭小化，網膜色素上皮の広範な萎縮，多数の色素斑を認める．

いる時点で遺伝子診断をすると，健眼の予後が不良なことまで診断することになる．副腎皮質ステロイド薬を含め，有効な治療法はない．

優性視神経萎縮も高率に *OPA1* 遺伝子異常が検出できる．優性視神経萎縮は小児期に視力障害を主訴として来院して診断されることが多い．視力は Leber 病に比べるとやや良好で，表現型がかなり幅広いこともこの疾患の特徴である．したがって，遺伝子異常があっても，ほぼ健常として生活している場合がある．c.2708_2711delTTAG という高頻度変異はわが国でも多い[2]．この疾患も有効な治療法はない．

▶網膜色素変性 retinitis pigmentosa と類縁疾患

網膜色素変性が代表的疾患であるが，遺伝的異質性が高く，すでに 60 を超える原因遺伝子が知られている（表 11-15，図 11-11c）．それぞれの遺伝子の占める割合は均一ではなく，その比率は人種によって異なる．わが国では，*EYS* 遺伝子の c.4957_4958insA と c.8868C>A という 2 つの変異が，明らかに優性遺伝でない網膜色素変性のそれぞれ 13％と 4.3％と高率を占める[3]．網膜色素変性に難聴を合併すると Usher 症候群と呼ばれ，全身疾患を伴う網膜色素変性の中では最も多い．Usher 症候群はすべて常染色体劣性遺伝で，*USH2A* 遺伝子異常が原因のことが多く，日本人では *USH2A* 遺伝子の c.8559-2A>G 変異が多い[4]．

一方で，稀な網膜ジストロフィである，若年網膜分離症，眼底白点症などでは，1 つの遺伝子を調べるだけで多くの症例で異常を検出できる．Ret Net[5] というホームページで検出可能な遺伝子の最新情報をみることができる．わが国では ONJ を通して一部の遺伝性眼底疾患の遺伝子検査を依頼することが可能になっている．

▶その他の疾患

緑内障には家族歴がある例が少なからずあることが知られており，緑内障の原因遺伝子ミオシリン，オプチニューリンや，関連遺伝子が明らかにされつつある．先天白内障や，色覚異常も原因遺伝子は明らかにされているが，診断が容易なので遺伝子検査は一般的には行われていない．多くの遺伝的素因が関わる屈折異常，加齢黄斑変性，Behçet 病の疾患関連遺伝子が明らかになりつつあるが，遺伝的素因を調べる遺伝子検査は一般的に行われていない．

文献

1) Weiss JS, et al. The IC3D classification of the corneal dystrophies. Cornea. 2008; 27 Suppl 2: S1-83.
2) Nakamura M, et al. Novel mutations in the *OPA1* gene and associated clinical features in Japanese patients with optic atrophy. Ophthalmology. 2006; 113: 483-8.
3) Hosono K, et al. Two novel mutations in the *EYS* gene are possible major causes of autosomal recessive retinitis pigmentosa in the Japanese population. PLoS One. 2012; 7: e31036.
4) Nakanishi H, et al. Identification of 11 novel mutations in *USH2A* among Japanese patients with Usher syndrome type 2. Clin Genet. 2009; 76: 383-91.
5) Ret Net. http://www.sph.uth.tmc.edu/Retnet/

〈堀田喜裕〉

8 耳鼻科疾患

先天性難聴の遺伝子診断

▶遺伝学的検査の位置づけ

先天性難聴は新生児1,000名に1名で認められる頻度の高い先天性疾患であり，他の先天性疾患と比較しても比較的高頻度な疾患である．疫学調査の結果より，先天性難聴あるいは小児期発症の難聴の60〜70％に遺伝子が関与することが推測されており，先天性難聴の原因として最も可能性が高いのが遺伝子変異による難聴である．

遺伝性難聴は，難聴に加えそのほかの随伴症状を伴う「症候群性難聴」と，難聴のみを症状とする「非症候群性難聴」に大別される．「症候群性難聴」は遺伝性難聴の約30％を占め，難聴以外に筋骨格系，腎尿路系，神経系，視覚障害，色素異常，代謝異常や種々の奇形を伴う多数の症候群が報告されている．これら「症候群性難聴」に関しては，難聴以外の随伴症状の組み合わせなどにより確定診断が比較的容易である．それに対して，遺伝性難聴の約70％は難聴のみを症状とする「非症候群性難聴」である．分子遺伝学的解析手法の進歩により「非症候群性難聴」の原因遺伝子は，現在までに60種類以上報告されているが，難聴以外の症状を伴わないことより，臨床症状だけから原因遺伝子を特定することは困難であるため，原因診断のためには遺伝学的検査が必須である．

▶難聴の遺伝子診断のメリット

難聴では原因遺伝子変異の種類により臨床像が少しずつ異なるため，遺伝子診断により原因遺伝変異を特定することで，原因遺伝子ごとにサブタイプ分類が可能となり，難聴のタイプ（聴力像）や重症度，進行性や変動の有無，随伴症状の有無，発症予防，進行予防などが可能となる．また，これら臨床像の予測に基づきサブタイプに応じた適切な医療を提供する個別化医療を実施することが可能となる．

▶保険収載されている遺伝学的検査

先天性難聴の60〜70％に遺伝子が関与することが知られているが，実際には100種類程度の遺伝子の関与が示唆されているため，効率的な遺伝子学的検査手法が必要となる．難聴の原因遺伝子変異の種類に関しては民族特異性があり，日本人難聴患者より見出される難聴の原因遺伝子変異部位は欧米人難聴患者に見出される部位と大きく異なる[1]．したがって，日本人難聴患者に高頻度で認められる遺伝子変異をスクリーニングするのが効率的である．著者らは日本人難聴患者に高頻度で認められる13遺伝子46変異をインベーダー法により網羅的にスクリーニングする検査を開発し，その臨床応用に関する検討を行ってきた（表11-16）．全国33施設と行った共同研究では，難聴患者の35％（発症年齢が6歳以下の先天性難聴に限ると44.3％）より変異を検出しており，スクリーニング検査として有用であることが明らかとなった[2]．この方法を用いた「先天性難聴の遺伝子診断」が2008年7月より先進医療として承認を受けて臨床応用が開始され，さらに，先進医療での実績数と有用性が評価され，2012年4月の診療報酬改定により「遺伝学的検査（先天性難聴）」として保険収載された．

表 11-16 遺伝学的検査（先天性難聴）に含まれる遺伝子変異の種類と検出頻度

Gene	Codon location	Nucleotide change	Frequency of mutant alleles ($n=528$)	Number of patients with mutations ($n=264$)
GJB2	p.L79fs	c.235delC	43 (8.1%)	29 (10.9%)
GJB2	p.V37I	c.109G>A	7 (1.3%)	6 (2.3%)
GJB2	p.[G45E；Y136X]	c.[134G>A；408C>A]	10 (1.9%)	10 (3.8%)
GJB2	p.G59fs	c.176_191del	3 (0.6%)	3 (1.1%)
GJB2	p.R143W	c.427C>T	4 (0.8%)	4 (1.5%)
GJB2	p.H100fs	c.299_300del	5 (0.9%)	5 (1.9%)
GJB2	p.T86R	c.257C>G	1 (0.2%)	1 (0.4%)
GJB2	p.F191L	c.570T>C	0	0
GJB2	p.I71T	c.212T>C	0	0
GJB2	p.A49V	c.146C>T	0	0
GJB2	p.G12fs	c.35delG	0	0
SLC26A4	p.H723R	c.2168A>G	22 (4.1%)	17 (6.4%)
SLC26A4	splice site	c.919-2A>G	2 (0.4%)	2 (0.8%)
SLC26A4	p.T410M	c.1229C>T	4 (0.8%)	3 (1.1%)
SLC26A4	p.V306fs	c.917insG	0	0
SLC26A4	p.T721M	c.2162C>T	0	0
SLC26A4	splice site	c.1001+1G>A	0	0
SLC26A4	p.A372V	c.1115C>T	0	0
SLC26A4	p.M147V	c.439A>G	1 (0.2%)	1 (0.4%)
SLC26A4	splice site	c.601-1G>A	0	0
SLC26A4	p.K369E	c.1105A>G	1 (0.2%)	1 (0.4%)
SLC26A4	p.S551fs	c.1652insT	1 (0.2%)	1 (0.4%)
SLC26A4	p.C565Y	c.1693G>A	0	0
SLC26A4	p.S666F	c.1997C>T	0	0
SLC26A4	p.E704fs	2111ins GCTGG	1 (0.2%)	1 (0.4%)
SLC26A4	p.L108fs	c.322delC	0	0
SLC26A4	p.P123S	c.367C>T	0	0
SLC26A4	p.N392Y	c.1174A>T	0	0
SLC26A4	p.S610X	c.1829C>A	0	0
SLC26A4	p.S657N	c.1970G>A	0	0
EYA1	p.D396G	c.1187A>G	0	0
EYA1	p.R264X	c.790C>T	0	0
EYA1	p.Y193X	c.579C>G	0	0
COCH	p.A119T	c.441G>A	0	0
KCNQ4	p.W276S	c.827G>C	0	0
MYO7A	p.A886fs	c.2656_2664del	0	0
TECTA	p.R1773X	c.5318C>T	0	0
TECTA	p.R2121H	c.6063G>A	0	0
Mitochondrial 12S rRNA		m.1555A>G	―	5 (1.9%)
Mitochondrial tRNALeu		m.3243A>G	―	6 (2.3%)
Mitochondrial tRNASer		m.7445A>G	―	0
Mitochondrial tRNALys		m.8296A>G	―	0
CRYM	p.K314T	c.941A>C	0	0
CRYM	p.X315Y	c.945A>T	0	0

(Usami S, et al. PLoS One. 2012；7：e31276 より改変)[2]

遺伝学的検査の実際

前述のように難聴の遺伝学的検査により，難聴の原因を特定することは，難聴の重要度の予測や随伴症状の予測に有用であるだけでなく，その後の治療方針の決定に有用な情報をもたらしてくれる．特に，非症候群性難聴の場合には難聴以外の症状を伴わないことより，臨床症状だけから原因遺伝子を特定することは困難であるため遺伝学的検査の意義が大きい．また，劣性遺伝形式をとる遺伝性難聴の場合，近年の少子化に伴い同胞に罹患者が認められず弧発例となっているケースが多いため，必ずしも家系情報だけから遺伝性を推定するのは容易ではない．したがって，非症候性難聴の原因診断には家族歴の有無にかかわらず「遺伝学的検査」を行うことが必要不可欠である．

▶臨床における診断の流れ

難聴は外耳，中耳，内耳，聴神経，聴覚中枢のいずれの障害でも起こり，様々な原因からなる．特に外耳，中耳に原因がある「伝音難聴」と，内耳，聴神経，聴覚中枢に原因がある「感音難聴」では治療的介入方法が大きく異なるため区別し取り扱う必要がある．臨床における難聴の診断のためには，1) 問診による聴取，2) 聴覚検査，3) 画像検査，4) 遺伝学的検査を組み合わせて行い総合的に判断する必要がある．

1) 問診としては，新生児聴覚スクリーニング検査受検の有無とその結果，周産期リスクの有無とその詳細（胎児仮死，出生児仮死，低出生体重，重症黄疸などの有無），家族歴（家系内罹患者）の有無，難聴以外の症状の有無について詳細に問診を行うことが重要である．

2) 聴覚検査に関しては，純音聴力検査を行い聴力像，気骨導差の有無に関して検討を行う．幼少児の場合には，純音聴力検査は困難であるため，聴性脳幹反応 acoustic brainstem response (ABR), 聴性定常反応 auditory steady state response (ASSR), 条件詮索反応 conditioned orientation reflex audiometry (COR), 耳音響放射 otoacoustic emission (OAE) などの複数の聴覚検査を組み合わせて行う必要がある．

3) 画像検査に関しては，側頭骨高分解能CT，MRIにより内耳奇形の有無，蝸牛神経低形成の有無を評価する必要がある．これら3つの検査に加えて，4) 遺伝学的検査を実施し総合的に判断することが求められる．本邦では日本人難聴患者の原因として頻度の高い変異を網羅的にスクリーニングする「遺伝学的検査（先天性難聴）」が保険収載され日常の臨床検査ツールとして定着しつつある．

▶検査の手法

「難聴の遺伝学的検査」に関しては，インベーダー法を利用して日本人難聴患者に高頻度に認められる13遺伝子46変異をスクリーニングする検査が「遺伝学的検査（先天性難聴）」として保険収載され全国の大学病院などで実施されている．インベーダー法は，既知遺伝子変異の有無を調べる検査法として「国際HapMapプロジェクト」などにおいて採用された正確性の高い遺伝学的検査手法であり，比較的容易に多数の変異を同時に検出可能なスクリーニング法として適しているため，多くの臨床研究，遺伝子診断に利用されている．

原理としては，患者由来のDNA試料にフラップを持つアレル特異的プローブとインベーダーオリゴの3者を混合しハイブリッド形成を行う．その結果，患者由来のDNA試料と同じ遺伝子型を持つオリゴヌクレオチドがハイブリッドを形成し部分3重鎖構造を作る．この部分3重鎖構造を認識してクリベー

スがフラップ部を切断する（第一段階反応）．続いて切断されたフラップがアレル特異的にフレットプローブとハイブリッド形成し再び部分 3 重鎖構造を形成する．フレットプローブの 5′ 末端付近は，蛍光色素（Fuluorosein あるいは Redmond Red）と蛍光抑制因子（Quencher）により標識されているが，この状態では蛍光抑制因子が蛍光色素の近傍に存在するため励起光を照射しても蛍光を発しない．アレル特異的にフレットプローブとハイブリッド形成し部分 3 重鎖構造が形成された場合には，クリベースが第一段階反応と同様に認識し，フレットプローブの蛍光色素と蛍光抑制因子の間を切り離す．その結果，蛍光色素が遊離しアレル特異的な蛍光（赤色あるいは緑色）を発する．2 種類の蛍光シグナルを測定し，その比を計算することで，簡便かつ正確性の高い遺伝子多型の判定が可能である．また，蛍光の強度を定量測定するため，ミトコンドリア遺伝子変異のようにヘテロプラスミーのある変異であっても定量的に変異アレルを測定可能であり，2％程度のヘテロプラスミーであっても検出可能である[3]．

一方，予め遺伝子変異部位に対応したオリゴヌクレオチドを設計する必要があり，新規の遺伝子変異を検出することはできないため，スクリーニング検査に適しているが，劣性遺伝形式をとる遺伝子変異のヘテロ接合体症例のような場合には直接シークエンス法などの新規遺伝子変異を検出する方法を組み合わせて用いることが必要である．

▶検査結果の見方

インベーダー法による遺伝学的検査では，常染色体および X 染色体上に存在する遺伝子変異の場合，それぞれの変異部位ごとに蛍光強度の測定値をもとに「ホモ接合体」，「ヘテロ接合体」，「変異なし」のいずれかにタイピングされる．一方，ミトコンドリア変異の場合には定量解析が行われ，変異の割合がパーセントで示される．検査結果報告書にはそれぞれの蛍光強度は記載されず，見出された遺伝子変異をまとめて，例えば「*GJB2* 遺伝子 235delC のヘテロ接合体変異が検出されました．」のように報告される．

スクリーニング検査のうち，常染色体劣性遺伝形式をとる *GJB2*，*SLC26A4* 遺伝子変異の場合には，ホモ接合体変異あるいは複合ヘテロ接合体変異（同一遺伝子に 2 種類のヘテロ接合体変異が存在する場合）が検出された場合に確定診断となる．一方，ヘテロ接合体変異のみの場合には，1）変異が検出された遺伝子の他の領域にもう 1 つの変異が存在する，2）別の遺伝子が原因あるいは遺伝子以外の原因による難聴であり，*GJB2* 遺伝子変異は単なる保因者である，という 2 つの可能性が考えられる．インベーダー法は既知の変異をスクリーニングする検査であるため，変異が検出された遺伝子のほかの領域に遺伝子変異が存在するかどうかを調べるためには直接シークエンス解析を追加で実施する必要がある．

GJB2 遺伝子変異による難聴が確定した場合には，図 11-12 に示すように遺伝子変異の種類により難聴の程度がある程度予測可能である．また，*GJB2* 遺伝子変異を持つ重度難聴症例は人工内耳の効果が良好であることが知られているため，早期に人工内耳の適応を決定する際に非常に有用な情報となる[3,4]．

※日本人難聴患者では，*GJB2* 遺伝子の p.G45E 変異と p.Y136X 変異は同一アレルに存在する p.[G45E；Y136X] ことが明らかとなっているため，p.G45E，p.Y136X 変異がそれぞれヘテロ接合体として検出された場合には複合ヘテロ接合体とはならないため注意が必要である．

SLC26A4 遺伝子変異は日本人難聴患者に

654 | 11. 遺伝子関連検査

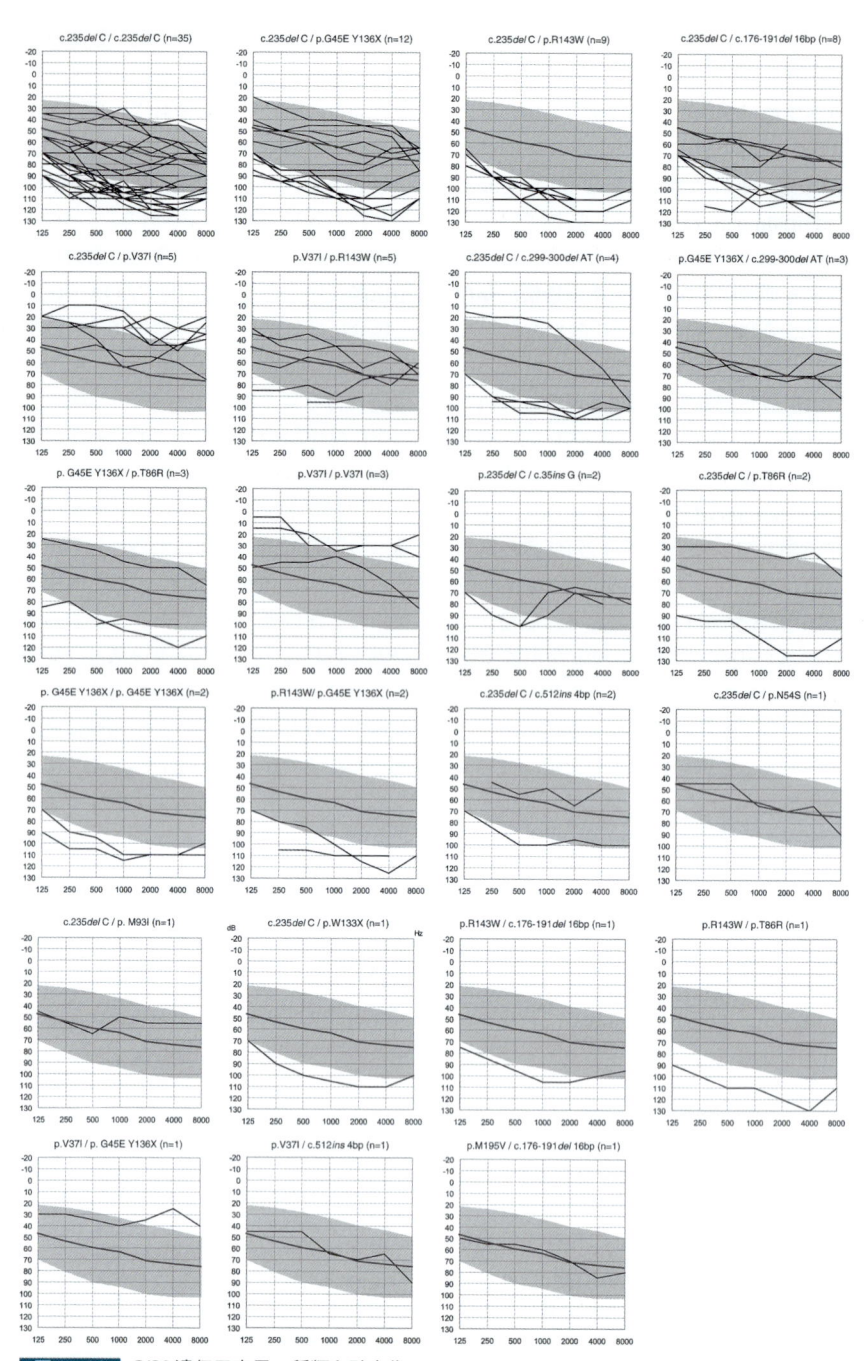

図 11-12 *GJB2* 遺伝子変異の種類と聴力像

おいて GJB2 遺伝子に次いで 2 番目に頻度が高い原因遺伝子変異であり，「前庭水管拡大を伴う非症候群性難聴」の原因であるとともに，難聴と甲状腺腫を伴う「Pendred 症候群」の原因遺伝子でもある．したがって，SLC26A4 遺伝子変異が認められた症例に関しては将来的に甲状腺腫を合併する可能性があるため，甲状腺機能を含めた経過観察が重要である．また，難聴は進行性であり，幼児期は中等度難聴であっても，めまい発作を伴い，変動しながら難聴が増悪することが明らかとなっているため，定期的な経過観察を要する[3,4]．

一方，常染色体優性遺伝形式をとる EYA1，COCH，MYO7A，TECTA，CRYM 遺伝子変異および X 連鎖性遺伝形式をとる POU3F4 遺伝子変異の場合にはヘテロで変異が認められた場合に確定診断となるが，検出されることは比較的稀である（表 11-16）．また，ミトコンドリア遺伝子変異の場合にはヘテロプラスミーが存在するため検出された変異の割合（％）が示される．ヘテロプラスミーの割合と難聴の程度に関しては明確な相関は認められない．これは，血液試料で検出されるヘテロプラスミーの割合と内耳におけるヘテロプラスミーの割合が必ずしも一致するわけではないためと考えられる[3,4]．

スクリーニング検査に含まれているミトコンドリア変異のうち 1555A>G 変異および 3243A>G 変異は日本人難聴患者に比較的多く認められる遺伝子変異である（表 11-16）．ミトコンドリア 1555A>G 変異は，遅発性・進行性の難聴となる場合が多く，高音障害型の難聴となる場合が多いが，なかには重度難聴となるケースもあるため留意が必要である．また，この変異を持つ場合には，アミノ配糖体抗菌薬に高感受性となることが知られている．遺伝子診断によりこれらの変異が同定された場合には，アミノ配糖体抗菌薬を避けることで，罹患者の場合には難聴の進行を，非罹患の同胞や親族の場合には高度難聴の発症を予防できるというメリットがある．ミトコンドリア 3243A>G 変異は MELAS の原因遺子変異でもあり，糖尿病を合併する場合が多いためこの変異が見出された場合には精査が必要である．また，3243A>G 変異による難聴では進行性の軽度～中等度高音障害型難聴となる場合が多い[3,4]．

▶遺伝カウンセリング

平成 24（2012）年度の診療報酬改定により「遺伝学的検査（先天性難聴）」が保険収載されたが，検査の実施にあたっては，「医療における遺伝学的検査・診断に関するガイドライン」（2011 年 2 月　日本医学会）を遵守することが付記されている．したがって，難聴の遺伝子診断を行う場合には「遺伝カウンセリング」を含めた総合的な臨床遺伝医療が行えることが求められている．このような状況を踏まえて，平成 25 年 3 月に日本聴覚医学会より「難聴遺伝子診断に関する提言」が出されている．

難聴遺伝子診断に関する提言

　難聴遺伝子診断については，「遺伝学的検査に関するガイドライン」（2003 年 8 月　遺伝医学関連 10 学会）および「医療における遺伝学的検査・診断に関するガイドライン」（2011 年 2 月　日本医学会）に定められたガイドラインに準じて行う．すなわち難聴医療の現場で，主治医が十分な説明（生涯変化しない情報であること，血縁者にも影響する可能性があることなどの遺伝情報の特性についての説明）を行い，同意を得た後に実施する．「難聴のカウンセリング*」および「遺伝カウンセリング**」が共に実施できることが望ましい．

* 難聴医療が実際に提供できる，あるいは可能な施設との連携ができること．
** 臨床遺伝専門医（ないしは臨床遺伝カウンセラー）による専門的なカウンセリングが可能，ないしはそうした施設との連携が可能であること．

耳鼻咽喉科を受診する先天性難聴の患者の多くは，難聴の原因検索だけでなく今後どのように治療・介入を行うかについて知りたいという希望が強い．したがって遺伝カウンセリング（結果説明）の際には，難聴医療の専門家である耳鼻咽喉科医より，難聴の発症メカニズムの説明，予後の説明，随伴症状の有無および今後の治療方針（補聴器または人工内耳）などについて丁寧にわかりやすく説明する「難聴カウンセリング」が重要である．また，遺伝や遺伝子に関する一般的な事項（遺伝形式の説明・再発率・保因者の意味など）に関する十分な説明は必須である．このような遺伝や遺伝子に関する一般的な事項に関しては臨床遺伝専門医が専門とする分野であり，多くの遺伝カウンセリング症例の経験に基づき，また，耳鼻咽喉科医の説明と併せて相補的な説明を行うことにより理解を助けることが可能である[4]．

このように，先天性難聴の遺伝学的検査を行った後のカウンセリングでは，耳鼻咽喉科医による「難聴カウンセリング」と臨床遺伝専門医による「遺伝カウンセリング」の両方を行い，結果の説明とともに今後の治療方針についてカウンセリングが行われることが望ましい．また，スクリーニング検査において原因がみつからない場合でも十分な時間をかけ，耳鼻咽喉科医が一般的な難聴の経過や今後の治療方針に関して説明し，臨床遺伝専門医が考えられる遺伝形式や予想される一般的再発率などの説明を行うことが望ましい．

▶遺伝性難聴の超並列シークエンシング解析

保険収載された先天性難聴の遺伝子診断は予後・重症度の予測，随伴症状の予測が可能となるなど非常に有用な検査であるが，スクリーニング検査の診断率は30〜40％程度であり，今後の診断率の向上のためには解析対象遺伝子変異の追加が必要である．近年，超並列シークエンサー（次世代シークエンサー）と呼ばれる新しいシークエンサーが登場し，多数のターゲット遺伝子を網羅的にシークエンスすることが可能となってきた．

著者らの研究室では，現在次世代シークエンサーを用いた難聴遺伝子診断システムの臨床応用を目指した多施設共同研究を実施しており，日本人難聴患者216例を対象に実施した解析では187例（86.6％）より候補遺伝子変異を見出すことができている[5]．また，ベンチトップ型の次世代シークエンサーを用いた解析において，人工内耳装用患者より比較的頻度の低い原因遺伝子変異を効率的に見出すことができている．今後，臨床応用により難聴の遺伝子診断の効率が大幅に向上することが期待される．

文献

1) Usami S, et al. The responsible genes in Japanese deafness patients and clinical application using Invader assay. Acta Otolaryngol. 2008; 128: 446-54.
2) Usami S, et al. Simultaneous screening of multiple mutations by invader assay improves molecular diagnosis of hereditary hearing loss: a multicenter study. PLoS One. 2012; 7: e31276.
3) 宇佐美真一．きこえと遺伝子．東京：金原出版；2006.
4) 宇佐美真一．きこえと遺伝子2．東京：金原出版；2012.
5) Miyagawa M, et al. Massively parallel DNA sequencing successfully identifies new causative mutations in deafness genes in patients with cochlear implantation and EAS. PLoS One. 2013; 8: e75793.

〈宇佐美真一〉

9 家族性腫瘍

家族性腫瘍の遺伝学的検査

▶家族性腫瘍の診断の歴史

癌の一部は遺伝的な素因をもとに発症することが知られている．これを総称して家族性腫瘍という．現在，遺伝性腫瘍という用語もほぼ同義に用いる．家族性腫瘍には，単一の原因遺伝子の病的変異によって発症する遺伝性腫瘍症候群と，1塩基多型等の単独あるいは環境との複合的な影響が関与する多因子性癌素因の2つがあるが，現在，診療現場ではもっぱら前者が取り扱われている[1]．以後，本稿では家族性腫瘍は遺伝性腫瘍症候群と同義で用いることにする．

家族性腫瘍の診断は，家族性大腸ポリポーシス（FAP）のような臨床症状で診断可能な病態が，まず家族性腫瘍として認識され，疾患の解明の対象となった．遺伝学的検査を利用できる以前は，臨床症状から診断基準を策定し，臨床的に診断していた．その後，1990年代に単一家族性腫瘍の多くの原因遺伝子が同定・単離された．これにより家族性腫瘍の最終診断が遺伝学的検査により可能になった．これは2つの大きな意義がある．1つは今まで臨床診断基準により診断していた家族性腫瘍は原因遺伝子の病的変異として，定義・診断されるようになり，病態が明らかになってきたことである．Gardner症候群は，古典的なFAPと同じ*APC*遺伝子の変異が共通した原因であることが明らかになった．Lynch症候群はアムステルダム臨床基準で拾い上げを行うと多くの症例が見落とされることも指摘されている．また，もう一つの意義は，血縁者が同じ癌の易罹患性を有するかを未発症の段階で診断して，医療が介入できる機会を提供できるようになったことである．それまでは発症してからでなければ同じ体質を有するかは知ることができなかった．このように遺伝性腫瘍は原因遺伝子が同定されることにより，その臨床的な特徴，自然史の解明が急速に加速したといえる．

▶保険収載されている遺伝学的検査

家族性腫瘍の領域で原因遺伝子の遺伝学的検査およびその前後の遺伝カウンセリングが保険収載されている疾患はない．唯一，悪性腫瘍遺伝子検査（D004-2）として，Lynch症候群のスクリーニング検査であるマイクロサテライト不安定性 microsatellite instability（MSI）検査（2,100点）が保険適用になっている．また，2015年1月現在，甲状腺髄様癌における*RET*遺伝子検査が，全国の3施設で先進医療として実施されている．

その他の家族性腫瘍関連の遺伝子検査は，自費あるいは各施設の研究費で対応しているのが現状である．

遺伝学的検査の実際

ここでは，日常診療で遭遇する機会の多い，遺伝性乳癌卵巣癌，Lynch症候群，家族性大腸腺腫症，遺伝性甲状腺髄様癌の4疾患について遺伝学的検査の実際について述べる．

▶遺伝性乳癌卵巣癌（HBOC）

遺伝性乳癌卵巣癌 hereditary breast and ovarian cancer（HBOC）は，*BRCA1*あるいは*BRCA2*の生殖細胞系列の病的変異に起因する乳癌や卵巣癌等の易罹患性腫瘍症候群であ

表11-17 BRCA1/2 遺伝学的検査における VUS の自験例

	Varlation		既往歴	家族歴
	【BRCA1】			
1	D1337G	30代	左乳癌	母：左乳癌 曾祖母：子宮癌
2	Y1853C	30代	左乳癌	母：卵巣癌 母方祖母：卵巣癌 母方従姉妹：乳癌 母の弟：大腸癌 父方従姉妹：乳癌
3	Y1853C	30代 40代	右乳癌 左乳癌	母：卵巣癌 母の姉：乳癌
	【BRCA2】			
4	I1770V	40代 50代	右乳癌 左乳癌	母：卵巣癌 母方祖父：前立腺癌
5	V917A	50代	左乳癌	妹：卵巣癌 父の姉：乳癌
6	F1273Y	50代	同時両側男性乳癌	（同時に BRCA1 変異有り）
7	D1618E	50代	左乳癌	父の妹：乳癌 母方祖父：食道癌
8	T2517A	50代	同時両側乳癌	母の妹：卵巣癌 母方従姉妹：卵巣癌 父方従姉妹：乳癌
9	M2831L	30代	左乳癌	父：胃癌, 前立腺癌, 皮膚癌

（新井正美, 他. 癌と化学療法. 2014; 41: 1333-9 より）[3]

る．海外のメタ解析の結果として，70歳時に癌の罹患リスクは乳癌では BRCA1 変異例では57％，BRCA2 変異例で49％，卵巣癌では BRCA1 変異例で40％，BRCA2 変異例で18％とされる．男性が変異保有者の場合には前立腺癌や男性乳癌のリスクもある．診断は BRCA1/2 の遺伝学的検査による．現在，BRCA1/2 以外にも PALB2，RAD51C など原因遺伝子が同定されているが，変異の保有頻度は低いことと，浸透率は BRCA1/2 ほど高くないと考えられている．

BRCA1/2 の遺伝学的検査は，他の遺伝性腫瘍の遺伝子診断と同様に，生殖細胞系列（多くは末梢血 DNA）の PCR-direct sequence と MLPA 法を施行する．2015年1月現在，特許の関係で BRCA1/2 に関する遺伝学的検査はファルコバイオシステムズに受託するのが唯一の方法である．塩基配列はすべてのコーディング領域およびエクソンイントロン境界領域を合わせた約17,600塩基を解析している．MLPA で見つかるような exon 単位の大欠失・重複はわが国でも変異全体の2.5％に認められており，通常の塩基配列法で異常を認めない場合には必ず実施しておく．また，遺伝子検査症例の6.2％に VUS（variant of uncertain significance）が認められており，ほとんどがミスセンス変異である[2]．VUS の自験例を表11-17に示す[3]．

▶ Lynch 症候群（リンチ症候群）

DNA 複製時のミスマッチ修復関連遺伝子の生殖細胞系列変異が原因となり，大腸癌をはじめとする常染色体優性の癌の易罹患性腫瘍症候群と定義されている．大腸癌症例の2～3％を占める．以前は，アムステルダム臨

9. 家族性腫瘍

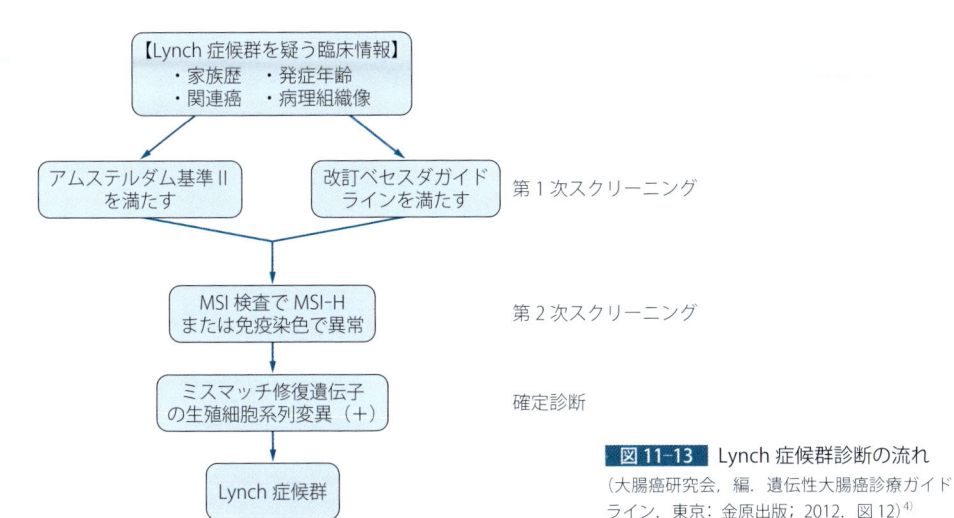

```
【Lynch症候群を疑う臨床情報】
・家族歴  ・発症年齢
・関連癌  ・病理組織像
          ↓
┌─────────────┐  ┌─────────────┐
│アムステルダム基準Ⅱ│  │改訂ベセスダガイド│  第1次スクリーニング
│を満たす      │  │ラインを満たす   │
└─────────────┘  └─────────────┘
          ↓
┌─────────────┐
│MSI検査でMSI-H  │  第2次スクリーニング
│または免疫染色で異常│
└─────────────┘
          ↓
┌─────────────┐
│ミスマッチ修復遺伝子│
│の生殖細胞系列変異(+)│  確定診断
└─────────────┘
          ↓
    Lynch症候群
```

図11-13 Lynch症候群診断の流れ
(大腸癌研究会, 編. 遺伝性大腸癌診療ガイドライン. 東京: 金原出版; 2012. 図12)[4]

床基準を満たしている症例を遺伝性非ポリポーシス大腸癌 hereditary nonpolyposis colorectal cancer (HNPCC) と称していた．診断の手順として，Lynch症候群ではスクリーニング検査法があり，これで異常所見を認めた場合に遺伝学的検査を実施するのが一般的である (図11-13)[4]．

マイクロサテライト不安定性(MSI)検査

ミスマッチ修復機序が機能不全の場合に，1～4塩基の繰り返し配列であるマイクロサテライトの長さが変化しやすくなることを利用して，正常組織および癌組織のDNAを抽出してフラグメントの長さが変化していないかを調べる．一般に5つのマーカー (BAT25, BAT26, D2S123, D5S346, D17S250: NCIパネル) を解析して2つ以上でピークのシフトが認められる場合をMSI-H (陽性) と判定する[5]．1塩基繰り返し配列のmononucleotide markerの方が2塩基繰り返し配列のdinucleotide markerより感度が高いため，がん研有明病院遺伝子診療部ではさらにBAT40を加えている．80～150 bp程度の短いフラグメントの解析なので，ホルマリン固定したパラフィン包埋材料からも解析可能である．スクリーニングの感度は85%とされている[6]．MSH6変異例でMSI-H (陽性) にならないことがあるので注意を要する．わが国では大腸癌症例全体の7%程度でMSI-Hを認めるとされる．

免疫組織化学(IHC)

免疫組織化学 immunohistochemistry (IHC) は，Lynch症候群の4つの原因遺伝子 (MSH2, MLH1, MSH6, PMS2) の蛋白質に対する抗体を，大腸癌を含む切片上で作用させて正常な抗原抗体反応が生じているかを調べる検査である．病的変異を有する遺伝子産物では抗原抗体反応が消失することを利用してスクリーニングを行う．IHCは，病的変異を有する遺伝子を絞り込むことが可能であること，低コストで実施できるなどの利点がある．IHCのLynch症候群拾い上げの感度は83%とMSIとほぼ同程度であるとされる[6]．

MSI検査とIHCの例を図11-14に示す．スクリーニング検査が陽性でも特にIHCでMLH1の発現消失が認められる場合には，MLH1遺伝子のプロモーター領域の後天的な

660 | 11. 遺伝子関連検査

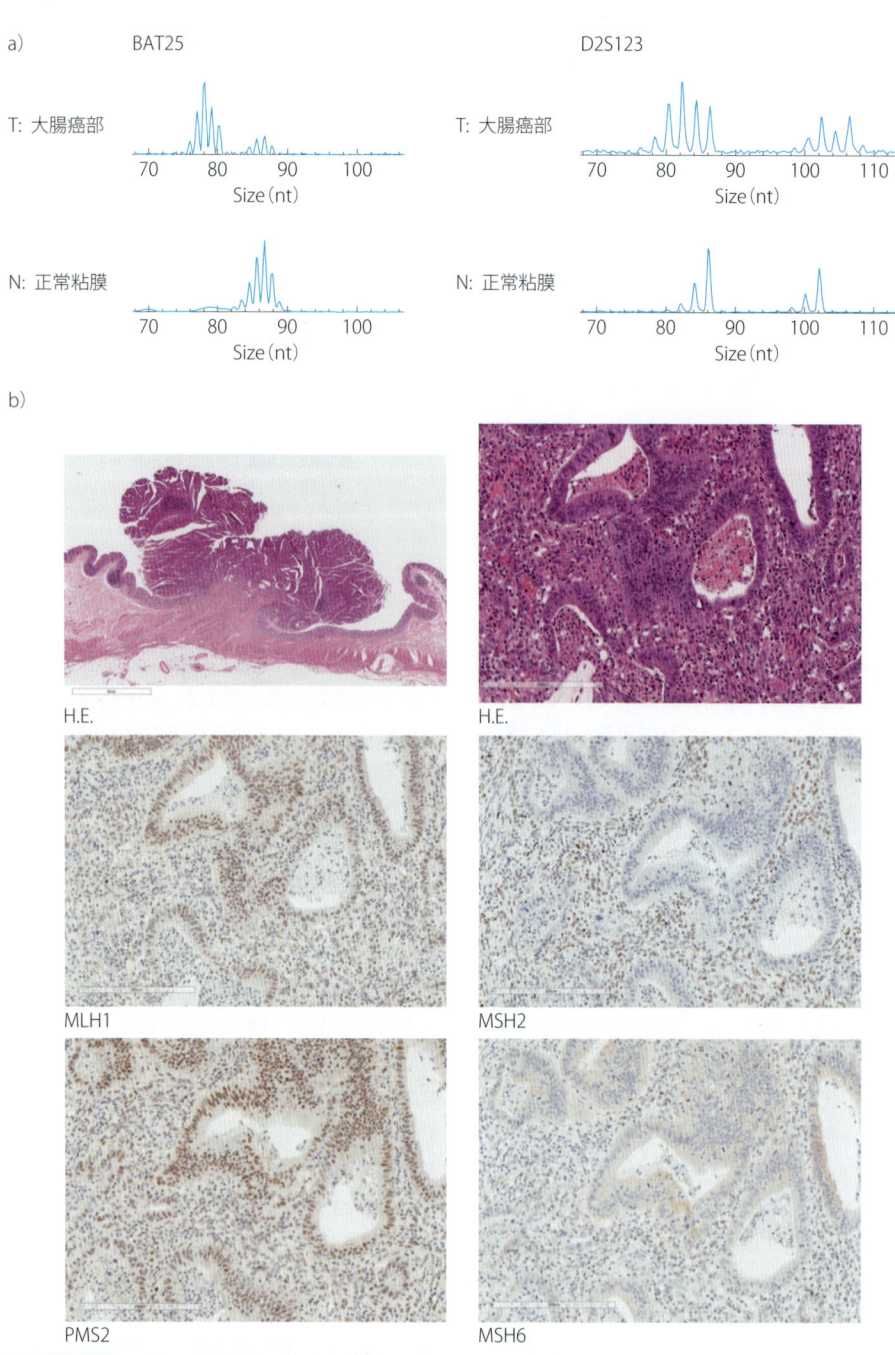

図 11-14 MSI（a）と免疫組織化学（b）の例
a) MSI 陽性, b) 腫瘍部分での MSH2, MSH6 発現消失を認める（*MSH2* 遺伝子変異陽性例）.

9. 家族性腫瘍

検体　末梢血由来ゲノム DNA

方法　バイサルファイト変換→
　　　PCR-パイロシーケンシング

＊重亜硫酸塩（バイサルファイト）処理により
　メチル化 C は C のまま保存，
　非メチル化は C は T へ変換される．

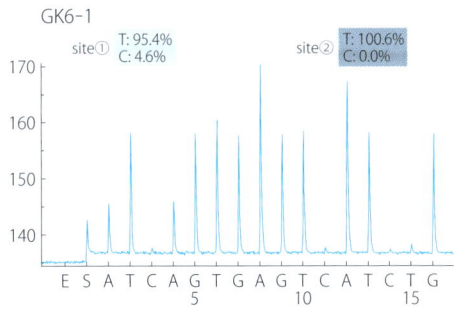

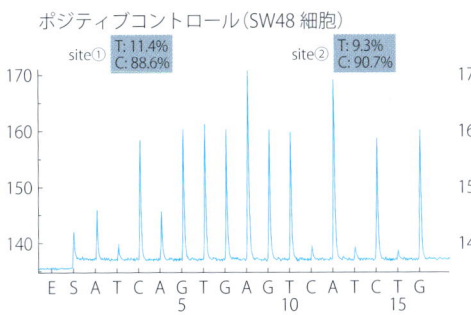

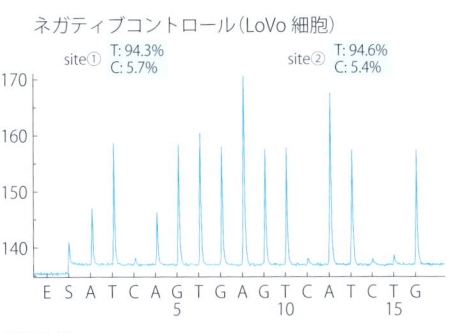

図11-15 パイロシークエンサーを用いたメチル化解析の例
MLH1 プロモーター領域のメチル化を検討した．解析領域において，この検体にはメチル化は認められなかった．

メチル化を鑑別する必要がある．これは中高年の女性で右側結腸の癌に多いとされる．メチル化を調べる場合，DNA に bisulfite 処理をすると，メチル化しているシトシン塩基はそのまま保たれるが，メチル化していないシトシン塩基はウラシルに変換することを利用して，塩基配列の変化として解析するのが一般的である．がん研有明病院遺伝子診療部ではパイロシークエンサーを用いてメチル化の検討を行っている（図11-15）．また，*BRAF* 遺伝子の V600E の点突然変異（GTG→GAG）があればほとんどの場合，後天的なメチル化であるが，Lynch 症候群でも 1.4％にこの変異が認められる．

なお，MSI，IHC ともにスクリーニング検査ではあるが，生殖細胞系列の遺伝学的検査につながる検査のため，陽性の結果が出た場合の遺伝カウンセリング体制を念頭において実施する必要がある．

遺伝学的検査

MSI あるいは IHC でスクリーニングして絞り込みを行った場合，遺伝学的検査を考慮することになる．Lynch 症候群も他の遺伝性腫瘍と同様に PCR-direct sequence および MLPA による原因遺伝子の解析が基本である．

わが国の遺伝子変異別のデータでは，*MLH1*：53.1％，*MSH2*：43.8％，*MSH6*：3.1％であった．MLPA ではじめて確認できた変異はすべての変異の 26.6％を占めるため，Lynch 症候群でも MLPA 法は必要な検査である（図11-16）[7]．

MLPA で遺伝子の再構成が認められた場合，切断点が同定できれば，切断点の外側からプライマーを設定して PCR を行うことで

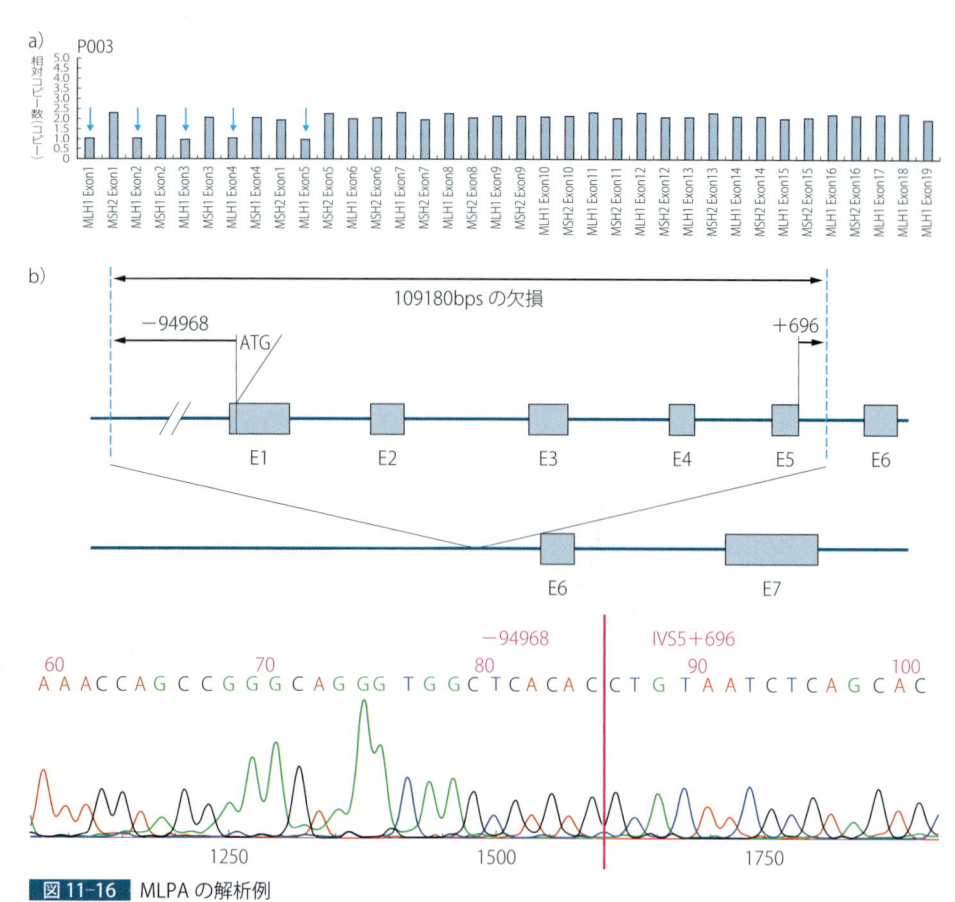

図 11-16 MLPA の解析例
a) *MLH1* 遺伝子の exon 1〜5 の欠失を認める．b) 約 11 万塩基の欠失が認められた．

簡便に保因者診断が可能な場合もある．

▶**家族性大腸腺腫症（FAP）**

臨床的には，1) 大腸に 100 個以上の腺腫を有する（家族歴は問わない），あるいは 2) 腺腫は 100 個未満であるが FAP の家族歴を有する場合を FAP と診断する．また，遺伝学的には，*APC* 遺伝子に生殖細胞系列変異を有する場合，FAP と診断する[4]．*APC* 遺伝子の遺伝学的検査も塩基配列を PCR-direct sequence で調べ，遺伝子の再構成を MLPA で調べるのが基本である．

多くの病的変異はフレームシフトやナンセンス変異で APC 蛋白が truncate される．稀な変異例として，exon 断端の 1 塩基置換によるスプライス異常の例を図 11-17 に示す．この variant は健常人でもわずかながら存在しているが，変異例では variant タイプの産物の増加がみられ，量比の変化が認められる[8]．また，*APC* の遺伝子変異の部位と臨床症状に相関があるといわれている（genotype-phenotype relationship）（表 11-18）[9]．

MYH 遺伝子の病的変異による常染色体劣

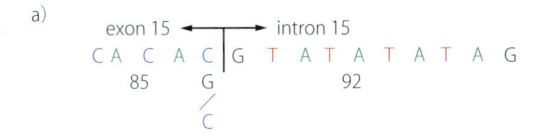

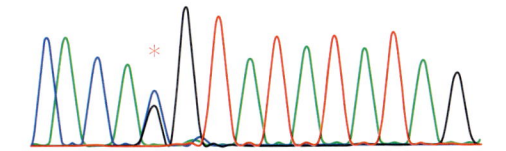

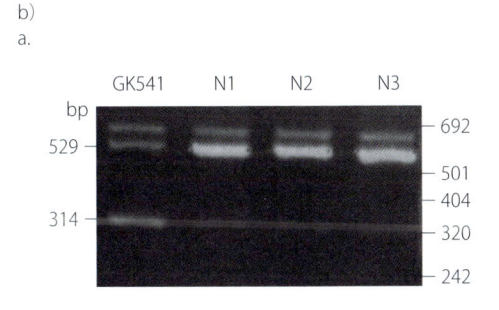

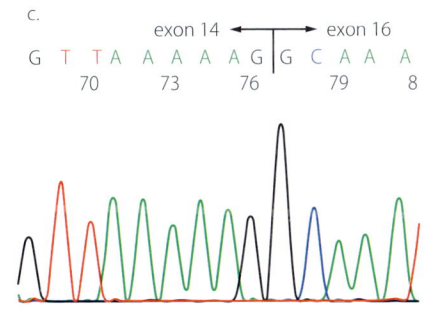

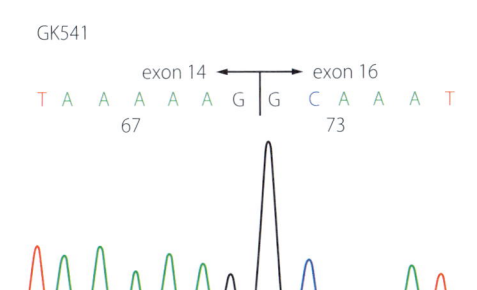

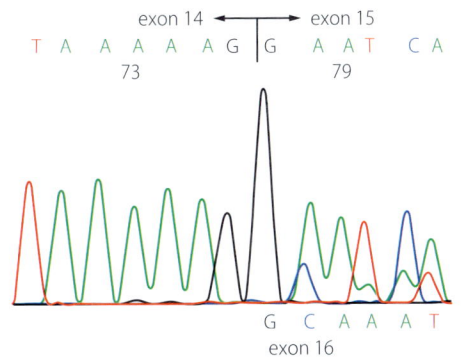

図 11-17 APC 遺伝子のスプライス異常の例

a) APC 遺伝子の exon 15 の断端の 1 塩基置換を認める．b) cDNA を用いた RT-PCR の例．健常コントロール（N1-N3）でもこの variant はわずかに認められるが（314 bp 付近のバンド），量比の異常が生じている．
(Taki K, et al. Jpn J Clin Oncol. 2014; 44: 602-6)[8]

性型の *MYH* 関連ポリポーシス *MYH* associated polyposis（MAP）の別の病態もあるが，わが国では報告は少なく実態は不明である．

▶甲状腺髄様癌

甲状腺髄様癌の約 30％は，遺伝的要因による発症であり，*RET* 遺伝子の病的変異による．

表 11-18 APC 遺伝子における genotype-phenotype correlation

phenotype（臨床型）	genotype（遺伝子型）
profuse polyposis（密生型）	codons 1250-1464
attenuated polyposis（AFAP）	exons 4, 5
	exon 9
	exon 15（3'end）
CHRPE（先天性網膜色素上皮肥大）	exons 9-15
osteomas（骨腫）	codons 757-1513
desmoids（デスモイド）	codons 1445-1578
thyroid cancer（甲状腺癌）	5'codon 1220
rectal cancer risk after IRA（IRA 後の直腸癌のリスク）	codons 1250, 1309, 1328, 1250-1464

（Rodriguez-Bigas MA, et al. Genotype phenotype correlation in familial adenomatous polyposis. In：Rodriguez-Bigas MA. Hereditary colorectal cancer. New York：Springer；2010. Table 10.1 を和訳）[9]

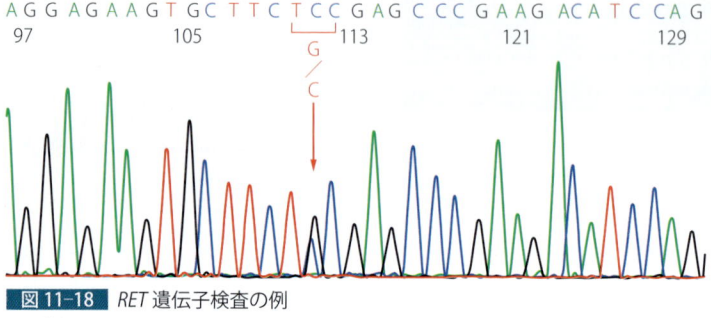

図 11-18 RET 遺伝子検査の例

RET 遺伝子の exon 10，codon620 に TGC（Cys）→TCC（Ser）の点突然変異を認めた．

手術術式を決定する際に重要な情報であり，現在では術前に甲状腺髄様癌の診断が得られた場合には，原則として全例に RET 遺伝子検査を推奨している[10]．RET 遺伝子変異の部位はほぼ決まっており，変異が見つかる頻度の高い exon 10，11，16 の他に exon 13，14，15 を加えることにより 98％の検出率になるので，この 6 つの exon の PCR-direct sequence を施行するのが標準的な RET 遺伝子の遺伝学的検査である[10]．RET 遺伝子の gain of function の変異はシステイン部位に生じていることが多い．RET 遺伝子検査の実例を図 11-18 に示す．

家族性腫瘍の原因遺伝子と検索番号を表 11-19 に示す．その他の家族性腫瘍の遺伝学的検査も原因遺伝子の PCR-direct sequence および MLPA による遺伝子再構成を解析することが基本である．

9. 家族性腫瘍

表11-19 家族性腫瘍の原因遺伝子と検索番号

疾患名	原因遺伝子名	遺伝子座位	NCBI Gene ID	Genomic RefSeq ID	mRNA RefSeq ID	OMIM number
APC関連ポリポーシス（家族性大腸ポリポーシスを含む）(familial adenomatous polyposis: FAP)	APC	5q21-q22	324	NG_008481.4	NM_000038.5	611731
Lynch症候群 (Lynch syndrome)	MLH1	3p21.3	4292	NG_007109.2	NM_000249.3	120436
	MSH2	2p21	4436	NG_007110.2	NM_000251.2	609309
	MSH6	2p16	2956	NG_007111.1	NM_000179.2	600678
	PMS2	7p22.2	5395	NG_008466.1	NM_000535.5	600259
若年性ポリポーシス症候群 (juvenile polyposis syndrome)	BMPR1A	10q22.3	657	NG_009362.1	NM_004329.2	601299
	SMAD4	18q21.1	4089	NG_013013.2	NM_005359.5	600993
Peutz-Jeghers症候群 (Peutz-Jeghers syndrome)	STK11	19p13.3	6794	NG_007460.2	NM_000455.4	602216
遺伝性びまん性胃癌 (hereditary diffuse gastric cancer)	CDH1	16q22.1	999	NG_008021.1	NM_004360.3	192090
PTEN過誤腫症候群 (Cowden症候群を含む) (PTEN hamartoma tumor syndrome: PHTS)	PTEN	10q23.3	5728	NG_007466.2	NM_000314.4	601728
遺伝性乳癌/卵巣癌 (BRCA1 and BRCA2 hereditary breast and ovarian cancer)	BRCA1	17q21	672	NG_005905.2	NM_007294.3	113705
	BRCA2	13q12.3	675	NG_012772.3	NM_000059.3	600185
網膜芽細胞腫 (retinoblastoma)	RB1	13q14.2	5925	NG_009009.1	NM_000321.2	614041
神経線維腫症1型 (neurofibromatosis 1)	NF1	17q11.2	4763	NG_009018.1	NM_000267.3	613113
神経線維腫2型 (neurofibromatosis 2)	NF2	22q12.2	4771	NG_009057.1	NM_000268.3	607379
結節性硬化症 (tuberous sclerosis complex)	TSC1	9q34	7248	NG_012386.1	NM_000368.4	605284
	TSC2	16p13.3	7249	NG_005895.1	NM_000548.3	191092
ウィルムス腫瘍 (familial Wilms tumor)	WT1	11p13	7490	NG_009272.1	NM_024426.4	607102
フォンヒッペル・リンドウ病 (von Hippel-Lindau disease)	VHL	3p25.3	7428	NG_008212.3	NM_000551.3	608537
家族性黒色腫 (familial atypical mole melanome syndorome)	CDKN2A	9p21	1029	NG_007485.1	NM_000077.4	600160
基底細胞母斑症候群 (nevoid basal cell carcinoma syndrome)	PTCH1	9q22.3	5727	NG_007664.1	NM_000264.3	601309
多発性内分泌腫瘍症1型 (multiple endocrine neoplasia type 1)	MEN1	11q13	4221	NG_008929.1	NM_130799.2	613733
遺伝性多発性骨軟骨腫 (hereditary multiple osteochondromas)	EXT1	8q24.11	2131	NG_007455.2	NM_000127.2	608177
	EXT2	11p12-p11	2132	NG_007560.1	NM_207122.1	608210

（次頁につづく）

表 11-19 つづき

疾患名	原因遺伝子名	遺伝子座位	NCBI Gene ID	Genomic RefSeq ID	mRNA RefSeq ID	OMIM number
リ・フラウメニ症候群 (Li-Fraumeni syndrome)	TP53	17p13.1	7157	NG_017013.2	NM_000546.5	191170
多発性内分泌腫瘍症 2 型 (multiple endocrine neoplasia type 2)	RET	10q11.2	5979	NG_007489.1	NM_020975.4	164761
遺伝性乳頭状腎細胞癌 (hereditary papillary renal cell carcinoma)	MET	7q31	4233	NG_008996.1	NM_001127500.1	164860
家族性消化管間質腫瘍 (familial GIST)	KIT	4q12	3815	NG_007456.1	NM_000222.2	164920
色素性乾皮症 (xeroderma pigmentosum)	XPA	9q22.3	7507	NG_011642.1	NM_000380.3	611153
	ERCC3	2q21	2071	NG_007454.1	NM_000122.1	133510
	XPC	3p25.1	7508	NG_011763.1	NM_004628.4	613208
	ERCC2	19q13.3	2068	NG_007067.2	NM_000400.3	126340
	DDB2	11p12-p11	1643	NG_009365.1	NM_000107.2	600811
	ERCC4	16p13.12	2072	NG_011442.1	NM_005236.2	133520
	ERCC5	13q33	2073	NG_007146.1	NM_000123.3	133530
	ERCC1	19q13.32	2067	NG_015839.2	NM_202001.2	126380
	POLH	6p21.1	5429	NG_009252.1	NM_006502.2	603968
毛細管拡張性運動失調症 (ataxia-telangiectasia)	ATM	11q22-q23	472	NG_009830.1	NM_000051.3	607585
Fanconi 貧血 (Fanconi anemia)	FANCA	16q24.3	2175	NG_011706.1	NM_000135.2	607139
	FANCB	Xp22.2	2187	NG_007310.1	NM_001018113.1	300515
Bloom 症候群 (Bloom syndrome)	BLM	15q26.1	641	NG_007272.1	NM_000057.2	604610
ワーナー症候群 (Werner syndrome)	WRN	8p12	7486	NG_008870.1	NM_000553.4	604611
MYH 関連ポリポーシス (MUTYH-associated polyposis)	MUTYH	1p34.1	4595	NG_008189.1	NM_001128425.1	604933
X 連鎖リンパ増殖症候群 (X-linked lymphoproliferative syndrome)	SH2D1A	Xq25	4068	NG_007464.1	NM_002351.4	300490
	XIAP	Xq25	331	NG_007264.1	NM_001167.3	300079

謝辞：図 11-14 はがん研究会がん研究所病理部　元井紀子先生のご厚意による．
図 11-16 の大欠失の切断点は，大腸癌研究会「HNPCC の登録と遺伝子解析プロジェクト」の解析研究の解析結果（東京大学医科学研究所臨床ゲノム腫瘍学分野　古川洋一教授実施）に基づく．また，古川教授には貴重なご助言をいただきました．深謝申し上げます．

文献

1) 宇都宮譲二. 家族性腫瘍の概念. In: 宇都宮譲二, 監修. 家族性腫瘍 Molecular Medicine 別冊. 東京: 中山書店; 1998. p.11-26.
2) Nakamura S, et al. Prevalence and differentiation of hereditary beast and ovarian cancers in Japan. Breast Cancer. 2013 Nov 19.[Epub ahead of print].
3) 新井正美, 他. わが国における遺伝性乳癌卵巣癌の診療上の課題と最近の動向―遺伝子検査と予防手術を中心に―. 癌と化学療法. 2014; 41: 1333-9.
4) 大腸癌研究会, 編. 遺伝性大腸癌診療ガイドライン. 東京: 金原出版; 2012.
5) Umar A, et al. Revised Bethesda Guidelines for hereditary nonpolyposis colorectal cancer(Lynch syndrome)and microsatellite instability. J Natl Cancer Inst. 2004; 96: 261-8.
6) Giardiello FM, et al. Guidelines on genetic evaluation and management of Lynch syndrome: a consensus statement by the US Multi-society Task Force on colorectal cancer. Am J Gastroenterol. 2014; 109: 1159-79.
7) 古川洋一, 他. リンチ症候群 本邦におけるリンチ症候群の遺伝子変異. Intestine. 2013; 17: 489-96.
8) Taki K, et al. A case of a child with an APC pathogenic mutation, aberrant expression of splice variants and positive family history of FAP. Jpn J Clin Oncol. 2014; 44: 602-6.
9) Rodriguez-Bigas MA, et al. Genotype phenotype correlation in familial adenomatous polyposis. In: Rodriguez-Bigas MA. Hereditary colorectal cancer. New York: Springer; 2010.
10) CQ53 RET 遺伝子検査の対象と検査法は？ In. 多発性内分泌腫瘍症診療ガイドブック編集委員会, 編. 多発性内分泌腫瘍症診療ガイドブック. 東京: 金原出版; 2013. p.117-8.

〈新井正美, 野村幸男〉

10 皮膚科疾患

遺伝性皮膚疾患の遺伝学的検査

遺伝性皮膚疾患は，角化症，水疱症，色素異常症，母斑症など多彩で，それぞれが多くの亜型に分けられる．多くの疾患で原因遺伝子が同定されているが，遺伝子検査の保険適応を持つものはほとんどない．伴性遺伝性魚鱗癬のFISH法による染色体解析が外注（SRL）で可能であるが保険適応はない．現在，遺伝子検査を行った時に保険請求可能な皮膚疾患は，接合部型と栄養障害型表皮水疱症のみである．

遺伝子検査は，全国の大学や施設で行っている．検査可能な疾患は施設によって異なるので，あらかじめ調べてお願いすることになる．遺伝子検査前には十分な説明を行い，同意書に署名してもらう．遺伝性疾患の診療では遺伝カウンセリングが欠かせない．特に，遺伝子検査前には十分なカウンセリングを行う必要がある．また，悩みを相談し，交流の場となる患者および家族による「患者の会」があるので紹介するのもよい．

▶遺伝学的検査前のカウンセリング

遺伝子検査は通常の臨床検査とは異なる．通常の検査では，異常は一過性のことが多く病状の推移とともに正常化する．遺伝子検査の結果は生涯変わらず，本人だけでなく家系内の人達の情報も明らかになってしまう可能性がある．また，変異の部位によっては異常を検出できないこともある．そのため，検査する前に十分説明する必要がある．すなわち，結果が出ないことがあること，検査の意味，遺伝子の働き，途中で撤回できること，検査を受けることの利益と不利益，検査を受けなかった時の利益と不利益，個人情報の保護，結果の取り扱い，検体の保管と廃棄，費用などを説明する．

遺伝カウンセリングの基本は，
1) カウンセリングを強制しないこと：すなわち，自発的な開始
2) わかりやすい言葉で，理解できるように伝える十分な情報提供
3) 自発的な意思決定：すなわち，情報を理解してクライアント自身が決断する
4) 医師だけでなく，看護師，臨床心理士が加わって行う心理的援助
5) カウンセラーの価値観を押し付けない非指示的カウンセリング
6) 倫理指針を参考に行う生命倫理の尊重

などである．しかし，生命倫理の問題は複雑で，指針を尊重しながら個々に対処することもある．

遺伝カウンセリングでは，病気の理解を助け，現在と将来の問題点や次子罹患率を理解してもらう．また，遺伝子検査の意味を理解してもらい，診断を明確にし，治療法とその限界を理解してもらう．そして，最終的には，病気を抱えながらも充実した人生を過ごせるように支援することが目的である．

遺伝性皮膚疾患

▶角化症

魚鱗癬

角化異常によって皮膚が魚の鱗状を呈する疾患の総称．多数の亜型がある．

- **尋常性魚鱗癬**：常染色体優性．主として

フィラグリン遺伝子(FLG)の変異．ケラトヒアリン顆粒の形成障害があり天然保湿因子が低下．出生時は正常．乳幼児期に発症し，思春期以降軽快傾向．四肢伸側，背部に皮膚の乾燥と粃糠様鱗屑．
- **伴性遺伝性魚鱗癬**：伴性劣性遺伝．ステロイドスルファターゼ(STS)異常により角質剥離遅延が生じる．生後まもなく発症．関節屈側，腹部，耳前部に好発．大型で褐色調の強い鱗屑を生じる．
- **水疱型先天性魚鱗癬様紅皮症(表皮融解性角化症)**：常染色体優性遺伝．ケラチン1(KRT1)または10(KRT10)の異常．有棘層から顆粒層のケラチン線維の異常凝集により顆粒変性を生じる．出生時から全身にびまん性の潮紅，鱗屑，弛緩性水疱とびらんを生じる．
- **非水疱型魚鱗癬様紅皮症(葉状魚鱗癬)**：常染色体劣性遺伝．主としてトランスグルタミナーゼ1(TGM1)異常によって角質細胞周辺帯の形成障害をきたす．出生時から全身に大型の鱗屑．葉状魚鱗癬では紅皮症はない．
- **道化師様魚鱗癬**：常染色体劣性遺伝．脂質トランスポーターABCA12の異常で，角質細胞間脂質の形成障害を生じる．
- **Sjögren-Larsson症候群**：常染色体劣性遺伝．FALDHの異常．黒色表皮腫様の魚鱗癬．痙性麻痺，高度の精神発達遅滞，黄斑部の光輝性小斑点，網膜色素変性を合併．
- **KID症候群**：常染色体優性遺伝．Connexin 26(GJB2)の異常．棘状の角化を呈する魚鱗癬様紅皮症，角膜炎，感音性難聴が三徴．
- **Refsum症候群**：常染色体劣性遺伝．phytanoyl-CoA dioxygenaseの異常．魚鱗癬，感音性難聴，小脳性運動失調，多発性神経炎，色素性網膜炎．
- **Netherton症候群**：常染色体劣性遺伝．SPINK5の変異．曲折線状魚鱗癬，紅皮症，陥入性裂毛，アトピー素因．

Darier病
常染色体優性遺伝．細胞内Ca濃度の調節に関わるSERCA2をコードするATP2A2の変異が原因．青年期に発症．褐色から暗褐色の毛孔性角化性丘疹が，頭皮，前額部，耳介，頭部，頸部，胸骨部，背部，腹部などに多発・集簇し局面を形成．

掌蹠角化症
手掌と足底の角化を主症状とする疾患群．多くの亜型がある．代表的亜型のみ示す．
- **Unna-Thost型**：常染色体優性遺伝．ケラチン1(KRT1)の異常．生後1〜4年で発症．手掌・足底に限局した潮紅を伴う過角化．時に手背にknuckle pad様の角化局面，爪甲の変化．掌蹠の多汗，白癬感染が高率．
- **Vörner型**：常染色体優性遺伝．ケラチン9(KRT9)の異常．組織学的に顆粒変性を認めること以外は臨床的にUnna-Thost型と類似．
- **長島型**：常染色体劣性遺伝．SERPINB7の変異．過角化の程度は軽度．掌蹠を越え連続性に病変が手背や足背に及ぶ．わが国で最も多い掌蹠角化症．

peeling skin syndrome (PSS)
常染色体劣性遺伝．手足の角層の剥離を特徴とする末端型PSSと全身性の汎発型PSSに分類される．汎発型PSSは炎症を伴わないA型(type A PSS)と魚鱗癬様紅皮症のような炎症を伴うB型(type B PSS)に分けられる．末端型PSSはTGM5，type A PSSではCHST8に，type B PSSはCDSNに変異を認める．

汗孔角化症
常染色体優性遺伝．Mibelli型，線状型，限局型，日光表在播種型(DSAP)など多くの亜型がある．DSAPはMVKの変異が報告されているがまだ確定していない．米粒大から手

拳大までの円形から楕円形の辺縁隆起性角化局面．DSAPでは，30歳以降の日光露光部に生じる．13.9%に有棘細胞癌を生じる．

▶水疱症
表皮水疱症
軽微な外力で皮膚に水疱を生じる疾患群．裂隙を生じる位置によって原因遺伝子が異なる．

- **単純型**：常染色体優性遺伝．Weber-Cockayne型（EBS-WC），Dowling-Meara型（EBS-DM），Koebner型はケラチン5（*KRT5*）または14（*KRT14*）の異常により基底細胞が崩壊．筋ジストロフィー合併型（EBS-M；この病型のみ常染色体劣性遺伝）は*PLEC1*変異によりヘミデスモソームの接着板直上で剥離する．いずれも表皮内水疱を形成し，治癒後に瘢痕を残さない．EBS-WCは最も軽症で手足のみに限局．EBS-DMは単純型では最も重症．EBS-Mは遅発性筋ジストロフィーを発症．
- **接合部型**：常染色体劣性遺伝．Herlitz型（JEB-H）はラミニン332，非Herlitz型（JEB-nH）はBP180またはラミニン332（β_3鎖），幽門部閉塞症合併型（JEB-PA）はα_6またはβ_4インテグリンの異常により，それぞれ透明層で剥離．JEB-Hは従来致死型と呼ばれていたもので，出生時より水疱が急速に拡大し死亡する．JEB-nHは全身に萎縮を残す水疱を形成するが生命予後はよい．JEB-PAは出生時より広範な皮膚潰瘍と幽門部閉塞を認め，予後不良．
- **栄養障害型**：常染色体優性型と劣性型がある．いずれも係留線維を形成するⅦ型コラーゲンの異常により基底板下部で剥離する．係留線維は優性型で減少ないし形成障害がみられ，劣性型では著明減少～完全欠如．基底板下部で水疱を形成．爪甲の栄養障害が他の亜型との臨床的鑑別に重要．治癒後に瘢痕を残す．

Hailay-Hailay病（家族性良性慢性天疱瘡）
常染色体優性遺伝．CaポンプSPCA1（human secretory pathway Ca^{2+}/Mn^{2+} ATPase 1）をコードする*ATP2C1*変異が原因．Caポンプ異常によるCa濃度の逸脱がデスモソーム構成分子のリン酸化を誘発し，デスモソームの形成障害を生じ，表皮細胞間が離解する．

青壮年期に発症．腋窩，乳房下部，鼠径部，外陰部などの間擦部位に紅斑と小水疱を生じ，やがてびらんとなり湿潤性局面を形成する．夏期に増悪することが多い．

▶色素異常症
眼皮膚白皮症
色素の産生が減少するため眼と皮膚の色素が減少する．多くの亜型がある．すべて常染色体劣性遺伝．

- **ⅠA型（OCA1A）**：チロシナーゼ遺伝子（*TYR*）の変異によりチロシナーゼ活性がまったく失われる．
- **ⅠB型（OCA1B）**：部分的にチロシナーゼ活性が残る．
- **Ⅲ型（OCA3）**：*TRP-1*（チロシナーゼ関連蛋白1型）の変異．皮膚と毛髪は赤褐色から赤毛．眼症状はない．
- **Ⅳ型（OCA4）**：*MATP*（membrane-associated transporter protein）の異常．

日本人の頻度はOCA1が最多で，次いでOCA4．出生時，眼は青みがかった灰色，毛髪は淡い黄色からブロンドで，臨床的な病型診断は困難なことが多い．羞明と眼振がある．OCA1Aでは虹彩と脈絡膜は青色，眼底は淡紅色．OCA1A以外では加齢とともに色素の増強が期待できる．

Hermansky-Pudlach症候群
常染色体劣性遺伝．セロイドリポフスチンの沈着による肺線維症や肉芽腫性大腸炎を併

発し，出血傾向を示す．

まだら症

常染色体優性遺伝．KIT遺伝子の異常により，胎生期のメラノブラストの増殖や表皮への移行が障害され脱色素斑を生じる．出生時より前頭部，胸，腹の中央や四肢にほぼ左右対称に境界明瞭な白斑を認める．

遺伝性対側性色素異常症（遠山）

常染色体優性遺伝．RNA編集酵素である二重鎖RNA特異的アデノシン脱アミノ化酵素遺伝子（ADAR1）の変異．手足に小色素斑と小脱色素斑が「まだら」に出現．

網状末端色素沈着症（北村）

常染色体優性遺伝．ADAM10の変異．手背，足背を中心に，わずかに陥凹した色素斑が網目状にみられ，四肢と体幹に拡大．70%は20歳までに発症．

▶母斑症

基底細胞母斑症候群（Gorlin症候群）

常染色体優性遺伝．PTCH1の変異．大脳鎌の層板状石灰化，顎部の角化嚢胞，手掌や足底の小陥凹，基底細胞癌がしばしばみられる．角化嚢胞は10歳代から生じ，組織は歯原性角化嚢胞である．パノラマX線では半透明領域として描出される．発癌を回避するために放射線治療は避ける．X線診断は極力減らす．直射日光も発癌の誘引になる．

神経線維腫症

Ⅰ型（NF1, Recklinghausen病）とⅡ型（NF2）を区別する．ともに常染色体優性遺伝．NF1は3,000人に1人，NF2は5万〜10万人に1人の頻度．いずれも半数以上が新規突然変異．

- NF1：NF1遺伝子に変異．遺伝子産物のニューロフィブロミンはras-GTPase活性を促進して癌抑制遺伝子産物であるp21rasを抑制する（NF2はNF2遺伝子変異による）．遺伝子産物のマーリンは細胞膜の裏打ち蛋白で細胞内情報伝達に関与する．

出生時からカフェ・オ・レ斑が6個以上みられる．小児期から雀卵斑様色素斑（小Recklinghausen斑），思春期から神経線維腫が多発する．また，虹彩小結節は疾患特異性が高い．そのほか，貧血母斑，黄色肉芽腫，骨変形，軽度知能障害，悪性末梢神経鞘腫瘍などがみられることがある．

複数のカフェ・オ・レ斑を生じ，常染色体優性遺伝を示すLegius症候群はSPRED1遺伝子の変異で別症である．

- NF2：聴力障害などの聴神経腫瘍（神経鞘腫）による症状が20歳代以降に出現する．脳脊髄神経，皮膚にも神経鞘腫が多発する．少数のカフェ・オ・レ斑が出現することがある．

弾性線維性仮性黄色腫（PXE）

常染色体劣性遺伝．ABCC6に変異．弾性線維の石灰化や変性が発生し，皮膚，網脈絡膜，血管などの弾性線維の豊富な組織に退行性病変を生じる．10〜20歳代から頸部，腋窩，肘窩，臍周囲，鼠径部に黄白色丘疹を生じる．病理像はHE染色では真皮中層〜下層に，好塩基性に染まる弾性線維の変性像を認め，しばしば石灰沈着を伴う．

眼科的にBruch膜の断裂に伴う網膜色素線条，網膜下出血，脈絡膜の新生血管を認める．視機能障害をきたし得る．眼底にはオレンジ皮様変化を認めることがある．

循環器病変の早期発見が重要．中血管の中膜弾性線維の変性と石灰沈着を生じ，虚血性障害を引き起こす．間欠性跛行，冠動脈疾患，脳梗塞，高血圧などに注意する．

色素失調症（IP）

性染色体優性遺伝．NEMO (nuclear factor κB essential modulator)遺伝子に変異．ヘミ接合体は致死的．したがって，母が罹患者の場合，出生男児は発症しない．出生女児では

50％が罹患．

　皮膚症状の経過により4期に分類する．第1期：炎症期．体幹や四肢中枢側に紅斑を伴う小水疱が多発．出生時～生後1週間．第2期：疣状苔癬期．疣贅状の角質増殖性丘疹が発生．生後数週～数ヵ月．第3期：色素沈着期．褐色から灰褐色の渦巻状/列序性の色素沈着を生じる．生後数ヵ月～数年間．第4期：色素沈着消褪期．4～5歳頃に色素が消え始め，思春期までに消褪する．臓器病変として，神経系，循環系，眼，歯の異常などを生じる．

色素性乾皮症(XP, A～G群, V)

　常染色体劣性遺伝．紫外線によるDNA損傷の修復欠損．ヌクレオチド除去修復または損傷乗り越え複製機構に障害がある．DNA損傷が修復されず残存する結果，種々の症状が引き起こされる．A～G群と変異型の8つの相補性群があり，それぞれ原因遺伝子が異なる．A群の80％が *XPA* の同一部位の変異で，創始者変異と考えられる．

　A群では神経障害が幼少期から出現する．歩行開始の遅れ，言語発達の遅れなどがみられる．7歳頃から聴力低下も出現．思春期には徐々に尖足が重症化し，全身の筋力低下と失調のため歩行不能となる．遮光が適切に行われなければ，幼児期から皮膚癌を多発する．

　C, E, V群では強い日焼けの反応はみられないが，露光部に一致した色素斑あるいは皮膚癌を生じる．

文 献

1) 三橋善比古．遺伝相談～東京医大皮膚科遺伝外来．日皮会誌．2012; 122: 2071-6.
2) 三橋善比古．「掌蹠の角化」を診る．日皮会誌．2013; 123: 2662-6.

〈三橋善比古〉

11. 遺伝子関連検査

11 腎・泌尿器関連疾患

遺伝学的検査のうち，保険診療で行えるものは診療報酬点数表にD006-4遺伝学的検査として記載され，患者1人につき1回算定できるが，検査の実施にあたっては，厚生労働省「医療・介護関係事業者における個人情報の適切な取扱いのためのガイドライン」（平成16年12月）および関係学会による「医療における遺伝学的検査・診断に関するガイドライン」（平成23年2月）を遵守することが求められているため，病院としては遺伝カウンセリングを実施できる体制が必須である．対象疾患は36疾患しかなく，その他の疾患は研究機関などが研究目的で検査を行っている場合が多く，研究が終了してしまえば検査自体を受けられなくなるため，さらなる検査体制の整備が必要と考えられる．

腎・泌尿器関連疾患では，保険診療で遺伝学的検査を認められているものがなく，その多くが研究として行われているものである．そのため難病情報センターなどで情報提供が行われていない疾患では，目的とする遺伝学的検査が行われているかどうか，また，行われている場合はどの研究機関で行われているのかなどの情報を得ることが困難であり，日常診療の側面からは，このような希少疾患に関する情報提供の拡充が求められる．

遺伝学的検査の実際

腎・泌尿器関連の疾患としては，表11-20に示すような疾患がある[1]．遺伝学的検査を行うことが有用と考えられる疾患は，発症前診断により疾患の早期発見ができ，適切な検査や治療介入により生活の質を保つことができる．あるいは予後が延長するような疾患と考えられる．そのような疾患として家族性腫瘍が候補に挙げられる．そのなかでも腎腫瘍に関する研究が進んでいる．遺伝性腎腫瘍は主に5型に分類される（表11-21）．

本稿ではvon Hippel-Lindau（VHL）病を取り上げ，遺伝学的検査法の概要とその結果についても述べる．

von Hippel-Lindau（VHL）病

▶疾患について

VHL病の発症率は，欧米のデータでは，1/30,000〜40,000と推定されている．常染色体優性遺伝の形式をとる．*VHL*遺伝子は3つのexonより構成されており，ヒトゲノム上では3p25.3上の約13,000 bpの領域に存在し，そこから全長約4.5 kbのmRNAが転写される[2]．mRNAの蛋白翻訳領域は639塩基であるが，アミノ酸1番と54番の2ヵ所のメチオニンより翻訳が開始され，それぞれ213と160アミノ酸のVHL蛋白が作られ，両者とも腫瘍抑制機能を持っている[3,4]．

複数の臓器に腫瘍性あるいは嚢胞性病変を多発する．中枢神経系（小脳，延髄，脊髄）の血管芽腫，網膜血管腫，膵臓の神経内分泌腫瘍・嚢胞，副腎褐色細胞腫，腎臓の腫瘍・嚢胞，精巣上体嚢胞腺腫，さらに内耳リンパ嚢腫や女性の子宮広間膜の嚢胞腺腫なども報告されている．

VHL病は主要病態（褐色細胞腫，腎腫瘍，網膜血管腫，中枢神経系血管芽腫）の発症の有無により4つに分類される．まず褐色細胞腫を発症しないVHL病1型と褐色細胞腫を

表 11-20 代表的な腎・泌尿器関連疾患

疾患名	原因遺伝子	遺伝子局在
多発性囊胞腎	PKD1	16p13.3
	PKD2	4q
	PKD3	不明
Alport 症候群	COL4A1, COL4A2	13q34
	COL4A3, COL4A4	2q35-q37
	COL4A5, COL4A6	Xq22
特発性ネフローゼ	NPHS2	1q25-1q31
シスチン尿症	SLC3A1	19q13
	SLC7A9	19q13
腎転送異常		
近位尿細管性アシドーシス：primary proximal RTA (type 2)		
autosomal dominant	不明	不明
autosomal recessive with ocular abnormalities	SLC4A4	4q21
Fanconi renotubuler syndrome	不明	15q15.3
遠位尿細管性アシドーシス：primary distal RTA (type 1)		
autosomal dominant	SLC4A1	17q21-q22
autosomal recessive with deafness	ATP6B1	2q13
autosomal recessive without deafness	ATP6N1B	7q33-q34
複合型尿細管性アシドーシス：combined proximal and distal RTA (type 3)		
autosomal recessive with osteopetrosis	CA2	8q22
高カリウム型尿細管性アシドーシス：hyperkalemic distal RTA (type 4)		
pseudohypoaldosteronism type 1		
autosomal dominant renal form	MLR	4q31.1
autosomal recessive multiple organ form	SNCC1B, SNCC1G	16p12
	SNCC1A	12p13
偽性低アルドステロン症：pseudohypoaldosteronism type 2 (Gordon syndrome)	不明	1q31-q42
	WNK4	17q21
	WNK1	12p13

(新川詔夫, 他. 遺伝カウンセリングマニュアル改訂 第2版. 東京：南江堂；2003. p.152-61 より)[1]

表 11-21 遺伝性腎腫瘍と責任遺伝子

疾患名	原因遺伝子・局在	腎癌とその特徴
1．VHL 病	VHL・3p25-26	clear cell RCC
2．遺伝性乳頭状腎癌 1 型	c-MET・7q31	papillary RCC：multiple and bilateral
3．遺伝性乳頭状腎癌 2 型 (HLRCC)	FH・1q42.1	papillary RCC：solitary and aggressive
4．BHD 症候群	FLCN・17p11.2	clear cell RCC
		papillary RCC
		chromophobe RCC
		oncocytoma
5．結節性硬化症	TSC1・9q32	主に AML
	TSC2・16p13.3	一部に clear cell RCC

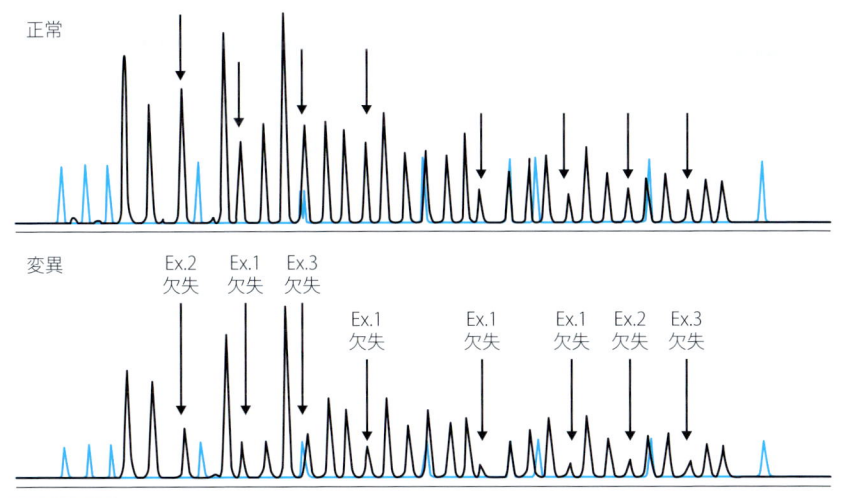

図 11-19 MLPA法：エクソン（Ex）1，2，3欠失

発症するVHL病2型に分類される．VHL病2型はさらに腎腫瘍，中枢神経系血管芽腫，網膜血管腫の発症の有無で2型A，2型B，2型Cの3つに分類される．2型Cは褐色細胞腫のみが発症する．

平成22年度厚生労働科学研究費補助金難治性疾患克服研究事業「フォン・ヒッペルリンドウ病の病態調査と診断治療系確立の研究班」で行った全国疫学調査では，本邦で276家系，409名のVHL病患者を認めた．そのうち腎腫瘍を発症していた患者は206例（50％）（男性104例，女性102例）で，発症年齢の中央値は35歳（15〜75歳）であった．全例が治療を受けており68例（44％）が2回以上の治療を受けていた．腎部分切除術・腫瘍核出術が主に施行され，治療回数の増加とともに腎機能が低下し，患者さんの生活の質が低下していた．19例（12％）が遠隔転移（主に肺転移）を有していた．

▶検査の手法

我々の教室では，VHL病が疑われる患者に対して遺伝子検査を行っている．VHL遺伝子検査（ダイレクトシークエンス法，およびサザンハイブリダイゼーション法）を施行している．これらの検査でVHL遺伝子変異が検出されなかった症例には，MRC社製のSALSA MLPA kitを用いてMLPA（multiplex ligation-dependent probe amplification）法を追加検査している．現在までにVHL病125家系（192名）に遺伝子検査を行った．ダイレクトシークエンス法で遺伝子変異を確認できた症例は81家系（64.8％），サザンハイブリダイゼーション法で5家系（4％），MLPA法で21家系（16.8％）であり，最終的な遺伝子検査検出率は85.6％であった．MLPA法により，VHL遺伝子変異の検出率は向上した．MLPA法にはサザンハイブリダイゼーション法と比較して，一度に多検体を少ない検体量（DNA 20 ng）で簡便な操作で迅速に解析でき，遺伝子の大規模な欠失を検出可能という利点がある．図11-19にMLPA法による解析例を示す．

VHL遺伝子の変異部位としては，VHL病1型の多くはVHL蛋白が標的蛋白と結合す

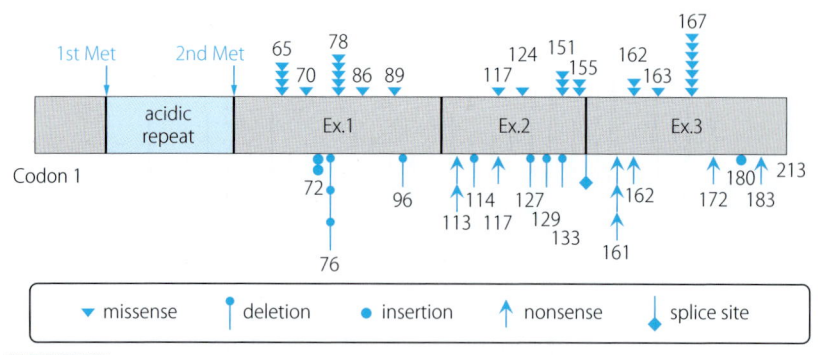

図 11-20 VHL 病 1 型における生殖細胞突然変異の発生部位（1997〜2010 年）

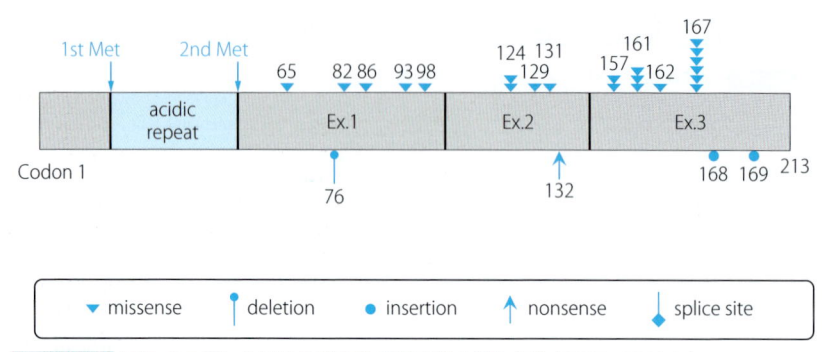

図 11-21 VHL 病 2 型における生殖細胞突然変異の発生部位（1997〜2010 年）

る部位（主に exon 1）の欠失（deletion）や一部のアミノ酸の異常（missense mutation）が多い（図 11-20）のに対して，VHL 病 2 型の多くは VHL 蛋白が elongin C と結合する部位（exon 3）の一部のアミノ酸の異常（missense mutation）が多い（図 11-21）．全体の中で 2 型の占める割合は 10〜20% といわれる．

これらのデータは，あくまで高知大学医学部泌尿器科学教室内のデータであることをご理解いただきたい．

おわりに

遺伝性腎腫瘍の原因遺伝子の研究により腎腫瘍の発生メカニズム（図 11-22）が徐々に明らかにされてきた．VHL 病で発症する腎腫瘍と淡明細胞型腎細胞癌における *VHL* 遺伝子の異常は，最初にその関連を明らかにした．VHL 蛋白の不活化は HIF（hypoxia inducible factor）-1，HIF-2 の増加を引き起こし，その結果，VEGF（vascular endothelial growth factor），PDGF（platelet-derived growth factor）などが上昇することが明らかにされた．その後，PI3K-AKT-mTOR のシグナル伝達経路が腎腫瘍で活性化されていることが明らかになった．このように VHL 病の場合と同様に他の遺伝性腎腫瘍の原因遺伝子も clear cell RCC, papillary RCC, chromophobe RCC, oncocytoma の非遺伝性腎腫瘍においても

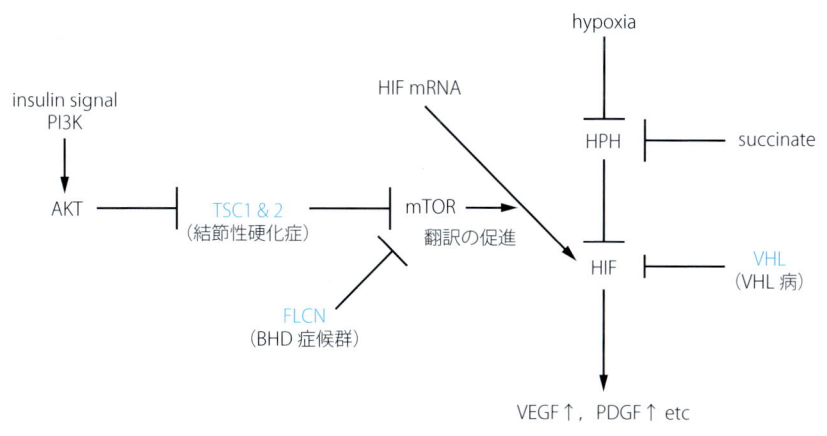

```
insulin signal
PI3K
    ↓
   AKT ──┤ TSC1 & 2 ──┤ mTOR ──→ 翻訳の促進
            (結節性硬化症)    ↑
                  ↑           │
                 FLCN         │
              (BHD 症候群)     │
                              ↓
hypoxia                      HIF ──┤ VHL
   ↓                          ↑      (VHL 病)
  HPH ──┤ succinate          │
   │                          │
HIF mRNA ─────────────────────┘
              ↓
       VEGF↑, PDGF↑ etc
```

図 11-22 遺伝性腎腫瘍の発症メカニズム

ても原因遺伝子となっている可能性は高いと考えられる．

今後は次世代シーケンサーによって蓄積された大量のデータから，腎腫瘍の発生や進展のメカニズムがより詳細に解明されるものと思われる．

文献

1) 新川詔夫, 他. 遺伝カウンセリングマニュアル. 改訂 第2版. 東京: 南江堂; 2003. p.152-61.
2) Renbaum P, et al. Isolation and characterization of the full-length 3'untranslated region of the human von Hippel-Lindau tumor suppressor gene. Hum Genet. 1996; 98: 666-71.
3) Iliopoulos O, et al. Tumour suppression by the human von Hippel-Lindau gene product. Nat Med. 1995; 1: 822-6.
4) Schoenfeld A, et al. A second major native von Hippel-Lindau gene product, initiated from an internal translation start site, functions as a tumor suppressor. Proc Natl Acad Sci U S A. 1998; 95: 8817-22.

〈山﨑一郎，田村賢司，執印太郎〉

12 肝疾患

肝疾患の日常診療において単一遺伝子病としての遺伝性肝疾患に遭遇する機会は少なく，1つの施設での経験例は限られる．したがって，わが国における実態を知るためには，多くの施設を対象とした調査が必要となる．第38回日本肝臓学会西部会において，主題ポスターとして「遺伝性肝疾患の実態」が取り上げられ，その際に実施されたアンケート結果が公表されている[1]．合計936例が集計されたが，疾患群別にみると，体質性黄疸が544例と最も多く，Wilson病が148例と次いでいる（図11-23）．本稿では頻度の多い体質性黄疸，肝臓領域の代表的な先天代謝異常であるWilson病とヘモクロマトーシスを取り上げる．

🏥 体質性黄疸

健常人では血中の総ビリルビンの大部分が非抱合型ビリルビン（間接ビリルビンとほぼ同義）であるが，抱合反応の異常により非抱合型ビリルビンがさらに増加する．一方，肝細胞障害や肝内外の胆汁うっ滞，そして抱合後のビリルビン代謝異常の結果，抱合型ビリルビンが上昇する．ビリルビンの先天代謝異常の結果生じる黄疸は体質性黄疸と呼ばれ，非抱合型優位と抱合型優位に分けられる．

▶非抱合型ビリルビン優位の体質性黄疸

非抱合型高ビリルビン血症をきたす，Gilbert症候群，Crigler-Najjar症候群I型，II型は黄疸の強さに従ってほぼ分類できるが，いずれも*UGT1A1*遺伝子の異常により発症する主として常染色体劣性遺伝病である[2]．3疾患の特徴をまとめた（表11-22）．

Gilbert症候群は人口の約5％に存在するとされ，人間ドックを含めて日常診療上しばしば遭遇するものである．肝機能的には問題なく，むしろおそらくビリルビンの抗酸化作用によりGilbert症候群においては虚血性心疾患の頻度が一般集団よりも低いことが知られている[3]．Gilbert症候群の補助診断法として低カロリー食試験やニコチン酸テストがあり，通常は遺伝学的検査が必要となる状況は

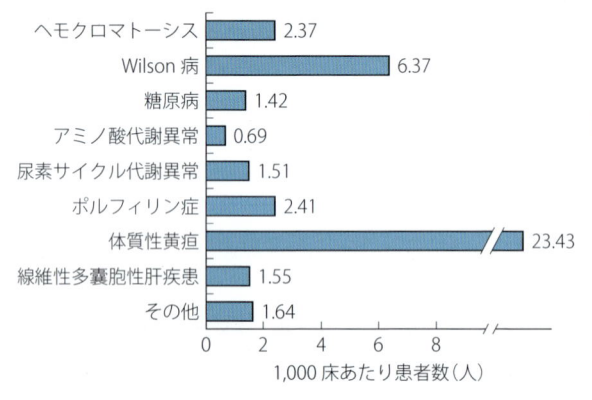

疾患	1,000床あたり患者数（人）
ヘモクロマトーシス	2.37
Wilson病	6.37
糖原病	1.42
アミノ酸代謝異常	0.69
尿素サイクル代謝異常	1.51
ポルフィリン症	2.41
体質性黄疸	23.43
線維性多嚢胞性肝疾患	1.55
その他	1.64

図11-23 西日本の遺伝性肝疾患の実態
―アンケート調査―により集計された遺伝性肝疾患の患者数（1,000床，40年間あたりの患者数）

（孝田雅彦, 他. 西日本の遺伝性肝疾患の実態―アンケート調査より― In：向坂彰太郎, 他編. 遺伝性肝疾患. 東京：中外医学社；2009. p.1-7より）[1]

表 11-22 非抱合型ビリルビン優位の体質性黄疸

	Crigler-Najjar 症候群 I 型	Crigler-Najjar 症候群 II 型	Gilbert 症候群
頻度	極めて稀	稀	人口の 2～7%
発症	生後 1～3 日	生後 1 年以内，時に若年者	若年者に発症が多い
遺伝形式	常染色体劣性遺伝	常染色体劣性遺伝（大部分）	常染色体優性/劣性遺伝（混在）
UGT1A1 活性	欠損	著明に低下	低下
血清ビリルビン値	20 mg/dL 以上	6～20 mg/dL	1～6 mg/dL
一般肝機能検査	正常	正常	正常
尿ウロビリノーゲン	正常	正常	正常
肝組織	正常	正常	正常
治療	交換輸血，光線療法，肝移植	新生児期に核黄疸の予防，成人では治療不要だが減黄のために一時的に酵素誘導薬を用いることもある	必要なし
予後	無治療の場合，乳児期に核黄疸を発症して死亡する．核黄疸を免れても肝移植を行わなければ思春期頃までには神経症状を発症する	通常は良好	良好

（足立幸彦，他．体質性黄疸．In：向坂彰太郎，他編．遺伝性肝疾患．東京：中外医学社；2009．p.120-31 より）[2]

表 11-23 わが国の Gilbert 症候群における UGT1A1 遺伝子変異の内訳

genotype	promoter TATA box	coding region	No. patients	STB (μmol/L) (mean±SD)
1	TA7/7	wild	21	37.7±20.2
2	TA7/7	heterozygous P229Q	4	41.7±20.6
3	TA6/7	wild	2	30.6±18.6
4	TA6/7	heterozygous G71R	11	26.4±7.3
5	TA6/7	heterozygous P229Q	1	66.3
6	Wild	heterozygous G71R	3	31.8±12.6
7	Wild	heterozygous G71R	6	28.9±8.7
8	Wild	heterozygous Y486D	2	45.6±23.1
9	Wild	heterozygous Y486D	3	77.0±18.2
10	Wild	heterozygous G71R/heterozygous P364L	2	23.8±2.4
11	Wild	heterozygous G71R/heterozygous Y486D	1	40.8
12	Wild	heterozygous G71R/heterozygous Y486D	1	95.2
13	Wild	wild	4	19.6±1.7

STB: serum total bilirubin, UGT1A1: bilirubin uridine diphosphate-glucuronosyltransferase
(Takeuchi K, et al. J Gastroenterol Hepatol. 2004; 19: 1023-8 より)[4]

少ないが，わが国の症例では UGT1A1 遺伝子のプロモーター領域にある TATAbox の A(TA)6TAA が A(TA)7TAA に変化する多型（UGT1A1*28）と exon 1 の G71R（UGT1A1*6）多型が UGT1A1 活性低下に関連する場合が多い（表 11-23）[4]．

UGT1A1 は多くの薬物の代謝に関わる．例えば，抗癌剤イリノテカンの活性代謝物 SN-

表11-24 Dubin-Johnson症候群と関連のある*MRP2*遺伝子の変異

mutation	アミノ酸
298C→T	R100X
1008 bp deletion, from IVS6-275 to IVS7+498	exon 7 skipped
974C→G	S325X
IVS8+4A→G	aberrant splicing
1177C→T	R393W
1256insCT/delAAACAGTGAACCTGATG	frameshift
1271A→G	R412G
1815+2T→A	exon 13 skipped
1967+2T→C	exon 15 skipped
2026G→C	G676R
2125T→C	W709R
2302C→T	R768W
2439+2T→C	exon 18 skipped
3196C→T	R1066X
3449G→A	R1150H
3517A→T	I1173F
3928C→T	R1310X
4145A→G	Q1382R
4175delGGATGA	R1392+M1393 deletion
4292delCA	frameshift

(上硲俊法, 他. デュビン・ジョンソン(Dubin-Johnson)症候群. 日本臨牀別冊先天代謝異常症候群(下). 大阪: 日本臨牀社; 2012. p.348-52 より)[5]

38はグルクロン酸抱合を受けることにより毒性が低下する．それゆえ，イリノテカンの添付文書には「*UGT1A1*における2つの遺伝子多型(*UGT1A1**28, *6)をホモ接合体またはいずれもヘテロ接合体として持つ患者では，代謝が遅延することにより，重篤な副作用発現の可能性が高くなることが報告されているため，十分注意すること」と記載されている．

▶抱合型ビリルビン優位の体質性黄疸

Dubin-Johnson症候群(DJS)

DJSは抱合型優位の高ビリルビン血症を示す常染色体劣性遺伝病であり，約100万人に1人の罹患率とされる．ほとんどのケースで総ビリルビンは7 mg/dL以下である．一般肝機能検査はほぼ正常で，ICG試験も正常である．BSP試験における再上昇が有名であるが，現在わが国ではBSPの入手が困難である．尿中コプロポルフィリン(CP)のうちCP1が著増する．

DJSの原因遺伝子は*MRP2*(*ABCC2*)であり，その変異の結果抱合型ビリルビンの胆汁中への排泄が障害される．DBSと関連があると考えられているMRP2の変異を表11-24に示した[5]．

Rotor症候群

DJSと同様に抱合型ビリルビン優位の体質性黄疸であるRotor症候群も稀である．臨床像はDJSに類似するが，ICG試験において排泄が著明に遅延することが特徴的である．Rotor症候群の病因として，organic anion transporting polypeptideであるOATP1B1とOATP1B3の同時欠損が報告され[6]，その遺伝子変異の解析が確定診断につながると考えられる．

Serum ceruloplasmin (CPN); 24-h urinary Cu; slit lamp examination

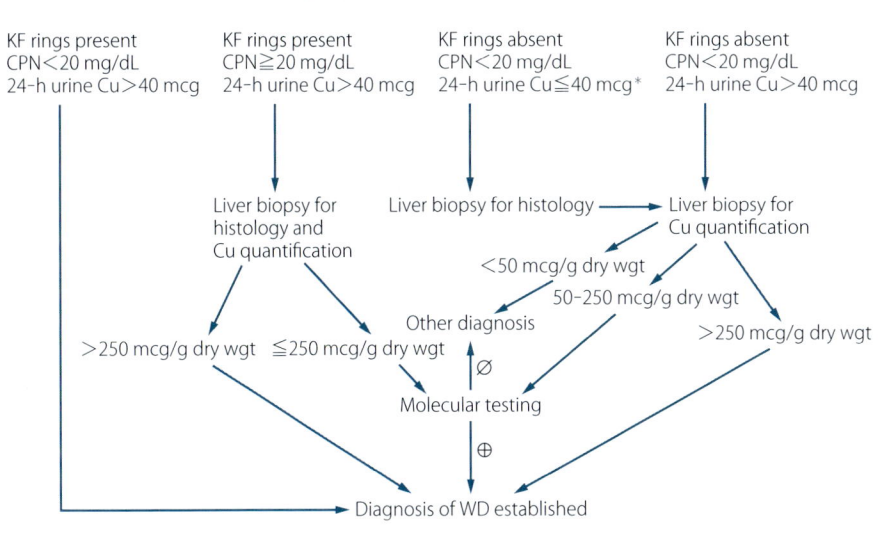

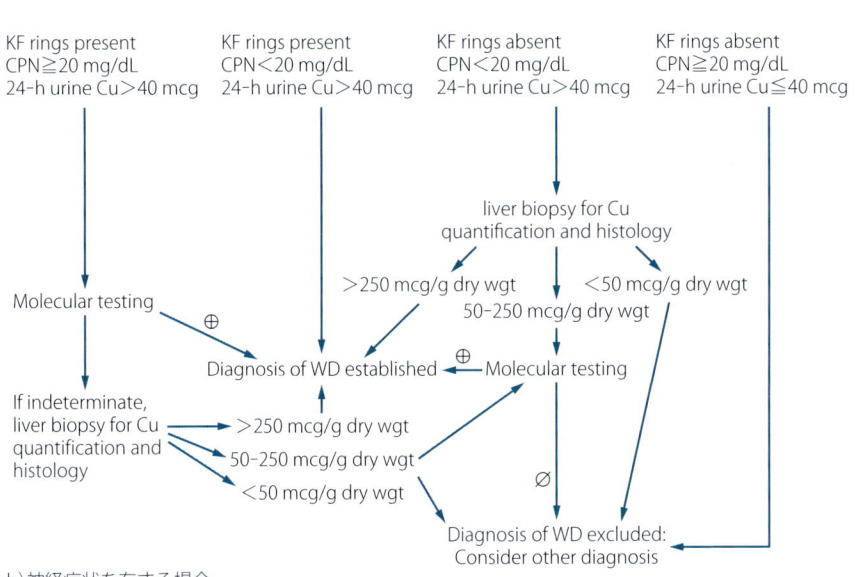

KF rings present
CPN<20 mg/dL
24-h urine Cu>40 mcg

KF rings present
CPN≧20 mg/dL
24-h urine Cu>40 mcg
↓
Liver biopsy for histology and Cu quantification
↓   ↓
>250 mcg/g dry wgt   ≦250 mcg/g dry wgt

KF rings absent
CPN<20 mg/dL
24-h urine Cu≦40 mcg*
↓
Liver biopsy for histology ──→
<50 mcg/g dry wgt
50-250 mcg/g dry wgt
→ Other diagnosis
Ø
↓
Molecular testing
⊕
↓
Diagnosis of WD established

KF rings absent
CPN<20 mg/dL
24-h urine Cu>40 mcg
↓
Liver biopsy for Cu quantification
↓
>250 mcg/g dry wgt

a) 原因不明の肝障害の場合

Serum ceruloplasmin (CPN); 24-h urinary Cu; slit lamp examination

KF rings present
CPN≧20 mg/dL
24-h urine Cu>40 mcg
↓
Molecular testing
⊕ → Diagnosis of WD established
↓
If indeterminate, liver biopsy for Cu quantification and histology
→ >250 mcg/g dry wgt
→ 50-250 mcg/g dry wgt
→ <50 mcg/g dry wgt

KF rings present
CPN<20 mg/dL
24-h urine Cu>40 mcg
↓
>250 mcg/g dry wgt

KF rings absent
CPN<20 mg/dL
24-h urine Cu>40 mcg
↓
liver biopsy for Cu quantification and histology
↓
>250 mcg/g dry wgt
50-250 mcg/g dry wgt
<50 mcg/g dry wgt
⊕ Molecular testing
Ø
↓
Diagnosis of WD excluded: Consider other diagnosis

KF rings absent
CPN≧20 mg/dL
24-h urine Cu≦40 mcg

b) 神経症状を有する場合

図 11-24 Wilson 病の診断手順: a) 原因不明の肝障害の場合, b) 神経症状を有する場合
(Roberts EA, et al. Hepatology. 2008; 47: 2089-111 を改変)[7]

Wilson病

常染色体劣性遺伝の先天銅代謝異常であるWilson病のわが国における罹患率は3〜4万人に1人であり、ヘテロ保因者は90〜100人に1人となりけっして稀ではない。原因遺伝子は*ATP7B*であり、その病的変異により遺伝子産物の機能、すなわち肝細胞からの胆汁中への銅の排泄およびセルロプラスミン蛋白への銅の結合が阻害される。前者の異常の結果、肝細胞、神経細胞をはじめとする各種細胞に銅の異常蓄積が起こる。一方、後者の障害の結果、セルロプラスミン蛋白の体内半減期が短くなり、低セルロプラスミン血症が認められる。肝臓への蓄積が先行し、年齢を追うごとにその他の臓器への沈着（角膜、神経組織など）が加わる。したがって、小児期には肝障害として発症する場合が多い。

▶Wilson病の診断手順と遺伝学的検査

本疾患の診療ガイドライン[7]に掲載されている診断の手順を原因不明の肝障害として発症した場合とそれ以外に分けて図11-24に示した。なんらかの肝障害を有し、Kayser-Fleischer輪を認め、血清セルロプラスミンが<20 mg/dL、かつ1日尿中銅排泄量>40 μg（100 μgであればさらに確実）の場合はWilson病と診断できるが、非定型例が少なくない。セルロプラスミンが基準範囲内の場合も一割程度あるとされ、また尿中銅排泄量も小児例では増加しない場合も少なくない。図11-24の診断フローチャートに含まれる肝生検と肝組織の銅含有量の定量は信頼性が高い検査であるが、侵襲性が高い。今後、遺伝学的検査体制の整備がすすむにつれて遺伝学的検査の役割がますます増加すると予想される。また、本疾患は常染色体劣性遺伝であり、患者の同胞が有病かどうかの判断が重要であるが、その際も遺伝学的検査が有用である。

表11-25 わが国のWilson病における*ATP7B*遺伝子の変異の内訳

mutations	exon	number of alleles	frequency (%)
deletion/insertion			
2299insC	8	10	6.8
2511delA	10	2	1.4
2648del2	11	1	0.7
2659delG	11	7	4.8
2871delC	13	21	14.4
3538delA	16	1	0.7
missence mutations			
D765N	8	2	1.4
G777V	8	1	0.7
R778L	8	29	19.9
A874V	11	19	13.0
R919G	12	4	2.7
A1003T	13	1	0.7
K1010T	13	4	2.7
P992L	13	1	0.7
G1035V	14	4	2.7
T1029I	14	2	1.4
G1186S	16	2	1.4
D1222N	17	1	0.7
D1267A	18	3	2.1
D1276A	18	1	0.7
D1296N	18	6	4.1
N1270S	18	7	4.8
P1273Q	18	1	0.7
splicing mutations			
1708-5 t to g Intron	4	5	3.4

(Nakamura H, et al. J Med Soc Toho. 2009；56：65-70 より)

▶Wilson病における遺伝学的検査

Wilson病の原因遺伝子*ATP7B*の遺伝子変異は300種類以上知られている。そのすべてが病的変異と確認されているわけではないが、人種間でその種類と頻度が大きく異なる点が特徴である。日本人のWilson病症例の遺伝子解析については清水ら[8]が73症例を対象として詳細に解析し、67例（91.8％）で変異部位が同定されている。その内訳を表11-25に示した。ミスセンス変異としてはR778L、A874Vの頻度が多く、2871delCも多い。し

表 11-26 千葉大学病院検査部における *ATP7B* 遺伝子変異解析法

検査名	Wilson 病の原因遺伝子 *ATP7B* の遺伝子解析
検査領域	*ATP7B* 遺伝子の 5'UTR（−433〜−1），codon 1〜1465

方法

```
DNA 抽出
   ↓
PCR-HRM（High Resolution Melting）法
   ↓
Direct sequence 法
   ↓
判定
```

プライマー配列

exon 領域	位置（コドン）	プライマー配列（5'→3'）	PCR 産物（bp）
5'UTR 1	−469 / 17	ACA CGC GTG AGA TCC CAG / AAT CCT CCT GGT GGG AGT GAG CAC	591
5'UTR	−469 / −392	ACA CGC GTG AGA TCC CAG / AGT GCC ACA ATG TCC TCT GC	117
1	−147 / 17	TTC CCG GAC CCC TGT TTG CT / AAT CCT CCT GGT GGG AGT GAG CAC	268
2a	18 / 97	GTT TCA AGG TTA AAA AAT GT / GCA CAT ATT TCA CAG TGG	298
2b	63 / 136	GGC CAC CAG CAC AGT C / CTG GGC AGG CAA GGA C	253
2c	127 / 209	GAG GCC AGC ATT GCA GA / AGC CAC TTT GCT CTT GAT G	282
2d	208 / 324	ATG ACA TGG GAT TTG AAG / TCC GAC AGG AAG AGA AAC	386
2e	303 / 386	GCC CAA GTA AAG TAT GAC CC / GAC ACC GAT ATT TGC TGC AC	293
2f	363 / 429	CAC ATG CAG TAC CAC TCT / GCT ACC TAT ACA CCA TCC	305
3	429 / 515	TTGCTCTTCTAATTTGAATATTTTCTG / AACATGGGCGTTCATCTCTT	321
4	515 / 569	ACC CAG AGT GTT ACA GCC / ACC CCC TAA CGC ACC CA	229
5	570 / 623	CCT GGG TCT GTG GGA TTC T / AAA GGT GAC TAC AAT TTT TAA TGA	232
6	624 / 649	CTG CCA ATG CAT ATT TTA AC / TAG AGG AAG GGA CTT AGA	200
7	649 / 707	TGT AAT CCA GGT GAC AAG CAG / CAC AGC ATG GAA GGG AGA G	276
8	708 / 785	AAC CCT TCA CTG TCC TTG TC / AGG CAG CTC TTT TCT GAA C	296
9	786 / 816	TTT CGA TAG CTC TCA TTT CAC A / TGC CCA CAC TCA CAA GGT C	241
10	816 / 859	AGT CGC CAT GTA AGT GAT AA / CTG AGG GAA CAT GAA ACA A	193
11	859 / 910	GTC GCA TCA CAT AGT GCT / TTT CCC AGA ACT CTT CAC A	278
12	911 / 955	CTT GTG GTG TTT TAT TTC TTC / ACC ACC ATA TAG CCC AAG	229
13	956 / 1020	TGA ACT CTC AAC CTG CCT / TCT CAG ATG GGA AAG CCG	266
14	1021 / 1081	TCC ATC TGT ATT GTG GTC AG / CAG CTA GGA GAG AAG GAC AT	301
15	1082 / 1138	CTT TCA CTT CAC CCC TCT / AGC TGA CAG AGA CAA AAG C	255
16	1138 / 1186	CCA TTT AGA AAT AAC CAC AG / AGG AAG GCA GAA GCA GA	203
17	1186 / 1233	CAA GTG TGG TAT CTT GGT G / CTG GTG CTT ACT TTT GTC TC	279
18	1234 / 1301	GCATTGCCTTCCTTTTGTCT / CACAGTGAGGAAGGGGTCTG	293
19	1302 / 1340	GGC AGA CCC CTT CCT CAC / CCT GGG AGA GAG AAG CCT TT	214
20	1340 / 1375	CTA GGT GTG AGT GCG AGT T / CAG CAT TTG TCC CAG GT	256
21	1375 / 1477	AAT GGC TCA GAT GCT GTT / CTT GTG GTG AGT GGA GG	361

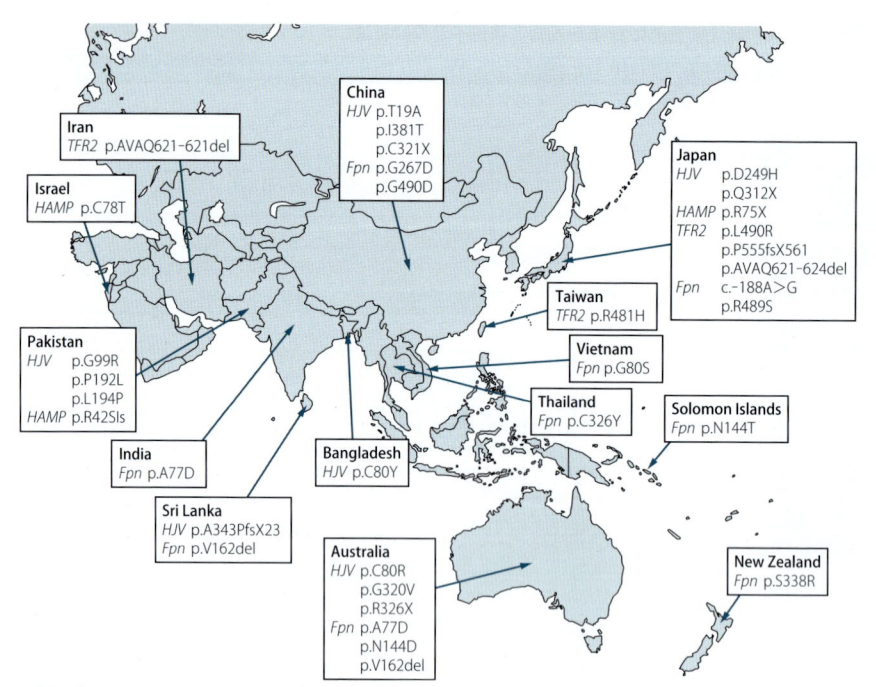

図11-25 アジア・オセアニア地区におけるnon-HFEヘモクロマトーシスの原因遺伝子の分布
(McDonald CJ, et al. J Gastroenterol Hepatol. 2013; 28: 1087-94 を改変)[10]

かし，欧米で多いH1069Qは認められていない．このように人種差が大きいので，日本人での報告例を参考とした検査系を組む必要がある．千葉大学病院検査部では表11-26のように，すべてのエクソンの解析が可能な検査系を用いている．

ヘモクロマトーシス

遺伝性ヘモクロマトーシスhereditary hemochromatosis(HH)は欧米では頻度が高い遺伝性疾患であり，その90%以上のケースが*HFE*遺伝子のC282Y変異で説明可能である(Type 1)．わが国では疾患自体が少ない上にC282Y変異は極めて稀で，大部分がいわゆるnon-HFE HH(Type 2～4)である．二次性のヘモクロマトーシスの鑑別も必要で，その確定診断は容易でない．

Type 2は臨床的には若年発症でType 1よりも重症とされ，原因遺伝子はType 2aではヘモジュベリン(*HJV*)，Type 2bではヘプシジンである．Type 3はトランスフェリン受容体2(*TFR2*)遺伝子異常に起因し，Type 4は*SLC40A1*遺伝子変異によるフェロポルチンの機能異常によるものである．遺伝形式はType 1～3は常染色体劣性遺伝であるが，Type 4は常染色体優性遺伝とされている．図11-25に示されるように，本法のHHでは上記の4病型すべてが報告されているが，7家系11症例についてまとめた総説[9]によるとType 3が4家系と最も多く，残りはType 2が2家系，Type 4が1家系となっている．特発性のヘモクロマトーシスと考えられる症例に

おいても上記5遺伝子に有意な変異が認められない場合も多く，non-*HFE* HHの実態については今後明らかにされるべき点が多い．

　代表的な遺伝性肝疾患について，その特徴と遺伝学的検査の役割について述べた．疾患が稀少であればあるほどその遺伝学的検査の実施が可能な施設は限られる．肝臓専門医の中でのネットワークが重要と思われる．また，「当該疾患の検査がどこで可能か」など遺伝性疾患についての相談先については，全国の104施設が機関会員となっている遺伝子医療部門連絡会議(http://www.idenshiiryoubumon.org/)のHPに掲載されている遺伝子医療実施施設検索システムを利用するのも一法と思われる．しかし，次世代シークエンサーの急速な普及により，遺伝子を個々に探索するのでなく，遺伝性疾患のパネル診断という形が普及していくことが予想される．

文献

1) 孝田雅彦，他．西日本の遺伝性肝疾患の実態―アンケート調査より― In：向坂彰太郎，他編．遺伝性肝疾患．東京：中外医学社；2009. p.1-7.
2) 足立幸彦，他．体質性黄疸．In：向坂彰太郎，他編．遺伝性肝疾患．東京：中外医学社；2009. p.120-31.
3) Lin JO, et al. Association between the *UGT1A1**28 allele, bilirubin levels, and coronary heart disease in the Framingham Heart Study. Circulation. 2006；114: 1476-81.
4) Takeuchi K, et al. Genetic polymorphisms of bilirubin uridine diphosphate glucuronosyltransferase gene in Japanese patients with Crigler-Najjar syndrome or Gilbert's syndrome as well as in healthy Japanese subjects. J Gastroenterol Hepatol. 2004；19: 1023-8.
5) 上硲俊法，他．デュビン・ジョンソン(Dubin-Johnson)症候群．日本臨牀別冊先天代謝異常症候群(下)．大阪：日本臨牀社；2012. p.348-52.
6) Van de Steeg E, et al. Complete OATP1B1 and OATP1B3 deficiency causes human Rotor syndrome by interrupting conjugated bilirubin reuptake into the liver. J Clin Invest. 2012；122: 519-28.
7) Roberts EA, et al. Diagnosis and treatment of Wilson disease: an update. Hepatology. 2008；47: 2089-111.
8) Nakamura H, et al. Molecular diagnosis of Wilson disease in Japanese patients. J Med Soc Toho. 2009；56: 65-70.
9) 川中美和．ヘモクロマトーシス(総説)．In：向坂彰太郎，他編．遺伝性肝疾患．東京：中外医学社；2009. p 45-52.
10) McDonald CJ, et al. Iron storage disease in Asian-Pacific populations: the importance of non-HFE mutations. J Gastroenterol Hepatol. 2013；28: 1087-94.

〈野村文夫〉

13 内分泌・代謝疾患

内分泌・代謝疾患の遺伝学的検査

内分泌・代謝疾患は直接の死亡原因になることが少なく，受療率が一番高い糖尿病を除くと脂質異常症，甲状腺機能異常以外は稀少疾患が多い．これら疾患は内分泌負荷試験や各種画像診断にて確定診断されてきた歴史があるが，遺伝学的検査が最終診断となることも多くなってきた．

内分泌・代謝疾患は最初から臓器別に分類された概念ではなく，ホルモンや生理活性物質などの産生・代謝から分類されているので全身に見出され数多くの疾患名が関係している．網羅的に内分泌・代謝疾患の遺伝学的検査について詳述することは不可能なため，本稿では固形腫瘍，家族性腫瘍，腎・泌尿器疾患，肝胆膵疾患，結合織疾患，先天代謝異常，染色体異常，多因子疾患，ミトコンドリア遺伝などの稿に重なるものについては軽く触れる程度にとどめておく．表11-27では脳と下垂体，甲状腺，副甲状腺と骨代謝，副腎，性腺と性分化，脂質異常症，糖代謝，電解質異常，家族性内分泌腫瘍，肥満に分類し，代表的な疾患をあげた．明らかな原因遺伝子が判明しているもののみとし，代表的な遺伝形式，座位，Online Mendelian Inheritance in Man(OMIM)登録ナンバーを表した．遺伝子名は National Center for Biotechnology Information(NCBI)の official symbol としたため日常耳にするものではないものもあるのでご留意願いたい．*POU1F1*(Pit-1)など．

▶遺伝学的検査の位置づけ

遺伝学的検査は確定診断につながることが多く，学問の発展に多大な貢献をしている．それによって疾患分類が明確にされるようになってきた．例えば複数の疾患が同じ原因遺伝子である場合(偽性副甲状腺機能低下症Ⅰ型と偽性偽性副甲状腺機能低下症は両方とも *GNAS* 遺伝子が原因)，同じ症候群が複数の原因遺伝子から成り立っており細分類された場合(Bartter症候群1〜4B型まで)，逆の病態がある遺伝子の活性型変異と非活性型変異とで起こる場合(家族性低Ca尿性高Ca血症は *CASR* 遺伝子の非活性型変異，常染色体優性低Ca血症は活性型変異で起こる)である．原因遺伝子とその変異が同定されることで遺伝子機能に及ぼす影響や分子病態が明確になることがある．

遺伝学的検査は診断のみならず，治療方針の決定にも貢献する．甲状腺髄様癌の場合 *RET* 遺伝子変異が見出されると多発性内分泌腫瘍症2型(MEN2)として治療・経過追跡をするという方針が立つ．発症前遺伝学的検査は倫理的問題が関係することがあり遺伝カウンセリングの重要性が増すが，予後の改善に大きく寄与することがある．

▶保険収載されている遺伝学的検査

平成26年1月現在保険収載されている遺伝学的検査は36疾患がある．これを領域別に分類すると先天代謝異常22疾患，神経・筋9疾患，皮膚科3疾患，循環器1疾患，耳鼻科1疾患となっており，内分泌・代謝疾患は含まれていない．先天代謝異常や新生児マススクリーニングと重ならず，遺伝学的検査の臨床的有用性が高い内分泌・代謝疾患については保険収載されるよう求めていくことが

表 11-27 内分泌・代謝疾患の遺伝性疾患

	疾患名	Official symbol	代表的な遺伝形式	座位	OMIM#
1. 脳と下垂体	先天性 TSH, GH, PRL 欠損症	POU1F1	常染色体劣性遺伝など	3p11.2	173110
	先天性 TSH 単独欠損症	TSHB	常染色体劣性遺伝	1p13.2	275100
	GH 単独欠損症	GH1	常染色体劣性遺伝	17q23.3	139250
	LH 単独欠損症	LHB	常染色体劣性遺伝	19q13.32	152780
	FSH 単独欠損症	FSHB	常染色体劣性遺伝	11p14.136	136530
	家族性中枢性尿崩症	AVP	常染色体優性遺伝	20p13	125700
	成長ホルモン受容体異常症 (Laron 症候群)	GHR	常染色体劣性遺伝	5p13-p12	262500
2. 甲状腺	中枢性甲状腺機能低下症	TRHR遺伝子	常染色体劣性遺伝	8q23.1	188545
	遺伝性甲状腺機能低下症	TSHR遺伝子機能喪失型, TTF-1遺伝子, TTF-2遺伝子, PAX8遺伝子など	常染色体劣性遺伝および常染色体優性遺伝	14q31.1 (ほか)	275200
	非自己免疫性甲状腺機能亢進症	TSHR遺伝子機能獲得型	常染色体優性遺伝	14q31.1	609152
	機能性亢進性甲状腺腫	TSHR遺伝子機能獲得型	常染色体優性遺伝	14q31.1	なし
	中毒性甲状腺腫瘍	TSHR遺伝子機能獲得型	常染色体優性遺伝	14q31.1	なし
	甲状腺ホルモン不応症	THRB	常染色体優性遺伝および常染色体劣性遺伝	3p24.2	188570
	Pendred 症候群 (甲状腺腫と感音性難聴)	SLC26A4 遺伝子など	常染色体劣性遺伝	7q22.3	605646
	甲状腺腫	DUOX2	常染色体劣性遺伝	15q21.1	606759
	サイロキシン結合グロブリン異常症	SERPINA7	X 連鎖優性遺伝	Xq22.3	314200
	サイログロブリン異常症	TG	常染色体劣性遺伝	8q24.22	188450
	甲状腺ペルオキシダーゼ欠損症	TPO	常染色体劣性遺伝	2p25.3	274500
	新生児クレチン症 (先天性甲状腺機能低下症)	PAX8	常染色体優性遺伝	2q13	167415
	先天見ないクレチン症 (甲状腺機能低下症 (クレチン症))	TTF1, TTF2, TSHR, TPO, TG, SLC26A4	常染色体劣性遺伝	14q13.3	600635
	末梢組織型 Refetoff 症候群	THRB	常染色体優性遺伝	3p24.2	274300
	家族性甲状腺髄様癌	RET	常染色体優性遺伝	10q11.21	155240
3. 副甲状腺と骨代謝	ビタミン D 依存症 II 型	VDR	常染色体劣性遺伝	12q13.11	277440
	偽性副甲状腺機能低下症 I 型	GNAS	常染色体優性遺伝	20q13.32	139320
	偽性偽性副甲状腺機能低下症	GNAS	常染色体優性遺伝	20q13.32	612463
	McCune-Albright 症候群	GNAS	体細胞変異	20q13.32	174800
	家族性副甲状腺機能低下症	HPT	X 連鎖劣性遺伝	Xq26-q27	307700
	家族性低 Ca 尿性高 Ca 血症	CASR	常染色体優性遺伝	3q21.1	145980

(次頁につづく)

688 | 11. 遺伝子関連検査

表 11-27 つづき

	疾患名	Official symbol	代表的な遺伝形式	座位	OMIM#
3. 副甲状腺と骨代謝 (つづき)	常染色体優性低 Ca 血症	CASR	常染色体優性遺伝	3q21.1	601198
	ビタミン D 抵抗性 (家族性低 P 血症性) くる病	PHEX	X 連鎖優性遺伝	Xp22.11	307800
4. 副腎	グルココルチコイド不応症	NR3C1	常染色体優性遺伝	5q31.3	138040
	21-水酸化酵素欠損症	CYP21A2	常染色体劣性遺伝	6p21.33	201910
	17α-水酸化酵素欠損症	CYP17A1	常染色体劣性遺伝	10q24.32	202110
	11β-水酸化酵素欠損症	CYP11B1	常染色体劣性遺伝	8q24.3	202010
	コルチコステロンメチルオキシダーゼ欠損症 I	CYP11B2	常染色体劣性遺伝	8q24.3	203400
	コルチコステロンメチルオキシダーゼ欠損症 II	CYP11B2	常染色体劣性遺伝	8q24.3	124080
	糖質コルチコイド反応性アルドステロン症	CYP11B1, CYP11B2	常染色体優性遺伝	8q24.3	103900
	3β-ヒドロキシステロイド・デヒドロゲナーゼ欠損症	HSD3B2	常染色体劣性遺伝	1p12	109715
	リポイド過形成	STAR	常染色体劣性遺伝	8p11.23	600617
	副腎白質ジストロフィー	ALD	X 連鎖劣性遺伝	Xq28	300371
	先天性副腎低形成	NR0B1	X 連鎖劣性遺伝	Xp21.2	300200
	ACTH 不応症	MC2R	常染色体劣性遺伝	18p11.21	202200
	Autoimmune polyendocrine syndrome, type I	APS1	常染色体劣性遺伝	21q22.3	240300
5. 性腺と性分化	アンドロゲン不応症	AR	X 連鎖劣性遺伝	Xq12	313700
	Kallmann 症候群	KAL1	X 連鎖劣性遺伝	Xp22.31	300836
	Kallmann 症候群 2	FGFR1	常染色体優性遺伝	8p11.23-p11.22	147950
	5α-レダクターゼ欠損症	SRD5A2	常染色体劣性遺伝	2p23.1	607306
	家族性男子思春期早発症　FMPP	LHCGR	常染色体優性遺伝	2p16.3	176410
6. 脂質異常症	アポ A-I 欠損症	APOA1	常染色体優性遺伝	11q23.3	107680
	アポ C-II 欠損症	APOC2	常染色体劣性遺伝	19q13.32	207750
	アポ E 欠損症	APOE	常染色体劣性遺伝	19q13.32	107741
	LDL 受容体異常、家族性高コレステロール血症	LDLR	常染色体優性遺伝	19p13.2	143890
	リポ蛋白リパーゼ欠損症	LPL	常染色体劣性遺伝	8p21.3	238600
7. 糖代謝	インスリン受容体異常症	INSR	常染色体優性遺伝	17p13.1	138190
	インスリン異常による糖尿病	INS	常染色体優性遺伝	11p15.5	176730
	グルコキナーゼ異常による糖尿病	GCK	常染色体優性遺伝	7p13	138079
	maturity-onset diabetes of the young (MODY1)	HNF4A	常染色体優性遺伝	20q12-q13.1	125850

表 11-27 つづき

	疾患名	Official symbol	代表的な遺伝形式	座位	OMIM#
7. 糖代謝（つづき）	MODY2	GCK	常染色体優性遺伝	7p15-p13	125851
	MODY3	HNF1A	常染色体優性遺伝	12q24.2	600496
	MODY4	PDX1	常染色体優性遺伝	13q12.1	606392
	MODY5	TCF2	常染色体優性遺伝	17cen-q21.3	137920
	MODY6	NEUROD1	常染色体優性遺伝	2q32	606394
	MODY7	KLF11	常染色体優性遺伝	2p25	610508
	MODY8	CEL	常染色体優性遺伝	9q34	609812
	MODY9	PAX4	常染色体優性遺伝	7q32	612225
	MODY10	INS	常染色体優性遺伝	11p15.5	613370
	MODY11	BLK	常染色体優性遺伝	8p23	613375
	PPARγ	PPARG	常染色体優性遺伝	3p25.2	604367
	ミトコンドリア異常による糖尿病	MT-TE	ミトコンドリア遺伝	14709T-C	500002
8. 電解質異常	先天性腎性尿崩症	AVPR2	X連鎖劣性遺伝	Xq28	304800
	Liddle 症候群	SCNN1G	常染色体優性遺伝	16p12.2	600761
		SCNN1B	常染色体優性遺伝	16p12.2	600760
	Gitelman 症候群	SLC12A3	常染色体劣性遺伝	16q13	263800
	Bartter 症候群 1 型	SLC12A1	常染色体劣性遺伝	15q15-q21.1	601678
	Bartter 症候群 2 型	KCNJ1	常染色体劣性遺伝	11q24	241200
	Bartter 症候群 3 型	CLCNKB	常染色体劣性遺伝	1p36.13	607364
	Bartter 症候群 4A 型	BSND	常染色体劣性遺伝	1p32.3	606412
	Bartter 症候群 4B 型	CLCNKA	常染色体劣性遺伝	1p36.13	602024
		CLCNKB	常染色体劣性遺伝	1p36.13	602023
	低 Ca 血症を伴う Bartter 症候群	CASR	常染色体優性遺伝	3q21.1	601198
	Fanconi 症候群 1	FRTS1	常染色体優性遺伝	15q15.3	134600
	Fanconi 症候群 2	SLC34A1	常染色体劣性遺伝	5q35.3	613388
	Fanconi 症候群 3	EHHADH	常染色体優性遺伝	3q27	615605
9. 家族性内分泌腫瘍	MEN1	MEN1	常染色体優性遺伝	11q13.1	131100
	MEN2a Sipple 症候群, MEN2b	RET	常染色体優性遺伝	10q11.21	164761
10. 肥満	常優型肥満（メラノコルチン）	MC4R	常染色体優性遺伝	18q21.32	155541
	Bardet-Biedl 症候群（18 タイプに分類）	CCDC28B ほか	常染色体劣性遺伝	1p35.1 ほか	209900
	Alstrom 症候群	ALMS1	常染色体劣性遺伝	2p13.1	606844

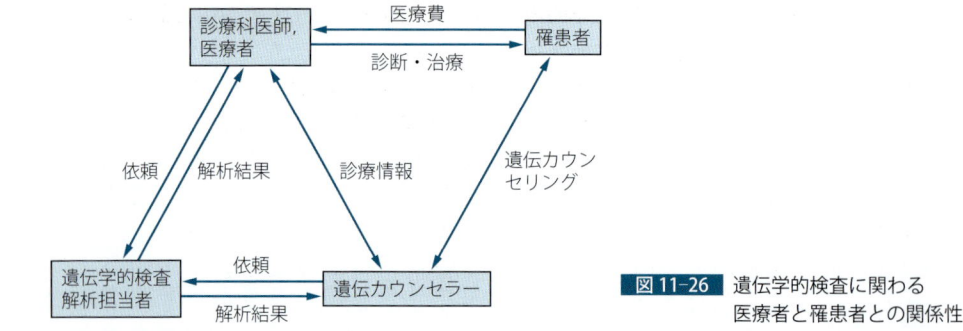

図11-26 遺伝学的検査に関わる医療者と罹患者との関係性

必要だと思われる.

保険点数は一律3,880点であり実施する施設では採算性に不安を抱えざるを得ない.

▶先進医療に登録されている遺伝学的検査

平成26年7月現在第2項先進医療【先進医療A】に登録されている項目は56種類であり,そのうち遺伝学的検査は13である.これを領域別に分類すると内分泌・代謝3,神経・筋2,ファーマコゲノミクス3,眼科2,血液2,先天代謝異常1となっている.内分泌・代謝は「成長障害の遺伝子診断」,「*RET*遺伝子診断」,「*MEN1*遺伝子診断」であり,臨床的有用性が高いものが選択されている.次の段階としてこれら3つが保険収載されることが多くの罹患者に利益をもたらすと考える.そして表1にあげたもののほとんどの疾患はこれらに負けず劣らず臨床的有用性があるので今後先進医療に登録されるよう求めていくことが必要である.

▶遺伝学的検査を依頼する際の留意点

前述のようにほとんどの内分泌・代謝疾患は診療報酬算定されないので,実施費用が問題となる.研究室がみずからの研究費を用いて解析するとなると,研究費はその目的に沿って使用すべきことから永続が困難なことが多い.また実施者として大学院生,ポスドクを活用するとなると,研究が終了すると研究者は解析を継続しない.このように実施費用,労働力の問題がある上,遺伝子診断は件数が限られているので採算が合わない.これらは全国の多くの施設が抱える共通問題である(全国遺伝子医療部門連絡会議ワークショップ資料から.http://www.idenshiiryoubumon.org/).

つまり遺伝学的検査の結果の有用性が重要になる.やみくもに遺伝学的検査を依頼するのではなく,患者さんに十分に有益な情報になりうる場合に依頼すべきである.それは患者さんのみならず,解析担当者の時間,労働力,モチベーションを適正に活用することになる.

内分泌・代謝疾患に限らず多くの遺伝学的検査に関わる医療者と罹患者(患者)の関係性を図11-26に示した.まず疾患を診断・治療する診療科医師,医療者と罹患者との関係があり,遺伝性疾患と診断がついたあるいは疑いのある場合などに遺伝カウンセリングが必要となり遺伝カウンセラーとのトライアングル(三角)関係が構築される.ここで遺伝学的検査が必要となれば医師あるいは遺伝カウンセラーが遺伝学的検査解析担当者を選択し依頼することになる.この3者にもトライアングル関係が成される.役割として遺伝カウンセラーを医療者が担うこともある.こうした関係性を通して的確に遺伝医療が行われる.

遺伝学的検査はこの関係性を通して的確に

行われなければならない．そこで遺伝学的検査を依頼する際の留意点を表11-28にまとめてみた．＊は必要最低限の条件であろうが，そのほかにも多くの項目があることがわかる．これらをすべてクリアしている必要はないにしても，日常の臨床検査項目と同じように，無理，無駄をしたくない．留意する理由では5個くらいに分類でき，その中でも検査前確率を上げることが重要だと考える．結果が陽性であった場合罹患者にとってbad newsとなることが多く，その陽性結果を呈する者がどれくらい罹患（発症）しているのか（陽性反応適中率）が重要な情報となる．陽性反応適中率を上げるためには，やみくもに検査を行うのではなく，その疾患が疑われる者に絞って実施し検査前確率を高くすることが必要なのである．特に内分泌疾患では，内分泌負荷試験などを行い，その疾患が強く疑われる場合に遺伝学的検査を依頼するのが望ましい．また解析担当者に依頼してよいかどうかを相談することも有効である．そのほか，医学・医療的意義，解析方法，経済面，倫理面で考慮すべきことを記した．これら留意する点を判断する者が誰になるのかを図11-26の者に当てはめて示した．

▶遺伝学的検査の解釈

内分泌・代謝疾患は稀少疾患が多く，内分泌・代謝を専門としていてもすべての疾患の臨床経験があるわけではない．反面臨床経験があると，その疾患であるか否かをおおまかに判断できる場合が多々ある．そのためその疾患の専門者（単に専門医ではない）あるいは過去にその疾患の遺伝学的検査を実施したことのある者に相談することは非常に有意義となる．私はGitelman症候群の遺伝学的検査，遺伝カウンセリングの経験で，原因変異が見出されるか否かをある程度予測できるようになった．低K血症や代謝性アルカローシスが存在していたとしても低Mg血症が明らかではない場合は原因変異が見つからないことが多い．常染色体劣性遺伝形式なので，父親由来と母親由来の2つの遺伝子変異（多くは近親婚のない複合ヘテロ接合体である）が見つかるべきところ，直接塩基配列決定法（ダイレクトシークエンシング）で1つも変異が見つからないのは本症ではない可能性が高いと思われる．時に遺伝子が関与していない偽性Bartter症候群や神経性食思不振症が同じ症状を呈することがある．

また遺伝学的検査の方法論として，多くの解析施設ではキャピラリーシーケンサーを用いたサンガー法で解析している．次世代シーケンサーが研究目的で使用され始めているとしても，このように現状はDNAをPCR増幅しそれをサンガー法で直接塩基配列決定するダイレクトシークエンシングが主流なので，その長所，短所を把握しておくことが必要である．ダイレクトシークエンシングでは父親由来と母親由来の両方のDNAを遺伝子のエクソンごとにPCR増幅するので，片親由来のあるエクソンが丸々存在していない大きな欠失の場合は，もう片親のエクソンが増幅するので，結果その配列のみ読むことになり，大きな欠失を検出できない．これを検出できる他の方法ではMultiplex Ligation-dependent Probe Amplification（MLPA法）がある．このように方法の限界を知っておき，遺伝学的検査結果では結果が陰性だからといって完全に否定できるわけではないことを十分理解する必要がある．

遺伝学的検査の実際

紙面の都合からGitelman症候群における遺伝学的検査を例にしてその流れを解説する．

表11-28 内分泌・代謝疾患において遺伝学的検査を依頼する際の留意点

	留意する理由			判断する者		
* 遺伝的検査が倫理委員会で承認されているか			倫理面	医療者		遺伝カウンセラー
* 罹患者あるいは代諾者の同意書が取れているか			倫理面	医療者	罹患者	遺伝カウンセラー
* 依頼先が決まっているか				医療者		遺伝カウンセラー
1 診断基準を満たすあるいは強く疑われる疾患かどうか	検査前確率	解析方法	経済面	医療者		
2 家族歴があるか	検査前確率			医療者		遺伝カウンセラー
3 家族歴がなくとも遺伝病が疑われるか(親が保因者あるいは de novo)	検査前確率			医療者		遺伝カウンセラー
4 内分泌負荷試験などで強く疑われるか	検査前確率			医療者		
5 画像検査で強く疑われるか	検査前確率			医療者		
6 遺伝以外の環境要因が原因であることが否定されているか	検査前確率			医療者		遺伝カウンセラー
7 薬剤の影響で疾患を発症していないか(偽性 Bartter 症候群など)	検査前確率			医療者		
8 その疾患の内分泌・代謝専門医(単に専門医ではない)に相談したか	検査前確率	意義		医療者		
9 遺伝学的検査によって鑑別すべき疾患があるか	検査前確率	意義		医療者		遺伝カウンセラー
10 酵素活性、代謝産物などの生化学的検査で確定診断された場合の遺伝学的検査の必要性	検査前確率	意義		医療者		遺伝カウンセラー
11 実際遺伝学的検査を実施している施設に相談したか	検査前確率	解析方法	経済面	医療者		遺伝カウンセラー
12 原因遺伝子が1つとは限らない.	検査前確率	解析方法	経済面	医療者		遺伝カウンセラー
13 遺伝学的検査の結果が予後に反映するか		解析方法		医療者		遺伝カウンセラー
14 遺伝カウンセラーが遺伝学的検査の必要性を発言しているか		意義		医療者		遺伝カウンセラー
15 確定診断することで罹患者に利益があるか		意義	倫理面	医療者	罹患者	遺伝カウンセラー
16 医学的意義があるか		意義		医療者		遺伝カウンセラー
17 結果が陰性だからといって完全に否定できるわけではない.		意義		医療者		遺伝カウンセラー
18 解析技術・方法ははっきりしているか		解析方法		医療者		解析担当者
19 費用の支払い元が切実にこ希望されているか			経済面	医療者		解析担当者
20 ご本人が切実にこ希望されているか			倫理面	医療者	罹患者	解析担当者
21 遺伝カウンセリングを行っているか			倫理面	医療者	罹患者	遺伝カウンセラー

*は必要条件

▶Gitelman 症候群

疾患について

　Gitelman 症候群はアメリカ合衆国ノースカロライナ州チャペルヒルにあるノースカロライナ大学の Gitelman HJ らが 1966 年に初めて報告した[1]．人名が病名になっているので英語表記が望ましいがカタカナで書くとギテルマン症候群である．ギッテルマンあるいはジッテルマンは Native speaker はそのようには発音しないので正しくないと考える．サイアザイド感受性 NaCl 共輸送体 thiazide-sensitive Na-Cl cotransporter(TSC) の機能喪失が原因の常染色体劣性遺伝である．TSC の機能喪失により，正常血圧，高レニン高アルドステロン血症，代謝性アルカローシス，低 K 血症，低 Mg 血症，低 Ca 尿症を呈する．類縁疾患の Bartter 症候群とは，発症時期や臨床症状の程度の差などがあるが，鑑別が困難な場合もあり，利尿薬負荷テストや遺伝子診断（遺伝学的検査）などが確定診断をする上で有力なツールとなる．TSC 遺伝子（NCBI での登録名は *SLC12A3*）は第 16 染色体長腕（16q13）に存在し，26 個の exon から構成される．コードするアミノ酸は 1,030 個である．日本での Gitelman 遺伝子群に変異があるヘテロ接合体の頻度は 10,000 人に 10.3 人と高率であったという報告がある．またそのため罹患者の原因変異は父親由来のものと母親由来のものとが *SLC12A3* 遺伝子の別の場所にある複合ヘテロ接合体が多い．遺伝学的検査ではこの 2 つの変異を見出して確定診断となる．

臨床における診断の流れ

　前項に記載したように遺伝学的検査の陽性反応適中率を上げるためには検査前確率を上げることが必要であり，遺伝学的検査を依頼するまでの臨床における診断が非常に重要となる．表 11-29 に Bartter 症候群との鑑別を示す．

　Gitelman 症候群の代表的な臨床検査データは低 K 血症，代謝性アルカローシス，低 Mg 血症，高レニン血症，尿 Ca/Cr(FeCa) の低下である．高血圧は呈さないので Liddle 症候群と鑑別できる．血圧は正常あるいは低血圧である．Bartter 症候群（特に type 3）との鑑別は臨床的に困難であるが，低 Mg 血症と尿中 Ca 排泄の減少は Gitelman 症候群に特徴的であるためよく観察するようにする．furosemide（ラシックス）負荷試験は Bartter 症候群の，thiazide（ニュートライド）負荷試験は Gitelman 症候群の鑑別に有用とされるが，はっきりと鑑別できない症例もある．

　Bartter 症候群は複数の原因遺伝子からなるため，症状も多岐にわたる．Gitelman 症候群は単一遺伝子疾患である．また furosemide を内服すると Bartter 症候群そっくりな偽性 Bartter 症候群になるので，鑑別法として利尿薬の内服歴をそれとなく聴取することや，尿中 furosemide の存在を確認することが有効である．神経性食思不振症も類似症状を呈することがあるので注意する．

遺伝学的検査の手法

　末梢血を EDTA-2Na 採血管に 5〜7 mL 採取し DNA を抽出する．ヘパリンは PCR を阻害するので適さない．スタートコドンは exon 1 に，終止コドンは exon 26 に存在するので全 exon をそれぞれ増幅できるような PCR プライマーを 1 対ずつ作成する．exon 1 はやや長めのため増幅残物が 2 つになるように設定してもよい．PCR 増幅後精製し，それを同じプライマーを 1 つずつ用いてダイレクトシークエンシングを行う．プライマー配列が特異的なものであれば PCR もシークエンシングも問題ない．筆者は 18-21 塩基のオリゴヌクレオチドをプライマーとして設定している．キャピラリーシーケンサーの使用条件は機器説明書通りで問題ない．

表11-29 Bartter症候群とGitelman症候群の鑑別

	Bartter症候群	Gitelman症候群
発症時期	新生児期あるいは幼児期	小児期から思春期以降
臨床症状	重症	比較的軽症
血圧	低血圧～正常	低血圧～正常
代謝性アルカローシス	あり	あり
低K血症	あり	あり
低Mg血症	頻度低い	あり
尿中Ca排泄	正常～増加	減少
随伴症状の特徴	三角形の顔，尖った耳，垂れた口 (type 1) 新生児一過性高K血症 (type 2) 腎石灰化なし (type 3) 時に低Mg血症，低Ca尿症 (type 3) 感音性難聴 (type 4A, type 4B)	テタニー，関節石灰化
最大水利尿時利尿薬反応性	フロセミドに反応性低下	サイアザイドに反応性低下
障害部位	ヘンレ係蹄の太い上行脚 ヘンレ係蹄から遠位尿細管	遠位尿細管
障害分子	Na-K-2Cl共輸送体など	Na-Cl共輸送体 (NCCT) における塩類 (Na, Cl) の再吸収障害
原因遺伝子	type 1: *SLC12A1* (NKCC2) type 2: *KCNJ1* (ROMK) type 3: *CLCNKB* type 4A: *BSND* (Battin蛋白) type 4B: *CLCNKA* 　　　　　*CLCNKB*　　　など	*SLC12A3*

結果の報告について

 前述のようにGitelman症候群は原因変異が父親由来のものと母親由来のものとが遺伝子内の別の場所にある複合ヘテロ接合体が多い．その際は1つではなく2つの変異を見出してこそ確定診断となる．

 アミノ酸が変化するような塩基置換であっても遺伝子機能に影響がない場合があるため，既知の論文などで原因変異とされているものか，単なる多型であるのか確認が必要である．すでに多くの変異が同定されており，アミノ酸配列変化をきたすミスセンス変異が多いが挿入欠失変異やスプライシング部位変異もある．新規変異が見つかることもありうる．

 変異あるいは変異が疑われる際は遺伝子内での位置，塩基配列変化，アミノ酸変化を記載すべきである．

 原因変異と思われるものが2つ見つかったとしても，両方とも片親由来のものであれば確定診断には至らないので，その可能性がある時は保因者と考えられる父親，母親それぞれの変異の場所を特定することが必要なことがあるのでその方向性を報告書に記載する．

 報告書を受け取った者が，解釈を誤らないような報告書を作成する．そして報告はできうる限り依頼者に直接遺伝カウンセリングで伝えるべきであり，家族にのみ伝えることや電話で伝えることは避ける．

結果の解釈

 報告書を受け取った者は，報告書の内容を的確に解釈しなければならない．結果が陰性だからといってGitelman症候群を完全に否定できるわけではないこと，遺伝子の機能に

影響を与えるものとして過去に報告された原因変異が1個しか検出できなかった場合, もう片方の変異は実施した方法では検出できなかった可能性があることを十分理解する必要がある. あやふやな知識や理解で判断しない. 内分泌・代謝学, 臨床遺伝学, 分子生物学に詳しくない者で, 結果の解釈に不安がある場合は, 専門家あるいは報告者に直接連絡相談した方がよい.

遺伝カウンセリング

遺伝学的検査の前後で遺伝カウンセリングを実施することが望ましく, 特にbad newsの時は心理的援助を施す. 遺伝学的検査の結果が直ちに治療方針に影響するものではないが, 知りたいという意思を持つ者にとってその欲求を満たしたことがほとんど全例であるように思う. 確定診断に至ることが本人の安心につながることが予想されたことが多い.

考察

Gitelman症候群の原因変異は1996年にSimonら[2]とMastroianniら[3]が報告してから様々な変異が報告されてきた. 最近までの原因変異のまとめた文献を記す[4]. 変異の位置を表すための塩基配列およびアミノ酸配列の数え方はスタートコドンATGのAおよびメチオニンを1として数える方法が最初のSimonらの報告から採用されているのですべてのミスセンス変異に関しては明確に位置確認できる. 塩基配列はDNA配列ではなくcDNA(mRNA)配列での位置のためイントロンを含めていない. ただし, スタートコドンから上流6塩基対を加えたcDNAでの数え方や, 1021アミノ酸の短い蛋白質(NCBIの登録No. X91220)と1030アミノ酸の長い蛋白質(NCBIの登録No. U44128)バリアントでの数え方があり, 文献によっては, どの数え方を採用したか明示していないものがあり, 正確な位置を確認できないものがある. 特に挿入変異については位置確認不明なものがある. 情報不足によって位置が推測でしか表せないものもある. ミスセンス変異として報告されたものの中にもGilelman症候群の原因変異として認識されず, 単なる多型とすべきものがある可能性がある. 逆にcase-control studyなどでcontrol群に認めたものであってもホモ接合体あるいはヘテロ接合体の片方の原因変異として認識される場合もある. Gitelman症候群の原因変異は全exonに散在していて集積している箇所(hot spot)がなく, またsplicing部位変異も多いのでexon-intron境界を含めて全exonを検索する必要がある.

われわれはGitelman症候群の遺伝学的検査体制を効率的に行うことを確立した(遺伝学的検査を御希望する方は筆者のところまでぜひ御依頼ください. http://www.med.nihon-u.ac.jp/hospital/itabashi/shinryo/g_rinshou_kensa.html).

📝 まとめ

- 内分泌・代謝疾患は全身に見出され数多くの疾患があるが, 稀少疾患が多いので内分泌・代謝を専門とする医療者であってもすべての疾患を診療しているわけではない.
- 内分泌・代謝疾患の遺伝学的検査を依頼する際は, やみくもにオファーするのではなく, その疾患の診療経験がある者や解析担当者などに相談する.
- 内分泌・代謝疾患の遺伝学的検査を依頼するまでに臨床における診断をしっかりしておく.
- 内分泌・代謝疾患の遺伝学的検査報告書の記載や解釈に不安がある時は報告書を作成した者に問い合わせる.

文 献

1) Gitelman HJ, et al. A new familial disorder characterized by hypokalemia and hypomagnesemia. Trans Assoc Am Phys. 1966; 79: 221-35.
2) Simon DB, et al. Gitelman's variant of Bartter's syndrome, inherited hypokalaemic alkalosis, is caused by mutations in the thiazide-sensitive Na-Cl cotransporter. Nat Genet. 1996; 12: 24-30.
3) Mastroianni N, et al. Novel molecular variants of the Na-Cl cotransporter gene are responsible for Gitelman syndrome. Am J Hum Genet. 1996; 59: 1019-26.
4) 中山智祥, 他. 同一 exon に変異を認めた compound ヘテロ接合体のGitelman症候群の一例. ホルモンと臨床. 2009; 57(増刊号): 184-92.

〈中山智祥〉

11. 遺伝子関連検査

14 結合織疾患

結合織疾患とは

　結合組織 connective tissue は，動物の組織や器官の間隙を埋める組織で，コラーゲンやエラスチンなどの線維蛋白と多糖類からなる細胞外マトリックス extracellular matrix で形成される．関節や皮膚，血管に多くあるが，全身に行きわたっている．結合織疾患 connective tissue disease は，結合組織を標的とする疾患の総称となる．原因から遺伝性結合組織病と自己免疫性結合組織病に二分される．自己免疫性結合組織病は，膠原病 collagen disease（I 総論 8 参照）に代表され，病理学的に膠原線維にのみではなく，結合組織にフィブリノイド（fibrinoid）変性がみられる疾患である．遺伝性結合組織病は原因が細胞外マトリックスを構成する遺伝子異常により"皮膚""関節""血管"を主として病変を生じ，症状が出現する疾患である[1,2]．

　本稿では，遺伝性結合組織病について記載する．

コラーゲン―結合組織・細胞外マトリックスを構成する重要な分子

　細胞外マトリックスを構成するコラーゲンは，骨，軟骨，靱帯，腱，臓器，皮膚，血管，歯などほとんどの組織に存在する，結合組織の主要な要素となる繊維状の蛋白質で全蛋白質の約 30％を占めている．簡単にいえば，骨はコラーゲンにカルシウムが沈着したもの，軟骨はコラーゲンの骨格にプロテオグリカンが加わって大量の水を保持したものとたとえられる．

　ヒトのコラーゲン蛋白質には 30 種類以上あることが報告されている（表 11-30）．それぞれのコラーゲンは，I 型，II 型のようにローマ数字を使って区別される．例えば，真皮，靱帯，腱，骨などでは I 型コラーゲンが，関節軟骨では II 型コラーゲンが主成分である．また，すべての上皮組織の裏打ち構造である基底膜には IV 型コラーゲンが主に含まれている．体内で最も豊富に存在しているのは I 型コラーゲンである．これらのコラーゲン

表 11-30 主たるコラーゲン

Type	主な分布	遺伝子	蛋白分子構造	疾患
I	皮膚，骨，腱，角膜 最も多いコラーゲンのタイプ	COL1A1, COL1A2	$[α1(I)]_2 α2(I)$	骨形成不全症
II	軟骨，硝子体	COL2A1	$[α1(II)]_3$	II, XI型 collagenopathy, 血管型 EDS
III	血管壁，腸管，子宮などの伸展性結合組織，肺	COL3A1	$[α1(III)]_3$	
IV	基底膜	COL4A1, COL4A2, COL4A3, COL4A4, COL4A5, COL4A6	$[α1(IV)]_2 α2(IV)$	Alport 症候群
V	I 型コラーゲンを含む組織	COL5A1, COL5A2, COL5A3	$[α1(V)]_2 α2(I)$	古典型 EDS
VII	表皮基底膜のアンカー組織	COL7A1	$[α1(VII)]_3$	栄養障害型表皮水疱症

蛋白質は，すべてがコラーゲン細線維を形成するタイプとは限らず，"線維性コラーゲン"，線維を形成しないものを"非線維性コラーゲン"と呼んでいる．

コラーゲン分子はα鎖と呼ばれるおよそ1,000個のアミノ酸残基からなるポリペプチド鎖3本が特有の右巻きらせん（三重鎖ヘリックス構造）を構成している蛋白質である．らせん部分のペプチド鎖を構成するアミノ酸は，「―（グリシン）―（アミノ酸X）―（アミノ酸Y）―：(Gly-X-Y)n」と，グリシンが3アミノ酸残基ごとに繰り返す一次構造を有する．したがって，グリシンは全アミノ酸の1/3すなわち1,000残基あたりおよそ330残基存在する．この配列は，コラーゲン様配列と呼ばれ，コラーゲン蛋白質の特徴である．アミノ酸X, Yは任意のアミン酸であるが，（アミノ酸X）としてプロリン，（アミノ酸Y）として，ヒドロキシプロリン（プロリンが酵素によって修飾されたもの）が多く存在し，1,000残基あたりおよそ100残基ずつ存在する．

コラーゲン遺伝子は特徴ある構造を呈している．多くは100塩基対以下となるエクソンが50を超えている．らせん部位の各エクソンは，Gly-X-Yのトリペプチド（9塩基対に相当）が6ないし12回繰り返す54塩基対あるいは108塩基対となるin-frameの構造をとることが多い．

コラーゲンの異常により起こる疾患は，コラーゲンの発現と一致する部位に症状が出現している．Ⅰ型コラーゲン遺伝子の異常は骨病変（骨形成不全症），Ⅱ型コラーゲン遺伝子の異常は軟骨病変，Ⅲ型コラーゲンの異常は血管，管腔臓器，肺に病変をきたす血管型EDSである．

遺伝学的検査の実際

▶Ehlers-Danlos症候群(EDS)―遺伝性結合織病の代表的疾患

疾患について

Ehlers-Danlos症候群(EDS)は，結合組織の脆弱性をきたす遺伝性疾患群である．EDSは細胞外マトリックスを構成する分子であるコラーゲンやその修飾酵素の遺伝子異常により，「皮膚」の過伸展・脆弱性，「関節」の可動性亢進，「血管」の脆弱性，易出血性などを発症する．EDSでは，症状を出現する部位，程度が個々で様々に異なることから，従来から病型分類が行われてきた．EDSは，症状の違いや程度により以前にはローマ数字により11種類（Ⅰ–Ⅺ）に分類されていた．この間，分子遺伝学の進歩により原因遺伝子が判明した病型や他の疾患群での分類が望ましい病型がみられ，それぞれの病型の差が明確になってきている．その後，Beightonらは病型を整理し，主たる症状の違いを病型の名称として再分類し，古典型，関節可動性亢進型，血管型，後側彎型，多発性関節弛緩型，皮膚脆弱型の6つの病型からなる新分類を提唱した（表11-31）．EDSのほとんどは，古典型，関節可動性亢進型，血管型3つの病型である．本症候群の頻度は5,000人に1人と推定され，人種の差はない．近年，本6病型に分類できないEDSも報告されている．EDSにおけるこれらの病型は原因遺伝子，遺伝形式が異なることから，遺伝的異質性が強く，それぞれの病型は時に異なる疾患単位として対応した方がよいと考えられる．

血管型EDS(vasucular type)は，Ⅳ型EDSとしても知られ，EDSの中で最も重症で予後不良である．Ⅲ型コラーゲンに富む動脈や中空臓器（消化管，妊娠中の子宮）が突然破裂し，時に突然死をきたすことがある．動脈破

表 11-31 EDS の病型分類

(A) 6 つの病型

Villefranche (1997) 新分類	Berlin (1988) 旧分類	OMIM	遺伝形式	原因遺伝子
古典型	I 型	130000	AD	COL5A1, COL5A2
	II 型	130010		
関節可動亢進型	III 型	130020	AD	不明
血管型	IV 型	130050	AD	COL3A1
後側彎型	VI 型	225400	AR	PLOD1
多発性関節弛緩型	VIIA 型, VIIB 型	130060	AD	COL1A1, COL1A2
皮膚脆弱型	VIIC 型	225410	AR	ADAMTS2
その他	V 型	305200	XR	
	VIII 型	130080	AD	
	X 型	225310	AR	
	XI 型	147900	AD	

(B) 新しい病型

病型	OMIM	遺伝形式	原因遺伝子
progeroid 早老型	130070	AR	XGPT1
spondylocheirodysplasia	612350		SLC39A13
cardiovalvular 心臓弁膜型	225320	AR	COL1A2
periventricular nodular hypertonia	300537		FLNA
musculocontractural	601776		CHST14

裂の好発部位は半数が胸部と腹部であり，頭頸部，四肢でもみられる．これらの合併症は小児期には稀であり，20 歳までに 1/4 の患者が，40 歳までに 80％の患者が何らかの合併症を経験する．血管型 EDS では血管や組織が脆弱なため血管造影や外科的手技に慎重な対応が必要となり，緊急時の対応体制が求められる．血管症状の発症前に（10 代での）気胸の合併も多くみられる．皮膚の過伸展は軽度であり，皮膚の皮下脂肪に乏しく薄いため血管が透けて見える．特に妊婦では動脈破裂，子宮破裂に注意した妊娠管理が必要である．

血管型 EDS は III 型コラーゲン遺伝子（COL3A1）の片方に変異をきたし，III 型コラーゲンの質的ないしは量的異常をきたす常染色体優性遺伝病である．しかし，半数の罹患者は家族歴のない孤発例であり新たに生じた突然変異で発症すると考えられている．

COL3A1 遺伝子は動脈，腸管などの管腔臓器，肺に発現するため，症状としては遺伝子の発現している体中の結合組織（内臓を支えている組織，血管や腸管など）が脆くなる．一度，血管・管腔臓器の過伸展が起き，大血管（大動脈瘤），消化管，子宮の破裂，気胸を突然起こすことになり，時に突然死をきたす．

臨床における診断の流れ

臨床症状と家族歴や類似疾患との鑑別からどの病型の EDS であるかを絞り込むことが重要である．病型により，病理，蛋白解析，尿解析が確定診断に有用な場合がある（表 11-32）．原因遺伝子が判明している場合，確定診断のために遺伝子変異解析も可能である．常染色体優性遺伝形式をきたす病型は家族歴からも遺伝形式を判定でき，家系図の作成は有用である．遺伝学的検査により診断される EDS は，血管型 EDS である．

表 11-32 EDS 各病型の診断における基準となる所見

病型	臨床症状	超微構造	コラーゲン蛋白解析	遺伝子解析	尿解析
古典型（Ⅰ/Ⅱ）	++	++	(+)	+/-	-
関節型（Ⅲ）	+	-	-	-	-
血管型（Ⅳ）	++	(+)	+	++	-
後側彎型（ⅥA）	+++	-	++	++	+++
ⅦA	+++	++	+	++	-
ⅦB	++	+	+++	++	-
ⅦC	+++	+++	+++	++	-

（Mayer K, et al. Eur J Hum Genet. 2010 を改変）

表 11-33 遺伝子検査検体としての genomic DNA と mRNA の違い

	genomic DNA	mRNA
	遺伝情報の基本	genomic DNA から蛋白質へ発現される際の中間産物，転写産物
	exon は intron で分断される	exon のみがつながる
検体	すべての細胞で同じ情報 （末梢血白血球でよい）	発現している細胞が必要 （皮膚生検などの侵襲的手技も）
PCR 反応（数）	反応数多い（exon ごとに反応） PCR primer が多数必要	ひとかたまりで増幅可能 （全翻訳領域を） PCR 反応が少なくてよい （逆転写 RT した cDNA で解析）
解析可能領域	発現しない領域の解析が可能 （promoter, splicing junction も）	発現している領域（mRNA）のみ
結果の特徴	正常 allele と変異 allele の量は等価	変異 allele が正常由来より転写量低下，不安定なことも 変異を見落とすことも （特にナンセンス変異のとき）
解析に必要な情報	exon-intron junction の情報が必要	exon のみの情報で可
安定性	保存容易，安定	不安定

　血管型 EDS は，臨床症状や家族歴により疑われ，Ⅲ型コラーゲン蛋白解析や *COL3A1* 遺伝学的検査により確定される．多発性動脈瘤をきたす（遺伝性）疾患，すなわち Marfan 症候群，Loeys-Dietz 症候群，Arterial Tourosity 症候群などが鑑別疾患となるが，臨床症状からは区別できないこともある（表 11-33）．血管型 EDS と Marfan 症候群とは身体所見で鑑別しうる（表 11-34）．典型的な Marfan 症候群患者は *FBN1* 遺伝子変異が原因であり，クモ肢やクモ状指，水晶体脱臼，大動脈瘤または解離がある．Loeys-Dietz 症候群は常染色体優性遺伝性疾患で，TGFβ 受容体をコードする *TGFB1* および *TGFB2* 遺伝子の変異が原因である．臨床像は個人差が大きく，生後1年以内の動脈瘤とその破裂，頭蓋顔面奇形，Marfan 症候群様の身体所見，家族性大動脈瘤などを呈する．患者の一部では血管型 EDS に類似した臨床症状を認めている．

14. 結合織疾患

表11-34 遺伝性動脈瘤をきたす疾患

疾患名	原因遺伝子	遺伝子座位	OMIM	遺伝形式	随伴症状
Marfan症候群	FBN1	16p13	154700	AD	骨格系症状（クモ状指，側彎，胸郭異常）水晶体亜脱臼など※改定Ghent基準(2010)参照
Loeys-Dietz症候群（LDS）	TGFBR1 TGFBR2	9q22 3p22	610380	AD	眼間解離，口蓋裂・二分口蓋垂動脈蛇行，脳動脈を含む中小動脈瘤Marfan様体型，頭蓋骨早期癒合
血管型Ehlers-Danlos症候群	COL3A1	2q32	130050	AD	薄く透けて見える皮膚，易出血性組織脆弱性（腸管破裂，子宮破裂，血管破裂）
家族性胸部動脈瘤/解離（FTAAD）	AAT1	5q13-q14	607086	AD	上行大動脈が徐々に拡大→解離（A型解離）→破裂大動脈拡張の発症時期や進行度は個人差大
	FAA1	11q23-q24	607086		TAAD1と比較し，胸部・腹部大動脈のみならず，他の動脈系の動脈瘤に及ぶ，より広範な血管系病変
	ACTA2	10q23	611788		胸部大動脈瘤に加え，一部で，皮膚網状皮斑，脳動脈瘤，iris flocculi（虹彩嚢胞の一種），大動脈二尖弁，動脈管開存
	MYH11	16p13	132900		
動脈瘤-骨関節炎症候群（AOS）	SMAD3	15q	603109	AD	変形性関節症を合併する動脈瘤と動脈蛇行

AD：常染色体優性遺伝

	正常な線維芽細胞	vEDS患者の線維芽細胞
ゲノムDNA	wt/wt	wt/mut
mRNA		
蛋白発現（3量体）		
正常なCOL3A1蛋白	1	1/2 × 1/2 × 1/2 = 1/8

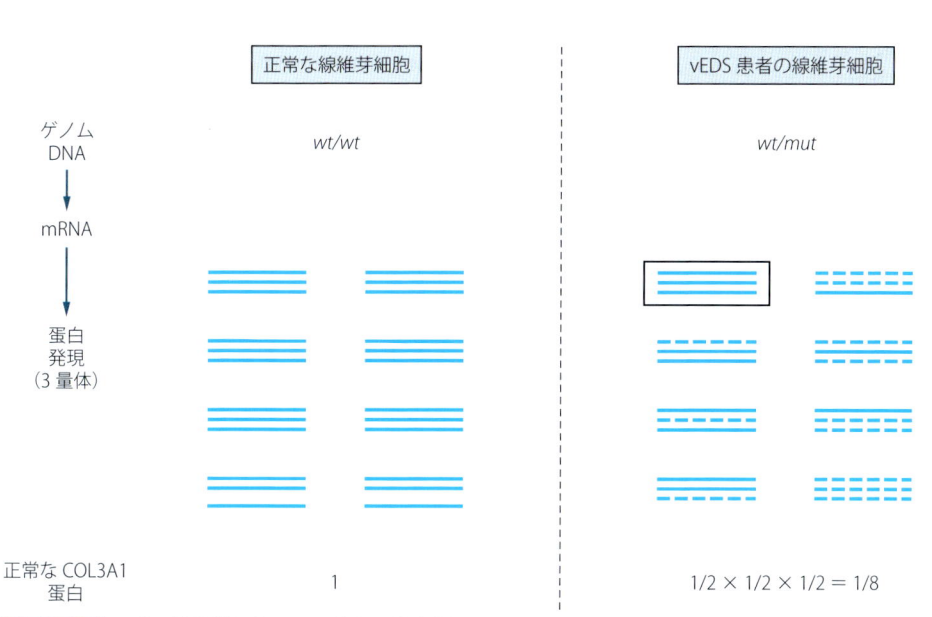

図11-27 正常な線維芽細胞とEDS患者の線維芽細胞

遺伝学的検査の手法

Ⅲ型コラーゲン線維はα1鎖（COL3A1）3本でらせん構造をなし，COL3A1は52エクソンからなる大きな遺伝子である．従来血管型EDSの診断を目指したCOL3A1遺伝子解析は皮膚生検による皮膚線維芽細胞のⅢ型コラーゲン蛋白解析やRNAを用いて行われ侵襲が必要であった．Ⅲ型コラーゲン蛋白解析は，皮膚線維芽細胞の培養による生成コラーゲンを検出するためにRIが用い，また半定量は難しかった．本症におけるCOL3A1遺伝子変異は今までに100例以上報告され部位は様々であり，変異の割合の高いいわゆるhot-spotはないとされている．コラーゲンの遺伝子変異は，らせん部分の3アミノ酸ごとに繰り返し存在するグリシンが他のアミノ酸への置換を起こす点変異（ミスセンス変異），スプライシング異常が主である．らせん部分のグリシンは内側に存在するが，これが他のアミノ酸に置換することで側鎖が大きくなりらせん構造の形成が阻害される．3本鎖のうち，1本でも異常蛋白が存在すると，らせん構造が阻害されるため，1/8しか正常3本鎖となる成熟コラーゲンができない（図11-27）．また，COL3A1変異において，ナンセンス変異や，フレームシフト変異は他のコラーゲンに比べ報告がとても少なく，RNA解析によりこれらの変異を同定できなかったと考えられる（表11-33）．これらの変異はグリシン変異やスプライシング異常と異なり，変異mRNAが壊されるnonsense-mediated mRNA decay（NMD）となり，異常蛋白質ができないため，正常の蛋白質が半分となる（haploinsufficiency）となる．NMDをきたす変異はミスセンス変異やスプライシング異常に比べ症状出現年齢は遅くなり軽症になると考えられている．近年，ゲノムDNAによるCOL3A1遺伝子解析や動脈瘤をきたす（遺伝性）疾患を網羅的に解析する手法が検討されている．

文献

1) Murphy-Ryan M, et al. Hereditary disorders of connective tissue: a guide to the emerging differential diagnosis. Genet Med. 2010; 12: 344-54.
2) Bateman JF, et al. Genetic diseases of connective tissues: cellular and extracellular effects of ECM mutations. Nat Rev Genet. 2009; 10: 173-83.

〈渡邉　淳〉

11. 遺伝子関連検査
15 循環器疾患

遺伝性心疾患の遺伝学的検査

▶遺伝学的検査の位置づけ

　遺伝子異常が原因の代表的心疾患は不整脈と心筋症関連である．これまでは臨床症状や心電図・画像検査などから診断されてきた．近年の分子生物学の進歩により，数多くの原因遺伝子が明らかにされ，遺伝学的検査が疾患の診断に重要な役割を果たすようになりつつある．なかでも遺伝子異常と表現型（臨床病態）との関係が最もよく解明されている先天性QT延長症候群 long QT syndrome（LQTS）では，遺伝子型により薬物治療の選択が異なるなど，遺伝子診断することにより患者特異的な治療の選択が可能となっている．

　一方，循環器疾患では家族性心筋症や突然死症候群などの必ずしも有効な予防法や治療法がない疾患も多い．遺伝子検査により診断が確定する利点もあるが，一方で遺伝する病気であることから生じる患者や家族の悩みも重要な問題である．遺伝学的検査の施行には遺伝カウンセリングを行うなどの倫理面への配慮が必要となる．

▶保険収載されている遺伝学的検査

　循環器領域で遺伝学的検査が保険収載されているのは，LQTSのみである．しかも検査は一部の専門医療機関でのみ行っており，今後は検査の標準化が必要となる．保険収載されていない疾患については，非保険診療として研究機関などが先進医療や研究目的で検査を行っている場合が多い．分子遺伝学的研究の進歩により循環器分野でも疾患の原因遺伝子が多数報告されてきたが，逆にその解析に大きな時間と労力を必要とするなど，従来からのSanger法では限界であり次世代シーケンサーを用いた疾患パネル解析などの進歩による検査の簡便化も課題である．

遺伝学的検査の実際

　濃厚な家族歴を有するなど遺伝学的検査が必要となる循環器疾患は多いが，本稿では診断において遺伝学的検査の役割が大きい不整脈疾患からLQTS，Brugada症候群，カテコールアミン誘発性多形性心室頻拍 catecholaminergic polymorphic ventricular tachycardia（CPVT）を中心に解説し，診断の過程における遺伝学的検査の位置づけと検査法の概要について述べる．その他の不整脈疾患，あるいは心筋症関連疾患については表のみ掲載する．

▶QT延長症候群（LQTS）
疾患について

　LQTSは，心電図におけるQT時間の延長とTorsade de Pointes（TdP）と称されるQRSの極性と振幅が心拍ごとに刻々と変化する多形性心室頻拍を認め，失神や突然死の原因となる症候群である．本症候群は現在までに8つの染色体上に13の遺伝子型が報告されている（表11-35）．遺伝子異常が見つかる確率は現在約6割であり，そのなかで各遺伝子型の頻度は，LQT1が40％，LQT2が40％，LQT3が10％と3つの遺伝子型で約9割を占める．遺伝形式は一般に常染色体優性遺伝であるが，先天性難聴を伴うJervell & Lange-Nielsen症候群は常染色体劣性遺伝である．

　一方で通常は正常なQT時間の心電図を示すが，薬物，電解質異常，徐脈などの二次的

表11-35 遺伝性不整脈疾患の遺伝子異常と機能

タイプ	遺伝子座	遺伝子	イオンチャネル	チャネル機能
QT延長症候群 (LQTS)				
Romano-Ward 症候群				
LQT1	11p15.5	KCNQ1	I_{Ks}	↓
LQT2	7q35-36	KCNH2	I_{Kr}	↓
LQT3	3p21	SCN5A	I_{Na}	↑
LQT4	4q25-27	Ankyrin-B	Na-K ATPase, I_{Na-Ca}	
LQT5	21q22.1-q22.2	KCNE1	I_{Ks}	↓
LQT6	21q22.1-q22.2	KCNE2	I_{Kr}	↓
LQT7	17q23.1-q24.2	KCNJ2	I_{K1}	↓
LQT8	12p13.3	CACNA1C	I_{Ca-L}	↑
LQT9	3p25	CAV3	I_{Na}	↑
LQT10	11q23.3	SCN4B	I_{Na}	↑
LQT11	7q21-q22	AKAP-9	I_{Ks}	↓
LQT12	20q11.2	SNTA1	I_{Na}	↑
LQT13	11q23.3-24.3	KCNJ5	I_{KACh}	↓
Jervell & Lange-Nielsen 症候群				
JLN1	11 (11p15.5)	KCNQ1 (homozygous)	$I_{Ks}(\alpha)$	↓
JLN2	21 (21q22.1-22.2)	KCNE1 (homozygous)	$I_{Ks}(\beta)$	↓
QT短縮症候群 (SQTS)				
SQT1	7q35-36	KCNH2	I_{Kr}	↑
SQT2	11p15.5	KCNQ1	I_{Ks}	↑
SQT3	17q23.1-q24.2	KCNJ2	I_{K1}	↑
SQT4	12p13.3	CACNA1C	I_{Ca-L}	↓
SQT5	10p12.33	CACNB2	I_{Ca-L}	↓
Brugada 症候群				
BrS1	3p21	SCN5A	I_{Na}	↓
BrS2	3p22.3	GPD1L	I_{Na}	↓
BrS3	12p13.3	CACNA1C	I_{Ca-L}	↓
BrS4	10p12.33	CACNB2	I_{Ca-L}	↓
BrS5	19q13.1	SCN1B	I_{Na}	↓
BrS6	11q13.4	KCNE3	I_{to}	↑
BrS7	11q23.3	SCN3B	I_{Na}	↓
BrS8	12p11.23	KCNJ8	I_{K-ATP}	↑
BrS9	7q21.11	CACNA2D1	I_{Ca-L}	↓
BrS10	1p13.3	KCND3	I_{to}	↑
BrS11	17p13.1	MOG1	I_{Na}	↓
BrS12	12p12.1	ABCC9	I_{K-ATP}	↑
BrS13	3p21.2-p14.3	SLMAP	I_{Na}	↓
進行性心臓伝導障害 (PCCD)				
CCD1	3p21	SCN5A	I_{Na}	↓
CCD2	19q13.1	SCN1B	I_{Na}	↓
CCD3	19q13.33	TRPM4	Non-selective cation	
CCD4	1q21.1	GJA5	Connexin-40	↓
早期再分極症候群 (ERS)				
ERS1	12p11.23	KCNJ8	I_{K-ATP}	↑
ERS2	12p13.3	CACNA1C	I_{Ca-L}	↓
ERS3	10p12.33	CACNB2	I_{Ca-L}	↓
ERS4	7q21.11	CACNA2D1	I_{Ca-L}	↓
ERS5	3p21	SCN5A	I_{Na}	↓
カテコラミン誘発性多形性心室頻拍 (CPVT)				
CPVT1	1q42-q43	RYR2	RyR	↑
CPVT2	1p13.3-p11	CASQ2	RyR	↑
CPVT3	17q23.1-q24.2	KCNJ2	I_{K1}	↓
CPVT4	6q22.31	TRDN	Triadin	
CPVT5	14q32.11	CALM1	CaM1	

表 11-36 先天性 QT 延長症候群の診断基準

			点数
心電図所見	A.	QTc*≧480 ms	3
		460～470 ms	2
		450～460 ms	1
	B.	運動負荷後回復期 4 分の QTc*≧480 ms	1
	C.	Torsade de pointes †	2
	D.	T 波交互脈	1
	E.	Notched T 波（3 誘導以上）	1
	F.	年齢不相応の徐脈‡	0.5
臨床症状	A.	失神発作†　ストレスを伴う	2
		ストレスを伴わない	1
	B.	先天性聾	0.5
家族歴§	A.	確実な家族歴	1
	B.	突然死の家族歴（＜30 歳）	0.5

3.5 点以上：診断確実
1.5～3.0 点：疑い
1 点以下：可能性低い

心電図の評価は，基準項目の心電図所見に影響を与えるような薬剤や疾患が存在していない条件下で行う．
*：QTc 時間は Bazett の補正式で求める．†：相互排他的とする．‡：2%以下の年齢不相応の安静時心拍数．
§：同一家族に対して A と B の項目を加算しない．

要因を契機に QT 延長や TdP といった不整脈を呈するものを後天性 LQTS という．後天性 LQTS の一部にも何らかの遺伝子バリエーションや異常を持つことが知られている．

臨床における診断の流れ

臨床的には心電図の QT 延長と臨床症状（失神発作や心室性不整脈），家族歴の有無などによって診断され（表 11-36）[1]，スコアの点数が 3.5 点以上あれば LQTS と診断され，さらに遺伝子型を調べることで診断確定と予後推定や治療法の選択につながる．ただし臨床的に LQTS と診断されても，必ずしも既知の遺伝子に異常が検出されない例もある．

一方，本邦では学童期の検診で心電図を記録する機会が多いため，無症状であっても心電図上 QT 延長を指摘されることが多い．では偶然，心電図検査で QT 延長を認めた全例に遺伝子診断を行うべきか？ 2011 年の HRS/EHRA の指針[2]によれば，1) 循環器医が病歴，家族歴，安静時または運動やカテコールアミン負荷検査時の 12 誘導心電図から強く LQTS を疑う，2) 無症状であっても QT 延長（QTc＞480 ms：小児，QTc＞500 ms：成人）を他の二次的な QT 延長要因を排除しても認める，以上の場合に遺伝子診断が「推奨」されている．3) 無症状であり QTc 延長が比較的軽度（QTc＞460 ms：小児，QTc＞480 ms：成人）の場合は遺伝子検査は「考慮可」．4) 発端者に遺伝子異常が見つかった場合の家族については，「当該遺伝子異常の有無」について調べることが勧められている．

検査の手法

LQT1～3 患者では遺伝子診断のみならず，遺伝子型による予後の違いや特異的な TdP 発作の誘因と対策（治療法）が示されている（表 11-37）．さらに各原因遺伝子上の変異部位別の予後の違いも報告されており，LQT1 患者では，*KCNQ1* 遺伝子上の膜貫通領域に変異を有する患者は C 末端領域に変異を有する患者に比べて[3]，LQT2 の *KCNH2* 遺伝子上の pore 領域のミスセンス変異を有する患者ではそれ以外の領域に変異を有する患者に比べて，心事故の発生率が高い[4]．

このように先天性 LQTS は遺伝子検査の臨

表 11-37　遺伝子型別の臨床的特徴と特異的治療

	LQT1	LQT2	LQT3
頻度	40%	40%	10%
T波形態	Broad T	Low amplitude & Notched T	Late-appearing T
TdPの誘因（臨床）	運動中，直後（水泳中）	急激な緊張（目覚し時計）	安静中，睡眠中
β遮断薬	＋＋＋＋＋	＋＋＋	−
（有効率）	74%	63%	？%
Na⁺チャネル遮断薬（メキシレチン）	＋＋＋	＋＋＋	＋＋＋＋＋
ペースメーカー	＋＋	＋＋＋	＋＋＋＋＋

床利用が最も進んでいる疾患の1つであるが，心電図上QT延長は明らかにもかかわらず通常の遺伝子検査でLQT1～3の遺伝子異常を認めない患者もおよそ3割認める．このような原因不明のLQTS患者において次世代シーケンサーを用いた全エクソン解析などによりカルモジュリン遺伝子（$CALM2$）に変異も報告され[5]，さらにこの中にはカテコールアミン感受性多形性心室頻拍（CPVT）との合併もあるといわれる．今後の研究によりさらに原因遺伝子の報告は増えるであろう．逆に検診や家族のスクリーニングなどでQT時間はあまり延長していないが遺伝子変異のキャリアである場合もある．同じ遺伝子を有しても家族内で重症度の程度が異なったりするため，原因遺伝子以外に他の修飾因子の影響も考える必要がある．

▶Brugada症候群
疾患について

Brugada症候群は，右前胸部誘導（V_1～V_3）心電図における特徴的なST上昇と心室細動（VF）を主徴とし，日本人を含むアジア人の成人男性に多い突然死の原因として知られている．本症候群は，これまでに13の関連する遺伝子が報告されている（表11-35）．しかしながらLQTSとは異なり，心筋のNaチャネルのαサブユニットをエンコードする$SCN5A$遺伝子の異常は15～20%に認める以外の遺伝子異常が見つかる率は低い．さらに$SCN5A$異常は必ずしもBrugada症候群にのみ特異的な遺伝子異常ではなく，進行性心臓伝導障害（PCCD）や先天性QT延長症候群3型（LQT3），特発性心室細動，洞不全症候群（SSS）など様々な遺伝性不整脈の原因遺伝子としても報告されている（表11-35）．このような$SCN5A$異常を有する疾患群をまとめてNaチャネル病と呼ぶこともある．

臨床における診断の流れ

心電図の$V_{1\sim3}$誘導のうち少なくとも1つ以上の誘導で典型的なCoved型（Type I）ST上昇を認めた場合にBrugada症候群と診断される．失神や心室細動などの症状がある場合と，まったく無症状で検診でBrugada型心電図を指摘される場合がある．Brugada症候群は欧米に比べて日本を含むアジア人に多く，Brugada型心電図を有する頻度はわが国では全人口のおおむね0.2%程度と考えられている．

検査の手法

Brugada症候群における遺伝子異常はLQTSのような遺伝子型と表現型が確立されたものではない．したがって例えば心電図でBrugada症候群と診断されただけで，遺伝子検査まで行う臨床的意義はない．失神や心室細動など症状があり，70歳未満の突然死や前述の徐脈性不整脈などの家族歴または血縁者

にBrugada型心電図を有する場合には遺伝的異常を疑い検査を行ってもよい．しかしBrugada症候群の代表的な遺伝子 *SCN5A* は様々な遺伝性不整脈疾患に共通する異常であり，それ単独でBrugada症候群の診断や予後にどう関係するかいまだよくわかっておらず，Brugada症候群においては遺伝子異常が病態に直結するわけではないことを留意しておく必要がある．

最近Brugada症候群に関してゲノムワイド関連解析（GWAS）を実施し，*SCN5A*の他にその近傍にあるNaチャネル遺伝子の*SCN10A*と6番染色体にある*HEY2*がBrugada症候群の関連すると報告された[6]．*SCN10A*は心筋内の神経やで伝導系に強く関与するNaチャネル遺伝子であり，一方 *HEY2* は *SCN5A* をコントロールする転写因子の1つであり，*SCN5A*蛋白発現量に関係すると思われる．近年の遺伝子検査機器や解析コンピュータの進歩により，重症の家族例を含む家系について次世代シークエンサーを用いた網羅的全ゲノム解析や全エクソーム解析などを実施することにより新たな関連遺伝子が見つかる可能性は大いにある．

▶カテコールアミン誘発性多形性心室頻拍（CPVT）

疾患について

カテコールアミン誘発性多形性心室頻拍（CPVT）は運動や情動ストレス，カテコールアミンの投与で二方向性あるいは多形性の心室頻拍が誘発され心室細動に移行して失神，突然死に至る可能性がある．

臨床における診断の流れ

運動中の失神や心室性不整脈（特に2方向性の期外収縮の出現）が診断の大きな根拠となる．逆にいえば安静時の心電図は正常なため，運動負荷を行わないと診断できないことが多い．運動中やストレスにより心事故を起こすことが多いため，LQTSとの鑑別が重要になる．突然死の家族歴を有する場合にも遺伝子診断を行う意義は大きい．

検査の手法

現在まで5つの亜型が報告されている[7]．CPVT1はCPVT全体の約半数を占めるとされ，常染色体優性遺伝でリアノジン受容体（*RyR2*）異常が原因である．発症年齢は10歳前後で10%程度が突然死すると言われている．CPVT2の頻度は1%ほどでカルセクエストリン（*CASQ2*）が原因であり，常染色体劣性遺伝でホモ接合体のため重症で，発症年齢も7歳と若く突然死の危険性が高い．一般的には *RyR2* と *CASQ2* まで検査する．ただし *RyR2* は異常に大きな遺伝子であるため，現在の方法では全エクソンを調べるのに相当な時間を要する．

そのほかのCPVTに関連する遺伝子は頻度は1%以下と極めて稀であるが，*TRDN*，*CALM1* ともにCa調節に関係する蛋白である．また興味深いものとしてCPVTに関連する遺伝子異常には *KCNJ2*（LQT7），*ANK2*（LQT4）などのQT延長症候群とオーバーラップするものもあり，最近では *CALM1* についてもQT延長症候群の原因としても報告がある[8]．

▶そのほかの遺伝性不整脈疾患・心筋症などに合併する不整脈

前述のLQTS，Brugada症候群，CPVT以外にも，表11-35にあるようにQT短縮症候群，進行性心臓伝導欠損（PCCD），早期再分極症候群や家族性徐脈（洞不全），心房細動なども遺伝子異常が報告されている．QT短縮症候群は非常に稀な疾患であるが，あるいはPCCDや家族性徐脈などは数多くの報告がありNaチャネル異常など遺伝子異常が報告されている．さらに家族性の心筋症（表11-38）などに合併した不整脈疾患も多く，特に肥大

表 11-38 心筋症関連遺伝子

心筋症病型	遺伝形式	遺伝子座	遺伝子	コードする蛋白
HCM/DCM/RCM	AD	14q12	MYH7	心筋βミオシン重鎖
HCM/DCM	AD	1q32	TNNT2	心筋トロポニン T2
HCM/DCM	AD	15q22.1	TPM1	αトロポミオシン
HCM/DCM	AD	11p11.2	MYBPC3	心筋ミオシン結合蛋白 C
HCM	AD	3p21.3–p21.2	MYL3	心室型ミオシン必須軽鎖
HCM	AD	12q24.11	MYL2	心室型ミオシン調節軽鎖
HCM/DCM/RCM	AD, AR	19q13.4	TNNI3	心筋トロポニン I
HCM/DCM	AD	15q14	ACTC	心筋αアクチン
HCM/DCM	AD	2q31	TTN	タイチン・コネクチン
HCM/DCM	AD	20q12-q13.11	TNNC2	心筋トロポニン C type 2
HCM	AD	14q12	MYH6	心筋αミオシン重鎖
HCM/DCM	AD	11p15.1	CSRP3	筋 LIM 蛋白, MLP
HCM	AD	3p25	CAV3	カベオリン 3
HCM/DCM	AD	17q12	TCAP	テレトニン (Tcap)
HCM/DCM	AD	10q22.2	VCL	メタビンキュリン
HCM	AD	20q13.12	JPH2	junctophilin 2
HCM	AD	1q42.13	OBSCN	オブスキュリン
HCM	AD	4q26-q27	MYOZ2	カルサルシン・ミオジェニン
HCM/DCM	AD	10q23.31	ANKRD1	cardiac ankyrin repeat protein (CARP)
DCM/RCM	AD	2q35	DES	デスミン
DCM (Laminopathy)	AD	1q22	LMNA	ラミン A/C
DCM	AD	17q21	SGCA	δサルコグリカン
DCM	AD	1q42-q43	ACTN2	αアクチニン 2
DCM/LVNC	AD	10q22.3-q23.2	LDB3	ZASP/サイファー
DCM	AD	6q22.1	PLN	フォスフォランバン
DCM	AD	12p12.1	ABCC9	K_{ATP} チャネル
DCM	AD	3p21	SCN5A	心筋 Na チャネル
DCM/HCM	AD	11q22.3-q23.1	CRYAB	αB クリスタリン
DCM	AD		FHL2	four and a half LIM domains protein 2
DCM/HCM	AD	10q21.3	MYPN	ミオパラジン
DCM	AD	10q25.2	RBM20	RNA 結合モチーフ蛋白 20
DCM/HCM	AD	1p31.1	NEXN	ネキシリン
DCM	AD	10q25.2-q26.2	BAG3	BAG3
DCM	XR	Xp21.2	DMD	ジストロフィン
DCM	XR	Xq28	EMD	エメリン
DCM/LVNC	XR	Xq28	TAZ	タファジン/G4.5
DCM	XR	9q31-q33	FKTN	フクチン
DCM/ARVC	AR	6p24	DSP	デスモプラキン
DCM/ARVC	AR, AD	17q21	JUP	プラコグロビン
ARVC	AD	12p11	PKP2	プラコフィリン 2
ARVC	AD	14q24	TGFB3	TGFβ3
ARVC	AD	1q43	RYR2	リアノジンレセプター
ARVC	AD	18q12.1	DSG3	デスモグレイン 3
ARVC	AD	3p25.1	TMEM43	LUMA
LVNC	AD	18q12	DTNA	αジストロブレビン
HCM-like	AD	7q36.1	PRKAG2	AMP 活性化プロテインキナーゼ
Pompe 病	AR	17q25.2-q25.3	GAA	α1,4 ガラクトシダーゼ
Fabry 病	XR	Xq22	GLA	αガラクトシダーゼ
Donan 病	AR	Xq24	LAMP2	リソゾーム蛋白 (LAMP2)

HCM: 肥大型心筋症, DCM: 拡張型心筋症, RCM: 拘束型心筋症, LVNC: 左室緻密化障害,
ARVC: 不整脈原性右室心筋症, AD: 常染色体優性遺伝, AR: 常染色体劣性遺伝,
XR: X 連鎖劣性遺伝

型心筋症(HCM)，拡張型心筋症(DCM)，不整脈原性右室心筋症(ARVC)などがある．

文献

1) Schwartz PJ, et al. Impact of genetics on the clinical management of channelopathies. J Am Coll Cardiol. 2013; 62: 169-80.
2) Ackerman MJ, et al. Hrs/ehra expert consensus statement on the state of genetic testing for the channelopathies and cardiomyopathies this document was developed as a partnership between the heart rhythm society (HRS) and the European Heart Rhythm Association (EHRA). Heart Rhythm. 2011; 8: 1308-39.
3) Shimizu W, et al. Mutation site-specific differences in arrhythmic risk and sensitivity to sympathetic stimulation in the lqt1 form of congenital long qt syndrome: Multicenter study in japan. J Am Coll Cardiol. 2004; 44: 117-25.
4) Shimizu W, et al. Genotype-phenotype aspects of type 2 long qt syndrome. J Am Coll Cardiol. 2009; 54: 2052-62.
5) Makita N, et al. Novel calmodulin mutation associated with congenital arrhythmia susceptibility. Circ Cardiovasc Genet. 2014; 7: 466-74.
6) Bezzina CR, et al. Common variants at scn5a-scn10a and hey2 are associated with brugada syndrome, a rare disease with high risk of sudden cardiac death. Nature Genet. 2013; 45: 1044-9.
7) Leenhardt A, et al. Catecholaminergic polymorphic ventricular tachycardia. Circ Arrhythm Electrophysiol. 2012; 5: 1044-52.
8) Crotti L, et al. Calmodulin mutations associated with recurrent cardiac arrest in infants. Circulation. 2013; 127: 1009-17.

〈相庭武司，清水　渉〉

16 先天代謝異常

先天代謝異常の遺伝学的検査

▶遺伝学的検査の位置づけ

　先天代謝異常症の大部分は，常染色体劣性遺伝あるいはX連鎖劣性遺伝形式の単一遺伝子病である．先天代謝異常症の確定診断は，異常代謝産物の同定（化学診断）や酵素診断により行われてきた．またタンデムマス分析の普及により迅速に有機酸や脂肪酸の代謝異常をスクリーニングすることも可能になった．しかし病態を反映した検体を時間的に採取できず診断に苦慮したり，病因となる酵素の発現が肝臓など限られた臓器で侵襲的な手技を伴うため検査の実施に難渋することがある．近年の分子生物学的手法による病因解明の結果，ほとんどの疾患で責任遺伝子が同定され遺伝子変異の検出により診断することが可能になった（図11-28）．

　このような状況から遺伝学的検査が様々な疾患で汎用されるようになってきた．遺伝子検査は，ゲノムDNAの抽出に始まりPCRそしてシークエンスと進むが，手技が共通であり職人的な熟練や検体の特殊な処理や保存を要求されることはない．しかし責任遺伝子のすべてを調べることは費用対効果の面からも現実的でなく，一般的に行われているエクソンとイントロン周辺の塩基配列を解析する方法では検出できない変異もあることを銘記すべきである．変異が見つかった場合はそれが本当に疾患の原因となっているかを慎重に判断する．新規変異ではいわゆる多型の可能性も考えられる．

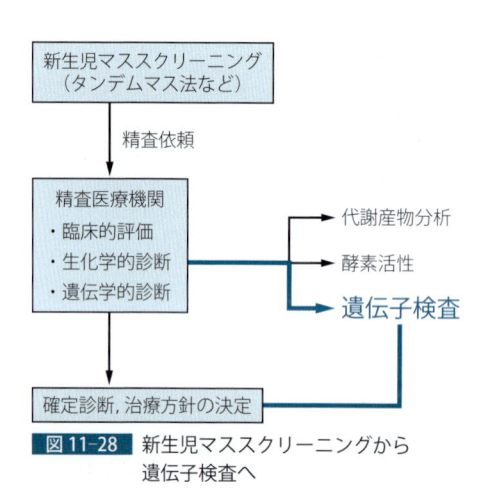

　先天代謝異常症の遺伝子検査を実施するにあたっては，病因酵素や代謝産物の分析による情報を必ず得て，変異のみが一人歩きしないようにすることが重要である．一方でX連鎖劣性遺伝疾患において，保因者診断や発症可能性のある女性保因者の診断では生化学的検査のみでは困難な場合が多く，遺伝子検査が大きな力を発揮する．

　遺伝学的検査を行うにあたっては，日本医学会「医療における遺伝学的検査・診断に関するガイドライン」[1]などを参考にして倫理的な配慮を十分に行う．多くが希少疾患であるため実際に診療の経験のある医師や研究者は限られているが，できる限り最新の情報を得るように努め臨床遺伝専門医が中心となり遺伝カウンセリングを進める．遺伝学的には常染色体劣性遺伝やX連鎖劣性遺伝形式をとるので，ある先天代謝異常症の子どもが生まれた夫婦にとって，次の子の罹患確率，出生前診断や出生後早期診断と治療の有用性，

図11-28 新生児マススクリーニングから遺伝子検査へ

▶保険収載されている先天代謝異常の遺伝学的検査

遺伝学的検査は以下の遺伝子疾患が疑われる場合に行われるものとし，患者1人につき1回算定できる．

- 中枢神経白質形成異常症
- ムコ多糖症1型，2型
- Gaucher病，Fabry病，Pompe病
- フェニルケトン尿症（PKU），ホモシスチン尿症，メープルシロップ尿症
- イソ吉草酸血症，メチルクロトニルグリシン尿症，HMG血症，複合カルボキシラーゼ欠損症，グルタル酸血症1型，
- MCAD欠損症，VLCAD欠損症，MTP（LCHAD）欠損症，CPT1欠損症，
- 先天性銅代謝異常症

検査はシークエンス法，PCR法，酵素活性測定法，培養法の中から適切な方法で実施する．また検査の実施にあたっては厚労省および関係学会のガイドラインを順守することが求められる．

遺伝学的検査の実際

上記のように先天代謝異常では酵素診断に代わって遺伝子検査が広く用いられるようになってきた．代表的な疾患について遺伝学的検査の臨床応用について述べる．

▶高フェニルアラニン血症

疾患について

マススクリーニングにて発見される高フェニルアラニン血症には，フェニルアラニン水酸化酵素（PAH）の先天的欠損症であるPKUと補酵素テトラヒドロビオプテリンの遺伝的合成障害であるBH$_4$欠乏症に大きく分けられる．PKUでは治療反応性のタイプ（BH$_4$反応性PKU）が含まれる．ビオプテリン代謝異常による高フェニルアラニン血症は1〜2%と頻度は低いが神経伝達物質の欠乏を合併することから鑑別を要する．このようにスクリーニング陽性の高フェニルアラニン血症にはいくつかの病型があり治療方針が異なる．日本人PKU症例の検討から頻度の高い*PAH*遺伝子変異と臨床的なサブタイプと関連が明らかになり，遺伝学的検査が有用な疾患である[2]．

臨床における診断の流れ（図11-29）

日齢5〜7日目に実施される新生児マススクリーニングで血中フェニルアラニン高値（2 mg/dL以上）を繰り返し認めた症例が精査の対象となる．まずビオプテリン1回負荷試験を行い，血中フェニルアラニンの正常化や著明な低下があればBH$_4$欠乏症である．完全にビオプテリン不応であれば古典型PKUと診断できるが，20%以上の部分的な低下があればBH$_4$反応性PKUを考慮して後にビオプテリン4回負荷試験や1週間負荷試験を要する．

このようにビオプテリン負荷試験による鑑別の段階で，早期の遺伝子診断がビオプテリン反応性を含めた病型の決定に有用である．また遺伝子診断の結果から予想される重症度（残存酵素活性）に基づく治療方針（フェニル

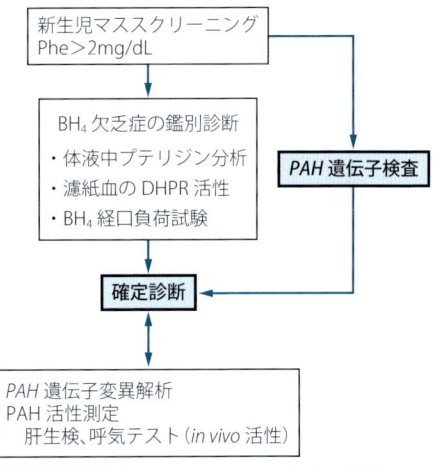

```
新生児マススクリーニング
Phe>2mg/dL
    ↓
BH₄欠乏症の鑑別診断
・体液中プテリジン分析      →  PAH遺伝子検査
・濾紙血のDHPR活性
・BH₄経口負荷試験
    ↓
確定診断
    ↓
PAH遺伝子変異解析
PAH活性測定
  肝生検，呼気テスト（in vivo活性）
```

図11-29 高フェニルアラニン血症の鑑別

アラニン制限の度合い)の決定ができる．

検査の手法

図11-29にマススクリーニングにて高フェニルアラニン血症が発見された際の遺伝子検査の位置づけを示した．検査は PAH の全エクソンとイントロンの近傍のシークエンスにより解析するが，代表的な変異では PCR-RFLP 法により検出可能である．民間検査機関による臨床検査としての提供はないので受託可能な研究施設に依頼する．

▶シトリン欠損症(NICCD, CTLN2)
疾患について

シトリンは SLC25A13 にコードされるミトコンドリア内膜に局在するアスパラギン酸グルタミン酸輸送体(AGC)である．この遺伝的欠損が新生児肝内胆汁うっ滞症(NICCD)と成人発症Ⅱ型シトルリン血症(CTLN2)を引き起こすことが判明した．NICCD は1歳頃までに症状が消失し，見かけ上健康な時期(適応・代償期)に入るが，成人期に CTLN2 として再発する可能性が示唆されている．

臨床における診断の流れ(図 11-30)

NICCD は，遷延性黄疸，脂肪肝，シトルリン・メチオニン・フェニルアラニンなどの各種アミノ酸の上昇，あるいはガラクトースの上昇を伴う．新生児マススクリーニングにてフェニルケトン尿症やガラクトース血症の疑いで精査となることがある．胆汁うっ滞，黄疸，低蛋白血症，凝固異常などの多彩な症状や検査所見は一過性であり出現時期や程度も様々なため見逃されることが多い．新生児期に発見されなかった症例は，その後胆汁うっ滞による白色便のため生後1ヵ月の先天胆道閉鎖症のマススクリーニングや乳児検診で発見されることもある．NICCD は1歳頃までに症状が消失し，見かけ上健康な時期(適応・代償期)に入るが，成人期に2型シトルリン血症として再発する可能性が示唆されている．

CTLN2 は 10～70 歳代に意識障害や行動障害で発症するため，初診時にはうつ病，てんかん，統合失調症など精神疾患と誤診される．高アンモニア血症と血中シトルリンの上昇が特徴的である．NICCD から回復した代償期や CTLN2 発症前の健康期にも血中シトルリンの高値，乳酸/ピルビン酸比の上昇，酸化ストレスマーカーなどの異常所見を認めることがある．

検査の手法

日本人シトリン欠損症における SLC25A13 遺伝子の代表的な 11 の変異が明らかにされている．これにより95%以上の日本人の変異がカバーされるので，積極的に遺伝子検査を行い早期治療と予後改善をはかることができる．変異を含むエクソンおよび近傍イントロンのシークエンスによって解析するが，最近 real-time PCR を用いた迅速診断法も報告された[3]．

▶糖原病Ⅰ型(von Gierke 病)
疾患について

グルコース-6-ホスファターゼ(G6Pase, G6PC)の遺伝的欠損があるため，グルコース

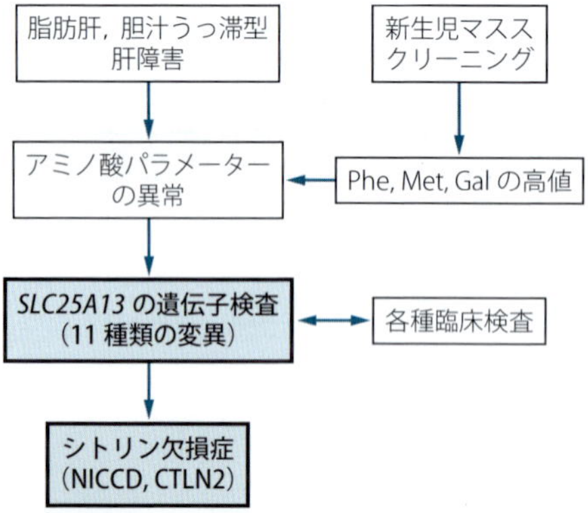

図 11-30 遺伝子検査によるシトリン欠損症の確定診断

6-リン酸を加水分解してグルコースを生成することができない．肝臓や腎臓に大量のグリコーゲンが蓄積し，低血糖と2次的な糖代謝障害を呈する．亜型であるⅠb型（G6Pトランスロカーゼ欠損症）では顆粒球の減少と機能異常による易感染性を伴う．

臨床における診断の流れ

臨床的な特徴から診断にいたることも多い．肝腫大があり立位では腹部が突出して見え，頬部がふっくらし丸顔でいわゆる人形様の顔貌である．成長速度は遅延し低身長である．乳幼児期は食事間隔が空くと低血糖をきたしやすく，低血糖症状が重篤であれば知能への影響がある．一般検査ではAST，ALTの高値に加え，乳酸，トリグリセリド，遊離脂肪酸，コレステロール，尿酸が上昇する．Fernandes負荷試験により肝型糖原病の鑑別を行うが，Ⅰ型ではグルコース負荷で乳酸が低下するのが特徴である．

検査の手法

日本人Ⅰa型患者では，高頻度変異g727tを調べることで約90％以上の症例の診断が可能である[4]．また，Ⅰb型の一部はW118R変異を検出することにより診断できる．いずれの変異もダイレクトシークエンス法によって検出する．

新しい検査法の導入

次世代シークエンサー技術の開発によりヒトの全ゲノム解析（約30億塩基対）が可能となった．しかし大量に生成されたデータを読み解くためには高い専門性，さらに費用と時間を要する．直ちに臨床応用されるわけではないが近い将来，原因不明の疾患へアプローチする王道になっていくであろう．現在利用されている効率のよい方法としてエクソーム解析がある．これはエクソンのみを網羅的にキャプチャーし次世代シークエンサーにかけすべての変異を洗い出す．この中から対象疾患に共通の変異や遺伝形式に合う候補変異を抽出する．変異と疾患の表現型の関連を調べることで，経費と時間は大幅に削減され，酵素蛋白の構造に影響を与える配列情報を網羅的に得ることができる．

文献

1) 日本医学会．医療における遺伝学的検査・診断に関するガイドライン．http://jams.med.or.jp/guideline/genetics-diagnosis.html.
2) Okano Y, et al. Molecular characterization of phenylketonuria in Japanese patinets. Hu Genet. 1998; 103: 613-8.
3) Kikuchi A, et al. Simple and rapid genetic testing for citrin deficiency by screening 11 prevalent mutations in *SLC25A13*. Mol Genet Metab. 2012; 105: 553-8.
4) Akanuma J, et al. Glycogen storage disease type 1a: Molecular daignosis of 51 Japanese patients and characterization of splicing mutations by analysis of ectopically transcribed mRNA from lymphoblastoid cells. Am J Med Genet. 2000; 91: 107-12.

〈長尾雅悦〉

17 染色体異常症

遺伝学的検査としての染色体検査

　染色体異常に対する遺伝学的検査は，当然ながら染色体検査である．染色体検査は歴史的にも最も古くから行われてきた遺伝学的検査である．

　染色体検査は，1974年から保険適応となり，81年には分染法も適応となった．現在では，分染法に加え，FISH(fluorescence in situ hybridization)も染色体検査の1つとして広く行われている．国内でFISH法が広く臨床検査として受け入れられたのは90年代前半である．多くの商業ベースのキット化されたプローブが導入され，検査センターも採用することとなった．しかし，染色体検査は，他の一般臨床検査と異なり，異常が判明した場合にはその人の一生を左右するほど重大な影響を有する検査でもあることを理解しておく必要がある．染色体検査は，「検査」といいながら診断そのものを含んでいる．そのために，検査の適応から限界，得られた結果の解釈に至るまで慎重な対応が必要となる．解析を担当する検査室は患者をみているわけではないので，深く解釈を加えていない．最終的な解釈は担当医に任されている．時代は，FISH検査から，より詳細な結果が得られるマイクロアレイ染色体検査にいたり，ますます解釈の重要性が指摘される．

　わが国では日本人類遺伝学会の呼びかけで遺伝医学関連10学会による「遺伝学的検査に関するガイドライン」(10学会によるガイドライン，2003)が作成され，診療の中で遺伝学的検査を行う際の実施基準が定められた．さらに，遺伝医療の発展を目標に日本人類遺伝学会では，遺伝学的検査としての染色体検査の重要性を念頭において，「遺伝学的検査としての染色体検査ガイドライン」(日本人類遺伝学会，2006)を制定した．検査の標準化のためのガイドラインという位置づけである．検査に臨む者は第一に，こうしたガイドラインを熟知しておく必要がある．当然のことながら，検査を担当する者に対しても一定の技術と責任が求められる．これらのガイドラインに先行して日本人類遺伝学会では1994年より臨床細胞遺伝学認定士制度を発足させ，染色体検査担当者の技術知識の向上を図っている．検査の技術的方法だけでなく，検査の目的，限界，結果の意義，適応，診療全体の中での意義を十分理解しておく必要がある．

染色体検査の実際

▶染色体分染法

　染色体分染法は，単染法では同定が難しいヒトC群染色体も，特異的なバンドを出すことにより同定を可能にする技術である．分染法に基づいた標準核型と核型標記法が，国際命名規約として定められている．1971年にISCN(International System for Human Cytogenetic Nomenclature)としてまとめられ，現在標準とされているのは，ISCN2013である．染色体分析技術の進歩により記載法も改良を加えられている．代表的な分染法を概説する．

Q分染法

　蛍光色素のキナクリンマスタードで染色する．濃淡バンドのコントラストが弱いが，前

処理がなく，染色体の形態がよく保たれるので，分染法の中では最も安定した標本が可能である．また，本法は，染色体の異形成や変異体も検出できる．Y 染色体長腕に強い蛍光を検出できる．蛍光退色は早い．

G 分染法

濃淡バンドパターンも鮮明で，標本の長期保存も可能である．最も広く普及している．バンド鮮明さは，標本の作製法や試薬による処理条件に影響を受ける．最も簡便で広く採用されているのは，トリプシン法（GTG 法）である．

R バンド法

G バンドあるいは Q バンドとは濃淡が反転したバンドとして検出されるので，R バンド（reversed）と呼ばれる．染色体末端部も濃染するので，末端部の小さな構造異常検出に有用とされる．5-ブロモデオキシウリジンを取り込ませる方法による場合，分染像は DNA 後期複製パターンに相当する．二重染色法も多数知られている．

C バンド法

構成的異質染色質（constitutive heterochromatin）が特異的に染色される．第 1，第 9，第 16 および Y 染色体の変異性は C バンドの大きさに反映され，遺伝的なマーカーとなる．

NOR 染色法

核小体（仁）形成部（NOR）を特異的に染色する．D 群（13-15）および D 群（21-22）の短腕部付随体近くが染色される．銀染色する方法（Ag-NOR 法）が広く使われている．

▶FISH 法

FISH 法の適応

既知症候群で，G 分染法で検出できないが，FISH 法で診断可能な疾患が多く知られている．FISH 法も保険収載された染色体検査の 1 つと見なされている．FISH 検査を進める上で考慮すべき点として，1) 疾患ごとに考えた場合，FISH で診断可能な微細構造異常例はその疾患全体のどれくらいの割合を占めているのか？ 2) FISH により診断可能な疾患では，FISH 検査で臨床症状をどこまで推測できるか（FISH 解析による genotype-phenotype 相関をどこまでいえるか）？ 3) FISH 検査の解像度はどれくらいか（診断可能なゲノム欠失あるいは重複の限界）？ などがある．臨床の現場では，これらを理解した上で検査依頼（あるいは自らでの解析）をする必要がある．

FISH 法の利点と限界

FISH は，微細欠失や微細転座を視覚的に確実に検出できる．しかし，微細重複，特に 1Mb 以下の重複を正確に判定することは難しい．また，解析対象領域に適したプローブを入手できることが前提となる．低頻度モザイクの検出では，G 分染法よりはるかに優れる．また，解析において G 分染法ほどの熟練を要さないために，迅速な結果報告が可能である．最近，Down 症候群（21 トリソミー）や 18 トリソミーの診断で FISH での迅速な診断のみを行って，G 分染法が行われない例がある．この場合，他の染色体異常を見落とす可能性や，転座を見落とす可能性があり，G 分染法は省略すべきではない．一般に採用されている FISH 検査対象疾患プローブは主に商業的に入手できるものが中心である．臨床的に診断できても FISH で検出できる微細欠失例の割合は疾患ごとに大きく異なる．Prader-Willi 症候群や Angelman 症候群では，FISH で欠失を認めなかった場合でも片親ダイソミーやインプリンティング異常による発症を考慮しなければいけない．一方，Williams 症候群では FISH 検査でほぼすべての例が診断可能であり，欠失がない場合には Williams 症候群とした臨床診断をもう一度考え直すべきである．正確な遺伝学的診断を行うことは，

次子での再発率の評価など遺伝カウンセリングに極めて有用である．Sotos症候群やPrader-Willi症候群微細欠失例で親の微細転座に由来する例はないが，Miller-Dieker症候群やWolf-Hirschhorn（4p-）症候群では親の微細転座例が存在し，転座の有無を確認するために親のFISH検査が適応となる．

▶マイクロアレイ染色体検査

マイクロアレイ染色体検査は，前述のG分染法，FISH法と異なり，保険適応となっていない．診療として行うことには限界がある．しかし，海外でもその有用性が確認されているように，原因不明の多発奇形や発達遅滞症例に対する診断的検査としては第1選択となりつつある．

検査の適応

マイクロアレイ染色体検査の適応は，原因不明の多発奇形・発達遅滞，自閉症スペクトラムなどである．一方で，適応外疾患も十分心得ておく必要があり，Down症候群や18トリソミーなどの異数性染色体異常症や，Williams症候群，22q11.2欠失症候群などの既知の微細欠失症候群が適応外とみなされる．また，既知染色体異常症や遺伝性疾患で，臨床症状と診断に矛盾が生じる場合も適応となる．基本としてはG分染法と同じく，児で臨床的意義のあるCNVが検出された場合には，FISH法など別の方法で児のCNVを再検証し，それに基づき両親のFISH検査を行う．

検査の利点と限界

原因不明の精神遅滞症例に対するマイクロアレイ染色体検査での臨床的意義あるCNV（copy number variant）の検出率は，平均すると10〜15％程度である[1]．

マイクロアレイ染色体検査は，原理から大きく2つのプラットフォームに分かれる．1つはオリゴプローブによるcomparative genomic hybridization（CGH）アレイで，もう1つは，SNPを利用したSNPアレイである．後者の場合には片親ダイソミーの検出も可能である．また，それぞれについてアレイの解像度には様々なバリエーションがあり，解像度が異なる．例えば60Kのオリゴアレイ CGHならば，プローブ間隔は約50 kb間隔となる．データ解析処理の条件設定で検出限界が決定されるので，実際には100〜200 kb以上のCNVでなければ検出できない．また，低頻度モザイクの検出も同様に，データ解析処理の設定で異なる．現実には，低頻度モザイクの検出は難しい．検査を提出する際には，基本的原理と検出精度を確認しておく必要がある．

正常多型としてのCNVsなのか，臨床的意義あるCNVsなのか，各種のデータベースを参照しても判断できないことは少なくない．また，公開された海外のデータベースがそのまま日本人にあてはめて考えていいのか，議論はまだ一定しない．CNVs領域について両親解析は不可欠となる．しかし，両親いずれかに検出されたからといって，それが病因でないとはいい切れない．浸透率を考慮に入れる必要があるからである．さらに，特定のCNVsにおいては，もう1つ別のCNVsの組み合わせが，症状の多様性をもたらしている可能性が示唆されており，遺伝カウンセリングにおいては慎重な対応が求められる[2]．

ゲノムのコピー数異常を伴わない均衡型転座をマイクロアレイ染色体検査で検出することは難しい．したがって転座保因者の診断に用いることはできない．マイクロアレイ染色体検査で児に臨床的意義あるCNVが検出された場合には，親のFISH検査を行うべきである．倍数性異常もオリゴアレイでは検出は難しい．

アレイCGH法では，重症度・予後・遺伝形式が異なる多くの疾患が同時に診断・スク

リーニングされるため，本来目的としない疾患の診断・スクリーニングがなされる可能性がある．

染色体検査報告書と診断

標準 G 分染（GTG）でもマイクロアレイ染色体検査でも，結果の解釈が重要で，特に正常変異に注意する必要は上述の通りである．また，得られた結果が本当に臨床診断と整合性が保たれているかをもう一度検討する必要がある．報告書をそのまま患者・当事者あるいはその血縁者（親）に伝えるべきではない[3]．「染色体検査報告書」は染色体の結果が記載されているが，臨床診断が記載されているわけではない．マイクロアレイ染色体検査で正常 CNVs でない微細な変異が検出された場合の臨床診断との整合性を検討することは難しい．手がかりとして，アトラス等の成書はもちろん，DECIPHER データベースなどを活用する必要がある[4]．

文献

1) Cooper GM, et al. A copy number variation morbidity map of developmental delay. Nat Genet. 2011; 43: 838-46.
2) Grirajan S, et al. Phenotypic heterogeneity of genomic disorders and rare copy-number variants. N Engl J Med. 2012; 367: 1312-31.
3) 梶井 正．染色体異常をみつけたら．http://www16.ocn.ne.jp/~chr.abn/
4) Firth HV, et al. DECIPHER: Database of chromosomal imbalance and phenotype in humans using Ensembl resources. Am J Hum Genet. 2009; 84: 524-33.

〈黒澤健司〉

18 多因子疾患

多因子疾患の遺伝要因とは

▶多因子疾患

多因子疾患という言葉は，複数の環境要因が複数の遺伝要因と同等あるいはそれ以上に関与している疾患群に対して使われる．すべての疾患は，遺伝要因と環境要因の相互作用により発症するが，疾患によってその関与する割合が大きく異なる．「遺伝性疾患」という言葉はある程度以上，遺伝要因がその発症に関与している疾患群に対して用い，通常，1）単一遺伝子疾患（メンデル遺伝病），2）染色体異常，3）多因子疾患，4）ミトコンドリア遺伝病，に分類する．単一遺伝子疾患は1つの遺伝子の変異でその発症がほぼ決まる疾患群である．新生児発症の重症型では遺伝要因がほぼ100％だが，軽症型では，食事や感染などの環境要因が加わらないと発症しないこともある．染色体異常では，染色体の一部の過剰や欠失が生じた結果，その領域の遺伝子群の過不足により発症する．遺伝子は細胞の核にある染色体だけではなく，細胞質に存在するエネルギー産生に重要な役割を持つミトコンドリアにも存在する．ミトコンドリアの構成成分は，ミトコンドリア遺伝子だけでなく，核内の染色体にある遺伝子でもコードされているため，ミトコンドリア病の原因遺伝子は染色体遺伝子である場合とミトコンドリア遺伝子である場合に分かれる．以上の疾患を合計すると出生100人に約1.6人程度の罹患率である．それに対して多因子疾患は出生100人に5人程度と頻度が高い．さらに多因子疾患に分類される疾患は年齢とともに増加し，3人に2人，実に60％以上の人が一生の間に罹患する．

出生時の多因子疾患の代表例は口唇裂や鎖肛などの先天奇形である．さらに主に成人期に発症する糖尿病，高血圧，癌などの生活習慣病，統合失調症，うつ病，パニック障害などの精神疾患，気管支喘息，花粉症，関節リウマチ，炎症性腸疾患などのアレルギー免疫疾患も多因子疾患に含まれる．

▶多因子疾患の環境要因と遺伝要因

多因子疾患は複数の遺伝要因と複数の環境要因が重複することにより発症する疾患である．環境要因とひとまとめにしているが，その内容は極めて多様である．先天異常などの出生時に発症している疾患であれば，胎内環境や偶然要因を意味する．一方，生活習慣病，精神疾患，アレルギー免疫疾患などの環境要因は極めて多様で，居宅や職場の生活空間の空気や水，気温，湿度，明るさ，清潔などの環境，運動不足，喫煙，飲酒などの生活習慣，病原体による感染などが含まれる．これに加えて，社会的要因の重要性が最近，急速にクローズアップされている．これには人社会における貧困，格差，ストレス，社会的なサポート，人のネットワークなどがある．これらの環境要因は生活改変，有効な政策の実施，教育などによって改善することができるという大きな特徴がある．集団における健康増進を目的とした政策提案が多因子疾患対策になりうるのである．一方，遺伝要因に関しては，基本的には出生時にすでに決まっていて，疾患になりやすさを決める遺伝子型を多く持っている人は，その他の要因が少なくて

も発症するリスクが高いと考えることができる．これは閾値理論と呼ばれ，疾患になりやすさを決めている遺伝子群（感受性遺伝子）の遺伝子型のうち，疾患リスクの高い遺伝子型を多く持つ人は，少ない人に比べて，その人の一生において発症するリスクが，出生時ですでに高いと考えることができる．もし，この理論が正しいとすれば，ある疾患をまだ発症していない人を対象に，その疾患の感受性遺伝子を網羅的に検査するスクリーニングを実施すれば，その個々人は自分の生まれつきの遺伝要因の量を知ることができ，その結果をもとに発症予防に努めれば，生きている間に発症することを回避することができる可能性が高いことになる．自己決定権という生命倫理的な問題があるので現実的ではないかもしれないが，新生児期にスクリーニングすれば様々なリスクを回避するための選択肢と時間は多いので，発症予防という意味では効果的であるといえるかもしれない．

ところで，ゲノム情報がほぼ100％一致している一卵性双生児であっても，多因子疾患発症の一致率は，代表的な先天奇形である口唇裂で30％程度，非外傷性てんかんで70％程度であると報告されている．この一致率からみると，多因子疾患の感受性疾患がすべてわかって検査ができたとしても，確実に発症を予測するのは難しいといえるかもしれない．さらに二卵性双生児でも一致率を調べると，口唇裂で2％，非外傷性てんかんで6％となる．このように単一遺伝子疾患に比べて，血縁関係が低くなると急激に発症一致率が低くなるというのも多因子疾患の特徴である．

▶遺伝要因の量の指標：家族集積性と遺伝率

多因子疾患を対象とした旧来の人類遺伝学的研究は，遺伝要因がどの程度，疾患発症という表現型に関与しているかを一卵性双生児と二卵性双生児を対象とする双生児研究や，家系構成員を対象とする研究で明らかにすることが中心であった．多因子疾患において，遺伝要因の関与する度合いを比較する指標として，「家族集積性」がある．「λr」というシンボルを使うことが多いが，この「r」は「relative（血縁者）」の頭文字である．最も多く使われる血縁者は一人の母親から生まれた兄弟姉妹を意味する同胞（sib）であるので，この場合，「λs（ラムダエス）」というシンボルを使う．計算は，「relative risk ratio（λs）＝患者の同胞の有病率／一般集団の有病率」で導き出される．言い換えれば，患者の同胞は一般のヒトより何倍，発症しやすいかを示す指標である．一方，「遺伝率」という遺伝要因の指標もあり，シンボルとして「h^2（エイチスクエア）」を用いる．h は heritability の頭文字で，相関係数 r を 2 乗した決定係数 r^2（アールスクエア）にならった記載法である．単純にいえば，遺伝要因が関与している割合を意味すると考えてもよく，0～1の間の数値となる．例えば 2 型糖尿病では 0.3～0.6 とされているが，発症に関与する遺伝要因は30～60％で，残りが食事や運動不足などの環境要因であることを示している．

▶多因子疾患発症に関与する遺伝子の探索

最近のヒトゲノム研究の猛烈な技術革新と知識の集積は圧倒的なものがあり，ヒト多因子疾患の遺伝要因に関する多くの知見が明らかになってきた．多因子疾患の感受性遺伝子を明らかにし，その情報をもとに個々人において発症前リスクを評価することにより疾患予防に使うことができるという考え方は，多くの医療関係者や医学研究者が長い間，夢想していたことであった．このような医療をオーダーメイド医療，テーラーメイド医療，最近では個の医療（personalized medicine）と呼ぶ．ゲノム（genome）という言葉は gene（遺

伝子)と-ome(全体)を合体させた造語で，ヒト塩基配列30億塩基対全体を意味する．遺伝子という言葉は，蛋白をコードしているなど機能を持ったもの(全部で約2万6,000個と推定されている)を示すことが一般的だが，ここではもっと広い全塩基配列30億塩基対の意味で使っている．ヒト塩基配列の完全解読以降，ヒトゲノム全体のシステマティックな解析が可能になった．まず，単一遺伝子疾患の解析が極めて効率よく進むようになり，これまで不明であった原因遺伝子が次々と明らかとなった．この時点では多因子疾患に関与する遺伝子解明の手段はごく限られた非力なものだったが，誰でも自由に無料でヒトのゲノム情報を利用できるようになったため，世界中の研究者や企業が，多因子疾患の感受性遺伝子を明らかにする研究に続々と参入した．個人差を形成するゲノムの0.4%に関する情報〔多くはスニップス(SNPs)と呼ばれる一塩基多型〕を詳細に調べた結果，ヒトゲノム全体のSNPsを代表する数10万から100万カ所が明らかになった．この成果を利用した研究手法がGWAS(genome-wide association study)であり，患者群と非患者群で違いがあるSNPsの近傍にある遺伝子がその疾患に関与する遺伝子であるとの仮説に基づく解析により，それまでほとんど不可能と思われていた，糖尿病などの多因子疾患に関与する遺伝子が続々明らかになってきた．これまでの6～7年で多くの多因子疾患や検査値などの遺伝的形質に関する遺伝子が明らかにされ，ネット上で公表されている．さらに次世代シークエンサーとその情報処理技術の急速な進歩により，解析能力としては1日でヒトゲノムの30億塩基対を何度も読むことができるようになった．これを利用して，ヒト遺伝子のエクソン部分のみの塩基配列をすべて解読してしまうエクソーム(exome)解析が現時点での研究の主流となり，全ゲノムシークエンスも疾患解析研究に使えるようになってきた．

現時点での多因子疾患における遺伝学的検査の意味づけ

臨床現場で使われる薬剤の効果および副作用の出現も多因子遺伝形質である．ヒトゲノム研究によって関与する遺伝子群がわかるようになり，治療薬の選択に関する根拠を提供できるようになってきたのは大きな貢献である〔この分野を，ファーマコゲノミクス(PGx)と呼ぶ〕．ある病気だと診断された患者にその病気治療のガイドラインに沿って標準的な治療薬を標準的な薬剤量で治療しても効果があるのは平均して70～80%だと報告されている．言い換えれば20～30%の患者は効果がないので無駄な治療となる．無駄な治療であるだけでなく，ある一定頻度で薬剤の副作用が発生する．実際，アメリカでは毎年，200万人以上の入院患者が薬の有害作用に苦しみ，そのうち10万人が薬により致死的な状況に陥っていると推測され，薬の副作用による死はアメリカにおける死因の第5位に位置づけられている．PGx研究が進展すればデータに基づきその個人に適切な投与量も決めることもでき，まさに「個の医療」といってもよく，ヒトの多因子形質研究の臨床応用が最も進んでいる分野となっている．

一方，糖尿病などの多因子疾患の発症予測に関しては，その実現への道のりはまだ遠いことが明らかになってきた．世界中の研究者がGWASを使い，2型糖尿病を含む多因子疾患における感受性遺伝子を次々と明らかにしてきた．2型糖尿病では現在までに60個以上の感受性遺伝子が明らかになっている．先に2型糖尿病では家系調査で計算した遺伝率が0.3～0.6と書いたが，これまでのゲノム研究

で明らかになった感受性遺伝子をすべて足し合わせても，この遺伝要因の10％程度しか説明できず，残りの90％は謎のままである．これを「行方不明の遺伝要因 missing heritability」と呼び，その解明は現在の主要な研究テーマの1つとなっている．他の多因子疾患の中で単一遺伝子がその発症にかなり大きな要因となる例として，Alzheimer 病のアポ E 遺伝子の4型を持つことがあるが，それでも実際の発症予測には役に立たないことがわかっているので関連学会では臨床診断，発症前予知には勧められないという声明を出している．多因子疾患発症では生活習慣などの遺伝要因以外の要因が大きいので，遺伝要因のかなりの部分が利用可能にならなければ，実際の臨床的有用性は低いといわざるを得ない．したがって，現在，多因子遺伝病および多因子遺伝形質を対象として，遺伝子検査をすることが有用であるのは，ほぼPGx分野に限られるといっても過言ではないだろう．しかし，技術の進歩は目覚ましいので，missing heritability が解明されれば，多因子疾患発症予測，発症前予防を可能となることは大いに期待できる．ゲノムの変化だけではなく，エピゲノム変化も世代を超えて伝わることが知られてきた．植物では missing heritability の多くがエピゲノム変化で説明できるのではないかという研究成果も出てきた．シークエンサーの発達は急激で，一分子シークエンスも可能となってきた．これはエピゲノム変化の検出もできるということであり，今後に期待したい．

〈羽田　明〉

19 ミトコンドリア遺伝関連

ミトコンドリア病における遺伝子検査

▶ミトコンドリア病の特徴

ミトコンドリア病の特徴はその多様性にある.

原因の多様性

ミトコンドリア病の原因には，核DNA上の遺伝子変異とミトコンドリア内部に存在するミトコンドリアDNAがある．次世代シークエンサーを用いた研究でミトコンドリア病に関連する核遺伝子は150近くになり，増加の一途をたどっている．一方，ミトコンドリアDNAは一細胞内に数千コピー存在している特性があり，質的変化に加えて量的変化も考慮する必要がある．すなわち，質的変化として，欠失/重複，点変異があるが，さらにコピー数が減る状態(欠乏，枯渇)でも病気が発症する．

症状の多様性

ミトコンドリアは細胞内エネルギー産生に関わっているので，ミトコンドリア機能低下があると細胞機能の低下もしくは細胞死が起こる．その細胞レベルの変化が組織，臓器レベルの機能低下に陥った時に臨床症状が出現する．大量のエネルギーを必要とする神経細胞，骨格筋細胞，心筋細胞などが障害を受けやすく，脳，筋，心などの症状が出やすいことはよく理解できる．しかし実際は，ミトコンドリアはあらゆる細胞に存在するので，臨床症状もあらゆるものが出現しても驚くことはない．

ミトコンドリアDNA変異で起きるミトコンドリア病では，細胞内ミトコンドリアDNAすべてが変異型の場合(ホモプラスミーという)と一部が変異型の場合(ヘテロプラスミーという)がある．ヘテロプラスミーでは，1細胞内に変異型と野生型が混在していることになり，その変異率が細胞ごとで異なることが知られている．また，変異率がある一定の値(閾値という)以上にならないと細胞機能が低下しないことも知られている．ということは，変異率の高い細胞と低い細胞が混在していて，閾値を超えた変異率の高い細胞が数多く集まっているところは臨床症状が出る可能性があると考えられる．

経過の多様性

症状が多彩であるとともに，その経過も様々である．大部分のミトコンドリア病は進行性の経過をたどり，特に大脳基底核や脳幹の対称性病変を特徴とするLeigh脳症，脳卒中様の症状を特徴とするMELASなどは急激に進行する場合や突然死がある．

▶遺伝子検査の位置づけ

ミトコンドリア病の確定診断には，遺伝子検査だけでは十分でなく，病理検査，生化学検査が必要になる．ミトコンドリアDNA変異の例をあげると，3243変異は患者自身だけでなく，患者の母系親族の血液でも検出できることが多い．すなわち，変異ミトコンドリアDNAを持っていることが必ずしも病気とはいえないのである．したがって，ミトコンドリア機能低下や病理変化を証明することが確定診断の根拠とする必要が出てくる．

また，遺伝子検査を行う場合，血液からのDNAを用いるのが一般的であるが，ミトコ

ンドリア病においては骨格筋や罹患臓器を用いる必要がある．ミトコンドリア DNA のヘテロプラスミーの変異は，検査法によっては血液では検出できず，骨格筋で同定できることが少なくない（図 11-31）．

ミトコンドリア DNA の点変異の検査項目は，これまでは代表的な病型に多い変異を調べる方法が用いられてきたが，それでは他の病的変異を見逃すことが少なくないことから，より多くの変異を調べる方法やミトコンドリア DNA 全体を調べる方法に改良されてきている．検査する方法の感度をよく理解した上で，結果の解釈を行うことが重要である．

遺伝学的検査の実際

▶ミトコンドリア遺伝子検査

ミトコンドリア DNA は 16568 塩基の環状構造をしており，2 つのリボソーム RNA，13 個の蛋白質，22 個の転移 RNA をコードしている．通常，ミトコンドリア DNA 検査に用いる DNA は，核 DNA とミトコンドリア DNA を一緒に分離してあることが多い．ミトコンドリア DNA と類似した塩基配列（ミトコンドリア DNA 類似配列，以下類似配列）が核 DNA 上に存在していることが知られており，そのまま解析すると類似配列の影響で結果に誤りが生じる．そのため，ミトコンドリア DNA 全体を増幅するためにミトコンドリア DNA に特異的なプライマーを用いて long-range PCR を行ってから，欠失・点変異などの解析を行うのが一般的である．

一方，新鮮な組織や培養細胞からミトコンドリア画分のみを分離した後に DNA を抽出した検体を使用する際には，ミトコンドリア DNA 特異的な PCR 産物を生成することなく解析を行うことも可能である．しかし，その場合は核 DNA 量との相対比を調べる欠乏/枯渇の検査には使用できない．また，すでに凍結してある試料からはミトコンドリア画分を分離することは困難である．

ミトコンドリア DNA には，多くの多型（健常者に存在する変化）と病的変異が報告されており，データベース化されている．代表的なデータベースには，MITOMAP（http://www.mitomap.org/MITOMAP）や mtSNP database（http://mtsnp.tmig.or.jp/mtsnp/index.shtml）がある．多型は人種によって偏りがあり，またある変異が患者で見つかった場合にその病因性を確認するのに役立つが，病因性が不明とされている変異も多数掲載されている．厳密には個々の変異について機能解析を行って病因性を確かめることが必要であるがその証明は容易でなく，病因不明の変異を持つという検査結果になることもある．

欠失/重複の検査

環状で 16.5 キロベースの長さのミトコンドリア DNA の欠失や重複を調べるには，サザンブロット法と long-range PCR 法を用いる．図 11-32 にサザンブロット法で検出される欠失例を示す．ミトコンドリア DNA を 1 回切断する制限酵素を用いて線状にして電気泳動し，正常大のバンドの下方に 1 本のバンドが確認できるのが単一欠失，複数のバンド

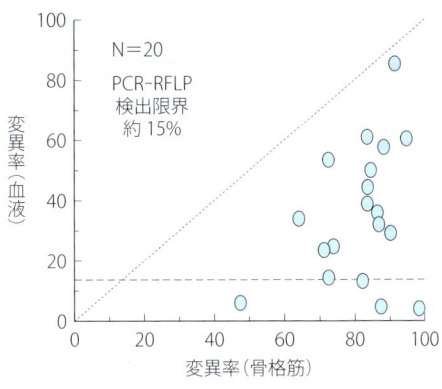

図 11-31 血液と骨格筋における 3243 変異率

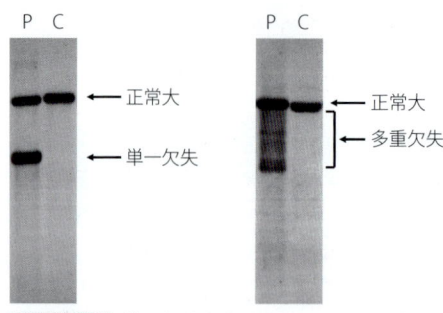

図11-32 単一欠失と多重欠失のサザンブロット法での検出
P：患者，C：コントロール

を確認できるのが多重欠失である．サザンブロット法では，核DNA上の類似配列の影響をミトコンドリアDNAに特異的なプローブで除外できることから，正常大のバンドと欠失のバンドの濃さからそれぞれの存在比（ヘテロプラスミー）を計測できる点が有用である．Long-range PCR法でも基本的に同様な方法でバンドを同定できるが，PCR法ではより少量の欠失でも検出が可能である点が有利であり，欠失断点の決定につなげることもできる．しかしながら，サザンブロット法で検出できないほどの少量の欠失がPCR法で見つかった場合の解釈が難しく，人工産物なのか，病的意義があるのかなどは，病理所見などを参考にしながら考えることが必要になる．

また，欠失は血液では検出できず，骨格筋でのみ検出できることが多いため，骨格筋を用いるのが原則である．特に，家族性慢性進行性外眼筋麻痺の症例で認める多重欠失はPCRを用いても血液では検出できないことが多い．

重複の同定法は，通常の手順で単一欠失を検出した後に，欠失の断点を同定し，さらに欠失内で切断する制限酵素とプローブを用意して，再度サザンブロット法を行うことが必要になる．詳細は成書を参考されたい[1]．

欠乏/枯渇の検査

核DNAとミトコンドリアDNAを同時に分離した検体を用いて，その両者の相対存在比を調べることで，欠乏/枯渇の診断を行う．ミトコンドリアDNAと核DNAのそれぞれ特異的なプローブで検出するサザンブロット法が使われていたが，最近は定量PCR法を用いるのが一般的である．

ここで問題になるのは，コントロール（正常値）と分離法のバイアスである．核DNAに対するミトコンドリアDNAの量比は，細胞の種類，分化の度合いなどで異なることが知られている．一般的に培養細胞ではミトコンドリアDNAの数は少なく，骨格筋や心筋細胞ではミトコンドリアDNA量が多いとされている．したがって，測定されたミトコンドリアDNAの相対存在比から，実際に欠乏/枯渇状態になっているかの判断は容易ではない．実際は，年齢，組織（骨格筋，肝，腎など）ごとに正常値を定めることが必要である．また，DNA分離法が重要な条件であり，同一の検査者が同一の分離法で抽出したDNAを用いて，正常値を定め，患者検体の検査を行うことが理想である．

点変異の検査

ミトコンドリアDNA上で病的と確定した点変異は優に100を超えている．詳細はMITOMAPを参照していただきたい．

検査法は，PCR-RFLP法，インベーダー法，アレイ蛍光プローブ法，定量PCR法などのように検出対象の塩基を絞って行うものと，サンガー法を用いた塩基配列決定法がある．前者は，対象を絞って行うことで新しい手法になればなるほど定量性を高めており，変異率（ヘテロプラスミー）を調べるには適している．一方，サンガー法は文字通りすべての塩基配列を決定することで，ミトコンドリアDNA上の変異を見逃さないというメリッ

19. ミトコンドリア遺伝関連

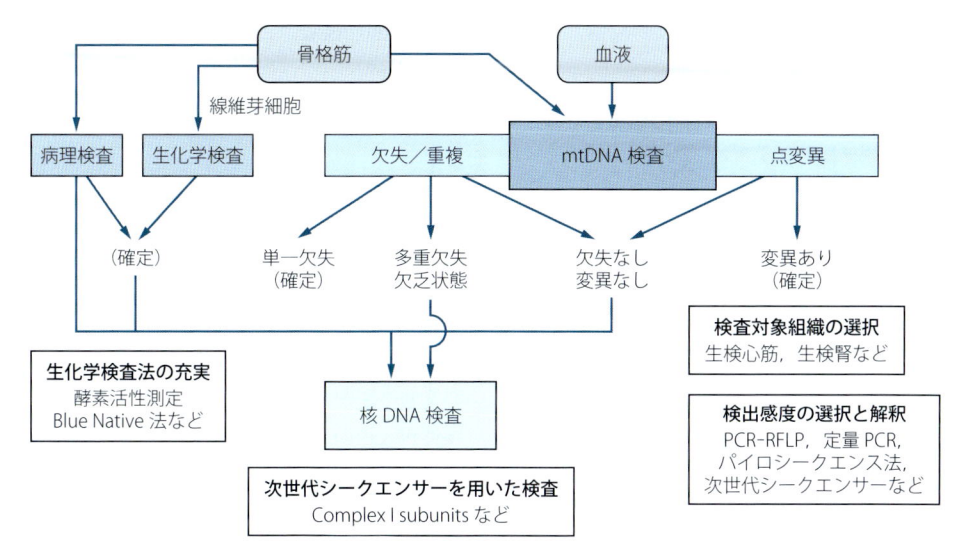

```
          骨格筋                   血液
    ┌──────┼──────┐               │
    │  線維芽細胞  │               │
    ▼      ▼      ▼               ▼
  病理検査 生化学検査  欠失/重複 ── mtDNA検査 ── 点変異
    │      │         │                         │
    ▼      ▼         ▼                         ▼
  （確定） 単一欠失  多重欠失   欠失なし      変異あり
          （確定）  欠乏状態   変異なし      （確定）

  生化学検査法の充実                    検査対象組織の選択
  酵素活性測定                          生検心筋，生検腎など
  Blue Native法など
                   核DNA検査           検出感度の選択と解釈
                                       PCR-RFLP，定量PCR，
                   次世代シークエンサーを用いた検査  パイロシークエンス法，
                   Complex I subunitsなど          次世代シークエンサーなど
```

図11-33 ミトコンドリア病検査の標準手順

トがあるが定量性は低下する．

国立精神・神経医療研究センターではサンガー法を用いた点変異検査をルーチンとして行っている．繰り返しになるが，このサンガー法では変異率の低いもの（10％以下）は検出できないことがあるので，血液ではなく骨格筋を用いることでその欠点をカバーしている．また3243変異に関しては，比較的頻度が高いので定量PCR法を併用することで，5％以上存在すれば検出できるようにしている．

▶核遺伝子検査

図11-33に示すように，病理，生化学検査が可能なよう，できるだけ骨格筋を用いて，最初にミトコンドリアDNA検査を行うのが一般的である．そこで多重欠失や欠乏/枯渇状態がわかれば，検査すべき核DNA上の遺伝子を絞ることが可能になる．またミトコンドリアDNAで変異が見当たらない場合，生化学検査で得られた陽性所見などを参考にして，核DNA上の遺伝子の検索を進めていく

ことになる．

次世代シークエンサーの出現で，大規模な塩基配列決定が可能となってきた．全エキソーム解析を直ちに臨床検査として多くの患者に応用することは，費用的にも資源的にも無理があり，研究的にその活かし方を探っているところである．ミトコンドリアに関連する分子は1,500以上もあり，次世代シークエンスを施行する前に数十〜数百の候補遺伝子に絞っておくことが病因同定に有用と考えられるが，全エキソーム解析の手法がさらに洗練されれば一気にそちらが一般的になる可能性がある[2]．

文献

1) 岡　芳知, 後藤雄一. ミトコンドリア糖尿病. 東京: 診断と治療社; 1997.
2) Ohtake A, et al. Diagnosis and molecular basis of mitochondrial respiratory chain disorders: Exome sequencing for disease gene identification. Biochim Biophys Acta. 2014; 1840: 1355-9.

〈後藤雄一〉

20 DTC（direct-to-consumers）遺伝子検査ビジネスの現状と課題

　企業が，医療施設を介さずに遺伝学的検査を直接一般市民に有償で提供する事業形態が1990年代後半辺りから勃興してきた．これらは，海外では"Direct-to-Consumers（DTC）Genetic Testing"または"Over the Counter（OTC）Genetic Testing"などと呼ばれ，国内ではしばしば"遺伝子検査ビジネス"と呼ばれるこれら販売サービスは，医療や研究の枠ではなく，市場経済の範疇で取り扱われる"事業"として，主に民間企業が遺伝子関連商品を"販売"するビジネスという形でマーケットを拡大しつつある．昨今の現状と課題について概観する．

体質遺伝学的検査

　現在，国内で最も普及している体質遺伝学的検査ビジネス，いわゆる"体質遺伝子検査"の代表的商品として，まずは"肥満遺伝子検査"があげられる．β_3-adrenergic receptor gene（*ADRB1*），uncoupling protein 1（*UCP1*），β_2-adrenergic receptor gene（*ADRB2*）の3種類，もしくはそれにfat mass- and obesity-associated gene（*FTO*）を加えた4種類の遺伝子の多型を調べ，その結果を以て"肥満遺伝子型"なる類型を行い，その各遺伝子型（genotype）が肥満のなりやすさや身体の部位別の脂肪のつき方（肥満の体型：phenotype）などと関連しているとし，各遺伝子型に合わせた食を含めた生活の指導や助言の文書を検査結果とともに顧客に郵送するというものが一般的である．なかには「検査結果として得られた各遺伝子型に合わせた」と謳う栄養補助食品・サプリメントやレトルト食品，ないしは生活習慣指導などを追加販売する業者もある．

　こうした"肥満遺伝子検査"は，おおかたの業者で説明書や承諾書，検体採取用器具，検体封入用のジッパー式ビニール袋，返送用封筒などをパッケージしたキットとして製品化され販売されている．検体採取用器具としては，例えば指定検体が頬粘膜細胞の場合には擦過採取用にスワブ（綿棒）ないしは唾液採取用デバイスが，爪の場合には爪切りが同梱されている．その他にも，検体として毛髪などを採取するという検査キットもあるが，どれにも共通していえることは，採血などの痛みをともなう侵襲行為を避け，顧客が自分一人で安全に，そして苦痛なしで容易に検体採取ができるという手法を採用している点である．

　業者の中には，遺伝学的検査をこういったパッケージキット化した商品にして販売することで，顧客は病院へ行く必要もなく，誰にも知られず，安心・安全，簡単・迅速に自分の求める検査が受けられる，というメリットを前面に押し出した広告・宣伝戦略が展開できると考え，そのように実施しているところも少なくない．

　これらキットの多くは，一部テレビの情報番組や女性雑誌などのメディアで取り上げられたり自ら広告を打つなどして，またインターネットを活用して話題作りや広告・宣伝が行われ，販路もネットを通じて行われるほか，薬局や百貨店の健康商品売り場などで流

通している．また最近では，一部診療所などの医療機関(内科，美容外科，歯科など)を介しても販売されるようにもなっている．

その他の"体質遺伝子検査"として，疾病易罹患性を調べる"遺伝子検査"という遺伝学的検査商品がある．糖尿病，高血圧，心筋梗塞，脳梗塞，癌，骨粗鬆症，アルツハイマー病，アレルギー，膠原病，などの易罹患性を調べるというものである．ただしこれら疾患名のついた検査については医療の範疇であり，法解釈上医師のみが行いうる医行為としての"診断"につながりうるという解釈から，診療所などの医療機関(医師)を介して販売をしている業者もあるが，一方で，健常人への予測検査はあくまで健康維持・増進目的の検査であり，医療上の検査にはあたらないとの解釈の下，直接販売をしている業者もいる．後者の例として，最近では有名検索エンジンサイトを経営する巨大企業がこの分野に乗り出し，数十の遺伝子を"チェック"し"病気の発症リスクや体質を判定"するネット販売を展開するようになり，話題となっている．疾患以外にも毛髪の性状(カール)，禿頭，目の色，身長，アルコール代謝などの体質についても販売されるようになっている．

また，それら以外にも人間の才能がわかる"遺伝子検査"なるものを商品として販売する業者も出現している．記憶力や運動能力，音楽や絵画の才能などを調べるというものである．主に子供を持つ親をターゲットに販売戦略を展開している．検査そのものについての分析的妥当性(analytic validity)，臨床的妥当性(clinical validity)，臨床的有用性(clinical utility)の検証が求められると共に，親の意思で被験者とされた子供達の，将来にわたる自己選択の自由，自己決定の権利を制限することにならないかという懸念も含め，倫理的法的社会的側面の課題(ethical, legal and social implications：ELSI)検討も併せて十分になされる必要がある．これらのパラメータを総称してACCEモデルと呼ぶが，遺伝子検査ビジネスでは上市前にその検証が十分になされていないままに市場投入されていると判断せざるを得ない商品も少なくない．

販売・取り扱い業者の業態としては，健康食品や健康関連商品販売業者やエステティックサロンなどのいわゆる健康・美容産業からの参入者がもっとも多いが，一方で大学医学部などの研究者らがみずから大学ベンチャーを興したり，民間企業と組んで立ち上げたりするケースも認められるようになってきている．後者，すなわち大学ベンチャーなどには，他社が持ち得ない自らの研究成果をもとに構築した科学的エビデンスを有していることを表明する業者もいる．それに対し前者は，自らが多額の経費をかけて研究開発を行うということはまれで，過去に研究者の出した成果・業績を根拠に"遺伝子検査"商品販売を行うというものが多い．さらに，自らは販売だけを手がけ，解析は検査実施会社に再委託する，いわゆるOEM販売を行う業者も少なくない．

親子鑑定遺伝子検査ビジネス

次に血縁鑑定をはじめとした法医学的鑑定遺伝子検査ビジネスというのがある．そもそも法医学的鑑定は，以前はもっぱら司法，すなわち家庭裁判所が中心的役割を担う形で関与してきた．父親からの，子供が本当は自分の子ではないのではないか，という妻への不信の訴えを受けたり，母親や子供が父子関係の確認(認知)を求めて司法に訴えるなどし，いずれも調停がうまくいかなかった場合，裁判所から大学医学部の法医学教室などに親子鑑定の依頼がなされてきた．これは時間も費用もかかり，また秘密保持も維持できなくな

るなど当事者は多大なストレスに曝され続け，経済的・精神的・身体的に相当な忍耐を要するプロセスとなる．

しかし最近になって，料金を徴収しビジネスとして血縁関係のDNA鑑定を行う業者が急速に増えてきた．原則的に弁護士や裁判所などの司法の専門家を介して依頼してほしいと謳う業者は多いが，実際には個人からの直接の依頼も拒否するものではない．また，相手の承諾を必要条件としている業者もいるが，なかにはそう表明しているにもかかわらず，相手の残していったタバコの吸い殻やハブラシ，下着に染み付いた体液などを検体として受け付ける業者もいる．顧客にとっては，裁判所に訴訟を起こしたり調停プロセスを経る必要もなく，多くの時間とエネルギーを費やすことなく，周囲に知られずに容易に調べられるという点でメリットを感じる人は少なくないと思われ，業者側からみればそれが商機と解釈できる．しかし，倫理的に問題がないとはいえず，現状の放置のままでよいのか対応が求められるところである．

また，さらには出生前親子（父子）鑑定を引き受けるという業者もいる．出生前の胎児の父子関係を調べるという事態は，実際はその目的が医学的問題によらないことがほとんどである．複数の男性との性交渉が近い時期にあったため，胎児がそのいずれの子なのかを妊婦が確認したいといった事情で行われることなどが想定される．重症難治疾患などの医学的リスクが胎児にあるわけでもなく，つまり医療的根拠を伴わない正常妊娠の妊婦の羊水を採取するということになるので，羊水穿刺によりわずかながらでも流産のリスクが増すこと，また，その行為がその結果いかんによっては（母）親の都合で中絶につながる可能性も否定できないことなどの倫理的問題が浮き彫りとなり，2006年末に日本人類遺伝学会，日本遺伝子診療学会からのそうした問題への指摘を受けた日本産科婦人科学会が，2007年に入って会員である産科医師向けに，裁判所からの依頼など，法的に特段の事由がある場合を除いては親子鑑定を目的とした羊水採取は行わないよう勧告を出した．しかし，いまだにホームページ上では出生前親子鑑定販売を巧妙な表現で表明している業者が複数認められるのが実情である．またさらには，母体末梢血中に浮遊する胎児細胞由来のDNAを解析することで出生前親子鑑定を行うビジネスも開始されている．これは通常の静脈採血で実施可能なので，流産の危険性はゼロであり，同時に産科医でなくともあらゆる科の医師が実施できる簡便な医行為である為，上記勧告は意味をなさなくなってしまった．これにより安易に出生前親子鑑定が実施可能になった分，倫理的問題は大きくなっている．

各国・各界の対応

▶米国

米国では2013年，米国食品医薬品局 Food and Drug Administration of the United States（FDA）がDTC遺伝子検査サービス大手企業の23andMEに対し，同社が販売提供するパーソナルゲノムサービスの内，自分の出自・先祖情報を探るルーツ検査商品以外の，疾病リスク判定などの予測検査サービスついて，数回にわたり質問を行った．すなわち，検査精度・信頼性への疑問，結果に偽陽性や偽陰性が出るリスクへの対応・対処法（殊に遺伝性乳癌卵巣癌など深刻な遺伝性疾患について），薬理遺伝学的検査結果を，顧客がきちんとした理解が不十分なままに勝手に処方薬の内服量を自己判断で減じたり中断したりして疾患が増悪してしまうリスクへの対応などについて，疑義照会の質問書を送付した．し

かし，同社は回答をしなかった点に加え，そもそも医療機器の定義に当てはまる唾液採取デバイスを含む検査キットを，当局の販売許可・承認なしに販売しパーソナルゲノムサービスを実施しているという連邦食品医薬品化粧品法違反にも抵触していたことから，同年11月22日に最後通牒であり，且つ実質的な業務停止命令となる警告書を公開書簡の形で送付し，結果，ルーツ検査業務を除くすべての営業は停止された．

その後半年あまりの間に両者間でどのようなやり取りが水面下でなされたか，その詳細は詳らかになっていないが，2014年6月に，FDA は 23andMe 社から新しく提出された 510(k)[1] 申請を受理した．申請内容は，検査結果からのリスク評価として消費者に提供されていた単一遺伝子疾患の Bloom 症候群に対する健康報告書である．FDA は90日間におよぶ審査プロセスを開始しており，この申請に対する質疑やさらなる条件を 23andMe 社に提示することになると思われる．今，この承認の条件に，FDA が医師または遺伝カウンセラーを介して当該検査を提供するよう義務づけることになるかどうかに注目が集まっている．

▶中国

中国では，2014年2月18日付で突然，国家食品医薬品監督管理総局弁公庁と，国家衛生・生育委員会弁公庁の名の下に「臨床用遺伝子配列測定関係製品及び技術管理の強化に関する通知」が発出された．同通知によれば，シークエンサーと周辺機器および技術管理の強化を図ることを目的に，製品の登録申請を義務づけ，不履行の際には製造，輸入，販売，使用のすべてを禁じるとした．また，当該通知発出日以降は，出生前診断用遺伝子解析を含むあらゆる医療技術の使用に必要な検査測定機器，試薬，ソフトウェア等を疾病の予防，診断，介護，治療観察，健康状態の評価，遺伝性疾患の予測等に使用する場合は，食品医薬品監督管理機関による審査，許可，登録に加え，衛生計生関係機関による技術認証の取得が必要になるとした．そしてさらに，すでに使用しているものについては直ちに中止しなければならないと広報し，中国国内の遺伝学的検査業務はすべて，運用の中断を余儀なくされる事態となった．著者の知る限りにおいて，これが解除された機器，施設などがあるという情報は2014年6月の段階で認知していない．

▶国内行政

ほんの一端ではあるが，先に述べたように内外で遺伝子検査ビジネスにまつわるさまざまな問題が鳴動し，一部噴出し始めている状況について示した．こういった状況を踏まえ，国の行政がこれまで何をしてきたか，その対応について経時的に整理してみたい．

まずはじめは，経済産業省が2005年の個人情報保護法施行を受けて個人遺伝情報保護対策という形で対応を進めてきた．個人遺伝情報取扱審査委員会を外郭団体の一般財団法人バイオインダストリー協会に設置するとともに，業界に特定非営利活動法人個人遺伝情報取扱協議会という業界団体を立ち上げさせ，そこに自主基準を策定させ運用を任せた．しかし，前者には営業実施の許認可権限はなく，そもそも業者に申請義務も負わせていないため，申請者は初めこそ数社が手を挙げたが，その後はほとんど申請もなくなり，ここ数年は1件も申請がない状態が続いている．後者も，真面目に取り組んで自主基準を策定したものの，最も核心にあたる検査の臨

---

[1] FDA が，別の合法的に市販されている先発医療機器との構造・機能面での実質的同等性を判断し，新規または変更医療機器を後発機器として簡便な手続きで米国内販売許認可の審査を行う登録制度

床的妥当性，臨床的有用性の評価法を策定することができず，その点で有効に機能しきれないままきている．

次に，特定非営利活動法人・日本臨床検査標準協議会（JCCLS）では，遺伝子関連検査標準化専門委員会を設置し，会議の際には経済産業省と厚生労働省からのオブザーバを受け入れ，遺伝学的検査を含む遺伝子関連検査ベストプラクティスガイドラインを策定した．同ガイドラインの特徴は，医療分野であるか事業（ビジネス）分野であるかの別にかかわらず，ヒトより採取した検体を用いた遺伝子関連検査であればそのすべてを適用範囲としたのが画期的な点である．両者を差別し，同じ単語を使ってもまるで別ものであることを容認するような誤った風潮に対する正当なアンチテーゼとして評価されている．

さらに，実態が把握しきれないままに市場が拡大し，様々な問題が叫ばれるようになってきている現状に対し，経済産業省は2012年度秋に"遺伝子検査ビジネス委員会"を設置し，5回の会議を経て現状把握と問題点の抽出に努め，同年度末に遺伝子検査ビジネスに関する調査報告書を公表した．また同省によればあくまで偶然との話ではあるが，2013年11月にFDAが23andMEに業務停止命令を発出した直後に2013年度も同省は活動を行うとし，改めて"遺伝子検査ビジネス研究会"を設置し，急遽2回の会議を開催し，健全な業界・市場の育成，顧客への適切なサービス提供のあり方などについて協議を行い，この際もやはり遺伝子検査ビジネスに関する調査報告書を作成，公表した．

一方，厚生労働省では，こういった領域を1つの主務所管として包含し取り扱う部署が明確になり切ってはおらず，個別の用件を個別の部署が扱うといった状況であり，総じて「担当はどこだ？」という段階からなかなか進まない状況下にある．もちろん同省としても，2004年に"医療・介護関係事業者における個人情報の適切な取扱いのためのガイドライン"をとりまとめ，そのなかで"遺伝情報を診療に活用する場合の取扱い"の項を設け，遺伝学的検査実施に際しての適切な対応についての要件についても記載しているが，それもあくまで医療の枠のなかに限ってのこととなっている．今日のこの分野において医療と非医療の境界が不鮮明になってきている現状を踏まえ，今一歩踏み込んだ積極的な対応が求められるところである．

実際に，海外でも本件に直面している国々ではそのほぼすべてで，"DTC遺伝子検査"も含め遺伝学的検査全般について保健医療行政所掌官庁が中心となって対応しているのに比べると，以下は必ずしもその是非を問うものではないが，事実として経済産業担当官庁がより積極的に行政対応を行っているというのは例外的に日本だけという奇妙な情勢となっている点が浮き彫りとなっている．

重要な点として，遺伝学的検査であればビジネスであれ医療であれ技術的にも学問的にも同等の質，同等の信頼度で提供されるべきであるという考え方が諸国共通の思想であるが，日本の縦割り行政の中においては，ややもすると医療は厚労省，ビジネスは経産省，たがいの領域には手を出さない（出せない）というprincipleの方が優位になってしまっている印象をなしとしない．

また，2009年に内閣府の外局として発足した消費者庁は，各省庁より一段高い立場に置かれた点を踏まえ，重要使命となる三本柱の1つとして「消費者行政の司令塔として，各省庁に対する勧告，措置要求，すき間事案への対応」を掲げており，医療（厚生労働省）とビジネス（経済産業省）の間に挟まったすき間事案である本件は，まさに同庁の対応すべき

事案といえる．しかし，後述の日本医学会の提言を受けても，実際に人体への身体的被害や死亡事例の発生，訴訟が起きるなどの具体的事案が起こらなければ，対応事案には該当しないということで，これまでのところ一切の関与をしていない．

▶ 学界

アカデミアとしては，日本人類遺伝学会をはじめとする 10 の学会が共同で遺伝学的検査に関するガイドラインを 2003 年に策定するなどの形で関与してきた．最近，"DTC 遺伝子検査" に対する認知も徐々に進み，より積極的に対応していこうという動きが出始めており，2008 年および 2010 年に日本人類遺伝学会として DTC genetic testing についての見解が表明され，関連するガイドライン遵守などの提言が出された．10 学会ガイドラインについても策定後の社会情勢・先端医学の劇的な進歩による経年劣化，特に多因子遺伝，薬理遺伝，栄養遺伝といった領域の項目についてさらなる充実を含めた改訂作業が必要になったため，日本医学会から依頼を受けて日本人類遺伝学会が取りまとめ役となり，日本医学会発行の「医療における遺伝学的検査・診断に関するガイドライン」として格上げし 2011 年に公表された．このガイドラインの守備範囲は医療ではあるが，ビジネス領域にも大きな影響を及ぼしている．またさらに，日本医学会では昨今の遺伝子検査ビジネス市場の拡大と懸念の広まりから，2011 年，同学会に「遺伝子・健康・社会」検討委員会を設置し議論を重ね，2012 年 3 月には日本医学会として記者会見を行い「拡がる遺伝子検査市場への重大な懸念表明」を公表した．これを受けて，同月 28 日に参議院厚生労働委員会で自民党から質問が出されるに至り，厚生労働省大臣，医政局長が注視している旨の答弁を行っている．

▶ 業界

業界としては，上記の個人遺伝情報取扱協議会を 2006 年に立ち上げ，既述のとおり自主基準を策定するなど，個人遺伝情報保護を中心に適正な "遺伝子検査" の提供を奨励すべく活動している．ただし，同協議会への不参加企業も少なからずあり，また，一般国民が遺伝子関連ビジネスに対し国の規制を求める意向が強いという研究報告[1]もあり，国民の信頼を得るにはさらなる努力が必要とみられる．今後は 2009 年 9 月に発足した消費者庁の動きとも併せ，官民学が協力し有効な対応策をとることが求められる．一方で，昨年辺りから大手有力企業が当該業界に興味を示す傾向が見え始めており，昨今は Yahoo! JAPAN が遺伝子検査ビジネスを開始し，ソニーが業界参入の検討を始め，DeNA が東京大学医科学研究所と組んで遺伝子検査ビジネスを立ち上げるなど，大企業の関わりが進みつつある．この流れを受け，今後はマーケットの一層の拡大，アカデミアとの関係強化，協力推進に伴う優良サービスの開発，提供，充実，多様化の促進，悪徳業者の市場からの撤退など，業界が大きく変貌していく可能性が生まれている．

以上，遺伝子検査ビジネスにまつわる現状，課題について述べてきたが，調べれば調べるほど，わが国では，この業界への規制が極端に少ないのが諸外国に比べて際立っている点として浮き彫りになってくる．著者の行った国民へのアンケート調査では，「遺伝子検査ビジネス」への規制は，業界の自主基準やアカデミアによる指針などではなく，国による法律で規制すべきというのが 9 割以上の圧倒的多数を占めた[1]．文明の利器を，庶民の豊かで幸福な生活創出のために安全に利用していくためには，それを使用する上での

枠組みの整備が必須である．自動車という大変便利な文明の利器も，もし道路交通法や環境保護規制等がなければ殺人兵器に早変わりすることになる．「遺伝子解析」技術も，最先端の科学技術の粋を集めた文明の利器である．国民のさらなる豊かで健康・安全な生活・社会を創出するには，それを有効に駆使することが求められるのは当然であるが，その使用にはやはり適切な枠組みが整備されていなくてはならないのは当然である．その法整備がわが国では進んでいない．今後，怒濤のように「遺伝子解析」技術が様々な分野に拡大拡散・浸透していくことは間違いない．利益追求という市場原理と倫理の葛藤，遺伝差別の発露・増大，悪徳業者の闊歩など，今こそ叡智を集めての法的規制を含めた対応策の検討が急務である．

文 献

1) 平成18・19年度 科学技術振興調整費「遺伝子診断の脱医療・市場化が来す倫理社会的課題」研究報告書(主任研究者：高田史男). 2008.

〈高田史男〉

付　録

付録

検体の取り扱い方・保存方法が検査値に及ぼす影響

臨床検査の結果を正しく得るためには，採取検体を適切に取り扱うことが極めて重要である．取り扱い方法や保存方法が適正でないと検査自体を正確・精密に実施しても意味をなさないばかりか，誤診の原因ともなりうる．

検査データは，年齢や性別，食事，運動，投与薬剤など，様々な条件の影響を受け，その臨床判断にも大きく影響を与える．したがって，検体の採取時にはそれらの諸条件に留意するとともに，必要に応じて検体採取時の状況を記録し，場合によっては検査室側にも伝えておく必要がある．検体の採取から検査実施までの過程で生じる，検査結果の信頼性を左右する因子を表App-1に示す．

本稿では，検査結果に影響を及ぼす誤差要因のうち，検体採取を担当する臨床サイドや検査を実施する検査室において発生し，われわれ医療者の注意によって防止しうる，検体を取り扱ううえで注意すべき点について述べる．

⚠ 検体採取時の注意点

検体検査は，採血，採尿など，検査材料の適切な採取から始まる．採取方法と採取後の処理方法は，正しい検査の基本となるので十分に理解しておく必要がある．標準的な採血方法については，日本臨床検査標準協議会（JCCLS）より標準採血法ガイドラインが上梓されている．

血液検体や穿刺液などは医療者によって採取されるが，尿，便，喀痰については患者自身によってなされる場合が多く，その検査の目的や必要性を十分に説明するとともに，目的に合った正しい採取方法を丁寧に指導する必要がある．また，それぞれの検査目的に適した正しい採取容器の選択も重要なポイントとなる．

▶血液検体（採血）

患者の確認

必ず患者本人に名乗ってもらい手元の採血管の名前と照合する．採血時に患者誤認が発生すれば，その後の測定をすべて無意味なものにしてしまう．病棟採血などで意識のない患者，声の出ない患者についても，ネームバンドなどによって必ず確認する．ガイドラインでは，氏名以外にも少なくとも1つ，別の方法で確認することを推奨している．

表App-1　検査結果に影響を及ぼす因子

患者側に起因する要因	生理的変動要因	年齢，性別，人種，日内変動，季節変動，性周期，妊娠，など
	外的要因	食事，運動，生活習慣，生活環境，精神状態，ストレス，飲酒，喫煙，投与薬剤，など
検査側に起因する要因	検体採取時の要因	採取時刻，採取部位，採取方法，採取量，消毒法，体位，など
	検体取り扱い上の要因	保存方法（時間，温度など），輸送方法，抗凝固剤，容器，前処理法，添加物質，など

採血時間，採血前の安静など

多くの項目において日内変動や食事，運動などの生理的影響を受ける．例えば血清鉄は朝高く，グルコース，中性脂肪，胆汁酸などは食後に上昇する．逆に，遊離脂肪酸，亜鉛などのように食後に低下する場合もある．採血時の体位についても，活動後の座位採血ではベッド上安静時採血に比べて，蛋白，コレステロール，レニン，白血球数などが有意に高い．このような項目において経過を追う際は，常に同様の体位で採血する必要がある．

採血管種や抗凝固剤

各採血管には検査目的に応じた各種の薬剤が添加されており，誤った採血管種を使用すると検査値に有意な影響が出る．したがって，採血量が不足している場合でも他の採血管の血液を追加・混入してはならない．また，注射器採血の場合に採血管を寝かせた状態で注射針を刺して分注すると，力の入れ具合によっては他の採血管含有成分とクロスコンタミを起こす可能性が高くなるので注意する．

採血前の駆血やクレンチング

採血前に強く手を握る，あるいはクレンチングを行うことは，血管を早く確認するのに一定の効果を持つが，Kや乳酸の上昇を招くので避ける．例えば，血算と生化学とを採血する場合は，生化学用は2本目にする方が望ましい．また，駆血時間が長引くと血液凝固反応が活性化するため，なるべく短時間（2分以内）での採血に努める．

採血針穿刺時の刺し損ない

血管を差し損なったり，また探ったりすると組織液の混入が発生し，血液凝固検査に影響を与える場合がある．TATやAPTTが延長しやすく，PTなどでも有意な影響を受ける可能性がある．

採血量の過不足

各採血管には推奨の採血量が定められており，採血量の過不足が測定値に影響を与えることがある．真空採血管において採血量の大幅な不足があると，過剰な陰圧による赤血球内成分の逸脱が起こる場合がある．

採血の順番による影響

- **真空採血管**：ガイドラインでは，凝固あるいは生化学を最初に採取することが推奨されている．しかし凝固用を最初にすると，血管穿刺が順調にいかなかった場合の検査値に影響を与える可能性があり，一方，生化学を先に採血するとKの上昇を招く可能性が高い．このように採血順序に関して推奨される明確なエビデンスは乏しく，検査項目の優先度などを考慮して順序を変更することは許容されうるとされていて，各施設において標準的な採血順序を定めておくことが望ましい．千葉大学病院では，血算を最初に採取するように統一している．
- **シリンジ採血**：シリンジを使用して採血する場合，採血された血液全部がシリンジ内で混合されることから，分注順に起因する問題点は真空採血に比べ少ない．採血終了後はシリンジ内での凝固防止のため，凝固や血算から分注し直ちに撹拌する．

採血後検体の撹拌

採血管内の血液と抗凝固剤が混和不十分な場合，フィブリンが析出し血球を巻き込んで凝集するため，血球計数（CBC），特に血小板数が偽低値を示す．抗凝固剤入り採血管に限らず，血清を得るための生化学用採血管も現在は凝固促進剤としてシリカ微粒子やトロンビンなどが添加されており，採血後に十分に撹拌しないと部分凝固などが起こることがある．溶血の原因となるので激しく振ったり振動を与えることは避け，静かに転倒混和するかローターにて撹拌する．

▶尿検査（採尿）

尿は非侵襲的に簡便に採取可能で，生理的

な状態もよく反映することから優れた検査材料である．しかし，血中老廃物の排泄のほかにも体内の恒常性調節の役割も担っていることから，水分摂取，食事，運動など，様々な要因の影響を受けやすく，また，患者本人による採取が基本であるためアーチファクトが加わりやすい．このため，目的に合わせて適切な採取時間，採取方法，保存法を選択する必要がある．

新鮮尿
定性検査や尿沈渣成分の検査では，保存中に分解・破壊される成分があることから新鮮尿を使用する．一般に早朝第一尿が最も濃縮されており検査に適しているが，外来患者などでは随時尿を使用することも多い．採取方法は尿路系以外の混入物（細菌，扁平上皮，精子，分泌物など）を避けるために，中間尿を使用するのがよい．定量検査においては，水分摂取による影響を是正するためにクレアチニン補正がしばしば用いられる．

蓄尿
定量的な検査を正確に評価するためには24時間の蓄尿が必要で，測定値は1日排泄量（定量値/日）で示されるのが基本である．また，一定時間あたりの蓄尿（時間尿）を使用する場合もある．しかし，外来患者にとって尿採取や蓄尿を社会や自宅において実施することは，意外と負担が大きい．また，尿は含まれる様々な成分によって細菌の良好な培地となりうるため，蓄尿中の細菌繁殖が院内感染の大きな要因となることが問題となっている．このため，近年は蓄尿を用いた検査は減少する傾向にあり，蓄尿の必要性を慎重に検討する必要がある．24時間蓄尿に代わる方法として，例えば簡便に使用可能な蓄尿器（ユリンメート® P）を用いると尿量測定と蓄尿一部の分取が同時に可能となる．

▶穿刺液などの血液以外の検体
胸水・腹水における貯留原因の探索や，手術後のドレーン廃液による縫合不全の推定などのために，穿刺液の性状検査は重要である．しかし，通常の測定法は血清や血漿に適合するよう測定条件が組まれており，穿刺液をそのまま分析できないことがある．例えば粘性の強い検体や強度の溶血でも，ある程度希釈すれば測定可能な場合もあるので，検査室と打ち合わせるとよい．穿刺液の検査は細菌培養と同時に依頼されることもあるが，嫌気性菌用容器のケンキポーターにはグルコースが含有されているため，穿刺液のグルコース測定との共用は不可である．

▶細菌検査の検体
細菌の検出を目的として検体採取をする場合，その注意点は採取材料により様々である（表App-2）．一般的な注意点として，不要な菌の増殖を防止するために，採取後には素早く検査室へ提出することが重要である．すぐに提出するのが難しい場合や外部に検査を依頼する場合は冷蔵にて保存する．ただし，髄膜炎菌や淋菌などのように低温に弱い菌が疑

表App-2 細菌検査用材料の採取時の注意点

検査材料	注意点
血液	穿刺部位の消毒を十分に行い，皮膚の常在菌混入を避ける． 2セット採血が望ましい．採取検体は冷蔵しない．
膿	病巣部以外に綿棒や注射器を触れない． 閉鎖性病巣では膿瘍壁に近い部分から採取し，嫌気性容器に入れる．
喀痰	口腔内常在菌の混入を抑えるため，うがいを十分に実施する． 唾液は避け，膿性部や粘性部を採取する．
尿	外陰部の清拭を十分に実施する． 初期尿は捨て中間尿を採取する．
糞便	急性期の検体を使用し，血液，膿，粘液があれば，その部分を採取する． 水洗トイレの洗浄水の混入を避ける．

われる時には冷やしてはならない．また，多くの菌は乾燥には弱いため，乾燥によって菌を死滅させないように注意しなければならない．

検体採取のタイミングは抗菌薬の投与前が望ましい．しかし，投与中に採取しなければならないケースも多く，その場合は投薬をいったん中止し24時間経過後に実施する．やむを得ず投与中止が困難な時には，抗菌薬の濃度が最低レベルとなる次回投与直前に採取する．嫌気性菌の検出を目的とする場合は，ケンキポーター，嫌気パックなどの嫌気性菌専用容器に採取する．このような容器がない場合は，容器に検体を多量に入れることで死腔を少なくして空気に触れないようにする．

常在菌の混入は起因菌の推定を困難にすることから，採取部位付近からの常在菌混入をできるだけ避けることが重要である．喀痰は常在菌が混入しやすく，また尿は細菌が増殖しやすいため採取には注意を要するが，両者とも患者自身による採取が基本であり，検査の目的と注意点をよく説明して，適切な検体採取に努める．目的菌がはっきりしている場合は，それを検査依頼時に記載しておくことが望ましく，さらに，臨床症状などの患者情報をできるだけ多く検査室に提供することによって，迅速で正確な判定が可能となる．

検体保存による検査値への影響

採取された検査検体は，直ちに検査室に持参して適切に検査が実施されなければならない．しかし，数日分を一括測定する場合や，自施設では測定せずに検査センターへの移送が必要な場合もあり，そのようなケースでは測定項目に合致した保存が必要となる．また，測定前だけでなく，後日における追加依頼や，結果の再確認のために再測定が必要と

なることもあり，検査実施後においても一定期間は検体を保存しておくのが通常である．

検体の保存条件が適切でないと検査結果の重大な誤差要因となることから，検査目的にあった保存方法を選択する必要がある．しかし，アンモニアやレニン活性などのようにすぐに冷却をした方がよい場合と，逆に，全血でのカリウムや寒冷凝集反応など，冷却が厳禁であるものまで，測定物質によってその適正な取り扱い方法は様々である．臨床側においてすべての検査の詳細を把握しておくことは困難であり，事前に検査室との取り決めを行っておくか，ラベル表示の工夫などによって取り扱い上の注意点が簡便に把握できるようにしておくことが望ましい．

体外へ採取された検査サンプルは，保存することによって，①血液中の細胞による代謝，②細胞内成分の拡散，③酸化や加水分解などの化学反応，④細菌による分解，⑤光による分解，⑥蒸発，⑦浸透圧による変化，⑧ガスの拡散，など種々の影響を受け，その組成に変化をきたす．これらを防止するには，①保存はできるだけ短時間にする，②冷却する，③密封する，④直射日光や強い光を当てない，⑤添加物質(pH調整剤，防腐剤，細胞の固定剤など)を加える，⑥移送時に不必要な振動を与えない，などの対応を取る必要がある．ただし，冷却に関しては例外的な検査項目も多い．

血清や血漿など，全血以外の検体の保存温度条件としては，室温，冷蔵(2～8℃)，冷凍(−20℃)，ディープフリーズ(−60～80℃)が考えられる．通常，数日～1週間程度は冷蔵，それ以上の長期保存は冷凍が一般的であるが，CH50やALTのように，項目によっては冷蔵や冷凍でも測定値変化がみられ，逆に，LDのように冷蔵よりもむしろ室温保存が適している場合もある．−20℃の冷凍保存は長

期間の安定性には欠けることも多く，数ヵ月から年単位の長期保存はディープフリーザーによる保存が望ましい．凍結検体を解凍した場合は，容器内で濃度勾配が発生しているのでよく混和してから使用する．また，凍結と融解の繰り返しは測定値の変動要因となるために避ける．

▶血球計数検査と白血球分類

血球計数（CBC）では5時間以内の測定が原則である．室温に長時間放置されると検体によってはEDTA存在下で血小板が凝集塊を形成したり，好中球に吸着（血小板衛星現象）したりして，見かけ上血小板数が減少し白血球数が増加することがある．健常人でも発生することがあり，時として5時間で数万/μL減少する例もみられる．塗抹標本で確認できるが，その場合は抗凝固剤にヘパリンまたはクエン酸を使用する．ヘマトクリット値や赤血球恒数も有意に変化する場合がある．冷蔵で保存すれば影響は比較的少ないが，時として寒冷凝集素やクリオグロブリンの影響を受けることがある．

白血球分類においても室温で4時間以上経過すると，単球や好中球に空胞形成や顆粒減少などの形態変化をきたして観察に適さなくなるとともに，経時的に減少傾向を認めることがある．したがって，塗抹標本は早期に作成しておく必要がある．

▶凝固・線溶検査

CLSI（Clinical and Laboratory Standards Institute）は，凝固・線溶検査の検体保存条件として，室温にて保存し4時間以内に測定することを推奨している．これは，冷却によって第VII，第XI，第XII因子が活性化（cold activation）され，特に第VII因子の影響によってPTが短縮するのを避けるためである．一方，不安定因子である第VIII因子の関与が大きいAPTTに関しては，第VIII因子が室温保存により失活して延長するため，冷蔵保存がよいとされている．TT，HPTにおいても全血保存では短縮傾向を示すことが多く，特にワルファリン服用患者において影響が大きい．いずれにしても長時間保存する必要がある場合には遠心分離をして血漿を冷凍保存する．また，遠心後の血漿は乏血小板状態にすることが重要であり，十分に遠心するとともに，遠心機を急激に停止すると血小板が再浮遊するので注意する．

▶生化学検査

血清や血漿検体を使用する場合は，速やかに血球との分離処理を行う．赤血球は採血後も代謝を行っているため，処理までに時間がかかるとその影響を受ける．冷蔵庫に入れて冷やせば代謝は抑制されるが，血球膜上のATPaseが失活し血球中の成分が流出する．以下に特に注意すべき項目について記す．

- **カリウム**：全血のまま冷所に保存した場合，赤血球の能動輸送が阻害されて血球中のKが漏出し高値となる．
- **無機リン**：全血のまま高い温度で保存すると血球中からの漏出や有機リン化合物からの分解により増加する．血清分離後も高温下では上昇する．
- **LD**：赤血球中に多量に含まれており，全血検体での保存は不可である．冷蔵で不安定であり（特に4型と5型），約5%/日程度の低下がある．短期保存は室温，長期保存では－80℃に保存する．保存検体でのアイソザイム分析は不可．
- **ALT**：冷凍状態においても安定性はそれほど高くない．3日程度でも20%以上の活性低下がみられることがあり，むしろ冷蔵の方が安定である．
- **アンモニア**：血液中に含まれる蛋白や非アンモニア性窒素化合物からアンモニアが生成されて短時間に濃度が上昇する．採血後

- は氷冷し速やかに測定するか，タングステン酸塩などにより除蛋白を実施する．
- ビリルビン，ICG 試験：ともに光に対して不安定なため，直射日光や強い光は避け速やかに測定する．
- グルコース：血球によって消費されて低値となるため，通常は解糖阻止剤（NaF，EDTA）入りの採血管に採取し冷蔵で保存する．しかし，解糖阻止作用が発揮されるまでに1〜2時間を要することから，保存検体では10%程度低値を示す．血球成分と分離すれば長期間安定である．
- 遊離脂肪酸：室温放置すると短時間に上昇して高値となることから，速やかに血清分離して冷蔵もしくは冷凍する．
- 酸性ホスファターゼ：血清がアルカリ化すると容易に失活する．すぐに測定できない場合は凍結するか，酢酸などで酸性状態にする．
- リポ蛋白分画：速やかに血清分離して冷蔵で保存する．冷凍すると preβ と β 分画が変性するため不可．

▶ホルモン検査

BNP，ACTH，カテコールアミン，intact-PTH，インスリン，Cペプチド，レニン活性など，室温に放置したり，冷蔵でも長時間保存することによって分解されて低値を示す項目が多い．採取後は速やかに測定するか，血清・血漿に分離して凍結保存する．

▶腫瘍マーカー検査

腫瘍マーカーは比較的安定な物質が多いが，PSA は室温で不安定であり長期保存では冷凍する．proGRP は活性化されたトロンビンによって分解されるため，血清検体では室温放置で大幅な活性低下がみられる．血漿検体では抗凝固剤によって血液凝固因子の活性化が阻害されるため，血清に比較すると安定性は高い．CYFRA は物理的な刺激により抗原性が低下しやすく，ボルテックスミキサーでの撹拌で大きく失活するほか，複数回の凍結融解によっても低値となる．

▶免疫血清検査

一般に抗体は保存安定性に優れるが，長期間にわたって保存する場合には冷凍する．補体は安定性が低く，採血後にも試験管内で活性化されて分解する．このため，CH50 など，活性として測定する場合には冷凍保存する．冷蔵で保存すると検体によっては cold activation を起こし，活性値が極めて低値を示すことがある．C3，C4 など，補体の各成分も活性化に伴って分解するが，活性値ではなく蛋白量として測定する場合は，分解産物も測定蛋白として測り込むため，逆に高値となる．寒冷凝集反応，直接クームス試験は全血のままで，クリオグロブリン検査では血清の状態でも冷却することは避ける．

▶尿検査

試験紙を用いる定性検査および沈渣成分の分析は，採尿後2〜3時間以内の新鮮尿にて行うのが原則である．一方，定量検査は新鮮尿と蓄尿の両者を用いて検査される．いずれの尿も室温放置や長時間保存によって細菌が増殖しやすく，このためグルコースや尿素が消費されるとともに，アンモニア生成によって pH がアルカリ化する．さらに潜血，ケトン体，ビリルビン，ウロビリノゲン，亜硝酸塩，白血球反応などが陰性化し，細胞成分や円柱などが崩壊・変形する．また NAG や $β_2$ ミクログロブリンなどの化学成分も失活・分解しやすい．一方，尿蛋白や比重については放置や細菌の影響をほとんど受けない．

やむを得ず保存する場合は，冷暗所や冷蔵にて保管することで細菌の増殖をある程度抑制することが可能である．しかし，低温下に置くことで，尿酸，炭酸カルシウム，リン酸マグネシウム，シュウ酸カルシウムなどの塩

類が結晶化して析出し，尿が混濁しやすい．混濁尿を撹拌せずに上清部分を採取すると，P，Ca，Mg や尿酸値が偽低値となり，アミラーゼも尿酸塩とともに共沈するため低値を示す．このため，測定前に 37℃10 分程度加温して溶解するか，よく撹拌してから測定する．ただし，加温温度が高すぎたり時間が長すぎると酵素項目，特に NAG が失活して低値となるので注意を要する．

蓄尿時の保存剤の影響

上述の保存による影響を防止するために，長時間（6 時間以上）検査ができない場合や蓄尿をする場合は冷暗所に保管するとともに，保存剤（防腐剤や安定剤）を添加する場合がある．保存剤として，チモール・エタノール，ホルマリン，塩酸，アジ化ナトリウムなどが使用される．しかし，これらの薬剤を使用することによって測定に影響を与えることがある．例えば，塩酸蓄尿では，β_2 ミクログロブリン，アミラーゼ，NAG は測定できず，アジ化ナトリウムにおいても，Na，Cl，グルコース，NAG など，多くの測定項目に影響を及ぼす．臨床側からこれらの情報がないまま検体が提出された場合には，検査室においてそれを判断することは困難であり，検査過誤の原因となる．

▶便潜血検査

便は細菌の塊であり長期保存には適さない．便中ヒトヘモグロビンは保存により細菌や pH の影響で抗原性を失いやすいが，専用容器に採取して冷蔵保存すれば 1 週間程度の保管が可能である．自宅で採取してから検査施設へ持参する場合にも，すぐに持参できない場合には冷蔵状態で保管するように説明する．また，採便時にトイレの洗浄剤に触れないように注意を促す．

▶髄液・穿刺液検査

髄液検体は採取後直ちに検査室に提出する．体外に出た髄液細胞は崩壊が早く，室温で放置した場合，2 時間後には約 30％の細胞が変性，融解する．特に好中球では 50％近くが崩壊する．グルコースを測定する場合には，髄液・穿刺液中に血球・細胞成分や細菌が存在すると糖が消費されて低値となるので，速やかに検査するか NaF を添加する．

▶細菌検査

細菌検査に供する検体は，採取後には速やかに検査室へ提出するのが原則であるが，やむを得ず保存する場合は，不要な菌の増殖を防止するために冷蔵保存する．一般に室温では 1〜2 時間，冷蔵でも 24 時間以内に提出する必要がある．しかし，低温に弱くて死滅する恐れのある髄膜炎菌，淋菌など一部の細菌や，冷やすと活動性が悪くなり検出率が著しく低下する，赤痢アメーバ，ランブル鞭毛虫，腟トリコモナスなど，原虫類の一部の検出を目的とする場合は常温で保存する必要がある．なお，血液培養は目的菌の如何を問わず冷却は避け，髄液においても髄膜炎菌の可能性がある場合は冷却しない．

⚠ その他，検体取り扱い上で注意すべき点

検体の採取や保存以外にも，その取り扱い上の不備による誤差要因は多数存在する．ここでは発生頻度が比較的高く日常的にもしばしば経験する，①溶血による影響，②採血管種の間違い，③輸液や薬剤の混入，について述べる．

▶溶血による影響

溶血は特別な疾患以外では，採血手技や検体の取り扱いに起因して発生する．このため，注意深い操作によってある程度の回避が可能である．しかし，検体を採取した時点ではわからないことも多く，日常検査においては頻繁に認められるありふれた問題ともいえる．

表 App-3 主な抗凝固剤と測定に影響を受ける項目

抗凝固作用	抗凝固剤	主な目的項目	測定不可項目
脱 Ca 作用	EDTA-2K，3K	血球数算定，末梢血液像，アンモニア，など	血液凝固検査，血小板凝集能，K，Ca，Mg，Fe，Zn，ALP，LAP，AMY
	EDTA-2Na	レニン活性，アンジオテンシン，アルドステロン，ACTH，など	血液凝固検査，血小板凝集能，Na，Ca，Mg，Fe，Zn，Cl，ALP，LAP，AMY
	クエン酸 Na	血液凝固検査，赤血球沈降速度	液状で希釈されるので，ほとんどの項目
	フッ化 Na	血糖，グリコーゲン，遊離脂肪酸	血液凝固検査，Na，Ca，Mg，Fe，Zn，ALP，LAP，AMY，ChE
抗トロンビン作用	ヘパリン-Na，-Li	血液ガス，緊急用生化学検査，など	血球計数，血液凝固検査，血小板凝集能，TTT，ZTT，リポ蛋白，Na 塩では Na

　溶血によって，①赤血球内に高濃度に存在する物質が血球外に漏出して測定物質の濃度が上昇する，②血球内成分(酵素など)が測定物質の活性に影響を与えたり分解したりする，③溶血に伴う赤色の吸収波長が測定方法に干渉する，などの影響が生じる．

　血球中濃度が血清や血漿に比べて著しく高いものに，AST，LD，K，Fe，酸性ホスファターゼ，NSE などがあり，溶血検体で高値を示す．インスリン，ACTH，BNP などは赤血球中の酵素によって分解され低値となる．測定方法に干渉する場合は，試薬や測定機器によって影響の程度が異なるため，各施設において測定項目を導入する際に検討しておく必要がある．そのほかにも，血清蛋白分画ではヘモグロビンが $\alpha_2 \sim \beta$ 分画付近に検出されるので，異常蛋白と誤認しないように注意する．凝固検査でも明らかな溶血がある検体では凝固因子が活性化されている可能性があるので使用しない．

　溶血を防止するための採血手技的な注意点としては，①注射針の太さは 23 G までとし，それよりも細い針は使用しない，②やむを得ず細い針を使用する場合はシリンジを使用し，ゆっくりと採血して強く吸引しない，③皮膚の消毒後は十分に乾燥するまで待つ，④採血管を転倒混和する時はゆっくりと丁寧に扱い強く振らない，⑤泡立ちに注意し注射器内に残った泡は押し出さない，などがある．また，採血後にも全血のままで長時間放置したり振動を与えることは避ける．

血清分離剤入り採血管検体の再利用

　近年は血清分離操作の簡便化のため，あらかじめ分離剤が添加されている採血管を使用することが一般的で，このため，遠心分離した血清をそのままの採血管で保存している施設も多い．このように保存された血清を，再検査や追加依頼などによって再利用するために採血管のまま再遠心することは，血餅と長時間接していた血清成分が上部の血清に混入するため望ましくない．外観上は溶血等の異常を認めなくても，各種電解質(Na，K，Cl，Ca，Fe，Mg)や酵素項目(AST，LD)などに影響を及ぼす．

▶抗凝固剤入り採血管の誤利用

　検査の目的に応じて各種抗凝固剤が添加された採血管が利用されるが，誤った採血管種の使用や，他の採血管で採血された血液の混入やそれによる不足分の追加は，当然のごとく目的とする検査項目以外の測定においては

表App-4 投与薬剤が検査結果に与える影響

投与薬剤	影響と測定上の注意点
エクジェイドおよびデスフェラール（鉄キレート剤）	血清鉄およびUIBCの測定値が正の影響を受け，体内の鉄動態を正確に反映しない測定値となる．
ラスリテック（尿酸分解酵素）	検体採取後も試験管内で尿酸の分解が続くので，採血後直ちに氷冷する．検体を氷冷すると凝固時間が極端に延長するため，ヘパリンなどの血漿を用いる．
ドブタミン（カテコールアミン系強心剤）	クレアチニン測定など，酸化縮合反応を原理とする測定法に負誤差を与える．通常投与量では問題ないが，輸液が直接血液に混入した場合に影響を受ける．
デカドロン（ステロイド製剤）	注射液中にクレアチニンが緩衝剤として添加されており，血清クレアチニン値を偽上昇させることがある．投与後数日程度はクレアチニンの測定を控える．
ガドリニウム（MRI造影剤）	カルシウム測定に影響を及ぼす可能性がある．測定法によって影響の有無および影響度合いが異なる．
ワルファリン（抗凝血剤）	ビタミン拮抗薬である本剤の服用により，ビタミンK依存性凝固因子のプロトロンビン活性が低下し，PIVKA-Ⅱが著増する．

検査過誤の原因となる（表App-3）．

多くの検査で使用されるEDTAは陽イオン金属のキレート剤であり，Ca，Mg，Feなどの金属測定に影響を及ぼす．また，抗凝固剤の成分に由来してNaやKが極端に上昇する．ALP，アミラーゼ，CKなどの酵素は，活性中心や活性化剤としてZn，Mgなどの金属を必要とすることから，その活性が阻害される．enzyme immunoassayなどの免疫血清反応においても，ALP標識抗体を使用する場合は影響を受ける場合がある．

近年は診察前検査が一般的となり，緊急検査の需要の高まりなどからも，凝固までの時間を必要としない血漿検体を使用して生化学分析を実施する施設も増加している．そのような場合には，比較的影響が少ないヘパリンリチウムが使用されるが，血漿を使用することで，血清と比較して総蛋白が高値，K，無機リンが低値となるので，このことを理解しておく必要がある．また，膠質反応検査（TTT，ZTT）は実施できない．

抗凝固剤と血液の比率を正確に遵守することも重要で，各採血管に規定されている採血量を大幅に逸脱すると，結果に影響を与える場合がある．特に血液凝固検査や赤血球沈降速度検査では，クエン酸塩溶液による液状の抗凝固剤を使用するため影響が大きい．また，多血症などのヘマトクリット値が高い患者におけるクエン酸採血では，通常の採血量では相対的な血漿量が少なく混合比が薄まるので，血液凝固時間が延長する場合がある．EDTA採血では最終濃度が至適になるように調節しないと，白血球形態やヘマトクリット値などに影響を及ぼすことがある．乳幼児など採血の困難な患者の場合は，あらかじめ抗凝固剤の量を調整して採血する必要がある．

▶輸液や薬剤の混入による影響

輸液を実施している患者の点滴チューブから直接採血したり，同側の腕から採血したりして，輸液成分が採血管に混入したり血液検体が希釈されたりする場合がある．また，ヘパリンロックされたラインから採血された検体により，凝固スクリーニングテストなどで通常考えられない異常データが得られることがある．輸液の混入による異常値の出現はしばしば経験することであるが，異常の程度が

大きくない場合には見過ごされたまま異常値を報告してしまう可能性がある．輸液の成分を把握しておくことは輸液混入検体の察知に有用である．例えば3号輸液や高カロリー輸液などではNaの濃度が低く，Kが高く，そしてグルコースを高濃度に含むものが多い．

また，薬剤投与中の採血によって検査値への干渉や妨害を起こす場合がある．通常濃度では問題ない薬剤も，投与中の同側の腕からの採血などにより異常高濃度となって，検査値に影響を与えることもある．表App-4に投与薬剤が生化学検査において影響を与える例を示すが，そのほかにも尿検査や細菌検査など種々の検査に影響を及ぼすことがあり，場合によっては検査前に休薬が必要となる場合がある．

以上，検体の採取から検査実施までの過程で生じうる誤差要因と，その検査値に及ぼす影響について概説した．これら測定以前の問題点(pre-analytical error)は，検査過誤の中で6〜7割を占めるとの報告があるが，その多くは医療者の意識の向上によって防止しうるものである．現代の医療にとって臨床検査は欠かすことのできないものであるが，正確な検査結果を得るためには，検体の適切で正しい取り扱い方法を理解して実施する必要がある．

文献

本稿では検体の取り扱いに関して注意点をまとめたが，その影響や注意点は各検査項目個々に異なり，すべての項目を網羅して記述することは不可能である．このため，参考となる図書・文献を以下にまとめて記した．

1) 日本臨床検査標準協議会 標準採血法検討委員会．標準採血法ガイドライン(GP4-A2)．東京：学術広告社；2011．
2) 清宮正徳, 野村文夫．採血の安全管理—感染からクレーム対策まで 2. 採血から測定までのアーチファクト．Medical Technology．2010；38：21-6．
3) 市原清志, 河口勝憲．エビデンスに基づく検査診断実践マニュアル．大阪：日本教育研究センター；2011．
4) 日本臨床検査自動化学会科学技術委員会, 編．検査前段階の管理技術と精度保証．日臨検自動化会誌．2014；39：suppl. 1．
5) ワークショップ 役立つ検査データを知るためのサンプリング—測定前の諸問題—．臨床病理．2007；55：470-82．
6) ワークショップ 役立つ検査データを知るためのサンプリング—測定前の諸問題シリーズ2—．臨床病理．2008；56：211-42．
7) これだけはやってはいけない 臨床検査禁忌・注意マニュアル．Medical Technology．2001；29．
8) はじめよう，検査説明．臨床検査．2013；57．
9) 濱崎直孝, 髙木 康, 編：臨床検査の正しい仕方—検体採取から測定まで—．東京：宇宙堂八木書店；2008．
10) 特集 サンプリングの実際—検体の採取と前処理—．Medical Technology．1994；22：164-246．
11) 三澤成毅, 小原豊子．1. 臨床微生物学総論 c. 検体の採取・輸送・保存．臨床病理レビュー特集134号．臨床微生物学(感染症学)に関する基礎知識．2006；10-20．
12) 総集 検体検査のサンプリング—検査前過誤防止のために．臨床病理臨時刊特集103号．1996．
13) 森下芳孝, 他．尿中化学成分測定における尿検体取扱法の標準化に関する研究 第一報 前処理法および保存温度について．医学検査．2009；58：381-9．
14) 石井 暢, 監．検査値の経時的変動—採血から測定まで—．東京：エスアールエル；1990．
15) 臨床検査振興協議会ホームページ．
http://www.jpclt.org/01outline/tyuui_index.html(検体採取)
http://www.jpclt.org/01outline/02.html(抗凝固剤)
http://www.jpclt.org/01outline/04.html(検体の保存法)

〈澤部祐司，清宮正徳，伊瀬恵子，大山正之，村田正太，野村文夫〉

◆ 和文索引 ◆

あ

亜鉛	240
亜鉛欠乏による症状	240
亜鉛の生理作用	240
亜急性甲状腺炎	52
悪性胸膜中皮腫	512
アスパラギン酸アミノトランスフェラーゼ	104
アスペルギルスガラクトマンナン抗原	464
アスペルギルス抗原	464
アセト酢酸	189, 540
アセトン	540
アトピー素因	100
アドレナリン	340
アニオンギャップ	250
アポ蛋白	210
アポリポ蛋白	210
アミノ酸抱合	219
アミラーゼ	36
アミラーゼアイソザイム	115
アミラーゼクレアチニンクリアランス比	116
アミロイド β	76
アムステルダム基準 II	659
アラニンアミノトランスフェラーゼ	104
アルカリホスファターゼ	50, 106
アルコール性肝障害	111, 520
アルコール性ケトーシス	190
アルツハイマー病	211
アルドステロン	294
アルブミン	20, 125
アレルゲン特異的 IgE	132
アンジオテンシン変換酵素	121
アンチトロンビン	360
アンモニア	167
アンモニア窒素	167

い

胃癌	123
閾値理論	719
異型結節	500
萎縮性胃炎	123
異常プロトロンビン	520
異常ヘモグロビン血症	178
移植片対宿主病	378
異所性 ACTH 症候群	261
一塩基多型	96
一次胆汁酸	219
遺伝カウンセリング	603, 655, 710
遺伝学的検査	602, 714
遺伝子医療部門連絡会議	685
遺伝子関連検査	602
遺伝子関連検査ベストプラクティスガイドライン	730
遺伝子検査ビジネス	726, 729, 730
遺伝子変異	710
遺伝性血液凝固異常	13
遺伝性視神経萎縮	647
遺伝性神経疾患	625
遺伝性腎腫瘍	673
遺伝性対側性色素異常症	671
遺伝性難聴	650
遺伝性乳癌卵巣癌	85, 657
遺伝性乳頭状腎癌	674
遺伝性皮膚疾患	668
遺伝性非ポリポーシス大腸癌	659
遺伝性ヘモクロマトーシス	684
遺伝率	719
イヌリンクリアランス	26, 161
イムノクロマト法	447, 449
医用質量分析認定士制度	600
インスリノーマ	174
インスリン	39, 45, 184
インスリン抵抗性	196, 197
インスリン分泌指数	47, 184
インスリン様成長因子	256
陰性的中率	603
インターフェロン-γ 遊離試験	482
インターロイキン-2 受容体	489
インターロイキン-6	494
インドシアニングリーン	253
インフルエンザウイルス	453
インフルエンザ迅速診断キット	454
インフルエンザ脳炎・脳症	454

インベーダー法	650

え

栄養サポートチーム	195
栄養評価蛋白	128
液体培地	581
エクソーム解析	642, 707, 713
エステラーゼ染色	335
エストラジオール	308
エストリオール	308
エラスターゼ	524
エラスターゼ 1	37, 524
エラスターゼ 2	524
エリスロポエチン	496
炎症マーカー	57
塩素	233
エンドトキシン	466

お

黄体機能の指標	310
黄体形成ホルモン	263
横紋筋融解(症)	20, 532
オーバーラップ症候群	387
オキシントモジュリン	187
オモテウラ試験不一致	373
親子鑑定遺伝子検査ビジネス	727

か

外殻抗原	441
カイロミクロン	200, 213
化学的方法	551
角化症	668
核型標記法	714
喀痰検査	580
核内抗原	441
角膜ジストロフィ	647
下垂体	687
ガストリン	39
ガストリン放出ペプチド	514
家族集積性	719
家族性III型高脂血症	43
家族性 LPL 欠損症	43
家族性高コレステロール血症	42
家族性甲状腺髄様癌	292
家族性大腸癌	85

索 引

家族性大腸腺腫症	662
家族性内分泌腫瘍	689
家族性複合型高脂血症	43
家族性良性慢性天疱瘡	670
褐色細胞腫	301, 306
活性型ビタミンD	228
活性化部分トロンボプラスチン時間	14, 343
カテコールアミン	300
カテコールアミン誘発性多形性心室頻拍	707
可溶性インターロイキン-2受容体	489
可溶性フィブリン/可溶性フィブリンモノマー複合体	354
カリウム	231
ガリウムスキャン	24
顆粒球コロニー刺激因子	494
カルシウム	235
カルシトニン	52, 291, 492
カルシトニン分泌刺激試験	292
カルチノイド	515
肝炎ウイルスマーカー	29
肝型 ALP	106
肝機能検査	29
汗孔角化症	669
肝硬変	500
肝細胞癌	33, 34
カンジダ抗原	462
間質性肺炎	69, 155
肝性脳症	167
間接クームス試験	400
関節リウマチ	53, 384, 388
感染症	61
感染性結膜炎	643
感染性心内膜炎	583
感染性髄膜炎・脳炎	557
癌胎児性抗原	502
感度	603
眼皮膚白皮症	670
肝不全	501
寒冷凝集素	486
寒冷凝集素性溶血性貧血	401

き

偽陰性	477
気管支喘息	71
偽性血小板減少症	322
偽性高 K 血症	232
寄生虫症	553
基底細胞母斑症候群	671
機能的・解剖学的無脾患者	481
吸収不良症候群	241
急性ウイルス肝炎	29
急性肝炎	501
急性冠症候群	78, 142
急性感染性胃腸炎	448
急性呼吸促進症候群	495
急性糸球体腎炎	473
急性心筋炎	80
急性心筋梗塞	119
急性腎障害	27
急性膵炎	524
急性前骨髄球性白血病	18
急性尿細管壊死	22
凝固・線溶異常	13
凝固因子インヒビター	345
胸水	559
偽陽性	477
蟯虫検査	553
強皮症	383
魚眼病	208
虚血性心疾患	78
巨大好中球	10
魚鱗癬	668
菌血症	583
筋疾患	119

く

クームス陰性 AIHA	402
クームス試験	400
クラミドフィラ・ニューモニエ	460
クラミドフィラ・ニューモニエ抗体	460
グラム染色	62, 574
クリアランス	95
グリコアルブミン	179, 182
グリセンチン	187
クリプトスポリジウム	553
グルカゴン	40, 187
グルコース	538
くる病	236
クレアチニン	50, 161
クレアチニンクリアランス	26, 562
クレアチン	161
クレアチンキナーゼ	50, 119
クロスミキシング試験	15
クロモグラニン A	303

け

軽症胃腸炎に伴う痙攣	448
経皮的冠動脈形成術	142
劇症型 1 型糖尿病	411
劇症型心筋炎	80
劇症型肺炎球菌感染症	481
血液ガス分析	250
血液凝固異常症	13
血液培養検査	583
結核菌群	581
血管炎症候群	82
血管型 EDS	698
血球算定検査	2
血球貪食症候群	246
結合型 PSA	517
結合織疾患	697
結合組織	697
血漿/全血中プレセプシン	57
血小板	2
血小板凝集能試験	340
血小板数	321
血小板第 4 因子	366
血小板粘着能試験	340
血小板無力症	341
血清アミロイド A	59
血清クレアチニン値	25
血清総胆汁酸	218
血清鉄	242, 244
血清ヒアルロン酸	153
血清ヘリコバクター・ピロリ抗体	477
血清マトリックスメタロプロテアーゼ-3	60
結節性硬化症	674
血中アミラーゼ	114
血中尿素窒素	159
血中遊離メタネフリン 2 分画測定法	304
血糖	173
血糖値	173
血糖変動	179, 181
血流量測定	52
ケトアシドーシス	190
ケトン体	189, 540
ケノデオキシコール酸	219
ゲノム	719
ゲノムワイド関連解析	707
下痢便	553
検査前確率	85, 691

和文索引

検体採取	734		膠原病	53, 697		抗マイクロゾーム抗体	278
検体保存	737		抗甲状腺ペルオキシダーゼ抗体			抗ミトコンドリア抗体	33
原発性アルドステロン症	294			278		抗利尿ホルモン	248, 528
原発性胆汁性肝硬変	33, 221		抗好中球細胞質抗体	82, 403		抗リン脂質抗体症候群	345, 389
顕微鏡的多発動脈炎	404		高コレステロール血症	43		コール酸	219
			抗サイログロブリン抗体			呼気テスト	476
こ			（抗 Tg 抗体）	278		呼吸器感染症	67, 580
コア蛋白関連抗原	506		交差適合試験	376		呼吸器疾患関連検査	66
抗 aquaporin 4 抗体	74		好酸球性多発血管炎性肉芽腫症			呼吸不全	66
高 Ca 血症	282			404		国際標準化比	346
抗 CCP 抗体	54, 384, 385		抗酸菌染色	580		固形腫瘍関連体細胞遺伝子検査	
抗 DNA 抗体	387		甲状腺	687			613
抗 GAD(glutamic acid			甲状腺機能亢進症	49		固形培地	581
decarboxylase)抗体	410		甲状腺機能低下症	49, 75		骨型酒石酸抵抗性酸ホスファ	
抗 GBM 腎炎	23		甲状腺刺激抗体	52, 275		ターゼ-5b	288
高 HDL 血症	198		甲状腺刺激阻害抗体	275		骨型 ALP	106
高 HDL-C 血症	41		甲状腺刺激ホルモン	50, 269, 273		骨吸収マーカー	288
抗 i	486		甲状腺刺激ホルモン			骨髄異形成症候群	3, 317
抗 I	486		放出ホルモン	269, 273		骨髄穿刺	327
抗 IA-2 抗体	410		甲状腺疾患	49		骨髄像	327
抗 M2 抗体	33		甲状腺腫	49		骨代謝	687
高 Na 血症	249		甲状腺腫瘍	280		骨軟化症	236
抗 RNA ポリメラーゼ III 抗体			甲状腺髄様癌	291, 663		古典経路	169
	56		甲状腺中毒症	49		個の医療	719
抗 RNP 抗体	392		甲状腺ペルオキシダーゼ	278		個別化医療	86, 614, 618
抗 Scl-70 抗体	396		甲状腺ペルオキシダーゼ抗体	51		コラーゲン	340, 697
抗 Sm 抗体	392, 393		甲状腺ホルモン	50, 269, 273		コリパーゼ	117
抗 SS-A/Ro 抗体	395		甲状腺ホルモン結合蛋白	50		コリンエステラーゼ	112
抗 SS-B/La 抗体	395, 396		甲状腺ホルモン不応症	51		コルチゾール	296
高 TG 血症	213		口唇ヘルペス	437		コレステリルエステル転送	
抗 U1-RNP 抗体	392		抗ストレプトキナーゼ抗体	472		蛋白欠損症	198
抗 β₂-グリコプロテイン I 抗体			抗ストレプトリジン O 抗体	472		コレステロール	49
	389		抗生物質	520		混合性結合組織病	383, 388, 392
抗アミノアシル tRNA 合成酵素			抗セントロメア抗体	57, 397		混合型高尿酸血症	165
抗体	54		抗体検査	64, 441		コンパニオンバイオマーカー	
抗胃抗体	3		好中球アルカリホスファターゼ				86, 613
抗胃壁細胞抗体	224		活性	9		コンピュータクロスマッチ	377
抗核抗体	382		好中球アルカリホスファターゼ				
口渇中枢	248		染色	335		**さ**	
抗ガラクトース欠損 IgG 抗体			好中球減少	325		サイアザイド	238
	384, 386		後天性凝固異常症	13		細菌性下痢症	587
抗カルジオリピン抗体	389		抗トポイソメラーゼ I 抗体	55		細菌性髄膜炎	577
抗カルジオリピン-β₂-グリコ			高トリグリセリド血症	44, 206		採血	734
プロテイン I	389		抗内因子抗体	3, 224		再生不良性貧血	317
抗ガングリオシド抗体	74		高尿酸血症	164		サイトメガロウイルス	444
高感度 AFP L3 分画	500		高比重リポ蛋白	200, 208		採尿	735
高感度 PTH	282		高ビリルビン血症	192		細胞外マトリックス	697
抗凝固剤	741		高フェニルアラニン血症	711		サイレント変異	606
高血圧	83		高分子肝型 ALP	106		サイロキシン	50, 273
抗血小板抗体	398		高分子キニノゲン	368		サイログロブリン	52, 280

748 | 索引

サイログロブリン抗体	51	消失半減期	95	水疱型先天性魚鱗癬様紅皮症	
サブクラス抗体	99	掌蹠角化症	669		669
サラセミア	6	小腸型 ALP	106	水疱症	668
酸化 LDL	196	小児一過性高 ALP 血症	107	睡眠時無呼吸症候群	71
酸ホスファターゼ染色	335	小児データブック	98	髄様癌	52
		食後高血糖	179, 181	水様便	553
し		食中毒	587	スクリーニング検査	61
ジアルジア	553	食道癌	510	ストレス多血症	318
シアル糖鎖抗原	155	腎機能検査	25	スプライス変異	607
色素異常症	668	心筋梗塞	78, 140, 142, 145, 149	スルホサリチル酸法	532
色素失調症	671	心筋症	81		
色素性乾皮症	672	心筋トロポニン	78	**せ**	
子宮頸癌	510	心筋トロポニン I	78, 142	正球性貧血	2
子宮腺筋症	506	心筋トロポニン T	78, 142	生殖細胞系列 PGx	620
糸球体濾過量		心筋ミオシン軽鎖	140	生殖細胞系列遺伝子検査	602
	25, 134, 159, 161, 562	心筋ミオシン軽鎖 I	78	生殖細胞系列変異	620
子宮内膜症	506	神経芽細胞腫	518	成人 T 細胞白血病/リンパ腫	430
自己血糖測定	48	神経疾患関連検査	73	成人発症 II 型シトルリン血症	
自己免疫性甲状腺疾患	279	神経線維腫症	671		712
自己免疫性膵炎	40	神経特異エノラーゼ	518	性腺	688
自己免疫性胆管炎	383	腎硬化症	20	成長ホルモン	256
自己免疫性溶血性貧血	400, 486	進行肝細胞癌	500	生物学的偽陽性	469
脂質異常症	41, 688	進行性心臓伝導障害	706	性ホルモン結合グロブリン	311
視神経脊髄炎	74	腎梗塞	23	生理的蛋白尿	531
シスタチン C	26, 50, 134	心室細動	706	脊髄小脳変性症	625
ジストロフィン	634	腎腫瘍	673	脊柱管狭窄	557
次世代シークエンサー		腎静脈血栓症	22	赤沈	490
	605, 618, 642, 713	新生児肝内胆汁うっ滞症	712	赤痢アメーバ	553
次世代 DNA シークエンサー		新生児溶血性疾患	377	セクレチン試験	569
	619	真性多血症	318	赤血球	2
持続血糖モニタリング	48, 181	腎性糖尿	538	赤血球円柱	20
持続血糖モニタリングシステム		腎性貧血	317	赤血球凝集素	453
	175	心臓由来脂肪酸結合蛋白	149	赤血球形態	329
疾患プロテオミクス	87	迅速抗原検査	63	赤血球産生能	319
質量分析	599	心電図	705	赤血球指数	316
シトリン欠損症	712	浸透圧	248	赤血球寿命	177
脂肪円柱	21, 22	浸透圧ギャップ	248	赤血球数	316
習慣飲酒	111	浸透圧物質	249	赤血球沈降速度	490
重屈折性脂肪体	21, 22	浸透圧利尿薬	530	セルロプラスミン	138
絨毛性疾患	313	心不全	147	セルロプラスミン蛋白	682
出血性素因	321			線維芽細胞増殖因子 23	236
腫瘍マーカー	84, 504, 508	**す**		全国遺伝子医療部門連絡会議	
循環器疾患関連検査	78	膵アミラーゼ	114		604
漿液性卵巣癌	506	髄液検査	556	潜在基準値抽出法	98
消化管間質腫瘍	616	髄液培養検査	577	穿刺吸引細胞診	52
小球性貧血	2	膵型アミラーゼ	36	先進医療	690
症候性血液凝固異常	13	膵癌	524	全身性エリテマトーデス	
猩紅熱	473	推算 GFR	25, 161		170, 383, 385, 387, 390, 392
小細胞肺癌	514, 518	膵疾患関連検査	36	全身性炎症反応症候群	583
消失速度定数	95	水痘・帯状疱疹ウイルス	439	全身性強皮症	55, 385, 395

先天性血液凝固因子欠乏症・異常症	13	多発血管炎性肉芽腫症	403		**と**	
先天性難聴	650	多発性筋炎	54	銅	138
先天性風疹症候群	456, 457	多発性硬化症	557	道化師様魚鱗癬	669
先天性副腎皮質過形成	298, 299	多発性骨髄腫	20, 157	糖鎖欠損トランスフェリン	33
先天性ミオパチー	640	多発性内分泌腫瘍症	292	同時多項目検査	101
線溶異常亢進	18	タム蛋白	531	透析患者	179
線溶均衡型 DIC	17	胆汁うっ滞性肝疾患	199	糖代謝	688, 689
線溶亢進型 DIC	17	胆汁酸	218	糖尿病	45
線溶抑制型 DIC	17	単純ヘルペスウイルス	437	糖尿病合併妊娠	179
前立腺炎	517	弾性線維性仮性黄色腫	671	糖尿病性ケトアシドーシス	190
前立腺癌	516	タンデムマス分析	710	糖尿病性腎症	20
前立腺特異抗原	516	蛋白分画	125	糖尿病性腎症第 2 期	534
前立腺肉腫	517		**ち**		糖尿病性早期腎症	534
前立腺肥大症	517			糖尿病の合併症	48
	そ	遅発性溶血性副作用	377	動脈血中ケトン体比	189
造影剤	530	中間尿の採取手順	585	動脈硬化性疾患	204
早期肝細胞癌	500	中枢性甲状腺機能低下症	51	動脈硬化性疾患予防ガイドライン 2012 年版	193
早期抗原	441	中毒顆粒	333	トキシン A	597
総コレステロール	193	中毒性顆粒	10	トキシン B	597
総蛋白	125	超過死亡	453	特異度	603
総鉄結合能	244	腸管感染症	587	特殊型 DIC	18
組織プラスミノゲンアクチベーター	358	腸管感染症の原因菌	588	特発性血小板減少性紫斑病	321
ソマトメジン	256	腸管出血性大腸菌	594	突然死	703
	た	腸肝循環	218	ドパミン	267
		腸肢端皮膚炎	241	トポイソメラーゼ I	396
第 V 因子	368	超低比重リポ蛋白	197, 200, 213	トラフ値採血	94
第 VII 因子	368	直接クームス試験	400	トランスサイレチン	128
第 VIII 因子	368	貯蔵鉄	242	トランスフェリン	244
第 IX 因子	368	治療薬物モニタリング	82, 89	トリグリセリド	213
第 X 因子	368		**つ**	トリグリセリド–rich リポ蛋白	41
第 XI 因子	368	痛風関節炎	164	トリプシン	37
第 XII 因子	368	ツベルクリン反応	482	トリプレットリピート病	605
第 XIII 因子	368		**て**	トリヨードサイロニン	50, 273
大球性貧血	2	低 HDL–C 血症	41	トロポニン	142
体細胞遺伝子検査	602	低 Na 血症	249	トロンビン・アンチトロンビン複合体	360, 371
大細胞神経内分泌癌	515	低血糖	174	トロンビン活性化線溶阻害因子	356
体質遺伝子検査	727	低尿酸血症	165	トロンボテスト	350
体質性 ICG 排泄異常症	253	低比重リポ蛋白	200	トロンボモジュリン	16, 356
体質性黄疸	678	定量 PCR 法	445		**な**
代謝性アシドーシス	252	定量培養	586	ナットクラッカー現象	24
耐糖能異常	181	デオキシコール酸	219	ナトリウム	232
胎盤型 ALP	106	デオキシピリジノリン	288	ナンセンス変異	607
多因子疾患	718	テストステロン	311	難聴	650
タウ蛋白質	76	鉄欠乏性貧血	244, 317	難聴カウンセリング	656
唾液腺アミラーゼ	114	鉄染色	335		
多血	316	デルタビリルビン	220		
多重欠失	724	電解質異常	689		
		伝染性単核球症	441		

和文索引 | 749

に

ニコチン酸	226
二次性高血圧	83
二次胆汁酸	219
乳癌	508
乳酸	191
乳酸/ピルビン酸比	191
乳酸アシドーシス	192
乳酸脱水素酵素	108
乳汁分泌	267
乳頭癌	52
乳幼児冬期下痢症	448
尿ウロビリノーゲン	542
尿ケトン体	540
尿細管機能	548
尿細管機能検査	28
尿細管障害	550
尿酸	164
尿酸塩沈着症	164
尿酸クリアランス	165
尿酸産生過剰型	165
尿酸トランスポーター	164
尿酸排泄低下型	165
尿所見	19
尿浸透圧	528
尿浸透圧ギャップ	528
尿潜血	544
尿素	159
尿素窒素	159
尿蛋白	531
尿蛋白/尿クレアチニン比	21
尿中 IgG	533
尿中 NAG	550
尿中アミラーゼ	36, 114
尿中アンモニウム塩	529
尿中抗原検査	479
尿中総ヨウ素量	52
尿中トランスフェリン	533
尿中尿酸排泄量	165
尿中ポルフィリン体	546
尿中メタネフリン2分画	304
尿中硫酸抱合型胆汁酸	218
尿糖	181, 538
尿培養検査	585
尿比重	528
尿ビリルビン	542
尿路感染症	585
妊娠	506
妊娠糖尿病	46, 174, 179
妊娠反応	313

ね

ネガティブフィードバック	269, 273
ネフローゼ症候群	21
ネマリンミオパチー	641
粘液性卵巣癌	506

の

ノイラミニダーゼ	453
脳性ナトリウム利尿ペプチド	81, 147
脳性ナトリウム利尿ペプチド前駆体N末端フラグメント	81, 147
膿尿	586
ノロウイルス	449

は

肺悪性腫瘍	71
肺炎球菌感染症	480
肺炎球菌莢膜抗原	480
肺炎球菌尿中抗原	480
バイオバンク	619
バイオマーカー探索	618
肺癌	510, 512
敗血症	583
肺血栓塞栓症	70
肺高血圧症	70
梅毒血清反応	468
梅毒トレポネーマ	468
ハイリスク HPV グルーピング検査	451
破砕赤血球	329
播種性血管内凝固(症候群)	16, 322, 344, 346
バソプレシン	271
白血球	2
白血球形態	332
白血球減少症	324
白血球数	323
白血球増加症	323
白血球百分率	323
発症前診断	602
ハプトグロビン	136
ハプトグロビン・ヘモグロビン複合体	136
ハプロタイプ解析結果	638
ハマダラカ	484

ひ

半月体形成	20
半月体形成性糸球体腎炎	23
伴性遺伝性魚鱗癬	669
ヒアルロン酸	34, 153
非結核性抗酸菌	582
非水疱型魚鱗癬様紅皮症	669
微生物の迅速同定	599
非線形回帰解析	93
ビタミン B_1	226
ビタミン B_1 欠乏	76
ビタミン B_2	226
ビタミン B_6	226
ビタミン B_{12}	223
ビタミン B_{12} 欠乏	76
ビタミン B_{12} 欠乏性貧血	2
ビタミン C	226
ビタミン K	520
ビタミン K 欠乏症	14
ヒト T リンパ球指向性ウイルス 1 型	430
ヒト脂肪酸結合蛋白	78
ヒト心房性ナトリウム利尿ペプチド	81
ヒト乳頭腫ウイルス	451
ヒト白血球抗原	378
ヒトパピローマウイルス	451
ヒトヘモグロビン	551
ヒトヘルペスウイルス	444
ヒト免疫不全ウイルス感染症	433
皮膚筋炎	54
非抱合型ビリルビン	220
肥満	689
びまん性肺疾患	69
百日咳感染症	475
百日咳抗体	474
病原体核酸検査	602
標準採血法ガイドライン	734
病的変異	605
表皮水疱症	670
表皮融解性角化症	669
表面免疫グロブリン	419
日和見感染症	553
微量アルブミン尿	20, 534
ビリルビン	220
ピルビン酸	191
貧血	316

ふ

ファーマコキネティクス	89
ファーマコゲノミクス	613, 720
ファーマコダイナミクス	89
フィブリノゲン	352
フィブリノペプチド A	354
フィブリノペプチド B	354
フィブリン・フィブリノゲン分解産物	364
フィブロスキャン	34
風疹	455
フェリチン	244, 246
フェロポルチン	684
不規則抗体検査	376
不揮発酸	252
副経路	169
副甲状腺	687
副甲状腺ホルモン	235, 282
複合体抗体	389
複合ヘテロ接合体	694
副腎	688
副腎癌	298, 299
副腎皮質刺激ホルモン	261
腹水	559
福山型筋ジストロフィー	639
不整脈	81
不飽和鉄結合能	244
プラスミノゲン	371
プラスミノゲンアクチベーターインヒビター1	358
プラスミン・α_2PI 複合体	371
プリン体	164
フレームシフト変異	607
プレカリクレイン	368
プロカルシトニン	57, 61, 492
プロゲステロン	310
フロッピーインファント	640
プロテインC	362
プロテインS	362
プロテオーム	87
プロトロンビン時間	14, 30, 346
プロトロンビン時間国際標準比	82
プロトロンビンフラグメント1+2	348
ブロモスルフォフタレイン	253
プロラクチン	267
糞口感染	447
分子学的完全寛解	612

分子標的薬	614
分析的妥当性	603, 727
分布容積	95

へ

平均赤血球容積	2
ベセスダガイドライン	659
ヘテロプラスミー	722
ヘパプラスチンテスト	350
ヘパリン	206
ヘパリン起因性血小板減少症	366
ヘプシジン	243, 244, 684
ペプシノゲン	123
ヘマトクリット	316
ヘモグロビン	2, 20, 136, 316
ヘモグロビン尿	23
ヘモクロマトーシス	678
ヘモジデリン	242
ヘモジュベリン	684
ヘリコバクター・ピロリ抗体	476
ヘルペス性歯肉口内炎	437
ベロ毒素	594
変形赤血球	20
便潜血検査	551
便中抗原	476
ベンチロミド試験	566
便培養検査	587
扁平上皮癌	510

ほ

保因者診断	602
抱合型ビリルビン	220
保険収載	686, 711
ポストゲノム時代	86, 619
ホスホリパーゼ A_2	37
補体価	169
補体カスケード	169
母斑症	668
ホモプラスミー	722
ホルモン感受性リパーゼ	215

ま

マーカー再発	507
マイクロアレイ染色体検査	716
マイクロサテライト多型解析	638, 639
マイクロサテライト不安定性検査	616, 657

マイコプラズマ	486
マイコプラズマ・ニューモニエ抗体	470
マイコプラズマ迅速診断キット	471
マグネシウム	238
マクロアミラーゼ血症	116
麻疹	455
まだら症	671
マラリア	484
慢性炎症性疾患に伴う貧血	6
慢性活動性EBウイルス感染症	442
慢性肝炎	500
慢性甲状腺炎（橋本病）の診断ガイドライン	279
慢性骨髄性白血病	322
慢性心筋炎	80
慢性腎臓病	27
慢性膵炎	524, 571
マンナン	462

み

ミエロペルオキシダーゼ染色	335
ミオグロビン	20, 78, 145
ミオグロビン尿	23
ミスセンス変異	607
ミトコンドリア DNA	722

む

無痛性甲状腺炎	51
ムンプス	458, 459

め

メタボリック症候群	535
メチル化	661
免疫学的測定法	95, 551
免疫グロブリン	130
免疫グロブリン結合型ALP	106
免疫グロブリン遊離 κ/λ 比	157
免疫組織化学	659
免疫電気泳動	125
免疫複合体	171

も

毛細血管抵抗試験	338
網状血小板	2
網状末端色素沈着症	671
網赤血球	319

網内系	171
網膜芽細胞腫	647
網膜色素変性	649
モノクローナルリウマトイド因子	171

や

薬剤感受性検査	591
薬剤誘発性ループス	383
薬物相互作用	97
薬物代謝酵素	97
薬理遺伝学検査	603

ゆ

有機リン中毒	113
遊離型 PSA	517
遊離脂肪酸	215
遊離テストステロン	311
遊離トリヨードサイロニン	273
輸血後移植片対宿主病	380
輸血後鉄過剰症	246

よ

溶血	740
溶血性貧血	4, 318
葉酸	223
葉酸欠乏	76
葉酸欠乏性貧血	3
葉状魚鱗癬	669

羊水塞栓症	507
陽性 T 細胞	416
陽性的中率	85, 603
陽性反応適中率	691
腰椎穿刺	556

ら

卵円形脂肪体	21, 22
卵巣癌スクリーニング	507
卵巣機能の指標	308
卵胞刺激ホルモン	263

り

リアノジン受容体	707
リウマチ性多発筋痛症	385
リウマチ熱	473
リウマトイド因子	53, 384
リストセチン	340
リトコール酸	219
リパーゼ	37, 117
リポ蛋白	210
リポ蛋白(a)	204
リポ蛋白リパーゼ	206, 213
リポテスト® マイコプラズマ	471
流行性耳下腺炎	459
リン	235, 236
リン酸化タウ蛋白質	76
臨床細胞遺伝学認定士制度	714
臨床的妥当性	603, 727

臨床的有用性	84, 603, 727
リンパ球減少	325
リンパ球幼若化試験	414

る

類洞毛細血管化	154
類白血病反応	9
ループスアンチコアグラント	15, 389
ループス腎炎	23
ループ利尿薬	238

れ

レジオネラ症	478
レジオネラ肺炎	478
レシチン・コレステロールアシルトランスフェラーゼ	198
レチノール結合蛋白	128
レニン	294
連銭形成	330

ろ

ロタウイルス	447
ロタウイルス脳炎・脳症	448
濾胞癌	52

わ

ワルファリン	14, 520

◆ 欧文索引 ◆

ギリシャ文字・数字

α-フェトプロテイン	500
α細胞	187
$α_1$-ミクログロブリン	548
$α_2$プラスミンインヒビター	371
β-D-グルカン	466
β-TG	366
β-トロンボグロブリン	366
$β_2$-ミクログロブリン	20, 548
β溶血性連鎖球菌	472
γ-GT	110
γ-インターフェロン	494
Ⅰ型コラーゲン	288
Ⅰ型コラーゲン架橋 C-テロペプチド	288
Ⅰ型コラーゲン架橋 N-テロペプチド	288
Ⅳ型コラーゲン	34, 151
Ⅳ型コラーゲン 7S	151
1,25(OH)$_2$D	235
1α,25(OH)$_2$D	228
1,5-AG(1,5-anhydroglucitol)	181
1型糖尿病	45, 174, 410
2型糖尿病	45, 174
3-ヒドロキシ酪酸	189
5類感染症	553
24時間内因性クレアチニンクリアランス	161
25(OH)D	228
75g経口糖負荷試験	46, 173
^{123}I甲状腺摂取率	52

A

A型肝炎ウイルス関連検査	421
A群溶連菌	473
aβ$_2$GPⅠ(anti-β$_2$-glycoprotein Ⅰ antibodies)	389
ABO血液型	373
ACCR(amylase creatinine clearance ratio)	116
ACE	121
aCL(anticardiolipin antibodies)	389
ACTH(adrenocorticotropic hormone)	261
Addison病	262
ADH(antidiuretic hormone)	248, 528
ADH分泌不適切症候群	234
ADP	340
AFP(alpha-fetoprotein)	500
AFP-L3	500
AIHA(autoimmune hemolytic anemia)	400
AKI(acute kidney injury)	27
ALK融合遺伝子	615
ALP	50, 106
ALP1	106
ALP2	106
ALP3	106
ALP4	106
ALP5	106
ALP6	106
Alport症候群	23
ALT	104
Alzheimer病	76
AME(apparent mineralocorticoid excess)症候群	296
Amp-CML	611
ANA(antinuclear antibodies)	382
ANCA(anti-neutrophilcytoplasmic antibody)	82, 403
ANCA関連血管炎	23
APC遺伝子	662
apo(apolipo protein)	210
apoA-Ⅰ	210
apoA-Ⅱ	210
apoB100	210
apoC-Ⅱ	210
apoC-Ⅲ	210
apoE	210
APS(antiphospholipid syndrome)	389
APTT(activated parital thromboplastin time)	14, 343
ARDS	495
ARF(acute renal failure)	27
ASO(antistreptolysin O)	22
AST	104
AT(antithrombin)	360
ATL	430
ATLウイルス抗体	430
Auer小体	334
AVP	271

B

B型肝炎ウイルス関連検査	423
B細胞	412, 419
B細胞表面免疫グロブリン	419
Bartter症候群	693
Basedow病	49, 275
Bence Jones蛋白	20, 532, 536
Bernard-Soulier症候群	341
BFP	469
BH$_4$欠乏症	711
BHD症候群	674
bioavailable testosterone	311
BNP	81, 147
BRAF	614
*BRAF*遺伝子	661
Brugada症候群	706
BSP	253
BT-PABA試験	40, 566
Bull's eye sign	462
BUN(blood urea nitrogen)	159
BUN/Cr比	160

C

C型肝炎ウイルス関連検査	426
C型慢性肝炎	33
C反応性蛋白	488
C反応蛋白	57
Cペプチド	47, 184
Cバンド法	715
C-ANCA	82, 403
*c-kit*遺伝子検査	616
C1q法	171
C3	169
C4	169
Ca	235
CA19-9	38, 504
CA125	506
CAD(cold agglutinin disease)	401
CAEBV(chronic active EBV infection)	442

Cand-Tec	462	Cushing 症候群	261	ESR	490
Castleman 病	494	Cushing 病	261	ES 染色	335
CBC	2	CYFRA	512	extracellular matrix	697
Ccr(creatinine clearance)	26, 161	cytokeratin 19 fragment	512		
CD4 陽性リンパ球数	435	cytoplasmic-ANCA	82	**F**	
CD25	489			F1+2	348
CDT	33	**D**		FAP	662
CD トキシン	597	D ダイマー	364	*FBN1* 遺伝子	700
CEA(carcinoembryonic antigen)	38, 502, 523	Darier 病	669	FDP(fibrin/fibrinogen degradation products)	364
CETP 欠損症	198	DECIPHER	717	FE_{Mg}(fractional excretion of Mg)	239
CGM(continuous glucose monitoring)	48, 179, 181	DHPLC	604	FFA(free fatty acid)	215
		DIC(disseminated intravascular coagulation)	322, 344, 346	FGF23(fibroblast growth factor 23)	236
CGMS	173, 175	DJS	679	FISH(fluorescence *in situ* hybridization)	610, 714
CH50	169	*DMD* 遺伝子	634		
Charcot-Marie-Tooth 病	631	DNA メチル化	617	*FKTN* 遺伝子	639
ChE	112	Döhle 小体	10	FLC	157
CK	50, 119	DPD	288	FMTC	292
CK-MB	78	dry tap	328	free PSA	517
CKD(chronic kidney disease)	27	DTC 遺伝子検査	726, 728, 731	Friedewald の式	193
Cl	233	DU-PAN-2	38	FSH(follicle stimulating hormone)	263
clinical utility	727	Dubin-Johnson 症候群	253, 679		
clinical validity	727	Duchenne 型筋ジストロフィー	634	FT_3	50, 273
Clostridium difficile 感染症	597	Duke 法	338	FT_4	50, 273
CLSI(Clinical and Laboratory Standards Institute)	591			FTA-ABS(flurescent treponemal antibody-absorbtion) test	468
CM	200	**E**		fukutin	639
CMT	631	E 型肝炎ウイルス関連検査	428	fungus ball	464
CMV	444	E2	308		
CMV アンチゲネミア法	444	E3	308	**G**	
CMV 抗原血症検査	444	EA-DR	441	G 分染法	610, 715
CMV 抗体検査	445	EBNA	441	G-CSF	494
cold activation	170	EB ウイルス	441	GA(glycoalbumin)	179
collagen disease	697	EB ウイルス DNA 定量	442	GAD(glutamic acid decarboxylase)抗体	47
Con A(concanavalin A)	414	EB ウイルスクロナリティ検査	442	GDM(gestational diabetes mellitus)	46
connective tissue	697	EDS	698	Geckler らの分類	580
connective tissue disease	697	EDTA	8	GFR(glomerular filtration rate)	159, 161, 562
COPD	71	eGFR	562		
CPI	185	eGFRcreat	161	GH	256
CPK	78	EGFR(epidermal growth factor receptor)	614	Giemsa 染色	9
CPR	184			Gilbert 症候群	220, 222, 678
CPR インデックス	185	*EGFR* 遺伝子検査	614	GIST(gastrointestinal stromal tumor)	616
Cr	161	EHEC(enterohaemorrhagic *Escherichia coli*)	594		
Crigler-Najjar 症候群 I 型	678			Gitelman 症候群	691
Crigler-Najjar 症候群 II 型	678	Ehlers-Danlos 症候群	698	*GJB2* 遺伝子	653
CRP(C-reactive protein)	57, 488	EIA 法	456, 458	Gorlin 症候群	671
Cryptococcus neoformans	578	ELSI(ethical, legal and social implications)	727		
CTC(circulating tumor cell)	86				
CTLN2	712	EPO	496		
CTX	288, 290				

GOT		104
GPA(granuromatosis with polyangitis)		403
GPT		104
Guillain-Barré 症候群		74, 557
GWAS(genome-wide association study)		707, 720

H

H-FABP		78, 149
HA		453
HA 抗体		421
Haemophilus influenzae		577
halo sign		464
hANP		81
haploinsuficiency		702
Hb(hemoglobin)		316
HbA1c	46, 177, 180, 182	
HBOC		657
HBs 抗原		31, 423
HBV-DNA		31, 423
HBV ゲノタイプ		423
hCG		313
HCV-RNA		31, 426
HCV コア抗原		426
HCV 抗体		31, 426
HDL		200, 208
HDL-C		198
HDL-C 直接法		198
Helicobacter pylori		123
Hermansky-Pudlach 症候群		670
HEV-RNA		428
HH(hereditary hemochromatosis)		684
HIF(hypoxia inducible factor)		676
HIF-1		496
HIV(human immunodeficiency virus)感染症		433
HI 法		456
HLA		378
HNPCC		659
HOMA-β		185
HOMA-R		48, 185
HPT(hepaplastin test)		350
HPV(human papilloma virus)		451
HPV 遺伝子型検査		451
HPV タイピング検査		451
HRM(high resolution melting)		604, 618
HRP(histidinerich protein)-2		484
HSV-1		437
HSV-2		437
Ht		316
HTLV-1(human T lymphotropic virus type-1)		430
HTLV-1 抗体		430
human leukocyte antigen		378

I

IC(immunochromatograpy 法)		449
ICG		253
IgA		130
IgA 腎症		23
IgD		130
IgE		132
IGF-I		256
IGFBP-3		256
IGF 結合蛋白		256
IgG		130
IgG-HEV 抗体		428
IgG・FcR		416
IgG4		40
IgG4 関連疾患		40
IgG 抗体		522
IgM		130
IgM-HA 抗体		421
IgM・FcR 陽性 T 細胞		416
IGRA(interferon-gamma release assays)		482
IGT(impaired glucose tolerance)		181
IHC(immunohistochemistry 法)		659
II(insulinogenic index)		184
IL-1β		488, 494
IL-2		494
IL-4		495
IL-6		488, 494
IL-8		495
IM		441
incidental findings		605
INR(international normalized ration)		346
insulinogenic index		47
intact PTH		282
Invader 法		618
IP		671
IRI		184
ISCN(International System for Human Cytogenetic Nomenclature)		714
ITP		399
ITP(idiopathic thrombocytopenic purpura)		321, 399

K

K		231
KID 症候群		669
kisspeptin		263
KL-6		155
KRAS		614

L

LA(lupus anticoagulant)		389
LAMP-2(lysosomal-associated membrane protein-2)		404
Landsteiner の法則		373
LCAT(lecithin-cholesterol acyltransferase)		198, 208
LD		108
LDH		108
LDH1		108
LDH2		108
LDH3		108
LDH4		108
LDH5		108
LDL		200
LDL-C		193
LDL-C 直接法		195
Legionella pneumophila 血清型 1 LPS 抗原		478
Lens culinaris agglutinin-reactive fraction of AFP		500
Lewis a		38
LH(luteinizing hormone)		263
Listeria monocytogenes		578
Loeys-Dietz 症候群		700
Lp(a)		204
LPL(lipoprotein lipase)		206, 213
LPS(lipopolysaccharide)		414
LQTS(long QT syndrome)		703
Lynch 症候群		616, 658

M

M 蛋白		157
MALDI-TOF MS		599
Marfan 症候群		700
May-Hegglin 異常		10

MCTD(mixed connective tissue disease)	392	Netherton 症候群	669	PG	123
MCV	2	NGS	618, 619	PGx	613
MEN	292	NGSP	177	PGx 検査	620
Mg	238	NH_3	167	PHA(phytohemagglutinin)	414
Mg 排泄率	239	NICCD	712	pharmacodynamics	89
MG	20	NMD(nonsense-mediated mRNA decay)	702	pharmacokinetics	89
MGUS(monoclonal gammopathy of undetermined significance)	157, 486	non HDL-C	193, 194	PIVKA-Ⅱ(protein induced by vitamin K absence or antagonist-Ⅱ)	520
		non-coding RNA	88	PK-PD	592
MIC(minimum inhibitory concentration)	591	non-responder	111	pLDH(plasmodium lactose dehydrogenase)	484
Michaelis-Menten 式	93	NOR 染色法	715	PlGF	495
microRNA	88	NSE(neuron specific enolase)	514, 518	PLT	2
Miller & Jones の分類	580	NST(Nutrition Support Team)	195	*PMS2*	659
missing heritability	721	NT-proBNP	81, 147	PPV	85
MITOMAP	723	NTX	288	PR3-ANCA	82
MLH1 遺伝子	88, 659	NX-PIVKA 法	521	PRL	267
MLPA(multiplex ligation-dependent probe amplification)	605, 634, 658, 662, 675			pro GRP	514
		O		protein C(PC)	362
		OGIB(obscure gastrointestinal bleeding)	552	protein S(PS)	362
MMP-3	60, 384, 385	OMIM(Online Mendelian Inheritance in Man)	686	proteinase-3 ANCA	82
MPO 染色	335			PSA-ACT	517
MPO-ANCA	82	*OPA1* 遺伝子	649	PSA(prostate-specific antigen)	516
mRF(monoclonal rheumatoid factor)法	171	Orphan Net Japan	604	PSS(peeling skin syndrome)	669
MSH2	659	**P**		PT(prothrombin time)	14, 346
MSH6	659	P-ANCA	403	PT-INR	82
MSI(microsatellite instability) 検査	616, 657	P4	310	PTH(parathyroid hormone)	235, 282
		p53 遺伝子検査	615	PTHrP(PTH-related protein)	235
MSI-H(high-frequency MSI)	616	p53 抗体	522	PTH 関連蛋白	235
		p53 蛋白	522	PTX(pentraxin)3	59
Mycobacterium tuberculosis complex	581	PAI-Ⅰ(plasminogen activator inhibitor-1)	358	PWM(pokeweed mitogen)	414
myeloperoxidase ANCA	82	PAIgG	398	PXE	671
		PaO_2	250		
N		PAS 染色	335	**Q**	
N-アセチル-β-D-グルコサミダーゼ	20	PBIgG	398	Q 分染法	714
Na	232	PCH(paroxysmal cold hemoglobinuria)	401	QT 延長症候群	81, 703
NA	453	PCI	142	**R**	
NAG	20	PCR	604	R バンド法	715
NAP スコア	9	PCR-direct sequence	658, 662	*RB1* 遺伝子診断	647
NAP 染色	335	PCR-SSCP	604	RBC	2, 316
Na チャネル病	706	PCSK9	195	Refsum 症候群	669
NCC-ST-439	39	PCT	57, 492	*RET* 遺伝子	292
NCI パネル	659	Pelger 核異常	10, 334	*RET* 遺伝子検査	657
NEFA(non-esterified fatty acid)	215	Pendred 症候群	655	Reye 症候群	454
		PF4	366	Rh 血液型	373
Neisseria meningitidis	577	PFD テスト	40, 566	Rotor 症候群	253, 679

RPR（rapid plasma regain）		
card test		468
RT–PCR 法		611

S

S–S 結合		204
SAA（serum amyloid A）		59
Sanger 法		641
SCC 抗原		510
SCD		625
sdLDL（small dense LDL）		196
selectivity index	20,	533
semi–nested RT–PCR 法		447
SF/SFMC（soluble fibrin/soluble fibrin monomer complex）		354
SGLT		181
SHBG（sex hormone binding globulin）		311
sIg		419
sIL–2R		489
SIRS		583
Sjögren–Larsson 症候群		669
Sjögren 症候群	385,	395
SLC25A13 遺伝子		712
SLC26A4 遺伝子		653
SLE（systemic lupus erythematosus）		
170, 385, 387, 390, 392, 393, 395		
SLX		39
small dense LDL コレステロール		196
SMBG		48
SNP		96
sodium–dependent glucose transporter		181
SPan–1		39
SSc（systemic sclerosis）	395,	396
storage–pool 病	341,	366
Streptococcus pneumoniae		577
STS（serological test for syphilis）		468

T

T 細胞		412
Tγ		416
Tμ		416
t–PA（tissue plasminogen activator）		358
t–PA/PAI 複合体		358
T–スポット®		482
T₃	50,	273
T₄	50,	273
TAFI		356
Tangier 病		211
TARC（thymus and activation–regulated chemokine）		101
TAT（thrombin–antithrombin Ⅲ complex）	360,	371
TBⅡ（TSH–binding inhibitor immunoglobulins）		275
TBP（thyroid hormone binding protein）		50
TC		193
TDM（therapeutic drug monitoring）	82,	89
TG		213
TgAb		51
TGFB1		700
TGFB2		700
TG リッチリポ蛋白		197
TIBC		244
TM（thrombomudulin）		356
TNF–α	492,	495
Torsade de Pointes		703
TPO		278
TPOAb		51
TRAb		51
TRACP–5b		288
treatable dementia		75
TRH（thyrotropin releasing hormone）	269,	273
TSAb（thyroid stimulating antibodies）	52,	275
TSBAb（thyroid stimulation blocking antibodies）		275
TSH（thyroid stimulating hormone）	50, 269,	273
TSH 結合阻害抗体		275
TSH 受容体抗体		275
TSH 不応症		51
TSH レセプター抗体		51
TRAb（TSH receptor antibody）		275
TT（thrombotest）		350
Tzank 試験	437,	439

U

UA		164
UGT1A1 遺伝子	678,	679
UGT1A1 多型検査		622
UN		159
Usher 症候群		649

V

V2 受容体		529
vasucular type		698
VCA		441
VEGF		495
VHL（von Hippel–Lindau）病		673
VHL 遺伝子		673
VIP		40
VLDL	197, 200,	213
von Willbrand 因子		368
von Willebrand 病		341
VT1		594
VT2		594
VZV（varicella–zoster virus）	437,	439

W

WBC		2
whole PTH		282
WHO 分類		609
Wilson 病	30, 678,	682

日常診療のための検査値のみかた　ⓒ

発　行	2015 年 4 月 10 日　　1 版 1 刷	
編集者	野　村　文　夫	
	村　上　正　巳	
	和　田　隆　志	
	末　岡　榮三朗	
発行者	株式会社　中外医学社	
	代表取締役　青　木　　滋	
	〒 162-0805　東京都新宿区矢来町 62	
	電　　話　03-3268-2701(代)	
	振替口座　00190-1-98814 番	

印刷・製本／三報社印刷（株）　　　　　　　〈MM・KN〉
ISBN978-4-498-01140-3　　　　　　　　　Printed in Japan

JCOPY <(社)出版者著作権管理機構 委託出版物>

本書の無断複写は著作権法上での例外を除き禁じられています．
複写される場合は，そのつど事前に，(社)出版者著作権管理機構
(電話 03-3513-6969, FAX 03-3513-6979, e-mail: info@jcopy.or.jp)
の許諾を得てください．